Kompendium Gesundheitsfördernde Soziale Arbeit

Kompendium Gesundheitsfördernde Soziale Arbeit

Sinje Gehr

Programmbereich Gesundheitsberufe

Wissenschaftlicher Beirat Programmbereich Gesundheitsberufe

Sinje Gehr

Kompendium Gesundheitsfördernde Soziale Arbeit

Mit einem Vorwort von Klaus Hurrelmann

Unter wissenschaftlicher Mitarbeit von

Alice James

Mitarbeitende aus dem GEHR LAB

Catharina Himmelskamp
Annalena Hartmann
Vanessa Goltz

hogrefe

Prof. Dr. Sinje Gehr, Professorin für die Soziale Arbeit im Gesundheitswesen, Lehre in den Studiengängen B. A. „Soziale Arbeit im Gesundheitswesen" und M. A. „Gesundheit und Innovation in der Sozialen Arbeit" am Gesundheitscampus Göttingen (HAWK & Universitätsmedizin Göttingen).

Bibliografische Information der Deutschen Nationalbibliothek
Die Deutsche Nationalbibliothek verzeichnet diese Publikation in der Deutschen Nationalbibliografie; detaillierte bibliografische Daten sind im Internet über https://www.dnb.de abrufbar.

Verantwortliche Person in der EU: Hogrefe Verlag GmbH & Co. KG, Merkelstraße 3,
37085 Göttingen, info@hogrefe.de

Anregungen und Zuschriften bitte an den Hersteller:
Hogrefe AG
Lektorat Gesundheitsberufe
z. Hd. Barbara Müller
Länggass-Strasse 76
3012 Bern
Schweiz
Tel. +41 31 300 45 00
info@hogrefe.ch
www.hogrefe.ch

Lektorat: Barbara Müller
Herstellung: Daniel Berger
Umschlagabbildung: Delmaine Donson, Getty Images
Umschlag: Hogrefe intern
Satz: Claudia Wild, Konstanz
Druck und buchbinderische Verarbeitung: Schleunungdruck GmbH, Marktheidenfeld
Printed in Germany

1. Auflage 2026

(E-Book-ISBN_PDF 978-3-456-96298-6)
(E-Book-ISBN_EPUB 978-3-456-76298-2)
ISBN 978-3-456-86298-9
https://doi.org/10.1024/86298-000

Inhaltsverzeichnis

Vorwort

Mit dem *Kompendium Gesundheitsfördernde Soziale Arbeit* legt Sinje Gehr ein Werk vor, das das Verständnis der Sozialen Arbeit im Kontext von Gesundheit nachhaltig erweitern wird. Der Hogrefe Verlag hat in den vergangenen Jahren sein Programm im Bereich der interdisziplinären und interprofessionellen Gesundheitsversorgung sukzessive ausgebaut. Neben den klassischen Gesundheitsberufen – Ergotherapie, Physiotherapie, Logopädie – sind Gesundheitswesen, Public Health und Gesundheitswissenschaften zu zentralen Säulen des Programms geworden. Die Aufnahme der Sozialen Arbeit in diesen Zusammenhang war daher nicht nur folgerichtig, sondern längst überfällig.

Der Band von Sinje Gehr schafft es, diese Perspektiven nicht nur nebeneinanderzustellen, sondern inhaltlich wie strukturell miteinander zu verbinden. In der Ausrichtung an Gesundheitsförderung, Prävention, Versorgung und Public Health zeigt sich die Soziale Arbeit als das, was sie schon immer war: eine Profession, die als zentrale Care-Disziplin wirkt – gleichberechtigt neben Pflege, Ergo- und Physiotherapie, aber mit einem dezidiert psychosozialen Fokus. Dass dieser Fokus im interdisziplinären pädagogischen Diskurs längst anerkannt ist, verdeutlichen viele bereits vorliegende Arbeiten. Das Kompendium stellt diese Diskussion nun auf eine systematische, gesundheitswissenschaftlich begründete Basis.

Besonders hervorzuheben ist, dass Sinje Gehr ihr Modell der Gesundheitsfördernden Sozialen Arbeit konsequent aus der Evidenz der Gesundheitswissenschaften heraus entwickelt. Damit schließt sie eine zentrale Lücke im deutschsprachigen Diskurs: Sie zeigt, dass die Soziale Arbeit im Gesundheitswesen nicht nur mitwirkt, sondern eine originäre gesundheitsfördernde Profession ist – in der Prävention, in der Rehabilitation, im Bildungs- und Sozialwesen sowie in allen Lebenswelten, in denen Gesundheit entsteht.

Diese Perspektive führt zurück zu der grundlegenden Frage: Was ist Gesundheit eigentlich?

Ich definiere Gesundheit als das Ergebnis eines permanenten Balance- und Entwicklungsprozesses, in dem Individuen versuchen, die inneren und äußeren Anforderungen ihres Lebens möglichst gut miteinander in Einklang zu bringen. Dieser Prozess ist eingebettet in soziale, gesellschaftliche und materielle Bedingungen – und er gelingt nur dann, wenn Menschen über ausreichende innerpsychische, soziale und materielle Ressourcen verfügen.

Damit eng verbunden ist mein Modell der Produktiven Realitätsverarbeitung. Es beschreibt, wie Menschen im Verlauf ihrer Sozialisation aktiv und gestaltend mit den Anforderungen ihrer Lebenswelt umgehen, Stress verarbeiten, Handlungsspielräume nutzen und Identität ausbilden. Gerade dieser produktive Umgang mit Realität ist durch Krisen, Stressoren und soziale Ungleichheiten gefährdet. Und genau hier setzt die Soziale Arbeit an.

Die großen sozialen Problemlagen, in denen Soziale Arbeit traditionell wirkt – Flucht, Kinderarmut, Obdachlosigkeit, Bildungsbenachteiligung – sind zugleich gravierende Gesundheitsrisiken. Fluchterfahrungen stehen in engem Zusammenhang mit Angst, Depression und Traumafolgestörungen; Armut erhöht nachweislich das Risiko psychischer Auffälligkeiten; Obdachlosigkeit führt über vielfältige Lebenserschwernisse zu chronischen Erkrankungen; Bildungsarmut geht mit geringerer Lebenszufriedenheit, riskanten Lebensstilen und reduzierter Lebenserwartung einher. Die Epidemiologie bestätigt, was Sozialarbeitende täglich erleben: Ungleichheit macht krank.

Gerade deshalb ist die Soziale Arbeit eine der zentralen gesundheitsfördernden Kräfte unserer Gesellschaft. Sie wirkt dort, wo die Gestaltung der individuellen Gesundheit tatsächlich stattfindet: in den Lebenswelten der Menschen. Sie stabilisiert das psychosoziale Fundament unserer Gesellschaft und leistet damit einen unverzichtbaren Beitrag zur sozialen Kohäsion – und letztlich zur Demokratie. Sie bleibt präsent, wo andere Systeme an Grenzen stoßen. Und ohne es immer ausdrücklich zu benennen, erzeugt sie Gesundheit als sekundären Outcome im Bildungs- und Sozialwesen und als primären Outcome im Gesundheitswesen.

Dass dieses Potenzial bisher kaum systematisch erfasst wurde, liegt an zwei Faktoren: an einem Gesundheitswesen, das lange Zeit pathogenetisch – also vor allem auf Krankheit und Behandlung – ausgerichtet war, und an einer unzureichenden Verankerung gesundheitsfördernder Kompetenzen in Studium, Forschung und Praxis der Sozialen Arbeit.

Das vorliegende Kompendium schließt diese Lücke. Es schafft eine gemeinsame Sprache für Soziale Arbeit und Gesundheitswissenschaften, ordnet die verschiedenen Teilbereiche – Soziale Arbeit im Gesundheitswesen, Klinische Sozialarbeit, gesundheitsbezogene Soziale Arbeit im Bildungs- und Sozialwesen – in ein neues konzeptionelles Gerüst ein und macht sichtbar, welchen Beitrag die Profession für die planetare, gesellschaftliche und individuelle Gesundheit leistet. Damit eröffnet es einen Diskursraum, der über die bisherige Fachliteratur hinausgeht.

Der Band zeigt eindrücklich: Gesundheitsfördernde Soziale Arbeit ist nicht ein Randbereich, sondern ein Fundament sozialer Gerechtigkeit, sozialer Teilhabe und demokratischer Stabilität. Sie ist eine Profession, die in einer Krisengesellschaft unverzichtbar geworden ist.

Ich wünsche diesem Buch viele Leserinnen und Leser – in Studium und Praxis, in Politik, Bildung, Gesundheit und Sozialwesen. Möge es den Blick dafür schärfen, welches enorme, bislang ungenutzte Potenzial in den mehr als 375.000 Sozialarbeitenden liegt, die in unserer Gesellschaft tagtäglich ganz praktische Beiträge zur Gesundheit leisten.

Prof. Dr. Klaus Hurrelmann, Berlin

Teil 1: Die Gesundheitsfördernde Soziale Arbeit

The world is a never-ending cross-reference. (Cees Nooteboom)

Im ersten Teil des Kompendiums wird das Modell Gesundheitsfördernde Soziale Arbeit hergeleitet. Wie entsteht soziale Spaltung und gibt es einen Kitt, um diese gesellschaftlichen Risse wieder zu heilen? Warum sind soziale und gesundheitliche Ungleichheit direkte Folgen? Und was ist das überhaupt: Gesundheit, und wie kann die Disziplin Soziale Arbeit diese fördern? Die Antworten dieser großen Fragen münden im Herzstück des Kompendiums: der Definition und dem Modell Gesundheitsfördernde Soziale Arbeit (MoGS) im Kapitel 10.

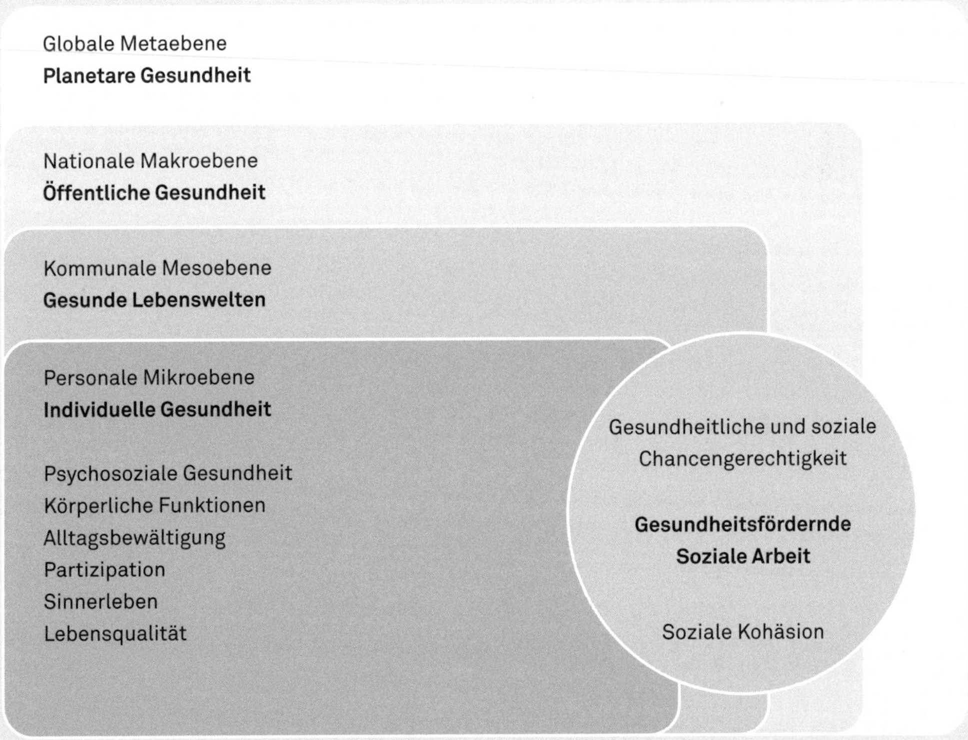

1 Auftakt

Die Welt, die wir von unseren Vorfahren überreicht bekommen haben, hat sich verändert. Mehr noch: das Zusammenleben der Menschen wird durch die Metakrise der Moderne spürbar verschärft (Ratzenböck et al., 2023). Wenngleich Krisen und Veränderungen kein Alleinstellungsmerkmal des 21. Jahrhunderts sind, so ist doch die Dynaxität, die kaum mehr zu überschauende Gemengelage aus Dynamik und Komplexität, völlig neu. Die von den Menschen verursachte Klimakrise, politische Radikalisierungen, Angriffskriege, Dürre und die Wasser- und Energieknappheit zwingen die Weltgemeinschaft zum Handeln. Gleichzeitig wird diese Polykrise von Megatrends wie der Globalisierung und Urbanisierung, der vierten und fünften industriellen Revolution, dem demografischen Wandel und der disruptiven Künstlichen Intelligenz (KI) überlagert. Vieles, was bisher als selbstverständlich und verlässlich galt, steht heute auf dem Prüfstand: Allianzen, Weltbilder, Machtpositionierungen, unsere eingeübten Arbeits- und Kommunikationsweisen.

Dem gegenüber steht das menschliche Bedürfnis nach Stabilität und sozialer Anerkennung. Durch die Verwandlung einer Welt, wie wir sie einmal kannten, hin zu einer ungewissen Zukunft, verlieren viele Menschen die Orientierung und fühlen sich machtlos, verunsichert, aber auch bedroht.

1.1 Transformationen

Die dynaxe Polykrise erfordert Transformationskompetenz, um kluge und agile Lösungen auf allen gesellschaftlichen Ebenen an allen Orten einer pluralistischen Welt zu entwickeln (Schnell, 2018).

Transformationskompetenz

Transformationskompetenz bedeutet, sich Veränderungen zu stellen, statt sie so lange wie möglich zu ignorieren. Sie geht mit einem Bewusstsein für Probleme als Voraussetzung für die Bearbeitung von Problemen einher (Becker et al., 2019). Transformationskompetenz beschreibt die Fähigkeit, große Umbrüche und Änderungen zu antizipieren und sich an diese nicht nur anpassen zu können, sondern Zukunft proaktiv mitzugestalten. In Anbetracht multipler, tiefgreifender Veränderungsprozesse ist es nicht nur für das eigene Kohärenzgefühl und die persönliche Integrität, sondern auch für Gesellschaften und Institutionen immens wichtig, Umbrüche nicht nur als Krisen, sondern stets auch als Chancen zu betrachten (Kramer & Dettmers, 2024).

Ein weiterer Aspekt von Transformationskompetenz ist die Fähigkeit der kreativen Zukunftsimagination, um aus dem Ist-Zustand einen wünschenswerten Soll-Zustand entwickeln zu können. Dieser Soll-Zustand kann nicht mit bekannten, bewährten Lösungen erreicht werden.

Zudem ist Perspektivenvielfalt ein relevanter Faktor transformativer Organisationen und Gesellschaften. Die Gesundheitsfördernde Soziale Arbeit kann hier ihre Advocacy nutzen, um die oftmals unberücksichtigten Sichtweisen von Adressat:innen mit an den Tisch zu bringen (Kramer & Dettmers, 2024).

Überforderte Menschen versuchen an vielen Orten dieser Welt, die „gute alte Zeit", in der „die Welt noch in Ordnung war" heraufzubeschwören und versprechen, Antworten auf die aktuellen Herausforderungen mit der Rückkehr zu altbekannten Strukturen mit vertrauten Lösungen zu finden. Warum nicht alles so machen wie früher, können wir uns nicht einfach wieder auf unser eigenes Wohl vor der eigenen Haustür konzentrieren? Dieser Lösungsansatz scheint in Zeiten gesellschaftlichen Umbruchs vertraut und handhabbar, er ist jedoch vor allem eins: realitätsfern und populistisch. Unterkomplexes Schwarz-Weiß-Denken negiert nicht nur die Herausforderungen und dabei gleichzeitig auch die vielfältigen Chancen des gesellschaftlichen Fortschritts, sondern verpackt rassistische, xenophobe, sexistische oder schlicht menschenverachtende, verfassungsfeindliche Narrative als einfache Lösungen für hochkomplexe Probleme, die in Wirklichkeit eine gemeinschaftliche, diplomatische Auseinandersetzung und besonnene Neuausrichtung unseres Denkens und Handelns erfordern (Deppisch, 2020).

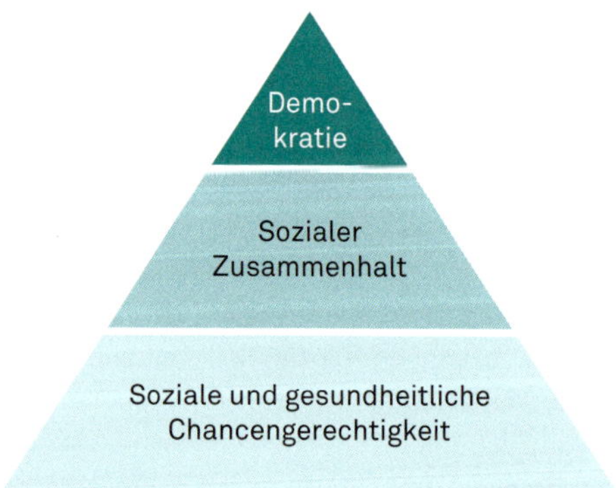

Abbildung 1: Soziale und gesundheitliche Chancengerechtigkeit als Fundament der Demokratie

Bereits 1998 führte Weidenfeld in „The Limits of Social Cohesion" auf, dass der soziale Zusammenhalt von gesellschaftlichen Megatrends abhängt, vor allem aber begrenzt ist (Berger, 2018). Die aktuellen, komplexen Wandlungsprozesse bergen das Potenzial der sozialen Kipppunkte, sie drohen also, die Gesellschaft langfristig sozial zu spalten. Wenn die Gesellschaft postfaktische Erklärungen wissenschaftlichen Erkenntnissen vorzieht, wird es nicht gelingen, intelligente Lösungen für die hochkomplexen gesellschaftlichen Herausforderungen der Zukunft zu entwickeln.

Damit dieser Zustand sich nicht manifestiert und uns handlungsunfähig für die Zukunft macht, braucht es einen sozialen Kitt, der die Gesellschaft zusammenhält und resistent gegen demokratiefeindliche Angriffe macht. Dieser, auch als sozialer Zusammenhalt oder soziale Kohäsion bezeichnete Zustand entsteht dann, wenn sich Gesellschaften auf gemeinsame Werte und Ziele einigen und es so gelingt, soziale Spaltungen gar nicht erst entstehen zu lassen oder diese wieder zu kitten. Sozialer Zusammenhalt fußt auf sozialen Beziehungen, Verbundenheit und Gemeinwohlorientierung – Merkmale, die sich gegenseitig bedingen und auf dem Fundament der sozialen und gesundheitlichen Chancengerechtigkeit stehen (**Abbildung 1**).

Unsere Staatsform der Demokratie steht maßgeblich für Meinungsfreiheit, freie Wahlen, Wissenschaftsfreiheit und politische Transparenz. Sie verlangt gleichberechtigte Partizipation an politischen, wirtschaftlichen und kulturellen Entscheidungen. Gleichzeitig basiert die Demokratie auf einem friedlichen Zusammenhalt und dem Prinzip der Menschenrechte bei relativem Wohlstand. Dies fördert die physische und psychische Gesundheit der Menschen (Global Psychology Alliance, 2024). Wer die Demokratie angreift, greift auch die Gesundheit der Menschen an.

Während sowohl das Gesundheits- als auch das Bildungs- und Sozialwesen Antworten auf die Auswirkungen der Polykrise suchen, stehen die Systeme gleichsam durch den demografischen Wandel, den Anstieg psychischer Erkrankungen oder die wachsende soziale Ungleichheit vor enormen Herausforderungen. Ausgehend von den unzähligen Einflüssen auf alle gesellschaftlichen Bereiche wird deutlich, dass Antworten auf dynaxe Transformationsprozesse nur interprofessionell gefunden werden können und es einer hohen Transformationskompetenz bedarf.

1.2 Beitrag der Sozialen Arbeit

Traditionell leistet die Soziale Arbeit einen relevanten Beitrag zur Gesundheit der Bevölkerung. Dieser Beitrag versteckt sich jedoch hinter Begriffen wie „Armut", „soziale Ungleichheit" oder „Bildungsungerechtigkeit", sodass die gesundheitsfördernde Wirkung nicht auf den ersten Blick ersichtlich ist. Flucht, Kinderarmut, Obdachlosigkeit oder Bildungsarmut als klassische Einsatzgebiete der Sozialen Arbeit bergen eklatante Risiken für die Gesundheit. So stehen Fluchterfahrungen im direkten Zusammenhang mit psychischen Erkrankungen wie Depression, Angst, Posttraumatische Belastungsstörung (PTBS) und Psychosen (World Mental Health Report; World Health Organization (WHO), 2022). Von Armut betroffene Kinder haben im Vergleich zu Gleichaltrigen eine erhöhte Wahrscheinlichkeit, psychische Auffälligkeiten oder eine Aufmerksamkeitsdefizit-/Hyperaktivitätsstörung (ADHS) zu entwickeln (Kuntz et al., 2018). Obdachlosigkeit kann aufgrund von Witterung, Schlafproblemen, Ernährungsdefiziten, Gewalt, Angst und Stress zur Chronifizierung von Krankheiten führen. Wohnungslose Menschen haben ein erhöhtes Risiko für Atemwegs-, Verdauungs-, Herz-Kreislauf-, Haut- oder Zahnkrankheiten sowie psychische, Sucht- und Infektionskrankheiten (Deutscher Hospiz- und PalliativVerband e.V., 2023). Bildungsarmut kann zu einer geringeren Lebenszufriedenheit, einem ungesunden Lebensstil und infolgedessen zu einer verringerten Lebenserwartung führen (Anger et al., 2024) und stellt gleichzeitig eine Hauptursache für eine unzureichende Gesundheitskompetenz dar (Schaeffer et al., 2017). Kurz: Vulnerable Gruppen, die Klientel der Sozialen Arbeit, sind erheblichen Gesundheitsrisiken ausgesetzt.

Unsere Disziplin wirkt unmittelbar in den Lebenswelten der Menschen, in denen die individuelle Gesundheit gestaltet wird. Der Sozialen Arbeit ist die Gesundheitsförderung immanent. Durch ihr gesundheitsförderndes, systemrelevantes Einwirken auf die soziale und gesundheitliche Chancengerechtigkeit trägt die Soziale Arbeit entschieden zur sozialen Kohäsion bei und zementiert damit die Demokratie.

Die Soziale Arbeit engagiert sich seit jeher präventiv, indem sie soziale Problemlagen verhindert oder diese rehabilitativ gemeinsam mit Menschen in oftmals prekären Lebenslagen löst. Damit setzt sich die Soziale Arbeit für vulnerable Gruppen in Winkeln der Gesellschaft ein, für die viele andere Disziplinen blind bleiben. Wenn alle anderen schon weg sind, ist die Soziale Arbeit immer noch da. Und ohne sich dessen immer bewusst zu sein, stellt die Förderung der Gesundheit im Bildungs- und Sozialwesen ein sekundäres Outcome der Sozialen Arbeit dar. Gleichzeitig (**Abbildung 2**) zahlen die Soziale Arbeit im Gesundheitswesen und die Klinische Sozialarbeit direkt auf das primäre Outcome Gesundheit ein, indem sie eine Lotsenfunktion übernehmen und Menschen durch das Gesundheitssystem navigieren oder die soziale Teilhabe von erkrankten und behinderten Menschen fördern und verantworten (Dettmers, 2015).

Das soziale und gesundheitsfördernde Potenzial von knapp 375.000 Sozialarbeitenden, die vornehmlich im Gesundheits-, Sozial- und Bildungswesen im direkten Kontakt mit Menschen in herausfordernden Lebenslagen tätig sind, wird bislang noch nicht hinreichend erkannt, geschweige denn gezielt erhoben. Das liegt einerseits an einem stark pathogenetisch, also auf die Entstehung und Behandlung von

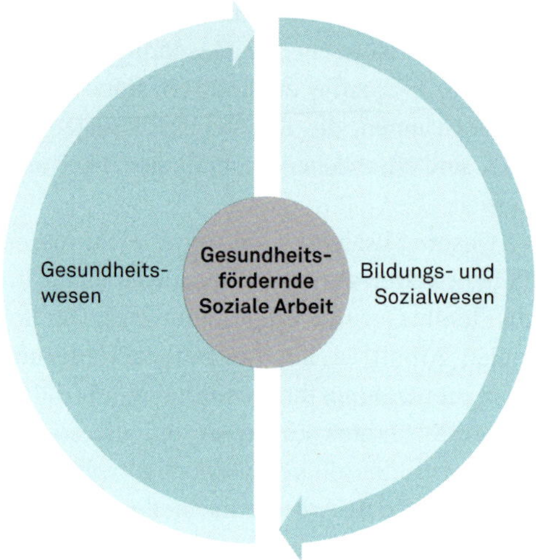

Abbildung 2: Handlungsfelder der Gesundheitsfördernden Sozialen Arbeit

Krankheiten ausgerichteten Gesundheitswesen. Andererseits fehlt es an Kenntnis zur Gesundheitsförderung und Krankheitsprävention (Aner & Hammerschmidt, 2018). Die Disziplin Soziale Arbeit adressiert im Kontext des biopsychosozialen Modells insbesondere die psychosozialen Aspekte von Gesundheit und sichert ein stabiles, psychosoziales Gesellschaftsfundament als elementare Voraussetzung für eine funktionale Gesundheitsversorgung. Folglich kann sich Soziale Arbeit als Profession der Gesundheitsförderung verstehen und auch als solche wahrgenommen werden (Liel, 2019). In Studium, Praxis und Versorgungsforschung wird das gesundheitsfördernde Potenzial der Sozialen Arbeit jedoch nicht hinreichend thematisiert, weshalb in diesem Kompendium folgende Leitfragen beantwortet werden sollen: Was ist das eigentlich: Gesundheit? Und wie trägt die Soziale Arbeit zur Förderung der Gesundheit bei?

Die Antworten werden entlang des neuartigen Modells Gesundheitsfördernde Soziale Arbeit (MoGS) aufbereitet (Abbildung 40), wobei durch die Einführung des Begriffs „Gesundheitsfördernde Soziale Arbeit“ die Kluft zu den Gesundheitswissenschaften geschlossen und der Beitrag der mutigen und demokratieschützenden Sozialen Arbeit von der planetaren bis zur individuellen Gesundheit des Menschen herausgearbeitet wird.

Das Modell öffnet zudem einen Diskussionsraum für die Einordnung der drei sich überschneidenden Teilgebiete innerhalb des Diskurses Sozialer Arbeit und Gesundheit:

- Soziale Arbeit im Gesundheitswesen,
- Klinische Sozialarbeit sowie
- Gesundheitsbezogene Soziale Arbeit im Bildungs- und Sozialwesen.

Das Kompendium Gesundheitsfördernde Soziale Arbeit zeigt die Rolle und Wirksamkeit der Sozialen Arbeit hin zu mehr gesundheitlicher und damit auch sozialer Chancengerechtigkeit als Fundament der sozialen Kohäsion und als demokratieförderndes Instrument auf. Gleichzeitig soll der Gesundheitsfördernden Sozialen Arbeit zu mehr Rückendeckung im interprofessionellen Schulterschluss verholfen werden. Das vorliegende Kompendium macht bestenfalls Lust auf die Auseinandersetzung mit der eigenen Disziplin aus einer gesundheitswissenschaftlichen Perspektive und ist Ausgangspunkt für tiefergehende Fragen und Recherchen.

Auf den folgenden Seiten wird aufgezeigt, dass sich Gesellschaften an den Dimensionen von Diversität sozial spalten können und entlang dieser Bruchkanten soziale und gesundheitliche Ungleichheit entsteht. An diesen Brüchen engagiert sich die Gesundheitsfördernde Soziale Arbeit für soziale und gesundheitliche Chancengerechtigkeit. Eine gut verständliche Einführung in die Themen Gesundheit und Krankheit sowie deren Förderung und Prävention ebnet die Einführung des neuen Modells Gesundheitsfördernde Soziale Arbeit. Anschließend wird der direkte und indirekte Beitrag der Sozialen Arbeit zur Förderung der Gesundheit von der Planetaren Gesundheit über den Demokratischen Sozialstaat und die Gesunden Lebenswelten bis hin zur Individuellen Gesundheit des Menschen erläutert. Vor allem aber wird aufgezeigt, dass die mutige Soziale Arbeit traditionell einen relevanten Beitrag zur Gesundheitsförderung leistet und dieser eine Voraussetzung für den sozialen Zusammenhalt ist.

1.3 Vielfalt

Die Herausforderungen der Polykrise können nur aus vielfältigen Blickwinkeln gemeinsam verstanden und pluralistisch gelöst werden. Der Begriff „Diversität" ist ein Synonym für Unterschiedlichkeit oder auch Vielfalt. Menschen unterscheiden sich nicht nur voneinander, sondern sie verändern sich auch im Laufe ihres Lebens (Liebers, 2023). „Je nach Kontext und Situation tritt die eine oder andere Dimension mehr in den Vordergrund" (Chaabane, 2023, S. 21). Der Mensch ist komplex.

Erste Konzepte von Diversität wurden in den 1950er-Jahren in den USA im Zuge der Bürgerrechtsbewegung entwickelt, die zunächst in der gesetzlichen Anerkennung von Vielfalt durch den 1964 beschlossenen Civil Rights Act gipfelte. Daraufhin nahmen auch Organisationen die ökonomischen Vorteile eines Diversity-Konzepts wahr. In den 1970er-Jahren entwickelte das National Training Laboratories Institute for Applied Behavioral Science in Bethel die sieben Kerndimensionen von Diversität, welche heute auch als innere Dimensionen bezeichnet werden (SpringerPflege, 2023). 1991 wurden diese von Marilyn Loden & Judy Rosener um äußere Diversitätsmerkmale erweitert und 1995 durch Lee Gardenswartz und Anita Rowe um die organisationale Dimension ergänzt (Abdul-Hussain & Hofmann, 2013).

Dieses Diversitätsmodell unterscheidet vier Ebenen der Diversität (**Abbildung 3**). Im Zentrum befindet sich die Persönlichkeit, die zwei-

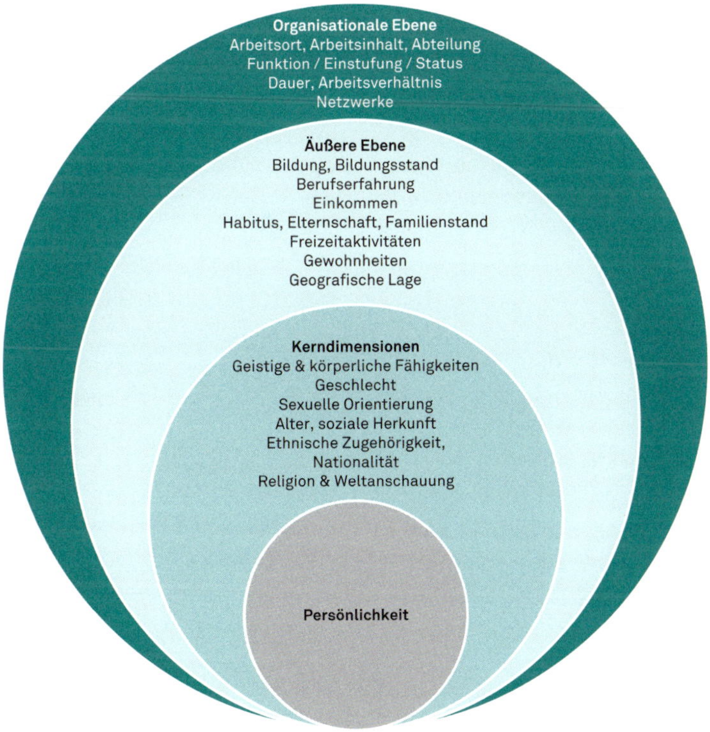
Organisationale Ebene
Arbeitsort, Arbeitsinhalt, Abteilung
Funktion / Einstufung / Status
Dauer, Arbeitsverhältnis
Netzwerke
Äußere Ebene
Bildung, Bildungsstand
Berufserfahrung
Einkommen
Habitus, Elternschaft, Familienstand
Freizeitaktivitäten
Gewohnheiten
Geografische Lage
Kerndimensionen
Geistige & körperliche Fähigkeiten
Geschlecht
Sexuelle Orientierung
Alter, soziale Herkunft
Ethnische Zugehörigkeit,
Nationalität
Religion & Weltanschauung
Persönlichkeit

Abbildung 3: Ebenen der Diversität

te Ebene enthält Merkmale, die kaum bis gar nicht beeinflusst werden können wie beispielsweise das Alter oder die ethnische Herkunft. Die dritte Ebene beschreibt die äußere Ebene und umfasst veränderbare Eigenschaften, die Menschen stark charakterisieren wie beispielsweise die geografische Lage oder der Bildungsstand. Die vierte Ebene ist die organisationale Ebene, sie ist am stärksten veränderbar und beschreibt beispielsweise, welchen Status man beruflich inne hat (Franken, 2024).

2 Die sieben Kerndimensionen der Vielfalt

Menschen werden im Artikel 3 des Grundgesetzes explizit vor Diskriminierung geschützt, denn auch pluralistische Gesellschaften können entlang der sieben Merkmale der Kerndimensionen aufbrechen, und Menschen können kontextabhängige Diskriminierung (Strömel, 2024) aufgrund ihrer geistigen und körperlichen Fähigkeiten, des Geschlechts, der sexuellen Orientierung, des Alters, der sozialen Herkunft, der ethnischen Zugehörigkeit, Hautfarbe und Nationalität sowie Religion und Weltanschauung erfahren. Im Folgenden werden die sieben Kerndimensionen erläutert.

2.1 Kerndimension geistige und körperliche Fähigkeiten

Geistige und körperliche Fähigkeiten haben einen großen Einfluss darauf, wie wir von unseren Mitmenschen wahrgenommen werden und in welchem Maß wir an der Gesellschaft teilhaben können. Sehr viele Menschen in Deutschland sind des Lesens, Schreibens und Rechnens mächtig und in der Lage, körperliche oder geistige Tätigkeiten auszuführen, die zur Ausübung vieler Berufe, aber auch zur Verrichtung von Alltagsaktivitäten notwendig sind. Manche Menschen sind in einem Bereich leistungsstark und manche Menschen sind in einem anderen Bereich leistungsschwach. Einige Menschen können weder lesen noch schreiben oder haben Schwierigkeiten, sich allein selbst zu versorgen, vielleicht sind sie sogar auf dauerhafte Unterstützung angewiesen. Zwischen diesen Polen existiert ein Spektrum, auf dem sich die meisten Menschen irgendwo in der Mitte befinden. Man spricht auch von der Normalverteilungskurve, die dazu führen kann, dass Menschen an den Enden dieser Kurve in der Gestaltung gesellschaftlicher Strukturen weniger wahrgenommen werden (Köbsell, 2022). Oftmals werden dabei Menschen vergessen, die nicht leistungsstark genug sind, um Strukturen nutzen zu können oder aufgrund ihrer Minderheit als unwichtig erachtet werden. Ein Grund dafür ist, dass die Hör- und Sichtbarkeit von Menschen mit Behinderungen in Deutschland noch sehr gering ist. Ein weiterer Grund ist, dass besonders schwerbehinderte Menschen mit starken kognitiven oder körperlichen Beeinträchtigungen institutionell bevormundet und ihrer Autonomie beraubt werden (Schallenkammer, 2016), wodurch sie es doppelt schwer haben, sich zu vernetzen und in öffentlichen Diskursen Gehör zu verschaffen. All dies sind Gründe, weshalb wir uns immer noch sehr schwer damit tun, Gesellschaftsstrukturen partizipativ zu entwickeln und behindertengerecht zu gestalten (Hirschberg & Köbsell, 2022).

Allen Menschen ist gemein, dass ihre Fähigkeiten kontextabhängig und im Laufe des Lebens variabel sind. Niemand ist ein Leben lang frei von Hilfsbedürftigkeit oder Behinderung (Mühlum & Gödecker-Geenen, 2003). Manche Personen sind besonders stark körperlich oder geistig eingeschränkt und benötigen somit Unterstützung, um ihren Lebensalltag zu bewältigen. Dies gilt für Neugeborene und Hochbetagte ebenso wie für Menschen mit kognitiven, psychischen oder körperlichen Handicaps; Menschen, die beispielsweise auf einen Rollstuhl, ein Hörgerät, Medikamente oder Betreuungspersonen angewiesen sind. Manche dieser Einschränkungen, wie starke körperliche Funktionseinschränkungen, sind für andere Personen sichtbar, andere, wie eine psychoaffektive Störung oder Lernbehinderungen, zunächst nicht. Je sichtbarer und stärker die Funktionseinschränkungen, desto offensiver können Menschen mit diesen Merkmalen stigmatisiert, ungerecht behandelt werden und sogar eine pauschale Unfähigkeitszuschreibung erhalten (Mühlum & Gödecker-Geenen, 2003; Wesselmann, 2022).

2.2 Kerndimension Geschlecht

Das Geschlecht ist ein relevantes Merkmal biopsychosozialer Identität (Abdul-Hussain & Hofmann, 2013). Mit dem Beginn der zweiten Frauenbewegung wurde in den 1960er-Jahren die Unterscheidung zwischen dem biologischen und dem sozialen Geschlecht eingeführt (**Abbildung 4**). Diese Entwicklung spiegelte die politische Diskussion wider, dass das soziale Geschlecht nicht von Geburt an festgelegt, sondern gesellschaftlich konstruiert und veränderbar ist. „Sex" verkörpert hier die biologischen Geschlechtsmerkmale wie Geschlechtschromosomen, Hormone und die Entwicklung der Reproduktionsorgane (Manzei, 2018). Wenn das biologische Geschlecht nicht eindeutig als männlich oder weiblich klassifiziert werden kann, spricht man von Intersexualität. Für die Diagnostik von Intersexualität sind umfangreiche Untersuchungen wie genetische Chromosomen- und Hormonanalysen notwendig (Regitz-Zagrosek, 2023).

„Gender" umfasst hingegen die kulturell bedingten, sozialen Verhaltensweisen der Geschlechtsidentität, die Menschen über die Lebensspanne erlernen und die das biologische Geschlecht überlagern können (Manzei, 2018). Die Geschlechtsidentität spiegelt die individuelle Identifikation als weiblich, männlich, nonbinär, agender oder anderweitig wider und kann sich über die Lebensspanne verändern. Die Art und Weise, wie Menschen Geschlecht verstehen und ausdrücken, hängt von gesellschaftlichen und persönlichen Normen, Erwartungen und Diskursen ab, die über die persönliche Sozialisation verinnerlicht werden (Regitz-Zagrosek, 2023).

Wenn Menschen sich nicht mit dem Geschlecht identifizieren können, das ihnen bei der Geburt aufgrund körperlicher Merkmale zugewiesen wurde, wird ihre innere Haltung als Geschlechtsinkongruenz, Transgender oder Genderdysphorie bezeichnet. Als *cis-geschlechtlich* werden Menschen bezeichnet, die sich mit ihrem von Geburt an zugeordneten Geschlecht identifizieren, als *transgeschlechtlich* all jene, die sich eben nicht mit dem Geschlecht identifizieren, das ihnen bei der Geburt zugewiesen

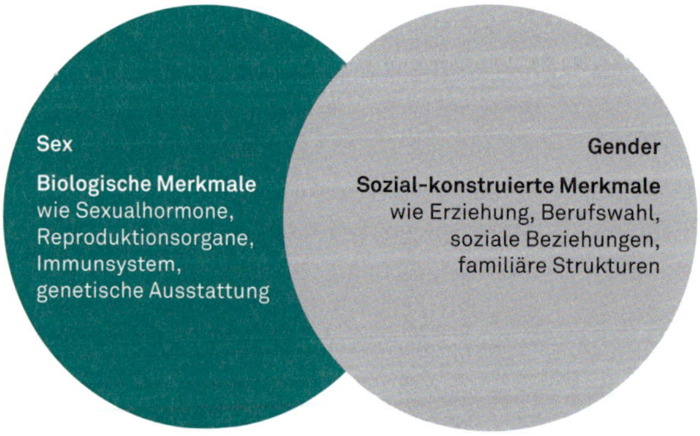

Abbildung 4: Unterscheidung biologisches und soziales Geschlecht

wurde. Als *intergeschlechtlich* werden Menschen bezeichnet, deren biologische Körpermerkmale nicht eindeutig männlich oder weiblich sind und *nicht-binäre* Menschen fühlen sich manchmal eher dem männlichen und manchmal eher dem weiblichen Geschlecht zugehörig. *Agender*-Menschen fühlen sich keinem Geschlecht zugehörig (Bundeszentrale für gesundheitliche Aufklärung (BZgA), 2025). „Als Trans-Männer werden Personen mit ursprünglich weiblichem biologischem Geschlecht, die sich selbst als Männer empfinden, bezeichnet. Trans-Frauen sind Personen mit ursprünglich männlichem biologischem Geschlecht, die sich als Frauen fühlen" (Regitz-Zagrosek, 2023, S. 10). Der Anteil inter- und transgeschlechtlicher Personen an der Gesamtbevölkerung wird auf 0,3–3 % geschätzt (Scobel, 2024; Thost, o. J.). Die Determinante Geschlecht ist folglich nicht so unveränderbar und starr wie lange angenommen.

Die Trennung zwischen biologischem und sozialem Geschlecht wird in gewisser Weise künstlich herbeigeführt, da Biologie und Verhalten einen wechselseitigen Einfluss aufeinander haben und miteinander verwoben sind (Oertelt-Prigione, 2023). Forschung und Gesellschaft verstehen erst langsam, dass das Geschlecht weniger als dichotomes Verhältnis, sondern als ein Spektrum anerkannt wird, auf dem die Geschlechtszuordnungen „männlich" und „weiblich" zwei gegensätzliche Pole darstellen können. Dazwischen gibt es unterschiedliche Geschlechtsausprägungen und -identitäten. Die geschlechtliche Prägung von Gehirn und Körper findet während der pränatalen Entwicklung zeitlich versetzt statt, und es konnten bereits signifikante Unterschiede zwischen weiblichen und männlichen Gehirnen festgestellt werden, bei denen transgeschlechtliche Menschen Positionen im Mittelfeld einnehmen (Scobel, 2024). Einige Studien verweisen sogar darauf, dass die Gehirne transgeschlechtlicher Personen eher dem Geschlecht entsprechen, mit dem sie sich identifizieren, als dem Geschlecht, auf das ihre äußeren körperlichen Merkmale zunächst schließen lassen (Burke et al., 2014; Junger et al., 2014; Zhou et al., 1995). Es gibt aber auch Studien, die diesen Zusammenhang nicht bestätigen konnten (Guillamon et al., 2016; Hoekzema et al., 2015).

Auf der Metaebene ist die Feminisierung ein Megatrend, der die Ungleichheit zwischen den Geschlechtern durch sozial konstruierte geschlechtstypisierte Rollenbilder hinterfragt und deren Bedeutungsmacht erodieren lässt und auf der anderen Seite selbst ernannte „Modernisierungsverlierer" laut werden lässt, die sich den Brandbeschleuniger Retraditionalisierung von Geschlechterrollen (Pelinka, 2022) wünschen und hier so einigen gesellschaftlichen Zuspruch erhalten.

2.3 Kerndimension sexuelle Orientierung

Wir unterscheiden uns nicht nur hinsichtlich unseres Geschlechts, sondern auch hinsichtlich unserer sexuellen Orientierung. Viele Menschen fühlen sich sexuell zum anderen Geschlecht hingezogen, sie bezeichnen sich als heterosexuell (ONS, 2023; Scharmanski et al., 2022). Dies entsprach bisher der gesellschaftlichen, kulturellen Norm, man spricht von „Heteronormativität". Andere sexuelle Orientierungen sind die *Homosexualität*, wenn Menschen das gleiche Geschlecht lieben, *Bisexualität* (Menschen fühlen sich sowohl zu Männern als auch zu Frauen hingezogen), *Pansexualität* (das Geschlecht ist für die sexuelle Anziehung irrelevant, auch intergeschlechtliche Personen werden begehrt) und die *Asexualität* (Menschen, die kein Bedürfnis nach sexueller Interaktion verspüren) (BZgA, 2025).

Rund die Hälfte aller Schwulen und Lesben in Deutschland verheimlichen am Arbeitsplatz oder in anderen sozialen Kontexten ihre sexuelle Orientierung. Dies tun sie aus nachvollziehbaren Gründen, denn in einer Umfrage unter homosexuellen Menschen gaben knapp 80 % der Befragten an, schon einmal aufgrund ihrer sexuellen Orientierung diskriminiert worden zu sein. Ein Viertel davon gab an, viele und 10 % sogar sehr viele Diskriminierungserfahrungen gemacht zu haben (Frohn, 2007). Hier gibt es große Schnittmengen mit der Inter- und Transgender-Community, die sich ebenfalls mit starker Diskriminierung im Alltag konfrontiert sieht. Der § 175 StGB, der Homosexualität unter Männern verbot, wurde zwar bereits in den Jahren 1969 und 1973 schrittweise entschärft, indem einvernehmliche Sexualität unter Männern straffrei wurde. Der Paragraf wurde jedoch erst im Jahr 1994 vollständig aufgehoben. Gesellschaftlich sind die Auswirkungen bis heute spürbar. Erst im Jahr 2017 wurde die gleichgeschlechtliche Ehe in Deutschland eingeführt. Menschen, die nicht der Heteronormativität entsprechen, werden heute noch auf dem Arbeitsmarkt oder im medizinischen Kontext benachteiligt und sind häufig Opfer von Gewalt (Scobel, 2024).

Die sexuelle Orientierung ist neben dem Geschlecht ein sehr wichtiger Teil der Persönlichkeit. Die gesellschaftliche Akzeptanz für die LGBTQ (Lesben, Schwule, Bisexuelle, Transgender- und Queer)-Community in Deutschland steigt jedoch laut des sozioökonomischen Panels an. Während 2005 nur 56 % der Befragten angaben, dass homosexuelle Paare die gleichen Rechte haben sollten wie heterosexuelle, waren es im Jahr 2021 bereits 79 % der Befragten (Sozialbericht, 2024).

Wenn Menschen trotzdem immer noch – oder immer wieder – ihre Sexualität verbergen müssen, um alltäglichen Diskriminierungen vorzubeugen, bedeutet das für sie eine hohe psychosoziale Belastung, der heterosexuelle Menschen nicht ausgesetzt sind, da sie der gesellschaftlichen Norm entsprechen und sich dafür nie rechtfertigen oder positionieren müssen. Queere Jugendliche und junge Erwachsene nehmen deutlich häufiger psychosoziale Hilfe in Anspruch als cis-heterosexuelle Gleichaltrige, sodass von einem zusätzlichen Gesundheitsrisiko dieser Gruppen ausgegangen werden kann (Sozialbericht, 2024). Das bestätigen auch Daten aus dem sozioökonomischen Panel, nachdem queere Menschen signifikant häufiger psychischen Stress erleben als heterosexuelle Personen (Kroh et al., 2017). Gesundheitsfördernde Sozialarbeitende sind Allies (Bündnispartner:innen) für alle Menschen aus der LGBTQ-Community und schaffen Safe Spaces in den Lebenswelten.

Neben der Geschlechterlohnlücke, dem sogenannten Gender Pay Gap, gibt es auch einen „Sexuality Pay Gap", der insbesondere homo- und bisexuelle Männer betrifft. Während heterosexuelle Männer durchschnittlich 18,14 EUR pro Stunde verdienen, sind es bei homosexuellen Männern nur 16 EUR. Im Durchschnitt verdienen homosexuelle Frauen hingegen 16,44 EUR pro Stunde, während heterosexuelle Frauen mit nur 14,40 EUR den geringsten durchschnittlichen Stundenlohn erhalten. Diese Daten decken sich mit internationalen Studien (Kroh et al., 2017). Homosexuelle haben oftmals aufgrund biografischer Ereignisse, wie dem inneren und äußeren Coming-out, auch soziale und selbstreflexive Kompetenzen erworben, von denen ihr soziales Umfeld und potenzielle Arbeitgeber:innen sowie Kolleg:innen ebenfalls profitieren können. Führungskräfte und HR-Manager:innen sollten diese Potenziale begreifen und sich mit der LGBTQ-Community solidarisieren (Frohn, 2007).

2.4 Kerndimension Alter

Aufgrund des demografischen Wandels werden die Menschen in Deutschland immer älter. Die durchschnittliche Lebenserwartung betrug Ende des 19. Jahrhunderts bei der Geburt noch unter 40 Jahre, konkret 35,6 bei Männern und 38,5 bei Frauen. Im Jahr 2022/24 beträgt sie bei Jungen 78,5 und bei Mädchen 83,2 Jahre – die Lebenserwartung hat sich mehr als verdoppelt. Dieser Gewinn an Lebensjahren ist hauptsächlich auf die geringere Säuglingssterblichkeit und die bessere Gesundheitsversorgung zurückzuführen (Fuchs et al., 2022, Statistisches Bundesamt (Destatis), o. J.).

Im Vergleich zum vorindustriellen Zeitalter hat sich die Dauer des Erwachsenenlebens also deutlich verlängert. Daraus folgt, dass die soziale Sicherung nach Ende der Erwerbstätigkeit zu immer höheren gesamtgesellschaftlichen Kosten führt, denn mit der steigenden Lebenserwartung steigt auch die Pflegebedürftigkeit. Aktuell sind etwa 5,7 Millionen Menschen in Deutschland pflegebedürftig (Destatis, 2024), dies entspricht einem Anteil von knapp 6 % der Gesamtbevölkerung. Bis zum Jahr 2055 wird die Zahl der Pflegebedürftigen voraussichtlich auf 6,8 Millionen ansteigen. Dies wird auf die prognostizierte Zunahme der über 80-Jährigen zurückgeführt. Als Reaktion auf diese Entwicklungen wurde bereits 1995 die Pflegeversicherung eingeführt (Bundesministerium für Gesundheit (BMG), 2017), welche jedoch schon seit Jahren nicht mehr ausreicht, um den stetig steigenden Bedarf finanziell zu decken (Greß & Jesberger, 2022). Hochrechnungen zufolge belaufen sich die gesamtgesellschaftlichen Kosten allein für die Pflege und Versorgung von Menschen mit Demenz auf rund 73 Milliarden EUR pro Jahr, während die direkten Krankheitskosten rund 34 Milliarden EUR betragen. Da Menschen in fortgeschrittenen Stadien der Demenz engmaschiger Betreuung bedürfen, sind die indirekten Kosten vor allem auf Einnahmeausfälle pflegender An- und Zugehöriger zurückzuführen. Somit zählen Demenzen zu den teuersten Krankheiten für das deutsche Gesundheitssystem (Georges et al., 2023).

Zieht man die Lebenserwartung als Indikator für die Gesundheit heran, zeigt sich ein sozialer Gradient (Kooperationsverbund gesundheitsziele.de, 2012), den man auch den Datenanalysen des sozioökonomischen Panels (SOEP) entnehmen kann. Dieser soziale Gradient zeigt das Verhältnis zwischen Schicht und Mortalität sowie Morbidität auf und wirft ein trübes Licht auf die soziale Chancengerechtigkeit. Die Aussichten, gesund alt zu werden, sind in der Gesellschaft keineswegs gleich verteilt (Kooperationsverbund gesundheitsziele.de, 2012), und sie hängen vor allem davon ab,

Der demografische Wandel

Der demografische Wandel beschreibt eine Entwicklung der Bevölkerung in Bezug auf die Altersstruktur, die Entwicklung der Lebenserwartung und Migration sowie die Zuzüge und Fortzüge (Gans, 2018). In Deutschland ist festzustellen, dass die Geburtenrate bereits seit 1970 niedriger ist als die Sterberate, weshalb sich die Bevölkerungszahl ohne Zuwanderung verringern würde (Bujard, 2022). Durch die Migration kann diese Entwicklung verzögert, aber nicht vollständig ausgeglichen werden (Friedrich Ebert Stiftung, 2017). Hinzu kommt eine steigende Lebenserwartung der Bevölkerung, was in Kombination mit der zurückgehenden Geburtenrate zu einem steigenden Altersdurchschnitt der Bevölkerung führt. Diese Entwicklungen bedeuten große Herausforderungen und neue Aufgaben für den Staat, die Gesellschaft und die Bürger:innen, beispielsweise bei der Rente.

Der demografische Wandel geht mit einem steigenden Kostendruck auf die Kranken- und Pflegeversicherung und einer längeren Lebensarbeitszeit einher. Für die Arbeitswelt bedeutet dies, dass eine Anpassung an die sich verändernden Bedürfnisse der Mitarbeitenden, wie beispielsweise altengerechte Arbeitsbedingungen und Maßnahmen zur altersgerechten Arbeitszeitflexibilisierung geschaffen werden (Bujard, 2022). Die „alternde Bevölkerung“ fordert den stillen Generationenvertrag, nämlich das Renten-, Gesundheits- und Sozialsystem heraus, da immer weniger Erwerbstätige für immer mehr ältere oder erkrankte Menschen aufkommen müssen (Bundesagentur für Arbeit (BfA), 2025). Ländliche Gebiete sind durch eine verstärkte Abwanderung junger Menschen stärker von diesen Entwicklungen der Überalterung betroffen (Gans, 2018). Der demografische Wandel erfordert eine vorausschauende Politik in den Bereichen Arbeitsmarkt, Bildung, Gesundheit und Stadtentwicklung, um künftige Herausforderungen bewältigen zu können (Gans, 2018).

wo wir geboren werden und unter welchen sozioökonomischen Bedingungen wir aufwachsen. Dieser soziale Gradient äußert sich beispielsweise darin, dass Männer aus der niedrigsten Einkommensgruppe durchschnittlich 8,6 Jahre und Frauen 4,4 Jahre kürzer leben als Menschen aus der höchsten Einkommensgruppe (Lampert et al., 2019).

2.5 Kerndimension soziale Herkunft

Die soziale Herkunft beschreibt, in welchem Sozialmilieu Menschen aufwachsen und sozialisiert werden. In der epidemiologischen Sozialforschung wird der sozioökonomische Status (SES) häufig herangezogen, um die soziale Schicht zu beschreiben (Lampert et al., 2013). Dabei handelt es sich um einen Index, der sich aus den vertikalen Variablen Bildung, Beruf und Einkommen errechnet (**Abbildung 5**). Diese vertikalen Merkmale unterscheiden sich von den horizontalen Merkmalen Geschlecht, Alter oder Staatsangehörigkeit insofern, dass sie hierarchisiert werden können (Vonneilich et al., 2022). Die soziale Herkunft übt einen bedeutenden Einfluss auf die Bildungs- und Berufschancen aus. Je höher der Bildungsabschluss, der berufliche Status und das Einkommen, desto höher ist in der Regel auch der sozioökonomische Status. Dieses Schubladendenken wird in der Gesellschaft kontinuierlich reproduziert und auch vererbt (Franken, 2024). Wenn die Eltern eine niedrige Bildung haben, ist die Wahrscheinlichkeit sehr gering, dass ihre Nachkommen einen höheren Bildungsabschluss erwerben und „sozial aufsteigen" werden. Während 54 % der Kinder hochgebildeter Eltern die Fachhochschulreife erlangen, ist dies nur bei 17 % der Kinder niedriggebildeter Eltern der Fall.

Gleichzeitig bleiben 17 % der Kinder niedriggebildeter und lediglich 1 % der Kinder hochgebildeter Eltern gänzlich ohne Ausbildung (Kleinert et al., 2023). Wenn ein sogenanntes „Arbeiterkind" studiert, also mithilfe von Bildung in der sozialen Hierarchie aufsteigt, spricht man von vertikaler sozialer Mobilität (Gamper & Kupfer, 2024).

Schon im Schulsystem beginnt die Diskriminierung von Kindern und Jugendlichen anhand von Unterschieden der sozialen Klasse. Mit Schulnoten werden nicht nur Leistung und Fleiß, sondern auch die Allgemeinbildung, die Ausdrucksweise, der Habitus gemessen – Aspekte, die explizit nicht Teil des Schulplans sind (Franken, 2024). Nach dem französischen Soziologen Pierre Félix Bourdieu handelt es sich um ein „kulturelles Privileg", das die Oberschicht genießt und mit der impliziten Abwertung von Habitus, Sprache und Lebensstil der Unterschicht einhergeht. Diese Art der Diskriminierung entlang sozialer Klassen nennt man Klassismus (Gamper & Kupfer, 2024). Gesundheitsbezogene Klassenunterschiede konnten auch während der Covid-19-Pandemie aufgezeigt werden: Beengte Wohnverhältnisse begünstigten eine schnellere Krankheitsübertragung – und dies betraf vorrangig Menschen mit geringerem Einkommen (Sprung, 2023).

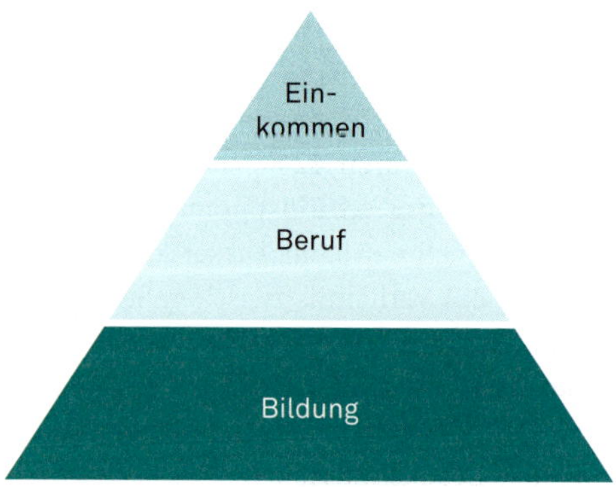

Abbildung 5: Vertikale Variablen des sozioökonomischen Status (SES)

2.6 Kerndimension ethnische Zugehörigkeit und Nationalität

Unsere Kultur wird durch Menschen, die aus anderen Ländern zu uns nach Deutschland kamen und kommen, bereichert und belebt. Über Migration zu sprechen bedeutet, erst einmal zwei Zuschreibungen sauber voneinander zu trennen, die oftmals synonym verwendet werden: Menschen mit einer Einwanderungsgeschichte und Menschen mit einem Migrationshintergrund.

Der Terminus *Menschen mit einer Einwanderungsgeschichte* beschreibt alle Personen, die nach dem Jahr 1950 entweder selbst oder deren Eltern nach Deutschland eingewandert sind. Der Terminus *Menschen mit einem Migrationshintergrund* bezieht darüber hinaus auch all jene mit ein, die nur einen eingewanderten Elternteil haben. Folglich gibt es mehr Menschen mit einem Migrationshintergrund, konkret 4 % der Bevölkerung, als Menschen mit einer Einwanderungsgeschichte (Grigoriev & Körner, 2024).

Im Jahr 2024 hatte rund ein Viertel der in Deutschland lebenden Menschen eine Einwanderungsgeschichte (25,6 %), konkret 21,2 Millionen Menschen. 19 % der Menschen sind selbst eingewandert, 6 % sind die Nachkommen zweier eingewanderter Elternteile. In der Altersgruppe der 20- bis 39-Jährigen liegt der Anteil an Menschen mit Einwanderungsgeschichte sogar bei 34 %. Mit 38,2 Jahren sind sie durchschnittlich neun Jahre jünger als die autochthone Bevölkerung Deutschlands mit 47,4 Jahren (Statistisches Bundesamt, 2025b). Im Jahr 2023 waren 42 % der Menschen mit Einwanderungsgeschichte eingebürgert. Das entspricht 10,6 % der Gesamtbevölkerung (Sozialbericht, 2024).

Mit dem Begriff der Migration wird das Verlassen des Heimatorts und die damit verbundene vorübergehende oder permanente Verlegung des Lebensmittelpunkts an einen neuen Ort beschrieben. Man kann über Staatsgrenzen hinweg oder innerhalb eines Landes migrieren, die sogenannte Binnenmigration (Han, 2016). Unter Trans- oder Pendelmigration versteht man, dass Menschen zwischen dem Herkunfts- und Zielland pendeln und in beiden Ländern sozial angebunden sind (Bundesministerium für Bildung, Familie, Senioren, Frauen und Jugend (BMFSFJ), 2025).

Menschen migrieren vor allem, um ihre Lebensbedingungen zu verbessern oder ihre Existenz zu sichern (Han, 2016). Die Hauptgründe der Einwanderung in Deutschland waren zwischen 2015 und 2024 Fluchtmigration (31 %), Arbeit (23 %) und Familiennachzug (21 %) (Statistisches Bundesamt, 2025b). Wenn Menschen in eine Region mit besseren Lebensverhältnissen migrieren, kann dies durchaus auch als Selbstermächtigungsstrategie interpretiert werden (Hess & Tsianos, 2007).

Soziale Kontextfaktoren von Eingewanderten und ihren Nachkommen

Es ist offensichtlich, dass Menschen mit Einwanderungsgeschichte eine äußerst vielfältige Gruppe sind, die unterschiedlichste Lebenskonzepte und Erfahrungen mitbringt (Spallek & Razum, 2023). Die Gründe zu migrieren sind mannigfach, sodass sich auch die Folgen der Migration mehr oder weniger stark auf die Gesundheit auswirken können. Allgemeine Aussagen über die heterogene Gruppe der Eingewanderten und deren Nachkommen sind kaum möglich. Dennoch ist nicht zu leugnen, dass die Migration selbst eine Ausnahmesituation darstellt, die Stress auslösen und das soziale, physiologische und psychologische Gleichgewicht stören kann (Dawod, 2021).

Das Lebenslaufmodell stellt die Zusammenhänge zwischen Migration und Gesundheit dar, indem es die Auswirkungen psychosozialer, körperlicher und verhaltensbezogener Faktoren auf die Gesundheit in verschiedenen Lebensphasen zeigt (Spallek & Razum, 2023). Migrant:innen fassen diese Lebensphasen vor, während und nach der Migration zusammen. Dies ist ein starker Hinweis auf den massiven Einfluss der Migration auf die Biografie. Neben der Migration beeinflussen weitere Faktoren die Gesundheit, allen voran die finanziellen Mittel beziehungsweise der sozioökonomische Status.

Für eingewanderte EU-Bürger:innen ist die Anerkennung von beruflichen und akademischen Abschlüssen vergleichsweise unkompliziert, weshalb die Beschäftigungsquote in dieser Gruppe bereits in den ersten fünf Jahren des Aufenthalts schon sehr hoch ist. Im Jahr 2023 waren in Deutschland 72,8 % der Frauen und 90,5 % der Männer aus dem EU-Ausland erwerbstätig. Aber auch für Menschen aus Nicht-EU-Staaten kann eine Blue Card den Schlüssel zum deutschen Arbeitsmarkt und somit einen wichtigen Integrationsfaktor darstellen. Für den Erwerb einer Blue Card müssen Ausländer:innen einen Hochschulabschluss und ein Arbeitsplatzangebot mit bestimmtem Mindestbruttogehalt vorweisen können. Zudem werden Ärzt:innen, Ingenieur:innen und IT-Fachkräfte bevorzugt behandelt (Statistisches Bundesamt, 2025a).

Für Nicht-EU-Bürger:innen ohne Blue Card sowie Geflüchtete und Asylbewerber:innen ist die Integration auf dem deutschen Arbeitsmarkt sowie die Anerkennung des Berufsabschlusses deutlich erschwert, sodass sie oft erst nach längerem Aufenthalt erwerbstätig werden können (Statistisches Bundesamt, 2025a). Insgesamt arbeiten Menschen mit Einwanderungsgeschichte in Deutschland zudem deutlich häufiger in schlecht bezahlten und gering qualifizierten Jobs (Spallek & Razum, 2023). Jeweils 15 % dieser Erwerbstätigen waren 2023 in Hilfsjobs (Vergleich: 4,5 % Deutsche) und in Dienstleistungsberufen oder im Handel tätig (Vergleich: 12,8 % Deutsche).

In Führungspositionen, akademischen Berufen, Bürojobs, als Techniker:innen oder in gleichrangigen Berufen sind Menschen mit Einwanderungsgeschichte und deren Nachkommen hingegen deutlich unterrepräsentiert. Die häufig geringer vergüteten und körperlich anstrengenderen Berufe, die sie stattdessen ausführen, können auf Dauer zu chronischer Belastung und Krankheit führen (Spallek & Razum, 2023). Eingewanderte und ihre Nachkommen besitzen zudem seltener Wohneigentum und wohnen auf kleinerem Raum, sodass sie häufiger unzufrieden mit ihrer Wohnsituation sind als die autochthone Bevölkerung (BMFSFJ, 2025). Spallek und Razum (2023) betonen aber, dass diese Anliegen eher schicht- als migrationsspezifisch sind. Genauso wie Menschen ohne Einwanderungsgeschichte leiden folglich auch Eingewanderte und ihre Nachkommen unter schlechteren Lebens- und Arbeitsbedingungen.

Mehrfachbenachteiligung

Neben Unterschieden hinsichtlich des sozioökonomischen Status fallen auch genderspezifische Unterschiede hinsichtlich der Erwerbstätigkeit von Eingewanderten auf. Zugewanderte Frauen aus dem Nahen und Mittleren Osten und Afrika sind innerhalb der ersten 15 Jahre ihres Aufenthalts deutlich seltener erwerbstätig als Männer, die teils doppelt so oft einer Erwerbsarbeit nachgehen als Frauen (Statistisches Bundesamt, 2025a). Zudem arbeiten eingewanderte, aber auch nicht eingewanderte Frauen häufiger im Niedriglohnsektor, in dem oft keine oder nur geringe Sozialversicherungsbeiträge gezahlt werden. Daraus ergibt sich besonders für ältere Frauen mit Einwanderungsgeschichte ein hohes Armutsrisiko (BMFSFJ, 2025).

Gesundheitsprofil von Eingewanderten und deren Nachkommen

Die Datenlage zur Gesundheit von Eingewanderten und deren Nachkommen ist in Deutschland sehr lückenhaft und lediglich bei meldepflichtigen Infektionskrankheiten, bei denen die Staatsangehörigkeit angegeben werden muss, ersichtlich. Sobald Eingewanderte in die Krankenversicherung aufgenommen werden, kann ihr Gesundheitsstatus aus den Krankenkassendaten nicht mehr mit ihrem Einwanderungsstatus in Verbindung gebracht werden. Anders sieht es im Nachbarland Niederlande aus, wo der Gesundheitszustand von Eingewanderten und deren Nachkommen zum größten Teil bekannt ist (Herrler & Hollederer, 2019). Hinsichtlich der Herkunft der Menschen und der Art der Migration gibt es hier teilweise große Unterschiede bei den Gesundheitsprofilen von Eingewanderten und deren Nachkommen. Es können Phänomene anhand von Gesundheitsdaten abgeleitet werden: Unter Eingewanderten der ersten Generation ist die Mortalität oft niedriger als unter der autochthonen Bevölkerung, was am „Healthy Migrant Effect“ liegen kann (Zeeb et al., 2019), nach dem vornehmlich junge und gesunde Menschen migrieren, die im Gegensatz zu gebrechlicheren Menschen in der Lage sind, die Strapazen der Migration zu überstehen. Bei minderjährigen Eingewanderten werden seltener Allergien und Asthma und bei Erwachsenen seltener Krebserkrankungen festgestellt (Zeeb et al., 2019).

Manche Untersuchungen zeigen, dass Kinder mit Einwanderungsgeschichte häufiger übergewichtig sind, jedoch muss auch hier zwischen dem Einfluss der nationalen und der sozialen Herkunft differenziert werden. Womöglich handelt es sich dabei eher um einen anderen, gesundheitsrelevanten Faktor, nämlich wieder jenen der sozialen Schicht (Zeeb et al., 2019). Jugendliche mit Einwanderungsgeschichte rauchen seltener als Jugendliche ohne Einwanderungsgeschichte. Unter bestimmten Arbeits- und Lebensbedingungen kann sich dieses Verhältnis bei Erwachsenen aber auch umkehren, denn Menschen in niedrigen sozialen Schichten rauchen wiederum häufiger. Dies gilt auch für Eingewanderte und deren Nachkommen (Spears et al., 2019). Es gibt zudem Hinweise darauf, dass Menschen mit Einwanderungsgeschichte aus dem Mittelmeerraum sich gesünder ernähren und daher seltener Krankheiten wie Diabetes Typ II oder Herz-Kreislauf-Krankheiten entwickeln. Weitere Schutzfaktoren können zudem die stärkere soziale Vernetzung und engeren Familienverbünde unter Eingewanderten und deren Nachkommen sein, denn ein besserer sozialer Rückhalt ist nachweislich gesundheitsförderlich (Spallek & Razum, 2023; Zeeb et al., 2019).

Das Gesundheitsprofil von Geflüchteten und Asylbewerber:innen

Menschen, die aus Konflikt- und Kriegsgebieten fliehen, kommen häufig aus Ländern, die eine deutlich schlechtere Gesundheitsversorgung aufweisen, als wir es in Deutschland kennen. Infektionskrankheiten wie Tuberkulose, Hepatitis B und C, aber auch Masern sowie Infektionen des Atmungs- und Verdauungssystems können sich bei fehlenden Schutzimpfungen in Gemeinschaftsunterkünften schnell ausbreiten. Eingewanderte aus Subsahara-Afrika weisen eine höhere Prävalenz für HIV, Hepatitis B und C sowie Tuberkulose auf. Kinder aus dieser Region verfügen über eine schlechtere Mundgesundheit und leiden oft unter Karies (Zeeb et al., 2019). Der Anteil minderjähriger Geflüchteter mit Posttraumatischer Belastungsstörung liegt je nach Quelle zwischen 14 % und 60 %. Auch die Prävalenz von Depressionen unter Minderjährigen mit Fluchterfahrung ist deutlich höher – je nach Quelle bis zu 33,5 % im Vergleich zu 5,4 % der Kinder und Jugendlichen ohne Migrationsgeschichte (Zeeb et al., 2019).

Rassismus

Wenn Menschen aufgrund ihrer ethnischen Zugehörigkeit oder Nationalität diskriminiert werden, spricht man von Rassismus. Rassismus richtet sich insbesondere gegen sogenannte rassifizierte Personengruppen. Darunter fallen Menschen, die aufgrund von Merkmalen wie dem äußeren Erscheinungsbild, Akzent, Herkunftsland oder Abstammung benachteiligt (Bundesministerium der Justiz (BMJ), 2017) werden. Das Wort Rasse schmeckt im deutschen Sprachgebrauch besonders bitter und kann unmöglich neutral verwendet werden. Es ist mit eugenischem Gedankengut assoziiert und birgt folglich die Gefahr, diskriminierende

Denkmuster aus der Zeit des Nationalsozialismus zu reproduzieren. Mithin hat sich der Begriff „People of Color" durchgesetzt, ein Ausdruck, der schwerlich sinngemäß ins Deutsche zu übersetzen ist, aber geteilte Diskriminierungserfahrungen (Lutz et al., 2013) beschreibt. Rassismus ist ein soziales Phänomen, das alle Gesellschaftsstrukturen durchdringt und Betroffene systematisch benachteiligt. Früher nur mit offener Diskriminierung oder Hassverbrechen gleichgesetzt, versteht man ihn mittlerweile auch als gesellschaftlich tief verankertes Problem, das nicht nur beabsichtigte, sondern auch vielfach unbeabsichtigte oder unbewusste Diskriminierung verursacht (Kajikhina et al., 2023).

Struktureller Rassismus, auch bezeichnet als institutioneller oder systemischer Rassismus, beschreibt den eingeschränkten Zugang zu Ressourcen wie Wohnraum oder Bildungs- und Berufschancen und spiegelt sich im sozialen Miteinander, in Gesetzen oder in der Sprache wider. Geflüchtete und Asylbewerber:innen werden beispielsweise bei der Wohnungs- und Arbeitssuche erheblich strukturell benachteiligt (Dawod, 2021).

Rassistisch diskriminierte Menschen sind Risikofaktoren ausgesetzt, die psychische und physische Krankheiten begünstigen können (Spallek & Razum, 2023). So erkrankten und starben während der Covid-19-Pandemie verhältnismäßig mehr rassistisch markierte Personen als nicht rassistisch markierte Personen, was größtenteils auf nachteilige Wohn- und Arbeitsverhältnisse zurückgeführt werden konnte (Kajikhina et al., 2023). Rassismus – und damit eng verbunden die ethnische Zugehörigkeit und Nationalität – ist also eine strukturelle Determinante von Gesundheit, die in besonderem Maß Menschen mit Einwanderungsgeschichte trifft, die über äußere Merkmale diesbezüglich verfügen (Zeeb et al., 2019).

Integration

Der Integrationsdiskurs der vergangenen Jahre schien oft eine einseitige Anpassung von zugewanderten und rassistisch abgegrenzten Personengruppen an die autochthone Bevölkerung zu fordern, was dem ursprünglichen Begriff von Integration nicht gerecht wird. Dieser meint vielmehr ein beidseitiges Entgegenkommen und die gleichberechtigte Partizipation aller Bürger:innen, um Diskriminierung zu verringern und Chancengleichheit herzustellen, damit sich alle Gesellschaftsmitglieder zugehörig fühlen können (Foroutan, 2015). So gesehen kann Integration auch erst dann als gelungen gelten, wenn sich alle Menschen, egal welcher Herkunft, Macht, Prestige und Einfluss, auf allen Gesellschaftsebenen alles teilen (Zöller, 2021). Integration bezieht sich also nicht nur auf die Herkunft, sondern auf alle Diversitätsdimensionen. Es ist die politische Verantwortung einer Regierung sowie der Zivilgesellschaft, für Solidarität und gegenseitige Akzeptanz in einer heterogenen Gesellschaft zu sorgen (Foroutan, 2015).

Als Folge von Migration kann eine Superdiversity entstehen, eine vielschichtige Gesellschaftsstruktur, die durch unterschiedliche Herkünfte, Lebensentwürfe, Migrationswege und Rechtsstatus gekennzeichnet ist (Schneider et al., 2015; Vertovec, 2007). New York, Toronto oder London werden bereits als solche superdiversen Städte bezeichnet (Schneider et al., 2015).

Eine Gesundheitsfördernde Soziale Arbeit nimmt hier eine wirksame Position ein, da sie strukturellem Rassismus entgegenwirken und ein partizipatives Integrationsverständnis vertreten kann, auch gegenüber jenen mit politischer Einflussmacht (Zöller, 2021). Voraussetzung für eine gute Integrationsarbeit sind der Erwerb interkultureller Kompetenzen vonseiten der Disziplin. Dies beinhaltet einerseits Hintergrundwissen zur Historie der Migration, soziale, juristische und sozialpsychologische Aspekte oder Bewältigungsstrategien und andererseits Handlungskompetenzen, die sich in empathischer Beratung und Ambiguitätstoleranz äußern (Dawod, 2021).

2.7 Kerndimension Religion und Weltanschauung

Religion und Weltanschauung sind grundlegende identitätsstiftende Konzepte. Indem Menschen einer Glaubensgemeinschaft beitreten oder aus ihr austreten, zeigen sie, für welche Werte und grundlegenden Überzeugungen sie einstehen – oder eben nicht. Religionen und Weltanschauungen beeinflussen maßgeblich das tägliche Handeln und den Umgang miteinander, sie geben Sinn und Struktur und beeinflussen die Freizeitgestaltung, die Essgewohnheiten, das Konsumverhalten und sogar die Berufswahl. Welchen religiösen oder politischen Überzeugungen Menschen Glauben schenken, beeinflusst stark, wie sie sich etwa über religiöse Gemeinden oder in politischen Zirkeln vernetzen (Schach, 2023).

Es gibt eine Vielzahl an Religionen, politischen Parteien oder sonstigen Glaubensgemeinschaften, die ein breites Spektrum von links nach rechts, von progressiv bis konservativ oder von individualistisch bis gemeinschaftlich aufweisen. Allen gemeinsam ist, dass sie Argumente für das Denken und Handeln liefern, eine Art Wertekoffer, der die individuelle Lebensweise rechtfertigt.

Im Kontext von Religion und Weltanschauung kann es zur Diskriminierung kommen, etwa wenn religiöse Minderheiten bei der Urlaubsplanung in Unternehmen oder der Institutionalisierung gesetzlicher Feiertage nicht berücksichtigt werden, wenn das Tragen von Kopftüchern oder anderen religiösen Symbolen wie Gesichtstätowierungen in repräsentativen Kontexten untersagt wird, Gebetszeiten bei der Arbeitszeitgestaltung unberücksichtigt bleiben oder in der Kantine kein fleischloses Essen angeboten wird. Es könnte sogar als diskriminierend, wenn nicht zumindest ignorant aufgefasst werden, muslimischen Mitarbeitenden Weihnachtsgrüße auszurichten, das Zuckerfest hingegen vollkommen zu ignorieren. Hieran zeigt sich, dass wir einander häufig unabsichtlich aus Unwissenheit und mangelndem Interesse diskriminieren. Es lohnt sich aber, sich sowohl auf gesellschaftlicher als auch auf institutioneller und persönlicher Ebene zu öffnen. So können wir religiöse Vielfalt als kreative Bereicherungsmöglichkeit nutzen, um einander nicht nur mit mehr Wertschätzung und Respekt zu begegnen, sondern auch voneinander zu lernen und uns gegenseitig für die Bedürfnisse der anderen zu sensibilisieren und starke Gemeinschaften zu bilden (Schach, 2023).

3 Soziale Spaltung – Kollision der Diversitätsdimensionen

Entlang der sieben Diversitätsdimensionen sind gesellschaftliche Gräben aufgerissen. Während „Diversität" ein übergeordneter Begriff ist, der sämtliche Formen der Unterschiedlichkeit umfasst, ist der Terminus „Differenz" weniger nuanciert (Liebers, 2023). Wer Menschen differenziert, der kategorisiert sie anhand konstruierter Diversitätsmerkmale. Allein die explizite Benennung von Unterscheidungsmerkmalen verleiht diesen Bedeutungsmacht (Liebers, 2023).

3.1 Differenzierung und Diskriminierung

Menschen können anhand körperlicher Merkmale oder der sozialen und kulturellen Herkunft differenziert werden. Körperliche Eigenschaften sind womöglich auf den ersten Blick zu erkennen, andere Merkmale wie die Einkommensquelle, der Wohnort und kulturelle Gepflogenheiten werden erst in bestimmten Kontexten wie am Arbeitsort relevant. Anhand welcher Merkmale Menschen differenziert werden, spiegeln unsere gesellschaftlichen und persönlichen Werte wider. Personen unterschiedlicher „Kategorien" werden anhand gesellschaftlicher Normen pauschal unterschiedliche Fähigkeiten zugeschrieben, die zur Institutionalisierung ihrer Rechte und Pflichten, aber auch zu außerinstitutionellen Privilegien und Benachteiligungen führen. Diese wiederum werden durch Individuen und Organisationen strukturell und prozessual aufrechterhalten, indem sie im täglichen Handeln und Denken wieder und wieder reproduziert werden. Von der Differenzierung zur Diskriminierung ist es lediglich ein kleiner Schritt.

Der Terminus *Diskriminierung* leitet sich aus dem lateinischen Begriff „discriminare" ab, das trennen, durchschneiden oder eben unterscheiden bedeutet (Langenscheidt.com, 2024). Heute wird der Begriff im alltäglichen Sprachgebrauch vor allem in Bezug auf die Ungleichbehandlung und eine damit einhergehenden Benachteiligung von Einzelnen oder bestimmten Gruppen (Kajikhina et al., 2023) benutzt – Diskriminierung ist ein Begriff, der abwertet (Liebers, 2023).

Diskriminierung findet dann statt, wenn Menschen aufgrund der ihnen von anderen Menschen zugeschriebenen Attribute schlechter behandelt werden als jene Menschen, denen diese Attribute nicht zugeschrieben werden. Wir kennen verschiedene Ausprägungsformen der Diskriminierung wie zum Beispiel Sexismus, Klassismus, Ableismus, Altersdiskriminierung, Homo- und Transphobie, Antisemitismus oder Rassismus (Strömel, 2024). Jede dieser Diskriminierungsformen führt bei Betroffenen zu Stress, der wiederum einer der relevantesten Risikofaktoren zur Entstehung von Krankheiten ist (Werdecker & Esch, 2022).

3.2 Intersektionalität

Intersektionalität beschreibt die Überschneidung mehrerer personenbezogener Charakteristika wie Geschlecht, Sexualität und ethnische Herkunft, die zur Häufung multipler Diskriminierungserfahrungen führt. Im Diskurs der

Intersektionalität ist häufig die Rede von der Trias aus ethnischer Herkunft, Klasse und Geschlecht (Lutz et al., 2013).

Explizite Diskriminierung haben beispielsweise schwarze Frauen erfahren, die sich in den 1970er-Jahren auf eine Stelle bei General Motors bewarben und grundsätzlich gegenüber weißen Frauen und schwarzen Männern benachteiligt wurden: Sie waren die Letzten, die eingestellt und die Ersten, die entlassen wurden. Das Unternehmen argumentierte, dass es weder sexistisch noch rassistisch agierte, da sowohl schwarze Menschen als auch Frauen eingestellt wurden. Jedoch waren die angestellten schwarzen Menschen alle Männer, die im Hintergrund in der Produktion arbeiteten und die angestellten Frauen, die sichtbar in der Verwaltung und Kundenbetreuung tätig waren, waren allesamt weiß. Dass schwarze Frauen in diesem Fall also eine Doppeldiskriminierung erfuhren, war eine bis dato dem Gesetzgeber fremde und daher unberücksichtigte Argumentation, die die öffentliche Debatte über Intersektionalität anstieß (Crenshaw, 2013).

3.3 Othering

„Othering", im Deutschen auch „Entfremdung" oder „Veranderung", beschreibt die scheinbar nicht vorhandene Notwendigkeit, eigene persönliche Merkmale oder Gruppeneigenschaften zu benennen, solange sie der „Norm" entsprechen, während „andere", nicht der scheinbaren Norm entsprechende Personen und Gruppen explizit benannt werden, wodurch Kategoriendenken und Stereotype gegenüber „anders" gelesenen Personengruppen aufrechterhalten werden (Kajikhina et al., 2023).

Dadurch, dass nur die „anormalen" Merkmale der „Anderen" explizit benannt werden, werden auch nur diese versprachlicht und so sicht- und streitbar, wohingegen die quasi unsichtbare Norm im Dunkeln bleibt und somit auch gar nicht erst problematisiert werden kann. Je nach Kontext wird diese „Norm" oft mit Attributen wie weiß, männlich, heterosexuell, nicht-behindert, deutsch, Mittelschicht und so weiter verknüpft, aber eben nur selten benannt. In bestimmten Situationen bekommen Menschen, die sich den „Normkategorien" nicht zugehörig fühlen, dadurch den Eindruck vermittelt, „anormal" – und somit nicht ein gleichwertiges Mitglied der Gesellschaft zu sein. Wenn jemand beim Kennenlernen sein Gegenüber nach der Herkunft fragt, dann ist das eine Form der Veranderung. Diese normativen Diskurse werden identitätspolitisch instrumentalisiert, indem sich unverhältnismäßig auf Diversitätsmerkmale Anderer konzentriert wird. Othering bildet den Nährboden für Diskriminierung, ist dabei aber deutlich subtiler als eine offene Anfeindung, sodass es schwerfallen kann, die zugrundeliegende strukturelle Diskriminierung zu erkennen und zu benennen. Denn Othering, so könnte man argumentieren, benennt zunächst ja nur Tatsachen, die uns voneinander unterscheiden. Das Problem ist jedoch, dass nicht alle Merkmale gleichermaßen benannt werden und somit ein Missverhältnis in der Wahrnehmung entsteht. Dieses Missverhältnis kann dazu führen, dass Handlungsweisen mancher Personengruppen stärker wahrgenommen werden als jene der „unbenannten Norm". Veranderung schafft gesellschaftliche Gräben und behindert so die soziale Kohäsion.

3.4 Brandbeschleuniger Globalisierung

Megatrends wie die Globalisierung bergen einerseits großes Innovationspotenzial, zwingen sie doch die Menschheit zur Lösungssuche, zur wissenschaftlichen und technischen Weiterentwicklung, schlicht: zum Fortschritt. Andererseits wohnt Megatrends einiges Potenzial für soziale Kipppunkte inne.

Der Megatrend *Globalisierung* begünstigt das Zusammenwachsen über nationale Grenzen hinweg auf ökonomischer, politischer und kultureller Ebene und trägt damit zur Öffnung und gegenseitigen Bereicherung zwischen Gesellschaftssystemen bei. Auf der anderen Seite stellt er das Selbstverständnis der souveränen Nationalstaaten infrage und führt innerhalb von Staatsgebieten zu sozialen Spannungen. Hier wird zwischen „Globalisierungsgewinner:innen", also den Privilegierten sowohl in reichen als auch in armen Gesellschaften, und „Globalisierungsverlierer:innen", diskriminierte Menschen am unteren Ende der Gesellschaft, unterschieden. Während Erstere von der Überwindung nationaler Grenzen profitieren, bleiben Letztere zurück. Es zeigt sich eine weit geöffnete globale soziale Schere (Pelinka, 2022).

Eng verknüpft mit der Globalisierung ist der Megatrend der *sozialen Mobilität*, die zwei Dimensionen besitzt: Die vertikale Mobilität beschreibt den Auf- oder Abstieg in sozialen Hierarchien und die horizontale Mobilität bezieht sich auf Migration. Der stärkste Motor für die vertikale Mobilität ist Bildung.

Globale Errungenschaften sind der rückläufige Analphabetismus, der Anstieg der Lebenserwartung und in manchen Kontexten auch ein durchlässigeres Gesellschaftssystem, das neue Möglichkeiten des sozialen Aufstiegs eröffnet. Vielen Menschen bleiben diese Chancen jedoch aufgrund struktureller Exklusionsmechanismen verschlossen. Um dennoch einen gleichberechtigteren Zugang zu Bildung und Wohlstand zu erhalten, migrieren Menschen dorthin, wo sich ihnen mehr Handlungsoptionen eröffnen. Migration ist also eine unmittelbare Folge ungleicher Verwirklichungschancen (Pelinka, 2022), die auch durch globale Unwuchten von Macht entstanden sind (Misamer, 2023).

4 Soziale und gesundheitliche Ungleichheit als Folgen der sozialen Spaltung

Der gesellschaftliche Zusammenhalt in einer Demokratie basiert auf einer fairen Ressourcenverteilung und Gleichberechtigung. Sind Teilhabe- und Verwirklichungschancen abhängig vom sozialen Status unterschiedlich in der Gesellschaft verteilt, entsteht soziale Ungleichheit (Lampert et al., 2022) (**Abbildung 6**).

4.1 Soziale Ungleichheit

Als „soziale Ungleichheit" bezeichnet man den ungleichen Zugang zu allgemein erstrebenswerten Gütern und Ressourcen. Was konkret als erstrebenswert gilt, ist eine Frage gesellschaftlicher Werte und Normen, aber im Allgemeinen sind damit Einkommen, Vermögen, Ansehen, Status und soziale Positionen gemeint. Soziale Ungleichheit findet ständig statt, wenn der Zugang zu Ressourcen institutionell verankert ist wie in der Arbeitswelt oder der Bildungspolitik. Ein Mehr an Einkommen, Vermögen, Ansehen, Status oder sozialer Position erleichtert das Leben, denn es geht mit besseren Macht- und Interaktionsmöglichkeiten einher (Groh-Samberg et al., 2023). Soziale Ungleichheit führt direkt zu gesundheitlicher Ungleichheit (Abbildung 6).

4.1.1 Verteilungs- und Chancenungleichheit

Menschen können zu einem Zeitpunkt im Leben mehr oder weniger Ressourcen wie Einkommen und Vermögen zur Verfügung haben. Dieser Zustand kann sich im Laufe des Lebens ändern. Diese querschnittliche, punktuelle Mo-

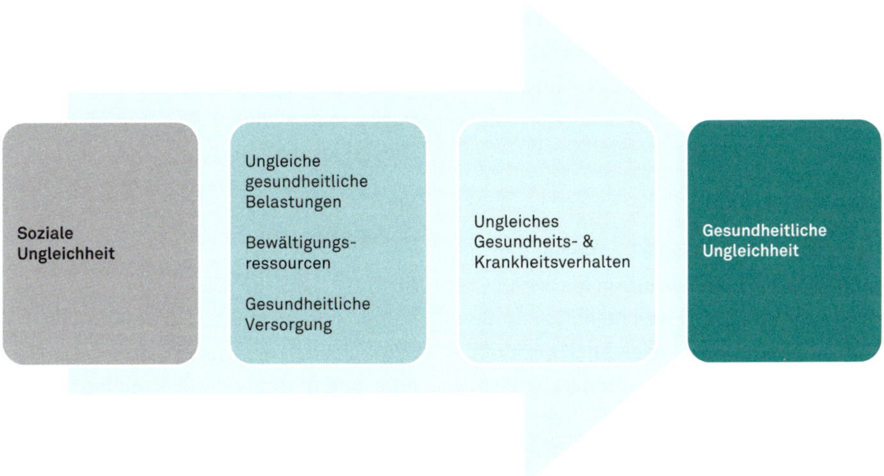

Abbildung 6: Von der sozialen zur gesundheitlichen Ungleichheit

mentaufnahme bezeichnet man als Verteilungsungleichheit. Hieran knüpft die Chancenungleichheit an, ein Begriff, der umfasst, dass Menschen in reichen Ländern oder in wohlhabenden Familien von Geburt an sehr gute Chancen auf Verwirklichung haben. Hier drängt sich der Vergleich mit einem Wettrennen auf, bei dem Menschen unterschiedliche Startpositionen einnehmen. Manche Menschen starten beim Startschuss viel näher am Ziel, wohingegen viele andere mit schlechteren Startpositionen sich deutlich mehr anstrengen müssen, um aufzuholen und gegebenenfalls noch zusätzliche Hürden überwinden müssen, um ebenfalls Zugang zu erstrebenswerten Gütern zu erhalten. Besonders die ungleiche Verteilung von Vermögen führt zu einem immer stärkeren Auseinanderklaffen der sogenannten sozialen Schere zwischen arm und reich. Wohlhabende Menschen erhalten von Generation zu Generation immer noch bessere und in Armut lebende Menschen immer noch schlechtere Startpositionen zugewiesen (Groh-Samberg et al., 2023).

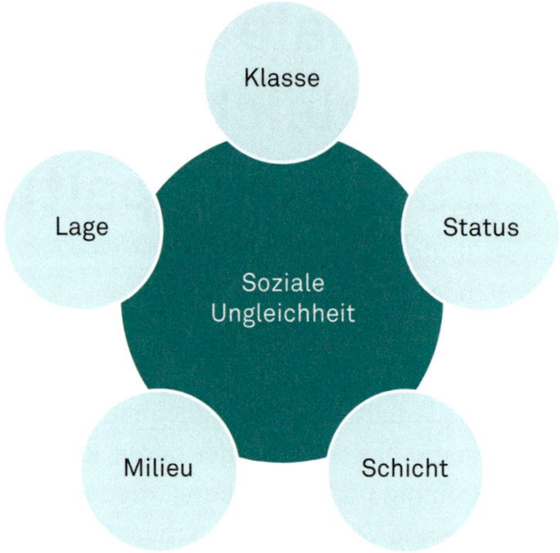

Abbildung 7: Soziologische Kategorien für die soziale Ungleichheit

4.1.2 Kategorien sozialer Ungleichheit

Konietzka und Groh-Samberg (2023) unterscheiden fünf soziologische Kategorien, anhand denen soziale Ungleichheit festgemacht werden kann: Klasse, Status, Schicht, Milieu und Lage, die im Folgenden kurz erläutert werden (**Abbildung 7**).

Soziale Klasse

Der Terminus Soziale Klasse beruht auf den kapitalistischen Marktanalysen von Marx und Engels im 19. Jahrhundert, welche den zentralen Mechanismus sozialer Ungleichheitsproduktion in der Aufteilung der Gesellschaft in die besitzende (Bourgeoisie) und die besitzlose Klasse (Proletariat) verorteten. Sie prognostizierten eine zunehmende Spaltung der Gesellschaft durch den Verlust des Mittelstands, da kleine Unternehmen und Selbstständige nicht zu den gleichen Preisen produzieren können wie Großunternehmende. Der Klassenbegriff wurde zudem durch Max Weber (1864–1920) geprägt. Er unterteilte die Gesellschaft nicht strikt anhand der Beschäftigungsform, also Beschäftigte und Unternehmende, sondern untergliederte die Beschäftigten nochmals anhand ihrer Aufstiegs- und Verwirklichungschancen auf dem Arbeitsmarkt. Daran knüpft auch die sogenannte ESeC (European Socio-economic Classification) an, die alle Beschäftigten Deutschlands anhand ihrer sogenannten Dienstklassen unterteilt und wenige Menschen im mittleren Bereich, aber viele in höheren und niedrigen Dienstklassen verortet.

Sozialer Status

Im Gegensatz zur Klasse verweist der soziale Status weniger auf die wirtschaftliche Lage auf dem Arbeitsmarkt als auf die soziale Anerkennung und das Prestige, das mit bestimmten Tätigkeiten einhergeht. Der soziale Status kann anhand von Beruferankings bemessen werden. Eine Skala ist beispielsweise die Ebner-Rohrbach-Schmidt-Skala, die die soziale Anerkennung für Berufe auf einer zehnstufigen Skala angibt. Die Werte ergeben sich aus regelmäßigen Bevölkerungsumfragen. Je höher der Wert, desto höher ist der soziale Status. So haben Lagerarbeiter:innen beispielsweise einen Wert von 3,72, während Erzieher:innen einen Wert von 6,38 und somit einen Punkt mehr erreichen als Bundestagsabgeordnete (5,28) (Konietzka & Groh-Samberg, 2023).

Soziale Schicht

Soziale Schicht ist ein etwas unscharfer, aber sehr weit verbreiteter Begriff. Soziale Schichten können unterschiedlich aufgegliedert werden in Unterschicht, Arbeiterschicht, Mittelschicht und Oberschicht. Diskurswürdig ist, dass sich die Mehrheit der Gesellschaft der Mittelschicht zuordnet, obwohl die ESeC darauf hindeutet, dass der Großteil der Gesellschaft sich unter- und oberhalb der Mitte befindet (Konietzka & Groh-Samberg, 2023).

Soziales Milieu

Soziale Milieus lösen in gewisser Weise das soziale Schichtmodell ab und ergänzen die vertikale Hierarchisierung sozialer Gruppen um eine horizontale Dimension, die subjektive Werte, Orientierungen und Grundeinstellungen, also individuelle Lebenswelten und -stile, widerspiegelt. Soziale Milieus sind durchlässiger. Menschen suchen sich diese oft sogar bewusst aus, um sich darüber zu profilieren oder zu identifizieren (Gamper & Kupfer, 2024). Die verbreiteten Sinus-Milieus stammen aus der Marktforschung und unterteilen die deutsche Gesellschaft prozentual anhand sozialer Schicht sowie den drei Grundausrichtungen traditionell, modern oder progressiv in zehn konsumspezifische Zielgruppen, wie beispielsweise das konservativ-gehobene oder das neoökologische Milieu. Diese Milieus und daran geknüpfte Identitäten können nun gezielt von Werbenden angesprochen werden und sind aufgrund ihrer Komplexität und Mehrdimensionalität vor allem für quantitative Forschungsansätze schwer operationalisier- und somit beforschbar (Konietzka & Groh-Samberg, 2023). Eine differenziertere Darstellung sozialer Milieus zeigt Vester (2012), dass nach deren Modell Menschen je nach Blickwinkel auch mehreren Milieus zugehörig sein können.

Soziale Lage

Soziale Lagen beschreiben konkrete Lebensumstände. Die acht sozialen Lagen Armut, Prekarität, Armut-Mitte, untere Mitte, Mitte, Wohlhabenheit-Mitte, Wohlstand und Wohlhabenheit werden auf Parametern wie die Einkommens-, Wohn- und Vermögenssituation berechnet und sind durch spezifische Herausforderungen und Privilegien, die mit bestimmten Lebensabschnitten einhergehen können, gekennzeichnet. Auch hier zeigt sich eine zunehmende Erosion der Mittelschicht (Konietzka & Groh-Samberg, 2023).

Soziale Ungleichheit = Soziale Ungerechtigkeit?

Die Termini ungleich und ungerecht werden oftmals synonym verwendet, beispielsweise im Kontext der Verteilung von Chancen oder Gütern. Es besteht aber ein feiner Unterschied zwischen beiden Begriffen: Während „ungleich“ ein wertungsfreies Wort ist, das lediglich auf bestehende Unterschiede aufmerksam macht, schwingt beim Ausdruck „ungerecht“ eine Wertung mit. Gerechtigkeit ist ein ethischer Grundsatz und der Gegenspieler Ungerechtigkeit

Gesundheitliche und soziale Chancengerechtigkeit

Um es vorwegzunehmen: In diesem Kompendium wird auf den Begriff der gesundheitlichen und sozialen Chancengerechtigkeit gesetzt (**Abbildung 8**), gerade weil er wertend ist.

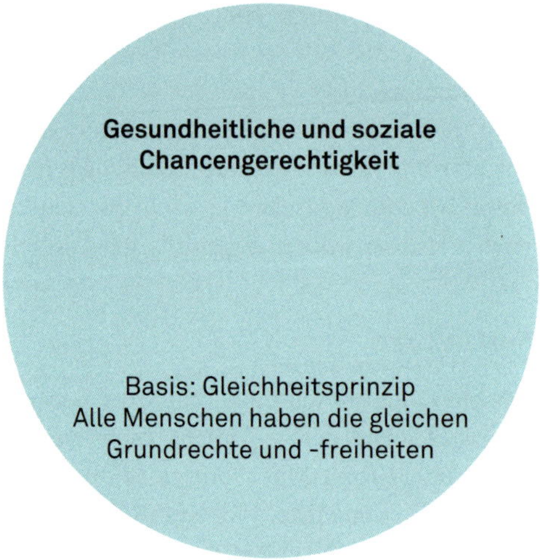

Abbildung 8: Gesundheitliche und soziale Chancengerechtigkeit

bringt zum Ausdruck, dass beispielsweise Chancen unfair verteilt sind. Dies wird von uns Menschen als unmoralisch, also falsch gewertet.

Die Chancengerechtigkeit basiert auf dem Gleichheitsprinzip. Dieses besagt, dass alle Menschen die gleichen Grundrechte und -freiheiten haben sollen. Die Leistungsgerechtigkeit hingegen beruht auf dem Differenzprinzip, nach dem Menschen, die mehr leisten, auch mehr bekommen sollen. Da das Differenzprinzip jedoch die Schwächsten einer Gesellschaft nicht schützt, muss zugunsten der Gerechtigkeit, Fairness und sozialen Teilhabe immer das Gleichheits- vor dem Differenzprinzip stehen – Grundwerte des sozialpolitischen Staates. Regelmäßig wird das Auseinanderklaffen der sozialen Schere gerechtfertigt, indem der sogenannte Trickle-Down-Effekt propagiert wird, nach dem die Unterschicht vom Reichtum der Oberschicht profitieren würde. Die Forschung kann einen solchen Effekt allerdings nicht nachweisen. Im Gegenteil: Seit den 1990er-Jahren sinkt in Deutschland das Realeinkommen der ärmsten Bevölkerungsschichten, das Armutsrisiko hat sich erhöht. Gründe dafür sind politische Entscheidungen, die sich eher an der Leistungs- als an der Chancengerechtigkeit orientieren wie beispielsweise die Ausweitung des Niedriglohnsektors und damit die ungleichheitsreduzierenden Effekte sozialer Netze untergraben (Giesecke et al., 2023; Groh-Samberg et al., 2023).

4.2 Soziale = gesundheitliche Ungerechtigkeit?

Das Health Equity Assessment Toolkit (HEAT) ist ein Instrument der WHO zur Messung der gesundheitlichen Chancengleichheit. Es visualisiert gesundheitliche Abweichungen anhand von Dimensionen wie Migration, Zugang zur Gesundheitsversorgung oder Einkommen (World Health Organization (WHO), 2024). Diese gesundheitlichen Ungleichheiten entwickeln sich parallel zu sozialen Ungleichheiten. Soziale Wandlungsprozesse wiederum können die soziale und daraus resultierende gesundheitliche Ungleichheit verstärken (Geyer, 2021) – und umgekehrt verstärkt gesundheitliche Ungleichheit soziale Ungleichheit (**Abbildung 9**).

Soziale Ungleichheit ist eng mit den Gesundheitschancen von Menschen verknüpft. Ein ungleicher Zugang zu Gütern führt zu unter-

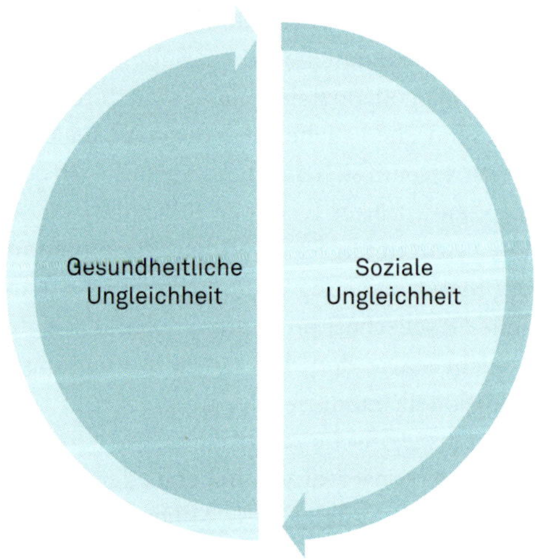

Abbildung 9: Parallele Entwicklung von sozialer und gesundheitlicher Ungleichheit

schiedlichen gesundheitlichen Belastungen, aber auch unterschiedlichen Bewältigungsressourcen im Fall von Krisen und Krankheiten sowie schließlich auch zu Diskrepanzen in der Qualität der gesundheitlichen Versorgung wie beispielsweise Kommunikationsschwierigkeiten bei Menschen mit Sprachbarrieren.

Dieser Zusammenhang gilt mittlerweile als wissenschaftlich belegt und wird auch als sozialer Gradient bezeichnet (Klärner et al., 2020). Der soziale Gradient (**Abbildung 10**) sagt aus: Je niedriger der Sozialstatus, desto schlechter ist in der Regel auch der allgemeine Gesundheitszustand (Lampert et al., 2019; Schaeffer et al., 2017). Dem sozialen Gradienten sind wir bereits begegnet (Kapitel 2.4).

Soziale Ungleichheit mündet in gesundheitliche Ungleichheit, die sowohl für einzelne Menschen als auch für die Gesellschaft spürbar ist (Klärner et al., 2020). Dies belegen Krankheitshäufigkeits- und Sterblichkeitsraten, sogenannte Morbiditäts- und Mortalitätsraten. In Deutschland leben Menschen der höchsten Einkommensgruppe im Durchschnitt zehn Jahre länger als Menschen der niedrigsten Einkommensgruppe. Armut kann also tatsächlich krank machen und zum frühzeitigen Tod führen (Mielck, 2012). Der soziale Status beeinflusst die Gesundheit sowohl über materielle als auch über psychosoziale Faktoren. Unter materielle Faktoren fallen Aspekte wie Vermögen, Besitz, Arbeits- und Wohnbedingungen sowie finanzielle Mittel, die beispielsweise den Zugang zu gesunden Lebensmitteln oder gesundheitssportlichen Präventionskursen ermöglichen. Psychosoziale Faktoren umfassen Aspekte wie finanzielle Sorgen, Verlust oder Erkrankung nahestehender An- und Zugehöriger und Alltagshürden. Unter Alltagshürden für ärmere Menschen fallen die Antragsstellung zur finanziellen Unterstützung, lange und anstrengende Fahrtzeiten mit öffentlichen Verkehrsmitteln und geringe berufliche Anerkennung. Auf Dauer können solche Stressoren trotz guten Gesundheitsverhaltens zu einer Vielzahl an Erkrankungen führen (Mackenbach, 2006).

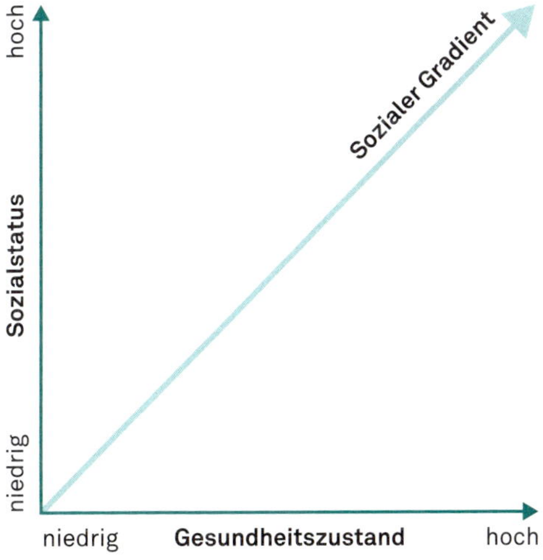

Abbildung 10: Sozialer Gradient

Gesundheitsbezogener Lebensstil

Unser Lebensstil, die Art, wie wir uns ernähren, bewegen oder schlafen, kann die Entstehung von Krankheiten stark beeinflussen. Inwiefern wir unsere Gesundheit selbst fördern oder gefährden, hängt nicht nur von unserer Willensstärke und Motivation, sondern vor allem von den Lebensverhältnissen ab. Wenn sowohl materielle als auch psychosoziale Ressourcen knapp sind, ist das Aufrechterhalten eines guten gesundheitsbezogenen Handlungsspielraums eingeschränkt. Menschen mit wenig Geld oder in niedrigeren sozialen Lagen haben weniger Möglichkeiten, gesundheitsförderlich zu agieren, obwohl es theoretisch durchaus preiswerte und kostenlose Möglichkeiten der Gesundheitsförderung gäbe. Zeit- und Geldmangel oder Stress (Mackenbach, 2006) werden von Menschen in niedrigen sozialen Schichten als Gründe für gesundheitsschädliches Verhalten wie Rauchen, ungesunde Ernährung und Bewegungsmangel aufgezeigt. Ungesundes Verhalten ist in niedrigen Schichten deutlich prävalenter als in höheren Schichten. Zu beobachten ist beispielsweise eine stärkere Abhängigkeit von Raucher:innen mit niedrigem sozioökonomischem Status verglichen mit Raucher:innen mit hohem SES. Letztere haben es deutlich leichter, mit dem Rauchen aufzuhören (Hyland et al., 2006; Kotz & West, 2009). Gesundheitsbezogenes Handeln hängt nicht nur von individuell verfügbaren Ressourcen ab, sondern wird sehr stark durch die sozialen Netzwerke – Familie, Freund:innen, Nachbarschaft, Arbeitsplatz oder Sportverein – beeinflusst. Diese vermitteln, wie wichtig oder unwichtig Gesundheit ist. Diese sozialen Netzwerke werden wiederum sowohl durch gesellschaftliche Strukturen als auch durch einzelne Gruppenmitglieder beeinflusst (Berkman et al., 2000).

Gesundheitsverhalten oder gesundheitsbezogenes Handeln?

Der individuelle Einfluss auf die Gesundheit kann aus zwei Perspektiven beschrieben werden: das „Gesundheitsverhalten“ und das „gesundheitsbezogene Handeln“. Beide Begriffe klingen verwandt, repräsentieren jedoch grundlegend unterschiedliche Denkweisen.

Das *Gesundheitsverhalten* drückt den Versuch aus, das menschliche Handeln objektiv von außen zu beschreiben. Der hier verwendete Ausdruck „Verhalten“ entspringt der psychologischen Schule des Behaviorismus. Diese konzentriert sich lediglich auf äußerliche menschliche Reaktionen auf Reize, vernachlässigt jedoch die komplexen inneren menschlichen Denkweisen, Motivationen und Widersprüchlichkeiten (Faltermaier, 2023).

Wenngleich wir einen Großteil unseres Alltags automatisch und unreflektiert, aus reiner Gewohnheit (Wood et al., 2002) und Pfadabhängigkeit bestreiten, wird hier der Begriff des *gesundheitsbezogenen Handelns* dem Gesundheitsverhalten vorgezogen. Gesundheitsbezogenes Handeln ist ein subjekttheoretischer Ansatz und fasst persönliche Bedeutungsmuster, Überzeugungen und selbstständiges Denken zur Erklärung – statt nur zur Beschreibung – unseres Handelns gleichbedeutend mit ein (Faltermaier, 2023).

Habitus

Ein wichtiges Verbindungselement zwischen sozialer Klasse und dem Lebensstil ist der sogenannte Habitus (Gamper & Kupfer, 2024). Habitus versteht man als Teil des verinnerlichten, kulturellen Kapitals, das die gesellschaftliche Position manifestiert. Dazu gehören individuelle Lebensweisen, Wertvorstellungen, Einstellungen, ästhetische Präferenzen oder Bewertungslogiken, die sich jede Person innerhalb eines sozialen Umfeldes abgeschaut hat (Gamper & Kupfer, 2024). Im Habitus kommt unsere soziale Klassenzugehörigkeit in der Form des individuellen Lebensstils zum Ausdruck – also auch unser gesundheitsbezogenes Handeln. Nach der sogenannten Referenzgruppentheorie orientieren sich Menschen im sozialen Vergleich vor allem an ihren unmittelbaren sozialen Kontakten, wenn es um Verhaltensgewohnheiten und so auch um gesundheitsrelevantes Handeln geht. Da wir uns ungern mit Menschen zusammentun, mit denen wir nichts gemeinsam haben, bestärken wir umgekehrt also tagtäglich auch selbst die Differenzen, die es in unserer Gesellschaft gibt. Man spricht in diesem Kontext auch von sozialer Homophilie, die die soziale Segregation begünstigt (Groh-Samberg et al., 2023).

5 Soziale Kohäsion – Kitt für den demokratischen Sozialstaat

Der Begriff „soziale Kohäsion" (**Abbildung 11**) wurde schon im 17. Jahrhundert diskutiert. Ein historisches Beispiel für den Wunsch nach stärkerem sozialen Zusammenhalt war der Aufruf zur „fraternité" (Brüderlichkeit) der französischen Revolution (Dragolov & Boehnke, 2020; Leininger et al., 2021).

5.1 Was bedeutet Gemeinschaft?

Die Sozial- und Kommunikationspsychologie versteht unter sozialer Kohäsion sowohl die interpersonellen Beziehungen zwischen Gesellschaftsmitgliedern als auch deren jeweilige Beziehung zur Gesamtheit der Gesellschaft (Dragolov & Boehnke, 2020). Damit hängt die Stärke einer Gesellschaft sowohl vom inneren Verbundenheitsgefühl als auch von der Gemeinwohlorientierung ab (Bertelsmann Stiftung, 2012). Mediative Institutionen, wie die WHO oder die UN, die für Transparenz und kommunikative Nähe zwischen Nationen sorgen, spielen eine wichtige Rolle für die soziale Kohäsion auf der globalen Ebene (Berger, 2018). Die direkte Nachbarschaftshilfe trägt hingegen zur Stärkung sozialer Kohäsion auf einer individuellen Ebene bei (Mikula, 2023). Angesichts dynaxer Wandlungsprozesse, die den gesellschaftlichen Zusammenhalt gefährden können, kann die soziale Kohäsion durch gezielte Maßnahmen als Gesellschaftskitt, als Friedensgarant, als Kleber für den demokratischen Sozialstaat funktionieren (Borrmann et al., 2022).

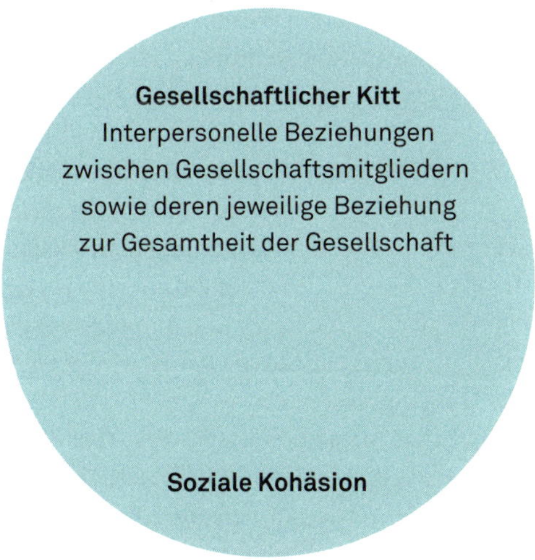

Abbildung 11: Soziale Kohäsion

Forschungsströmungen zur sozialen Kohäsion entspringen im Wesentlichen der Soziologie und Sozialpsychologie der 1990er-Jahre, die sich vor allem auf Gruppen und soziale Netzwerke konzentrierte (Begert, 2019; Dragolov et al., 2016; Leininger et al., 2021). Um soziale Kohäsion besser zu verstehen, ist es daher sinnvoll, zunächst die Begriffe „Gruppe" und „soziale Netzwerke" zu unterscheiden.

Gruppen

Eine Gruppe ist ein soziales System mit einem Sinnzusammenhang, diffusen Beziehungen zwischen den Mitgliedern und einem gewissen zeitlichen Bestand. Vereinfacht können Gruppen als Systeme persönlicher Beziehungen beschrieben werden, in der Gefühle, Erfahrungen und Interessen geteilt werden. Gruppen sind durch Strukturen, Regelsysteme, eine innere und äußere Abgrenzung und ein gewisses Maß an gegenseitigem Vertrauen gekennzeichnet. Durch die genannten Merkmale entsteht Zusammengehörigkeit. Gruppen bergen aber auch reichlich Konfliktpotenzial (Neidhardt, 2017).

Für das Bestehen einer Gruppe ist einerseits die Anziehung zwischen den Mitgliedern und andererseits die Anziehung zur Funktion der Gruppe entscheidend. Je mehr sich Mitglieder einer Gruppe zugehörig fühlen und je bedeutsamer das gemeinsame Ziel für alle ist, desto größer ist der Zusammenhalt (Begert, 2019).

Soziale Netzwerke

Der wolkige Netzwerkbegriff ist der Sozialen Arbeit eng vertraut und gleichzeitig schwer einzufangen, weisen Netzwerke doch im Gegensatz zur Gruppe keine Grenzen auf. Gesundheitsförderliche soziale Netzwerke entstehen, wenn sich soziale Unterstützung, soziale Integration, sozialer Einfluss und soziale Ansteckung entfalten (**Abbildung 12**).

Unter sozialer Unterstützung werden praktische Fürsorge wie Pflege, Hilfeleistungen, finanzielle Unterstützung oder emotionaler Beistand zusammengefasst. Soziale Integration beschreibt den Zugang zu sozialen Ressourcen.

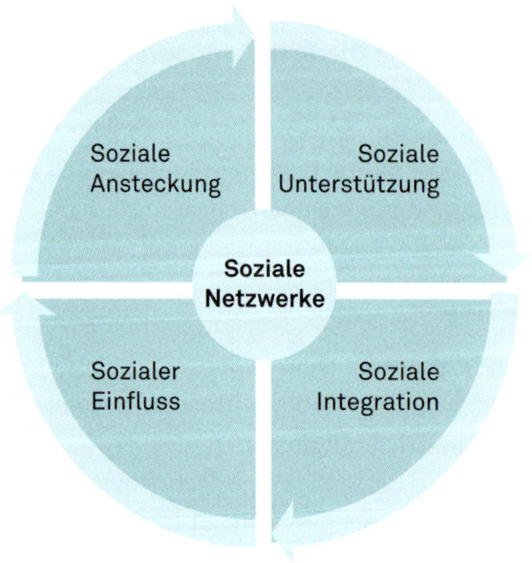

Abbildung 12: Soziale Netzwerke

Der soziale Einfluss hingegen ist Teil der Sozialisation und beeinflusst durch erlernte Denk- und Handlungsmuster auch das gesundheitsbezogene Handeln. Die soziale Ansteckung wiederum bezieht sich sowohl auf die konkrete Krankheitsübertragung durch häufigere und engere Kontakte mit Mitmenschen als auch auf die emotional-affektive Übertragung von gesundheitsrelevanten Handlungsmustern (Klärner et al., 2020).

Untersuchungen deuten darauf hin, dass Menschen besser vernetzt sind, je höher ihr sozioökonomischer Status ist. Obwohl sie oft einen geringeren Verwandtschaftsanteil haben als Menschen mit niedrigerem SES, verfügen sie über mehr soziale Kontakte mit größerer räumlicher Spannweite und lockeren Beziehungen. Zudem sind Frauen und jüngere Menschen tendenziell besser vernetzt, und das ist gut so, denn soziale Netzwerke fördern die Gesundheit. Im Umkehrschluss bedeutet das aber auch, dass Menschen, die schlechter vernetzt sind, diese protektiven Faktoren vermissen und eine höhere Mortalität aufweisen. Dies betrifft insbesondere Männer und ältere Menschen sowie Menschen mit einem niedrigen SES (Klärner et al., 2020). Soziale Netzwerke dürfen nicht davon ablenken, dass der Sozialstaat für das Wohl der Bürger:innen verantwortlich ist. Die Eigenverantwortlichkeit im Krisenfall, wenn der Sozialstaat versagt, darf niemals selbstverständlich sein (Burzlaff, 2023; Kerle et al., 2024).

5.2 Soziale Kohäsion messen

Wenn die soziale Kohäsion, der soziale Zusammenhalt, also ein Kleber der Demokratie ist, wie kann er denn gemessen und damit sichtbar gemacht werden? Die Soziale Arbeit wird als eine der kompetentesten Professionen in der Herstellung der sozialen Kohäsion begriffen (Borrmann et al., 2022). Wenn man die soziale Kohäsion, die als Werte, Normen und Handlungen in Erscheinung tritt (Dragolov & Boehnke, 2020; Leininger et al., 2021), als Voraussetzung für die

Gestaltung der Zukunft stärken möchte, so stellt sich die Frage, ob es einen Sollwert sozialer Kohäsion gibt und woran dieser festgemacht werden kann (Borrmann et al., 2022). Hierfür schauen wir uns nun zwei Modelle an: den Social Cohesion Radar und das IDOS-Modell.

Der Social Cohesion Radar

Der „Social Cohesion Radar" ist ein qualitatives Messinstrument (**Abbildung 13**), um Länderunterschiede und Trends hinsichtlich des sozialen Zusammenhalts miteinander zu vergleichen und rechtzeitig Risikofaktoren, die die soziale Kohäsion gefährden könnten, zu identifizieren. Das Modell enthält drei Domänen: Soziale Beziehungen, Verbundenheit und Gemeinwohlorientierung (Dragolov et al., 2013).

Die erste Domäne „Soziale Beziehungen" umfasst die Dimensionen soziale Netzwerke, Vertrauen in Mitmenschen und Akzeptanz von Diversität. Die zweite Domäne „Verbundenheit" besteht aus den Dimensionen Identifikation, Vertrauen in Institutionen und dem Verständnis von Fairness, während sich die dritte Domäne „Gemeinwohlorientierung" aus den Dimensionen Solidarität und Hilfsbereitschaft, dem Respektieren sozialer Normen und bürgerschaftlichem Engagement zusammensetzt.

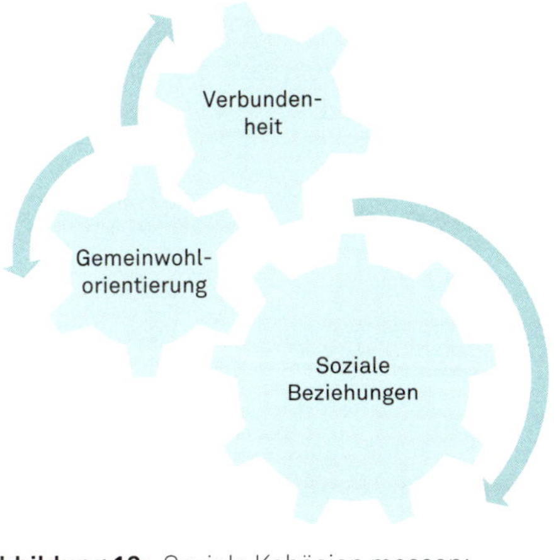

Abbildung 13: Soziale Kohäsion messen: der Social Cohesion Radar

Für den Social Cohesion Radar wurden zwischen 1989 und 2012 exakt 34 Länder in vier Untersuchungswellen analysiert, darunter 27 EU-Staaten sowie die USA, Kanada, Israel, Australien, Neuseeland, die Schweiz und Norwegen. Die erste Untersuchungswelle (1989 bis 1995) startete nach dem Fall der Berliner Mauer und untersuchte den gesellschaftlichen Zusammenhalt nach dem Einsetzen demokratischer Regierungen in ehemaligen sozialistischen Staaten. Die zweite Untersuchungswelle (1996 bis 2003) war durch die Vorbereitungen zur Ausweitung der Europäischen Union (EU) charakterisiert. Innerhalb der dritten Welle (2004 bis 2008) wurde die EU-Osterweiterung durchgeführt und die Weltwirtschaftskrise begann, sodass die vierte Welle (2009 bis 2012) durch dessen Folgen geprägt war.

Aus der 23-jährigen Analyse geht hervor, dass sich die untersuchten Länder mit Ausnahme von Malta nur geringfügig verändern und diese Veränderungen nur über längere Zeiträume sichtbar werden. Während alle skandinavischen Staaten mit Dänemark an der Spitze die höchste soziale Kohäsion aufweisen, befindet sich Deutschland im oberen Mittelfeld. Für Deutschland werden in fast allen Dimensionen relativ hohe Werte erzielt, vor allem bei der Einhaltung sozialer Regeln. Im wiedervereinigten Deutschland ist die nationale Identität eher gering ausgeprägt. Dies wird auf die nationalsozialistische Vergangenheit zurückgeführt – die Bevölkerung steht einer starken nationalen Identität kritisch gegenüber. Seit der Jahrtausendwende wird in Deutschland eine steigende Inakzeptanz von Diversität verzeichnet (Dragolov et al., 2013).

IDOS-Modell

Das nach dem Berliner Institute for Development and Sustainability (IDOS) benannte IDOS-Modell der sozialen Kohäsion konzentriert sich auf die vertikalen und horizontalen gesellschaftlichen Verknüpfungen. Es beschreibt die Bindung von Bürger:innen untereinander als horizontale, die Bindung zu ihrem Staat als vertikale Dimension. Soziale Kohäsion entsteht hier aus den Beziehungen zwischen den Mitgliedern einer Gesellschaft und deren Beziehung zum Staat. Sie ist charakterisiert durch klare Werte sowie Handlungsmuster und gründet auf den drei Dimensionen gemeinwohlorientierte Kooperation, Vertrauen und inklusive Identität (Leininger et al., 2021), die sowohl horizontal als auch vertikal wirken.

Die erste Dimension „gemeinwohlorientierte Kooperation" ist wesentlicher Bestandteil des gesellschaftlichen Zusammenhalts und basiert vor allem auf Solidarität. Die zweite Dimension „Vertrauen" beschreibt sowohl das zwischenmenschliche Vertrauen als auch das Vertrauen, das Bürger:innen in staatliche Institutionen und deren Akteur:innen haben. Die dritte Dimension „inklusive Identität" umfasst die persönliche sowie die gemeinsame Identitätsbildung innerhalb einer Gruppe, die aber ausdrücklich die Koexistenz anderer Gruppen akzeptiert – eine existenzielle Voraussetzung für soziale Kohäsion in modernen pluralistischen Gesellschaften (Husi, 2022; Leininger et al., 2021).

Das IDOS-Modell untersuchte die Ausprägungen der sozialen Kohäsion im afrikanischen Raum und fand heraus, dass Vertrauen und eine inklusive Identität die Basis, aber auch das Ergebnis gemeinwohlorientierter Kooperationen sind. Eine inklusive Identität stärkt das Vertrauen in Mitglieder außerhalb der eigenen sozialen Gruppe, da die Koexistenz anderer Gruppen akzeptiert wird.

Menschen, die an das Rechtssystem und die Verfassung glauben und sich damit identifizieren, vertrauen folglich öffentlichen Institutionen eher als Menschen, die vor allem an eine Religion oder Nationalität glauben und sich damit identifizieren. Dennoch kann eine übergeordnete nationale Identität die Kooperationsbereitschaft zwischen untergeordneten Gruppen innerhalb dieses Landes verbessern, indem sie Spannungen reduziert und reibungslosere Abläufe begünstigt (Leininger et al., 2021).

Auch das IDOS-Modell konzentriert sich also, wenn auch in anderer Formulierung, auf die drei qualitativ messbaren Merkmale des Social Cohesion Radars zum Erlangen der sozialen Kohäsion: Gemeinwohlorientierung, Verbundenheit und soziale Beziehungen. Der Europarat (2010) setzt die soziale Kohäsion in den Kontext der Menschenrechte:

Soziale Kohäsion

Soziale Kohäsion ist die „Fähigkeit einer Gesellschaft, das Wohlergehen all ihrer Mitglieder zu sichern und durch Minimierung von Ungleichheiten und Vermeidung von Marginalisierung Unterschiede und Spaltung zu bewältigen sowie die Mittel zur Erreichung des Wohlergehens aller zu gewährleisten. Soziale Kohäsion ist ein politischer Begriff, der wesentlich für die Erreichung der drei zentralen Werte des Europarates ist: für Menschenrechte, Demokratie und Rechtsstaatlichkeit" (Europarat, 2010, S. 2).

Die Welt befindet sich in einem rasanten Wandel und auf transnationaler Ebene wächst das Bestreben, den gesellschaftlichen Zusammenhalt – und damit die Demokratie – zu schützen (Bertelsmann Stiftung, 2012; Chan et al., 2006). Basierend auf der Definition des Europarats strukturiert dieser die Förderung sozialer Kohäsion anhand von vier Säulen, die auch für politische Strategien innerhalb der Europäischen Union relevant sind:

Aktive Förderung der sozialen Kohäsion

1) Soziale Rechte und Verbundenheit fördern
2) Gemeinsame europäische Verantwortung stärken
3) Repräsentation der Demokratie durch die Erweiterung des sozialen Dialogs und Engagements fördern
4) In eine sichere Zukunft investieren (Europarat, 2010).

Gleichzeitig stellt die Kohäsionspolitik laut des EU-Parlaments auch „den wichtigsten Bereich der Investitionspolitik“ (Schwarz, 2025, S. 1) dar. Hier sollen wirtschaftliche, soziale und territoriale Ausgleiche innerhalb der Europäischen Union geschaffen werden, die eine gemeinsame positive Entwicklung aller EU-Staaten gewährleisten und damit zu mehr Gerechtigkeit und Zusammenhalt beitragen. Für die Umsetzung der politischen Ziele gibt es unterschiedliche Fördertöpfe wie beispielsweise Sozialfonds, Kohäsionsfonds oder Fonds für regionale Entwicklung, die eine Umverteilung von Ressourcen innerhalb der EU zum Ziel haben (Schwarz, 2025). Während einerseits rechtliche und institutionelle Solidarität und Fürsorge einen reifen Sozialstaat charakterisieren, birgt paradoxerweise die Verantwortungsübernahme des sozialen Netzes der staatlichen Verantwortungsübernahme die Gefahr, dass Solidarität innerhalb der Bevölkerung an Bedeutung verliert. Erst in Krisensituationen wie beispielsweise während des Ahrtal-Hochwassers, wird Gemeinschaft für viele Menschen wieder erfahrbar (Köngeter, 2022). Gemeinschaft bedeutet einerseits, immer die relative Gleichheit der Menschen und andererseits deren absolute Verschiedenheit anzuerkennen (Meints-Stender & Lange, 2020; Scobel, 2024).

5.3 Soziale Kohäsion als Outcome der Gesundheitsfördernden Sozialen Arbeit

Mit einem Blick auf das Kompetenzprofil der Sozialen Arbeit wird schnell klar, dass individuelle und gesellschaftliche Probleme der sozialen Spaltung und gesundheitlichen Ungerechtigkeit eindeutig auch in die Hände dieser Disziplin gehören.

Unterstützung und Begeisterung für politische Transformationsprojekte lassen sich jedoch nur über das Vertrauen der Bevölkerung erreichen (Bandelow et al., 2021). Transparente Kommunikation und eine institutionelle Förderung von Partizipation sind die Schlüssel für den Aufbau von Vertrauen und Abbau von Misstrauen in einer Gesellschaft (Dagli-Hustings, 2024). Soziale Kohäsion ist jedoch nicht nur eine politische, sondern auch eine gesamtgesellschaftliche Aufgabe, die uns alle in die Verantwortung nimmt. Soziale Kohäsion entsteht „im Kleinen und Alltäglichen, im Nahraum, direkt beim einzelnen Menschen“ und zwar nur dann, wenn Menschen sich gemeinsam engagieren und gleichzeitig ihre Rechte und Pflichten kennen (Borrmann et al., 2022, S. 23).

Die soziale Kohäsion als zentrales Ziel der Sozialen Arbeit ist auch in der Definition der IFSW verankert:

> „Social work is a practice-based profession and an academic discipline that promotes social change and development, social cohesion, and the empowerment and liberation of people. Principles of social justice, human rights, collective responsibility and respect for diversities are central to social work.“ (International Federation of Social Workers (IFSW), 2014)

Auch hier kommt das sozialstaatliche Paradoxon zum Tragen: Einerseits wird die Soziale Arbeit als grenzüberschreitendes Zukunftsprojekt verstanden, das nationale Bruchlinien überwinden und Sozialpolitik vor dem Hintergrund gesellschaftlichen Wandels neu denken und Solidarität vorleben soll (Köngeter, 2022). Andererseits delegieren wir dadurch zwischenmenschliche Fürsorge und Solidarität an die Soziale Arbeit und befördern damit gleichzeitig die Erosion gesellschaftlichen Zusammenhalts (Köngeter, 2022), nach dem Motto: „Sollen die sich doch darum kümmern.“ Damit die soziale Kohäsion als gemeinsamer Wertekleber erstarkt, müssen wir uns als Gesellschaft über unsere Werte im Klaren und einig sein. Nur dann können sie der Sozialen Arbeit auch als Leitplanken für das Handeln dienen, um ihre Klientel dabei zu unterstützen, ihren Platz in der Gesellschaft zu finden

(Steinle, 2015). Nur wenn wir wissen, wieso wir etwas tun, können wir unsere Handlungen auch konsequent zu Ende denken und kollektiv Verantwortung übernehmen. Der Sozialen Arbeit wohnt somit ein politisches Mandat zur Veränderung von Gesellschaftsstrukturen inne (Borrmann, 2019), das sie in diesem Kontext im Sinne des Tripelmandats ebenfalls neben ihrer Hilfs- und Kontrollfunktion erfüllen muss (Steinle, 2015).

6 Soziale Arbeit und Gesundheit

Die Soziale Arbeit ist traditionell eine gesundheitsfördernde Profession. Durch den gezielten Beitrag zur sozialen Gerechtigkeit trägt die Soziale Arbeit entschieden dazu bei, die gesundheitsschädlichen Folgen von Armut und sozialer Benachteiligung zu verhindern und zu lindern. Die Generalversammlung der International Federation of Social Work (IFSW) hat eine globale Definition im Jahr 2014 wie folgt formuliert:

Definition Soziale Arbeit (IFSW)

„Soziale Arbeit fördert als praxisorientierte Profession und wissenschaftliche Disziplin gesellschaftliche Veränderungen, soziale Entwicklungen und den sozialen Zusammenhalt sowie die Stärkung der Autonomie und Selbstbestimmung von Menschen.
Die Prinzipien sozialer Gerechtigkeit, die Menschenrechte, die gemeinsame Verantwortung und die Achtung der Vielfalt bilden die Grundlage der Sozialen Arbeit. Dabei stützt sie sich auf Theorien der Sozialen Arbeit, der Human- und Sozialwissenschaften und auf indigenes Wissen. Soziale Arbeit befähigt und ermutigt Menschen so, dass sie die Herausforderungen des Lebens bewältigen und das Wohlergehen verbessern, dabei bindet sie Strukturen ein." (DBSH, 2016, S. 2)

Diese internationale Definition hat enormen Einfluss auf das Selbstbewusstsein der Sozialen Arbeit in Deutschland. Sie vernachlässigt jedoch den relevanten Gesundheitsdienst, den die Profession versteckt hinter Begriffen wie „Krankheit", „Fürsorge" oder „Armutsbekämpfung" routiniert leistet.

Wie ist die Soziale Arbeit eigentlich entstanden und was hat sie in der Vergangenheit zur Gesundheitsförderung der Bevölkerung beigetragen? Und warum ist es heute so relevant, über das Outcome „Gesundheitsförderung der Sozialen Arbeit" nachzudenken?

Die Gesundheit der Menschen war schon immer eine Voraussetzung für einen prosperierenden Staat und damit auch für das individuelle Wohlergehen aller Bürger:innen. Schaut man sich die Geschichte der Sozialen Arbeit unter dem Brennglas an, so wird offensichtlich, dass sich der Berufsstand aus der jahrhundertealten Armenfürsorge heraus entwickelt hat und daher von Anbeginn eng mit der Entstehung und Vermeidung von Krankheiten betraut war.

Armut und Krankheit sind historisch eng miteinander verwoben – und gleichzeitig traditionelle Arbeitsschwerpunkte der Sozialen Arbeit. Es sind eben vor allem die Lebensverhältnisse, die die Menschen krank machen. Schon seit dem 19. Jahrhundert nimmt sich der Berufsstand der Frage an, wie Menschen in sozial begründeten Notlagen professionell und methodisch akut geholfen und eben jene Notlagen zugleich präventiv vermieden werden können.

Wer die Gegenwart begreifen und die Zukunft gestalten möchte, muss die Historie kennen. Daher werden wir nun kurz in die Vergangenheit zu den Ursprüngen der Sozialen Arbeit reisen, um den engen Bezug zu Gesundheit und Krankheit historisch einordnen und verstehen zu können. Dabei wagen wir einen Gedankenspagat und beschäftigen uns mit einer Sozialen

Arbeit, die diese Bezeichnung noch nicht trug. Kritisch sei angemerkt, dass die Forschung hierzu bislang aus einer eurozentrierten Perspektive erfolgt ist.

6.1 Die Historie einer traditionell Gesundheitsfördernden Sozialen Arbeit

Mittelalter

Sehr frühe Theorien der sozialen Fürsorge, dem wissenschaftlichen Debüt der Sozialen Arbeit, sind aus dem Christentum heraus entstanden. Das Christentum ist eine Religion, die Menschen dazu anhielt, ihren Lebensunterhalt selbstständig durch Arbeit zu bestreiten, gleichzeitig aber auch Unterstützungsangebote machte, wenn die Ressourcen der Menschen beispielsweise durch krankheitsbedingten Arbeitsausfall nicht mehr ausreichten. „Über die Unterstützung der Armen" ist eine der ersten theoretischen Schriften hierzu und wurde von Juan Luis Vives bereits vor einem halben Jahrtausend im Jahr 1525/1526 verfasst. Etwa zeitgleich entstanden in süddeutschen Städten erste institutionalisierte Strukturen der sogenannten Armenfürsorge durch Klöster, Stiftungen oder Innungen. Mit der Renaissance kam es am Übergang vom Mittelalter zur frühen Neuzeit zu einer ersten Flucht der Menschen vom Land in die Städte, wo sich eine bürgerliche Schicht auf der einen Seite und eine sehr arme Unterschicht auf der anderen Seite entwickelte. So entstanden zu Beginn des 16. Jahrhunderts die ersten städtischen Armenviertel, in denen viele Menschen in großer Not lebten und oftmals auf das Betteln angewiesen waren. Bereits in dieser Zeit ist der Gedanke „Hilfe zur Selbsthilfe" formuliert worden (Engelke et al., 2018).

Beginn der Moderne

Einige Jahrhunderte später versprach die Industrialisierung 1.0 um das Jahr 1830 Arbeit für die Massen und führte zu einer drastischen Flucht der verarmten Landbevölkerung in die schnell wachsenden Städte. Ganze Landstriche veränderten ihr rurales Gesicht und wurden urbanisiert. Die nun entstehenden Ballungszentren waren durch die wachsende Masse an Arbeitskräften bei gleichzeitig akutem Mangel an gesundem Wohnraum gekennzeichnet: Das Proletariat entstand. Diese neue Arbeiterklasse erhielt lediglich Hungerlöhne und lebte in unvorstellbar beengten und unhygienischen Wohnverhältnissen. Menschenunwürdige Arbeits- und Lebensbedingungen, aber auch die Ausbreitung von Cholera, Tuberkulose, Geschlechts- und anderen Infektionskrankheiten stellten ein permanentes Gesundheitsrisiko für die schwer Arbeitenden und ihre Familien dar.

Gesundheit war die Grundvoraussetzung der Existenzsicherung und der Eintritt von Krankheit führte schnell zum wirtschaftlichen und sozialen Ruin ganzer Familien (Homfeldt, 2012). Alkoholismus, Prostitution und Kriminalität waren die Folge (Eckart, 2021; Engelke et al., 2018). Irgendwann konnten auch die prosperierenden Fabrikunternehmen und das Bürgertum die Augen nicht mehr vor dem Elend verschließen, als Krankheitswellen auch bürgerliche Stadtteile und damit ihre eigene Gesundheit bedrohten, vor allem aber, als die Produktivität der geschwächten Arbeitenden nachließ.

Vereinzelt entwickelten Fabrikbesitzer eigene Krankenkassen für ihre Beschäftigten (Eckart, 2021). Zunehmend verlangte die inhumane Situation in den Industriezentren nach einer sozialen Reformbewegung zugunsten des Proletariats (Aner & Hammerschmidt, 2018). Arbeitnehmende suchten selbst nach Lösungen, um sich vor sozialem Abstieg im Krankheitsfall zu schützen und gründeten erste freie Gesundheitskassen, wie die Dienstboten in Chemnitz im Jahr 1830. Die Leistungen dieser ersten Kassen standen jedoch nur jenen Menschen zu, die in der Lage waren, regelmäßige Beiträge zu zahlen.

Der große Hebel hin zu menschlicheren Lebensverhältnissen und damit zu einer spürbar besseren Bevölkerungsgesundheit wurde unter dem Mikroskop etwa zeitgleich von mehreren Wissenschaftlern entdeckt, allen voran Robert Koch, Max von Pettenkofer, Rudolf Virchow und Johann Georg Varrentrapp.

Der Arzt, Mikrobiologe und Hygieniker Robert Koch (1843–1910) legte den Grundstein für fundamentale gesellschaftliche Änderungen, indem er das Bakterium entdeckte und fortan die Übertragung von Infektionskrankheiten wie Tuberkulose oder Cholera erklären konnte. Die Hygiene wurde geboren, z. B. einigermaßen simple Maßnahmen wie das Händewaschen, die einen enormen Beitrag zur Eindämmung von übertragbaren Krankheiten und damit zur Bevölkerungsgesundheit leisteten.

1865 erhielt der Arzt und Apotheker Max von Pettenkofer (1818–1901) den ersten Lehrstuhl für Hygiene an der Universität München. Pettenkofer verstand Gesundheit nicht nur als individuelle, sondern vor allem als gesamtgesellschaftliche, ökonomische Ressource. Nur eine gesunde Bevölkerung ist in der Lage, Wohlstand für sich und andere zu erarbeiten. Mit einem systemischen Blick untersuchte er, welche Umwelt- und Lebensbedingungen Gesundheit und Krankheit beeinflussen und nahm den Staat in die Verantwortung für eine öffentliche Gesundheitsversorgung (Eckart, 2021).

Auch der Sozialmediziner Rudolf Virchow (1821–1902) führte 1848 in seiner Schrift „Die medicinische Reform" auf, wie eng Lebensbedingungen mit Krankheit verwoben sind. Gesundheitsprobleme sind eben auch immer soziale Probleme (Lützenkirchen, 2005). Bereits 1852 konstatierte er, dass nur Bildung, Wohlstand und Freiheit die Bevölkerungsgesundheit langfristig garantieren. Er engagierte sich sozialpolitisch für gesündere Lebensbedingungen der Berliner:innen. Dabei setzte er sich für moderne Kanalisationssysteme, den Ausbau städtischer Krankenhäuser und Schulen sowie hygienischere Schlachthöfe ein (Gehr et al., 2021).

Der Arzt Johann Georg Varrentrapp (1809–1886) konnte durch epidemiologische Untersuchungen die Zusammenhänge zwischen dem Gesundheitszustand und sozialen Faktoren, wie beispielsweise Beruf, Einkommen, Wohn- und Arbeitssituation aufzeigen und plädierte für hygienische Arbeits- und Wohnbedingungen. Engagiert trieb er in der Mitte des 19. Jahrhunderts den sozialen Wohnungsbau, den Ausbau der Kanalisation sowie architektonische Verbesserungen von Schulgebäuden voran. Ein entscheidender Schritt zur nachhaltigen Veränderung der gesellschaftlichen Verhältnisse war die Entwicklung gesundheitsförderlicher Schulkonzepte. Hier setzte sich Varrentrapp gezielt für sozial benachteiligte Kinder ein und zeigte, dass eine abwechslungsreiche Kost, körperliche Übungen und Spiele in der Natur für eine Gewichtszunahme bei unterernährten und schwächeren Kindern sorgten (Hammas, 2018). Erst durch allmähliche Gesetzeserweiterungen und die Etablierung der Volksschule in den 1870er-Jahren wurden die Schulpflicht und die damit einhergehende Einschränkung der Kinderarbeit ernstgenommen, sodass 1880 endlich fast alle schulpflichtigen Kinder die Schule besuchten (Bönig, 2012; Eckart, 2021) und das Bildungssystem endlich durchlässiger wurde.

Während Wissenschaft und Politik begannen, die Entstehung und Vermeidung von Krankheiten auch aus einem sozialen Blickwinkel zu begreifen, entstand Ende des 19. Jahrhunderts nun endlich eine kommunale Gesundheitsfürsorge, die sich für Menschen in schwierigen Lebenslagen wie Alkoholkranke, Mütter und Säuglinge, psychisch Kranke oder Menschen mit körperlichen Behinderungen engagierte. Die Soziale Arbeit im Gesundheitswesen könnte auch als angewandte Wissenschaft der Sozialhygiene bezeichnet werden (Lützenkirchen, 2005) und konzentrierte sich seit jeher auf die Vermeidung von Krankheit bei gleichzeitiger Gesundheitsförderung.

Einer der bedeutendsten Meilensteine auf dem Weg in die soziale und gesundheitliche Moderne, wie wir sie heute kennen, war die Sozialreform Otto von Bismarcks (1815–1898). Diese bestand ursprünglich aus drei Gesetzen und gilt noch heute als Fundament des deutschen Sozialversicherungssystems. Zuerst trat 1883 die Krankenversicherungspflicht für einige Branchen in Kraft. Arbeitnehmende erhielten bei Arbeitsunfähigkeit ab dem dritten Krankheitstag finanzielle Unterstützung für maximal 13 Wochen. Ab 1911 trat die Reichsversicherungsordnung in Kraft. 1884 folgte die Unfallversicherung und 1889 schließlich das Alters- und Invalidengesetz, das allen Lohnarbeitenden die Rente ab 70 Jahren zusicherte (Eckart, 2021).

Menschenwürdigere Arbeitsbedingungen in den Industriezentren, bahnbrechende Fortschritte der Biomedizin und nicht zuletzt großes sozialpolitisches Engagement haben unseren Blick auf soziale Faktoren, die Krankheit begünstigen oder vermeiden können, binnen eines halben Jahrhunderts grundlegend geändert und die Gesundheitschancen der Bevölkerung deutlich verbessert.

Das 20. Jahrhundert

Die Einführung der Sozialgesetzgebung linderte das Armutsrisiko jedoch nur für die arbeitende Bevölkerung. Für alle anderen, nicht berufstätigen Teile der Bevölkerung, allen voran Menschen mit Behinderungen, Waisen oder alte und kranke Menschen, hatte der Staat noch kein strukturelles soziales Netz entwickelt. Viele Menschen waren also nach wie vor von Arbeits- und Obdachlosigkeit, Prostitution, Armut und vor allem Krankheit bedroht und mussten sich auf private, oftmals prekäre eigene Netzwerke wie Familie und Nachbarschaft verlassen. Gleichzeitig war es eine weit verbreitete Annahme, dass Menschen selbstverschuldet in prekäre Lebenslagen geraten waren. Diese Annahme führte dazu, dass viele Menschen in Arbeits- und Zuchthäusern durch scharfe Arbeits- und Sanktionsmaßnahmen „umerzogen" werden sollten. Diese „soziale Hilfe" sollte den Sozialschwächsten die „Trägheit und Verderbtheit" austreiben und sie zu tüchtigen, arbeitswilligen Bürger:innen machen. Da die soziale Lage um die Jahrhundertwende immer noch von Armut und Krankheit geprägt war, wurde der Bedarf einer institutionell verankerten Sozialhilfe mit professionellen Fachkräften immer offensichtlicher. Zur gleichen Zeit forderte Mary Richmond (1861–1926) in den USA im Jahr 1897 eine Fachausbildung für die helfenden Berufe (Engelke et al., 2018) und es entwickelten sich erste Theorien der Sozialen Arbeit im angelsächsischen Raum. Es begann sich etwas zu bewegen.

Die Professionalisierung der Sozialen Arbeit

Die Soziale Arbeit schaut auf eine lange, professionelle Berufshistorie zurück, die traditionell gesellschaftspolitische Umbrüche und gesundheitliche Auswirkungen verbindet. Alice Salomon schrieb bereits 1928:

> „Der Mensch soll gesichert werden in seiner äußeren Existenz: in seiner Lebenshaltung, im Erwerbsleben, in körperlicher und geistiger Gesundheit, in der Selbstbehauptung gegenüber der Umwelt, als Glied der Kulturgemeinschaft des Volkes. Er soll, wenn er geschwächt oder gefährdet ist, dazu befähigt werden, seine Selbstständigkeit und die Fähigkeit der Selbsthilfe zu erlangen." (Salomon, 1928, S. 5)

Bevor die Disziplin Soziale Arbeit ausdifferenziert wurde, agierte die Gesundheitsfürsorge als eigenes Berufsfeld zu Beginn des 20. Jahrhunderts. Es ergänzte Politik und Medizin und begründete das professionelle Selbstverständnis der Sozialen Arbeit. Dieses gründet auf der Erkenntnis, „dass gesundheitliche Probleme immer auch als soziale Probleme im Kontext von Armut, Benachteiligung, Ausgrenzung angesiedelt sind" (Homfeldt, 2012, S. 491). Die Gesundheitsfürsorge galt schon damals neben der Armen- und Jugendfürsorge als dritte Säule der modernen Sozialen Arbeit (Franzkowiak, 2008, 2014) und zeigt die lange gesundheitsbezogene Tradition der Sozialen Arbeit auf (Homfeldt, 2012).

Die Ursprünge der professionellen Sozialen Arbeit in Deutschland finden wir in den bürgerlichen Sozialreformen ab Mitte des 19. Jahrhunderts und in der bürgerlichen Frauenbewegung (Thole, 2012). Unsere Disziplin war von Anbeginn vor allem eines: gesundheitsfördernd. Als das Elend der Arbeiterviertel die bürgerlichen Viertel in den Großstädten zu überschwemmen drohte, wurde das Bürgertum aktiv und reagierte mit verhaltens- und verhältnispräventiven Maßnahmen, die sich an Risikogruppen wie Schwangere, Wöchnerinnen, Säuglinge und Kleinkinder richteten. Erste kommunale Krankenhäuser, der Ausbau der Kanalisation und die Verbesserung der Trinkwasserversorgung waren entscheidende Schritte hin zu einer gesunden Bevölkerung im Verständnis der Sozialhygiene. Infrastrukturprojekte, wie öffentliche Badeanstalten, Volksküchen und die Einführung der Müllabfuhr ergänzten die revolutionäre Umgestaltung des urbanen Raums.

Ehrenamtlich tätige Fürsorgerinnen begannen, ergänzend zur ärztlichen Gesundheitsfürsorge, die Ideen der Sozialhygiene in die bildungsfernen, proletarischen Familien zu tragen und über Haushaltsführung, Säuglingsernährung, Sauberkeit und den Umgang mit Erkrankten aufzuklären. Darüber hinaus übernahmen die Fürsorgerinnen auch die psychosoziale Beratung sowie die Behindertenfürsorge bei ihrer aufsuchenden Tätigkeit. 1918 entstanden erste öffentliche Fürsorgestellen, die Menschen eigenständig aufsuchen konnten: die Vorläufer der Gesundheitsämter (Aner & Hammerschmidt, 2018; Homfeldt, 2012).

Alice Salomon – Pionierin der Sozialen Arbeit

Als eine der bedeutendsten Persönlichkeiten in der Geschichte der Sozialen Arbeit soll stellvertretend für die engagierten Pionierinnen in Deutschland die Feministin Alice Salomon (1872–1948) vorgestellt werden. Die Selbstverständlichkeit, mit der man die meist unbezahlte, wenn auch gesellschaftlich notwendige Fürsorgearbeit hinnahm, degradierte die Tätigkeit zu einer beliebigen, unprofessionellen Laientätigkeit ohne jegliches fachliche Konzept – und damit gleichzeitig auch die Frauen, die diese Arbeit in aller Regel übernahmen. Die fehlende Anerkennung dieses frühen Gender Care Gaps, einer in der Regel pro bono verrichteten Fürsorgearbeit, war bereits Alice Salomon ein Dorn im Auge – und beschäftigt uns heute noch immer.

Mit ihrer Arbeit bekämpfte Alice Salomon gleichzeitig die Benachteiligung von Frauen und die Marginalisierung von Menschen in sozialen Notlagen. Strategisch setzte sie sich für eine adäquate Berufsausbildung für Sozialarbeiterinnen ein und war fest davon überzeugt, dass soziale Hilfstätigkeiten wissenschaftlich beforscht werden müssen. Sie kritisierte die unhinterfragte Teilung der Familienfunktionen zwischen Männern, die einer bezahlten Erwerbstätigkeit nachgingen, und deren Frauen, denen ungefragt die Haushalts- und Erziehungsarbeit auferlegt wurde. Für diese wurden Frauen weder entlohnt noch erhielten sie Sozialversicherungsleistungen und gerieten folglich umso mehr in ein Abhängigkeitsverhältnis zu ihren Ehemännern. Salomon promovierte als eine der ersten deutschen Frauen 1906 zu ebendiesem aus feministischer als auch sozioökonomischer Sicht hochrelevanten Thema. Der Titel ihrer Doktorarbeit „Die Ursachen der ungleichen Entlohnung von Männer- und Frauenarbeit" spiegelt ihr Engagement für die Chancengerechtigkeit der Geschlechter wider. In einer Zeit, in der Menschen selbst für ihre prekäre Lage verantwortlich gemacht und ihnen systematisch mit einer menschenverachtenden Härte begegnet wurde, setzte sie sich für den „Schutz der Schwachen" ein.

Im Jahr 1899 initiierte sie den ersten Jahreskurs der Mädchen- und Frauengruppen zur beruflichen Ausbildung in der Wohlfahrtspflege. Diese Ausbildung markierte den Beginn der systematischen Ausbildung für die Soziale Arbeit in Deutschland vor über 125 Jahren – und gleichzeitig die Geburtsstunde unserer Disziplin, zu deren wissenschaftlicher Entwicklung Salomon maßgeblich beigetragen hat (Engelke et al., 2018). Parallel entstand zwischen 1848 und

1924 das noch heute existierende Sextett von Spitzenverbänden der Freien Wohlfahrtspflege aus Diakonie (1848), Caritas (1897), Zentralwohlfahrtsstelle der deutschen Juden (1917), AWO (1919), das Deutsche Rote Kreuz (1921) und der Paritätische Wohlfahrtsverband (1924) (BAGFW, 2025). Alice Salomon wurde im Jahr 1928 zur ersten Präsidentin der neu gegründeten International Association of Schools of Social Work (IASSW) gewählt. Die Soziale Arbeit ist eine feministische, von Anbeginn an gesundheitsfördernde Disziplin.

Der Erste Weltkrieg

Der Erste Weltkrieg (1914–1918) und die „Goldenen Zwanziger Jahre", die für den Großteil der Bevölkerung so überhaupt nicht golden waren, sowie die Weltwirtschaftskrise (1929–1933) führten dazu, dass Menschen flächendeckend in bittere Armut gerieten. Etwa gleichzeitig wurden in der liberalen Weimarer Republik und vor allem durch die US-Amerikanerin Mary Richmond (1861–1928) erste wissenschaftliche Theorien in der sogenannten Fürsorgewissenschaft beispielsweise zur Sozialen Diagnostik und zum Case Management publiziert. Die gesellschaftliche soziale Notlage und der wissenschaftliche Diskurs führten endlich zum Umdenken: Hilfsbedürftigkeit wird sozialgesellschaftlich verursacht und Hilfsbedürftige müssen folgerichtig von der Gesellschaft unterstützt und entstigmatisiert werden. Die Idee der gesellschaftlichen Verantwortungsübernahme für Menschen in sozialen Problemlagen wurde durch die von Christian Jasper Klumker (1868–1942) initiierte Einbettung fürsorgerischer Aufgaben in Politik und Verwaltung flankiert. Dank dieses frühen Health in All Policies-Ansatzes wurde im Jahr 1927 die Arbeitslosenversicherung eingeführt, ein sozialpolitischer Meilenstein zur Absicherung der Bevölkerung (Engelke et al., 2018).

Während nun die soziale Lage in den Fokus rückte und die Soziale Arbeit eine erste Blütezeit zu Beginn des 20. Jahrhunderts erfuhr, entwickelte sich parallel die Disziplin der Sozialhygiene weiter, eine Entwicklung, in der Deutschland eine führende Rolle in Europa einnahm. So rückte 1911 die erste internationale Hygiene-Ausstellung in Dresden das Thema Gesundheit für über fünf Millionen Besuchende in den Mittelpunkt, während die ersten kommunalen Gesundheitsämter begannen, sich der Bevölkerungsgesundheit zu widmen (Egger et al., 2025). Diese neuartigen sozialmedizinischen Hotspots und die konkrete Gesundheitsversorgung von Menschen in Notlagen wurden mehrheitlich von jüdischen, kommunistischen und sozialistischen Ärzt:innen initiiert. Die Idee der gesellschaftlichen Verantwortungsübernahme für die sozial und gesundheitlich Schwachen, auf der die Sozialhygiene begründet war, wurde jedoch schon früh von einer eugenischen Gegenströmung bekämpft. Der nationalsozialistische deutsche Ärztebund verurteilte die neue Form der „kontraselektorischen" Gesundheitspflege als Bedrohung des „freien berufsfreudigen Arztseins" (Eckart, 2021, S. 298).

Bereits im Jahr 1905 wurde die Gesellschaft für Rassenhygiene von Alfred Ploetz (1860–1940) gegründet, welche die Einführung der Rassenhygiene als wissenschaftliches Fach forderte (Blume & Michaelis, 2015). Eine maßgebliche Rolle bei der späteren Institutionalisierung trug die 1920 veröffentlichte Publikation „Die Freigabe der Vernichtung lebensunwerten Lebens" (Binding & Hoche, 2018) sowie das 1927 gegründete Kaiser-Wilhelm-Institut für Anthropologie, menschliche Erblehre und Eugenik bei (Hamel, 2015). Es entwickelte sich parallel zur Sozialhygiene, lange vor der Machtergreifung durch die NSDAP, die Rassenhygiene als menschenverachtende, sozialdarwinistische, eugenisch begründete Gegenströmung der bürgerlichen Ärzteschaft (Eckart, 2021).

Das Dritte Reich

Als Adolf Hitler im Jahr 1933 zum Reichskanzler ernannt wurde, war der Samen für die rassistische, verbrecherische Ideologie des Nationalsozialismus längst aufgegangen. Das Dritte Reich markierte eine harte Zäsur der jungen Wohlfahrtspflege der 1920er-Jahre.

Die Soziale Arbeit war im Dritten Reich aktiv am Ausschluss, an der Verfolgung bis hin zur Ermordung von sogenannten Kriminellen, Asozialen oder Krankhaften beteiligt (Müller et al., 2022). Unsere Disziplin verantwortete diese Verbrechen unter dem Dach der Wohlfahrtspflege, Fürsorge, Volkswohlfahrt und Volkspflege.

Der ursprünglich humanistische Begriff der „Wohlfahrtspflege" wurde durch die NS-Diktatur zynisch missbraucht. Die Sozialhygiene wurde durch die Rassenhygiene als Leitideologie ersetzt und führte zu einer radikalen Umgestaltung der öffentlichen Gesundheitsfürsorge, die fortan die rassistischen Ideale des NS-Regimes in die Praxis umsetzte (Aner & Hammerschmidt, 2018; Eckart, 2021; Engelke et al., 2018). Eine zentrale Rolle nahm hier Hans Muthesius (1885–1977) ein, Mitglied der 1933 gegründeten Nationalsozialistischen Volkswohlfahrt, der 1937 die „Bewahrung Asozialer" in Anstalten fernab des öffentlichen Lebens forderte, um diese im nationalsozialistischen Sinne zu resozialisieren (Engelke et al., 2018).

Ab 1933 wurden Ärzt:innen, die sich in der sozialhygienischen Gesundheitspflege engagierten, suspendiert, dies betraf bspw. in Berlin knapp die Hälfte der Ärzteschaft. Das 1934 etablierte „Gesetz über die Vereinheitlichung des Gesundheitswesens" leitete die Abschaffung der kommunalen Gesundheitsämter ein, während bereits im gleichen Jahr das „Gesetz zur Verhütung erbkranken Nachwuchses" in Kraft trat und die unvorstellbaren Zwangssterilisationen, Morde und Kriegsverbrechen der nationalsozialistischen Diktatur vermeintlich legitimierte (Eckart, 2021).

Zu den insgesamt 17 Millionen Todesopfern der Nationalsozialisten zwischen 1933 und 1945 gehörten 200.000–300.000 kranke, beziehungsweise behinderte Menschen. 400.000 Menschen wurden im Kontext der sogenannten NS-„Euthanasie" zwangssterilisiert (Engelke et al., 2018; Janson, 2021; bpb, o.J.). Der Begriff „Euthanasie" – ursprünglich ein Synonym für Sterbehilfe oder den Gnadentod – hat in diesem Zusammenhang eine Bedeutungswandlung vollzogen und wird nur noch im Kontext der NS-Verbrechen genutzt (Schneider & Toyka-Seid, 2025).

Die Errungenschaften der sozialen Gesundheitsfürsorge und der aufkeimenden Sozialen Arbeit sind mehrheitlich den späteren Kritiker:innen der faschistischen Ideologie zuzuschreiben, die ab Mitte der 1930er-Jahre Deutschland zum Teil den Rücken kehrten (Thole, 2012). Zu ihnen gehörte auch Alice Salomon, die 1937 von der Gestapo zur Emigration gezwungen wurde.

Gleichzeitig machten viele Sozialarbeitende innerhalb der Fürsorge und der Krankenversorgung die Umsetzung sozialrassistischer Ideologien erst möglich. Diese Täter:innen wurden nach Ende des Zweiten Weltkriegs in der Regel rehabilitiert und konnten sogar Führungspositionen im Sozial- und Gesundheitswesen übernehmen. Hans Muthesius beispielsweise, der nach aktiver Mittäterschaft im Nationalsozialismus im Jahr 1947 lediglich als Mitläufer eingestuft wurde, lehrte weiterhin an der Universität Frankfurt, war am Verfassen des Bundessozialhilfegesetzes beteiligt und erhielt zahlreiche Auszeichnungen als „Leitfigur der deutschen Sozialarbeit", von denen ihm erst nach seinem Tode einige wieder aberkannt wurden (Engelke et al., 2018). Die Soziale Arbeit verantwortet eine erhebliche Schuld an den nationalsozialistischen Verbrechen.

Rassistisches und antisemitisches Gedankengut hatte sich in die Köpfe der Deutschen gefressen. Es verschwand nicht nach dem Kriegsende, sondern schwelte auch nach dem Ende des Zweiten Weltkrieges in den jungen Republiken DDR und BRD weiter. Es hindert Teile der Bevölkerung bis heute, eine diskriminierungsfreie, respektvolle Haltung allen Menschen gegenüber zu entwickeln. Dagegen steht die heutige Soziale Arbeit wachsam auf und stellt sich mutig gegen die Unterwanderung der Disziplin durch rechtsextreme Strukturen.

Nachkriegszeit

Nach dem Sieg über das nationalsozialistische Regime wurden im Jahr 1945 die Vereinten Nationen (UN) gegründet, um künftig Kriegsverbrechen zu unterbinden, den Weltfrieden langfristig sicherzustellen, die Lebensbedingungen zu verbessern und Menschenrechte global zu stärken. Erst 1973 wurden die BRD und DDR in die UN aufgenommen. In Anlehnung daran formulierte auch die IFSW ihre ethischen Grundsatzerklärungen für die Soziale Arbeit, die sich fortan gegen Folter, Apartheid, Zwangsarbeit, Genozid, Sklaverei und Rassendiskriminierung engagierte. Auch die Mediziner:innen verständigten sich im Genfer Gelöbnis (1948) und in der Deklaration von Helsinki (1964) international darüber, die menschenverachtenden Gräueltaten des Dritten Reichs, an denen sie Schuld trugen, niemals zu wiederholen (Eckart, 2021; Engelke et al., 2018).

Derweil aber lebten die Menschen im Nachkriegsdeutschland überwiegend in prekären Verhältnissen, es mangelte faktisch an allem: Wohnraum, Lebensmittel, Medikamente, Gesundheitsversorgung, Bildung, Sicherheit und Orientierung (Hering & Münchmeier, 2012). Zahlreiche Kriegsgeschädigte, Obdachlose, Waisen und Arbeitslose mussten versorgt werden (Engelke et al., 2018). Mit den neu gegründeten Staaten BRD und DDR im Jahr 1949 entwickelten sich zwei verschiedene Regierungssysteme mit unterschiedlichen Gesundheits- und Sozialsystemen.

Gesundheitsfördernde Soziale Arbeit in der DDR

In der DDR entstand ein staatlich reguliertes Gesundheitssystem nach sowjetischem Vorbild, in dem Leistungen hauptsächlich durch volkseigene Einrichtungen erbracht wurden. Die ambulante und stationäre Versorgung war eng verzahnt und fand vornehmlich in Krankenhäusern, Polikliniken und Ambulatorien statt (Simon, 2021). Zudem etablierte die DDR ein starkes Betriebsgesundheitswesen mit Betriebsambulatorien, -polikliniken und teilweise sogar betriebseigenen Krankenhäusern, die der Unfallverhütung, Prävention, ambulanten Behandlung und der Gesundheitserziehung dienten und die Produktivität der Werktätigen sichern sollten. Informations-, Vorsorge- und Behandlungsprozesse folgten einem strikten, staatlich regulierten Schema (Böttcher, 2022). Die darin vorgesehenen Restriktionen für private Arztpraxen führten dazu, dass zahlreiche Ärzt:innen vor der Errichtung der Mauer in die BRD abwanderten und es teilweise zu Versorgungsengpässen kam. Im Gegensatz zur BRD genossen alle DDR-Bürger:innen eine kostenlose Gesundheitsversorgung ohne Selbstbeteiligungen, Zuzahlungen oder Rezeptgebühren. Fehlende Einnahmen bedeuteten aber auch, dass kaum Mittel für den Ausbau der Gesundheitseinrichtungen zur Verfügung standen. Dies führte bis zur couragierten friedlichen Revolution im Jahr 1989 zu einem erheblichen Verfall der Bausubstanz sowie einer mangelhaften Sachmittelausstattung, kurz: zu einem massiven Investitionsstau (Simon, 2021).

In der DDR wurden keine Sozialarbeiter:innen ausgebildet und es fehlte an adäquater Betreuung von Menschen mit Behinderungen oder psychischen Erkrankungen (Nöthling, 2009). Sozialleistungen in der DDR zielten hauptsächlich auf den Erhalt der Arbeitskraft ab und auch aus dem Recht auf Arbeit für Frauen wurde bald die Pflicht zur Arbeit. Der Schein der Gleichberechtigung trügt, tradierte Geschlechterrollen wurden auch in der DDR-Öffentlichkeit ebenso wenig hinterfragt wie in der BRD, sodass die Arbeitspflicht vor allem zur Doppelbelastung von Frauen führte. Statt Klassenungleichheit wurden in der DDR besonders Menschen, die nicht als „systemkonform" galten, benachteiligt, während für die Produktion relevante Bevölkerungsgruppen sowie Parteiangehörige der SED privilegiert wurden. Die Wohlfahrtspflege durfte nur im Rahmen kirchlicher Trägerschaften, wie der Caritas oder Diakonie, stattfinden, deren Beratungs- und Unterstützungsangebote aufgrund ihrer qualitativen Überlegenheit und Integrität gegenüber staatlichen Einrichtungen aber stark nachgefragt waren.

In der Öffentlichkeit wurden soziale Probleme jedoch kaum thematisiert, da diese mit dem Bild des sozialistischen Staatssystems nicht konform waren. Lediglich in kapitalistischen Staatssystemen, die offenbar zu sozialen Missständen der Bevölkerung führten, bedurfte es nach dieser Logik einer Sozialen Arbeit. In einem sozialistischen Staat wie der DDR war dies folglich nicht nötig, sodass öffentliche Beratungsstellen schlossen, Fürsorgerinnen entlassen und Soziale Arbeit politisch nicht unterstützt wurde (Nöthling, 2009). Die Soziale Arbeit war ein Mauerblümchen in der DDR.

Gesundheitsfördernde Soziale Arbeit in der BRD

In der BRD kam es in der Nachkriegszeit aufgrund der freien Marktwirtschaft schnell zu einem Wirtschaftsaufschwung. 1949 wurde das Grundgesetz erlassen und 1951 mit einem Wirtschaftsvertrag für Stahl und Kohle zwischen BRD, Frankreich, Italien und den BeNeLux-Staaten der Grundstein für die Europäische Union gelegt. Bereits 1952 wurde die BRD durch den Deutschlandvertrag von der Besatzung der westlichen Alliierten freigesprochen und als souveräner Staat anerkannt. Das Gesundheits- und Sozialsystem der jungen BRD orientierte sich weiterhin am Bismarck'schen Vorbild und Konrad Adenauer erließ in den 1950er- und 1960er-Jahren zahlreiche Gesetze, um die sozialen Problemlagen im Nachkriegsdeutschland zu behandeln: das Jugendwohlfahrtsgesetz, das Bundessozialhilfegesetz, das Wohnbauförderungsgesetz oder die Arbeitslosenversicherung (Engelke et al., 2018).

Die Sozialmedizin wurde zunächst stark vernachlässigt, denn die menschenverachtenden Auswirkungen staatlicher Eingriffe in die sogenannte Volksgesundheit im Dritten Reich waren im Nachkriegsdeutschland ausgesprochen negativ besetzt. Gesundheits- und sozialpolitische Akteur:innen der BRD verfolgten umgekehrt einen stark auf das Individuum fokussierten Ansatz, der sich auf den kurativen Aspekt der Gesundheitsversorgung konzentrierte und zu ambulanten, privatwirtschaftlichen Strukturen, einem diversifizierten Krankenversicherungssystem und einer Trägervielfalt im stationären Bereich führte (Simon, 2021).

Gesundheitswissenschaftlich bereits etabliertes Wissen um den Einfluss sozialer Faktoren auf den Gesundheitszustand geriet somit vorerst aus dem Blick der öffentlichen Versorgung. Dennoch gab es einen enorm hohen Bedarf an sozialer Unterstützung, weshalb die Soziale Arbeit in der BRD geradezu florierte. Für die Profession eröffnete sich ein breites Beschäftigungsfeld mit vielen neuen Ausprägungsformen, darunter das Betreute Wohnen, die Arbeit in Frauenhäusern, die Drogen- und Suchtberatung sowie sozialpsychiatrische Betreuungsmöglichkeiten.

Seit den 1960er-Jahren wurde die Ausbildung der Sozialpädagogik und Sozialarbeit nach amerikanischem Vorbild überarbeitet (Engelke et al., 2018) und auf das Fachhochschulniveau angehoben, um mehr Nachwuchs zu attrahieren (Thole, 2012). In dieser Zeit entstand ein neuer konzeptioneller Rahmen für die Profession, die sich als Folge der Akademisierung immer mehr zu einer Wissenschaftsdisziplin entwickelte. Im Rahmen dieser Professionalisierungsdebatte in den 1970er-Jahren gewannen die sozialen Determinanten der Gesundheit als Erklärung und Begründung für die Handlungsfelder, Kompetenz- und Qualifikationsprofile der Disziplin zunehmend an Bedeutung (Thole, 2012).

Bis in die 1970er- und 1980er-Jahre wurden besonders Menschen mit Behinderungen oder psychischen Erkrankungen unter größtenteils menschenunwürdigen Bedingungen in Krankenhäusern, Psychiatrien oder Pflegeeinrichtungen „verwahrt", da sie in den Köpfen vieler Deutscher nach wie vor als problematisch galten. Dies ist eindeutig auf eine unzulängliche Aufarbeitung und den daraus resultierenden

Fortbestand eugenischen Gedankenguts auch lange nach dem „sozialhygienischen" Genozid der Nationalsozialisten zurückzuführen (Lebenshilfe e.V., o.J.).

Das biomedizinische Verständnis von der Entstehung von Gesundheit und Krankheit problematisierte eher das Individuum, statt systematische Ursachen für Gesundheit und Krankheit zu beleuchten und jeden Menschen zu respektieren und wertschätzend in die Gesellschaft zu integrieren. Im Zuge der feministischen Bewegung, die großen Wert auf die Gleichberechtigung unterrepräsentierter Bevölkerungsgruppen legte, wurden viele medizinische Praktiken immer stärker als paternalistisch und arrogant entlarvt. Es gründeten sich Bürgerinitiativen und Selbsthilfe-Organisationen, sodass sich im Jahr 1985 über eine Million Mitglieder in 25.000 Vereinigungen engagierten (Köhler, 2022). Institutionen begannen, angemessenere Wohn- und Lebensverhältnisse für Menschen mit Behinderungen oder psychischen Erkrankungen zu schaffen und dezentralere Wohnformen zu entwickeln. Anstelle großer Anstalten entstanden immer mehr kleinere, selbstbestimmtere Wohngruppen und der Arbeitsmarkt begann sich auch für Menschen mit Behinderung schrittweise zu öffnen (Bradl, 2014; Lebenshilfe e.V., o.J.). Gesundheitsmodelle, die eigentlich längst bekanntes Wissen über den Einfluss der Lebens- und Wohnsituation integrierten, gewannen erstmals nach dem Krieg wieder eine breite öffentliche Aufmerksamkeit. Dazu gehörten besonders George L. Engels (1913–1999) 1977 veröffentlichtes biopsychosoziales Modell und Aaron Antonovskys (1923–1994) daran anknüpfendes Modell der Salutogenese (Roch & Hampel, 2022), die im Kapitel 7 erklärt werden.

Gesundheit rückte immer stärker als Socius von Krankheit in den Fokus. Die World Health Organization (WHO) und UNICEF, das Kinderhilfswerk der UN, bekräftigten Gesundheit im Jahr 1978 mit der Alma-Ata-Deklaration erneut als Menschenrecht und benannten damit auf internationaler Ebene politische Gesellschaftssysteme erstmals als verantwortlich für die Gesundheit der Bevölkerung, sodass der Handlungsdruck für eine globale Gesundheitspolitik stieg. Die WHO weitete mit der Ottawa-Charta im Jahr 1986 die Verantwortung für die Gesundheit auf sämtliche Politikbereiche (Health in all Policies) aus und schärfte somit den öffentlichen Blick auf den Zusammenhang zwischen den Lebensbedingungen und der individuellen Gesundheit, sodass die Relevanz von Prävention und Gesundheitsförderung für soziale Systeme seither nicht mehr zu leugnen ist (Trojan, 2020).

Health in All Policies (HiAP)

Der HiAP-Ansatz wurde von der WHO als Antwort auf die komplexen Gesundheitsfragen moderner Gesellschaften entwickelt. Die Gesundheit der Menschen wird von den Lebensumständen determiniert. Klimaschutz, Bildung, Wohnen, Arbeitsbedingungen oder die Wirtschaft wirken sich direkt auf die Gesundheitschancen aus. Folglich kann die Förderung der Gesundheit nicht nur im Fokus des Gesundheitssektors stehen, sondern ist eine gesamtgesellschaftliche Aufgabe. Gesundheitsförderliches Denken und gesundheitsförderliche Ansätze müssen in allen Politikbereichen verortet sein.

6.2 Aktueller Diskurs

Wenngleich die Förderung der Gesundheit und die Vermeidung von Krankheit traditionell Kernthemen der Sozialen Arbeit sind, bleiben diese Themen in der generalistischen Sozialen Arbeit stark unterrepräsentiert. Zwischenzeitlich haben sich jedoch Pionier:innen auf den Weg gemacht, diese Lücke zu schließen – und es werden immer mehr! Vorschub leistete hier die Reformbewegung der 1970er- und 1980er-Jahre mit der Ausweitung des Gesundheitsbegriffes vom biomedizinischen hin zu einem holistischen Konzept von Gesundheit und Krankheit, das Bezüge zur Gesellschaft herstellte, die der Sozialen Arbeit nun als gesundheitsbezogene Anknüpfungspunkte dienen (Homfeldt & Gahleitner, 2018). Unscharfe Vorgaben für die Bildungsabschlüsse der Fachkräfte und teils unklare Rollen in interprofessionellen Settings sind aber immer noch ein Grund, warum die Soziale Arbeit im Gesundheitskontext stetig um Sichtbarkeit kämpft und oftmals ihre Aufgaben von anderen Berufsgruppen ohne fachliche Ausbildung übernommen werden, was die Qualität der Versorgung beeinträchtigt (Deutsche Vereinigung für Soziale Arbeit im Gesundheitswesen e.V. (DVSG), 2020). Dieses Problem wird beispielsweise auch im 2025 in Kraft getretenen Krankenhausversorgungsverbesserungsgesetz (KHVVG) sichtbar, welches auf 112 Seiten mit keiner Silbe die Soziale Arbeit in Krankenhäusern erwähnt, obwohl sie dort einen essenziellen Beitrag zur Versorgung leistet (Jaworski & Gehr, 2025).

Mithin hat sich also von der Sozialen Arbeit im Krankenhaus über die Soziale Arbeit im Gesundheitswesen bis hin zur gesundheitsbezogenen Sozialen Arbeit (Dettmers, 2024) ein neues, wenngleich begrifflich immer noch diffuses Feld mit überlappenden Begriffen und Definitionen und einer eigenen Fachdisziplin Klinische Sozialarbeit herauskristallisiert.

Von rund 375.000 Sozialarbeitenden in Deutschland (Bundesagentur für Arbeit, 2025) sind rund ein Fünftel, konkret 56.000, direkt im Gesundheitswesen tätig (DVSG, 2022). Die sogenannten gesundheitsbezogenen sozialen Hilfen hingegen können in jene innerhalb und außerhalb des Gesundheitswesens unterteilt werden (Aner & Hammerschmidt, 2018), sie werden dann in die Soziale Arbeit im Gesundheitswesen und in die Gesundheitsarbeit im Sozialwesen unterschieden (Homfeldt & Gahleitner, 2018). Das zeigt die Notwendigkeit grundlegender gesundheitswissenschaftlicher Kenntnisse auch außerhalb des Gesundheitswesens, beispielsweise bei der Arbeit mit wohnungslosen Menschen, in der Geflüchtetenhilfe oder in der Schulsozialarbeit – Handlungsfelder, die immer einen Gesundheitsbezug haben. Soziale Arbeit ist faktisch immer auch gesundheitsförderlich, ob sie nun im Gesundheitswesen, im Sozialwesen oder im Bildungswesen verortet ist (**Abbildung 14**).

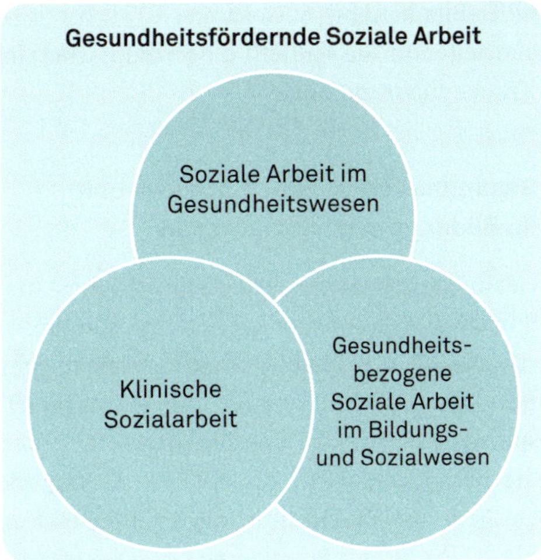

Abbildung 14: Soziale Arbeit ist immer auch gesundheitsfördernd.

Soziale Arbeit im Gesundheitswesen

Das deutsche Gesundheitssystem ist umfassend über die Kranken- und Pflegeversicherungen, die Arzneimittelversorgung, die ambulante ärztliche Versorgung und die ambulante Pflege bis hin zur Krankenhausversorgung und stationären Pflege organisiert (Simon, 2021). Entsprechend ist die Soziale Arbeit im Gesundheitswesen im Krankenhaus, in psychiatrischen, psychosomatischen, pflegerischen, rehabilitativen und palliativen Settings vertreten. Darüber hinaus übernimmt sie Verantwortung in der Pflegeberatung, der Integrierten Versorgung, im Gesundheitsamt, in den Sozialdiensten der Krankenkassen und in der Kinder- und Jugendpsychotherapie. Diese Tätigkeiten sind auch pathogenetisch ausgerichtet, da sie die Krankheitsbewältigung von Patient:innen im Fokus haben und Vermittlungsarbeit zwischen Institutionen beinhalten (Homfeldt & Gahleitner, 2018). Die Soziale Arbeit im Gesundheitswesen ist heute bereits die zweitgrößte „Arbeitgebende“ nach der Kinder- und Jugendhilfe (Blankenburg & Cosanne, 2021) für Sozialarbeitende. Sie schließt die Soziale Arbeit im Krankenhaus mit ein.

Gesundheitsbezogene Soziale Arbeit im Bildungs- und Sozialwesen

Gesundheitsbezogene Hilfen im Bildungs- und Sozialwesen können wiederum in gesundheitsspezifische und nicht-gesundheitsspezifische Bereiche unterteilt werden. Als gesundheitsspezifische Bereiche des Sozialwesens gelten die Behindertenhilfe, die AIDS-Beratung, die Drogen- und Suchthilfe, die Frühen Hilfen, die Selbsthilfeunterstützung, die Frühförderung und Sozialpädiatrie, die Hospizarbeit, die Schwangerschaftskonfliktberatung und Frauengesundheitszentren. Zu den nicht-gesundheitsspezifischen Bereichen des Bildungs- und Sozialwesens werden Kindergärten, Schulen, Kinder- und Jugendhilfe, Erwachsenenpädagogik und -bildung, Altenhilfe sowie Gemeinwesen-, Stadtteilarbeit und Wohnungslosenhilfe gezählt (Aner & Hammerschmidt, 2018).

Die DVSG definiert in ihrem Qualifikationskonzept die gesundheitsbezogene Soziale Arbeit wie folgt:

> „Als Gegenstand gesundheitsbezogener Sozialer Arbeit wird die Förderung sozialer Teilhabe von erkrankten oder von Erkrankung bedrohten und behinderten Menschen und ihren Angehörigen in ihrer Lebenswelt sowie die Verhinderung und Bewältigung sozialer Probleme, die aus gesundheitlichen Beeinträchtigungen entstehen bzw. zu gesundheitlichen Störungen führen, bestimmt. Im Fokus steht der Mensch in ständiger Interaktion zu seiner sozialen und natürlichen Umwelt. Teil der Sozialen Arbeit sind aber auch nichtfallbezogene Tätigkeiten, wie Vernetzungsaufgaben, Konzeptentwicklung und Forschung." (Dettmers, 2015, S. 6)

Sie orientiert sich vor allem an den Gesundheitswissenschaften, der Medizin und der Psychologie (Rademaker, 2024) und umfasst die Felder Sozialrechtliche Beratung, Psychosoziale Beratung und Begleitung, Gesundheitslotsenfunktion, Case Management, Gesundheitsförderung und Prävention, Empowerment und Teilhabeförderung, Weiterentwicklung der Versorgung sowie Forschung und Qualitätsverbesserung (DVSG, 2022). Zum Leistungsspektrum gehören Beratung, soziale Netzwerkarbeit, Behandlung durch die Klinische Sozialarbeit, Sozialraumgestaltung, Krisenintervention, Erstellung sozialer Diagnosen, Hilfeplanung, Evaluation und natürlich die Forschung (Dettmers, 2015). Die von der DVSG veröffentlichten Diskurspapiere drängen auf eine schärfere, fachliche Profilierung, welche durch „die konsequente und empirisch gestützte Einbindung in Gesetze, Vorschriften, Zertifizierungen, Akkreditierungen und Ausführungsbestimmungen" (Dettmers, 2018, S. 260) erreicht werden kann. Dettmers (2018) betont, dass sich die gesundheitsbezogene Soziale Arbeit „auf einem guten Weg zur Implementierung ihrer Fachlichkeit in der Gesundheitsversorgung" befände (Dettmers, 2018, S. 260). 2020 mündete dies in den „Empfehlungen zur Positionierung gesundheitsbezogener Sozialer Arbeit in Einrichtungen des Gesundheits- und Sozialwesens" (DVSG, 2020).

Zwischenzeitlich ordnet sich die gesundheitsbezogene Soziale Arbeit selbst als bedeutsamer Zweig der Sozialen Arbeit ein (Dettmers, 2021). Durch Empowerment sollen Menschen trotz gesundheitlicher Einschränkungen gleichwertige Teilhabechancen bekommen und umgekehrt soll verhindert werden, dass ungünstige soziale Lagen die Gesundheit beeinträchtigen (Sommerfeld, 2021). Ziel ist nicht weniger als die gesundheitliche und soziale Chancengerechtigkeit.

Der Gegenstand der gesundheitsbezogenen Sozialen Arbeit ist folgerichtig, „erkrankte Menschen dabei [zu unterstützen], ihre selbstbestimmte Lebensführung weitgehend aufrechtzuerhalten, neue Ressourcen zu mobilisieren und an Beruf und Gesellschaft teilzuhaben. Sie trägt dazu bei, gesellschaftlich tragfähige Lösungen für die wachsenden Herausforderungen des demografischen Wandels zu finden. Dabei ist die gesundheitsbezogene Soziale Arbeit dem Prinzip Prävention vor Reha vor Pflege verpflichtet" (DVSG, 2022). Die gesundheitsbezogene Soziale Arbeit unterstützt hilfebedürftige Menschen bei der Entscheidungsfindung im Versorgungssystem, indem sie Handlungsoptionen aufzeigt, über Angebote informiert und damit die Gesundheitskompetenz der Menschen fördert. Sie nimmt eine Lotsenfunktion ein.

Der Gesundheitszustand der Menschen wirkt sich auf die Ausübung bezahlter oder unbezahlter Arbeit oder die Freizeitgestaltung aus – er beeinflusst die soziale Teilhabe. Das Ziel der gesundheitsbezogenen Sozialen Arbeit ist es demzufolge, gesundheitlich eingeschränkte Menschen zur Selbstorganisation im Prozess der Krankheitsbewältigung anzuleiten und zu begleiten, um eine gleichberechtigte soziale Teilhabe und gesellschaftliche Partizipation herzustellen. Die Disziplin nimmt sich insbesondere den sozialen Aspekten des biopsychosozialen Modells an (Liel, 2019). Zusammenfassend ist die gesundheitsbezogene Soziale Arbeit auf den Fünfklang Teilhabe, Integration, soziale Sicherung, soziale Unterstützung und Lotsenfunktion ausgerichtet (Dettmers, 2024).

Fachdisziplin Klinische Sozialarbeit

In den 1920er- und 1930er-Jahren entwickelten US-amerikanische Pionier:innen der sogenannten „Clinical Social Work" das methodische Fundament des Casework, das Individuen im Kontext ihrer Umwelt situierte und behandelte. Prominente Vertreter:innen dieser Bewegung waren Mary Richmond, Virginia Robinson, Jesse Taft, Otto Rank und Edith Abbott. Abbott benutzte 1931 erstmals den Begriff „Clinical Social Work".

Die heutige Clinical Social Work Association (CSWA) hat ihren Ursprung in der 1971 gegründeten National Federation of Societies for Clinical Social Work (NFSCSW) und engagiert sich insbesondere auf den Feldern Berufspolitik und Forschung. 1978 wurde Clinical Social Work als eigenständige Profession anerkannt und entsprechende ausbildungs- und praxisspezifische Richtlinien entwickelt. So gewann der Terminus Clinical Social Work zunehmend an Popularität und Einzug in den professionellen Sprachduktus. Das 1987 gegründete American Board of Examiners in Clinical Social Work ermöglicht es Sozialarbeitenden, ihre Qualifikation staatlich anerkennen zu lassen, wodurch sie die Zulassung zur biopsychosozialen Behandlung in den USA erhalten (Pauls, 2013).

Auch die Soziale Arbeit im deutschsprachigen Raum sieht sich mit steigenden Anforderungen an ihre Beratungs- und Behandlungsangebote konfrontiert. Mehrfach belastete, chronisch und psychisch kranke Klientel verlangen dringend eine gesundheitswissenschaftliche und psychologische Expertise von der Profession. Die Klinische Sozialarbeit ist eine aufstrebende, eigenständige Fachdisziplin der Sozialen Arbeit, die diese erhöhten Ansprüche aufgreift und mit einer erweiterten wissenschaftlichen Ausbildung einer Fachsozialarbeit beantwortet, die dieser Nachfrage gerecht wird (Pauls, 2013).

In den USA schon jahrzehntelang als eine von vielen Spezialisierungen der Sozialen Arbeit etabliert, kämpfte Helmut Pauls mit einer kleinen Gruppe Gleichgesinnter in den 1990er-Jahren noch um die Anerkennung der Klinischen Sozialarbeit als eigenständiges Studienfach, bot die generalistische Ausbildung und unscharfe Terminologie in Deutschland doch wenig Anknüpfungspunkte für die Legitimierung einer solchen fachlichen Abgrenzung. Den Startschuss für die höhere Qualifizierung für Klinische Sozialarbeiter:innen in Deutschland gab der erste gleichnamige Masterstudiengang im Wintersemester 2001/2002 an der Hochschule Coburg unter der Leitung Helmut Pauls (Dentler, 2022). Zur weiteren Profilbildung trug zudem die Gründung der Fachzeitschrift „Klinische Sozialarbeit – Zeitschrift für psychosoziale Forschung und Praxis" im Jahr 2005 (Mühlum, 2022) sowie 2007 die Gründung des European Centre for Clinical Social

Work (ECCSW), welches seit 2016 Qualifikationszertifikate für Sozialarbeiter:innen ausstellt bei (European Centre for Clinical Social Work (ECCSW), 2023). Die Zentralstelle für Klinische Sozialarbeit (ZKS) unterscheidet drei Qualifikationsstufen der Klinischen Sozialarbeit, die sich vom internationalen Kompetenzmodell Clinical Social Work (CSW) ableiten (Dentler, 2022; Mühlum, 2022, S. 19):

- Das Praktiker-Level setzt theoretische und praktische Basiskompetenzen der Klinischen Sozialarbeit voraus.
- Das Level Fachsozialarbeiter:in für Klinische Sozialarbeit setzt einen Master-Abschluss und fünf Jahre einschlägige Berufspraxis voraus und qualifiziert zur eigenverantwortlichen Arbeit.
- Das Level Ausbilder:in/Supervisor:in in Klinischer Sozialarbeit erfordert acht Jahre Praxiserfahrung sowie eine Lizensierung durch den ECCSW (2023; Pauls & Gahleitner, 2008).

Die Deutsche Gesellschaft für Soziale Arbeit (DGSA, 2023) definiert auf der Website Klinische Sozialarbeit als „Soziale Arbeit im Behandlungskontext“, die „eigene Beratungs- und Behandlungsaufgaben wahrnimmt. Ausgehend von einem biopsychosozialen Grundverständnis von Gesundheit, Krankheit und Behinderung arbeitet sie mit Sozialer Diagnostik, Beratung und Sozialtherapie an der Verbesserung der Lebenssituation von Personen im Kontext ihrer Lebenswelt.“

Die Klinische Sozialarbeit unterstützt, begleitet, berät und behandelt Menschen in besonders vulnerablen Situationen, die „hard to reach“ und mehrfachen biopsychosozialen Belastungen ausgesetzt sind. Das sind Menschen mit psychischen Erkrankungen, chronischen Erkrankungen, Drogensucht, Alkoholsucht, Behinderung, traumatischen Erfahrungen, in Verlustkrisen, mit familiären Problemen, in krisenhaften Situationen, Gewaltopfer und Gewalttäter:innen, dissoziale und straffällige Menschen (DGSA, 2023).

Unter dem Hard-to-reach-Klientel (**Abbildung 15**) der Sozialen Arbeit werden Menschen in multiplen existenziellen Problemlagen mit komplexen Hilfebedarfen zusammengefasst, die aufgrund der Verhältnisse oder ihres vermeidenden oder ablehnenden Verhaltens, aber auch abweichender Lebensentwürfe schwer erreichbar sind und nicht von den existenten Beratungs-, Unterstützungs- und Behandlungsangeboten profitieren. Auch Klient:innen, die Sozialarbeitende vor erhebliche Herausforderungen stellen, gehören dazu

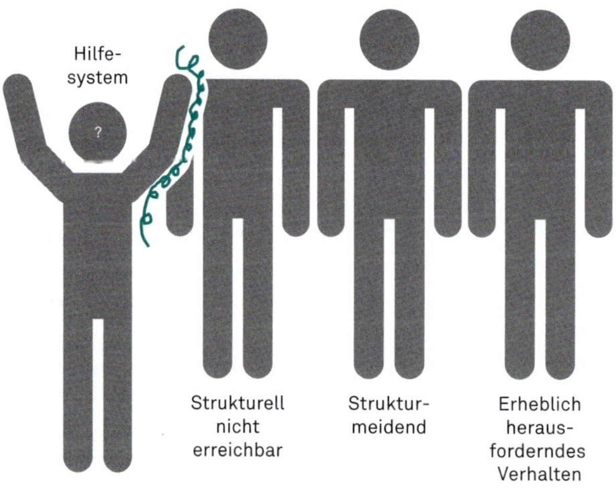

Abbildung 15:
Hard-to-reach-Klientel

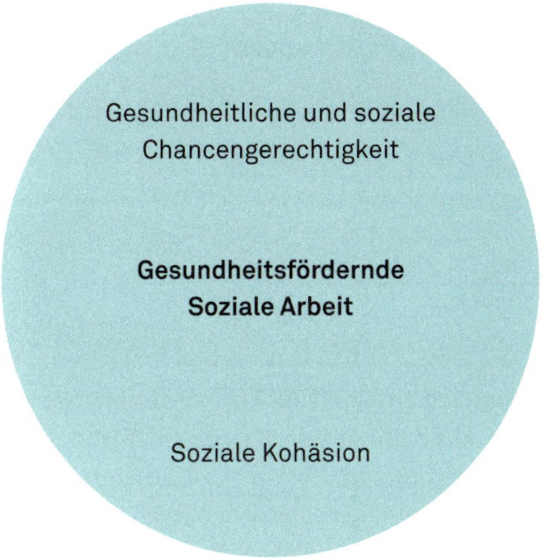

Abbildung 16: Gesundheitsfördernde Soziale Arbeit

(Giertz et al., 2024). Durchaus kritisch zu diskutierende Synonyme für „Hard-to-reach-Klientel“ sind Begriffe wie „Systemsprengende“, „Grenzgänger:innen“, „Heavy-user“, „schwierige Patient:innen“, „Seldom-heard“ oder „Ethical loneliness“.

Die Klinische Sozialarbeit versteht sich als fachliche Ergänzung zur psychologischen und ärztlichen Behandlung, deren Fokus auf der psychosozialen Beratung zur Bewältigung von individuellen Lebenskrisen liegt. „Gilt Beratung als zentrales Verfahren der Sozialarbeit, so sind Psychosoziale Beratung und Behandlung Kernelemente der Klinischen Sozialarbeit“ (Geißler-Piltz & Gerull, 2009, S. 10). Wissenschaftliche Erkenntnisse der Sozialen Arbeit, Psychopathologie, Soziologie sowie Entwicklungs- und Verhaltensforschung bilden die Grundlagen ihrer Behandlungsmethoden (Pauls, 2013), die im ambulanten und stationären Sektor des Gesundheits- und Sozialwesens, wie psychiatrischen, rehabilitativen, geriatrischen und heilpädagogischen Einrichtungen, Krankenhäusern, Suchtberatungsstellen, in der Klinischen Sozialarbeit in Deutschland arbeiten.

Die Klinische Sozialarbeit ist das Herzstück der gesundheitsbezogenen Sozialen Arbeit, aber auch sie kämpft noch um Profilierung in der interprofessionellen Zusammenarbeit. Mithin liegen erste Rahmenkonzepte und Instrumente zur Sozialtherapie vor (Röh et al., 2021), aber: „Was nützt es, wenn Klinische Sozialarbeiter:innen Problemstellungen diagnostizieren, aber nicht behandeln können?“ (Ortmann & Röh, 2022, S. 155) (**Abbildung 16**).

7 Gesundheit und der Sozius Krankheit

Um das gesundheitsförderliche Potenzial der Sozialen Arbeit zu verstehen, wird nun erläutert, was man überhaupt unter dem Gesundheitsbegriff versteht.

Gesundheit ist ein Begriff, den wir ständig in der Alltagssprache nutzen. Wir wünschen uns gegenseitig an Silvester „Ein gesundes Neues Jahr!" oder rufen simultan in der U-Bahn „Gesundheit!", wenn die Sitznachbarin niest. Nur, was ist das eigentlich, diese Gesundheit? Wann ist der Mensch gesund und ab wann ist man eigentlich krank? Geht die Gesundheit beim Auftreten einer Krankheit automatisch verloren und ist man dann erst wieder gesund, wenn man vollständig genesen ist? Kann man Gesundheit messen? Und wenn ja, wie? Sind Menschen mit einem Diabetes wirklich jahrzehntelang krank? Und wer entscheidet eigentlich darüber?

Das englische Wort für Gesundheit „Health" leitet sich vom altenglischen Wort „hael" für vollständig, heil oder unversehrt ab. Gesundheit und ihr Sozius Krankheit sind komplexe Konstrukte, die jeden von uns über die gesamte Lebensspanne beeinflussen, sie sind sehr persönlich und werden durch subjektive Erfahrungen gefärbt. Gesundheitsdefinitionen unterscheiden sich je nach Expertise und gesellschaftlichen sowie kulturellen Rahmenbedingungen. Entsprechend gelten auch unter den Fachdisziplinen unterschiedliche Definitionen darüber, wann der Mensch gesund oder krank ist. Ein Altenpfleger wird vermutlich andere Ansprüche an die Gesundheit seiner Patient:innen haben als eine Kinderärztin (Roch & Hampel, 2022).

Bis heute kommt kaum eine Definition von Gesundheit ohne die Gegenüberstellung von Krankheit aus – und das liegt an der Art, wie wir über Gesundheit und Krankheit sprechen. In der Forschung wird beispielsweise eher gefragt, wie der Krebs besiegt werden kann, anstatt die Frage zu stellen, wie der Mensch gesund bleibt und Krebs gar nicht erst entsteht. Die sogenannte Pathogenese beschreibt die Entstehung von Krankheit so, wie es in der Biomedizin seit Jahrhunderten gelehrt wird. Pathogenetischen Erkenntnissen verdanken wir unseren medizinischen Fortschritt in Diagnostik und Therapie, dem das Verständnis über die Krankheitsentstehung zugrunde liegt. Die pathogenetische Forschungsausrichtung ist bei schweren Erkrankungen ein Segen! Dank der biomedizinischen Forschung ist die Menschheit in der Lage, schwere Krankheiten zu therapieren oder sogar zu heilen, kurzum: Wir verdanken der Pathogenese einerseits weniger Morbidität und Mortalität und mehr gesunde Lebensjahre.

Andererseits dominiert ein biomedizinisch geprägtes Verständnis von Krankheit (Schweizerische Akademie der Geistes- und Sozialwissenschaften & Schweizerische Akademie der Medizinischen Wissenschaften, 2021) unser Gesundheitsverständnis (Holst, 2022). Das Gesundheitswesen, Behandlungssettings, die Forschung aber auch die Gesundheitspolitik konzentrieren sich vor allem auf die Bekämpfung von Krankheiten, während die Stärkung der Gesundheit vergleichsweise wenig Aufmerksamkeit bekommt. Folglich werden Disziplinen, deren unmittelbarer Gegenstand nicht die Krankheit, sondern die Förderung der Gesundheit ist, überhört. Die klassische Leitdisziplin, die sich mit der Bekämpfung von Krankheiten auseinandersetzt, bleibt die Medizin. Ihr obliegt die Deutungsmacht, obwohl die Zusammenhänge zwischen soziodemografischen Merkmalen wie Bildung, Einkommen oder Wohnbedingungen und gesundheitlichen Outcomes längst evident sind.

Gesundheit ist ein Menschenrecht. Es umfasst sauberes Trinkwasser, Zugang zu Bildung, eine ausreichende sanitäre Versorgung, sichere und gesunde Lebensmittel, angemessene Wohn- und Arbeitsverhältnisse sowie Zugang zu gesundheitlicher Versorgung und geht mit dem Recht auf körperliche und psychische Unversehrtheit einher. Das Recht auf Gesundheit ist nicht mit einem Recht, gesund zu sein, zu verwechseln. Kein Staat kann Gesundsein garantieren. Er kann aber einen relevanten Beitrag dazu leisten, dass Menschen den individuell bestmöglichen Gesundheitszustand erreichen. Die UN-Staaten fordern weltweit dazu auf, verfügbare Ressourcen zur bestmöglichen Sicherung der Gesundheitsversorgung aufzuwenden und dabei Prinzipien wie Zugänglichkeit, Verfügbarkeit, Annehmbarkeit, Erschwinglichkeit und Qualität zu berücksichtigen (**Abbildung 17**) (United Nations (UN) & WHO, 2008).

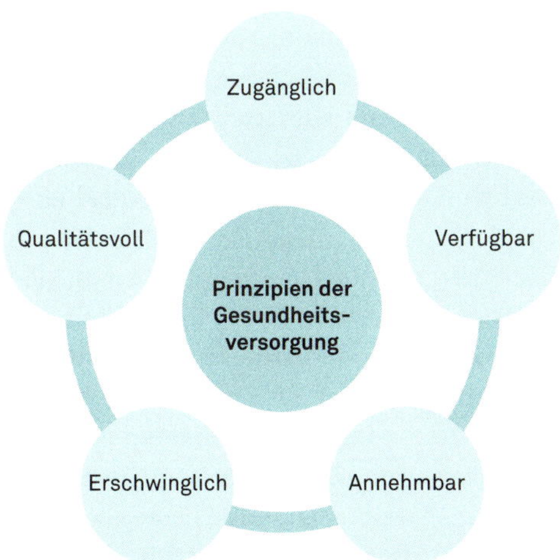

Abbildung 17: Prinzipien der Gesundheitsversorgung

Bereits seit den späten 1940er-Jahren versucht die Forschung, Gesundheit und Krankheit schematisch in Modellen abzubilden. Diese Modelle wurden und werden in der Wissenschaftscommunity intensiv diskutiert und iterativ weiterentwickelt. Wir wollen nun versuchen, den Gesundheitsbegriff anhand ausgewählter Definitionen und Modelle näher zu verstehen und zu diskutieren.

7.1 Laienkonzepte von Gesundheit

Nicht nur Wissenschaftler:innen entwickeln Theorien von Gesundheit. Im Prinzip existieren momentan acht Milliarden verschiedene Konzepte von Gesundheit auf der Erde, so viele, wie es Menschen gibt. Die meisten Menschen haben eine persönliche Idee, was Gesundheit bedeutet. Diese sogenannten Laienkonzepte von Gesundheit hängen sehr stark von der eigenen Biografie, der Sozialisation, dem Umfeld und dem öffentlichen Diskurs ab. Laien- oder Alltagskonzepte werden zu großen Teilen außerhalb des Gesundheitssektors sozial ausgehandelt und haben immensen Einfluss auf den professionellen Gesundheitsdiskurs (Faltermaier, 2023). Laien definieren Gesundheit oft auf einer körperlichen, psychischen und einer sozialen Dimension – und damit überschneiden sie sich mit wissenschaftlichen Modellen (Naidoo & Wills, 2019).

Die zahlreichen persönlichen Konzepte von Gesundheit ordnet Faltermaier (2023) vier übergeordneten Laiengesundheitstheorien zu:

- *Risikotheorien* gehen davon aus, dass Menschen einer Vielzahl potenzieller Gesundheitsrisiken ausgesetzt sind und diese sowohl von außen wie Luftverschmutzung, mangelnder Arbeitsschutz als auch von innen wie ungesunde Verhaltensweisen wie Rauchen, Bewegungsmangel wirken.
- *Ressourcentheorien* nehmen an, dass die Erhaltung von Gesundheit durch den Zugriff auf verschiedene Energiespeicher gewähr-

leistet wird. Diese können sowohl angeboren als auch erworben sein und aus körperlicher Konstitution, psychischer Resilienz und sozialem Rückhalt bestehen.

- *Balancetheorien* kombinieren die ersten beiden Laientheorien. Sie gehen davon aus, dass Individuen durch bewusstes Handeln Einfluss auf ihre Gesundheit ausüben können. Dabei können schädigende Verhaltensweisen die Gesundheit aus dem Gleichgewicht, gesundheitsförderliche sie aber auch wieder in Balance bringen. Balancetheorien sind eng mit dem Salutogenese-Modell verwandt.
- *Schicksalstheorien* betrachten Gesundheit als ein Gut, das sich außerhalb der persönlichen Einflussmacht befindet und durch altersbedingten „Verschleiß" oder schicksalhafte Diagnosen unwiederbringlich verloren gehen kann.

Laienvorstellungen spielen eine wichtige Rolle im persönlichen Umgang mit Gesundheit und Krankheit, aber auch für die Gesundheitsförderung und Prävention. Wer davon überzeugt ist, die eigene Gesundheit beeinflussen zu können, verhält sich anders als jemand, der das nicht glaubt. Manche von uns schreiben der Gesundheit einen hohen Stellenwert zu und bemühen sich um eine gesunde Lebensweise, andere denken erst darüber nach, wenn sie gesundheitliche Beschwerden haben. Interessanterweise fällt es jenen Menschen schwerer, die Gesundheit nur über das Fehlen von Krankheit definieren, ihre Beschwerden zu benennen, als Menschen, die Gesundheit mit körperlichem, psychischem und sozialem Wohlbefinden verbinden. Letztere nehmen ihre Gesundheit und dadurch auch leichte gesundheitliche Einschränkungen deutlich differenzierter wahr und können entsprechend früher selbst eingreifen (Faltermaier, 2023).

7.2 Definitionen von Gesundheit

Dieses Kapitel führt anhand der Historie die Entwicklung des Gesundheitsbegriffs und seiner Definitionen näher aus und verortet sie mit gesellschaftlichen Entwicklungen.

7.2.1 Die erste Definition von Gesundheit der WHO (1948)

Die Weltgesundheitsorganisation WHO wurde im Jahr 1948 mit dem Ziel gegründet, das bestmögliche Gesundheitsniveau für alle Menschen zu erreichen. In der Gründungssatzung wird Gesundheit wie folgt definiert:

„Gesundheit ist der Zustand des vollständigen körperlichen, geistigen und sozialen Wohlbefindens und nicht nur das Freisein von Krankheit und Gebrechen. Das Erreichen des höchstmöglichen Gesundheitsniveaus ist eines der Grundrechte jedes Menschen, ohne Unterschiede der ethnischen Zugehörigkeit, der Religion, der politischen Überzeugung, der wirtschaftlichen oder sozialen Stellung." (Franzkowiak & Hurrelmann, 2022, Website des BIÖG)

Die Definition arbeitet mit dem Entweder-oder-Prinzip. Gesundheit wird als das Gegenteil von Krankheit aufgefasst: Der Mensch ist entweder gesund oder krank, zwei Zustände, die sich gegenseitig ausschließen, an oder aus, wie bei einem Schalter. Gesundheit wird hier als Utopie formuliert, als ein Zustand, der niemals über die gesamte Lebensspanne eines Menschen erlebt werden kann. Gesundheit wird gleichzeitig absolut definiert: Nur, wenn man vollständig gesund ist, ist man nicht krank (BZgA, 2022). Die WHO-Definition muss also den Abgrenzungskonzepten von Gesundheit zugeordnet werden und wirkt heute noch nach. Aber sind Gesundheit und Krankheit überhaupt Antagonisten oder gehören beide Konstrukte untrennbar zusammen?

7.2.2 Das biopsychosoziale Modell (1977) und das Salutogenese-Modell (1979)

„Soziale Arbeit ist salutogene Arbeit, wenn sie Ressourcen stärkt und damit Gesundheit ermöglicht.“ (Gabriel-Schärer & Meier Magistretti et al., 2019, S. 227) – aber was verbirgt sich genau hinter dem Adjektiv „salutogen“? 1979 veröffentlichte der Soziologe und Gesundheitswissenschaftler Aaron Antonovsky (1923–1994) erstmals ein später von ihm weiter modifiziertes Gesundheitsmodell, das sich nicht nur mit der Entstehung und Verhinderung von Krankheit beschäftigte, sondern die Frage stellte, wie Gesundheit eigentlich entsteht. Antonovsky wollte nicht herausfinden, was die Menschen krank macht, sondern er erforschte, warum manche Menschen trotz widriger Lebensumstände gesund bleiben. Antonovsky wurde dabei einerseits von der Idee des biopsychosozialen Modells von George Libman Engel (1913–1999) aus dem Jahr 1977 inspiriert. Engel ging davon aus, dass Gesundheit und Krankheit von biologischen, aber auch von psychologischen und sozialen Faktoren und deren Wechselwirkungen abhängen.

Andererseits wurde Antonovsky auch vom Vulnerabilitäts-Stress-Modell (Kapitel 7.2.3) und der Idee beeinflusst, dass jeder Mensch gesundheitsschützenden und gesundheitsschädigenden Faktoren ausgesetzt ist. Mit der Idee der Resilienz im Hinterkopf vermutete Antonovsky, dass Menschen, die scheinbar nichts aus der Bahn wirft, über einen Speicher mit protektiven Eigenschaften verfügen müssen. Antonovsky verortete Gesundheit (Health-Ease, HE) und Krankheit (Dis-Ease, DE) als zwei gegensätzliche Pole auf dem HE-DE-Kontinuum (**Abbildung 18**). Wie mit einem Schieberegler kann der Zustand je nach Gesundheitszustand zwischen beiden Polen hin und her bewegt werden.

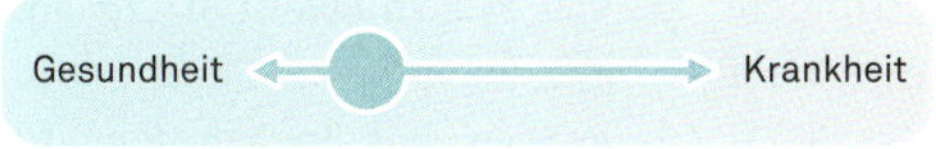

Abbildung 18: HE-DE-Kontinuum

Antonovsky subsumierte sämtliche gesundheitsschädigenden Faktoren unter Risikofaktoren. Sämtliche gesundheitsförderliche Schutzfaktoren nannte er generalisierte Widerstandsressourcen und zählte unter anderem die körperliche Konstitution und Immunabwehr, kognitive und psychische Ressourcen und die Gesundheitskompetenz darunter.

Antonovsky ersetzte also den Begriff der „Resilienz“ durch den neuen Begriff der „generalisierten Widerstandsressourcen“, die proaktiv die Gesundheit beeinflussen, anstatt lediglich passiv-defensiv die Krankheitsentstehung auszubremsen. Genau wie Risikofaktoren können generalisierte Widerstandsressourcen interner (Selbstvertrauen, Bewältigungsstrategien) oder externer Natur sein (sozialer Rückhalt, stabile Lebensverhältnisse). Eine kleine sprachliche Änderung, die aber eine grundlegend andere Denkweise offenbarte und dem Begriff der Gesundheit endlich mehr Selbstwirksamkeit verlieh.

Der Kern des Salutogenese-Modells (**Abbildung 19**) ist das Kohärenzgefühl, das sich aus emotionalen, kognitiven und motivationalen Wahrnehmungen und Sinnzuschreibungen ergibt (Roch & Hampel, 2022) und stark durch kindliche und jugendliche Erfahrungen geprägt wird. Ungefähr ab dem 30. Lebensjahr stabilisiert sich das Kohärenzgefühl und kann lediglich durch einschneidende negative Ereignisse wie Traumata oder positive Ereignisse wie eine längerfristige Selbstreflexion durch Psychotherapie verändert werden (Faltermaier, 2023). Das Kohärenzgefühl beschreibt eine zuversichtliche Haltung, die man einnimmt, um Herausforderungen zu bestehen. Es setzt sich aus den drei Komponenten Verstehbarkeit, Bewältigbarkeit und Sinnhaftigkeit zusammen (Faltermaier, 2018; Roch & Hampel, 2022).

Zusammenhänge verstehen meint die Art und Weise, wie wir unsere Umwelt wahrnehmen und ob wir uns Erlebtes logisch erklären können. Je besser wir Umstände verstehen, desto einfacher können wir das Erlebte einordnen

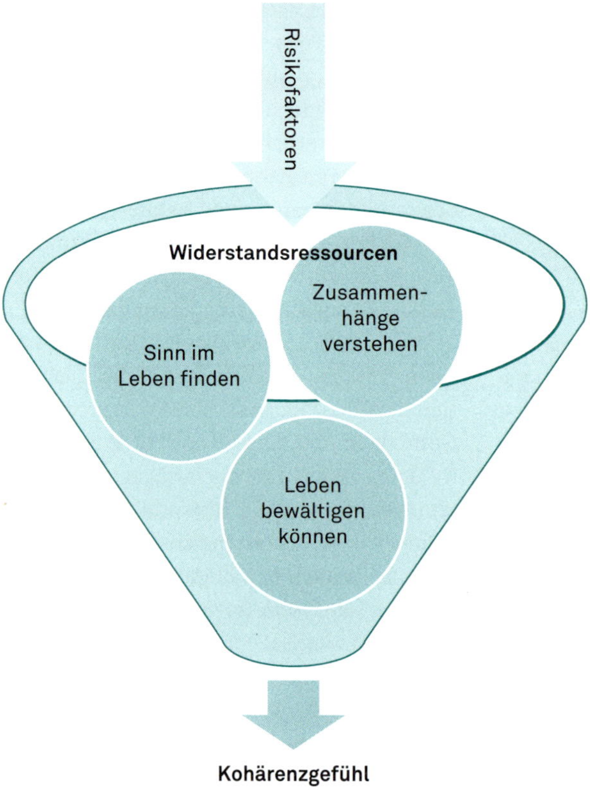

Abbildung 19:
Salutogenese-Modell

und interpretieren, sodass wir Handlungsfolgen besser abschätzen können. Dabei geht es nicht um die Bewertung der Situation, sondern nur darum, sie korrekt erfassen und erklären zu können.

Leben bewältigen können hingegen beschreibt, ob eine Situation mit eigenen Ressourcen bestritten werden kann. Dafür muss man die Situation zunächst verstehen und anschließend realistisch einschätzen können. Bewältigbarkeit hängt aber auch von emotionalen Empfindungen wie Selbstvertrauen ab, welches sich wiederum aus Erinnerungen und Erfahrungen speist.

Sinn im Leben finden ist durch emotional-motivationale Komponenten wie die Bereitschaft, Ressourcen zur Bewältigung einer Herausforderung aufzubringen, gekennzeichnet und eng mit dem subjektiven Wertesystem verknüpft. Wenn wir also einen Sinn in etwas sehen, sind wir viel mehr bereit, uns dafür anzustrengen, selbst dann, wenn wir nicht sicher sind, ob wir es schaffen (Roch & Hampel, 2022).

Je stärker das Kohärenzgefühl, desto leichter können Menschen ihre generalisierten Widerstandsressourcen aktivieren, um ihre Gesundheit zu fördern. Versteht jemand eine Herausforderung jedoch nicht, hat nicht das Gefühl, sie bewältigen zu können und sieht auch keinen Sinn darin, kann diese Situation auch nicht oder nur unzureichend bewältigt werden.

7.2.3 Das Vulnerabilitäts-Stress-Modell (1977)

Das Wort „Stress" leitet sich vom lateinischen „stringere" ab, was sich in etwa mit „zusammenschnüren" übersetzen lässt (TK-Stressstudie, 2021). Dieser Stress hat einen großen Einfluss auf unser körperliches und psychisches

Wohlbefinden, wir beginnen zu schwitzen, sind angespannt und würden am liebsten fliehen. Wir assoziieren mit Stress Unwohlsein, Zeitdruck und Überforderung. Dabei brauchen wir Stress zum Überleben, denn er signalisiert uns, wann wir handeln müssen, um langfristig negative Folgen zu verhindern. Stress ist also nicht per se gesundheitsschädigend, er kann auch sehr hilfreich sein. Werdecker und Esch (2022, S. 389) beschreiben Stress als „physiologische, psychologische und verhaltensbezogene Anpassung eines Organismus (Stressreaktion) auf umweltbezogene und psychosoziale Reize, sog. Stressoren. Die Einordnung eines Reizes als Stressor erfolgt im Gehirn".

Wenn jene Stressoren sich anhäufen, führt dies zur physischen und psychischen Überlastung des Organismus. Ein erhöhter Stresshormonspiegel wirkt sich beispielsweise negativ auf das Immunsystem aus, macht den Organismus anfälliger für Entzündungsreaktionen und beschleunigt die Zellalterung (Kajikhina et al., 2023). Man spricht hierbei auch von der allostatischen Last, also dem Ausmaß, zu dem wir uns an äußere und innere Veränderungen anpassen müssen (Werdecker & Esch, 2022). Diese sind bei Menschen, die in sozial schwachen Haushalten aufgewachsen sind und bereits in der Kindheit viel Stress erfahren haben, von vornherein höher (Misiak et al., 2022).

Das diesem Kapitel namengebende Vulnerabilitäts-Stress-Modell nach Zubin und Spring entstand im gleichen Jahr (1977) wie das biopsychosoziale Modell von Engel. Das Vulnerabilitäts-Stress-Modell wird auch als Diathese-Stress-Modell bezeichnet. Die Gründe für die Entstehung einer Krankheit werden in diesem Modell mit dem Überlaufen eines Eimers verglichen (Demke, 2022). Dabei symbolisiert ein fast voller Eimer die Schwelle der Alltagsbelastungen („minor stressors") von besonders vulnerablen Personen, wohingegen der Eimer von weniger vulnerablen bzw. resilienteren Personen nicht so voll ist (**Abbildung 20**).

Wenn nun eine unerwartete, große Belastung („major stressor") hinzukommt, wie beispielsweise ein Verkehrsunfall, eine nicht bestandene Abschlussprüfung oder der Tod eines Angehörigen, führt dies zunächst für jeden Menschen zu einem plötzlichen Anstieg des Pegels. Der Unterschied zwischen resilienten und vulnerablen Personen ist aber, dass der Eimer bei vulnerablen Personen überläuft und bei resilienten Menschen nicht. Metaphorisch bezieht sich ein überlaufender Eimer vor allem auf das Auftreten psychischer Krankheiten wie eine Depression oder eine Angststörung. Das Modell erntete aufgrund seiner stark auf das Individuum fokussierten Sichtweise einiges an Kritik, da es fälschlicherweise so verstanden werden kann, dass es „stabilere" und „labilere" Menschen gibt und das vor allem an ihren eigenen Umgangsweisen liegt, statt systematische Benachteiligungen adäquat zu adressieren (Demke, 2022). Das Vulnerabilitäts-Stress-Modell fußt auf vier Elementen, die sich gegenseitig

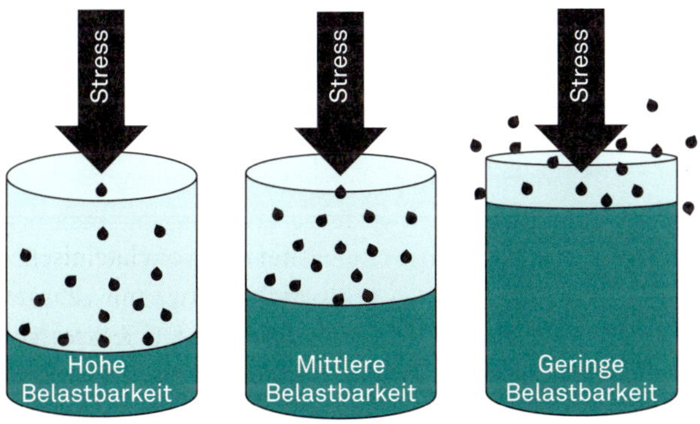

Abbildung 20: Vulnerabilitäts-Stress-Modell

beeinflussen: Vulnerabilität, Stress, Resilienz und Coping. Sie wirken maßgeblich an der Entstehung oder Verhinderung von Krankheiten mit (Roch & Hampel, 2022).

Vulnerabilität

Unter dem Begriff der Vulnerabilität versteht man eine Art biologische, psychische und soziale Anfälligkeit für Krankheiten, die sich aus individuellen, genetischen, Verhaltens- aber auch Umweltfaktoren ergibt.

Stress kann auf körperlicher, mentaler oder sozialer Ebene auftreten und wird in Alltagsstress („minor stressors") und einschneidende Lebensereignisse („major stressors") unterschieden. Wie Stressoren individuell verarbeitet werden, hängt einerseits von der Vulnerabilität, andererseits von der Schwere und Anzahl der „minor" und „major stressors" ab (Roch & Hampel, 2022). Menschen passen sich unterschiedlich an Stress an – je nach Resilienz. Eine Stressreaktion kann zudem in positive und negative Reaktionen unterschieden werden. Diese sind nicht einfach voneinander zu trennen, da sie stark von persönlichen und kontextuellen Faktoren abhängen. Im Allgemeinen kann aber in maladaptive, neutrale und adaptive Anpassungsreaktionen unterschieden werden. Maladaptive Reaktionen auf Stress sind das Gefühl von Überforderung und Bedrohung, dies nennt man Distress. Adaptive Anpassungsreaktionen beschreiben hingegen positive Auswirkungen von Stress, wie Motivation und das Gefühl, vor einer Herausforderung zu stehen, die einen zur Leistungssteigerung anspornt. In diesem Fall spricht man von Eustress (Nelson & Simmons, 2003).

Resilienz

Resilienz ist eine Art „innerer Schutzschild", der von den individuellen Schutzfaktoren oder Ressourcen abhängt.

Sozialer Rückhalt, eine solide finanzielle Lage und eine lösungsorientierte Denkweise sind gute Ressourcen, stärken die Resilienz und tragen dazu bei, dass belastende Situationen gut gemeistert werden können. Je weniger Ressourcen hingegen vorhanden sind, desto niedriger ist die Resilienz. Einsamkeit, Armut oder konfliktbehaftete Familiensituationen senken die Resilienz, da ein Großteil der vorhandenen Ressourcen bereits zur Alltagsbewältigung eingesetzt wird – die Kapazitäten zur Stressbewältigung sind schlicht bereits gebunden (Roch & Hampel, 2022).

Coping

Strategien zur Stressbewältigung, so genannte Copingstrategien, können sehr individuelle Denk- und Handlungsmuster sein, die bereits ein gewisses Maß an Resilienz und adaptiven Fähigkeiten voraussetzen, mithilfe derer man trotz widriger Umstände unbeschadet aus Belastungssituationen hervorkommen kann (Chbeir & Carrión, 2023; Roch & Hampel, 2022).

Causevic und Endemann (2019) unterteilen drei Ebenen des Stressgeschehens:

- Stressoren – die Ursachen von Stress
- Stressverstärker – Faktoren, die das Stresserleben beeinflussen
- Stressreaktion – die physiologische Reaktion des Organismus auf Stress.

Man unterscheidet zudem akute und chronische Stressoren. Akute Stressoren erhöhen kurzfristig die allostatische Last und bewirken somit schnelle Anpassungen des Organismus, die danach jedoch wieder zum Ausgangspunkt zurückkehren – der Organismus beruhigt sich wieder. Dies können kritische Lebensereignisse sein, die Betroffene besonders belasten, wie der Verlust eines nahen Angehörigen, die Geburt eines Kindes, eine Trennung oder ein Wohnortwech-

Ebene der Stressoren

Es wird in interne und externe Stressoren unterschieden. Beispiele für interne Stressoren sind hohe Anforderungen an sich selbst, Rollenkonflikte, das Gefühl von Einsamkeit, Sorgen, Zukunftsängste, Hunger, Durst oder Schmerz (Causevic & Endemann, 2019; Werdecker & Esch, 2022). Externe Stressoren beziehen sich auf Umwelteinflüsse, wie Arbeitsbelastung, Abgabetermine, Prüfungsstress, ungünstige klimatische Bedingungen, familiäre Konflikte oder Lärm (TK-Stressstudie, 2021; Werdecker & Esch, 2022).

sel. Chronische Stressoren hingegen versetzen den Organismus in einen dauerhaften Erregungszustand und erfordern langfristige allostatische Anpassungen (Werdecker & Esch, 2022). Sie treten eher in Form von Alltagsbelastungen, den sogenannten „daily hassles" auf. Darunter zählen unter anderem Kindererziehung, chronische Krankheiten, finanzielle Schwierigkeiten, eine lärmbelastete Wohn- und Arbeitsumgebung, Prüfungsdruck oder familiäre Konflikte (Causevic & Endemann, 2019).

Ebene der Stressverstärker

Auf der Ebene der Stressverstärker unterscheidet man drei Schritte: primäre, sekundäre Bewertung und die Neubewertung.

Die Stressforschung unterscheidet zudem drei Bewertungsschritte der Stresswahrnehmung:

Primäre Bewertung: Der Mensch unterscheidet beim Stresserleben zwischen irrelevant, positiv oder stressend. Wenn etwas als stressend empfunden wird, wird weiter in Bedrohung, Schaden beziehungsweise Verlust oder Herausforderung unterschieden.

Sekundäre Bewertung: Wurde ein Reiz als stressend eingeordnet, wird die Diskrepanz zwischen den Anforderungen des Stressors und den verfügbaren Bewältigungskapazitäten beurteilt. Entspricht etwas nicht unserer Routine, wird es lediglich als Herausforderung wahrgenommen, übersteigt aber etwas unsere Kapazitäten, wird es als Bedrohung wahrgenommen.

Neubewertung: In Abhängigkeit davon, ob der Stressor unseren Erwartungen entsprechend bewältigt werden konnte oder nicht, wird er nachträglich neubewertet. Konnte wider Erwarten ein Problem überwunden werden, wird dieses anschließend nicht mehr als Bedrohung, sondern als Herausforderung eingestuft und umgekehrt.

Ein potenzieller Stressor wird erst durch die interne Bewertung zu einem wirksamen Stressor, wobei diese Stressbewertung zunächst meist unbewusst vonstattengeht, durch Reflexion jedoch ins Bewusstsein gebracht werden und so dabei helfen kann, resilienter zu werden. Zudem hängt die Beurteilung eines Stressors stark von den bisherigen Lebenserfahrungen und der Sozialisation ab. Internalisierte Überzeugungen und Bedürfnisse nach Autonomie oder sozialer Anerkennung beeinflussen das Stresserleben sehr. Ein interner Stressverstärker ist beispielsweise das „Muss-Denken", bei dem Menschen ihr Selbstwertgefühl von der Erfüllung sozialer Erwartungshaltungen abhängig machen (Causevic & Endemann, 2019).

Ebene der Neubewertung

Die dritte Stufe im Stressgeschehen ist die eigentliche Reaktion des Organismus auf den Stressor. Diese wird durch das vegetative Nervensystem – bestehend aus Sympathikus sowie Parasympathikus – gesteuert, verläuft im Prinzip immer gleich und variiert lediglich hinsichtlich Intensität und Dauer.

Da Stressoren sowohl kurzfristig als auch langfristig wirksam sein können, gibt es auch zwei physiologische Regulationsmechanismen auf zwei Achsen:

Erste Achse SNMA: Die Stressreaktion durch den Sympathikus ermöglicht sekundenschnelle Anpassungen an plötzlich auftretende Stressoren über das Nervensystem und die Ausschüttung der Stresshormone Adrenalin und Noradrenalin, der sogenannte Fight-or-Flight-Reflex. Diese Stressreaktion der Sympathikus-Nebennierenmark-Achse ist gekennzeichnet durch den Anstieg der Herz- und Atemfrequenz, Schweißbildung, körperliche und mentale Anspannung sowie eine hohe Konzentrationsfähigkeit. Dies dient der vorübergehenden Bereitstellung körperlicher und mentaler Ressourcen zur Bewältigung einer potenziellen Gefahr. Wurde der Stressor erfolgreich überwunden, kommt es danach zu einem Abfall der Anspannung und es tritt die Entspannung ein, welche durch die Aktivierung des parasympathischen Nervensystems gekennzeichnet ist. Der Herzschlag verlangsamt sich, Stresshormone werden abgebaut, die Verdauung wird angeregt und der Blutdruck sinkt wieder („rest and digest").

Zweite Achse HHNA: Die Hypothalamus-Hypophysen-Nebennierenrinden-Achse (HHNA) wird aktiviert, wenn der Stressor nicht mithilfe der kurzfristigen Mobilisierung von Ressourcen bewältigt wurde, was häufig bei chronischen und unkontrollierbaren Stressoren der Fall ist. Sie ermöglicht langfristige Anpassungen des Organismus über hormonelle Steuerung. Es kommt zu einer Erhöhung des Blutzuckerspiegels und einer vermehrten Ausschüttung des Hormons Cortisol – zwei Faktoren, die auf Dauer zur Entwicklung von Krankheiten führen können (Causevic & Endemann, 2019).

Gesundheitsfolgen von Stress

Akuter Stress kann zügig kompensiert werden und stellt keine große gesundheitliche Gefahr dar. Chronischer Stress hingegen wird mit vielen negativen Gesundheitsoutcomes in Verbindung gebracht, da sich der Organismus über einen längeren Zeitraum in einem Ungleichgewicht befindet. Er stellt dauerhaft viele Ressourcen zur Stressbewältigung zur Verfügung, erhält dafür aber zu wenig Erholungs- und Entspannungsphasen zur Regeneration zurück.

Dieses Ungleichgewicht führt zur Überbeanspruchung körperlicher und mentaler Ressourcen, indem Blutdruck, Blutzucker- und Blutfettwerte sowie der Cortisolspiegel dauerhaft erhöht sind. Das fördert die Entstehung von Arteriosklerose und kann entzündliche Prozesse bis herunter zur Zellebene begünstigen. Diese Vorgänge schwächen das Immunsystem und führen zu einer erhöhten Infektanfälligkeit. Zudem ist das Gesundheitsverhalten von Menschen mit hoher allostatischer Last aufgrund des geringeren, stressbedingten Wohlbefindens häufig von ungesunden Coping-Strategien gekennzeichnet. Zigaretten- und Alkoholkonsum, Binge-Eating oder Spielsucht sind Beispiele für Verhaltensweisen, die die Entstehung chronischer Krankheiten, wie Herz-Kreislauf- und Stoffwechselerkrankungen, Krebs, neurodegenerativer und psychischer Krankheiten fördern (Werdecker & Esch, 2022).

Die Symptome von chronischem Stress können von Mensch zu Mensch sehr stark variieren und sind abhängig von der jeweiligen Konstitution. Sie können von Verdauungsproblemen, wie dem Reizdarmsyndrom oder Magengeschwüren, über Muskelverspannungen, Rücken- oder Nackenschmerzen bis hin zu Schlafstörungen und der Entwicklung einer generalisierten Angststörung reichen (Causevic & Endemann, 2019). Stress macht richtig krank.

Zusammenhang zwischen psychischen und körperlichen Beschwerden

Häufig stehen psychische und körperliche Beschwerden sogar in einer wechselseitigen Beziehung (Hausteiner-Wiehle & Schaefert, 2014; Mantell et al., 2023). Chronischer Stress hat das Potenzial, schwere körperliche Folgen nach sich zu ziehen. So können Herz-Kreislauf-Erkrankungen durch stressbedingten Bluthochdruck

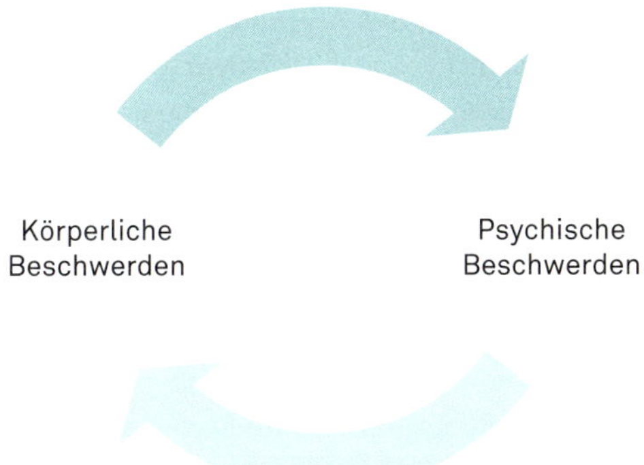

Abbildung 21: Gegenseitiger Einfluss psychischer und körperlicher Beschwerden

oder Rückenschmerzen durch körperliche Anspannung entstehen (Gesetzliche Krankenversicherung (GKV)-Spitzenverband, 2023). Depressionen sind ebenfalls mit chronischen Rückenschmerzen assoziiert (Yang et al., 2023). Ein Grund dafür könnte in der häufig beobachteten Bewegungsarmut bei Menschen mit psychischen Erkrankungen liegen (Bort-Roig et al., 2020). Psychische und körperliche Beschwerden bedingen sich also nicht nur häufig gegenseitig, sondern können sogar spiralförmig die Gesundheit negativ senken, aber auch positiv heben (**Abbildung 21**).

Die psychischen und körperlichen Beschwerden haben nicht nur negative Folgen für den Einzelnen, sondern wirken sich nachteilig auf soziale Dynamiken wie das Klima am Arbeitsplatz oder das Familiensystem aus, sodass ein Teufelskreis der „gegenseitigen Stressansteckung" entsteht (Causevic & Endemann, 2019) – der Stress reproduziert sich wieder und wieder selbst.

Stressbelastung in Deutschland

Laut einer Studie der Techniker Krankenkasse (TK) litten im Jahr 2021 26 % der Deutschen häufig unter Stress, verglichen mit 20 % im Jahr 2013. Über den gleichen Zeitraum sank der Anteil der Befragten, die nie Stress erleben, von 13 % auf 9 %. Dies deutet auf eine Zunahme des allgemeinen Stresserlebens in Deutschland hin. Besonders Frauen sowie Menschen mit niedrigem Sozialstatus und mangelndem sozialen Rückhalt leiden unter chronischem Stress. Als häufigste Gründe für Stress werden Arbeit, erkrankte Angehörige und hohe Ansprüche an sich selbst angegeben. Erwerbstätige erleben mehr Stress als Menschen, die nicht erwerbstätig sind. Gleichzeitig ist das Stresserleben von Frauen, die nicht erwerbstätig sind, vergleichbar mit dem der erwerbstätigen Männer, was daran liegen könnte, dass sie sich immer noch deutlich mehr als Männer für die Haushaltsführung, die Kindererziehung oder die Pflege Angehöriger engagieren (TK-Stressstudie, 2021).

Umfragen zeigen auch eine hohe Stressbelastung bei Kindern und Jugendlichen: Unter den 14- bis 17-Jährigen haben 64 % der Mädchen und 41 % der Jungen oft oder sehr oft Stress. Das Stressempfinden steigt mit dem Alter und ist deutlicher bei jenen ausgeprägt, die einen niedrigeren Sozialstatus haben.

Als Stressursache geben die meisten Kinder die Schule an (Robert Koch-Institut (RKI), 2020). Ähnlich ist es auch bei Studierenden, wie eine Umfrage des Deutschen Zentrums für Hochschul- und Wissenschaftsforschung (DZHW, 2018) zeigt. Rund ein Viertel der Studierenden leidet unter einem hohen Stresslevel, das vor allem zu Beginn des Studiums darauf zurückgeführt werden kann, dass sie sich in vielfacher Hinsicht in einer neuen Situation befinden, in der sie Verantwortung für sich selbst übernehmen müssen. Neben dem Zurechtfinden an einem neuen Ort und an der Universität sowie zahlreichen neuen Sozialkontakten kommt der hohe Leistungsdruck des Studiums hinzu. Das höchste Stresserleben haben auch hier Studierende mit geringem Einkommen, niedrigem Sozialstatus, wenig sozialer Unterstützung, beidseitiger Migrationsgeschichte, chronischen Erkrankungen und weiblichem Geschlecht (Sendatzki & Rathmann, 2022) – der uns bereits bekannte soziale Gradient blitzt wieder auf.

Gesellschaftliche Kosten

Stressassoziierte Erkrankungen wie koronare Herzkrankheit, Diabetes mellitus Typ II, Burnout oder Depressionen gehen mit sehr hohen gesellschaftlichen Kosten einher, wie man an den steigenden Gesundheitsausgaben und der Anzahl der Arbeitsunfähigkeitstage ablesen kann. Die durch Krankheit entstandenen Produktionseinbußen betrugen allein in Bezug auf die Lohnkosten rund 118 Milliarden EUR im Jahr 2022, der Verlust an Arbeitsproduktivität für die Bruttowertschöpfungskette wurde auf 207 Milliarden EUR geschätzt (Bundesministerium für Arbeit und Soziales (BMAS), 2023). Im Jahr 2023 betrugen die Gesundheitsausgaben 501 Milliarden EUR. Dies entspricht über 12 % des Bruttoinlandsproduktes oder rund 6.000 EUR pro Einwohner:in. Das ist sehr viel Geld, welches durch eine kluge Gesundheitsförderung reduziert und an anderer Stelle in die Versorgungsforschung, Bildung, den Klimaschutz oder die Innovationsförderung zum gesellschaftlichen Blühen gebracht werden könnte.

7.2.4 Determinanten der Gesundheit (1991)

Eines der bekanntesten Modelle von Gesundheit ist das 1991 von Göran Dahlgren und Margaret Whitehead innerhalb der WHO entwickelte Modell der Determinanten von Gesundheit. Dieses zeigt die Einflüsse auf die Gesundheit in mehreren Schichten auf (**Abbildung 22**).

Das Modell der Determinanten der Gesundheit unterscheidet zwischen beeinflussbaren und nicht beeinflussbaren Einflussfaktoren, die sich positiv oder negativ auf den Gesundheitszustand einer Person auswirken können. Im Kern des Modells befinden sich die unbeeinflussbaren Eigenschaften Alter, Geschlecht und Erbanlagen. Hier lässt sich hervorragend wissenschaftlicher Erkenntnisgewinn demonstrieren: Wie wir heute, rund 35 Jahre später, wissen, sind das Geschlecht, aber auch das Genom und seine Ausprägungen durchaus beeinflussbar und damit überhaupt nicht so „unbeeinflussbar", wie Dahlgren und Whitehead (1991) einst annahmen. Die Forschungsrichtung der Epigenetik untersucht, wie sich Umwelteinflüsse oder der Lebensstil auf die genetische Ausstattung auswirken. Mit der sogenannten Genschere, der CRISPR/Cas9-Methode, können heute bereits Gene verändert werden – eine Zukunftstherapie, die etwa in der Krebsforschung große Hoffnungen weckt.

Der Kern des Modells der Determinanten der Gesundheit repräsentiert also die angeborenen Eigenschaften einer Person. Diese sind von veränderlichen Einflussfaktoren umgeben: den Faktoren der individuellen Lebensweise. Dazu zählen vor allem gesundheitsbezogene Verhaltensweisen wie Ernährungsweise, Bewegung und Schlaf. Eine weitere Ebene bezeichnet die sozialen und kommunalen Netzwerke und bezieht sich auf die gegenseitige soziale Unterstützung innerhalb von Familie, Freundeskreis, Nachbarschaft und anderen Gemeinschaften. Der Schwerpunkt dieser Ebene liegt auf der sozialen Einbettung einer Person in kommunale Netzwerkstrukturen – man könnte auch von gesellschaftlicher Integration sprechen.

Auf einer weiteren Ebene werden Bedingungen wie Landwirtschaft und Lebensmittelproduktion, Bildung, Arbeitsumfeld, Lebens- und Arbeitsbedingungen, Arbeitslosigkeit, Wasser- und Sanitärversorgung, Gesundheitsversorgung und Wohnverhältnisse adressiert. Diese hängen sehr stark von äußeren Einflüssen ab und sind nur bedingt durch das Individuum beeinflussbar. Auf der äußersten Ebene verorten Dahlgren und Whitehead die allgemeinen Bedingungen der sozioökonomischen, kulturellen und physischen Umwelt. Diese stellen die komplexesten Determinanten – in gewisser Weise die „Ursachen der Ursachen" von Krankheit oder Gesundheit – dar (Hurrelmann & Richter, 2022). Alle Ebenen des Modells stehen in wechselseitigem Austausch; so kann die kulturelle Zugehörigkeit einer Person den Lebensstil gesundheitsfördernd oder -schädigend beeinflussen (Dahlgren & Whitehead, 1991).

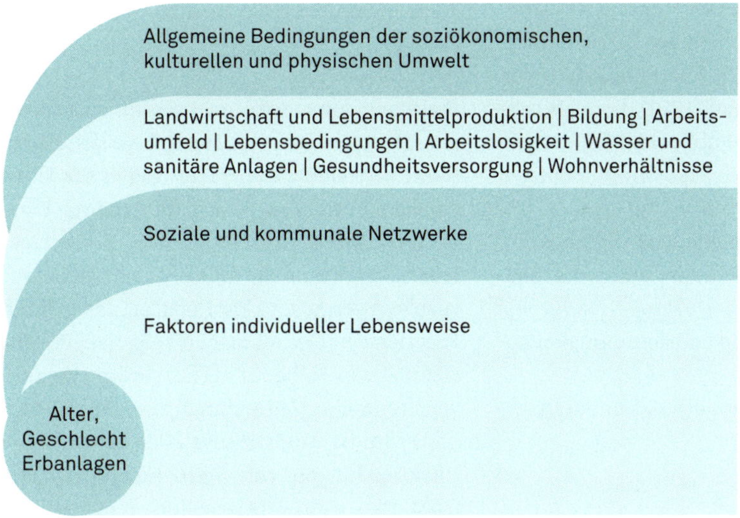

Abbildung 22: Determinanten der Gesundheit

Das Modell wird häufig zur Veranschaulichung des sozialen Gradienten von Gesundheit herangezogen (Vonneilich et al., 2022). Wenngleich das soziale Gefälle gut anhand des Modells beschrieben werden kann, fokussiert es lediglich Faktoren, die die Gesundheit von Menschen allgemein beeinflussen (Dahlgren & Whitehead, 2021). Dahlgren und Whitehead betonen, dass ihr Modell nicht zur Erklärung des sozialen Gradienten konzipiert wurde, und verweisen dafür auf das „Model of pathways to inequalities in health“ von Diderichsen et al. (2019), welches vier Mechanismen identifiziert, durch die gesundheitliche Ungleichheit erzeugt wird: ungleiche Macht- und Ressourcenverteilung, unterschiedliche Exposition gegenüber Risikofaktoren, unterschiedliche Vulnerabilität und unterschiedliche Konsequenzen im Krankheitsfall.

Evidenz

Es gibt bereits starke, sozialepidemiologische Evidenz für die Zusammenhänge zwischen vielen einzelnen Determinanten und Gesundheits-Outcomes (Bambra et al., 2010; Lampert, 2016; Vonneilich et al., 2022). Jedoch sind Bestrebungen zur Identifikation von Personengruppen, sogenannte Subtypen, die mehreren Determinanten ausgeliefert sind, noch sehr rar. Auch die Operationalisierung des Konzepts durch geeignete Assessments befindet sich noch in der Entwicklungsphase. Es wird aktuell nach gemeinsam auftretenden Determinanten geforscht, anhand derer Risikoprofile bestimmter Subtypen abgeleitet werden sollen, die Gesundheits-Outcomes prognostizieren könnten (Bhavnani et al., 2023).

Bedeutung für den Gesundheitsbegriff

Wenngleich der Lebensstil den stärksten direkten Einfluss auf die Gesundheit hat, hängt das Gesundheitsverhalten eben auch stark von der Sozialisation und den äußeren Umständen ab, die einen Menschen umgeben (Hurrelmann & Richter, 2022). Durch die Darstellung der komplexen Einflüsse der Determinanten trägt das Modell maßgeblich zur Aufklärung über gesellschaftliche Strukturen bei, die über multiple Wirkmechanismen die Bevölkerungsgesundheit beeinflussen. Es relativiert gleichzeitig die Relevanz des medizinischen Sektors für die Gesundheit. Die Bedeutung eines guten Zugangs zur Gesundheitsversorgung ist offensichtlich, jedoch stellt dies nur einen von vielen Faktoren dar, die die Gesundheit von Menschen bestimmen (Dahlgren & Whitehead, 2021; Hurrelmann & Richter, 2022). Die Publikation von Dahlgren und Whitehead (1991) dient als strategische Grundlage für Public Health-Interventionen, die auf vier politischen Einflussebenen stattfinden können:

- Langfristige, strukturelle Veränderungen
- Verbesserung von Lebens- und Arbeitsbedingungen
- Stärkung des sozialen und kommunalen Zusammenhalts
- Einfluss auf individuelles Gesundheitsverhalten.

Auf Basis des Modells etablierte die WHO (2008) die „Commission on Social Determinants of Health“, welche das Ziel anstrebt, die Gesundheitslücke in allen sozioökonomischen Schichten zu schließen. Dazu hat sie einen Health in All Policies-Ansatz entwickelt, der die Verantwortung für Gesundheit nicht nur im Gesundheitssektor, sondern in allen Politikbereichen verortet (Dahlgren & Whitehead, 2021; WHO, 2008). Das Modell ist nicht zuletzt aufgrund seiner systemischen, aber dennoch simplen Darstellungsform international sehr populär geworden. Es verdeutlichte erstmals öffentlichkeitswirksam die Multisektorialität von Gesundheit und hat somit elementar zur Entwicklung der „Health in All Policies“-Idee beigetragen (Dahlgren & Whitehead, 2021). Sogenannte „treibende Kräfte“ werden zwischenzeitlich für eine Weiterentwicklung des Modells diskutiert, die Dahlgren und Whitehead zwar nicht direkt als Determinanten definieren, die aber dennoch über alle Ebenen hinweg Einfluss auf die Gesundheit ausüben. Dazu werden beispielsweise kommerzielle Verkaufsstrategien von Tabak, Alkohol, ungesunden Lebensmitteln aber auch Rassismus gezählt (Dahlgren & Whitehead, 2021). Diese kommerzielle Determinante, die Determinante Diskriminierung und die digitale Determinante der Gesundheit müssen nun stärker in den Forschungsfokus rücken.

7.2.5 Das Positive Health-Konzept (2011)

Fragt man eine medikamentös gut eingestellte junge Frau mit Diabetes Typ I, ob sie sich gesund fühlt, wird sie dies an vielen Tagen des Jahres bejahen, obwohl sie dauerhaft chronisch krank ist. Gesundheit ist womöglich noch viel facettenreicher, als es die bisherigen Modelle aufzuzeigen vermögen. Ein Konzept, das mehrere Facetten von Gesundheit aufzeigt, ist „Positive Health“ von Huber et al. (2011), im Jahr 2011 veröffentlicht, 2016 durch eine Mixed-Methods- Studie validiert und 2023 zuletzt durch Rückmeldungen von Teilnehmenden angepasst. Dieses Konzept ist anders, geradezu revolutionär, weil es sich auf subjektive Parameter und die persönliche Bedeutung von Gesundheit für den Einzelnen stützt. Das Hubersche Modell setzt Gesundheit nicht mit Funktionsfähigkeit gleich und hinterfragt damit das biomedizinische, stark struktur- und funktionsbezogene Gesundheitsverständnis. Positive Gesundheit wird als Fähigkeit beschrieben, das eigene Potenzial auszuschöpfen, Verpflichtungen nachzukommen, das Leben möglichst selbstständig zu meistern sowie sozial teilzuhaben, indem man beispielsweise ungehindert einer Erwerbstätigkeit zur Selbstverwirklichung nachgehen kann (Huber et al., 2011). Das Konzept wurde in der Mixed-Methods-Studie „Towards a ‚patient-centred‘ operationalisation of the new dynamic concept of health“ validiert (Huber et al., 2016) und wird bis zum heutigen Zeitpunkt weiter beforscht (Prinsen & Terwee, 2019). Anhand von sechs Komponenten kann das subjektive Gesundheitsempfinden auf Skalen bewertet werden (Institute for Positive Health, 2023). Das Positive Health-Konzept reicht weit in die Lebenswelten hinein und überlässt jedem Menschen selbst, wie man für sich Gesundheit bewertet – also auch, inwieweit sich jemand durch medizinische Diagnosen tatsächlich eingeschränkt fühlt (Huber et al., 2016; Prinsen & Terwee, 2019; Roch & Hampel, 2022). Eine 26-jährige Patientin mit Diabetes Typ 1 hat ein-

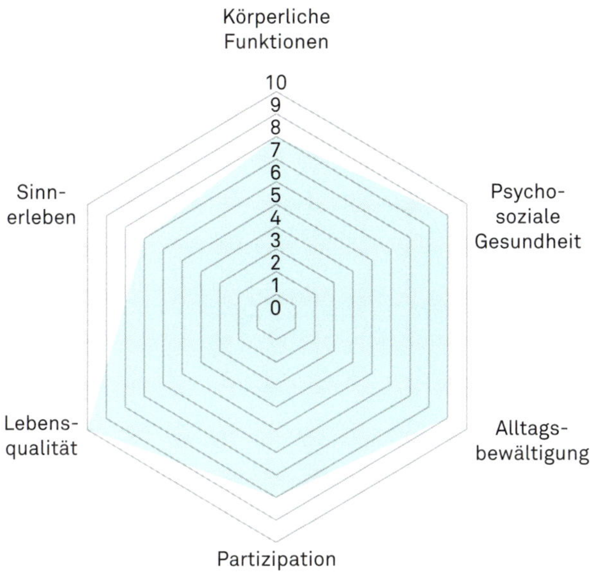

Abbildung 23: Beispielhafte Einschätzung Positive Health (türkises Farbfeld) von einer 26-jährigen Patientin mit Diabetes Typ 1.

mal für uns exemplarisch ihre Gesundheit anhand der sechs Huberschen Dimensionen aufgezeigt (**Abbildung 23**). Es springt einem sofort die hohe Lebensqualität trotz einer chronischen Erkrankung ins Auge. Man erfährt, dass Gesundheit trotz der Anwesenheit von Krankheit so viel mehr sein kann.

Das Positive Health-Konzept hat, kleiner Spoiler, mit leichten Anpassungen auch Eingang in das Modell Gesundheitsfördernde Soziale Arbeit gefunden. Die sechs Komponenten des Positive Health-Konzepts sind:

- Bodily Functioning (körperliche Funktionen)
- Mental Well-Being (psychosoziale Gesundheit)
- Daily Functioning (Alltagsbewältigung)
- Participation (Partizipation)
- Quality of Life (Lebensqualität)
- Meaningfulness (Sinnerleben) (**Abbildung 24**).

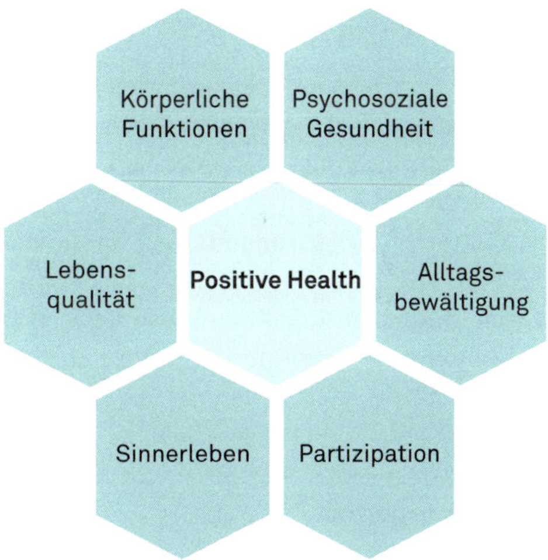

Abbildung 24: Positive Health-Konzept (modifiziert nach Huber et al., 2011)

Diese sechs Komponenten werden uns auf den folgenden Seiten als Leitplanken dienen, um zu einer möglichst umfassenden Idee von Gesundheit zu gelangen.

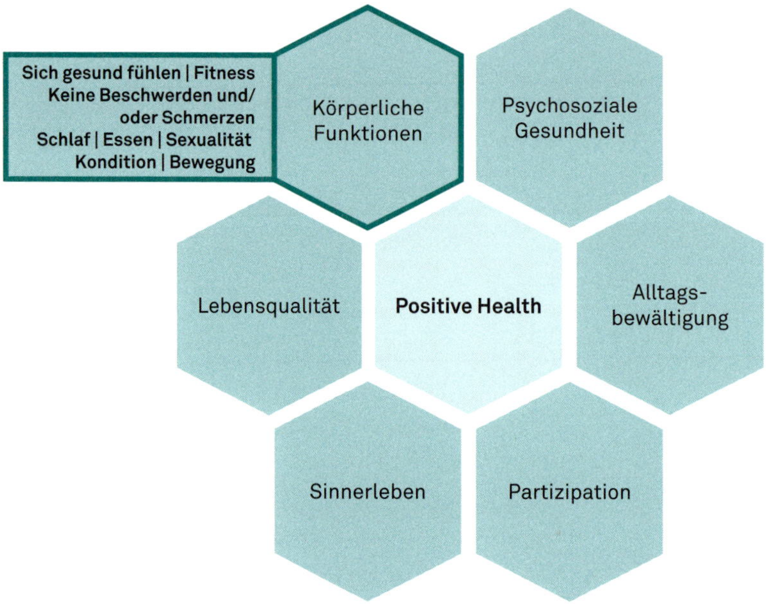

Abbildung 25: Positive Health: Komponente Körperliche Funktionen

7.2.5.1 Komponente Körperliche Funktionen

Bei der Beschreibung der körperlichen Funktionen (Bodily Functions) spielen neben objektiv messbaren auch subjektiv erlebbare Aspekte eine Rolle. Huber et al. (2011) zählen dazu diese Parameter: Sich gesund fühlen, Fitness, keine Beschwerden und/oder Schmerzen, Schlaf, Essen, Sexualität, Kondition sowie Bewegung (**Abbildung 25**) (Institute for Positive Health, 2023). Im Folgenden wollen wir uns etwas genauer mit dem Körper auseinandersetzen.

No Body is perfect

Wenngleich sich medizinische Normwerte nach Durchschnitts- und Idealwerten richten, existiert ein „idealer“ Körper nicht. Unsere Körper gleichen sich zwar in den Grundstrukturen und -funktionen, weisen jedoch bedeutende Unterschiede auf. Blutdruck, Blutzusammensetzung, Hormonkonzentrationen, Nervenleitgeschwindigkeiten, Knochendichte, Mikrobiom oder die Organgröße variieren von Mensch zu Mensch.

Entsprechend verfügen Menschen auch über unterschiedliche körperliche Fähigkeiten. In der Trainingslehre wird zwischen der objektiv messbaren Belastung (External Load) und dem subjektiven Belastungsempfinden (Internal Load) unterschieden (Ferrauti & Remmert, 2020). Ein muskulöser Mensch mit eher festem Bindegewebe hat womöglich wenig Probleme damit, etwas Schweres zu heben und zu tragen. Ihm könnte es jedoch schwerer fallen, sich im Stehen die Schuhe zuzubinden als einem Menschen mit von Geburt an elastischerem Bindegewebe. Viele körperliche Aktivitäten lassen sich zwar trainieren – jedoch nur in einem bestimmten, individuellen Rahmen. Menschen sind aufgrund ihrer persönlichen konstitutionellen, metabolischen oder hormonellen Ausstattung unterschiedlich belastbar (Ferrauti et al., 2020), sodass Trainingsempfehlungen zunehmend nach individueller Leistung, Alter und Geschlecht entwickelt werden (Ferrauti & Remmert, 2020).

Den Körper respektieren

Die Anatomie und die Physiologie beschreiben die grundlegenden, sich gegenseitig bedingenden Strukturen und Funktionen des Körpers – von der Zelle bis zum Gesamtorganismus. Werden Körperstrukturen nicht genutzt, baut der Körper sie ab; sie atrophieren. Werden Strukturen hingegen regelmäßig genutzt, bleiben sie erhalten oder bauen sich sogar auf, um der Belastung standzuhalten; sie hypertrophieren (Duden – Wörterbuch medizinischer Fachbegriffe, 2012).

Wenn wir unsere Körperstrukturen jedoch durch zu intensives Training überbelasten und ihnen nicht genügend Zeit zur Regeneration geben, kann es zu einem allgemeinen Leistungsabfall kommen. Es können Stoffwechselstörungen, eine erhöhte Ausschüttung von Stresshormonen oder Veränderungen des Blutbildes entstehen. Dies kann zu Abgeschlagenheit, Schlafstörungen oder einer erhöhten Infektanfälligkeit führen (Ferrauti & Remmert, 2020).

Grundvoraussetzungen für einen funktionierenden Körper sind einerseits regelmäßige Bewegung (Nauerth, 2022) und andererseits ausreichende Erholung und Schlaf sowie eine ausgewogene Ernährung, um eine kontinuierliche Regeneration der beanspruchten Körperstrukturen zu ermöglichen und die Energiespeicher wieder aufzufüllen (GKV-Spitzenverband, 2023; Wiewelhove, 2020).

Der Körper als soziales Konstrukt

Ab wann gilt ein Körper als gesund oder krank? Beurteilen wir einen Körper nicht oft vorrangig nach seiner Leistungsfähigkeit? Und wie wirken sich diese Grundannahmen auf die individuelle Körpererfahrung, aber auch auf die Gesundheitsversorgung aus? In Deutschland hat sich auf Basis der christlichen Werte und vor dem Hintergrund der westlich geprägten Sozialisierung früh eine konzeptionelle Trennung von Körper und Geist etabliert, die dazu führt, dass man sich über die Bedeutung des Körpers streiten kann. Es entstanden unterschiedliche Körperbilder, die in instrumentelle, vitalistische und harmonisierende Körperbilder eingeteilt werden können (**Abbildung 26**):

- *Instrumentelle Körperbilder* beschreiben „den Leib" als Werkzeug des Geistes, teils despektierlich als Gliedermaschine, die den Befehlen des Geistes Folge zu leisten hat, manchmal aber auch wertschätzend als Geschenk Gottes oder Tempel des Geistes. Adolf Spieß, der als Begründer des Schulturnens gilt, ging sogar soweit zu sagen, dass der Mensch nur frei sein könne, wenn er Herr seines Körpers sei und die eigene Physis kontrollieren und beherrschen könne (Krüger & Reinhart, 2019).
- *Harmonisierende Körperbilder* hingegen vereinen Körper und Geist und können als Antwort der Romantik auf die instrumentellen Körperbilder der „verkopften Aufklärung" verstanden werden. Der Körper ist darin sowohl „Diener" als auch „Lehrer der Seele" und somit dem Geist gleichrangig (Krüger & Reinhart, 2019).
- *Vitalistische Körperbilder* hingegen idealisieren den Körper. Demnach kann man die

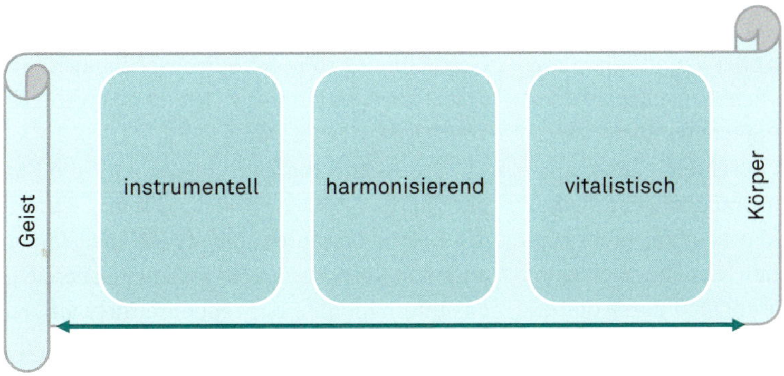

Abbildung 26: Körperbilder

Welt nur durch unmittelbare Körpererfahrungen erleben. Ohne einen funktionierenden oder gar athletischen Körper ist man nichts. Ende des 19. Jahrhunderts begründete dieses Körperbild in Deutschland die Idee von Sport.

Sowohl instrumentelle als auch vitalistische Körperbilder können als Extrempole eines Spektrums vielfältiger Körperbilder angesehen werden, die jeweils den Körper und folglich den Geist über- oder unterbewerten. Die Abwertung des Körpers in der instrumentellen Sichtweise als „Maschine, die dem Geist gehorchen muss" führt dazu, dass Menschen körperliche Signale der Überlastung ignorieren und beispielsweise viel mehr arbeiten oder Sport treiben, als ihnen guttut. Die Idealisierung des Körpers in der vitalistischen Perspektive führte im Dritten Reich zu einem verzerrten Menschenbild, das die Nationalsozialisten letztlich als Rechtfertigung zur Entmenschlichung und zum Genozid jeglicher Personengruppen nutzten, die diesem und anderen faschistischen Idealen nicht entsprachen. Dies führte nach dem Ende des Zweiten Weltkriegs zur negativen Konnotation von Begriffen wie „Leibeserziehung" und einer Rückbesinnung auf harmonisierende Körperbilder (Krüger & Reinhart, 2019).

Krankheiten und deren Folgen sortieren – ICD & ICF

„Gesundheitsproblem" (englisch: „health condition") dient als Sammelbegriff für sämtliche diagnostizierbaren „Krankheiten, Gesundheitsstörungen, Verletzungen oder Vergiftungen und andere Umstände, wie Schwangerschaft oder Rekonvaleszenz" (GKV-Spitzenverband, 2021, S. 10). Rekonvaleszenz beschreibt den Genesungsprozess nach einer Krankheit. Eine Diagnose wird definiert als „Feststellung einer körperlichen oder psychischen Krankheit durch die Ärztin oder den Arzt. Sie entsteht durch die zusammenfassende Beurteilung einzelner Befunde wie Beschwerden, Krankheitszeichen (Symptome) oder typischer Gruppen von Symptomen (Syndrom)" (GKV-Spitzenverband, 2021, S. 13).

Die Entstehung der ICD

Um Gesundheitsprobleme einheitlich zu definieren, entwickelte die WHO ein internationales Klassifizierungssystem, das Beschwerden und Symptome systematisch kategorisiert. Den Ursprung hat die ICD in einem zwischen 1893 und 1900 entwickelten Todesursachenverzeichnis, der International List of Causes of Death (ILCD). 1948 wurde die Liste durch die WHO in ICD umbenannt und beinhaltet auch Verletzungen und Krankheiten, die nicht tödlich enden (Mocker, 2022). Die sogenannte ICD-Diagnose ist ein vierstelliger Code, der aus Ziffern und Buchstaben besteht, die für spezifische Krankheitsmerkmale wie Strukturschaden, Schweregrad, Lokalisation und andere stehen. Der Code ist beispielsweise auf der Arbeitsunfähigkeitsbescheinigung zu finden und dient der Kommunikation zwischen Leistungserbringern und Kostenträgern. Erst wenn Ärzt:innen eine Krankheit verschriftlicht haben, können Versicherte Anspruch auf Sozialversicherungsleistungen wie die Lohnfortzahlung im Krankheitsfall erheben (GKV-Spitzenverband, 2021). Die Abkürzung ICD-11 steht für „International Statistical Classification of Diseases and Related Health Problems", die Ziffer 11 bezieht sich darauf, dass es sich mittlerweile um die elfte Fassung des Klassifikationsschemas handelt (Bundesinstitut für Arzneimittel und Medizinprodukte (BfArM), 2025). Diese ist seit Januar 2022 gültig, die Übersetzung und Anpassung an das deutsche Gesundheitssystem ist jedoch noch nicht abgeschlossen, sodass hauptsächlich noch die ICD-10-GM angewandt wird.

In welchen Situationen Menschen ihren Körper überhaupt bewusst wahrnehmen, ist über die Körperstrukturen und -funktionen hinaus auch von Kontextfaktoren abhängig. Dies zeigt das internationale Konzept der „International Classification of Functioning, Disability and Health" (ICF).

Die Entstehung der Schwester ICF

1980 wurde die ICD durch die erste International Classification of Impairments, Disabilities and Handicaps (ICIDH-1) ergänzt, welche im Gegensatz zur ICD nicht nur Krankheiten klassifizierte, sondern erstmalig die Folgen einer Krankheit und die daraus entstehenden Teilhabebeeinträchtigungen unterschied. Diese „Schwesterklassifikation" war die Keimzelle der heutigen International Classification of Functioning, Disability and Health (ICF) und läutete den institutionellen Paradigmenwechsel im Umgang mit chronisch Kranken und Menschen mit Behinderungen ein (**Abbildung 27**).

Durch die Ergänzung der ICD mit der ICF wird der Komplexität und Individualität der Behandlungen im Gesundheitswesen Rechnung getragen (GKV-Spitzenverband, 2021). Beide Klassifikationssysteme bilden die Grundlage für die Abrechnung von Sozialversicherungsleistungen (GKV-Spitzenverband, 2021), hier kategorisiert die ICD Krankheiten und damit vor allem Krankenversicherungsleistungen, die ICF hingegen führt die Folgen von Krankheiten für weitere Kostenträger wie die Arbeitslosen-, Renten- oder Pflegeversicherung auf.

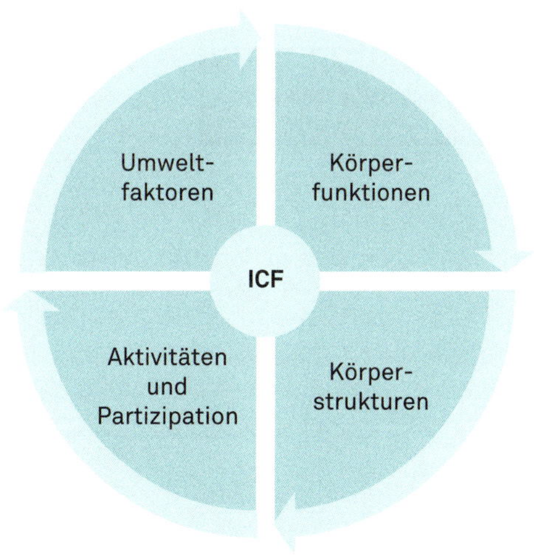

Abbildung 27: International Classification of Functioning, Disability and Health (ICF)

Übergeordnet beschäftigt sich die ICF mit der Frage, was ein Gesundheitsproblem für Betroffene bedeutet. Dabei kann ein Gesundheitsproblem aus zwei Perspektiven betrachtet werden: Was kann eine Person (Funktionsfähigkeit)? Was kann eine Person nicht (Behinderung)? Erst dann, wenn ein Gesundheitsproblem sowohl hinsichtlich der Funktionsfähigkeit als auch hinsichtlich der Behinderung beschrieben wird, können daraus die echten Bedarfe für eine Person gefolgert werden.

Das Gesundheitsproblem ist immer in Kontextfaktoren eingebettet, die es aus dem jeweiligen Blickwinkel – Funktionsfähigkeit oder Behinderung – zu berücksichtigen gilt. Diese Kontextfaktoren bestehen aus Umwelt- und personenbezogenen Faktoren, die zusammen den gesamten Lebenshintergrund von Betroffenen repräsentieren. Umweltfaktoren liegen außerhalb der Person und beinhalten materielle, soziale und einstellungsbezogene Faktoren, also die gegebenen Umstände, in denen die Person lebt (GKV-Spitzenverband, 2021). Personenbezogene Faktoren liegen innerhalb der Person und beinhalten Persönlichkeitsmerkmale, die den eigenen Umgang mit dem Gesundheitsproblem beeinflussen, wie Ernährungsgewohnheiten oder Selbstvertrauen. Das Gesundheitsproblem selbst wird dabei in drei Ebenen unterschieden, die aufeinander aufbauen:

1. Körperstrukturen und -funktionen
2. Aktivitäten, also Tätigkeiten, die diese Körperstrukturen und -funktionen gewährleisten
3. Partizipation: Bedeutung dieser Tätigkeiten, um sozial teilhaben zu können (GKV-Spitzenverband, 2021).

Ist eine körperliche Funktion eingeschränkt, kann sich dies negativ auf die Psyche auswirken und zu Schwierigkeiten in den Aktivitäten des täglichen Lebens führen. Dies wiederum kann ohne soziale Unterstützung zu geringeren Teilhabechancen und schlussendlich zur eingeschränkten Lebensqualität bis hin zu Sinneskrisen führen (GKV-Spitzenverband, 2021). Körperliche Funktionen reichen also nicht aus, um Gesundheit zu verstehen. Wenden wir uns daher der nächsten Komponente, der psychosozialen Gesundheit, zu.

7.2.5.2 Komponente Psychosoziale Gesundheit

Die Komponente Psychosoziale Gesundheit (Mental Wellbeing) wird entlang der folgenden Parameter definiert: Gedächtnis, Konzentration, Kommunikation, Frohmut, Selbstakzeptanz, Konstruktiver Umgang mit Veränderungen sowie Gefühl von Kontrolle (**Abbildung 28**) (Institute for Positive Health, 2023).

Kognitive Leistungsfähigkeit

Als kognitive Leistungsfähigkeit werden in der Psychologie sämtliche informationsverarbeitenden Prozesse bezeichnet, die mit der Wahrnehmung und dem Denken assoziiert sind, um Sinnzusammenhänge zu erkennen, zu differenzieren oder zu abstrahieren. Problemlösefähigkeit, Gedächtnis, sprachliche und mathematisch-analytische sowie emotionale Fähigkeiten (Wille, Motivation) hängen von unserer kognitiven Leistungsfähigkeit ab. Diese wiederum wird durch Faktoren wie unter anderem Schlaf, Stress, Schmerzen, Erbanlagen oder Erkrankungen beeinflusst. Sie kann vorübergehend oder dauerhaft eingeschränkt sein. Einige beispielhafte Ursachen verringerter kognitiver Leistungsfähigkeit sind:

- Angeborene Intelligenzminderung (Trisomie 21, Fetales Alkoholsyndrom)
- Entwicklungsstörungen (AD(H)S)
- Erworbene neurologische Erkrankungen (Demenz)
- Psychosoziale Stressoren
- Medikamentöse Nebenwirkungen („Chemo-Brain“ bei der Krebstherapie)
- Schlafmangel/Müdigkeit
- Psychische Gesundheit.

Die Polykrise wirkt sich auch auf die psychische Gesundheit aus. Wir verdanken es der Public Health-Forschung, dass sich die Gesundheitspolitik nicht mehr nur auf die Behandlung psychisch erkrankter Menschen fokussiert, sondern

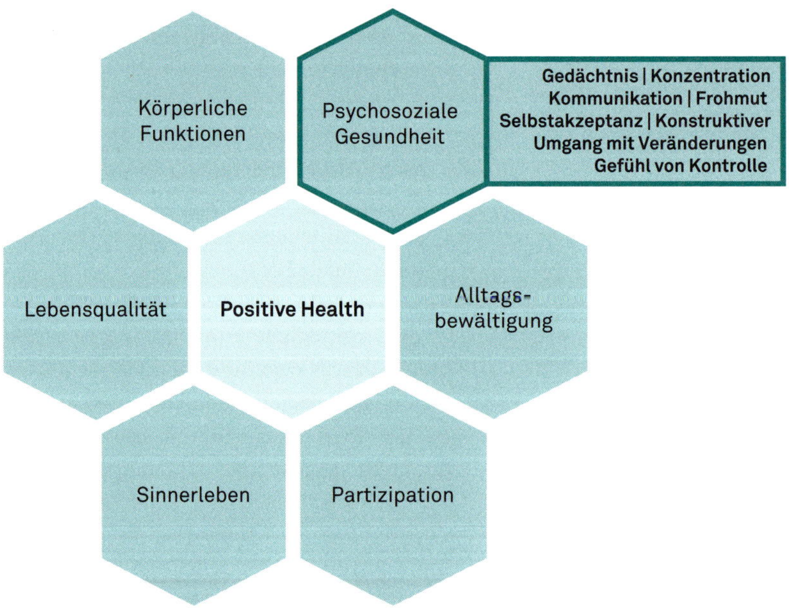

Abbildung 28: Positive Health: Komponente Psychosoziale Gesundheit

die gesellschaftlichen Strukturen, die Menschen psychisch krank machen, in den Blick nimmt. Die Behandlung psychisch kranker Menschen beschränkte sich bis zur Selbsthilfe-Bewegung der 1970er- und 1980er-Jahre darauf, „abweichenden“ Individuen gesellschaftliche Normen überzustülpen, notfalls durch Zwangseinweisungen in psychiatrische Kliniken und medikamentöse Therapien mit weitreichenden Folgen. Menschen mit psychischen Erkrankungen werden auch heute noch stigmatisiert und diskriminiert (Kuhn et al., 2023).

Die psychische Gesundheit ist mehr als das Fehlen einer psychischen Störung, sondern ein integraler Bestandteil der individuellen, aber auch der kollektiven Gesundheit. Die psychische Gesundheit wirkt sich auf unser Denken, Fühlen und Handeln aus und ist genauso wichtig wie die physische Gesundheit, auch wenn sie oft nicht unmittelbarer Gegenstand bewusster Reflexion ist. Die World Health Organization (WHO, 2022) definiert psychische Gesundheit als einen Zustand psychischen Wohlbefindens, der es uns ermöglicht, Alltagsherausforderungen zu bewältigen, eigene Fähigkeiten zu erkennen, produktiv zu lernen und zu arbeiten sowie einen Beitrag zur Gemeinschaft zu leisten.

Psychische Gesundheit

„Psychische Gesundheit ist eine Voraussetzung dafür, das eigene intellektuelle und emotionale Potenzial verwirklichen zu können und eine Rolle in der Gesellschaft, in der Schule und im Arbeitsleben finden und erfüllen zu können. Auf gesellschaftlicher Ebene trägt die psychische Gesundheit zum wirtschaftlichen Wohlstand, zur Solidarität und zur sozialen Gerechtigkeit bei.“ (Hapke et al., 2012; S. 39)

Eine Beeinträchtigung der psychischen Gesundheit wirkt sich negativ auf das Wohlbefinden aus, denn psychische Krankheiten beeinflussen unsere Gefühle und Gedanken, das Verhalten, den Körper, unsere Beziehungen. Damit beeinflusst die psychische Gesundheit vor allem aber auch die soziale Teilhabe durch einen eingeschränkten Zugang zu Bildung oder Erwerbstätigkeit, aber auch am sozialen und kulturellen Leben.

Andererseits müssen psychische Erkrankungen nicht immer und sofort zu einem geringeren psychischen Wohlbefinden führen. Genauso wie man eine körperliche Krankheit wie Diabetes haben und sich trotzdem fit fühlen kann, hängt auch nicht gleich das ganze psychische Wohlbefinden von der (Nicht-)Existenz einer psychischen Erkrankung ab (WHO, 2022). Menschen mit gutem psychischem Wohlbefinden funktionieren in Phasen psychischer Erkrankung sogar besser als Menschen mit schlechtem psychischem Wohlbefinden, die frei von psychischer Krankheit sind (Westerhof & Keyes, 2010). Psychische Erkrankungen können beispielsweise mit dem „Brief Symptom Inventory (BSI)“, einem gängigen Messinstrument für psychische Beschwerden, gemessen werden. Damit kann das Vorhandensein oder Fehlen einer Psychopathologie wie Depression, Zwangs- oder Angststörungen erhoben werden.

Der in der Sozialen Arbeit verbreitete Begriff „psychosoziale Gesundheit“ erweitert die psychische Gesundheit um das Soziale: die sozialen Beziehungen und die Unterstützung des sozialen Umfeldes eines Menschen, seine Gedanken und Gefühle. Hinzu kommen zudem kulturelle oder Umweltfaktoren, die ebenfalls Einfluss auf die Gesundheit nehmen. Gesundheit hat also neben der seelischen und der körperlichen Dimension immer auch eine soziale Komponente (Landau, 2007). Diese Definition stützt sich auf das biopsychosoziale Modell, das neben biologischen auch psychologische und soziale Faktoren in die Betrachtung von Gesunderhaltung und Krankheitsentstehung einbezieht. Die psychosoziale Gesundheit wird von vielen Faktoren des alltäglichen Lebens auf den Ebenen Individuum, Familie, Gesellschaft positiv oder negativ beeinflusst (Berberich, 2023). Die soziale Ebene des biopsychosozialen Modells umfasst soziale Bindungen, Beziehungen und Regeln, die beeinflussen, wie Menschen sich verhalten und entwickeln. Sozialen Faktoren wird somit ein maßgeblicher Einfluss auf unsere Entwicklung und unsere Gesundheit zugeschrieben (Resch & Parzer, 2022). Anhand der sogenannten QualiPEP-Checkliste, welche als Selbstbewertungstool zum Einsatz in Pflege- und Einrichtungen der Eingliederungshilfe eingesetzt wird, soll die Förderung der psychosozialen Gesundheit in den jeweiligen Einrichtungen überprüft und verbessert werden. Dabei umfasst sie verschiedene Kriterien, die zentral für die psychosoziale Gesundheit sind. Zu benennen sind hier beispielsweise die Faktoren der Resilienz, der sozialen Teilhabe, des Wohlbefindens und der Suchtprävention (Allgemeine Ortskrankenkasse (AOK) & BMG, 2025).

Einflussfaktoren

Die psychosoziale Gesundheit hängt von den Umständen ab, in die wir geboren werden, aufwachsen und unser Leben verbringen. Sie wird durch ein komplexes Zusammenspiel individueller, familiärer, gemeinschaftlicher und struktureller Faktoren bestimmt, die von Mensch zu Mensch unterschiedlich erlebt werden.

Individuelle Faktoren beschreiben unseren angeborenen oder erlernten Umgang mit Emotionen, Beziehungen, Tätigkeiten und Verantwortung. Diese individuellen Faktoren werden einerseits durch Erbanlagen, andererseits aber auch durch die Umstände der Embryonalentwicklung beeinflusst. Darunter fällt beispielsweise, wenn die Mutter während der Schwangerschaft Drogen konsumiert hat oder es während der Geburt einen Sauerstoffmangel gab (WHO, 2022). Die psychische Gesundheit ist deutlich höher, wenn Menschen ihre körperliche Gesundheit als gut oder sehr gut einschätzen, verglichen mit Menschen, die ihren körperlichen Gesundheitszustand als mittelmäßig oder schlecht bewerten. Dieser Zusammenhang verstärkt sich mit dem Alter (Hapke et al., 2012), was an zunehmenden Belastungsfaktoren wie Trauerfällen oder beeinträchtigten Körperfunktionen liegen kann (WHO, 2022).

Unsere unmittelbaren sozialen Kontakte wie Lebensgefährt:innen, die Familie, der Freundeskreis oder unsere Kolleg:innen haben aufgrund der emotionalen Nähe einen großen Einfluss auf unsere Psyche. Vor allem in der Kindheit und Jugend werden die Menschen durch das Erziehungsverhalten und die Einstellungen der Eltern sowie deren psychische Gesundheit beeinflusst.

Strenge, paternalistische Erziehungsmethoden und körperliche Bestrafung können die psychische Gesundheit von Kindern nachhaltig schädigen und führen oft zu Verhaltensproblemen im Erwachsenenalter. Auch die sozialen Kontakte in Schule oder Arbeitsplatz sowie die Wahlfreiheit für einen individuellen Lebensweg haben Einfluss auf die psychische Gesundheit. Gleiches gilt für die Möglichkeit, den eigenen Lebensunterhalt zu verdienen und einer sinnvollen Tätigkeit nachzugehen (Cohrdes et al., 2022; WHO, 2022). Ein deutlicher Zusammenhang wird zwischen einem höheren Bildungsniveau und einer stabileren psychischen Gesundheit erkennbar. Aber auch eine gute soziale Unterstützung geht mit einer besseren psychischen Gesundheit einher (Hapke et al., 2012).

Die psychische Gesundheit wird aber eben nicht nur durch das enge soziale Umfeld beeinflusst, sondern unterliegt strukturellen Faktoren. Das sind übergeordnete Umweltfaktoren, die den Alltag aller Menschen beeinflussen: die Infrastruktur, Politik, Kultur, Ungleichheit, soziale Stabilität und die Umweltqualität. Ein sicherer Staat mit einem stabilen Wertesystem ist vor allem in Bezug auf Geschlecht, ethnische Zugehörigkeit und Sexualität eine wichtige Ressource psychischer Gesundheit (WHO, 2022). Die Demokratie trägt zur psychosozialen Gesundheit bei, ein weiterer elementarer Grund sie zu schützen. Der Zugang zu Dienstleistungen und Ressourcen wie Nahrung, Wasser, Unterkunft, Gesundheitsversorgung und Rechtsstaatlichkeit sind hier wichtige Hebel. Die notwendigen Maßnahmen zur Eindämmung der Covid-19-Pandemie beeinträchtigten beispielsweise die psychische Gesundheit vieler Menschen erheblich, indem sie Stress, Angst oder Depression aufgrund sozialer Isolation und Ungewissheit über die Zukunft auslösten.

Auch wirtschaftliche Abschwünge wirken sich negativ auf die Einkommensverteilung und -sicherheit sowie auf soziale Netzwerke aus. Dies erhöht wiederum das Risiko für Depressionen, Angstzustände, Alkoholkonsum und Suizid. In sozial polarisierten Ländern mit großen Einkommensungleichheiten zeigt sich eine höhere Prävalenz von Schizophrenie, Depressionen, Angststörungen und Substanzmissbrauch vor allem bei Menschen, die in Armut leben.

Globale Krisen bedrohen die psychische Gesundheit großer Bevölkerungsgruppen in vielfältiger Weise (WHO, 2022). Menschen in humanitären Notsituationen, wie Kriege, Naturkatastrophen oder auf der Flucht, sind häufig mit Gewalt, Verlust, Diskriminierung, Armut und Ernährungsunsicherheit konfrontiert und extremen psychischen Belastungen und Menschenrechtsverletzungen ausgesetzt, die sich kurz- oder langfristig auswirken können und durch den Ausfall von Gesundheitsdiensten oft noch verschärft werden. Hier kann die psychische Unterstützung oftmals nicht ausreichend gewährleistet werden und auch die Einsatzkräfte, die sich hier engagieren, sind häufig selbst stark psychisch belastet und traumatisiert werden (WHO, 2022).

Die nächste Generation

2023 bildeten psychische und Verhaltensstörungen den größten Anteil an stationären Krankenhausbehandlungen bei den 10- bis 19-Jährigen, bei den 20- bis 29-Jährigen noch den zweithäufigsten Anteil. Dabei werden Jugendliche und junge Erwachsene am häufigsten wegen Depressionen, gefolgt von Alkoholmissbrauch und wiederkehrenden depressiven Störungen behandelt (Statistisches Bundesamt (Destatis), 2025).

Tatsächlich befindet sich unsere Jugend im Krisenmodus und zahlt aufgrund der dynaxen Polykrise bereits ihren gesundheitlichen Tribut. Die Corona-Pandemie, der Krieg in der Ukraine, die menschengemachte Klimakrise und weitere, die Nachrichten vor sich hertreibende Themen, sorgen für eine große Verunsicherung im Alltag, auch bezüglich der eigenen Zukunftsplanung. Unsere Jugend zeigt massive Sorgen hinsichtlich der Inflation (65 %), Kriegen in Europa und Nahost (60 %), teurem und knappem Wohnraum (54 %), der Spaltung der Gesellschaft und der Klimakrise (je 49 %). Die Jugend hat Angst vor Altersarmut (48 %) und sorgt sich um den Wohlstand (32 %). 75 % der psychischen Erkrankungen beginnen bereits vor dem zwanzigsten Lebensjahr (Richter-Werling, 2023). Auch hier blinkt der soziale Gradient: Kinder und Jugendliche von Eltern mit niedrigem sozioökonomischem Status haben eine knapp dreimal so hohe Wahrscheinlichkeit für einen weniger guten oder schlechten psychischen Gesundheitszustand als Kinder und Jugendliche in Elternhäusern mit hohem sozioökonomischem Status (Kuntz et al., 2018). Die aktuellen Zahlen hinsichtlich der psychischen Gesundheit junger Menschen sind nicht nur aktuell alarmierend, sondern werden die Gesellschaft langfristig beschäftigen. Bereits 2020 verursachten die psychischen Erkrankungen in Deutschland Krankheitskosten von rund 56 Milliarden EUR (Statistisches Bundesamt, 2022).

VUCA (Volatility, Uncertainty, Complexity, Ambiguity) beschreibt die Herausforderungen einer zunehmend dynamischen und unvorhersehbaren Welt, in der schnelle Veränderungen, unklare Informationen, komplexe Zusammenhänge und mehrdeutige Situationen Entscheidungen erschweren. Das Modell bildet die äußeren Anforderungen an Menschen, Organisationen und die Gesellschaft ab und macht sie nachvollziehbar. Dadurch sollen insbesondere Organisationen unterstützt werden, diese Unsicherheiten zu verstehen, um gezielt Strategien entwickeln zu können, um sich an ein solches Umfeld anzupassen (Montua, 2024).

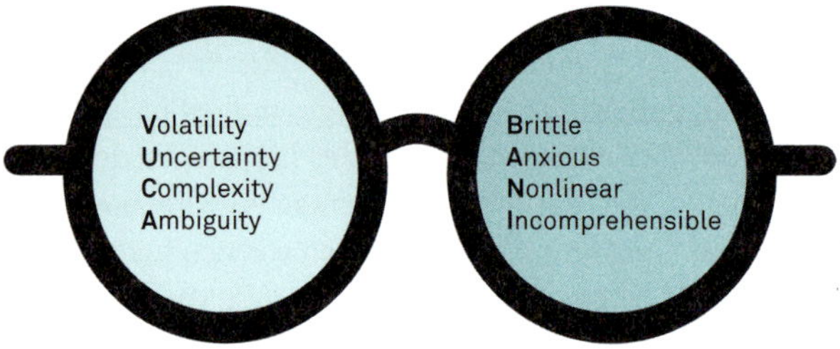

Abbildung 29:
Polykrise: from VUCA to BANI

BANI (Brittle, Anxious, Non-linear, Incomprehensible) erweitert das VUCA-Modell (**Abbildung 29**). Es beschreibt die Welt als geprägt von zerbrechlichen Systemen, einer Atmosphäre der Angst, nicht-linearen Ursache-Wirkungs-Beziehungen und schwer verständlichen Phänomenen. Dabei legt BANI den Fokus auf die menschlichen und systemischen Anforderungen und Reaktionen und reflektiert insbesondere die verstärkte Komplexität, Unsicherheiten und ihre Auswirkungen auf die menschliche Psyche.

VUCA und BANI: Beide Modelle erklären die Auswirkungen der globalen Instabilität, Unsicherheit und Komplexität der Polykrise und deren Folgen auf das Wohlbefinden des Menschen und auf die Gesellschaft. Sie verdeutlichen den Einfluss globaler Geschehnisse wie beispielsweise des Klimawandels und der damit einhergehenden Ereignisse auf den Menschen (Montua, 2024). Die Entwicklung dieser Ängste steht in einem starken Zusammenhang mit einer extrem hohen Nutzung von Smartphone und Social Media (Haidt, 2024).

7.2.5.3 Komponente Alltagsbewältigung

Zurück zur Positive Health und der dritten Komponente: die Alltagsbewältigung (Daily Functioning). Darunter werden die Parameter Selbstfürsorge, Erkennen eigener Grenzen, Gesundheitskompetenz, Gutes Zeit- und Geldmanagement, Arbeitsfähigkeit sowie Nach Hilfe fragen können subsumiert (**Abbildung 30**) (Institute for Positive Health, 2023). Aktivitäten des täglichen Lebens sind messbar.

Basale Aktivitäten des täglichen Lebens (ADL)

Unter den basalen Aktivitäten des täglichen Lebens (Activities of Daily Living, ADL) versteht man einfache körperliche Alltagsaktivitäten. ADL können über den sogenannten Barthel-Index (BI) gemessen werden. Dieser wurde 1965 von der Physiotherapeutin Dorothea W. Barthel und der Ärztin Florence I. Mahoney entwickelt, um Auskunft über die Selbstversorgungsfähigkeit und den notwendigen Unterstützungsbedarf von Patient:innen in ursprünglich geriatrischen Settings zu geben. Der Barthel-Index ist eine der meistgenutzten Kenngrößen, um beispielsweise die Kostenübernahme bestimmter Leistungen durch Krankenkassen zu legitimieren, und erfasst diese zehn ADL: Essen, Transfer, Waschen, Toilettenbenutzung, Baden, Gehen, Treppe steigen, An- und Ausziehen, Stuhlkontinenz sowie Harnkontinenz. Die Punktzahl kann zwischen 0 (minimale Selbstständigkeit) und 100 (maximale Selbstständigkeit) betragen und wird vor allem in Rehabilitationssettings als Assessment genutzt, um den Verlauf der Behandlung zu messen und die Entwicklung zu dokumentieren. Man unterscheidet zwischen dem Wert bei Aufnahme in eine klinische Einrichtung und dem Wert bei Entlassung (Fuchs et al., 2022).

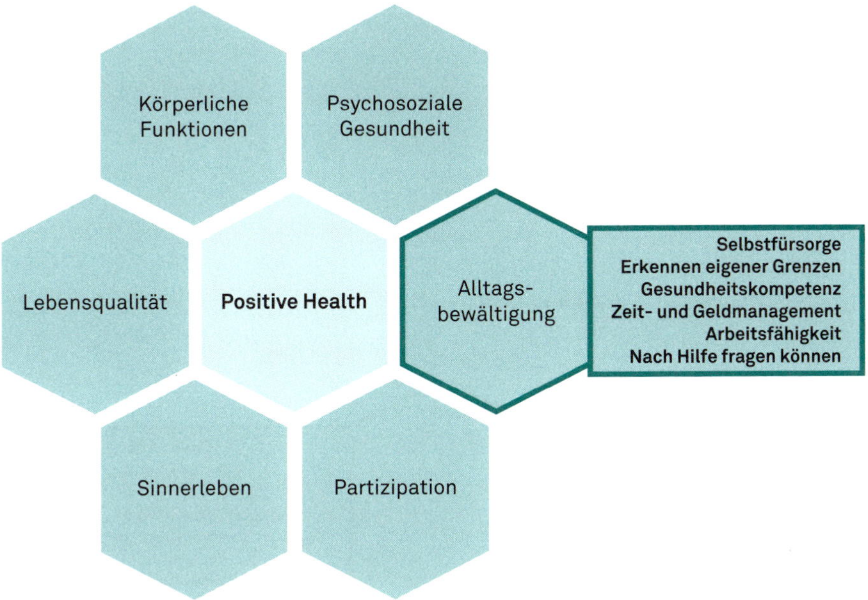

Abbildung 30: Positive Health: Komponente Alltagsbewältigung

Barthel-Index (BI)

Der BI wird in drei Stufen ausgewertet:
- 0–35 – pflegebedürftig
- 40–75 – hilfsbedürftig
- 80–95 – punktuell hilfsbedürftig (Geriatrischer Versorgungsverbund Westfalen, o.J.).

Instrumentelle Aktivitäten des täglichen Lebens (IADL)

Die instrumentellen Aktivitäten des täglichen Lebens (IADL) sind komplexer als die ADL und bedürfen kognitiver und körperlicher Fähigkeiten, um funktionelle Einschränkungen zu kompensieren (Fuchs et al., 2022; Lang et al., 2012). Zur Messung der IADL kann der Lawton-Index herangezogen werden. Er repräsentiert ehrlicher als der Barthel-Index die tatsächliche Autonomie von Patient:innen und somit ihre Fähigkeit, sich allein zu Hause selbstständig zu versorgen.

Lawton-Index

Der Lawton-Index misst diese acht Domänen: die Fähigkeit, das Telefon zu benutzen, Einkäufe erledigen, Essenszubereitung, Haushaltstätigkeiten, Wäsche waschen, Fähigkeit, sich fortzubewegen (Nutzung öffentlicher Verkehrsmittel oder Fahren eines eigenen Fahrzeugs), eigenverantwortliche Medikamentenplanung und -einnahme, Fähigkeit, eigene Finanzen zu verwalten.

Anhand dieser acht Items kann ein Score zwischen 0 und 8 Punkten erreicht werden. Je höher der Score ist, desto höher ist der Grad der Selbstständigkeit (Graf, 2008).

7.2.5.4 Komponente Partizipation

Huber et al. (2016) definieren die vierte Komponente Partizipation („Participation") über die Parameter soziale Beziehungen, ernstgenom-

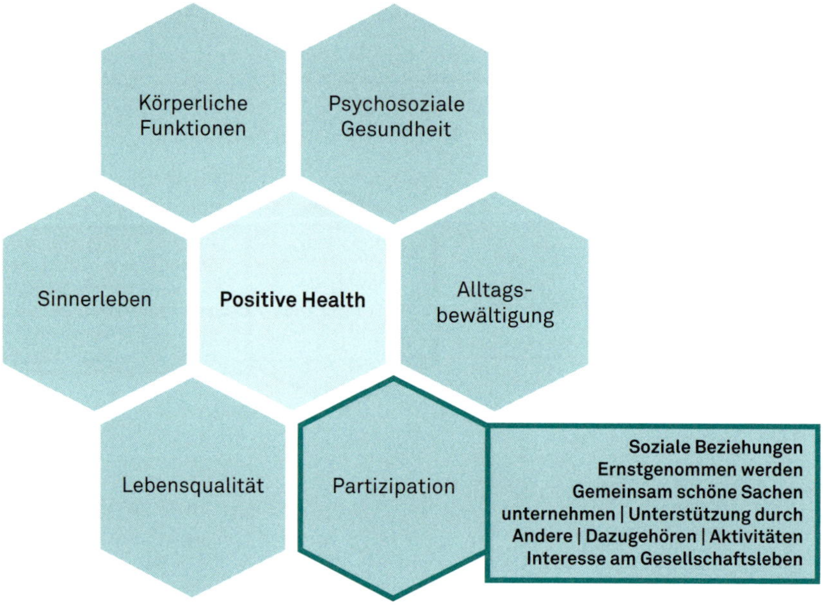

Abbildung 31: Positive Health: Partizipation

men werden, gemeinsam schöne Sachen machen, Unterstützung durch andere, dazugehören, erfüllende Aktivitäten sowie Interesse am Gesellschaftsleben (**Abbildung 31**) (Institute for Positive Health, 2023).

Partizipation meint „die bewusste Beteiligung mit dem Ziel, Menschen in ihrer individuellen und sozialen Entwicklung zu fördern und sie zur Teilhabe zu ermächtigen" (Rademaker & Altenhöner, 2021, S. 159). Partizipative Ansätze versprechen aus zwei Perspektiven Erfolg: erstens über die erlebte Selbstwirksamkeit im Entwicklungsprozess hin zu mehr Teilhabe und zweitens über die Endpunkte, die durch Partizipation erreicht werden (Rademaker & Altenhöner, 2021).

Partizipation ist ein demokratisches Grundrecht. Die Begriffe „Partizipation" und „Teilhabe" sind eng miteinander verwandt; Partizipation ist jedoch die aktivere Verwandte der passiveren Teilhabe. Das Bundesteilhabegesetz (BTHG) entfaltet seinen Wirkungskreis für Menschen mit Behinderungen oder Menschen, die von Behinderung bedroht sind. Es sieht vor, deren Teilhabe und Autonomie zu stärken, indem Prozesse – etwa die Antragstellung einer Rehabilitation – erleichtert werden oder präventiv der Entstehung von Erwerbsunfähigkeit entgegengewirkt wird (BMAS, o. D.). Ziel ist es, allen Menschen einen barrierefreien Zugang zu wohnortnahen gesundheitlichen Versorgungsstrukturen wie Beratungsstellen, therapeutischen oder ärztlichen Praxen oder Pflegediensten zu ermöglichen, sodass Nachteile, die durch Hilfsbedürftigkeit entstehen, möglichst kompensiert werden können (Thomas & Schweizer, 2021). Sowohl das Case Management als auch die Netzwerkarbeit, zwei Kernkompetenzen der Sozialen Arbeit, können gezielt zur Teilhabeförderung genutzt werden (Thomas & Schweizer, 2021). Partizipation ist auch in der UN-Kinderrechtskonvention bzw. im Sozialgesetzbuch Kinder- und Jugendhilfe (SGB VIII) verankert.

Teilhabe ist messbar. Eine Möglichkeit, Teilhabe mess- und damit auch vergleichbar zu machen, ist die vierstufige Kurzskala zur Erfassung wahrgenommener sozialer Teilhabe (KsT-5). Diese erfasst soziale Teilhabe anhand der fünf

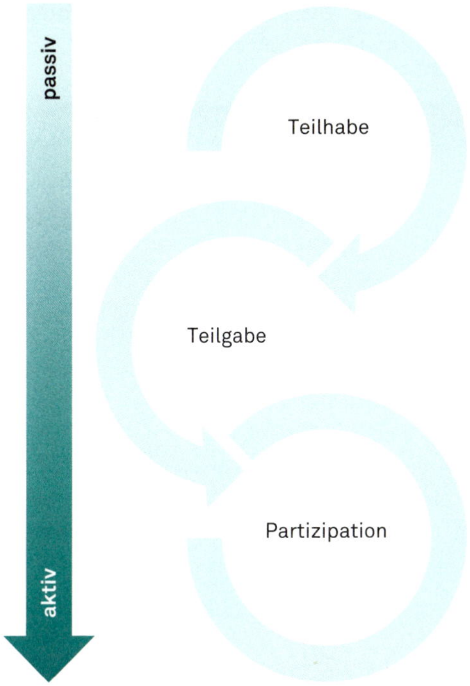

Abbildung 32: Verwandtschaft von Teilhabe, Teilgabe und Partizipation

Items „Zugehörigkeit“, „Selbstwirksamkeit“, „Bedürfnis nach Anerkennung“, „Selbstwert“ und „Einbindung in das soziale Umfeld“ (Berger et al., 2020). Assessments dieser Art sind hilfreiche Instrumente in der Bedarfsermittlung, aber auch zur Überprüfung politischer Maßnahmen zur Teilhabeförderung und der Frage, ob die gewünschten Effekte erzielt werden konnten.

Partizipation ist auch im Kontext einer Rehabilitationsmaßnahme ein relevantes Outcome der Therapie, das anhand der ICF bestimmt wird. In diesem Kontext meint Partizipation, in eine Lebenssituation wie das Familienleben, die Arbeitswelt oder den Chor einbezogen zu sein. Probleme können beispielsweise bei der Alltagsgestaltung, in Beziehungen, bei der Erziehung von Kindern, bei der Arbeit oder in der Freizeit entstehen. Defizite dieser Komponenten werden als Beeinträchtigungen der Aktivitäten bzw. Teilhabe bezeichnet (GKV-Spitzenverband, 2021).

Zur effektiven Teilhabeförderung gehört ein Paradigmenwechsel weg von einer fürsorgerischen Perspektive hin zu einer ermächtigenden Perspektive. Teilgabe zu fördern bedeutet nicht nur, Menschen zu versorgen, sondern immer auch, Menschen dazu zu befähigen, selbst einen gesellschaftlichen Beitrag zu leisten: Teilgabe (Thomas & Schweizer, 2021). Teilgabe und Partizipation sind nahezu kongruent (**Abbildung 32**). Diese inklusive, ermächtigende Denkrichtung ist der Sozialen Arbeit womöglich vertrauter als anderen Professionen.

Menschen sollen zur Partizipation befähigt werden, sie müssen diese Möglichkeit jedoch nicht nutzen. Partizipation schließt auch das Recht mit ein, nicht partizipieren zu müssen. Es ist aber eine essenzielle Aufgabe der Gesundheitsfördernden Sozialen Arbeit, allen Menschen die Option zur Partizipation zu eröffnen (Rademaker & Altenhöner, 2021). Aber wie kann das praktisch gelingen?

Ko-Kreation

Partizipation gelingt über Ko-Kreation. Ko-Kreation ist bunt, macht Spaß und bringt erstaunliche Ergebnisse hervor. Vor allem aber werden Lösungen, die von den Betroffenen mitentwickelt werden, später auch von ihnen genutzt! So kann der Change gelingen – partizipativ. Unter Ko-Kreation versteht man einen gemeinschaftlichen Gestaltungsprozess mit verschiedenen Akteur:innen an Produkten, Projekten, Dienstleistungen, Forschung oder Lösungen.

Im Zentrum steht die oftmals spielerische Zusammenarbeit zwischen Organisationen, Kund:innen oder Klient:innen und weiteren prozessoral beteiligten oder interessierten Personen. Indem Wissen und Kompetenzen geteilt werden, können gemeinsam auf die Bedürfnisse der Nutzenden zugeschnittene Lösungen gefunden werden. Erst indem alle ihre verschiedenen Kompetenzen und Perspektiven einbringen, wird die Innovationskraft und Problemlösefähigkeit der Gruppe angehoben (Zanchet Maciel & Paulo Vinicius, 2022). Ko-Kreation fördert die demokratische Mitgestaltung und ermutigt die Teilnehmenden durch eine gleichberechtigte Teilhabe am Prozess. Zudem bietet es die Chance, Machtasymmetrien zwischen Unternehmen und Kund:innen zu reduzieren, indem stattdessen auf eine gemeinsame Verantwortung gesetzt wird (Eckhardt & Krüger, 2023). In wissenschaftlichen Betrachtungen wird die Ko-Kreation als probates Mittel zur sozialen Innovation und transdisziplinären Forschung benannt, bei der Partizipation zentral sein muss. Diese gelingende Partizipation benötigt klare Kommunikationsstrukturen, Offenheit und Vertrauen zwischen den Agierenden und damit eine gute Vorbereitung und Moderation (Zscheppang et al., 2025).

Human Centered Design (HCD)

Das Human Centered Design (HCD) ist ein Ansatz zur Gestaltung von Entwicklungsprozessen, bei denen der Mensch mit seinen Bedürfnissen und kontextuellen Bedingungen tatsächlich im Mittelpunkt steht. HCD entstand in den 1990er-Jahren und wird durch die DIN ISO 9241-210 als menschenzentrierte Gestaltung definiert. Für das Human Centered Design können Design-Thinking-Methoden herangezogen werden. Design Thinking arbeitet interdisziplinär in offenen, kreativen Teams und fördert die Gewinnung von Ideen durch eine vielfältige Methodik. Dabei handelt es sich um einen breiteren Innovationsprozess, der von der Ideenfindung bis hin zur Marktreife reichen kann.

Während Design Thinking darauf abzielt, innovative und kreative Lösungen für komplexe Probleme zu entwickeln, liegt der Fokus des Human Centered Design stärker auf einer hohen Nutzerfreundlichkeit von Produkten und Dienstleistungen. Produkte müssen dabei keine Konsumgüter sein – sie können ebenso Konzepte, Leitlinien oder Veranstaltungen umfassen. Häufig werden empirische Methoden wie die Beobachtung von Anwendenden oder Interessierten genutzt, um die Bedürfnisse der Zielgruppen wirklich zu durchdringen.

> **Achtung**
>
> Der Begriff Stakeholder:in wird mithin kolonialkritisch diskutiert und es erscheint angebracht, ihn durch Synonyme wie Interessent:innen oder Partner:innen zu ersetzen. Das HCD grenzt sich also vom Design Thinking ab, indem es systematisch die Bedürfnisse der Nutzenden in einem partizipativen Entwicklungsprozess einbezieht und so nicht nur die letztendliche Zufriedenheit, sondern auch die Akzeptanz der Innovation steigert (Burghardt et al., 2011).

7.2.5.5 Komponente Sinnerleben

Im Positive Health-Modell wird Sinnerleben (Meaningfulness) anhand folgender Parameter definiert: Sinnvolles Leben, Lebenslust, Zielverfolgung, Vertrauen, Akzeptieren, Dankbarkeit sowie Weiterlernen (**Abbildung 33**) (Institute for Positive Health, 2023).

Was bedeutet Sinn?

Im täglichen Sprachgebrauch stellen wir oft fest, dass etwas sinnvoll oder sinnlos ist. Aber was ist das eigentlich: Sinn? 1959 veröffentlichte Halbert L. Dunn einen Artikel mit dem Titel „High-Level Wellness for man and society“, in dem er erläutert, warum es für unsere Gesundheit so wichtig ist, zu wissen, warum wir so handeln, wie wir handeln. Die Grundwerte sind das Fundament unserer Gesellschaft und fördern das Zugehörigkeitsgefühl und damit die Gesundheit der Mitglieder einer Gesellschaft. Weisheit, Reife, Reflexivität, Altruismus, Kreativität, Nächstenliebe, Selbstwertschätzung und Selbstwirksamkeit bezeichnete Dunn als Nahrung für den menschlichen Geist und das soziale Miteinander. Besonders in sozialen Interaktionen und kreativen Ausdrucksformen werden

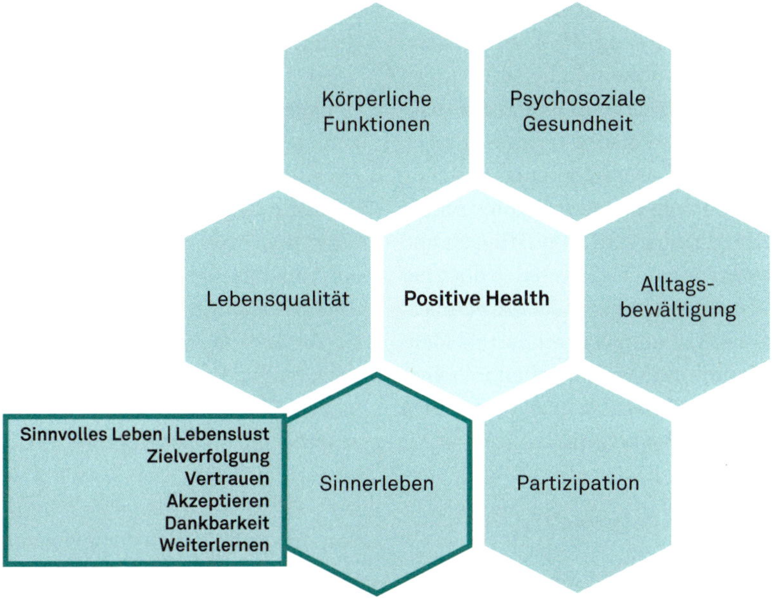

Abbildung 33: Positive Health: Komponente Sinnerleben

Bedürfnisse nach Verbindung und gesellschaftlicher Teilhabe befriedigt, weshalb Dunn (1959) in der Kreativität die Brücke zwischen dem körperlichen, psychischen und spirituellen Anteil des Menschen sieht. Wir finden Sinn in Tätigkeiten, in denen wir unsere Potenziale entfalten und mit der Umwelt in Einklang kommen können. Diese Tätigkeit kann akademischer, persönlicher, beruflicher, sozialer, politischer oder kultureller Natur sein und uns motivieren, höhere gemeinsame Ziele zu verfolgen.

Sinnerleben als Gesundheitsressource

„Spiritualität" als Begriff kursiert häufig im pseudowissenschaftlichen Kontext und ist in der Wissenschaft eher negativ konnotiert. Man könnte den Ausdruck aber auch synonym mit einer achtsamen Lebensphilosophie umschreiben, die über unsere Religion oder Weltanschauung in Form eines Wertesystems zum Ausdruck kommt und vielen von uns als moralischer Kompass im Umgang mit uns selbst und unserer Umwelt dient. Spiritualität ist weder mit Religiosität noch mit Esoterik zu verwechseln, weshalb sie keiner Dogmen oder Institutionen bedarf, sondern individuell ausgelegt und praktiziert werden kann. Insofern stiftet Spiritualität Sinn, den wir vor allem in zwischenmenschlichen Interaktionen erleben können. Indirekt wirkt sich Sinnerleben auch über soziale Netzwerke oder das Selbstvertrauen genauso auf die Gesundheit aus wie Bewegung, Schlaf oder unsere Ernährung (Mayer, 2012).

In der westlichen Gesellschaft nehmen aktuell christlich konnotierte Werte wie Glaube, Nächstenliebe, Mitgefühl, Hoffnung und Spiritualität ab, was zum Verlust „moralischer Klarheit" (Eckersley, 2005, nach Mayer, 2012, S. 18) führen kann. Besonders Konsumismus, Materialismus und Individualismus wirken sich negativ auf das Wohlbefinden und die Gesundheit aus, da sie mit „Unzufriedenheit, Depression, Isolation, Angst, Wut oder einem Gefühl der Entfremdung (Kasser, 2002, nach Mayer, 2012, S. 18) assoziiert sind.

Auch der global vielfach zu verzeichnende gesellschaftliche Wertewandel hin zum Autoritarismus erodiert nachweislich die soziale Integration und Unterstützung, die doch so essenziell für unsere Gesundheit sind. Einen Sinn im eigenen Tun zu erleben ist eine ganz basale Gesundheitsressource, wie auch Untersuchungen zeigen, die einen Zusammenhang zwischen Spiritualität und dem Kohärenzgefühl (zur Erinnerung: Handhabbarkeit, Sinnhaftigkeit und Verstehbarkeit) feststellen konnten. Jedoch gilt Spiritualität nur dann als gesundheitsförderlich, wenn sie soziale Isolation überwindet und Menschen ein Gefühl von Verbundenheit mit einer Gemeinschaft, der Umwelt oder einem höheren Wesen vermittelt (Mayer, 2012).

Ist Sinnerleben ein Luxusgut?

Nicht alle Menschen haben die gleichen Voraussetzungen, sich in sinnvollen oder sinnstiftenden Tätigkeiten zu engagieren. Menschen mit niedrigem Bildungsabschluss haben ebenso wie Menschen mit kognitiven oder physischen Beeinträchtigungen deutlich schlechtere Chancen auf dem ersten Arbeitsmarkt, einen für sie passenden Job zu finden. Sie sind gezwungen, im Niedriglohnsektor zu arbeiten oder Tätigkeiten auszuüben, für die sie nur wenig Wertschätzung erfahren, die nicht ihren eigentlichen Kompetenzen und Interessen entsprechen und somit womöglich wenig zu ihrem Sinnerleben beitragen.

Gemäß der vier Grundvoraussetzungen für das Sinnerleben nach Schnell (2018) – Kohärenz, Bedeutsamkeit, Orientierung und Zugehörigkeit – kann die Arbeit eine wichtige Quelle des Sinnerlebens sein. Haben Unternehmen eine transparente, partizipative und wertschätzende Kultur etabliert, steigt die Wahrscheinlichkeit, dass ihre Mitarbeitenden einen Sinn in ihrem Job sehen, gerne arbeiten und dadurch produktiver sind, wovon sowohl Arbeitnehmer:innen als auch Arbeitgeber:innen profitieren. Jedoch sollte vonseiten der Vorgesetzten auf eine sozialverträgliche und nachhaltige Arbeitsweise geachtet werden, um einer Selbstausbeutung allzu motivierten Personals entgegenzuwirken (Schnell, 2018).

Die Soziale Arbeit kann einerseits zum beruflichen Sinnerleben beitragen, indem sie Personen, die sich in arbeitsbedingten Sinnkrisen oder in Arbeitslosigkeit befinden, hinsichtlich ihrer Kompetenzen, Interessen und Werte berät und über passende Aus-, Weiter- und Fortbildungsangebote oder entsprechende Beratungsstellen informiert. Andererseits kann sie auf Arbeitgebendenseite strukturelle Verbesserungen herbeiführen, die eine diversere und damit breitere Klientel an Bewerber:innen ansprechen, sodass vakante Stellen mit qualifiziertem Fachpersonal besetzt werden können. Es ist ein essenzieller Bestandteil der Sozialen Arbeit, sich für benachteiligte Personengruppen einzusetzen, indem sie strukturelle Hürden adressiert und abbaut (Schroeder, 2024).

Viele von uns sind durch gewisse Umstände im autonomen Handeln eingeschränkt. Das Überwinden sprachlicher, physischer, finanzieller oder sozialer Barrieren rückt sehr oft an die Stelle des eigentlichen Strebens nach Sinnerleben, sodass kaum Raum für die Auseinandersetzung mit philosophischen und spirituellen Themen bleibt. Denn erst wenn unsere elementaren Grundbedürfnisse nach Nahrung, Unterkunft, Hygiene und Sicherheit gedeckt sind, können wir uns weiteren, höheren Bedürfnissen wie etwa dem Bedürfnis nach Zugehörigkeit und Liebe, Wertschätzung oder Selbstverwirklichung zuwenden (Naidoo & Wills, 2019). Die Gesundheitsfördernde Soziale Arbeit unterstützt Menschen dabei auf allen Ebenen – beispielsweise Erkrankte beim beruflichen Wiedereinstieg oder bei der Inanspruchnahme von Sozialleistungen, die ihnen zustehen, um ihre Grundbedürfnisse zu decken und so wieder Kapazitäten für gesellschaftliche Teilhabe und Fragen der Selbstverwirklichung, also des Sinnerlebens, zu eröffnen.

7.2.5.6 Komponente Lebensqualität

Positive Health ordnet der Komponente Lebensqualität (Quality of Life) folgende Parameter zu: Genießen, Glücklich sein, Wohlbefinden, Lebensstabilität, Sicherheitsgefühl, Intimität, Wohnsituation sowie ausreichende finanzielle Ressourcen (**Abbildung 34**) (Institute for Positive Health, 2023).

Für die WHO bedeutet Lebensqualität körperliches und psychisches Wohlbefinden, Unabhängigkeit, ein gutes soziales Netzwerk sowie ein Bezug zu Umwelt und Spiritualität (WHO, 1998). Willy Brandt hingegen hat Lebensqualität im Jahr 1972 in einen gesellschaftlichen Kontext gesetzt:

„Lebensqualität setzt Freiheit voraus, auch Freiheit von Angst. Sie ist Sicherheit durch menschliche Solidarität, die Chance zur Selbstbestimmung und Selbstverwirklichung, zu Mitbestimmung und Mitverantwortung, zum sinnvollen Gebrauch der eigenen Kräfte in Arbeit, zu Spiel und Zusammenleben, zur Teilhabe an der Natur und den Werten der Kultur, die Chance, gesund zu bleiben oder zu werden.“ (Knecht, 2021, S. 42)

Die Lebensqualität kann also als Sozialindikator verstanden werden, der weit über die individuelle wirtschaftliche Situation hinaus aussagekräftig ist. Als Gegenentwurf zum üblicherweise aufgezeigten Bruttosozialprodukt können die Lebensbedingungen jedes einzelnen Gesellschaftsmitgliedes anstelle der wirtschaftlichen Stärke der Gesamtbevölkerung (Knecht, 2021) als Indikatoren für Lebensqualität herangezogen werden. In der Schule des Capabilities Approach (**Abbildung 35**), in den 1980er-Jahren von Amartya Sen entwickelt und gemeinsam mit Martha Nussbaum weitergedacht, wird ein erfülltes menschliches Dasein daran bemessen, wie lebenswert es ist. Dieser Ansatz kommt in der Armuts- und Gerechtigkeitsforschung zum Einsatz. Persönliche Kompetenzen und Umweltbedingungen erweitern den persönlichen Handlungsspielraum oder schränken ihn ein. Martha Nussbaum fragt, wozu der Mensch befähigt ist. Sie fokussiert dabei nicht auf das, was eine Person ist oder tut, sondern das, was sie

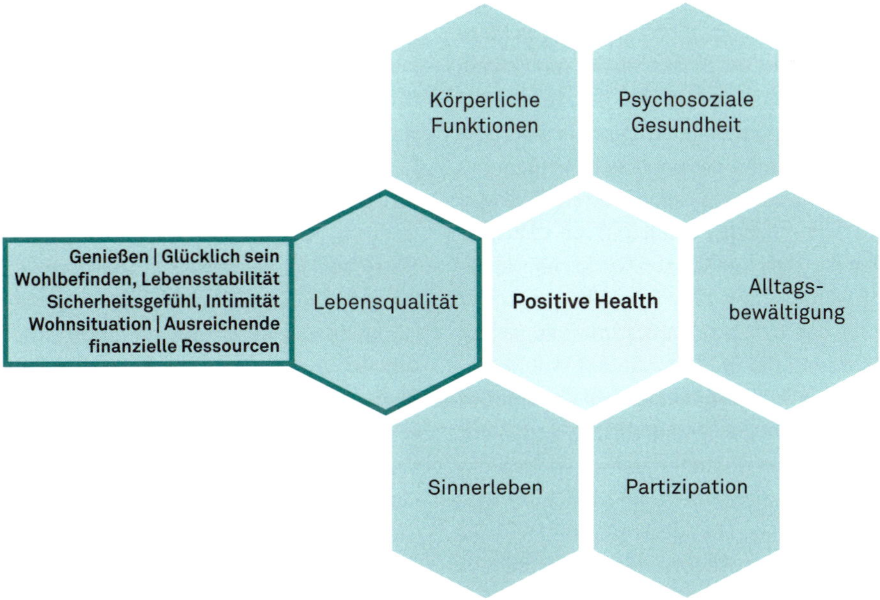

Abbildung 34: Positive Health: Komponente Lebensqualität

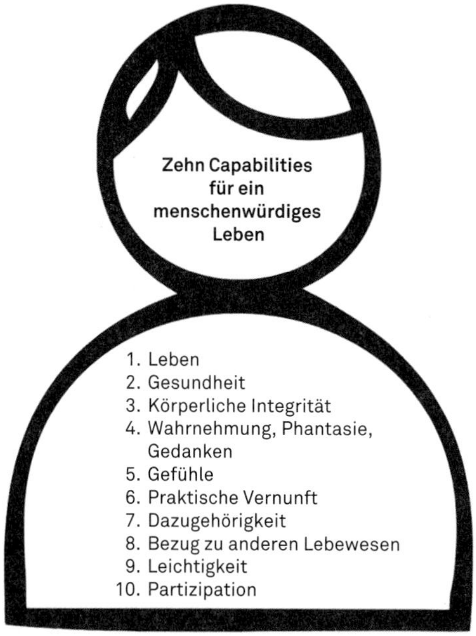
Zehn Capabilities
für ein
menschenwürdiges
Leben
1. Leben
2. Gesundheit
3. Körperliche Integrität
4. Wahrnehmung, Phantasie, Gedanken
5. Gefühle
6. Praktische Vernunft
7. Dazugehörigkeit
8. Bezug zu anderen Lebewesen
9. Leichtigkeit
10. Partizipation

Abbildung 35: Capabilities Approach

potenziell sein oder tun könnte. Capabilities beschreiben folglich die möglichen Handlungsoptionen einer Person, unterschiedliche Lebensentwürfe zu explorieren.

Im Capabilities Approach werden subjektive und objektive Maße miteinander kombiniert, um Aussagen über das Wohlbefinden von Menschen zu treffen. Die Erfassung der subjektiven Lebensqualität dient dazu, das persönliche Erleben und Empfinden einer Person zu berücksichtigen, während die potenziell verfügbaren Handlungsoptionen dieser Person als Indikator dienen, wie frei eine Person in ihren Entscheidungen ist. Darüber können Rückschlüsse gezogen werden, inwiefern eine Person in der Lage ist, das Leben selbstbestimmt zu gestalten – ein zentraler Indikator für das Wohlbefinden und die Lebensqualität. Der Capabilities Approach bildet das gedankliche Fundament des Human Development Index (HDI) (Röh, 2021) und für die Armuts- und Reichtumsberichterstattung der Bundesregierung (Schmitt et al., 2022). Röhs „Theorie der daseinsmächtigen Lebensführung" baut auf dem Capabilities Approach auf und sieht die Aufgabe der Sozialen Arbeit darin, die Capabilities der Klient:innen zu erweitern und ihnen zur Verwirklichung der verfügbaren Handlungsoptionen zu verhelfen, die die Lebensqualität verbessern. Dies kann erreicht werden, indem notwendige ökonomische Ressourcen gedeckt, Entwicklungsaufgaben adressiert, neue Rollen in relevanten Lebensbereichen eingenommen und partizipativ gefüllt werden (Röh, 2021).

Vor allem aber spielt bei der Messung von Gesundheit die Lebensqualität eine immer bedeutendere Rolle. Ein Konzept zur Bestimmung der Lebensqualität ist etwa die „Quality-adjusted life years" – kurz QUALYs, die die Lebensdauer ins Verhältnis zur Lebensqualität setzen, indem die Krankheitslast miteinbezogen wird (Röh, 2021). Seit der Jahrtausendwende setzen sich die (electronic) Patient-reported Outcome Measures (PROMs) durch, validierte Fragebögen, mit denen das subjektive Empfinden von Patient:innen erforscht wird, statt sich zur Bestimmung des Therapieerfolgs nur auf objektiv messbare Daten wie Laborergebnisse zu stützen (Gehr et al., 2023; Schübel, 2021).

Lebensqualität ≠ Gesundheit

Für sämtliche gesundheitsfördernde Professionen soll noch einmal explizit darauf hingewiesen werden, dass Lebensqualität einer rein subjektiven Bewertung unterliegt. Das bedeutet, dass für Menschen auch ungesunde Handlungen zur Lebensqualität beitragen können, wie unter dem Genussaspekt deutlich wird. Insbesondere für Menschen in belastenden Situationen ist ein Stück Kuchen, ein Feierabendbier oder eine Zigarettenpause manchmal die einzige Möglichkeit, sich zu entspannen und den Alltagsstress zu verringern. Daher sind „paternalistische Eingriffe in der Gesundheitsförderung und Prävention [...] Eingriffe in die Freiheit und Autonomie einer Person" (Rademaker & Altenhöner, 2021, S. 155). Gesundheitsförderung kann aus ethischer Sicht nur im Einvernehmen mit den Klient:innen erfolgen, gleichzeitig kann nur so Adhärenz hergestellt werden (Schroeder, 2024).

8 Gerechte Gesundheit

Modelle von Gesundheit und Krankheit verändern bestenfalls die Wirklichkeit. Tatsächlich ging aus der sozialen Reformbewegung der 1970er- und 1980er-Jahre ein internationaler Paradigmenwechsel hervor, der Gesundheit verstärkt in soziale Determinanten einbettete und die Ursachen für gesundheitliche Ungleichheiten vermehrt bei den Lebensumständen verortete (Roch & Hampel, 2022). Mit der Ottawa-Charta der WHO (1986) wurde der Einfluss gesellschaftlicher Faktoren auf die Gesundheit öffentlichkeitswirksam diskutiert und das Recht auf Gesundheit für alle. Das im Jahr 1991 im Auftrag der WHO von Dahlgren und Whitehead entwickelte Modell (Kapitel 7.2.4) trug seinen Teil zur 2005 von der WHO gegründeten Commission on Social Determinants of Health (CSDH) bei, welche Handlungsempfehlungen zur Verringerung gesundheitlicher Ungleichheiten ausspricht (Penman-Aguilar et al., 2016). Zahlreiche Einflussgrößen, die außerhalb des persönlichen Einflussbereiches liegen oder aufgrund historisch gewachsener, systematisierter Denkweisen und Institutionen nur sehr schwer von Einzelpersonen oder betroffenen Personengruppen überwunden werden können, beeinflussen die Entstehung von Gesundheit.

Gerechte Gesundheit

Health Equity (Gerechte Gesundheit) verfolgt das Ziel, den individuell höchstmöglichen Gesundheitszustand für alle Menschen zu gewährleisten. Voraussetzung hierfür ist eine gleichberechtigte Behandlung aller Menschen, indem Ungleichheiten gesellschaftlich berücksichtigt werden und verantwortliche Akteur:innen sich der systematischen Benachteiligung bestimmter Personengruppen annehmen, um diese gezielt zu verringern (U.S. Department of Health and Human Services, 2022). Der Aufbau gerechter Gesundheit geht mit dem Abbau sozialer und gesundheitlicher Missverhältnisse einher. Gerechte Gesundheit adressiert einerseits die Verbesserung der Gesundheit von Bevölkerungsgruppen, die marginalisiert, ausgeschlossen oder anderweitig benachteiligt werden und andererseits den Einfluss der sozialen Determinanten von Gesundheit als wichtigsten Ansatzpunkt für spürbare Veränderungen (Braveman, 2019).

Globale Institutionen wie die WHO oder die UN versuchen nunmehr seit Jahrzehnten durch internationale Deklarationen, Zielvereinbarungen wie die Sustainable Development Goals und Aktionspläne, die Vision von einer gerechten Gesundheit weltweit zu verwirklichen (CSDH, 2008).

8.1 Gleichberechtigung oder Gleichstellung?

Der Begriff der „Gleichstellung“ (equity) hat den Begriff der „Gleichberechtigung“ (equality) in den letzten Jahren immer mehr abgelöst. Die Idee der Gleichberechtigung ging davon aus, dass Gerechtigkeit durch gleiche Chancen für alle erzielt werden könne. Die Idee der Gleichstellung hingegen beruht auf der Annahme, dass, abhängig von den individuellen Voraussetzungen, gleiche Chancen trotzdem zu ungleichen Ergebnissen führen. Das Kernproblem, dass manche Bevölkerungsgruppen systematisch benachteiligt werden, bleibt unangetastet.

Die Gleichstellung greift folglich durch politische Maßnahmen gezielt in gesellschaftliche Prozesse ein und ermöglicht dadurch überhaupt erst, systematische Barrieren für benachteiligte Personengruppen zu überwinden. Gleichstellung korrigiert beispielsweise in Bewerbungsverfahren das Ungleichgewicht, das durch systematische Diskriminierung zur Benachteiligung stigmatisierter Personengruppen geführt hat (Rödder, 2020). Unzureichende Kenntnisse über unbekannte, oft vorurteilsüberlagerte lebensweltliche Dimensionen wie Transsexualität, Behinderung, Migrationsgeschichte oder Wohnungslosigkeit führen häufig vonseiten privilegierterer Personengruppen zur bewussten oder unbewussten Andersbehandlung (Kapitel 3.3), also Diskriminierung, von Menschen. Es entstehen Nachteile für die Betroffenen. Aufgrund diskriminierender Merkmalszuschreibungen anhand von Hautfarbe, Geschlecht, Sprache oder Habitus können Missverständnisse oder Fehlzuschreibungen entstehen, die nicht selten in einer medizinischen Falschbehandlung, sozialen Fehlleistungen oder verringerten Verwirklichungschancen münden können. Wir müssen uns immer an das Individuum selbst und nicht an eine seiner Zuschreibungen richten (Domenig & Cattacin, 2015). Das Monitoring gesundheitlicher Ungleichheit ist eine essenzielle Grundvoraussetzung der Problemidentifikation und Lösungsfindung auf dem Weg zur gerechten Gesundheit (Dover & Belon, 2019; Penman-Aguilar et al., 2016). Tatsächlich verfügen Nationen mit den wenigsten Daten zu gesundheitlicher Ungleichheit oft auch über die schlechteste Gesundheitsversorgung (CSDH, 2008). Die Erfassung von Geburten, Morbiditäts- und Mortalitätszahlen sind ein erster Schritt hin zur gerechten Gesundheit, denn Probleme können nur behandelt werden, wenn sie sichtbar gemacht werden (CSDH, 2008; Penman-Aguilar et al., 2016).

8.2 Gesundheitliche Gerechtigkeit messen

Das Health Equity Measurement Framework (HEMF) von Dover und Belon (2019) kann zur Bestimmung gesundheitlicher Gerechtigkeit in der Bevölkerung herangezogen werden. Es benennt die sozialen Determinanten und zeigt deren kausale Folgen für die individuelle Gesundheit auf. Dabei wird der sozioökonomische, kulturelle und politische Gesellschaftsrahmen explizit als Quelle aller weiteren kaskadenförmigen Prozesse dargestellt, die gesundheitliche Ungleichheit bewirken. Neu ist hier die visuelle Darstellung von Kausalitäten zwischen sozialen Determinanten und Gesundheitsoutcomes, vor allem aber die eindeutige Zurückführbarkeit auf das Gesellschaftssystem als Haupttreiber und -verantwortlichen für soziale und gesundheitliche Ungerechtigkeit.

Dieser gesellschaftliche Kontext setzt sich beispielsweise aus politischen Gremien und Traditionen, Finanzinstitutionen, transnationalen Unternehmen, dem Arbeitsmarkt, dem Rechtssystem sowie soziokulturellen Werten und Normen zusammen. Im Zusammenspiel sind diese für die Entstehung sozialer Schichten direkt verantwortlich, beeinflussen aber auch Gesundheitspolitik, Umwelt, Gesundheitsverhalten und -überzeugungen sowie die sozialen Umstände, in denen Menschen leben.

Während politische und sozioökonomische Voraussetzungen die Verfügbarkeit, Verteilung und Qualität öffentlicher Infrastruktur und Ressourcen wie Wohnraum, Bildung, soziale Absicherung, Arbeitsbedingungen und Gesundheitsversorgung bestimmen, wirkt sich der soziokulturelle Kontext vor allem auf soziale Beziehungen und gesundheitsassoziierte Werte innerhalb der Gesellschaft aus. Diese sozialen Werte beeinflussen maßgeblich, inwieweit sich die Politik mit der Gesundheitsversorgung auseinandersetzt. So werden nicht nur die Zulassungskriterien und der Umfang von Krankenversicherungsleistungen, sondern auch die Qualität und Verfügbarkeit von Gesundheitsdienstleistungen durch gesellschaftliche Werte bestimmt. Das Health Equity Measurement Framework (HEMF) verdeutlicht die Macht, mit der durch politische Entscheidungen die Spaltung der Gesellschaft oder gesundheitliche Gleichstellung vorangetrieben werden kann (Dover & Belon, 2019). Gleichzeitig legitimiert das Modell die Forderungen der WHO nach mehr politischer Verantwortungsübernahme und einer gerechteren Verteilung von Macht und Ressourcen im Kontext der Gesundheit.

8.3 Die WHO Commission on Social Determinants of Health (CSDH)

Die WHO Commission on Social Determinants of Health (CSDH) macht Vorschläge, wie gerechte Gesundheit erreicht werden kann. Darunter zählen die Verbesserung der Lebensbedingungen, die Umverteilung von Macht, Geld und Ressourcen sowie das Monitoring gesundheitlicher Ungleichheit und die Evaluation bisheriger Handlungsschritte, um bestehende Probleme besser verstehen und bewältigen zu können. Zur Verbesserung der Lebensbedingungen schlägt die Kommission beispielsweise Schutz- und Förderprogramme für die kindliche Entwicklung, die Berücksichtigung gesundheitlicher Aspekte in die Stadtplanung, die Schaffung fairer Arbeitsbedingungen sowie den Ausbau der Sozialpolitik vor. Sie plädiert zudem für die Entwicklung von Gesundheitssystemen, die auf Gerechtigkeit, Krankheitsprävention und Gesundheitsförderung setzen und das Wohlergehen von Gesundheitsfachpersonal mit berücksichtigen (CSDH, 2008). Um solche Veränderungen zu ermöglichen, bedarf es einer guten Datenlage und politischem Handlungswillen.

Die CSDH (2008) ruft aber auch zu einem Paradigmenwechsel in der Forschung auf. Hier gelangt der Goldstandard der quantitativen Forschung mit randomisierten, kontrollierten Studien an seine Grenzen. Diese Art der Datenerhebung fokussiert in der Regel auf biomedizinische Parameter und ist kaum auf die sozialen Determinanten der Gesundheit übertragbar. Auch steht ein auffälliger Geschlechterbias in vielen Forschungsinstitutionen immer noch diametral einem repräsentativen Abbild der Realität entgegen.

Die CSDH spricht sich für eine multisektorale Politik aus, die vor allem durch das Aufzeigen von Co-Benefits in anderen politischen Sektoren zur Zusammenarbeit anregt. So zeigt sich beispielsweise der Wohnungsbau nicht nur als Strategie zur Verbesserung der sozialen und gesundheitlichen Situation vieler Menschen als effektiv, sondern kurbelt zusätzlich die Wirtschaft als Ganzes an. In einer Studie zum 15. Wohnungsbautag 2024 zeigte das DIW ECON auf, dass die Wohnungsbaubranche eine ähnlich große wirtschaftliche Bedeutung für Deutschland hat wie die Automobilindustrie und betont ihrerseits das soziale und ökologische Transformationspotenzial, das mit einer Stärkung dieses Sektors einhergehen könnte (Deutsches Institut für Wirtschaftsforschung (DIW) Econ, 2024). Dies wird durch Forschungsergebnisse aus dem sozialen Sektor und dem Gesundheitssektor untermauert, die den positiven Einfluss von Wohnungsbaumaßnahmen oder Verbesserungen der Arbeitsbedingungen auf die Gesundheit und sozialen Umstände von Menschen vielfach belegen (Bambra et al., 2010). Gerechte Gesundheitsversorgung kann schließlich nur unter Einbezug aller Politikbereiche erreicht werden und ist mitnichten eine Aufgabe, die allein durch die Gesundheitspolitik bewerkstelligt werden kann (WHO, 1986). Gerechte Gesundheit ist und bleibt also vor allem eine politische Aufgabe und gehört in alle Ministerien. Health in All Policies!

9 Gesundheitsförderung

Der Terminus „Gesundheitsförderung" geht auf die Ottawa-Charta der WHO von 1986 zurück und verfolgt den selbstbewussten Standpunkt, dass die Menschen ihre Gesundheit eigenmächtig verbessern können.

9.1 Auftakt

Das Konzept der Gesundheitsförderung beruht auf einem positiven Verständnis von Gesundheit, dem proaktiven Streben nach körperlichem, psychischem und sozialem Wohlbefinden. Die Gesundheitsförderung ist folglich salutogenetisch ausgerichtet und ein vergleichsweise junges Konzept. Die Hebel können hier auf den vier Analyseebenen:

- Planetare Gesundheit
- Öffentliche Gesundheit
- Gesunde Lebenswelten
- Individuelle Gesundheit

angesetzt werden. Um die Gesundheitsförderung zu verstehen, müssen also die Einflüsse des Klimas, der Gesetzgebung, der Wohn- und Arbeitsbedingungen oder der Bildung auf die Gesundheit bereits vertraut sein. Folglich liegt die Verantwortung und damit auch der Hebel zur Gesundheitsförderung in allen Politikbereichen (WHO, 1986). Gesundheitsförderung wird auch vom Bundesministerium für Bildung, Familie, Senioren, Frauen und Jugend (BMBFSFJ), dem Bundesministerium für Arbeit und Soziales (BMAS), dem Bundesministerium für Wohnen, Stadtentwicklung und Bauwesen (BMWSB), Staatsregierungen, Landeskabinetten und Kommunen verantwortet, um nur einige wenige zu nennen.

In der Praxis werden die Begriffe „Gesundheitsförderung" und „Krankheitsprävention" oftmals synonym verwendet und verschwimmen, insbesondere im Bereich der Primärprävention. Tatsächlich verfolgen beide Strategien das gleiche Ziel: den Gesundheitsgewinn (**Abbildung 36**) und ergänzen sich komplementär. Während die Gesundheitsförderung durch die Förderung gesunder Lebensbedingungen einen Gesundheitsgewinn erzielt, verfolgen Präventionsstrategien das gleiche Ziel über das Zurückdrängen von Krankheitsrisiken und die Vermeidung weiteren Gesundheitsverlusts (Hurrelmann et al., 2018).

Ziel der Prävention ist es, dem Ausbruch von Krankheiten durch die Reduktion von Risikofaktoren vorzubeugen oder eine Verschlimmerung der Symptomatik bereits bestehender Krankheiten zu verhindern. Demzufolge ist die gezielte Prävention vor allem pathogenetisch ausgerichtet und das liegt vor allem an ihrer Entstehungsgeschichte. Im Zuge der Industrialisierung des 19. Jahrhunderts zogen immer mehr Menschen in die rasant wachsenden Städte, schufteten unter unmenschlichen Arbeitsbedingungen und lebten in beengtem, unhygienischem Wohnraum. In der Folge begannen Infektionskrankheiten zu grassieren, die zahlreichen Menschen das Leben kosteten (Aner & Hammerschmidt, 2018; Eckart, 2021; Hurrelmann et al., 2018), vor allem aber die Arbeitskraft dezimierte und zu einem ersten Umdenken umsichtiger Industrien führte. Sozialmediziner wie Rudolph Virchow (Gehr et al., 2021) haben sich aufgrund

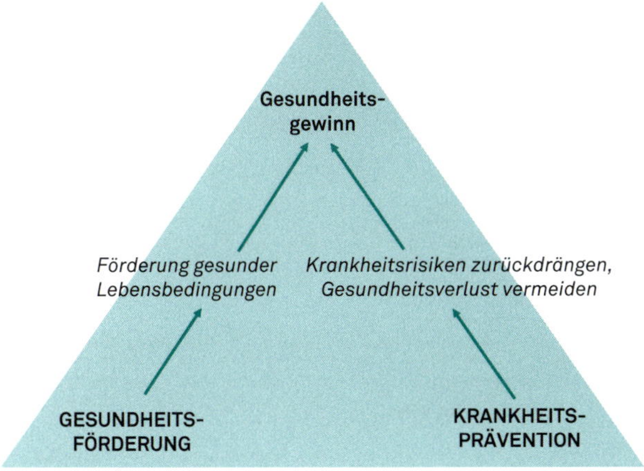

Abbildung 36: Gesundheitsförderung und Krankheitsprävention verfolgen das gleiche Ziel.

erster epidemiologischer Beobachtungen für bessere Lebensbedingungen wie den Bau der Kanalisation oder humaner Gefängnisse politisch eingesetzt. Der Fokus lag folglich noch nicht primär auf der Verbesserung der Gesundheit, sondern vor allem auf der notwendigen Bekämpfung von Krankheit.

Die Arten der Prävention werden nach dem Zeitpunkt und der Wirkrichtung unterschieden. Je nachdem, zu welchem Zeitpunkt man in die Entstehung von Krankheiten eingreift, werden die Maßnahmen der Primär- bis Quartärprävention (**Abbildung 37**) zugeordnet.

Primärprävention

Die Primärprävention stellt den frühestmöglichen Eingriff in die Krankheitsentstehung dar und ist nicht immer trennscharf von der Gesundheitsförderung zu unterscheiden. Sie soll verhindern, dass Krankheiten überhaupt auftreten und neu entstehen und zielt daher auf noch gesunde Personen ohne bekannte Krankheitssymptome ab (Habermann-Horstmeier, 2017).

Die Primärprävention umfasst einerseits Schutzimpfungen und regelmäßige Vorsorgeuntersuchungen und andererseits allgemeine gesundheitsförderliche (Obacht: Überschneidung zur Gesundheitsförderung) Maßnahmen wie genügend Schlaf, Bewegung und Sport, gesunde Ernährung und Stressreduktion (Deutsche Gesellschaft für Psychosomatische Medizin und Ärztliche Psychotherapie e.V (DGPM) & Deutsches Kollegium für Psychosomatische Medizin e.V (DKPM), 2018).

Sekundärprävention

Die Sekundärprävention dient der Früherkennung von Risikofaktoren und klinisch noch unauffälligen Befunden, um Krankheiten in früheren Stadien behandeln zu können, da dies meist deutlich effektiver, aber auch kostengünstiger ist als die Behandlung bereits fortgeschrittener Krankheiten. Durch rechtzeitige Interventionen soll Krankheitsschüben (Exazerbationen), Rezidiven und Chronifizierungen vorgebeugt werden (DGPM & DKPM, 2018; Habermann-Horstmeier, 2017). Sekundärpräventive Maßnahmen zielen auf Menschen mit einem bestimmten Risikoprofil wie beispielsweise eine genetische Disposition, das Geschlecht, Nikotinkonsum oder Bluthochdruck mit klinisch noch unauffälligen Symptomen ab. Zu den Maßnahmen gehören Früherkennungsscreenings beispielsweise für Brust- oder Darmkrebs oder die Reduktion bestehender Risikofaktoren durch Blutdruckregulation, Rauchentwöhnungsprogramme oder Gewichtsregulation (DGPM & DKPM, 2018).

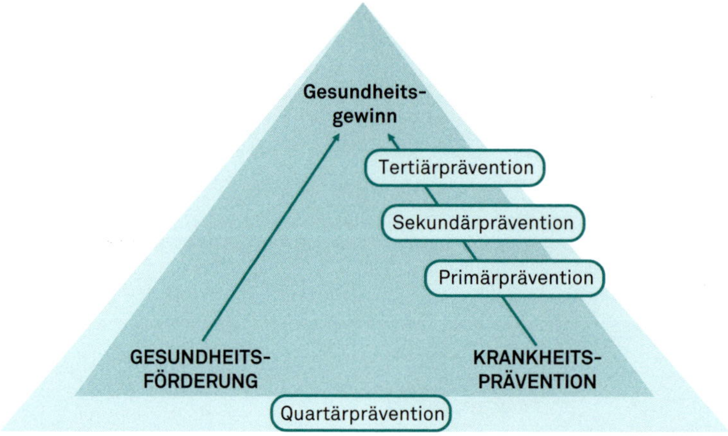

Abbildung 37: Präventionsarten

Tertiärprävention

Die Tertiärprävention soll verhindern, dass sich bereits aufgetretene Erkrankungen, deren Symptome nicht vollständig revidierbar sind, verschlimmern und den Alltag und die Lebensqualität beeinträchtigen. Dazu gehören Maßnahmen zur Rehabilitation und medikamentösen Langzeitversorgung für Menschen mit schweren und/oder chronischen Erkrankungen oder Behinderungen. Dies können physiotherapeutische Behandlungen bei Multipler Sklerose oder Morbus Parkinson sein, um möglichst lang mobil zu bleiben. Tertiärprävention umfasst aber auch die Dauermedikation zur Einstellung eines Diabetes oder regelmäßige Kontrolluntersuchungen nach einem Herzinfarkt. Die Tertiärprävention überschneidet sich also einerseits mit der Kuration und andererseits mit der Sekundärprävention, wenn ein früh erkannter Diabetes laut ICD zwar eine Krankheit ist, aber noch nicht zwingend Funktionseinschränkungen mit sich bringt, wenn er medikamentös gut eingestellt ist und zunächst „nur" als Risikofaktor für weitere Krankheiten betrachtet werden kann (DGPM & DKPM, 2018; Habermann-Horstmeier, 2017).

Quartärprävention

Die Quartärprävention ist wenig bekannt und verbreitet, jedoch in Anbetracht stetig steigender Gesundheitsausgaben und unter dem ethischen Prinzip der Gerechtigkeit hochrelevant. Unter Quartärprävention fasst man die Vermeidung von Überversorgung in Form von Diagnosen, fachärztlichen Überweisungen, Arbeitsunfähigkeitsbescheinigungen sowie invasiven, medikamentösen oder apparativen Diagnostik- und Therapieverfahren zusammen. Leistungserbringende treffen mitunter inadäquate Behandlungsentscheidungen, vor allem wenn sie sich unspezifische Symptome nur unzureichend erklären können (Hausteiner-Wiehle & Schaefert, 2014). Dies kann dazu führen, dass sie ressourcenintensive Untersuchungen oder Behandlungen einleiten, die nur auf einem Verdacht basieren, statt transparent zu kommunizieren, dass keine eindeutige Diagnose gestellt werden kann und im Sinne der Ressourcenschonung zunächst einfache Behandlungsmethoden ausprobiert werden sollten und vorrangig der Fokus auf der Beobachtung von Symptomen und deren Zusammenhang mit bestimmten Verhältnissen oder Gesundheitsverhalten liegen sollte (DGPM & DKPM, 2018; Hausteiner-Wiehle & Schaefert, 2014). Mit den verfügbaren Ressourcen sollte im Sinne einer gerechten Gesundheit zurückhaltend und zielgerichtet gewirtschaftet werden, damit die immer knappen Ressourcen dort eingesetzt werden können, wo sie benötigt werden und nicht verschwendet werden.

Verhältnisprävention

Präventionsarbeit kann grob zwei Verantwortungsbereichen zugeordnet werden: Einerseits obliegt es der politischen und institutionellen Verantwortung, Präventionsmaßnahmen anzubieten und für gesundheitsfördernde Verhältnisse zu sorgen, und andererseits liegt es in der individuellen Verantwortung, einen gesundheitsförderlichen Lebensstil einzunehmen, um Krankheiten vorzubeugen (Nationale Präventionskonferenz (NPK), 2018). Ersteres nennt man Verhältnisprävention, zweiteres Verhaltensprävention (**Abbildung 38**).

Die Verantwortung für die Globale Metaebene Planetare Gesundheit obliegt auch aus verhältnispräventiver Perspektive transdisziplinär der internationalen Politik, Wirtschaft und Wissenschaft. Politische Gremien, Krankenkassen, Unternehmen, Wohnungsbaugesellschaften oder Bildungsinstitutionen sind aufgrund ihres bedeutsamen Einflusses auf die Gestaltung von Arbeits- und Lebensbedingungen zentrale Akteur:innen der Verhältnisprävention.

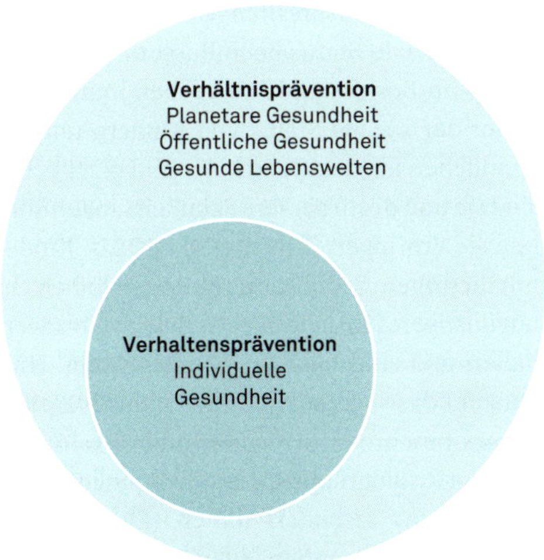

Abbildung 38: Verhaltens- und Verhältnisprävention

Sie sind für den strukturellen Ausbau einer gesundheitsförderlichen Lebenswelt verantwortlich. Prävention wird auf der Nationalen Makroebene „Demokratischer Sozialstaat und Gesundheitssystem" in Form von Gesetzen, Reformen und Rahmenempfehlungen geleistet (NPK, 2018). Beispiele dafür sind die Anschnallpflicht, das Rauchverbot, Zigaretten- und Alkoholverkaufsverbote zum Schutz von Kindern und Jugendlichen, Informationskampagnen oder die Besteuerung ungesunder Konsumgüter (Habermann-Horstmeier, 2017). Die Politik orientiert sich dabei an wissenschaftlichen Ergebnissen wie Morbiditäts- und Mortalitätsdaten, Krankheitskosten, Arbeitsunfähigkeitstagen sowie der Anzahl von Frühberentungen und Pflegebedürftigen (NPK, 2018). Dabei werden gesellschaftliche Entwicklungen wie der demografische Wandel oder die Zunahme chronischer und psychischer Erkrankungen in Bezug auf assoziierte Risikofaktoren und besonders gefährdete Gruppen besonders berücksichtigt. Präventionsmaßnahmen könnten durch Einnahmen aus der Tabaksteuer oder der in Deutschland nicht umgesetzten Zuckersteuer refinanziert werden (Volpp & Asch, 2017).

Auf der Kommunalen Mesoebene „Gesunde Lebenswelten" werden die politisch beschlossenen Handlungsempfehlungen und Gesetze von Kommunen, Krankenkassen, Betrieben, Schulen, Pflegeheimen oder Arztpraxen implementiert und umgesetzt. Auf diese Weise können die Lebens- und Arbeitsverhältnisse gezielt gesundheitsförderlicher gestaltet werden (GKV-Spitzenverband, 2023). Beispiele dafür sind Früherkennungs-Screenings, Arbeitsschutzvorkehrungen, ein gesundes Kantinenangebot (NPK, 2018) sowie die Integration von Parks, Naherholungsgebieten oder sicheren Fuß- und Radwegen in die Stadtplanung (Ramirez-Rubio et al., 2019).

Verhaltensprävention

Der Mensch selbst hat durch die täglichen Entscheidungen und Gewohnheiten einen hohen Einfluss auf die eigene Gesundheit. Wir können Sport treiben, uns ausgewogen ernähren, soziale Kontakte pflegen und regelmäßig zu Vorsorgeuntersuchungen gehen. Die Verhaltensprävention appelliert an die Eigenverantwortlichkeit, indem Menschen beraten und aufgeklärt werden, um eine höhere Gesundheitskompetenz zu erlangen und möglichst gesundheitszuträglich zu handeln.

Der Ansatz der Verhaltensprävention findet auf der Personalen Mikroebene der „Individuellen Gesundheit" statt und beruht auf der Annahme, dass Menschen rational und logisch handeln (Habermann-Horstmeier, 2017) und sich damit um die Förderung ihrer Gesundheit eigenständig kümmern. So einfach ist es jedoch nicht. Der Ansatz der Verhaltensprävention vernachlässigt, wie sehr die Sozialisation und das Umfeld das Handeln der Menschen beeinflussen. So halten sich trotz Aufklärungsarbeit nur 51,2 % der Männer und 44,8 % der Frauen an das empfohlene Maß wöchentlicher Ausdaueraktivität von 150 Minuten und nur 24,1 % der Männer, aber 45,1 % der Frauen verzehren täglich Obst und Gemüse (Richter et al., 2021). Damit Präventionsangebote überhaupt wahrgenommen werden, müssen sie barrierefrei sein, denn je unkomplizierter die geforderte Verhaltensänderung ist, desto wahrscheinlicher setzen die Menschen sie auch um (Habermann-Horstmeier, 2017; Richter et al., 2021): „Make the healthy choice, the easy choice!" (Volpp & Asch, 2017).

Die Gründe, warum so viele Menschen eben nicht rational vorbildlich für die eigene Gesundheit sorgen können, findet man in den Lebensbedingungen. Die Bildungschancen, das Einkommen oder die Wohnverhältnisse (Richter et al., 2021), die gesundheitsförderliches Verhalten erleichtern oder erschweren können, sind eben nicht gleichmäßig verteilt – und damit ist auch der Zugang zur Gesundheitsförderung ebenfalls nicht gleich verteilt.

Vor der Verhaltensprävention muss also die Verhältnisprävention ansetzen, denn die Verantwortung ist nicht nur beim Einzelnen, sondern vor allem auch in den Gesellschaftsstrukturen zu finden (NPK, 2018).

Das Präventionsdilemma

Die Wahrnehmung von Präventionsangeboten ist eng an den sozialen Status gekoppelt. So werden Zusatzangebote der Sport-, Musik- und Kunsterziehung von Kindern mit niedrigem Sozialstatus deutlich seltener wahrgenommen (Geene et al., 2016). Diese Angebote sind häufig nicht im öffentlichen Bildungs- und Erziehungssystem verankert, sondern werden von freien, aber auch privatwirtschaftlichen Trägereinrichtungen wie Sportvereinen oder Musikschulen bereitgestellt. Die Inanspruchnahme solcher Angebote ist durch zusätzliche finanzielle oder organisatorische Hürden erschwert. Es müssen Mitgliedsbeiträge gezahlt oder Anmeldungsformulare ausgefüllt werden, um einem Verein beizutreten. Da es sich dabei um freiwillige Zusatzangebote handelt, fühlen sich Eltern mit niedrigem Einkommen häufig nicht angesprochen. Möglicherweise fehlt ihnen aber auch die Information über finanzielle Bezuschussungsmöglichkeiten oder es mangelt an Unterstützung bei der Antragsstellung, die wiederum durch Sprachbarrieren oder fehlende digitale Kompetenzen entstehen kann. Hieraus ergibt sich die dringende Notwendigkeit von niedrigschwelligen Angeboten, um alle Menschen gleichermaßen, aber vor allem sozial Benachteiligte anzusprechen (Geene et al., 2016).

Der soziale Status beeinflusst den späteren Erfolg im Berufs- und Privatleben immens. Je höher der soziale Status von Kindern und Jugendlichen ist, desto gesünder und glücklicher sind sie und desto bessere Schulleistungen können sie erbringen (Ehlen et al., 2022). Kinder mit niedrigem Sozialstatus hingegen haben ein ungünstigeres Ernährungs- und Bewegungsverhalten und sind häufiger übergewichtig. Hier entsteht das sogenannte Präventionsdilemma. Dieses beschreibt die schlechtere Erreichbarkeit von Risikogruppen, die jedoch einen erhöhten Präventionsbedarf haben (Ehlen et al., 2022). Das Präventionsdilemma wird besonders im verhaltenspräventiven Bereich augenscheinlich, wenn Menschen mit niedrigem Sozialstatus bei der Konzeption von Maßnahmen nicht ausreichend mitgedacht, geschweige denn partizipativ bei der Entwicklung von Präventionsangeboten eingebunden werden (Franzkowiak, 2022). Das Präventionsdilemma müsste eigentlich Gesundheitsförderungsdilemma heißen.

9.2 Nudging

Das englische Verb to nudge bedeutet so viel wie „Anstupsen". In Bezug auf die Gesundheitsförderung meint Nudging, dass Menschen subtil und ohne Zwang zu einem gesundheitsförderlichen Verhalten motiviert werden. Wenn an Fahrstühlen ein grüner Aufkleber mit den Worten „Burn calories, not electricity" hängt, um Menschen dazu zu bewegen, die Treppe zu benutzen, dann handelt es sich um Nudging.

Nudging bietet besonders in der Primärprävention und Gesundheitsförderung viel Potenzial, unbewusste, automatisch getroffene und womöglich gesundheitsschädigende Entscheidungen von Menschen zu beeinflussen, indem die gesündere Option zur einfacheren gemacht wird. Dieses Prinzip wird schon lange in der Marktforschung erfolgreich angewandt und kann ebenso effektiv zur Gesundheitsförderung genutzt werden. So wählten beispielsweise auf einem Kongress etwa 80 % der Besucher:innen eine vegetarische Mahlzeit, wenn diese als Default-Option angeboten wurde, anstelle von nur 17 %, wenn eine Mahlzeit mit Fleisch die Default-Option war (Krisam et al., 2017). Als Default bezeichnet man eine Standard-Option, die für jemanden getroffen wird. Diese Vorauswahl kann zur gezielten Verhaltenssteuerung verwendet werden und ist in vielen Kontexten keineswegs beliebig, sondern auf den höchstmöglichen Nutzen ausgerichtet. Da wir im Alltag nicht über jede Entscheidung nachdenken wollen und können, gehen wir häufig den Weg des geringsten Widerstands und übernehmen die Option (Volpp & Asch, 2017), die für uns bereitgestellt wird. Dies wird auch am Beispiel der Organspende deutlich. In Ländern, in denen man sich aktiv für die Organspende entscheiden muss, sind nur 10 % der Bevölkerung Spender:innen, während in anderen Ländern der Bevölkerungsanteil von Spender:innen bei 99 % liegt, weil man dort automatisch Spender:in ist, solange man sich nicht aktiv dagegen entscheidet (Johnson & Goldstein, 2003).

Um die gesündere Wahl zur leichteren zu machen, kann es bereits genügen, gesunde Produkte auf Supermarktregalen oder Speisekarten sichtbarer zu platzieren und bestenfalls auch kostengünstiger anzubieten (Bacon & Krpan, 2018; Volpp & Asch, 2017). Nudging ist einfach, billig und effektiv (Volpp & Asch, 2017) und findet einerseits über die Verhältnis-, andererseits über die Verhaltensanpassung statt. Es kann langfristig unsere Gewohnheiten so sehr beeinflussen, dass wir das Verhalten auch dann noch zeigen, wenn der Anreiz nicht mehr vorhanden ist (Krisam et al., 2017). Aus ethischer Sicht gibt es immer wieder Kritik am Konzept des Nudgings, da es die Autonomie menschlichen Verhaltens untergraben kann, indem Menschen ohne explizites Einverständnis manipuliert werden können. Wenn Nudging in der Gesundheitsförderung eingesetzt wird, dann muss dies unbedingt immer auch aus einer ethischen Perspektive kritisch beleuchtet werden.

9.3 Health Literacy/Gesundheitskompetenz

Die Health Literacy (Gesundheitskompetenz) umschreibt den Umgang mit Gesundheitsinformationen und die sich anschließende Fähigkeit, sicher durch das Gesundheitssystem zu navigieren. Health Literacy ist ein entscheidender, evidenzbasierter Baustein in der Gesundheitsförderung.

Sørensen et al. (2012) definieren Gesundheitskompetenz als die Fähigkeit, Gesundheitsinformationen zu finden, zu verstehen, zu bewerten und anzuwenden, um gut begründete

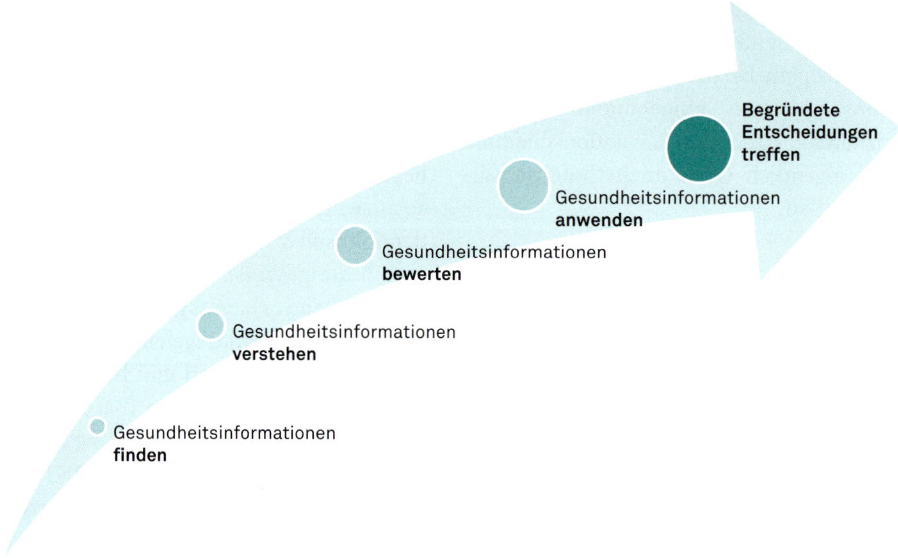

Abbildung 39: Health Literacy

Entscheidungen (**Abbildung 39**) im Behandlungs-, Präventions- und Gesundheitsförderungs-Setting zu treffen: gut begründete Entscheidungen, die die Lebensqualität erhalten oder verbessern.

Rund die Hälfte der Deutschen verfügt laut des europäischen Health Literacy-Surveys HLS-EU lediglich über eine eingeschränkte Gesundheitskompetenz. Diese geringe Health Literacy hängt mit sozioökonomischen Faktoren wie geringem Einkommen, wenig Bildung oder einem Migrationshintergrund zusammen. Hier begegnet er uns schon wieder: der soziale Gradient. Eine niedrige Gesundheitskompetenz korreliert mit einem schlechteren subjektiven Gesundheitsempfinden (Schaeffer et al., 2017). Ein Blick nach Skandinavien zeigt, dass Finnland bereits seit 2001 das verpflichtende Schulfach „Gesundheitsbildung" eingeführt hat. Dies führte gemäß einer Erhebung von 2017/18 zu einer deutlich besseren Gesundheitskompetenz der dort lebenden Jugendlichen im europäischen Vergleich. 37,3 % der finnischen Jugendlichen haben eine hohe, 53,8 % eine moderate und 9 % eine niedrige Gesundheitskompetenz, wohingegen im Vergleich lediglich 16,3 % der befragten deutschen Jugendlichen eine hohe und 17,4 % eine niedrige Gesundheitskompetenz aufweisen (Paakkari et al., 2023). Die finnische Wissenschaftlerin Leena Paakkari et al. (2023) versteht die Gesundheitskompetenz als ermächtigenden Ansatz mit diesen fünf Aspekten:

- Theoretisches Wissen
- Praktische Fähigkeiten und der Transfer vom Wissen zum Handeln
- Individuelles kritisches Denken (rationale Analyse und gut begründetes Urteil)
- Fähigkeit der Selbstreflexion
- Citizenship im Sinne einer sozialen Verantwortungsübernahme, gegenseitigen Rücksichtnahme und ethischem Handeln.

Wir sind erst ganz am Anfang zu verstehen, welches Ausmaß die rasante Entwicklung der Künstlichen Intelligenz (KI) auf unser Leben haben wird. Es zeichnet sich heute schon ab, dass es auch hier eine hohe Kompetenz braucht, bei der Nutzung dieser Entwicklungen Schritt zu halten.

Schlüsselkompetenz AI Literacy

Mit AI Literacy wird die Kompetenz bezeichnet, KI-Systeme zu verstehen, ihre Funktionsweise nachzuvollziehen und die Konsequenzen der Nutzung für sich und andere kritisch einzuschätzen. Nach dem Kompetenzverhaltens-Modell von Wienrich et al. (2022) besteht sie aus den fünf Dimensionen:

- AI Mental State – also, wie wir zu AI stehen (z. B. neugierig oder ängstlich)
- AI Verständnis – also AI erkennen zu können und wissen, wie sie funktioniert
- AI Reflexion vor dem Hintergrund sozialer, ethischer und rechtlicher Aspekte und im Sinne einer Verantwortungsübernahme
- AI Verhalten, das unseren aktiven Umgang mit AI beschreibt
- AI Verhaltensintention – als Zwischenschritt zwischen Denk- und Handlungsweisen mit und über AI.

Aktuell gibt es noch keine standardisierte Messmethode für die AI Literacy. Doch bereits heute zeichnet sich eine Kluft zwischen technikaffinen und weniger technikaffinen Nutzendengruppen ab (Weber et al., 2023). Neben allen Chancen der Künstlichen Intelligenz, vor allem auch im Gesundheitswesen, birgt der vermehrte Einsatz von AI-Tools das Risiko von Fehlinterpretationen und Einschränkungen der Eigenständigkeit. AI Literacy wird folglich durch den rasch zunehmenden Einsatz von KI-Tools zur Schlüsselkompetenz werden, die sowohl ein technisches Grundverständnis als auch kritisches Denken erfordert (Wienrich et al., 2022).

9.4 Der Settingansatz

Die Begriffe „Setting“ und der in der Sozialen Arbeit sehr geläufige Begriff der „Lebenswelt“ sind nicht trennscharf und werden entsprechend häufig synonym verwendet. Beim genauen Hinschauen erkennt man aber, dass Lebenswelten übergeordnete Systeme sind, denen einzelne Settings untergeordnet werden können (Dadaczynski et al., 2016). Unter Settings und unter Lebenswelten fallen alle Lebensbereiche, in denen die Menschen wohnen, lernen, arbeiten oder ihre Freizeit verbringen (NPK, 2018). Settings können formell organisierte Schulen, Universitäten, Betriebe, Kliniken oder Vereine sein. Sie können aber auch wie Lebenslagen, Wertegemeinschaften oder ortsgebundene Zusammenhänge informellen Charakter haben, sodass auch die Familie, die Religion, der Wohnblock, Obdachlosigkeit oder Social Media als Settings bezeichnet werden können (Hartung & Rosenbrock, 2022).

Die Gesundheit wird in den Settings gefördert oder beeinträchtigt. Da Settings unsere alltäglichen Lebensumstände bilden und wir darin zugleich unser Gesundheitsverhalten erlernen und verfestigen, handelt es sich beim Settingansatz um eine Kombination aus Verhältnis- und Verhaltensprävention. Man unterscheidet zwischen Gesundheitsförderung im Setting und gesundheitsförderlicher Settingentwicklung. Beide Stoßrichtungen verfolgen auch das Ziel, die schwer erreichbare, „Hard-to-reach“-Klientel zu erreichen und sind partizipativ ausgerichtet (Habermann-Horstmeier, 2017; Hartung & Rosenbrock, 2022). Dies geschieht beispielsweise durch gemeinsame Lauftrainings an der Hochschule oder spielerische Ernährungsschulungen in der Kita – in einem Setting können Dialoggruppen zielgerichtet erreicht und angesprochen werden. Indem ganze Personengruppen im Setting einigermaßen frei von Stigmatisierung erreicht werden können (Hartung & Rosenbrock, 2022), wird der Settingansatz zu einer vielversprechenden, diskriminierungsarmen Gesundheitsförderungsstrategie (Gold & Lehmann, 2012, S. 47), die wie zugeschnitten für die Gesundheitsfördernde Soziale Arbeit ist.

Die gesundheitsförderliche Settingentwicklung ist eine partizipative Form der Organisationsentwicklung (Dadaczynski et al., 2016). Widerstand entsteht immer dann, wenn die Menschen das Gefühl haben, dass sie nicht gehört werden. Wenn aber die Beschäftigten das Kantinenangebot der Arbeitsstelle mitentwickeln oder ein Schulgarten gemeinsam skizziert wird, dann können gesunde Settings entstehen, in denen gesundheitsfördernde Angebote auch genutzt werden, weil sie nicht Top-down entschieden, sondern gemeinsam Bottom-up erarbeitet wurden. Die damit einhergehende Verantwortungsübertragung auf alle Beteiligten im Setting ist ein wirkungsvolles Empowerment-Instrument, da die Menschen im Setting die Möglichkeit bekommen, selbstmächtig ihre Sozialräume zu gestalten und sich dadurch als kompetent, einflussreich und relevant erleben. Dies kann das Selbstwertgefühl positiv beeinflussen und wirkt sich wiederum nachweislich auf die Lebensqualität und die Gesundheit aus (Klemera, 2023). Dies ist vor allem für schwer erreichbare Personen wichtig, die sich aus Angst vor Stigmatisierung oder Diskriminierung aus dem sozialen Leben fernhalten (Hartung & Rosenbrock, 2022).

Wirkungsvolle Präventions- und Gesundheitsförderungsmaßnahmen sollen also ausdrücklich im Sozialraum, in den Lebenswelten (Kapitel 10) stattfinden, dort, wo die Soziale Arbeit bereits seit Jahrzehnten, wenngleich im Stillen, gesundheitsfördernd agiert.

Auf den ersten einhundert Seiten dieses Buches haben wir uns intensiv mit der Entstehung von Gesundheit und Krankheit beschäftigt. Es wurde erläutert, dass die sozialen Umstände, in denen die Menschen leben, lernen und arbeiten, einen großen Einfluss auf die gesundheitlichen Chancen haben. Wo auch immer es gelingt, die Lebensumstände der Menschen zu verbessern, nehmen die Chancen auf eine bessere Gesundheit zu. Dieses Wissen ist relevant, um nun das Modell „Gesundheitsfördernde Soziale Arbeit" einzuführen, das in den weiteren Kapiteln ausführlich erläutert wird.

10 Gesundheitsfördernde Soziale Arbeit

Wir erleben eine Welt in einer dynaxen Polykrise: Klimawandel, Radikalisierung, Ressourcenknappheit, Globalisierung, die sogenannte Künstliche Intelligenz oder der demografische Wandel wirken sich direkt auf unser Leben aus. Dies löst bei vielen Menschen eine tiefe Verunsicherung mit Orientierungsverlust, Ohnmacht und Bedrohungsgefühlen aus. Der soziale Zusammenhalt erodiert unmittelbar an den sieben Vielfaltsdimensionen geistige und körperliche Fähigkeiten, Geschlecht, sexuelle Orientierung, Alter, soziale Herkunft, ethnische Zugehörigkeit und Nationalität sowie Religion und Weltanschauung. In der Folge kommt es zu gesellschaftlichen Spaltungstendenzen und die Gefahr der Polarisierung hin zu populistischen, demokratiefeindlichen Narrativen wächst. Die Gesellschaft droht zu kippen. Die Soziale Arbeit agiert vielfältig in diesem volatilen Spannungsfeld zwischen Krisenbewältigung, sozialer Ungleichheit und Bedrohung des demokratischen Zusammenhalts.

Damit die soziale Spaltung nicht zur Normalität wird, braucht es etwas, das als „sozialer Kitt" in der Gesellschaft wirkt: die soziale Kohäsion. Diese basiert auf sozialer und gesundheitlicher Chancengerechtigkeit und entsteht aus einer Melange von Solidarität, Beziehungen und Gemeinwohlorientierung.

Traditionell ist die Soziale Arbeit gesundheitsfördernd wirksam. Dieser gesundheitsfördernde Beitrag ist jedoch unter Termini wie Armut, vulnerable Gruppen oder soziale Ungleichheit vergraben. Menschen, die sich in Armut befinden, Fluchterfahrung sammeln mussten, sich in der Wohnungslosigkeit befinden oder Bildungsungerechtigkeit erfahren, sind gleichzeitig auch immer massiven Gesundheitsrisiken ausgesetzt. Diese Menschen sind unsere Adressat:innen. Überall dort wo es gelingt, ihnen zur fairen, sozialen Teilhabe und Chancengerechtigkeit zu verhelfen, findet implizit auch immer Gesundheitsförderung statt.

Heute tragen so rund 350.000 akademisch ausgebildete Sozialarbeitende zur Gesundheitsförderung in Deutschland bei. Davon sind knapp 60.000 Berufstätige unmittelbar im Gesundheitswesen von der Prävention über die Kuration und Rehabilitation bis hin zur Palliation, tätig. Mit momentan 110.000 Studierenden liegt die KI-robuste Soziale Arbeit unter den Top Ten der bundesweit beliebtesten Studiengänge (DVSG, 2022).

Das Modell der Gesundheitsfördernden Sozialen Arbeit (MoGS) zeigt auf, dass die drei sich gegenseitig beeinflussenden Analyseebenen „Planetare Gesundheit" (Globale Metaebene), „Öffentliche Gesundheit" (Nationale Makroebene) und „Gesunde Lebenswelten" (Kommunale Mesoebene) die „Individuelle Gesundheit" des Menschen (Personale Mikroebene) determinieren. Die individuelle Gesundheit des Menschen wird hier nicht dichotom, sondern mehrdimensional entlang von sechs Komponenten in Anlehnung an das Positive Health-Konzept verstanden (Huber et al., 2016). Die soziale Chancengerechtigkeit, seit jeher ein Ziel der Sozialen Arbeit, ist untrennbar mit der gesundheitlichen Chancengerechtigkeit verbunden. In Anbetracht der umfassenden Datenlage, die den eindeutigen Zusammenhang zwischen sozialen Lagen und der

Gesundheit aufzeigt, ist es höchste Zeit, den gesundheitsfördernden Beitrag der Sozialen Arbeit sichtbar zu machen, denn nahezu jede Intervention der Sozialen Arbeit zahlt auf die Schutzfaktoren von Adressat:innen ein und wirkt daher direkt und indirekt gesundheitsfördernd.

10.1 Definition Gesundheitsfördernde Soziale Arbeit

Die Gesundheitsfördernde Soziale Arbeit trägt mit wirksamen Interventionen direkt und indirekt zum Outcome Gesundheit auf diesen vier Analyseebenen bei:

- Globale Metaebene: Planetare Gesundheit
- Nationale Makroebene: Öffentliche Gesundheit
- Kommunale Mesoebene: Gesunde Lebenswelten sowie
- Personale Mikroebene: Individuelle Gesundheit mit den Komponenten:
  - Psychosoziale Gesundheit
  - Körperliche Funktionen
  - Alltagsbewältigung
  - Partizipation
  - Sinnerleben
  - Lebensqualität.

Damit einhergehend entwickelt die mutige und demokratieschützende Disziplin Transformationskompetenz und übernimmt Verantwortung für die gesundheitliche und soziale Chancengerechtigkeit und die soziale Kohäsion der Gesellschaft.

10.2 Modell der Gesundheitsfördernden Sozialen Arbeit (MoGS)

Die Definition der Gesundheitsfördernden Sozialen Arbeit wird im Modell Gesundheitsfördernde Soziale Arbeit (MoGS) veranschaulicht (**Abbildung 40**).

Globale Metaebene Planetare Gesundheit: Unter „Planetary Health“ als globales, wissenschaftliches Konzept und Antwort auf die menschengemachte Klimakrise versteht man die Gesunderhaltung der Erde als Voraussetzung für die Gesunderhaltung der Menschen. Die „Planetare Gesundheit“ wird im Modell Gesundheitsfördernde Soziale Arbeit auf der globalen Metaebene verortet (Teil 2: Globale Metaebene Planetare Gesundheit)

Nationale Makroebene Öffentliche Gesundheit: „Public Health“ ist die Wissenschaft und die Kunst der Verhinderung von Krankheit, der Verlängerung des Lebens und der Förderung der Gesundheit durch organisierte Anstrengungen und informierte Entscheidungen von Gesellschaft, öffentlichen und privaten Organisationen sowie Gemeinschaften und Individuen (Winslow, 1920). Hier werden einerseits Lösungen für die dynaxen Herausforderungen der Polykrise gefunden und andererseits wirken diese strukturell durch Gesetze, Vorgaben oder Leitlinien auf die Mesoebene „Gesunde Lebenswelten“ und die Mikroebene „Individuelle Gesundheit“ ein. Die Öffentliche Gesundheit wird im Modell Gesundheitsfördernde Soziale Arbeit auf der Nationalen Makroebene verortet (Teil 3: Nationale Makroebene Öffentliche Gesundheit)

Kommunale Mesoebene Gesunde Lebenswelten: Zu den sozialen Settings oder Lebenswelten, in denen die Menschen innerhalb des demokratischen Sozialstaats leben, lernen und arbeiten, gehören Quartiere, Bildungseinrichtungen, Betriebe oder Pflegeeinrichtungen. Diese Lebenswelten haben einen enormen Einfluss auf die Bevölkerungsgesundheit und die individuelle Gesundheit. Die „Gesunden Lebenswelten“ werden im Modell Gesundheitsfördernde Soziale Arbeit auf der kommunalen Mesoebene verortet (Teil 4: Kommunale Mesoebene Gesunde Lebenswelten)

Personale Mikroebene Individuelle Gesundheit: Auf der personalen Mikroebene wird die „Individuelle Gesundheit des Menschen“ an-

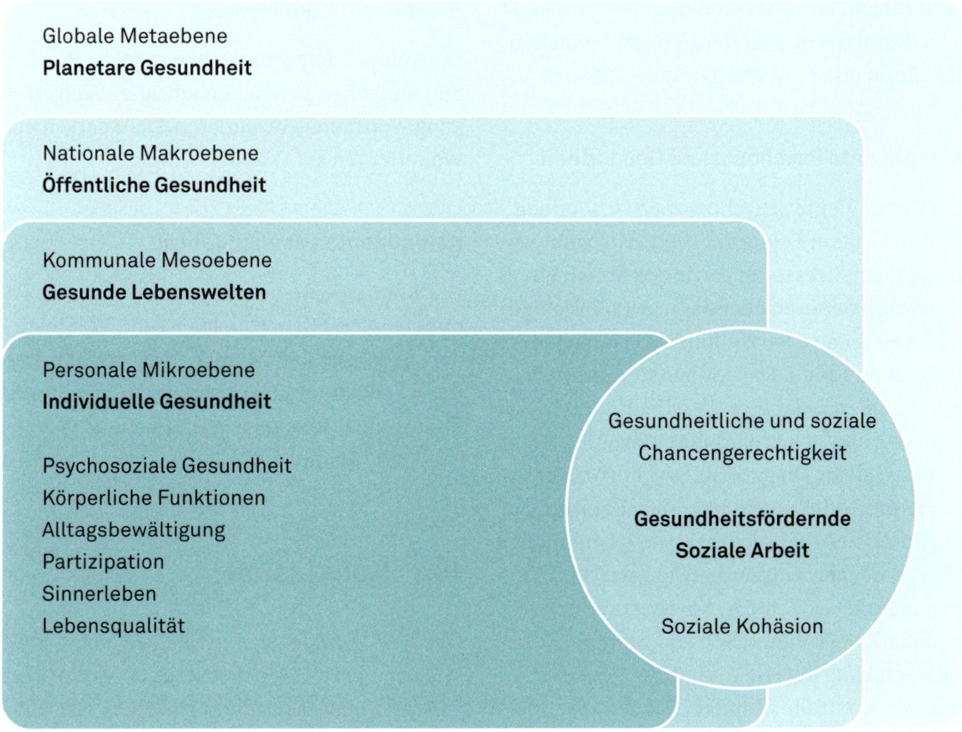

Abbildung 40: Modell Gesundheitsfördernde Soziale Arbeit

hand der sechs, sich gegenseitig beeinflussenden Komponenten Psychosoziale Gesundheit, Körperliche Funktionen, Alltagsbewältigung, Partizipation, Sinnerleben und Lebensqualität definiert (**Abbildung 41**). Dieses mehrdimensionale Verständnis von Gesundheit orientiert sich an der Idee der Positiven Gesundheit von Huber et al. (2011). Die „Individuelle Gesundheit“ wird im Modell Gesundheitsfördernde Soziale Arbeit auf der kleinsten Ebene, der „Personalen Mikroebene“, verortet (Teil 5: Personale Mikroebene Individuelle Gesundheit) und teilt sich in die folgenden sechs Komponenten auf.

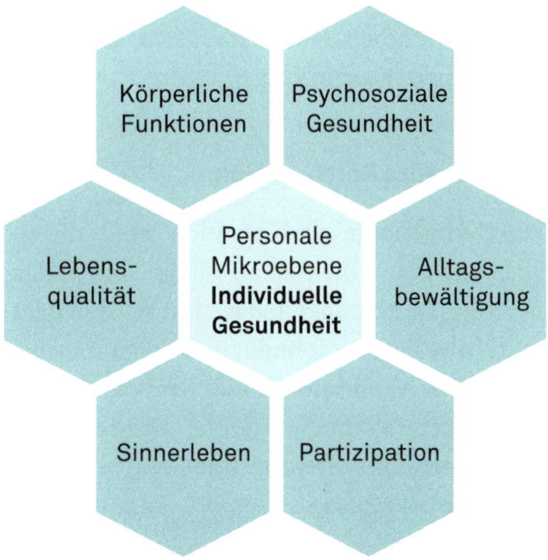

Abbildung 41: Individuelle Gesundheit in Anlehnung an das Positive Health-Modell (Huber et al., 2016)

Komponente Körperliche Funktionen

Die Komponente „Körperliche Funktionen“ ist sowohl objektiv messbar als auch subjektiv erlebbar und beruht auf den Parametern Sich gesund fühlen, Fitness, keine Beschwerden und/oder Schmerzen, Schlafen, Essen, Sexualität, Kondition und Bewegung (Kapitel 7.2.5.1).

Komponente Psychosoziale Gesundheit

Die Komponente „Psychosoziale Gesundheit" geht mit einem Fokus auf die Reduktion psychosozialer Stressoren sowie die Entwicklung von Schutzfaktoren über das mentale Wohlgefühl weit hinaus. Sie ist damit von besonderer Bedeutung für die Gesundheitsförderung insbesondere vulnerabler Personen durch die Soziale Arbeit. Dies wird durch die Methoden psychosozialer Diagnostik, psychosozialer Intervention oder psychosozialer Beratung in der Sozialen Arbeit sichtbar. Die Komponente „Psychosoziale Gesundheit" basiert auf den Parametern Gedächtnis, Konzentration, Kommunikation, Frohmut, Selbstakzeptanz, Konstruktiver Umgang mit Veränderungen und Gefühl von Kontrolle (Kapitel 7.2.5.2).

Komponente Alltagsbewältigung

Die Komponente der „Alltagsbewältigung" entsteht durch das Zusammenspiel der Parameter Selbstfürsorge, Erkennen eigener Grenzen, Gesundheitskompetenz, Gutes Zeit- und Geldmanagement, Arbeitsfähigkeit und Nach Hilfe fragen können (Kapitel 7.2.5.3).

Komponente Partizipation

Die Komponente „Partizipation" stellt die soziale und gesundheitliche Teilhabe und Teilgabe in den Mittelpunkt und basiert auf den Parametern Soziale Beziehungen, Ernstgenommen werden, Gemeinsam schöne Sachen erleben, Unterstützung durch Andere, Dazugehören, Aktivitäten und Interesse am Gesellschaftsleben (Kapitel 7.2.5.4).

Komponente Sinnerleben

Die Komponente Sinnerleben zeigt die Parameter Sinnvolles Leben, Lebenslust, Zielverfolgung, Vertrauen, Akzeptieren, Dankbarkeit und Weiterlernen auf (Kapitel 7.2.5.5).

Komponente Lebensqualität

Die Komponente Lebensqualität stellt die Parameter Genießen, Glücklich sein, Wohlbefinden, Lebensstabilität, Sicherheitsgefühl, Intimität, Wohnsituation sowie ausreichende finanzielle Ressourcen in den Kontext von Gesundheit (Kapitel 7.2.5.6).

10.3 Konklusion

Die Welt befindet sich in einer dynaxen Polykrise, in deren Folge die Natur unwiderruflich zerstört und Gesellschaften drohen, gespalten zu werden. Entlang dieser Bruchkanten entsteht soziale Ungleichheit, die ein Motor der gesundheitlichen Ungleichheit ist. Soziale und gesundheitliche Ungleichheit erodieren die soziale Kohäsion und bedrohen unsere demokratischen Werte. Die Gesundheitsfördernde Soziale Arbeit zementiert in diesem Spannungsfeld den internationalen Grundsatz, nachdem Gesundheit ein Menschenrecht ist und für alle gleichermaßen erreichbar sein muss. Die Disziplin unterstützt Menschen in vulnerablen Lebenslagen dabei, dieses Recht auf Gesundheit durchzusetzen. Auf der Grundlage der Definition und des Modells Gesundheitsfördernde Soziale Arbeit (MoGS) ergeben sich zehn Aufträge für die Disziplin:

1. **Gesundheitliche und soziale Chancengerechtigkeit herstellen**
   Die Gesundheitsfördernde Soziale Arbeit stellt die soziale und gesundheitliche Chancengerechtigkeit direkt an den gesellschaftlichen Bruchkanten her, indem sie das psychosoziale Fundament der Gesellschaft stützt und sich gezielt gegen die soziale und

gesundheitliche Ungleichheit von Menschen insbesondere in Krisensituationen engagiert. Die Gesundheitsfördernde Soziale Arbeit reduziert die gesundheitlichen Risiken vulnerabler Gruppen, indem sie präventiv soziale Problemlagen verhindert und entschärft. Hierbei verhilft die Disziplin ihren Adressat:innen zu angemessenen sozialrechtlichen Leistungen und fördert so die soziale und gesundheitliche Chancengerechtigkeit von Menschen mit Erkrankungen, Behinderungen oder in komplexen Lebenslagen. Insbesondere Hard-to-reach-Klient:innen verliert die Gesundheitsfördernde Soziale Arbeit niemals aus dem Blick. Die Disziplin ist systemisch von der Planetaren Gesundheit, über die Öffentliche Gesundheit und die gesunden Lebenswelten bis hin zum Individuum politisch und gesellschaftlich engagiert.

2. **Teilhabe und Partizipation sicherstellen**
   Die Gesundheitsfördernde Soziale Arbeit sorgt für die soziale Teilhabe und Partizipation durch Ko-Kreation und politisches Engagement von Menschen mit Erkrankungen, Behinderungen oder in belastenden Lebenslagen und ist so indirekt gesundheitsfördernd aktiv.
3. **Health Literacy erhöhen**
   Die Gesundheitsfördernde Soziale Arbeit fördert die Gesundheitskompetenz der Adressat:innen, indem sie Bildung, Urteilskraft und Entscheidungsfähigkeit insbesondere vulnerabler Gruppen bei der Nutzung analoger, digitaler und zunehmend KI-gestützter Gesundheitsangebote fördert.
4. **Klimagerechte Lebenswelten gestalten**
   Die Gesundheitsfördernde Soziale Arbeit stärkt die gesundheitsfördernden Lebensbedingungen im Alltag, indem sie Lebensräume klimagerecht mitgestaltet, Ressourcen und Handlungsspielräume möglich macht und eine psychosoziale Stabilität direkt in den Lebenswelten der Menschen ermöglicht. Die Disziplin gestaltet den Sozialraum gemeinsam mit den Menschen zu gesundheitsförderlichen Lebenswelten und vernetzt hier Verhältnis- mit Verhaltensprävention.
5. **Lotsenfunktion einnehmen**
   Die Gesundheitsfördernde Soziale Arbeit nimmt eine Lotsenfunktion ein und navigiert Menschen aus vulnerablen Gruppen entlang der Gesundheitsförderung, Kuration, Rehabilitation bis zur Palliation durch das komplexe Gesundheitswesen, aber auch im Sozial- und Bildungswesen. Die Disziplin trägt so zu einer bestmöglichen individuellen Versorgung hinsichtlich der psychosozialen Gesundheit, körperlichen Funktionen, Alltagsbewältigung, Partizipation, Sinnerleben und der Lebensqualität bei.
6. **Advocacy übernehmen**
   Die Gesundheitsfördernde Soziale Arbeit handelt als Advokatin für jene vulnerablen Gruppen, die am stärksten von den dynaxen Transformationsprozessen betroffen sind. Im interdisziplinären Aushandlungsprozess sorgt sie für eine gerechte, klima- und gesundheitsförderliche Gestaltung der Transformation und für Perspektivenvielfalt. Sie engagiert sich direkt an den sozialen Determinanten der Gesundheit, macht Ungleichheiten sichtbar, bekämpft Diskriminierung und wirkt an strukturellen Reformen mit.
7. **Interprofessionell Brücken bauen**
   Die Gesundheitsfördernde Soziale Arbeit baut Brücken, indem sie die Professionen in der Gesundheitsversorgung mit gesellschaftspolitischen Bereichen interprofessionell vernetzt, Kooperationen moderiert und dafür sorgt, dass Gesundheitsversorgung biopsychosozial statt lediglich biomedizinisch gedacht wird.
8. **Demokratie mutig schützen**
   Die Gesundheitsfördernde Soziale Arbeit schützt die Demokratie durch ihren Beitrag zur sozialen Kohäsion, indem sie als systemrelevante Disziplin Zugehörigkeit, Anerkennung und Gemeinwohlorientierung fördert. Sie federt damit demokratiefeindliche gesellschaftliche Spaltungen zuguns-

ten einer solidarischen Gemeinschaft entschieden ab.

9. **Soziale Arbeit evidenzbasiert validieren** Die gesundheitsfördernden Outcomes der Sozialen Arbeit müssen quantitativ und qualitativ erforscht und in die akademische Lehre und in die Praxis transferiert werden. Selbstbewusst kann sich die Soziale Arbeit ebenfalls als Gesundheitsprofession positionieren und die Brücke zu den Gesundheitswissenschaften schließen. Die Disziplin hat das Potenzial, eine gerechte Gesundheitsversorgung zu stabilisieren und mit wirksamen, evidenzbasierten Interventionen direkt und indirekt zum Outcome Gesundheit der Menschen und zum Forschungsstand beizutragen.
10. **Transformationskompetenz fördern** Um die Herausforderungen der dynaxen Polykrise bewältigen und Adressat:innen ebenfalls durch diese begleiten zu können, müssen Sozialarbeitende transformationskompetent aus- und weitergebildet werden. Sie sollen als Change Agents unkonventionell und mutig befähigt werden, Soziale Innovationen zu entwickeln und in die Versorgung zu bringen.

Literatur

Abdul-Hussain, S. & Hofmann, R. (2013). *Dimensionen von Diversität. Erwachsenenbildung.at.* https://erwachsenenbildung.at/themen/diversitymanagement/grundlagen/dimensionen.php

Aner, K. & Hammerschmidt, P. (2018). *Arbeitsfelder und Organisationen der Sozialen Arbeit (Bd. 6).* Springer Fachmedien Wiesbaden.

Anger, C., Betz, J. & Plünnecke, A. (2024). *INSM-Bildungsmonitor 2024.* https://files.insm.de/uploads/2024/07/Bildungsmonitor-2024_08_28-1.pdf

Allgemeine Ortskrankenkasse (AOK) & PNG. (2025). *Hauptchecklisten für QualiPEP.* https://www.aok.de/fk/fileadmin/user_upload/bg/themen/universell/unterseiten/2025-QualiPEP-hauptcheckliste.pdf

Bacon, L. & Krpan, D. (2018). (Not) Eating for the environment: The impact of restaurant menu design on vegetarian food choice. *Appetite, 125,* 190–200. https://doi.org/10.1016/j.appet.2018.02.006

Bundesagentur für Arbeit. (2025). *2.7 Sozialwesen - Statistik der Bundesagentur für Arbeit.* https://statistik.arbeitsagentur.de/DE/Statischer-Content/Statistiken/Themen-im-Fokus/Berufe/AkademikerInnen/Berufsgruppen/Generische-Publikationen/2-7-Sozialwesen.pdf?__blob=publicationFile&v=2

Bundesarbeitsgemeinschaft der Freien Wohlfahrtspflege (BAGFW). (2025). *Geschichte der Freien Wohlfahrtspflege in Deutschland.* https://www.bagfw.de/ueber-uns/100-jahre-bagfw/geschichte

Bambra, C., Gibson, M., Sowden, A., Wright, K., Whitehead, M. & Petticrew, M. (2010). Tackling the wider social determinants of health and health inequalities: evidence from systematic reviews. *Journal of epidemiology and community health, 64*(4), 284–291. https://doi.org/10.1136/jech.2008.082743

Bandelow, N., Hornung, J. & Iskandar, L. (2021). Wie reform- und innovationsfähig ist das deutsche Gesundheitssystem? In B. Klapper & I. Cichon (Hrsg.), *Neustart! Für die Zukunft unseres Gesundheitswesens* (S. 27–48). Medizinisch Wissenschaftliche Verlagsgesellschaft.

Becker, K., Ehrlich, M., Holzschuh, M., Engel, T. & Sittel, J. (2019). Das Wertschöpfungssystem „Automobil" im Umbruch. In K. Dörre, H. Rosa, K. Becker, S. Bose & B. Seyd (Hrsg.), *Große Transformation? Zur Zukunft moderner Gesellschaften* (S. 245–258). Springer Fachmedien Wiesbaden. https://doi.org/10.1007/978-3-658-25947-1_13

Begert, T. (2019). *Klassenzusammenhalt und schulisches Problemverhalten: Eine netzwerkanalytische Untersuchung auf der Sekundarstufe I.* Springer. https://doi.org/10.1007/978-3-658-24050-9

Berberich, H. J. (2023). Das biopsychosoziale Modell von Krankheit und Gesundheit. In M. S. Michel, J. W. Thüroff, G. Janetschek & M. P. Wirth (Hrsg.), *Springer Reference Medizin. Die Urologie* (S. 2453–2455). Springer. https://doi.org/10.1007/978-3-662-63400-4_21

Berger, P. L. (2018). *The Limits of Social Cohesion: Conflict and Mediation in Pluralist Societies.* Routledge.

Berger, U., Kirschner, H., Muehleck, J., Gläser, A., Werner, B., Kurz, M., Schwager, S., Wick, K. & Strauß, B. (2020). Kurz-Skala zur Erfassung wahrgenommener sozialer Teilhabe (KsT-5): faktorielle Struktur, interne Konsistenz, inhaltliche und konvergente Validität sowie Normwerte in einer repräsentativen Stichprobe. *PPmP – Psychotherapie, Psychosomatik, Medizinische Psychologie, 70*(09/10), 396–404. https://doi.org/10.1055/a-1088-1354

Berkman, L. F., Glass, T., Brissette, I. & Seeman, T. E. (2000). From social integration to health: Durkheim in the new millennium. *Social Science & Medicine, 51*(6), 843–857. https://doi.org/10.1016/S0277-9536(00)00065-4

Bertelsmann Stiftung. (Hrsg.). (2012). *Kohäsionsradar: Zusammenhalt messen: Gesellschaftlicher Zusammenhalt in Deutschland – ein erster Überblick.* https://www.bertelsmann-stiftung.de/de/publikationen/publikation/did/kohaesionsradar-zusammenhalt-in-deutschland/

Bundesinstitut für Arzneimittel und Medizinprodukte (BfArM). (2025). *ICD-10-GM.* https://www.bfarm.de/DE/Kodiersysteme/Klassifikationen/ICD/ICD-10-GM/_node.html

Bhavnani, S. K., Zhang, W., Bao, D., Raji, M., Ajewole, V., Hunter, R., Kuo, Y.-F., Schmidt, S., Pappadis, M. R., Smith, E., Bokov, A., Reistetter, T., Visweswaran, S. & Downer, B. (2023). *Subtyping Social Determinants of Health in All of Us: Network Analysis and Visualization Approach. medRxiv : the preprint server for health sciences.* Vorab-Onlinepublikation.

Binding, K. & Hoche, A. (Hrsg.). (2018). *Die Freigabe der Vernichtung lebensunwerten Lebens: Ihr Maß und ihre Form.* Meiner.

Blankenburg, K. & Cosanne, E. (2021). Gesellschaftliche Trends und Beschäftigtenzahlen in Praxisfeldern gesundheitsbezogener Sozialer Arbeit. In S. Dettmers & J. Bischkopf (Hrsg.), *Handbuch gesundheitsbezogene Soziale Arbeit* (S. 138–146). Ernst Reinhardt Verlag.

Blume, D. & Michaelis, A. (2015). *Chronik 1905.* Deutsches Historisches Museum. https://www.dhm.de/lemo/jahreschronik/1905

Bujard, M. (2022). Demografischer Wandel. *Informationen zur politischen Bildung izpb* (1). https://www.bpb.de/shop/zeitschriften/izpb/507591/demografischer-wandel/

Bundesagentur für Arbeit. (2025). *Auswirkungen des demografischen Wandels auf den Arbeitsmarkt.* https://statistik.arbeitsagentur.de/DE/Statischer-Content/Statistiken/Themen-im-Fokus/Demografie/Generische-Publikationen/Bericht-Demografie.html?__blob=publicationFile%2F1000

Bundesministerium für Bildung, Familie, Senioren, Frauen und Jugend (BMFSFJ). (2025). *Alt werden in Deutschland.* https://www.bmfsfj.de/resource/blob/254068/dec8469d4c81e5152023dc99beb5264e/9-altersbericht-kurzfassung-data.pdf

Bundesministerium für Gesundheit (BMG). (2017). *Pflegeversicherung.* BMG. https://www.bundesgesundheitsministerium.de/service/begriffe-von-a-z/p/pflegeversicherung

Bönig, J. (2012). *Zur Geschichte der Kinderarbeit in Deutschland und Europa.* https://www.bpb.de/shop/zeitschriften/apuz/146095/zur-geschichte-der-kinderarbeit-in-deutschland-und-europa/

Borrmann, S. (2019). Soziale Kohäsion als normatives Ziel? Soziale Probleme und ihre Bearbeitung durch Akteure der Sozialen Arbeit. In S. Borrmann, C. Fedke & B. Thiessen (Hrsg.), *Soziale Kohäsion und gesellschaftliche Wandlungsprozesse: Herausforderungen für die Profession Soziale Arbeit* (S. 77–86). VS Verlag. https://doi.org/10.1007/978-3-658-25759-0

Borrmann, S., Baier, F., Hefel, J. M. & Thiessen, B. (2022). Einleitung. In F. Baier, S. Borrmann, J. M. Hefel & B. Thiessen (Hrsg.), *Europäische Gesellschaften zwischen Kohäsion und Spaltung* (S. 11–23). Verlag Barbara Budrich. https://doi.org/10.2307/j.ctv2r3369d.4

Bort-Roig, J., Briones-Buixassa, L., Felez-Nobrega, M., Guàrdia-Sancho, A., Sitjà-Rabert, M. & Puig-Ribera, A. (2020). Sedentary behaviour associations with health outcomes in people with severe mental illness: a systematic review. *European Journal of Public Health, 30*(1), 150–157. https://doi.org/10.1093/eurpub/ckz016

Böttcher, S. (2022). *Gesundheit und Gesundheitsversorgungn in der DDR.* bpb. https://www.bpb.de/themen/deutsche-einheit/lange-wege-der-deutschen-einheit/505032/gesundheit-und-gesundheitsversorgung-in-der-ddr/

Bradl, C. (2014). *50 Jahre Lebenshilfe: Psychiatriereform.* https://www.lebenshilfe.de/fileadmin/Redaktion/Bilder/LandingPages/Geschichte/Downloads/70Bradl-Psychiatriereform.pdf

Braveman, P. A. (2019). Swimming Against the Tide: Challenges in Pursuing Health Equity Today. *Academic medicine: journal of the Association of American Medical Colleges, 94*(2), 170–171. https://doi.org/10.1097/ACM.0000000000002529

Bundesministerium der Justiz. (2017). *Das Internationale Übereinkommen der Vereinten Nationen zur Beseitigung jeder Form von Rassendiskriminierung (ICERD) vom 21. Dezember 1965.* United Nations (UN). https://www.bmj.de/SharedDocs/Publika

tionen/DE/Fachpublikationen/2017_ICERD.pdf?__blob=publicationFile&v=4

Bundesministerium für Arbeit und Soziales (BMAS). (2023). *Sicherheit und Gesundheit bei der Arbeit – Berichtsjahr 2022*. BMAS.

Bundeszentrale für gesundheitliche Aufklärung (Hrsg.). (2022). *Leitbegriffe der Gesundheitsförderung und Prävention: Glossar zu Konzepten, Strategien und Methoden*. BZGA – Federal Centre for Health Education.

Bundeszentrale für politische Bildung (bpb). (o. J.). *Advocacy*. https://www.bpb.de/themen/kriege-konflikte/dossier-kriege-konflikte/504227/advocacy/

Burghardt, M., Heckner, M., Kattenbeck, M., Schneidermeier, T. & Wolff, C. (2011). Design Thinking = Human-Centered Design? *Workshop-Proceedings der Tagung Mensch & Computer 2011. überMEDIEN|ÜBERmorgen*. https://dl.gi.de/items/276ee74f-86c7-4d7e-b726-298338fd9fc8

Burke, S. M., Cohen-Kettenis, P. T., Veltman, D. J., Klink, D. T. & Bakker, J. (2014). Hypothalamic response to the chemo-signal androstadienone in gender dysphoric children and adolescents. *Frontiers in endocrinology, 5*, 60. https://doi.org/10.3389/fendo.2014.00060

Burzlaff, M. (2023). Beratung meets Policy Practice – Zur Notwendigkeit eines Zusammendenkens von subjektorientierter Unterstützung und gerechtigkeitsorientierter Strukturarbeit. In N. Prasad (Hrsg.), *Methoden struktureller Veränderung in der Sozialen Arbeit* (S. 44–54). UTB GMBH.

BZgA. (2025). *Sexuelle Orientierung und sexuelle Vielfalt. Liebesleben*. https://www.liebesleben.de/fuer-alle/sexuelle-orientierung/sexuelle-orientierung-und-sexuelle-vielfalt/

Causevic, E. & Endemann, C. (2019). *Stress bewältigen – entspannt studieren. Stark fürs Studium: Bd. 5016*. Ferdinand Schöningh. https://doi.org/10.36198/9783838550169

Chaabane, R. (2023). Theoretischer Bezugsrahmen. In R. Chaabane (Hrsg.), *BestMasters. Diversity aus Kinderaugen* (S. 5–34). Springer Fachmedien Wiesbaden. https://doi.org/10.1007/978-3-658-41558-7_2

Chan, J., To, H.-P. & Chan, E. (2006). Reconsidering Social Cohesion: Developing a Definition and Analytical Framework for Empirical Research. *Social Indicators Research, 75*(2), 273–302. https://doi.org/10.1007/s11205-005-2118-1

Chbeir, S. & Carrión, V. (2023). Resilience by design: How nature, nurture, environment, and microbiome mitigate stress and allostatic load. *World journal of psychiatry, 13*(5), 144–159. https://doi.org/10.5498/wjp.v13.i5.144

Cohrdes, C., Hapke, U., Nübel, J. & Thom, J. (2022). *Erkennen – Bewerten – Handeln. Schwerpunktbericht zur psychischen Gesundheit der Bevölkerung in Deutschland. Teil 1 – Erwachsenenalter*. Robert Koch-Institut.

Crenshaw, K. W. (2013). Die Intersektion von „Rasse" und Geschlecht demarginalisieren: Eine Schwarze feministische Kritik am Antidiskriminierungsrecht, der feministischen Theorie und der antirassistischen Politik1. In H. Lutz, M. T. H. Vivar & L. Supik (Hrsg.), *Fokus Intersektionalität* (S. 35–58). Springer Fachmedien Wiesbaden. https://doi.org/10.1007/978-3-531-19550-6_2

Commission on Social Determinants of Health (CSDH). (2008, 27. August). *Closing the gap in a generation: health equity through action on the social determinants of health – Final report of the commission on social determinants of health*. https://www.who.int/publications/i/item/WHO-IER-CSDH-08.1

Dadaczynski, K., Baumgarten, K. & Hartmann, T. (2016). Settingbasierte Gesundheitsförderung und Prävention: Kritische Würdigung und Herausforderungen an die Weiterentwicklung eines prominenten Ansatzes. *Prävention und Gesundheitsförderung, 11*(4), 214–221. https://doi.org/10.1007/s11553-016-0562-1

Dagli-Hustings, I. (2024). *Perils and promises: Social cohesion amidst the global polycrisis I Social Cohesion – YouTube*. https://www.youtube.com/watch?v=2AanKQ2zgek

Dahlgren, G. & Whitehead, M. (1991). *Policies and strategies to promote social equity in health: Background document to WHO – Strategy paper for Europe*. Institute for Futures Studies, Arbetsrapport. 14.

Dahlgren, G. & Whitehead, M. (2021). The Dahlgren-Whitehead model of health determinants: 30 years on and still chasing rainbows. *Public health, 199*, 20–24. https://doi.org/10.1016/j.puhe.2021.08.009

Dawod, H. (2021). Die Beratung syrischer (Kontingent-)Flüchtlinge. In C. Melter (Hrsg.), *Diskriminierungs- und rassismuskritische soziale Arbeit und Bildung: Praktische Herausforderungen, Rahmungen und Reflexionen* (S. 151–181). Beltz Juventa.

Deutscher Berufsverband für Soziale Arbeit e. V. (DBSH). (2016). *Deutschsprachige Definition Sozialer Arbeit des Fachbereichstag Soziale Arbeit und*

DBSH. https://www.dbsh.de/profession/definition-der-sozialen-arbeit/deutsche-fassung.html

Demke, E. (2022). The Vulnerability-Stress-Model-Holding Up the Construct of the Faulty Individual in the Light of Challenges to the Medical Model of Mental Distress. *Frontiers in sociology, 7*, 833987. https://doi.org/10.3389/fsoc.2022.833987

Dentler, P. (2022). Noch eine Erinnerung mit Blick in die USA. In C. Kröger, G. Hahn & S. B. Gahleitner (Hrsg.), *Klinische Sozialarbeit: das Soziale behandeln: Entwicklung einer Fachsozialarbeit* (S. 185–187). ZKS Medien.

Deppisch, L. (2020). ‚Gefühle des Abgehängtseins' – ein Angstdiskurs. In S. Martin & T. Linpinsel (Hrsg.), *Kulturelle Figurationen: Artefakte, Praktiken, Fiktionen. Angst in Kultur und Politik der Gegenwart* (S. 179–203). Springer Fachmedien Wiesbaden.

Destatis (2024). *5,7 Millionen Pflegebedürftige zum Jahresende 2023*. https://www.destatis.de/DE/Presse/Pressemitteilungen/2024/12/PD24_478_224.html

Dettmers, S. (2015). *Qualifikationskonzept Gesundheitsbezogene Soziale Arbeit – QGSA*. https://dvsg.org/fileadmin/user_upload/DVSG/Veroeffentlichungen/Arbeitshilfen/QGSA/Qualifikationsprofil-2015.pdf

Dettmers, S. (2018). Gesundheitsbezogene Soziale Arbeit: Eine Übersicht aus Sicht des Fachverbandes DVSG. *Soziale Arbeit, 67*(7), 256–261. https://doi.org/10.5771/0490-1606-2018-7-256

Dettmers, S. (2021). Spezifische Kompetenzen gesundheitsbezogener Sozialer Arbeit. In S. Dettmers & J. Bischkopf (Hrsg.), *Handbuch gesundheitsbezogene Soziale Arbeit* (S. 18–27). Ernst Reinhardt Verlag.

Dettmers, S. (2024). Überlegungen zur Entwicklung der Sozialen Arbeit mit Gesundheitsbezug. *FORUM sozialarbeit+ gesundheit* (02), 6–9.

Deutsche Gesellschaft für Psychosomatische Medizin und Ärztliche Psychotherapie e. V. & Deutsches Kollegium für Psychosomatische Medizin e. V. (2018). *S3 Leitlinie „Funktionelle Körperbeschwerden": AWMF-Reg.-Nr. 051-001. LANGFASSUNG*. https://register.awmf.org/de/leitlinien/detail/051-001

Deutsche Gesellschaft für Soziale Arbeit (DGSA). (2023). *Sektionen Klinische Sozialarbeit: Was ist klinische Sozialarbeit?* https://www.dgsa.de/sektionen/klinische-sozialarbeit

Deutscher Hospiz- und Palliativ Verband e. V. (DHPV). (2023). *Zahlen zur Hospiz- und Palliativarbeit*. https://www.dhpv.de/zahlen_daten_fakten.html

Deutsches Zentrum für Hochschul- und Wissenschaftsforschung (DZHW). (2018). *22. Sozialerhebung. Die wirtschaftliche und soziale Lage der Studierenden*. https://www.studierendenwerke.de/themen/hochschulpolitik/sozialerhebung

Diderichsen, F., Hallqvist, J. & Whitehead, M. (2019). Differential vulnerability and susceptibility: how to make use of recent development in our understanding of mediation and interaction to tackle health inequalities. *International journal of epidemiology, 48*(1), 268–274. https://doi.org/10.1093/ije/dyy167

Deutsches Institut für Wirtschaftsforschung (DIW) ECON. (2024, 11. April). *Die Wirtschaftskraft hinter dem Wohnungsbau: Übers Bauen und Wohnen die Weichen für die Zukunft stellen. Eine Studie zum 15. Wohnungsbautag 2024*. https://mieterbund.de/app/uploads/2024/04/DIW-Econ_Bedeutung-des-Wohnungsbaus_v2.0-004.pdf

Domenig, D. & Cattacin, S. (2015). *Gerechte Gesundheit: Grundlagen – Analysen – Management* (1. Auflage). Hogrefe.

Dover, D. C. & Belon, A. P. (2019). The health equity measurement framework: a comprehensive model to measure social inequities in health. *International journal for equity in health, 18*(1), 1–12. https://doi.org/10.1186/s12939-019-0935-0

Dragolov, G. & Boehnke, K. (2020). Sozialer Zusammenhalt. In M. A. Wirtz (Hrsg.), *Dorsch-Lexikon der Psychologie* (19., überarbeitete Auflage). Hogrefe. https://dorsch.hogrefe.com/stichwort/zusammenhalt-sozialer

Dragolov, G., Ignácz, Z., Lorenz, J., Delhey, J. & Boehnke, K. (2013). *Social Cohesion Radar: Measuring Common Ground*. https://www.bertelsmann-stiftung.de/fileadmin/files/BSt/Publikationen/GrauePublikationen/GP_Social_Cohesion_Radar.pdf

Dragolov, G., Ignácz, Z. S., Lorenz, J., Delhey, J., Boehnke, K. & Unzicker, K. (2016). Social Cohesion in the Western World: What Holds Societies Together: Insights from the Social Cohesion Radar (2016). *SpringerBriefs in Well-Being and Quality of Life Research*. Springer International Publishing. https://doi.org/10.1007/978-3-319-32464-7

Duden (2012). *Duden – Wörterbuch medizinischer Fachbegriffe: Das Standardwerk für Fachleute und Laien; der aktuelle Stand der medizinischen Terminologie* (9., überarb. und erg. Aufl.). Dudenverlag.

Dunn, H.L. (1959). High-level wellness for man and society. *American Journal of Public Health Nations Healthcare, 49*(6), 786–792.

Deutsche Vereinigung für Soziale Arbeit im Gesundheitswesen e.V. (DVSG). (2020). *Empfehlungen zur Positionierung gesundheitsbezogener Sozialer Arbeit in Einrichtungen des Gesundheits- und Sozialwesens.* https://dvsg.org/fileadmin/user_upload/DVSG/Veroeffentlichungen/Arbeitshilfen/DVSG-Empfehlungen-Positionierung-Sozialer-Arbeit-2020.pdf

DVSG. (2022). *Informationen zur Gesundheitsbezogenen Sozialen Arbeit.* https://dvsg.org/fileadmin/user_upload/DVSG/Die-DVSG/DVSG-Gesundheitsbezogene-Soziale-Arbeit.pdf

Eckart, W.U. (2021). *Geschichte, Theorie und Ethik der Medizin* (9. Aufl.). Springer. https://doi.org/10.1007/978-3-662-63425-7

Eckhardt, J. & Krüger, D. (2023). Teilhabe durch Co-Creation. In A. Schröer, B. Blättel-Mink, A. Schröder & K. Späte (Hrsg.), *Soziale Innovationen in und von Organisationen.* Sozialwissenschaftliche Studien zur Transformation von Organisationen (S. 83–100). Springer. https://doi.org/10.1007/978-3-658-40695-0_6

Egger, M., Razum, O. & Rieder, A. (Hrsg.). (2025). *Public Health kompakt.* De Gruyter Brill.

Ehlen, S., Rehaag, R., Fitschen, J., Okan, O., Pinheiro, P. & Bauer, U. (2022). Gesundheitsförderung und Prävention bei vulnerablen Kindern und Jugendlichen in Kitas und Schulen – Ansätze zur Erhöhung der Reichweite. *Prävention und Gesundheitsförderung, 17*(2), 215–223. https://doi.org/10.1007/s11553-021-00850-z

Engelke, E., Borrmann, S. & Spatscheck, C. (2018). *Theorien der Sozialen Arbeit: Eine Einführung* (7., überarbeitete und erweiterte Auflage). Lambertus.

Europarat. (2010). *Die neue Strategie und Aktionsplan des Europarates für soziale Kohäsion.* https://www.coe.int/t/dg3/socialpolicies/source/Die%20neue%20Strategie%20und%20Aktionsplan%20des%20Europarates%20f%C3%BCr%20soziale%20Koh%C3%A4sion%20dt-%20Version.pdf

European Centre for Clinical Social Work – ECCSW. (2023). *Die Zertifizierung. European Centre for Clinical Social Work – ECCSW.* https://eccsw.eu/die-zertifizierung/

Faltermaier, T. (2018). Salutogenese und Ressourcenorientierung. In C.-W. Kohlmann, C. Salewski & M.A. Wirtz (Hrsg.), *Psychologie in der Gesundheitsförderung* (S. 85–98). Hogrefe.

Faltermaier, T. (2023). *Gesundheitspsychologie. Grundriss der Psychologie* (Band 21). Verlag W. Kohlhammer. https://doi.org/10.17433/978-3-17-041183-8

Ferrauti, A. & Remmert, H. (2020). Grundlagenwissen zum sportlichen Training. In A. Ferrauti (Hrsg.), *Trainingswissenschaft für die Sportpraxis* (S. 21–65). Springer. https://doi.org/10.1007/978-3-662-58227-5_2

Ferrauti, A., Schneider, C. & Wiewelhove, T. (2020). Leistungssteuerung. In A. Ferrauti (Hrsg.), *Trainingswissenschaft für die Sportpraxis* (S. 67–186). Springer. https://doi.org/10.1007/978-3-662-58227-5_3

Foroutan, N. (2015). *Brauchen wir den Integrationsbegriff noch?* https://www.bpb.de/themen/migration-integration/kurzdossiers/205196/brauchen-wir-den-integrationsbegriff-noch/

Franken, S. (2024). *Personal: Diversity Management.* Springer Fachmedien Wiesbaden. https://doi.org/10.1007/978-3-658-45472-2

Franzkowiak, P. (2008). Prävention im Gesundheitswesen: Systematik, Ziele, Handlungsfelder und die Position der Sozialen Arbeit. In G. Hensen & P. Hensen (Hrsg.), *Gesundheitswesen und Sozialstaat: Gesundheitsförderung zwischen Anspruch und Wirklichkeit* (S. 195–219). VS Verlag.

Franzkowiak, P. (2014). Gesundheit. In G.J. Friesenhahn, D. Braun & R. Ningel (Hrsg.). *Handlungsräume Sozialer Arbeit: Ein Lern- und Lesebuch* (S. 116–125). Budrich.

Franzkowiak, P. (2022). Prävention und Krankheitsprävention. In Bundeszentrale für gesundheitliche Aufklärung (Hrsg.), *Leitbegriffe der Gesundheitsförderung und Prävention: Glossar zu Konzepten, Strategien und Methoden.* BZGA – Federal Centre for Health Education.

Franzkowiak, P. & Hurrelmann, K. (2022). Gesundheit. In Bundeszentrale für gesundheitliche Aufklärung (Hrsg.), *Leitbegriffe der Gesundheitsförderung und Prävention: Glossar zu Konzepten, Strategien und Methoden.* BZGA – Federal Centre for Health Education.

Friedrich Ebert Stiftung. (2017). *Auswirkungen des demografischen Wandels im Einwanderungsland Deutschland: gute Gesellschaft – soziale Demokratie #2017plus.* https://library.fes.de/pdf-files/wiso/11612.pdf

Frohn, D. (2007). *Out im Office?!" Sexuelle Identität, (Anti-)Diskriminierung und Diversity am Arbeitsplatz.* https://www.dominicfrohn.de/wp-content/uploads/2022/11/Out-im-Office_SNW_2007-1.pdf

Fuchs, J., Gaertner, B. & Prütz, F. (2022). *Einschränkungen bei Alltagsaktivitäten und Unterstützungsbedarfe – Auswertungen der Studie GEDA 2019/2020-EHIS*. Vorab-Onlinepublikation.

Gabriel-Schärer, P. & Meier Magistretti, C. (2019). Salutogenese und Soziale Arbeit – Gemeinsamkeiten und Lernfelder. In C. Meier Magistretti, B. Lindström, M. Eriksson & A. Antonovsky (Hrsg.), *Salutogenese kennen und verstehen: Konzept, Stellenwert und praktische Anwendung* (S. 221–234). Hogrefe. https://doi.org/10.1024/85768-000

Gamper, M. & Kupfer, A. (2024). *Klassismus*. transcript Verlag, UTB.

Gans, P. (2018). Demografischer Wandel. In ARL – Akademie für Raumforschung und Landesplanung (Hrsg.), *Handwörterbuch der Stadt- und Raumentwicklung* (S. 375–396). ARL, Leibnitz Gesellschaft.

Geene, R., Richter-Kornweitz, A., Strehmel, P. & Borkowski, S. (2016). Gesundheitsförderung im Setting Kita. *Prävention und Gesundheitsförderung, 11*(4), 230–236. https://doi.org/10.1007/s11553-016-0559-9

Gehr, S., Balasubramaniam, N.K. & Russmann, C. (2023). Use of mobile diagnostics and digital clinical trials in cardiology. *Nature medicine, 29*(4), 781–784. https://doi.org/10.1038/s41591-023-02263-1

Gehr, S., Hahn, J., Schnalke, T. & Steinbrink, J. (Hrsg.). (2021). *Der Zellenstaat: Rudolf Virchow und die Charité der Zukunft: eine Publikation zur gleichnamigen Ausstellung des Berliner Medizinhistorischen Museums und des Geschäftsbereichs Strategische Entwicklung der Charité*. Berliner Medizinhistorisches Museum.

Geißler-Piltz, B. & Gerull, S. (2009). Einleitung. In B. Geißler-Piltz & S. Gerull (Hrsg.), *Soziale Arbeit im Gesundheitsbereich: Wissen, Expertise und Identität in multiprofessionellen Settings* (S. 9–12). Budrich.

Georges, D., Rakusa, E., Holtz, A.-V., Fink, A. & Doblhammer, G. (2023). *Demenzerkrankungen in Deutschland: Epidemiologie, Trends und Herausforderungen*. Vorab-Onlinepublikation.

Geriatrischer Versorgungsverbund Westfalen. (o. J.). *Was bringt uns der Barthel-Index?* https://www.geriatrie-westfalen.de/files/geriatrie-westfalen/bilder/aktuelles/3-symposium/Schlicht-Barthel.pdf

Geyer, S. (2021). Soziale Ungleichheit und Gesundheit/Krankheit. In Bundesinstitut für Öffentliche Gesundheit (BIÖG) (Hrsg.). *Leitbegriffe der Gesundheitsförderung und Prävention. Glossar zu Konzepten, Strategien und Methoden*. BzGA.

Giertz, K., Große, L. & Grötschel, M. (2024). Hard-to-reach: Nierigschwelligkeit als Handlungs- und Orientierungskonzept. In *Handbuch Klinische Sozialarbeit*. Beltz Juventa, 2024.

Giesecke, J., Böhnke, P. & Groh-Samberg, O. (2023). Einkommens- und Vermögensungleichheit. *Informationen zur politischen Bildung izpb* (354), 38–47.

GKV-Spitzenverband. (2021). *Vorsorge und Rehabilitation*. Medizinischer Dienst des Spitzenverbandes Bund (MDS).

GKV-Spitzenverband (Hrsg.). (2023). *Leitfaden Prävention: Handlungsfelder und Kriterien nach § 20 Abs. 2 SGB V zur Umsetzung der §§ 20, 20a und 20b SGB V vom 21. Juni 2000 in der Fassung vom 4. Dezember 2023*. https://www.gkv-spitzenverband.de/krankenversicherung/praevention_selbsthilfe_beratung/praevention_und_bgf/leitfaden_praevention/leitfaden_praevention.jsp

Global Psychology Alliance. (2024). *Democratic Systems and Psychological Science: A Collective Statement and Call to Action. Global Psychology Alliance.* https://www.bdp-verband.de/fileadmin/user_upload/BDP/newssystem/aktuelles/pdf/Democracy_and_Psychological_Science_Statement__December_2024_.pdf

Gold, C. & Lehmann, F. (2012). *Gesundes Aufwachsen für alle! Anregungen und Handlungshinweise für die Gesundheitsförderung bei sozial benachteiligten Kindern, Jugendlichen und ihren Familien. Gesundheitsförderung konkret: Bd. 17.* Bundeszentrale für Gesundheitliche Aufklärung. https://www.gesundheitbb.de/fileadmin/user_upload/GesBB/Projekte/Bundesweite_Projekte/Kooperationsverbund_Gesundheitliche_Chancengleichheit/2012_KoopVerbund_Gesundes_Aufwachsen_fuer_alle.pdf

Graf, C. (2008). The Lawton Instrumental Activities of Daily Living (IADL) Scale. *American Journal of Nursing, 108*(4). https://doi.org/10.1097/01.NAJ.0000314810.46029.74

Greß, S. & Jesberger, C. (2022). Kostspielige Konstruktionsfehler. *Gesundheit und Gesellschaft, 25*(10), 19–23.

Grigoriev, O. & Körner, T. (2024). Eingewanderte und ihre Nachkommen. In Sozialbericht (Hrsg.), *Sozialbericht 2024: Ein Datenreport für Deutschland* (S. 30–43). bpb.

Groh-Samberg, O., Kleinert, C. & Konietzka, D. (2023). Was ist soziale Ungleichheit? Konzeptionelle Perspektiven. *Informationen zur politischen Bildung izpb*, (354), 4–10.

Guillamon, A., Junque, C. & Gómez-Gil, E. (2016). A Review of the Status of Brain Structure Research in Transsexualism. *Archives of sexual behavior, 45*(7), 1615–1648. https://doi.org/10.1007/s10508-016-0768-5

Habermann-Horstmeier, L. (2017). *Gesundheitsförderung und Prävention: Kompakte Einführung und Prüfungsvorbereitung für alle interdisziplinären Studienfächer*. Kompaktreihe Gesundheitswissenschaften. Hogrefe.

Haidt, J. (2024). *Generation Angst: Wie wir unsere Kinder an die virtuelle Welt verlieren und ihre psychische Gesundheit aufs Spiel setzen*. Rowohlt Verlag.

Hamel, M. (2015). *Die Kaiser-Wilhelm-Gesellschaft. Deutsches Historisches Museum. Berlin*. https://www.dhm.de/lemo/kapitel/kaiserreich/wissenschaft-und-forschung/kaiser-wilhelm-gesellschaft.html

Hammas, K.S. (2018). *Dr. med. Johann Georg Varrentrapp (1809–1886): Sozialmediziner und Pionier der öffentlichen Gesundheitspflege*. Edition Centaurus – Neuere Medizin- und Wissenschaftsgeschichte. Springer Fachmedien Wiesbaden.

Han, P. (2016). *Soziologie der Migration: Erklärungsmodelle, Fakten, politische Konsequenzen, Perspektiven*. UTB Soziologie: Bd. 2118. Ulmer. https://doi.org/10.36198/9783838546858

Hapke, U., Lippe, E. von der, Busch, M. & Lange, C. (2012). *Daten und Fakten: Ergebnisse der Studie „Gesundheit in Deutschland aktuell 2010"* (Beiträge zur Gesundheitsberichterstattung des Bundes).

Hartung, S. & Rosenbrock, R. (2022). Settingansatz–Lebensweltansatz. In Bundeszentrale für gesundheitliche Aufklärung (BZgA) (Hrsg.). *Leitbegriffe der Gesundheitsförderung und Prävention. Glossar zu Konzepten, Strategien und Methoden*.

Hausteiner-Wiehle, C. & Schaefert, R. (2014). Therapeutische Beziehung und Gesprächsführung. Über den Umgang mit Patienten mit funktionellen Schmerzsyndromen. *Zeitschrift fur Gerontologie und Geriatrie, 47*(2), 165–173. https://doi.org/10.1007/s00391-014-0617-x

Hering, S. & Münchmeier, R. (2012). Restauration und Reform – Die Soziale Arbeit nach 1945. In W. Thole (Hrsg.), *Grundriss Soziale Arbeit* (S. 109–130). VS Verlag für Sozialwissenschaften. https://doi.org/10.1007/978-3-531-94311-4_4

Herrler, K. & Hollederer, A. (2019). Die stationäre Versorgung von Migranten und Flüchtlingen in Deutschland. In J. Pundt & M. Cacace (Hrsg.), *Diversität und gesundheitliche Chancengleichheit* (S. 205–230). Apollon University Press.

Hess, S. & Tsianos, V.S. (2007). Europeanizing Transnationalism! Provincializing Europe! – Konturen eines neuen Grenzregimes. In Transit Migration Forschungsgruppe (Hrsg.), *Kultur und soziale Praxis. Turbulente Ränder Neue Perspektiven auf Migration an den Grenzen Europas* (S. 23–38). transcript Verlag. https://doi.org/10.14361/9783839407813-001

Hirschberg, M. & Köbsell, S. (2022). Grundbegriffe und Grundlagen: Disability Studies, Diversity und Inklusion. In I. Hedderich, G. Biewer, J. Hollenweger & R. Markowetz (Hrsg.), *Handbuch Inklusion und Sonderpädagogik: Eine Einführung* (S. 571–584). Verlag Julius Klinkhardt.

Hoekzema, E., Schagen, S.E.E., Kreukels, B.P.C., Veltman, D.J., Cohen-Kettenis, P.T., Delemarre-van de Waal, H. & Bakker, J. (2015). Regional volumes and spatial volumetric distribution of gray matter in the gender dysphoric brain. *Psychoneuroendocrinology, 55*, 59–71. https://doi.org/10.1016/j.psyneuen.2015.01.016

Holst, J. (2022). Biomedizinische Perspektive. In: Bundeszentrale für gesundheitliche Aufklärung (BZgA) (Hrsg.). *Leitbegriffe der Gesundheitsförderung und Prävention. Glossar zu Konzepten, Strategien und Methoden*.

Homfeldt, H.G. & Gahleitner, S.B. (2018). Gesundheit und Krankheit. In G. Graßhoff, A. Renker & W. Schröer (Hrsg.), *Soziale Arbeit* (S. 43–54). Springer Fachmedien Wiesbaden.

Homfeldt, H.-G. (2012). Soziale Arbeit im Gesundheitswesen und in der Gesundheitsförderung. In W. Thole (Hrsg.), *Grundriss Soziale Arbeit* (S. 489–503). VS Verlag für Sozialwissenschaften. https://doi.org/10.1007/978-3-531-94311-4_30

Huber, M., Knottnerus, J.A., Green, L., van der Horst, H., Jadad, A.R., Kromhout, D., Leonard, B., Lorig, K., Loureiro, M.I., van der Meer, J.W.M., Schnabel, P., Smith, R., van Weel, C. & Smid, H. (2011). How should we define health? *BMJ (Clinical research ed.), 343*, d4163. https://doi.org/10.1136/bmj.d4163

Huber, M., van Vliet, M., Giezenberg, M., Winkens, B., Heerkens, Y., Dagnelie, P.C. & Knottnerus, J.A. (2016). Towards a ‚patient-centred' operationalisation of the new dynamic concept of health: a mixed methods study. *BMJ Open, 6*(1), e010091. https://doi.org/10.1136/bmjopen-2015-010091

Hurrelmann, K. & Richter, M. (2022). Determinanten der Gesundheit. In Bundeszentrale für gesundheitliche Aufklärung (BZgA) (Hrsg.). *Leitbegriffe der Gesundheitsförderung und Prävention. Glossar zu Konzepten, Strategien und Methoden*.

Hurrelmann, K., Richter, M., Klotz, T. & Stock, S. (2018). Krankheitsprävention und Gesundheitsförderung. In K. Hurrelmann, M. Richter, T. Klotz, S. Stock, T. Altgeld, O. von dem Knesebeck, V. Ottova, U. Ravens-Sieberer, W. Süss & A. Trojan (Hrsg.), *Referenzwerk Prävention und Gesundheitsförderung: Grundlagen, Konzepte und Umsetzungsstrategien* (S. 23–34). Hogrefe.

Husi, G. (2022). Was ist soziale Kohäsion? Eine sozialtheoretische Skizze. In F. Baier, S. Borrmann, J.M. Hefel & B. Thiessen (Hrsg.), *Europäische Gesellschaften zwischen Kohäsion und Spaltung* (S. 57–70). Verlag Barbara Budrich. https://doi.org/10.2307/j.ctv2r3369d.7

Hyland, A., Borland, R., Li, Q., Yong, H.-H., McNeill, A., Fong, G.T., O'Connor, R.J. & Cummings, K.M. (2006). Individual-level predictors of cessation behaviours among participants in the International Tobacco Control (ITC) Four Country Survey. *Tobacco control, 15 Suppl 3*(Suppl 3), iii83–94. https://doi.org/10.1136/tc.2005.013516

Institute for Positive Health. (2023). *My Positive Health Dialogue-Tool 2.0*. Institute for Positive Health. https://www.iph.nl/assets/uploads/2023/06/PHI-Dialogue-tool-2.0-ENGLISH.pdf

International Federation of Social Workers. (2014). *Global Definition of Social Work*. https://www.ifsw.org/what-is-social-work/global-definition-of-social-work/

Janson, M. (2021). *Nazis töteten ungefähr 17 Millionen Menschen*. Statista. https://de.statista.com/infografik/23994/geschaetzte-zahl-der-nazi-opfer/

Jaworski, S. & Gehr, S. (2025). Krankenhausreform 2025: Quo vadis Soziale Arbeit? *Forum sozialarbeit + gesundheit, 30*(2), 34–36.

Johnson, E.J. & Goldstein, D. (2003). Medicine. Do defaults save lives? *Science (New York, N.Y.), 302*(5649), 1338–1339. https://doi.org/10.1126/science.1091721

Junger, J., Habel, U., Bröhr, S., Neulen, J., Neuschaefer-Rube, C., Birkholz, P., Kohler, C., Schneider, F., Derntl, B. & Pauly, K. (2014). More than just two sexes: the neural correlates of voice gender perception in gender dysphoria. *PloS one, 9*(11), e111672. https://doi.org/10.1371/journal.pone.0111672

Kajikhina, K., Koschollek, C., Bozorgmehr, K., Sarma, N. & Hövener, C. (2023). Rassismus und Diskriminierung im Kontext gesundheitlicher Ungleichheit – ein narratives Review. *Bundesgesundheitsblatt – Gesundheitsforschung – Gesundheitsschutz, 66*(10), 1099–1108. https://doi.org/10.1007/s00103-023-03764-7

Kerle, A., Kessl, F. & Knecht, A. (2024). Armutsdiskurse – Eine Hinführung. In A. Kerle, F. Kessl & A. Knecht (Hrsg.), *Armutsdiskurse* (S. 11–30). transcript Verlag.

Klärner, A., Gamper, M., Keim-Klärner, S., Lippe, H. von der, Moor, I., Richter, M. & Vonneilich, N. (2020). Soziale Netzwerke und gesundheitliche Ungleichheiten – eine neue Perspektive für die Forschung. In A. Klärner, M. Gamper, S. Keim-Klärner, I. Moor, H. von der Lippe & N. Vonneilich (Hrsg.), *Soziale Netzwerke und gesundheitliche Ungleichheiten* (S. 1–30). Springer. https://doi.org/10.1007/978-3-658-21659-7_1

Kleinert, C., Leuze, K. & Pollak, R. (2023). *Soziale Herkunft und Bildung*. Bundeszentrale für politische Bildung (bpb). https://www.bpb.de/shop/zeitschriften/izpb/soziale-ungleichheit-354/520843/soziale-herkunft-und-bildung/

Klemera, E. (2023). Self-Esteem, Satisfaction with. In F. Maggino (Hrsg.), *Encyclopedia of Quality of Life and Well-Being Research* (S. 6251–6254). Springer International Publishing. https://doi.org/10.1007/978-3-031-17299-1_2583

Knecht, A. (2021). Entstehung und Entwicklung des Lebensqualitäts-Konzeptes in den 60erbis 80er-Jahren – Privater Reichtum und öffentliche Armut. In M. Staats (Hrsg.), *Lebensqualität: Ein Metathema* (S. 40–49). Beltz.

Köbsell, S. (2022). Normalität. In I. Hedderich, G. Biewer, J. Hollenweger & R. Markowetz (Hrsg.), *Handbuch Inklusion und Sonderpädagogik: Eine Einführung* (S. 414–418). Verlag Julius Klinkhardt.

Köhler, S. (2022). *Selbsthilfe im Paritätischen: Eine Zeitreise. Deutscher Paritätischer Wohlfahrtsverband – Gesamtverband e.V.* https://www.wir-sind-paritaet.de/wir-berichten/blog/selbsthilfe-im-paritaetischen-eine-zeitreise

Köngeter, S. (2022). Soziale Arbeit als transnationales Projekt – über die Grenzen von Solidarität und Sozialpolitik. In F. Baier, S. Borrmann, J.M. Hefel & B. Thiessen (Hrsg.), *Europäische Gesellschaften zwischen Kohäsion und Spaltung* (S. 40–56). Verlag Barbara Budrich. https://doi.org/10.2307/j.ctv2r3369d.6

Konietzka, D. & Groh-Samberg, O. (2023). Struktur sozialer Ungleichheit. *Informationen zur politischen Bildung izpb*, 48–57.

Kooperationsverbund gesundheitsziele.de (Hrsg.). (2012). *Nationales Gesundheitsziel: Gesund älter werden*. https://www.bundesgesundheitsministe

rium.de/fileadmin/Dateien/5_Publikationen/Praevention/Broschueren/Broschuere_Nationales_Gesundheitsziel_-_Gesund_aelter_werden.pdf

Kotz, D. & West, R. (2009). Explaining the social gradient in smoking cessation: it's not in the trying, but in the succeeding. *Tobacco control, 18*(1), 43–46. https://doi.org/10.1136/tc.2008.025981

Kramer, U. & Dettmers, S. (2024). Transformation und Soziale Arbeit. *FORUM sozialarbeit+ gesundheit*(4), 6–8.

Krisam, M., Philipsborn, P. von & Meder, B. (2017). Nudging in der Primärprävention: Eine Übersicht und Perspektiven für Deutschland. *Das Gesundheitswesen, 79*(2), 117–123. https://doi.org/10.1055/s-0042-121598

Kroh, M., Kühne, S., Kipp, C. & Richter, D. (2017). *Einkommen, soziale Netzwerke, Lebenszufriedenheit: Lesben, Schwule und Bisexuelle in Deutschland.* https://www.diw.de/documents/publikationen/73/diw_01.c.563767.de/17-35-3.pdf

Krüger, M. & Reinhart, K. (2019). Körper und Bewegung im Sport. In A. Güllich & M. Krüger (Hrsg.), *Grundlagen von Sport und Sportwissenschaft* (S. 1–17). Springer Berlin Heidelberg.

Kuhn, J., Brieger, P., Härter, M. & Riedel-Heller, S. (2023). Public Mental Health: Entwicklung eines Forschungs- und Handlungsfeldes. *Bundesgesundheitsblatt, Gesundheitsforschung, Gesundheitsschutz, 66*(4), 353–355. https://doi.org/10.1007/s00103-023-03681-9

Kuntz, B., Rattay, P., Poethko-Müller, C., Thamm, R., Hölling, H. & Lampert, T. (2018). Soziale Unterschiede im Gesundheitszustand von Kindern und Jugend lichen in Deutschland – Querschnittergebnisse aus KiGGS Welle 2. *Journal of health monitoring (JoHM)* (3), 19–36.

Lampert, T. (2016). Soziale Ungleichheit und Gesundheit. In M. Richter & K. Hurrelmann (Hrsg.), *Soziologie von Gesundheit und Krankheit* (S. 121–137). Springer VS. https://doi.org/10.1007/978-3-658-11010-9_8

Lampert, T., Hoebel, J. & Kroll, L.E. (2019). *Soziale Unterschiede in der Mortalität und Lebenserwartung in Deutschland. Aktuelle Situation und Trends.* RKI. https://edoc.rki.de/bitstream/handle/176904/5909/JoHM_01_2019_Mortalitaet_Lebenserwartung.pdf?sequence=1&isAllowed=y

Lampert, T., Hoebel, J., Kuntz, B. & Waldhauer, J. (2022). Soziale Ungleichheit und Gesundheit. In R. Haring (Hrsg.), *Gesundheitswissenschaften* (S. 159–168). Springer. https://doi.org/10.1007/978-3-662-65219-0_14

Lampert, T., Kroll, L.E., Müters, S. & Stolzenberg, H. (2013). Messung des sozioökonomischen Status in der Studie zur Gesundheit Erwachsener in Deutschland (DEGS1). *Bundesgesundheitsblatt – Gesundheitsforschung – Gesundheitsschutz, 56*(5–6), 631–636. https://doi.org/10.1007/s00103-012-1663-4

Landau, J. (2007). Enhancing resilience: families and communities as agents for change. *Family Process, 46*(3), 351–365.

Lang, F.R., Martin, M. & Pinquart, M. (2012). *Entwicklungspsychologie – Erwachsenenalter* (1. Aufl.). *Psychlehrbuch plus*. Hogrefe Verlag.

Langenscheidt.com. (2024). *Latein-Deutsch Übersetzung für „discriminare"*. https://de.langenscheidt.com/latein-deutsch/discriminare

Lebenshilfe e.V. (o.J.). *1970er Jahre – Rehabilitation statt Verwahrung. Bundesvereinigung Lebenshilfe e.V.* https://www.lebenshilfe.de/ueber-uns/geschichte-der-lebenshilfe/die-1970er-jahre

Leininger, J., Burchi, F., Fiedler, C., Mross, K., Nowack, D., von Schiller, A., Sommer, C., Strupat, C. & Ziaja, S. (2021). *Social cohesion: A new definition and a proposal for its measurement in Africa.* Deutsches Institut für Entwicklungspolitik (DIE), heute: Institute for Development and Sustainability (IDOS). https://www.socialcohesion.info/fileadmin/user_upload/Library/PDF/Leininger_ETAL__2021__Social_cohesion_-_a_new_definition_and_a_proposal_for_its_measurement_in_Africa.pdf

Liebers, K. (2023). *Leistungsheterogenität in der Grundschule: Umgang mit Vielfalt im Unterricht* (1. Auflage). *Grundschule heute*. Verlag W. Kohlhammer. https://doi.org/10.17433/978-3-17-037588-8

Liel, K. (2019). Das Soziale der Gesundheit stärken: Soziale Arbeit als Profession der Gesundheitsförderung. *Forum sozialarbeit + gesundheit, 24*(2), 6–9.

Lutz, H., Vivar, M.T.H. & Supik, L. (2013). Fokus Intersektionalität – eine Einleitung. In H. Lutz, M.T.H. Vivar & L. Supik (Hrsg.), *Fokus Intersektionalität* (S. 9–31). Springer Fachmedien Wiesbaden. https://doi.org/10.1007/978-3-531-19550-6_1

Lützenkirchen, A. (2005). *Soziale Arbeit im Gesundheitswesen: Zielgruppen – Praxisfelder – Institutionen.* Kohlhammer.

Mackenbach, J. (2006). *Health Inequalities: Europe in Profile. UK Presidency of the EU.* https://ec.europa.eu/health/ph_determinants/socio_economics/documents/ev_060302_rd06_en.pdf

Mantell, P., Schwegler, C. & Woopen, C. (Hrsg.). (2023). *Psychische Erkrankungen als gesellschaftliche Aufgabe (Bd. 5)*. Springer.

Manzei, A. (2018). Was heißt Geschlecht? Geschlechtergesundheit zwischen Identitätspolitik und (De)Konstruktion. In U.M. Gassner, J. von Hayek, A. Manzei & F. Steger (Hrsg.), *Gesundheitsforschung. Interdisziplinäre Perspektiven: Bd. 1. Geschlecht und Gesundheit* (S. 24–69). Nomos Verlagsgesellschaft mbH & Co. KG. https://doi.org/10.5771/9783845293875-21

Mayer, C.-H. (2012). Der Einfluss von Kultur und Spiritualität auf die Gesundheit. *Der Mensch, 44*(1), 15–21.

Meints-Stender, W. & Lange, D. (2020). Politische Bildung als Bildung politischer Urteilskraft: Arendts Perspektive. In T. Oeftering, W. Meints-Stender & D. Lange (Hrsg.), *Hannah Arendt* (S. 31–40). Springer Fachmedien Wiesbaden. https://doi.org/10.1007/978-3-658-30676-2_2

Mielck, A. (2012). Soziale Ungleichheit und Gesundheit. Empirische Belege für die zentrale Rolle der schulischen und beruflichen Bildung. In E. Brähler, W. Kiess, C. Schubert & J. Kiess (Hrsg.), *Gesund und gebildet: Voraussetzungen für eine moderne Gesellschaft* (S. 129–145). Vandenhoeck & Ruprecht.

Mikula, R. (2023). Lebenswelt Nachbarschaft als Möglichkeitsraum sozialer Kohäsion. In B. Ratzenböck, K. Scherke, A. Sprung & W. Suppanz (Hrsg.), *Gesellschaft der Unterschiede: Band 62. Sozialer Zusammenhalt in der Krise: Interdisziplinäre Perspektiven auf Heterogenität und Kohäsion moderner Gesellschaften* (S. 161–178). transcript. https://doi.org/10.14361/9783839462065-008

Misamer, M. (2023). *Machtsensibilität in der Sozialen Arbeit: Grundwissen Für Reflektiertes Handeln*. Kohlhammer Verlag. https://doi.org/10.17433/978-3-17-042186-8

Misiak, B., Stańczykiewicz, B., Pawlak, A., Szewczuk-Bogusławska, M., Samochowiec, J., Samochowiec, A., Tyburski, E. & Juster, R.-P. (2022). Adverse childhood experiences and low socioeconomic status with respect to allostatic load in adulthood: A systematic review. *Psychoneuroendocrinology, 136*, 105602. https://doi.org/10.1016/j.psyneuen.2021.105602

Mocker, D. (2022). *Eine neue Klassifikation der Krankheiten*. https://www.spektrum.de/news/icd-11-eine-neue-klassifikation-der-krankheiten/1971949

Montua, A. (2024). *Führungsaufgabe Interne Kommunikation*. Springer Fachmedien Wiesbaden. https://doi.org/10.1007/978-3-658-41715-4

Mühlum, A. (2022). Klinische Sozialarbeit als gesundheitsbezogene Fachsozialarbeit – Wegmarken der Entwicklung. In C. Kröger, G. Hahn & S.B. Gahleitner (Hrsg.), *Klinische Sozialarbeit: das Soziale behandeln: Entwicklung einer Fachsozialarbeit* (S. 15–23). ZKS Medien.

Mühlum, A. & Gödecker-Geenen, N. (2003). *Soziale Arbeit in der Rehabilitation: Soziale Arbeit im Gesundheitswesen: Bd. 1*. Reinhardt.

Müller, S., Riepenhausen, J. & Kaya, Z.E. (2022). Die Gegenwärtigkeit der Vergangenheit. Kontinuitäten der NS-Zeit in der Sozialen Arbeit. In M. Köttig, N. Meyer, J. Bach, C. Castein & M. Schäfer (Hrsg.), *Soziale Arbeit und Rechtsextremismus: Ein Studienbuch für Lernende und Lehrende* (S. 15–28). Verlag Barabara Budrich.

Naidoo, J. & Wills, J. (2019). *Lehrbuch Gesundheitsförderung*. Hogrefe. https://doi.org/10.1024/85744-000

Nauerth, A. (2022). Biomedizinische Grundlagen der Gesundheitswissenschaften. In R. Haring (Hrsg.), *Gesundheitswissenschaften* (S. 15–28). Springer. https://doi.org/10.1007/978-3-662-65219-0_3

Neidhardt, F. (2017). Das innere System sozialer Gruppen. *Kölner Zeitschrift für Soziologie und Sozialpsychologie, 69*(S1), 433–454.

Nelson, D.L. & Simmons, B.L. (2003). EUSTRESS: AN ELUSIVE CONSTRUCT, AN ENGAGING PURSUIT. In Research in Occupational Stress and Well-being. *Emotional and Physiological Processes and Positive Intervention Strategies* (S. 265–322). Emerald (MCB UP). https://doi.org/10.1016/S1479-3555(03)03007-5

Nöthling, C. (2009). Soziale Arbeit und Soziale Bewegungen in der DDR. In L. Wagner (Hrsg.), *Lehrbuch. Soziale Arbeit und soziale Bewegungen* (S. 207–230). VS Verlag für Sozialwissenschaften. https://doi.org/10.1007/978-3-531-91901-0_9

NPK (Hrsg.). (2018). *Bundesrahmenempfehlungen: nach § 20d Abs. 3 SGB V*. https://www.npk-info.de/fileadmin/user_upload/ueber_die_npk/downloads/1_bundesrahmenempfehlung/bundesrahmenempfehlung_BRE_praevention_barrierefrei.pdf

Oertelt-Prigione, S. (2023). Der Einfluss von Geschlecht auf Gesundheit, Krankheit und Prävention. In A. Baumeister, C. Schwegler & C. Woopen (Hrsg.), *Facetten von Gesundheitskompetenz in einer Gesellschaft der Vielfalt* (S. 97–110). Springer. https://doi.org/10.1007/978-3-662-65586-3_7

ONS. (2023). *Sexual orientation, UK 2021 and 2022*. https://www.ons.gov.uk/peoplepopulationand

community/culturalidentity/sexuality/bulletins/sexualidentityuk/2021and2022

Ortmann, K. & Röh, D. (2022). Was ist aus dem „Projekt" Klinische Sozialarbeit geworden? Eine kritische Bilanz. In C. Kröger, G. Hahn & S. B. Gahleitner (Hrsg.), *Klinische Sozialarbeit: das Soziale behandeln: Entwicklung einer Fachsozialarbeit* (S. 150–160). ZKS Medien.

Paakkari, O., Kulmala, M., Lyyra, N., Torppa, M., Mazur, J., Boberova, Z. & Paakkari, L. (2023). The development and cross-national validation of the short health literacy for school-aged children (HLSAC-5) instrument. *Scientific reports, 13*(1), 18769. https://doi.org/10.1038/s41598-023-45606-1

Pauls, H. (2013). *Klinische Sozialarbeit: Grundlagen und Methoden psycho-sozialer Behandlung* (3. Aufl.). *Grundlagentexte Soziale Berufe*. Beltz Juventa.

Pauls, H. & Gahleitner, S. B. (2008). Progressive Levels der professionellen Kompetenz in Klinischer Sozialarbeit. *Klinische Sozialarbeit, 4*(1), 6–12. https://www.dgsa.de/fileadmin/Dokumente/Sektionen/Klinische_Sozialarbeit/standards-dgsa.pdf

Pelinka, A. (2022). Europäische Gesellschaft(en) zwischen Kohäsion und Spaltung. Megatrends und Bruchlinien. In F. Baier, S. Borrmann, J. M. Hefel & B. Thiessen (Hrsg.), *Europäische Gesellschaften zwischen Kohäsion und Spaltung* (S. 27–39). Verlag Barbara Budrich. https://doi.org/10.2307/j.ctv2r3369d.5

Penman-Aguilar, A., Talih, M., Huang, D., Moonesinghe, R., Bouye, K. & Beckles, G. (2016). Measurement of Health Disparities, Health Inequities, and Social Determinants of Health to Support the Advancement of Health Equity. *Journal of public health management and practice, 22*(Suppl 1), 1–17. https://doi.org/10.1097/PHH.0000000000000373

Prinsen, C. A. C. & Terwee, C. B. (2019). Measuring positive health: for now, a bridge too far. *Public health, 170*, 70–77. https://doi.org/10.1016/j.puhe.2019.02.024

Rademaker, A. L. & Altenhöner, T. (2021). Gesundheitsförderung und Prävention in der Sozialen Arbeit. In S. Dettmers & J. Bischkopf (Hrsg.), *Handbuch gesundheitsbezogene Soziale Arbeit* (S. 147–163). Ernst Reinhardt Verlag.

Rademaker, A.-L. (2024). Soziale Arbeit im Kontext Gesundheit. *FORUM sozialarbeit+gesundheit* (02), 10–13.

Ramirez-Rubio, O., Daher, C., Fanjul, G., Gascon, M., Mueller, N., Pajín, L., Plasencia, A., Rojas-Rueda, D., Thondoo, M. & Nieuwenhuijsen, M. J. (2019). Urban health: an example of a „health in all policies" approach in the context of SDGs implementation. *Globalization and health, 15*(1), 87. https://doi.org/10.1186/s12992-019-0529-z

Ratzenböck, B., Scherke, K., Sprung, A. & Suppanz, W. (2023). Einleitung. In B. Ratzenböck, K. Scherke, A. Sprung & W. Suppanz (Hrsg.), *Gesellschaft der Unterschiede: Band 62. Sozialer Zusammenhalt in der Krise: Interdisziplinäre Perspektiven auf Heterogenität und Kohäsion moderner Gesellschaften* (S. 7–16). transcript. https://doi.org/10.1515/9783839462065

Regitz-Zagrosek, V. (2023). *Gendermedizin in der klinischen Praxis: Für Innere Medizin und Neurologie*. Springer. https://doi.org/10.1007/978-3-662-67090-3

Resch, F. & Parzer, P. (2022). *Risikoverhalten und Selbstregulation bei Jugendlichen*. Springer International Publishing. https://doi.org/10.1007/978-3-031-15455-3

Richter, A., Schienkiwitz, A., Starker, A., Krug, S., Domanska, O., Kuhnert, R., Loss, J. & Mensink, G. (2021). Gesundheitsfördernde Verhaltensweisen bei Erwachsenen in Deutschland – Ergebnisse der Studie GEDA 2019/2020-EHIS. *Journal of health monitoring, 6*(3), 28–48.

Richter-Werling, M. (2023). Seelische Gesundheit bei Jugendlichen im Schulalter. Herausforderungen und Lösungsansätze aus der Praxis. In P. Mantell, C. Schwegler & C. Woopen (Hrsg.), *Psychische Erkrankungen als gesellschaftliche Aufgabe* (S. 65–76). Springer. https://doi.org/10.1007/978-3-662-65515-3_6

RKI. (2020, 29. September). *AdiMon-Themenblatt: Stressbelastung bei Kindern und Jugendlichen*. https://www.rki.de/DE/Themen/Nichtuebertragbare-Krankheiten/Studien-und-Surveillance/Studien/Adipositas-Monitoring/Psychosoziales/PDF_Themenblatt_Stressbelastung.pdf?__blob=publicationFile&v=1

Roch, S. & Hampel, P. (2022). Modelle von Gesundheit und Krankheit. In R. Haring (Hrsg.), *Gesundheitswissenschaften* (S. 263–272). Springer. https://doi.org/10.1007/978-3-662-65219-0_23

Rödder, A. (2020). Gleichstellung oder Gleichberechtigung? *Forschung & Lehre, 27*(5). https://www.forschung-und-lehre.de/zeitfragen/gleichstellung-oder-gleichberechtigung-2760

Röh, D. (2021). Soziale Arbeit als (Co-)Produzentin von Lebensqualität – Eine Handlungstheorie zur daseinsmächtigen Lebensführung auf der Basis des Capabilities Approach. In M. Staats (Hrsg.), *Lebensqualität: Ein Metathema* (S. 340–348). Beltz.

Röh, D., Düzgün-Suttner, G. & Giertz, K. (2021). Rehabilitation und Teilhabe – nicht ohne die Expertise der Klinischen Sozialarbeit! *Archiv für Wissenschaft und Praxis der sozialen Arbeit,* (3), 16–27.

Salomon, A. (1928). *Leitfaden der Wohlfahrtspflege.* Vieweg+Teubner Verlag. https://doi.org/10.1007/978-3-663-15882-0

Schach, A. (2023). *Diversity & Inclusion in Strategie und Kommunikation.* Springer Fachmedien Wiesbaden. https://doi.org/10.1007/978-3-658-40153-5

Schaeffer, D., Vogt, D., Berens, E.-M. & Hurrelmann, K. (2017). *Gesundheitskompetenz der Bevölkerung in Deutschland: Ergebnisbericht.* Universität Bielefeld, Fakultät für Gesundheitswissenschaften.

Schallenkammer, N. (2016). *Autonome Lebenspraxis im Kontext Betreutes Wohnen und Geistige Behinderung: Ein Beitrag zum Professionalisierungs- und Selbstbestimmungsdiskurs* (1. Aufl.). Beltz Juventa.

Scharmanski, S., Breuer, J. & Hessling, A. (2022). *Sexuelle Orientierung junger Menschen in Deutschland: Jugendsexualität 9. Welle.* BZgA-Faktenblatt.

Schmitt, S., Mulot, R. & Denef, C. (Hrsg.). (2022). *Fachlexikon der Sozialen Arbeit* (9. Auflage). Nomos.

Schneider, G. & Toyka-Seid, C. (2025). *Das junge Politik-Lexikon.* Bundeszentrale für politische Bildung (bpb). https://www.bpb.de/kurz-knapp/lexika/das-junge-politik-lexikon/320257/euthanasie/

Schneider, J., Crul, M. & Lelie, F. (2015). *Generation mix Die superdiverse Zukunft unserer Städte und was wir daraus machen.* Waxmann Verlag.

Schnell, T. (2018). Von Lebenssinn und Sinn in der Arbeit. In B. Badura, A. Ducki, H. Schröder, J. Klose & M. Meyer (Hrsg.), *Fehlzeiten-Report 2018* (S. 11–21). Springer. https://doi.org/10.1007/978-3-662-57388-4_2

Schroeder, W. (2024). Vom Arbeitgeber- zum Arbeitnehmermarkt? In B. Badura, A. Ducki, J. Baumgardt, M. Meyer & H. Schröder (Hrsg.), *Fehlzeiten-Report. Fehlzeiten-Report 2024* (S. 3–18). Springer. https://doi.org/10.1007/978-3-662-69620-0_1

Schübel, T. (2021). Entwicklungslinien subjektiver Gesundheitsmaße. In M. Staats (Hrsg.), *Lebensqualität: Ein Metathema* (S. 50–58). Beltz.

Schwarz, K. (2025). *Wirtschaftlicher, sozialer und territorialer Zusammenhalt.* EU-Parlament. https://www.europarl.europa.eu/factsheets/de/sheet/93/wirtschaftlicher-sozialer-und-territorialer-zusammenhalt

Schweizerische Akademie der Geistes- und Sozialwissenschaften & Schweizerische Akademie der Medizinischen Wissenschaften (Hrsg.). (2021). Macht und Medizin. Beiträge aus der Veranstaltungsreihe Medical Humanities 2017–2020. *Swiss Academies Reports, 16* (10).

Scobel, G. (11. Januar 2024). *Transgender – Leben im falschen Körper.* ZDF. https://www.3sat.de/wissen/scobel/scobel-transgender--leben-im-falschen-koerper-100.html

Sendatzki, S. & Rathmann, K. (2022). Unterschiede im Stresserleben von Studierenden und Zusammenhänge mit der Gesundheit. Ergebnisse einer Pfadanalyse. *Prävention und Gesundheitsförderung, 17*(4), 416–427. https://doi.org/10.1007/s11553-021-00917-x

Simon, M. (2021). *Das Gesundheitssystem in Deutschland: Eine Einführung in Struktur und Funktionsweise* (7. Auflage). Hogrefe.

Sommerfeld, P. (2021). Integration und Lebensführung – Theorie gesundheitsbezogener Sozialer Arbeit. In S. Dettmers & J. Bischkopf (Hrsg.), *Handbuch gesundheitsbezogene Soziale Arbeit* (S. 28–38). Ernst Reinhardt Verlag.

Sørensen, K., van den Broucke, S., Fullam, J., Doyle, G., Pelikan, J., Slonska, Z. & Brand, H. (2012). Health literacy and public health: a systematic review and integration of definitions and models. *BMC public health, 12,* 1–13. https://doi.org/10.1186/1471-2458-12-80

Sozialbericht (Hrsg.). (2024). *Sozialbericht 2024: Ein Datenreport für Deutschland.* bpb. https://www.bpb.de/system/files/dokument_pdf/Sozialbericht_2024_bf.pdf

Spallek, J. & Razum, O. (2023). Migration und Gesundheit. In M. Richter & K. Hurrelmann (Hrsg.), *Soziologie von Gesundheit und Krankheit* (S. 187–202). Springer VS. https://doi.org/10.1007/978-3-658-42103-8_11

Spears, C. A., Abroms, L. C., Glass, C. R., Hedeker, D., Eriksen, M. P., Cottrell-Daniels, C., Tran, B. Q. & Wetter, D. W. (2019). Mindfulness-Based Smoking Cessation Enhanced With Mobile Technology (iQuit Mindfully): Pilot Randomized Controlled Trial. *JMIR mHealth and uHealth, 7*(6), e13059. https://doi.org/10.2196/preprints.13059

SpringerPflege. (2023). *Diversity: Vielfalt pflegen.* SpringerPflege. https://www.springerpflege.de/diversity/diversity-vielfalt-pflegen/25267162?searchResult=1.Diversity&searchBackButton=true

Sprung, A. (2023). Lernen in und aus der Pandemie: Effekte der „Corona-Krise" auf die Bildungschancen von Migrant*innen in der Erwachsenenbildung. In B. Ratzenböck, K. Scherke, A. Sprung & W. Suppanz (Hrsg.), *Gesellschaft der Unterschiede: Band 62. Sozialer Zusammenhalt in der Krise: Interdisziplinäre Perspektiven auf Heterogenität und Kohäsion moderner Gesellschaften* (S. 113–136). transcript.

Statistisches Bundesamt. (2022, 27. Juli). Krankheitskosten pro Kopf gleichen sich zwischen Männern und Frauen weiter [Pressemitteilung]. https://www.destatis.de/DE/Presse/Pressemitteilungen/2022/07/PD22_316_236.html

Statistisches Bundesamt. (2025b). *Gut jede vierte Person in Deutschland hat eine Einwanderungsgeschichte* [Pressemitteilung]. https://www.destatis.de/DE/Presse/Pressemitteilungen/2025/05/PD25_181_125.html

Statistisches Bundesamt (Destatis). *2,0 % mehr stationäre Krankenhausbehandlungen im Jahr 2024.* https://www.destatis.de/DE/Presse/Pressemitteilungen/2025/11/PD25_398_231.html

Steinle, J. (2015). Zwischen Herausforderung und Chance – Das Allostase-Stress-Modell und die salutogene Soziale Arbeit. *Soziale Passagen, 7*(2), 263–278. https://doi.org/10.1007/s12592-015-0198-6

Strömel, S. R. (2024). Intersektionalität. In N. Campagna, O. Hidalgo & S. S. Krause (Hrsg.), *Tocqueville-Handbuch* (S. 563–566). J. B. Metzler. https://doi.org/10.1007/978-3-476-05979-6_115

Thole, W. (2012). Die Soziale Arbeit – Praxis, Theorie, Forschung und Ausbildung: Versuch einer Standortbestimmung. In W. Thole (Hrsg.), *Grundriss Soziale Arbeit* (S. 19–70). VS Verlag für Sozialwissenschaften. https://doi.org/10.1007/978-3-531-94311-4_1

Thomas, A. & Schweizer, J. (2021). Teilhabeorientierung in der Sozialen Arbeit. In S. Dettmers & J. Bischkopf (Hrsg.), *Handbuch gesundheitsbezogene Soziale Arbeit* (S. 124–129). Ernst Reinhardt Verlag.

Thost, K. (o. J.). *Fragen und Antworten zu nicht-binären Menschen.* LSVD Verband Queere Vielfalt. https://www.lsvd.de/de/ct/10964-Fragen-und-Antworten-zu-nicht-binaeren-Menschen

TK-Stressstudie. (2021). *Entspann dich, Deutschland!* https://www.tk.de/resource/blob/2033600/dabd321631964c329be93cf716020397/entspann-dich-deutschland-data.pdf

Trojan, A. (2020). Gesundheit in allen Politikbereichen: Die Entwicklungsgeschichte eines Kernkonzepts der Gesundheitsförderung. In K. Böhm, S. Bräunling, R. Geene & H. Köckler (Hrsg.), *Gesundheit als gesamtgesellschaftliche Aufgabe: Das Konzept Health in All Policies und seine Umsetzung in Deutschland* (S. 17–35). Springer. https://doi.org/10.1007/978-3-658-30504-8_2

U.S. Department of Health and Human Services. (2022). *Health Equity and Health Disparities Environmental* Scan. https://odphp.health.gov/sites/default/files/2022-04/HP2030-HealthEquityEnvironmentalScan.pdf

United Nations & World Health Organisation (2008). *The right to health.* https://www.ohchr.org/sites/default/files/Documents/Publications/Factsheet31.pdf

Vertovec, S. (2007). Super-diversity and its implications. *Ethnic and Racial Studies, 30*(6), 1024–1054. https://doi.org/10.1080/01419870701599465

Vester, M. (2012). *Kurze Beschreibung der sozialen Milieus.* https://www.rosalux.de/fileadmin/rls_uploads/pdfs/Themen/Klassen_und_Sozialstruktur/Vester_Michael_2012-04_Typologie_Milieus_kurz.pdf

Volpp, K. G. & Asch, D. A. (2017). Make the healthy choice the easy choice: using behavioral economics to advance a culture of health. *QJM: monthly journal of the Association of Physicians, 110*(5), 271–275.

Vonneilich, N. & von dem Knesebeck, O. (2022). Sozialepidemiologische Grundlagen der Gesundheitswissenschaften. In R. Haring (Hrsg.), *Gesundheitswissenschaften* (S. 39–49). Springer. https://doi.org/10.1007/978-3-662-65219-0_5

Weber, P., Baum, L. & Pinski, M. (2023). *Messung von AI Literacy – Empirische Evidenz und Implikationen.* https://aisel.aisnet.org/wi2023/3/

Werdecker, L. & Esch, T. (2022). Stress und Gesundheit. In R. Haring (Hrsg.), *Gesundheitswissenschaften* (S. 389–401). Springer. https://doi.org/10.1007/978-3-662-65219-0_33

Wesselmann, C. (2022). Konstruktionen von (Nicht-)Behinderung. In B. Konz & A. Schröter (Hrsg.), *Dis/Ability in der Migrationsgesellschaft. Betrachtungen an der Intersektion von Behinderung, Kultur und Religion in Bildungskontexten* (S. 66–79). Verlag Julius Klinkhardt.

Westerhof, G. J. & Keyes, C. L. M. (2010). Mental Illness and Mental Health: The Two Continua Model Across the Lifespan. *Journal of adult development, 17*(2), 110–119. https://doi.org/10.1007/s10804-009-9082-y

World Health Organization (WHO). (1986). *Ottawa-Charta zur Gesundheitsförderung*. WHO. https://apps.who.int/iris/bitstream/handle/10665/349654/WHO-EURO-1986-4044-43803-61669-ger.pdf?sequence=1

Wienrich, C., Carolus, A., Markus, A. & Augustin, Y. (2022). *AI Literacy: Kompetenzdimensionen und Einflussfaktoren im Kontext von Arbeit*. https://www.denkfabrik-bmas.de/fileadmin/Downloads/Publikationen/AI_Literacy_Kompetenzdimensionen_und_Einflussfaktoren_im_Kontext_von_Arbeit.pdf

Wiewelhove, T. (2020). Regenerationsmanagement und Ernährung. In A. Ferrauti (Hrsg.), *Trainingswissenschaft für die Sportpraxis* (S. 455–505). Springer. https://doi.org/10.1007/978-3-662-58227-5_9

Winslow, C. E. (1920). The untilled fields of Public Health. Science *(New York, N. Y.), 51*(1306), 23–33. https://doi.org/10.1126/science.51.1306.23

Wood, W., Quinn, J. M. & Kashy, D. A. (2002). Habits in everyday life: Thought, emotion, and action. *Journal of Personality and Social Psychology, 83*(6), 1281–1297. https://doi.org/10.1037/0022-3514.83.6.1281

World Health Organization (WHO). (1998). *WHO-QOL: Measuring Quality of Life*. https://www.who.int/tools/whoqol

World Health Organization (WHO). (2008). *Commission on Social Determinants of Health, 2005–2008*. https://www.who.int/teams/social-determinants-of-health/equity-and-health/world-report-on-social-determinants-of-health-equity/commission-on-social-determinants-of-health

World Health Organization (WHO) (Hrsg.). (2022). *World Mental Health Report: Transforming Mental Health for All*. https://iris.who.int/bitstream/handle/10665/356119/9789240049338-eng.pdf?sequence=1

Yang, H., Hurwitz, E. L., Li, J., Luca, K. de, Tavares, P., Green, B. & Haldeman, S. (2023). Bidirectional Comorbid Associations between Back Pain and Major Depression in US Adults. *International journal of environmental research and public health, 20*(5). https://doi.org/10.3390/ijerph20054217

Zanchet, M. & Paulo, V. (2022). *Ko Kreation Workshopreihe Bürger gestalten Smarte Städte (BGSS)*. Smart Government Akademie Bodensee. https://www.zu.de/institute/togi/assets/pdf/PV-220623-Ko-Kreation-V5.pdf

Zeeb, H., Hübner, W. & Spallek, J. (2019). Migration und gesundheitliche Ungleichheit. In J. Pundt & M. Cacace (Hrsg.), *Diversität und gesundheitliche Chancengleichheit* (S. 117–136). Apollon University Press.

Zhou, J. N., Hofman, M. A., Gooren, L. J. & Swaab, D. F. (1995). A sex difference in the human brain and its relation to transsexuality. *Nature, 378*(6552), 68–70.

Zöller, U. (2021). Überlegungen zum Themenfeld Integration im Kontext Sozialer Arbeit. In C. Melter (Hrsg.), *Diskriminierungs- und rassismuskritische soziale Arbeit und Bildung: Praktische Herausforderungen, Rahmungen und Reflexionen* (S. 220–226). Beltz Juventa.

Zscheppang, A., Falge, C. & Betscher, S. e. a. (2025). Partizipation und Ko-Kreation in der Implementierungsforschung. *Bundesgesundheitsblatt*(68), 728–737. https://doi.org/10.1007/s00103-025-04085-7

Weiterführende Literatur

Bundesministerium für Gesundheit (BMG). (2024). *Aktionsplan für ein diverses, inklusives und barrierefreies Gesundheitswesen*. https://www.bundesgesundheitsministerium.de/fileadmin/Dateien/3_Downloads/A/Aktionsplan/Aktionsplan_barrierefreies_Gesundheitswesen_2024.pdf

World Health Organization. (2024). *Health Inequality Monitor: Health Equity Assessment Toolkit*. WHO (WHO). https://www.who.int/data/inequality-monitor/assessment_toolkit#

Teil 2: Globale Metaebene Planetare Gesundheit

Wir beginnen nun, das Modell Gesundheitsfördernde Soziale Arbeit (MoGS) aufzufächern. Dafür werfen wir im zweiten Teil des Kompendiums einen Blick auf die Welt aus ökologischer, politischer sowie ökonomischer Perspektive und setzen uns mit Migration und Flucht als Folgeerscheinungen auf der Globalen Metaebene Planetare Gesundheit auseinander.

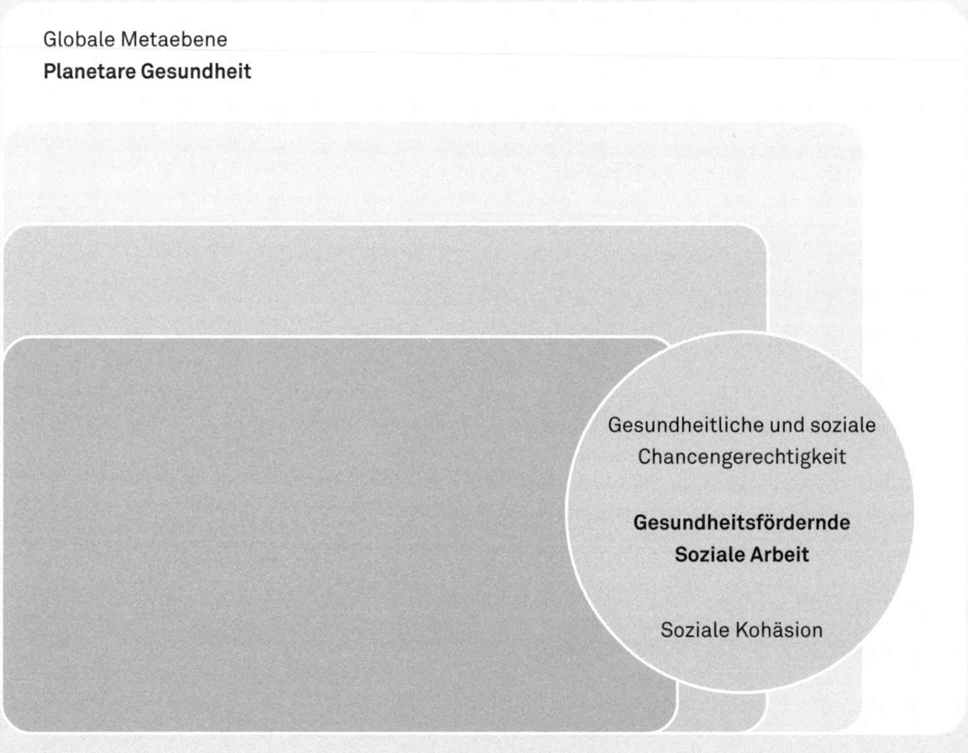

11 Auftakt

Die Planetare Gesundheit rahmt das Modell Gesundheitsfördernde Soziale Arbeit ein (Kapitel 10.1). Die Planetare Gesundheit wird auf der äußersten, globalen Metaebene verortet und beeinflusst die darunter liegenden Ebenen (**Abbildung 42**) ebenso, wie diese die Gesundheit unseres Planeten beeinflussen.

Die soziale und gesundheitliche Ungerechtigkeit, ein relevanter Ansatzpunkt für die Soziale Arbeit, ist auch ein Symptom systemischer Auswirkungen der Polykrise, das seinen Anfang oftmals auf der globalen Metaebene nimmt. Um ein Verständnis für die dynaxen Zusammenhänge zu vermitteln, werden im Folgenden die Ursachen und Auswirkungen globaler Strukturen und Prozesse aus ökologischer, politischer und ökonomischer Sicht sowie die Flucht und Migration aufgezeigt.

Individuen und Gesellschaften sind heute rund um den Globus permanent und zeitkongru-

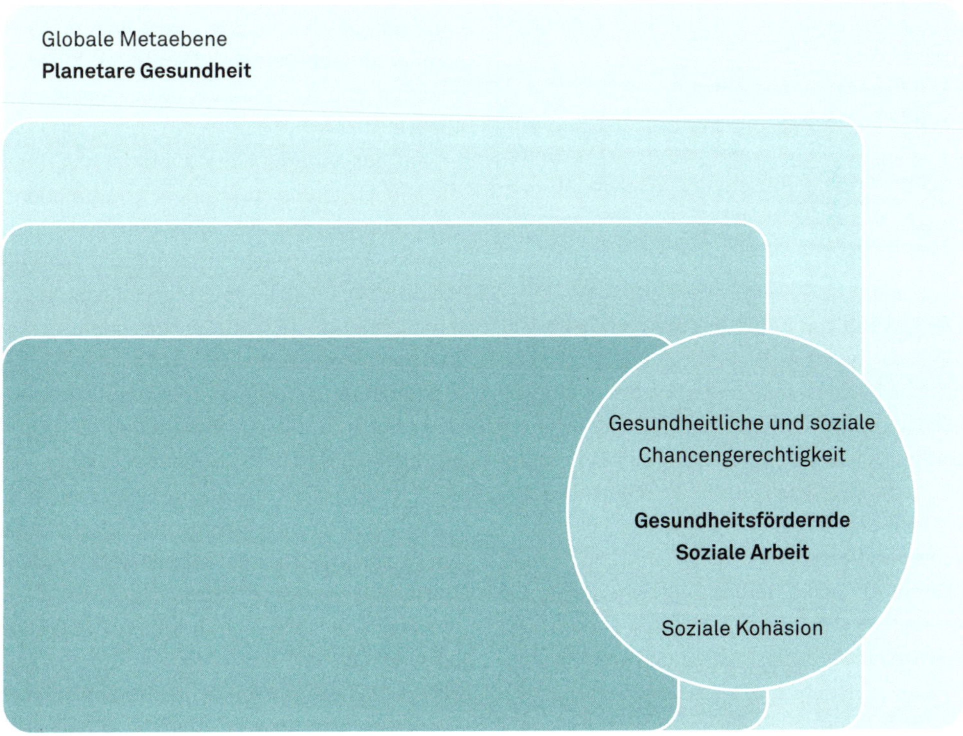

Abbildung 42: Modell Gesundheitsfördernde Soziale Arbeit (MoGS): Globale Metaebene Planetare Gesundheit

ent miteinander vernetzt. Auf der personalen Mikroebene ist die Soziale Arbeit klientenzentriert, immer nah am Individuum aktiv. Gleichzeitig versteht sich die Disziplin als Menschenrechtsprofession. Humanitäre Notlagen sind oftmals Entladungen langfristig aufgebauter Spannungen aufgrund der Ausbeutung von Menschen oder der Klimaerwärmung, die zu Wasserknappheit, bewaffneten Konflikten, Migration, Flucht und Krankheit führen können. In diesem Kapitel werden die globalen und eng miteinander zusammenhängenden Auswirkungen der ökologischen, ökonomischen und politischen Umwelt auf die Gesundheit des Menschen dargestellt (Schneider, 2023; World Health Organization (WHO), 2022).

Als Globalisierung bezeichnet man den Prozess der internationalen politischen, wirtschaftlichen und kulturellen Vernetzung zwischen Staaten (Saleh & Saleh, 2020). Historisch betrachtet gab es drei Phasen der Globalisierung:

- Phase 1: Kolonialisierung
- Phase 2: Industrialisierung
- Phase 3: die heutige Phase der so genannten Hyperglobalisierung (Pollert et al., 2016).

Die Ankunft von Kolumbus in Amerika im Jahr 1492, die ignorant als „Entdeckung" in den Geschichtsbüchern steht und in Wahrheit ein Versklavungsprogramm war, hat die Globalisierung im Sinne einer „Europäisierung der Welt" angebahnt (Saleh & Saleh, 2020). Die Globalisierung ist Treiber und Ergebnis von technischem Fortschritt und der globalen Bewegung von Kapital, Waren, Arbeitskräften und Informationen. Sie ermöglicht internationalen Unternehmen, sich weltweit die günstigsten Standorte für Produktion und Vertrieb zu sichern (Pollert et al., 2016).

Globalisierung findet auch in Politik und Kultur statt. Politische Globalisierung meint dabei die Bildung von internationalen Vereinbarungen und Gesetzen, wie völkerrechtlichen Verträgen zwischen Staaten z.B. durch die UN oder Non-Governmental Organizations (NGO) (Nichtregierungsorganisationen) wie Amnesty International, Unicef, Ärzte ohne Grenzen oder Save the Children. Die kulturelle Globalisierung hingegen ist der Prozess, der einerseits abwertend als „McDonaldisierung" der Welt beschrieben wird, andererseits aber auch Chancen für eine gemeinsame „Weltkultur" im Sinne einer internationalen Verbundenheit bereithalten kann (Saleh & Saleh, 2020). Darunter fällt der Austausch kultureller Praktiken, Kunst, Ernährung oder Trends (Bundeszentrale für politische Bildung (bpb), o.J.b).

Die Globalisierung birgt einerseits ökonomische Vorteile für Unternehmen, die auch gesamtgesellschaftlich zum Fortschritt und zur Weiterentwicklung von Arbeitsmarktsystemen führen. Durch internationale wirtschaftliche Kooperationen kommt es vermehrt zum kulturellen Austausch und zudem zur Sicherung des internationalen Friedens, wenn Staaten voneinander abhängig sind und somit zur Kommunikation und Kooperation „gezwungen" sind (bpb, o.J.b; Koch, 2022).

Auf der anderen Seite kommt jenen durch die Globalisierung entstandenen multinationalen Unternehmen oder politischen Zusammenschlüssen mehr Macht zu, die soziale und gesundheitliche Ungleichheit reproduzieren und verstärken kann (Razum & Bozorgmehr, 2023). Insbesondere einkommensschwache Länder mit niedrigen Umwelt- und Sozialauflagen werden häufig zur billigen Produktion für Unternehmen aus den Industriestaaten genutzt, was zur Umweltzerstörung und sozialen Auseinandersetzungen führt. Das aus der internationalen Expansion von Unternehmen resultierende Wirtschaftswachstum wird zudem nicht gerecht in der Bevölkerung verteilt und viele Handelsverträge mit dem Globalen Süden sind ebenfalls eher zum Vorteil der ohnehin reichen Industriestaaten ausgerichtet. Die wirtschaftliche Ungleichheit ist Mitverursacherin der sozialen Ungleichheit (Koch, 2022).

12 Die Welt aus einer ökologischen Perspektive

Immer noch werden im durchaus kritischen Globalisierungsdiskurs die ökologischen Folgen unseres ökonomischen Handelns relativiert (Zschachlitz et al., 2023). Vor allem in den industrialisierten Ländern scheinen sich Menschen immer mehr von der Natur zu entfremden. Das führt zu massiven ökologischen Veränderungen, die durch eine hyperglobalisierte Welt herbeigeführt werden und denen noch viel zu wenig Aufmerksamkeit geschenkt wird. Die Macht des Ökosystems Erde wird in öffentlichen Diskursen stark unterschätzt, sehen doch besonders in naturentfremdeten Industrienationen viele Menschen die „Umwelt" eher als grüne Hintergrundtapete, denn als Grundlage unserer Existenz (Schneider, 2023). Die Menschheit stellt lediglich ein Fragment des Ökosystems Erde dar und teilt mit allen anderen Lebensformen auf dem Planeten das grundlegende Bedürfnis nach einer intakten Umwelt, die uns Nahrung, Sicherheit, Gemeinschaft und Gesundheit bietet (Schneider, 2023).

12.1 Planetare Grenzen

Die ökologischen Grenzen der Erde beschreiben Rockström et al. (2009) als planetaren Belastbarkeitsrahmen, in dem ein nachhaltiges Leben für alle Menschen auf der Erde gewährleistet ist. Zu den neun planetaren Belastungsgrenzen gehören:

- Klimawandel
- Neue Substanzen
- Ozonverlust
- Aerosolgehalt in der Atmosphäre
- Versauerung der Meere
- Biogeochemische Flüsse
- Süßwassernutzung
- Landnutzung
- Biodiversitätsverlust.

Diese planetaren Grenzen sind durch biophysikalische Schwellenwerte gekennzeichnet, die sich wechselseitig beeinflussen und deren Überschreitung Ökosysteme irreversibel schädigen kann. Obacht: Der Klimawandel selbst stellt eine von neun planetaren Belastungsgrenzen dar.

Sechs der neun planetaren Belastungsgrenzen (Richardson et al., 2023) wurden bereits aufgrund menschlicher Eingriffe in die Natur überschritten. Das ökologische Gleichgewicht unserer Welt ist durch menschliche Umweltzerstörung akut gefährdet. Forschende bezeichnen diesen Zustand als Anthropozän (Rockström et al., 2009), also das geologische Zeitalter, in dem der Mensch messbaren geophysikalischen Einfluss auf das Erdsystem ausübt (Whitmee et al., 2015). Die Folgen des menschengemachten Klimawandels werden nun an ausgewählten Beispielen erläutert.

12.2 Globale Süßwasserressourcen

Etwa zwei Drittel der Erdoberfläche sind von Wasser bedeckt. Das Wasservorkommen der Erde besteht aus ca. 97 % Salz- und 3 % aus Süßwasser (Gerber, 2022). Die wertvollen Süßwasservorkommen unserer Erde werden in sogenanntes blaues und grünes Süßwasser unterteilt.

Als blaues Süßwasser wird Grund- und Oberflächenwasser definiert, wie wir es in Seen, Bächen, Flüssen oder Gletschern finden. Grünes Süßwasser bezeichnet das Regenwasser, das in Böden und Pflanzen gespeichert wird (Borchardt, 2022). Die Menschen sind auf das Süßwasservorkommen angewiesen, denn Salzwasser kann bisher nur durch sehr energie- und abfallintensive Entsalzungsprozesse in Trinkwasser umgewandelt werden (Rößiger, 2019). Untersuchungen der Wasserbestände und Bodenfeuchtigkeit deuten darauf hin, dass die planetaren Grenzen für grünes und blaues Süßwasser bereits überschritten sind. Da die Süßwasserreserven global sehr ungleich verteilt sind, herrscht in einigen Ländern schon lange Wasserknappheit (Richardson et al., 2023).

Warum wird das Wasser knapp?

Tropische und subtropische Regenwälder, wie etwa der Amazonas-Regenwald, der aufgrund seiner hohen Photosynthese-Aktivität als „grüne Lunge des Planeten“ bezeichnet wird, binden große Mengen CO_2 in Form von Biomasse und fungieren zugleich als große Wasserspeicher. Die großflächige Abholzung der Regenwälder setzt aber nicht nur große Mengen CO_2 frei, sondern stört auch den natürlichen Wasserkreislauf aus Niederschlag und Verdunstung, da die Böden nach der Abholzung nicht mehr so viel Wasser speichern können (Borchardt, 2022).

Die konventionelle Landwirtschaft ist zu etwa 70 %, die Industrie zu 20 % und persönliche Haushalte zu 10 % für den globalen Süßwasserverbrauch verantwortlich (Gerten, 2020). Durch die Umstellung auf eine nachhaltige Landwirtschaft, einen reduzierten Konsum tierischer Lebensmittel sowie die Reduktion von Lebensmittelabfällen könnten einerseits die Süßwasservorkommen geschont und andererseits problemlos die gesamte Weltbevölkerung ernährt werden (Gerten et al., 2020).

Gesundheitliche und soziale Folgen von Wasserknappheit

Süßwasser ist sowohl für die Ökosysteme der Erde als auch für die menschliche Gesundheit unverzichtbar (Gerten, 2020). Sauberes Trinkwasser und funktionierende Abwassersysteme waren in der Geschichte der Zivilisation ein Meilenstein in der Krankheitsprävention (Egger & Kuehni, 2014), denn wir benötigen sauberes Wasser für die Lebensmittel-, Körper-, Haushalts- und allgemeine Hygiene, um Krankheiten vorzubeugen und Infektionsketten zu unterbrechen (WASH-Netzwerk & VENRO, 2019).

Laut Unicef (2023) sterben täglich über 4.000 Menschen an Durchfallerkrankungen aufgrund von unsicherem Trinkwasser, davon 1.000 Kinder unter fünf Jahren, ein Problem, das durch die Klimakrise verschärft wird. Besonders betroffen von diesem Mangel sind ländliche Regionen in armen Ländern sowie schnell urbanisierende Regionen. In humanitären Krisen kann die Versorgung mit sauberem Trinkwasser und hygienischen Sanitäranlagen Leben retten und Gesundheitssysteme entlasten. Das Akronym WASH steht für Wasser, Sanitär und Hygiene. Der sogenannte WASH-Sektor ist innerhalb der humanitären Hilfe weltweit unterfinanziert, sodass nach wie vor viele Menschen keinen Zugang zu WASH haben und dadurch häufiger krank sind. Virale, bakterielle und parasitäre Infektionskrankheiten verbreiten sich bei mangelnden hygienischen Bedingungen rasant und belasten Gesundheits- und Wirtschaftssysteme, wenn Menschen beispielsweise krankheitsbedingt nicht arbeitsfähig sind (WASH-Netzwerk & VENRO, 2019).

Wenn die Vorkommen von blauem Wasser knapp werden, werden die Menschen gezwungen, schadstoffbelastetes Wasser zum Trinken, Kochen und Waschen zu nutzen (Zaller et al., 2020). In Regionen mit mangelnder Umweltschutzregulation wird Fabrikabwasser teilweise direkt in Flüsse geleitet, die vielen Einheimischen als einzige Wasserquelle dienen. Durch die aufgenommenen Schadstoffe ist ihr Erkrankungsrisiko um ein Vielfaches erhöht (Tripathi et al., 2021). Besonders für Säuglinge sind etwa die Überschreitung von Nitrat-, Arsen-, Fluorid- oder Bleigrenzwerten sehr schädlich (Egger & Kuehni, 2014). Soziale Folgen einer schlechten WASH-Versorgung treffen in besonderem Maße Frauen und Mädchen, wenn diese beispielsweise während der Menstruation einen besonderen Bedarf an einer hygienischen Wasserversorgung haben. Sie sind zudem oft für die Beschaffung von Wasser zuständig und müssen dazu weite Strecken zu Fuß zurücklegen, was sie manchmal vom Schulbesuch ausschließt und somit ihre Bildungschancen deutlich verschlechtert (WASH-Netzwerk & VENRO, 2019).

Den Zugang zu Wasser verbessern

Seit 2010 ist der Zugang zu WASH ein UN-Menschenrecht (United Nations (UN)-Resolution, 2010) und in der Agenda 2030 als Sustainable Development Goal (SDG 6) verankert (Vereinte Nationen, o. J.). Die Teilziele des SDG 6 umfassen einen gerechten Zugang zu bezahlbarem Trinkwasser, eine gerechte und adäquate Hygiene- und Sanitärversorgung insbesondere für Frauen und Mädchen und für Menschen in prekären Situationen, die flächendeckendere Wiederaufbereitung von Abwasser und die Reduktion der Wasserkontamination, um die Effizienz und Nachhaltigkeit der Süßwassernutzung in allen Sektoren zu steigern. Ein weiteres Teilziel ist, internationale, solidarische Kooperationen zur integrierten Bewirtschaftung von Wasserressourcen umzusetzen.

Das SDG 6 strebt den Schutz und die Wiederherstellung wasserverbundener Ökosysteme wie Berge, Wälder, Feuchtgebiete, Flüsse, Grundwasserleiter sowie Seen an und plädiert für die internationale Unterstützung insbesondere gegenüber den Ländern des Globalen Südens beim Kapazitätsaufbau für die WASH-Versorgung, aber auch für die Optimierung eigener lokaler Wasserwirtschaftssysteme (Vereinte Nationen, o. J.). Der im Jahr 2023, also dreizehn Jahre nach der UN-Resolution, erschienene SDG 6 „Synthesis Report on Water and Sanitation" zeigt immer noch relevante Versorgungslücken für WASH auf. Weltweit haben 27 % der Menschen noch keinen gesicherten Zugang zu Trinkwasser, 43 % haben keine Möglichkeit, sichere Sanitäranlagen zu benutzen, 25 % können ihre Hände nicht zu Hause waschen. Lediglich 58 % des verfügbaren Haushaltswassers kann sicher verwendet werden. 40 % der weltweit erfassten Gewässer haben eine schlechte Wasserqualität und 18 % der globalen Wasserressourcen leiden unter einem extremen Trockenstress. Dies zeigt, dass für eine globale Wassergerechtigkeit noch viel getan werden muss (United Nations High Commissioner for Refugees (UNHCR), 2023), insbesondere weil die menschengemachte Klimakrise das Problem massiv verschärft.

12.3 Landnutzung und Biodiversitätsverlust

Seit der Industrialisierung und Globalisierung hat sich die Landnutzung stark verändert und überschreitet bereits die planetare Grenze (Zschachlitz et al., 2023). Weltweit wurden in den Jahren 2000 bis 2020 knapp 220 Millionen Hektar Wald im tropischen und subtropischen Raum gerodet. Dieser massive Eingriff in die Natur hat zu einem nie dagewesenen Biodiversitätsverlust und zur Freisetzung von gewaltigen Mengen CO_2 geführt. Gleichzeitig gehen die Rodungen mit schweren sozialen Folgen für ansässige Indigene einher, die ihre Lebensgrundlage verlieren.

Insbesondere der Anbau exportorientierter Nutzpflanzen wie Soja, Palmöl, Mais, Zuckerrohr oder die industrielle Haltung von Nutztieren sind zentrale Treiber von Waldrodungen weltweit (Buchada, 2024). Derartige landwirtschaftliche Produkte dienen meist der hochskalierten Produktion von Lebensmitteln, halten aber auch als billiges Futter in der konventionellen Massentierhaltung her. Die internationale Nachfrage ist groß. Da die kalorienreichen

Monokulturen auch für Wildtiere eine Köstlichkeit darstellen und Wildpflanzen auch auf gut gedüngten Nutzflächen gedeihen, werden giftige Pestizide und Herbizide versprüht, die Wildtiere und Wildpflanzen daran hindern sollen, sich innerhalb dieser Monokultur-Plantagen auszubreiten. Dadurch werden ansässige Tier-, Insekten- und Pflanzenbestände verdrängt und ausgerottet. Dies führt zu bislang unabsehbaren Folgen für das natürliche Gleichgewicht der Ökosysteme (Kröger, 2021). In der Massentierhaltung werden zu viele Tiere auf engstem Raum gehalten, wodurch sich Krankheiten rasant ausbreiten können. Um dem präventiv entgegenzuwirken, werden konstant Antibiotika an die Tiere verfüttert, welche über Düngemittel, Abluftanlagen von Ställen oder Abdrift in die Umwelt und bei ungenügender Lebensmittelhygiene sogar direkt auf unserem Teller landen (BUND, o. J.).

Gesundheitliche und soziale Folgen der veränderten Landnutzung

Die präventive Antibiotikagabe in der Massentierhaltung führt zur Wirkstoffresistenz, also der steten Anpassung von Krankheitserregern und stellt die Pharmaindustrie vor bedeutsame Herausforderungen. Die WHO warnt, dass im Jahr 2050 Antibiotikaversagen die Haupttodesursache sein könnte, wenn die Antibiotikanutzung nicht deutlich strenger reguliert wird (BUND, o. J.). Gleichzeitig gelangen auch durch die industrielle Landnutzung Chemikalien in Form von Dünge- und Pflanzenschutzmitteln ins Grundwasser, die in zu hoher Konzentration gesundheitsschädlich für Menschen und Tiere sind (Egger & Kuehni, 2014).

Es scheint einen Zusammenhang zwischen der Ausbreitung von Pandemien und der zunehmenden Entwaldung und dem damit einhergehenden Artensterben zu geben. Insbesondere Zoonosen, also Krankheiten, die von Tieren auf Menschen übertragen werden können, spielen in der industriellen Massentierhaltung eine wichtige Rolle bei der Krankheitsausbreitung und -übertragung. Menschen, die in der Landwirtschaft arbeiten, leiden häufig unter der hohen Pestizidkonzentration, die gesundheitsschädlich ist (Kröger, 2021) und nachweislich das Risiko für Morbus Parkinson erhöhen. Parkinson ist mittlerweile in Deutschland als offizielle Berufskrankheit für Landwirt:innen anerkannt (Bundesministerium für Arbeit und Soziales (BMAS), 2023). Auch schlechte Arbeitsbedingungen für Erntehelfer:innen sind global noch weit verbreitet und müssen in Teilen als moderne Sklaverei bezeichnet werden (Kröger, 2021).

Die Produkte der intensiven Landwirtschaft werden häufig zu hochkalorischen Lebensmitteln mit geringem Ballaststoffgehalt weiterverarbeitet, die langfristig zu Krankheiten wie beispielsweise Hypercholesterinämie, Diabetes mellitus Typ II, Adipositas und Darmkrebs führen können (Mathers, 2023).

In Regionen, in denen grünes Süßwasser knapp ist, können die trockenen Böden bei Regen weniger Wasser aufnehmen, was die landwirtschaftliche Nutzung des Bodens erschwert und somit auch zu Lücken in der Lebensmittelversorgung führen kann (Borchardt, 2022). Ein Aspekt, der auch mit steigenden Temperaturen und Hitzewellen in Zusammenhang steht.

12.4 Hitze und Dürre

Der graduelle Anstieg der globalen Durchschnittstemperatur geht mit vermehrten Hitzewellen einher, die Menschen in unterschiedlichem Ausmaß betreffen. Risikofaktoren bei Hitzeexposition sind mangelnde körperliche Anpassungsfähigkeit, Vorerkrankungen, Behinderungen, ein niedriger sozioökonomischer Status, körperliche Aktivität bei Hitze, hohe Innenraumtemperaturen und eine fehlende Risikowahrnehmung (Bundesministerium für Gesundheit (BMG), 2025).

Protektiv wirkt bei Hitze ein stabiles soziales Netzwerk, das insbesondere für körperlich beeinträchtigte Menschen sehr wichtig ist. Aber auch Grünflächen in unmittelbarer Umgebung von Wohn- oder Arbeitsorten und flexible Arbeits- und Freizeitgestaltungsmöglichkeiten wirken Hitze entgegen. Sowohl die Risiko- als auch Schutzfaktoren sind größtenteils sozial determiniert, je nachdem, wo man lebt und arbeitet und welche finanziellen, räumlichen und zeitlichen Mittel einem zur individuellen Gestaltung der Lebens- und Arbeitsumgebung zur Verfügung stehen. So kommt es zur ungleichen gesellschaftlichen Verteilung von Risiken zuungunsten von ärmeren, älteren, weiblichen, behinderten oder einsamen Menschen. Insbesondere Schwangere, Säuglinge und Kleinkinder, über 65-Jährige, Wohnungslose, vollstationäre Pflegebedürftige sowie Menschen, die im Freien arbeiten oder Vorerkrankungen haben, sind besonders von den Folgen von Hitze betroffen (BMG, 2025).

Gesundheitliche Folgen von Hitze

Eine verstärkte Hitzeexposition kann die Gesundheit auf vielfältige Weise belasten. Dehydrierung und eine erhöhte Herz-Kreislauf-Belastung erhöhen nachweislich die Morbidität und Mortalität. Ein überbeanspruchtes Herz-Kreislauf-System kann insbesondere für vorerkrankte Menschen zu Kurzatmigkeit, Schlaganfällen, Herzinfarkten, Nierenfunktionsstörungen und Exazerbationen von Atemwegserkrankungen wie COPD oder Asthma führen. Hitze zieht Hitzeschläge, Hitzekrämpfe, Sonnenstiche, Erschöpfung, Aggressivität, aber auch Früh- und Fehlgeburten nach sich (BMG, 2025). Besonders ungünstig ist es, bei Hitze noch leistungs- bzw. arbeitsfähig sein zu müssen, denn sowohl die Konzentrationsfähigkeit als auch die körperliche Belastbarkeit nimmt bei erhöhten Temperaturen stark ab (Schoierer et al., 2024).

Risikokommunikation bei Hitze

Vielen Angehörigen von Risikogruppen ist die eigene Vulnerabilität nicht bewusst und macht die Risikokommunikation bei Hitze zu einem Präventionsthema. Diese sollte flächendeckend, bedarfsgerecht und in den Lebenswelten, im Quartier, am Arbeitsplatz, in der Schule oder der Pflegeeinrichtung erfolgen. Informationen sollten nicht nur breit an die Allgemeinbevölkerung gestreut werden, sondern müssen gezielt die Risikogruppen erreichen, damit sich diese adäquat angesprochen fühlen und sich ihrer erhöhten Exposition bewusst werden. Zur Förderung der Hitzekompetenz sollten Menschen und insbesondere Risikogruppen über präventive Schutzmaßnahmen informiert werden, damit diese sich entsprechende persönliche Bewältigungsstrategien bei Hitze zurechtlegen und bei Bedarf anwenden können. Hitzekommunikation muss barrierefrei, migrationssensibel und aussagekräftig sein und sowohl im öffentlichen Raum und medial durch PR-Kampagnen, aber auch durch Betreuungs- und Gesundheitsfachpersonal oder pflegende Angehörige erfolgen. Sie sollte sowohl vorbeugend vor dem Beginn des Sommers als auch akut stattfinden, um der Bevölkerung die Gesundheitsgefahren von mangelndem Hitzeschutz ins Bewusstsein zu rufen.

Die Gesundheitsfördernde Soziale Arbeit kann hier, immer nah an vulnerablen Gruppen, wirksame Interventionen anstoßen, zum Beispiel in Einrichtungen für Menschen mit Behinderungen, in der Wohnungslosenhilfe, Krankenhäusern oder kommunalen sozialen Anlaufstellen zur Aufklärung und eine partizipative Hitzeschutzplanung in Settings in die Wege leiten (BMG, 2025). Hier wird einmal mehr deutlich, wie bedeutsam ein systemisches Verständnis von der Planetaren Ebene bis hin zur Kommunalen und Personalen Ebene ist, um gesundheitsfördernde Lösungen entwickeln und umsetzen zu können.

12.5 Klimagerechtigkeit

Rockström et al. (2023) erweiterten das Modell der planetaren Grenzen um die Dimension der sozialen Gerechtigkeit, da es nicht ausreicht, planetare Grenzen festzulegen, ohne diese mit sozialer Gerechtigkeit zu verbinden. Das Konzept der „safe and just earth boundaries" berücksichtigt ökologische ebenso wie soziale Faktoren. Die planetaren Grenzen werden nun in Bezug zu sozialen Indikatoren wie Armutsbekämpfung, Bildung und Gesundheitsversorgung gesetzt, um zu verhindern, dass ökologische Maßnahmen auf Kosten der sozialen Gerechtigkeit gehen. Umweltschutz und Krankheitsprävention lassen sich elegant miteinander verknüpfen (Health for Future, o. J.; KLUG e. V., o. J.). So kann eine umweltfreundliche Stadtplanung, die Grünflächen, Frischluftkorridore und ein gutes Fuß- und Radwegnetz sowie einen klug ausgebauten ÖPNV umfasst, Menschen dazu animieren, aktivere Fortbewegungsformen zu nutzen. Diese sind gleichzeitig gesundheitsfördernd, weil sie den Kreislauf und Stoffwechsel anregen. Naherholungsgebiete helfen, Stress abzubauen (Ramirez-Rubio et al., 2019).

Das Gutachten des Internationalen Gerichtshofes (IGH) zurrte im Juli 2025 die verbindliche Einhaltung des Pariser Klimaabkommens und somit die verpflichtende Einhaltung des Klimaziels von 1,5 °C aller Staaten fest. Damit muss der Anstieg der Durchschnittstemperatur von mehr als 1,5 °C verhindert und aktiv etwas gegen die Klimakrise unternommen werden. Es handelt sich hierbei um die aktive Umsetzung des Menschenrechts auf eine saubere, gesunde und nachhaltige Umwelt, das durch Klimaschutz verwirklicht werden soll. Das IGH-Gutachten basiert auf den Erkenntnissen des Intergovernmental Panel on Climate Change (IPCC, 2022), das den menschlichen Einfluss auf die Klimakrise und die damit einhergehenden Risiken klar wissenschaftlich belegt hat. Gehen die Staaten diesen Regelungen nicht nach, können sie für Schäden haftbar gemacht werden, da sie damit ihre Pflicht zur Sorgfalt und zur Prävention verletzen. Das Gutachten unterstreicht somit den Zusammenhang der menschlichen und der planetaren Gesundheit und dadurch die Bedeutung eines stabilen Klimasystems für den Erhalt menschlicher Lebensgrundlagen. Es schafft eine rechtliche Grundlage für Planetary Health und verpflichtet die Staaten zum verstärkten Handeln zum Schutz der globalen Gesundheit (Hein, 2025).

12.6 Globale Gesundheitskonzepte

Vertieft man sich in die Konzepte von Gesundheit, so leuchtet die Schönheit des wissenschaftlichen Diskurses auf. Ursprünglich lag der Fokus auf der Erforschung von Krankheiten des einzelnen Menschen. Mit der Entwicklung der Sozialmedizin entstand die Idee der öffentlichen Gesundheit, Public Health. Pandemien führten dazu, dass der Fokus größer wurde und die Forschung sich der globalen Gesundheit angenommen hat. Hier wurde schnell deutlich, dass die Gesundheit in direktem Zusammenhang mit einer gesunden Tier- und Landwirtschaft zu verstehen ist (One Health). Seit rund einer Dekade wird dieses Konzept aufgrund der menschengemachten Klimakrise um die planetare Gesundheit (Planetary Health) erweitert. Alle fünf Konzepte bilden eigene Forschungsgebiete ab und gleichzeitig beschreiben sie auch die Erweiterung des Verständnisses von Gesundheit über die Jahrhunderte, Jahrzehnte und Jahre (**Abbildung 43**).

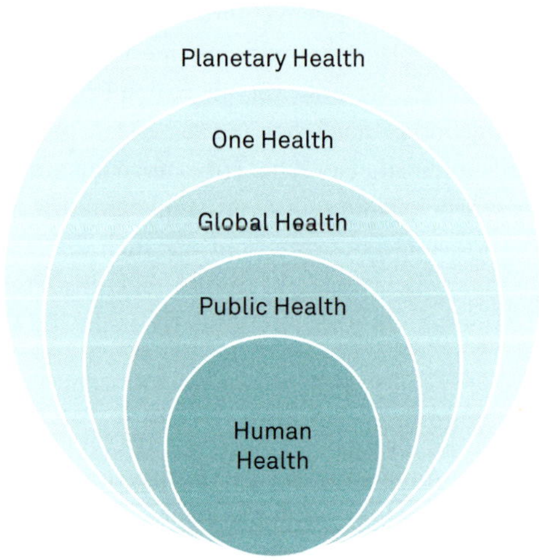

Abbildung 43: From Public to Planetary Health

Public Health

Die öffentliche Gesundheit ist die Wissenschaft und die Praxis der Verhinderung von Krankheit, der Verlängerung des Lebens und der Förderung der Gesundheit durch organisierte gesellschaftliche Anstrengungen auf der Basis des demokratischen Sozialstaates und des darin eingebetteten Gesundheitssystems. Hier werden einerseits Lösungen für die dynaxen Herausforderungen der Polykrise gefunden und andererseits wirken diese strukturell durch Gesetze, Vorgaben oder Leitlinien auf die Kommunale Mesoebene Gesunde Lebenswelten und die Personale Mikroebene Individuelle Gesundheit (MoGS) ein.

Global Health

Um die Zusammenhänge zwischen den wirtschaftlichen, politischen und sozialen Effekten der Globalisierung, die in großen Teilen außerhalb des Handlungsspielraums einzelner Staaten liegen, und der Gesundheit der Menschen zu untersuchen, hat sich also das Forschungsfeld Global Health etabliert (Gräser, 2023). Es könnte als internationale Erweiterung von Public Health bezeichnet werden, denn beide Konzepte verfolgen einen anthropozentrischen Ansatz, fokussieren also vor allem auf die Gesundheit des Menschen und weniger auf die Gesundheit von Ökosystemen. Entsprechend ist das Ziel von Global Health die Verbesserung der menschlichen Gesundheit durch einen weltweiten gerechten Zugang zur Gesundheitsversorgung (Koplan et al., 2009).

One Health

One Health versteht die Gesundheit von Umwelt, Mensch und Tier als umfassende Einheit und leitet daraus ab, dass diese nur durch die präventionszentrierte Zusammenarbeit von Human-, Veterinär- und Umweltmedizin sowie dem Agrarsektor langfristig und effektiv erreicht werden kann. Dabei spielen die Folgen der Pestizid-, Herbizid- und Antibiotikanutzung in der Landwirtschaft für die Grundwasserqualität, Wirkstoffresistenzen in der medizinischen Versorgung, der Seuchenschutz oder die Biodiversität zentrale Rollen (Zschachlitz et al., 2023).

Planetary Health

Ein geschädigtes Ökosystem schädigt auch die Gesundheit der Menschen (Rockström et al., 2009). Whitmee et al. (2015) untersuchten den Einfluss des nicht mehr intakten Ökosystems auf die menschliche Gesundheit und überwanden die traditionelle Trennung zwischen menschlicher Gesundheit und Umweltgesundheit mit der Einführung des integrativen, wissenschaftlichen Konzepts „Planetary Health", das den Menschen innerhalb des Ökosystems verortet und die wechselseitigen Einflüsse verdeutlicht. Die Rockefeller Foundation Lancet Commission definiert die planetare Gesundheit durch das Erreichen des weltweit höchstmöglichen Standards an Gesundheit, Wohlbefinden und Gerechtigkeit innerhalb einer gesunden Erde. Planetary Health basiert auf dem von Rockström et al. (2009) publizierten Modell der planetaren Grenzen und appelliert an eine nachhaltige Lebensweise im Rahmen eben dieser planetaren Grenzen.

Streng genommen ist ein Konzept wie Planetary Health gar nichts Neues, spiegelt es doch uralte traditionelle Denkweisen indigener Völker wider, die die ökologische Umwelt als eigenständige, mächtige Akteurin wertschätzen und respektieren (Zschachlitz et al., 2023). Planetary Health gehört thematisch in das Curriculum einer Gesundheitsfördernden Sozialen Arbeit, die eine klimagerechte und lösungsorientierte Haltung zugunsten vulnerabler Gruppen entwickelt (Hartmann & Gehr, 2023). Die Weltgemeinschaft benötigt einen Paradigmenwechsel fort vom anthropozentrischen hin zu einem gesamtökologischen Gesundheitsverständnis, da bisherige Gesundheitsförderungsstrategien noch nicht ausreichend den wechselseitigen Einfluss zwischen planetarer und menschlicher Gesundheit berücksichtigen und daher ihre Wirkung bisher kaum entfalten können. Erst durch die Anerkennung systemischer Zusammenhänge zwischen Ökologie, Sozialwesen und Wirtschaft kann ein wirksames, weil präventiv ausgerichtetes Gesundheitssystem etabliert werden (Horton et al., 2014). Ein planetares Gesundheitsverständnis kann der Gesundheitspolitik als Leitidee dienen, um über traditionelle medizinische Interventionen hinaus zu denken und dem Einfluss der Umwelt auf die menschliche Gesundheit mehr Aufmerksamkeit zu schenken (MacNeill et al., 2021). Klimaforscher:innen sind sich einig, dass menschliches Handeln auf das Einhalten planetarer Grenzen auszurichten ist, um eine nachhaltige Gesellschaft (wieder-) herzustellen, in der auch die künftigen Generationen ein lebenswertes Leben führen können (Rockström et al., 2009).

12.7 Green Social Work

Die Mensch-Natur-Beziehung wird explizit als Untersuchungsgegenstand der Sozialen Arbeit verortet (Hax-Schoppenhorst, 2024). Ökologische, ökonomische und politische Bewegungen auf der globalen Metaebene stoßen stets Folgeimpulse an, die über die nationale und kommunale Ebene auch das Individuum erreichen. Interventionen der Gesundheitsfördernden Sozialen Arbeit sind daher immer eng mit globalen Prozessen verflochten. Diese globalen Ereignisse – wie die Klimakrise, kriegerische Konflikte oder die internationale Steuerpolitik – können zu gesundheitlicher und sozialer Ungleichheit führen. Im Selbstverständnis der Disziplin ist die Schaffung gesundheitsförderlicher Lebensumstände verankert, die über Planetary Health und Konzepte wie Green Social Work implementiert werden können (Dominelli, 2012).

Um gesundheitliche und soziale Chancengerechtigkeit zu erwirken, muss sich die Gesundheitsfördernde Soziale Arbeit auch international einmischen. Das Konzept der Green Social Work (GSW) versteht den Schutz der Umwelt, Klimagerechtigkeit und Nachhaltigkeit als feste Bestandteile sozialarbeiterischen Handelns. Es umfasst sowohl die Hilfe in akuten Katastrophen unter dem Gesichtspunkt der Umweltgerechtigkeit als auch eine konkrete nachhaltige, ökosoziale Praxis innerhalb der Sozialen Arbeit. Es handelt sich um einen disziplinübergreifenden Ansatz, der Umweltgerechtigkeit und soziale Gerechtigkeit miteinander verbindet und die wechselseitigen Beziehungen zwischen Mensch und Umwelt in den Handlungsfokus stellt. Ziel ist ein sozial-ökologischer Wandel, der die globale Verantwortung der Sozialen Arbeit betont. Insbesondere die Befähigung vulnerabler Gruppen, Umweltkrisen und deren soziale Folgen zu bewältigen, ist dabei ein zentrales Anliegen (Dominelli, 2012, 2018b, 2019, 2024).

Zu Green Social Work gehören die Bekämpfung klimabedingter Ungleichheiten sowie Aspekte der Verteilungsgerechtigkeit und Regeneration. Das Ziel von GSW ist eine inter- und intragenerationell gerechte, zukunftsfähige und resiliente Welt. Es handelt sich somit um ein Modell zum Umgang mit Natur- und Umweltveränderungen sowie damit einhergehenden umweltbedingten und menschengemachten Katastrophen (Schmitt, 2023). „Green Social Work“ ist der Oberbegriff für eine auf ökosoziale Transformation ausgerichtete Soziale Arbeit, bei der Nachhaltigkeit zu einer zentralen Handlungsdimension wird (Papadimitriou, 2020).

Zu den Praxisfeldern der Green Social Work zählen beispielsweise die Katastrophenvorsorge und Community Action, bei denen Risiken in einem festgelegten Raum identifiziert und Präventionsmaßnahmen unter Nutzung des lokalen Wissens der Communities initiiert werden. Auch die Umweltgerechtigkeit ist ein zentrales Praxisfeld der GSW. Die Interventionen zielen darauf ab, nachhaltige Lebensweisen zu entwickeln, grüne Sozialprojekte aufzubauen und ökologisch verantwortliche Organisationen zu gestalten. Die Soziale Arbeit koordiniert hierbei verschiedene sektorenübergreifende Akteur:innen, übernimmt die Wissensvermittlung, betreibt Netzwerkarbeit, setzt sich politisch für soziale und ökologische Gerechtigkeit ein, kritisiert ressourcenverschwendende Systeme und engagiert sich für eine nachhaltige Zukunft aller Menschen (Dominelli, 2018a).

Nachhaltigkeit wird so zu einer zentralen Komponente nahezu jeder sozialarbeiterischen Intervention (Schmelz, 2023, 2024). Green Social Work gilt als zentrales Paradigma mit hoher Relevanz für eine zukunftsfähige Soziale Arbeit. Auch die International Federation of Social Work (IFSW, 2018) fordert mit Konzepten wie „Co-Building a New Eco-social World“ zur globalen Weiterentwicklung auf.

13 Die Welt aus einer politischen Perspektive

Politische Systeme sind relevante Hebel für die planetare Gesundheit. Sie prägen Gesellschaften und beeinflussen die Lebensqualität der Bevölkerung, sie können soziale und gesundheitliche Ungleichheiten verschärfen oder vermindern (Bolte et al., 2012).

13.1 Politik

Politische Systeme umfassen Institutionen und Prozesse, die zu gewissen Ergebnissen führen. Dabei lassen sich drei Dimensionen politischer Systeme unterscheiden:

- Polity = Sämtliche Institutionen und Strukturen innerhalb derer sich Politik abspielt, wie Behörden, Regierungen, Parteien, Gesellschaften oder Rechtsprechung.
- Policy = Ergebnis eines politischen Aushandlungsprozesses wie inhaltliche Ziele, Diskussionsgegenstände oder die Entscheidung politischer Institutionen.
- Politics = Politische Aushandlungs- und Gestaltungsprozesse, die nötig sind, um Entscheidungen zu treffen (Rosenbrock & Gerlinger, 2024).

Ein politisches System ist eine multidimensionale Struktur, die sich aus Institutionen, Regeln und Prozessen zusammensetzt. Diese bestimmen die Funktion und Organisation einer Regierung. Die Strukturen geben vor, wie Autorität und Macht in einer Gesellschaft verteilt sind und können gemeinwohl- oder eigennutzorientiert sein und sich folglich höchst unterschiedlich entfalten und wirken. Politische Systeme können in demokratische, autokratische, oligarchische und totalitäre unterschieden werden (**Abbildung 44**). Sie sind jedoch innerhalb von Staaten nicht immer eindeutig einem System zuzuordnen, da sie Elemente unterschiedlicher Systeme enthalten können oder die bestehende Verfassung (de jure) nicht der tatsächlichen Verfassungswirklichkeit (de facto) entspricht (Lauth, 2013).

- Die *Demokratie* ist ein partizipatives politisches System, in dem das Volk über die Wahl von Vertretenden die Herrschaft ausübt (Kapitel 16.1).
- Bei der *Autokratie*, auch Diktatur oder autoritäres System, liegt die politische Macht bei einer Einzelperson, die von keiner anderen Instanz kontrolliert wird. Dies schränkt die

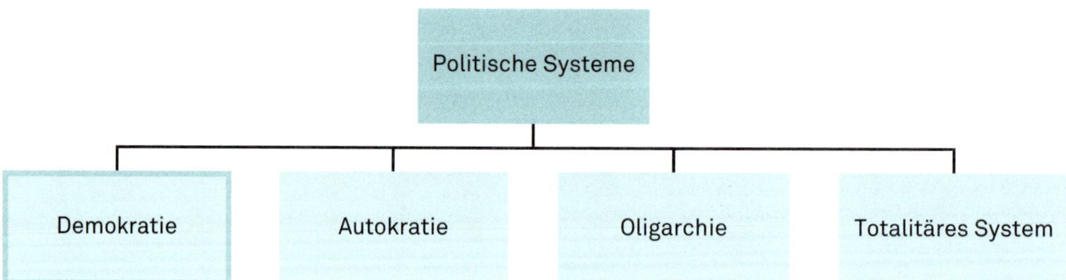

Abbildung 44: Ausformungen politischer Systeme

politischen Rechte und somit auch die Freiheiten der Zivilgesellschaft stark ein und Zensur unterbindet aktiv die freie Meinungsäußerung von Oppositionellen.

- In einer *Oligarchie* liegt die Macht bei einer Gruppe besonders privilegierter Menschen, die beispielsweise über Reichtum oder einen hohen Sozialstatus verfügen. Sie kontrollieren Gesetzgebung, Polizei und Militär mit dem Ziel, ihre Machtposition auf Kosten der Freiheit und Bedürfnisse der Bevölkerung zu erhalten (Bundeszentrale für politische Bildung (bpb), 2024a).
- In einem *totalitären System* werden alle Aspekte der Gesellschaft kontrolliert und somit Einfluss auf das gesamte Leben der Bevölkerung genommen. Individuelle Freiheiten und Meinungen werden durch strukturelle Gewalt unterdrückt (bpb, 2024b).

13.2 Globale Gesundheitspolitik

Globalpolitik (Global Governance)

Global Governance zielt darauf ab, weltumfassende Probleme wie die Überschreitung der planetaren Grenzen, Armut oder Krieg durch internationale Zusammenarbeit zu lösen. Dafür bedarf es einer kohärenten und koordinierten globalen Politik von Regierungen und NGOs, die sich gemeinschaftlich auf Ziele einigen und für diese die Verantwortung übernehmen (Zürn, 2018). Um wirtschaftliche, rechtliche, ethische, politische und kulturelle Gerechtigkeit in einer globalisierten Weltgemeinschaft aufrechtzuerhalten oder herzustellen, braucht es also weltweite Kooperation (Rockström et al., 2023).

Hierfür ist ein machtsensibler Umgang insbesondere der reichen Länder gegenüber wirtschaftlich schwächeren Ländern essenziell, wenn das Ziel tatsächlich globale Gerechtigkeit und nicht die Reproduktion bestehender Ungleichheiten sein soll (Gehring & Faude, 2014). Industriestaaten des Globalen Nordens müssen Verantwortung übernehmen und gleichzeitig Gestaltungsmacht abgeben (Sand, 1992).

Global, aber auch national findet der Prozess der sogenannten sozialen Stratifikation statt, also die stetige Reproduktion sozialer Schichtung aufgrund verschiedenster struktureller Mechanismen (Zeeb et al., 2024). Um soziale und gesundheitliche Chancengerechtigkeit durch die Verbesserung der Lebensverhältnisse zu erreichen, muss daher auf politischer Ebene angesetzt werden (Bolte et al., 2012).

Globale Gesundheitspolitik

Gesundheit ist ein primäres Outcome globaler Gesundheitspolitik. Globale Gesundheitspolitik beschreibt die Arbeit internationaler Organisationen mit explizitem Gesundheitsmandat wie die WHO. Dazu gehören Organisationen, die die Gesundheit unmittelbar und global wirksam fördern. Sie kontrollieren Krankheitsausbrüche, Epidemien, Pandemien und erarbeiten Richtlinien zur Eindämmung und Prävention von Gesundheitsrisiken mit dem Ziel gesundheitlicher Gleichheit. Sie arbeiten auf die Optimierung der Gesundheitssysteme hin, indem sie Zugangsbarrieren zu gesundheitlicher Versorgung für benachteiligte Populationen adressieren und zu überwinden suchen (Kickbusch & Szabo, 2014). 2013 beschrieb die Bundesregierung erstmals, welchen Beitrag Deutschland zur globalen Gesundheitsentwicklung beitragen möchte, und nannte beispielhaft die Teilnahme an globalen Gesundheitsinitiativen und -programmen. Nationale Bekenntnisse zur globalen Gesundheitspolitik sind ein richtiger Schritt hin zur staatlichen Verantwortungsübernahme und zur Umsetzung globaler Vorgaben (Razum & Bozorgmehr, 2023). Globalisierungsprozesse spielen eine relevante Rolle in der Entstehung gesundheitlicher und sozialer Ungleichheit.

Globaler Handel, internationale Konflikte, aber auch Kooperationen wirken sich auf die ökologische, soziale und gesundheitliche Lebensqualität in den Ländern aus. Dem globalen Gesundheitsmonitoring zufolge ist die Lebenserwartung in den meisten Ländern in den vergangenen Jahrzehnten im Durchschnitt gestiegen, wenngleich noch starke regionale Unterschiede zwischen reichen und armen Regionen bestehen. Eine noch immer niedrigere Lebenserwartung wird auf die hohe Säuglings- und Kindersterblichkeit aufgrund von Infektionskrankheiten durch fehlenden Impfschutz, Mangelernährung und fehlende sanitäre Infrastruktur zurückgeführt. Während die Lebenserwartung in Afrika steigt, stagniert sie in den USA und war vorübergehend aufgrund der steigenden Adipositasprävalenz, der Opioidkrise und des mangelhaften Gesundheitssystems sogar leicht rückgängig (Muckenhuber & Volk, 2020).

Globalpolitik für Gesundheit

Globalpolitik für Gesundheit beschreibt globalpolitische Agenden von Akteur:innen wie der UN, deren primäre Aufgabe nicht die Gesundheit ist, die aber dennoch reale gesundheitliche Konsequenzen nach sich ziehen. Gesundheit ist hier ein sekundärer Outcome (Kickbusch & Szabo, 2014).

Vereinte Nationen (UN)

Die Vereinten Nationen/United Nations (UN) sind eine 1945 gegründete, internationale Organisation mit 193 Mitgliedstaaten, die sich nach Ende des Zweiten Weltkriegs zum Frieden durch internationale Kooperation verpflichteten (Vereinte Nationen, 2024a). Die UN besteht unter anderem aus dem Sicherheitsrat, der Generalversammlung und weiteren Organen (Vereinte Nationen, 2024b). Der Sicherheitsrat erlässt völkerrechtlich bindende Resolutionen, die von den Mitgliedstaaten in nationales Recht ratifiziert werden müssen. Wenn die Mitgliedstaaten sie nicht einhalten, folgen Sanktionen durch den Rat. Resolutionen weiterer UN-Organe sind hingegen nur Richtlinien und politische Empfehlungen für friedensstiftende Maßnahmen der Mitgliedsstaaten (Deutsche Gesellschaft für die Vereinten Nationen e.V., 2023). Die UN setzen sich weltweit für die Einhaltung und Förderung von Menschenrechten und Umweltschutz ein, beispielsweise durch die Entwicklung und Umsetzung der nachhaltigen Entwicklungsziele, die feministischen 17 Sustainable Development Goals (SDGs) der Agenda 2030, um „die Menschenrechte aller zu verwirklichen und die Geschlechtergleichstellung und die Stärkung aller Frauen und Mädchen zu erreichen" (Vereinte Nationen, 2015).

Nachhaltige Entwicklungsziele der UN (Sustainable Development Goals, SDGs)

Auf dem Erdgipfel in Rio de Janeiro 1992 formulierten die UN eine erste Leitlinie für eine nachhaltige internationale Politik, die im Jahr 2000 durch die Millenniumsentwicklungsziele (Millennium Development Goals, MDGs) in acht übergeordneten Zielen konkretisiert wurden, die bis 2015 erreicht werden sollten. Die gesundheitlichen und versorgungsstrukturellen Errungenschaften in den Industrienationen des Globalen Nordens standen und stehen immer noch in einem heftigen Ungleichgewicht zu den gesundheitlichen und sozialen Hürden des Globalen Südens. Die MDGs zielten darauf ab, Armut, Hunger und Infektionskrankheiten zu überwinden oder zumindest stark zu reduzieren, die Gesundheit von Müttern und Kindern zu verbessern sowie Bildung, Geschlechtergerechtigkeit und internationale Kooperationen auszubauen (Voss & Baltruks, 2024).

In der praktischen Umsetzung wurde die nationale Souveränität ärmerer Länder dabei jedoch missachtet, indem sogenannte „Entwicklungshilfen" vonseiten der Industrienationen erstens auf den eigenen Prioritäten basierten und zweitens wieder zur Aufrechterhaltung globaler Machtasymmetrien beitrugen (Voss & Baltruks, 2024).

Dennoch wurde mit den MDGs das Bewusstsein für eine globale Verantwortungsübernahme gestärkt, sodass 2012 die UN erneut ein

Paket globalpolitischer Ziele zu entwickeln begann, das 2015 als Agenda 2030 verabschiedet wurde. In ihr enthalten sind die 17 nachhaltigen Entwicklungsziele (SDGs), die zu nachhaltigeren wirtschaftlichen, ökologischen und sozialen Entwicklungen bis 2030 führen sollen. Die drei Dimensionen Ökonomie, Ökologie und soziale Gerechtigkeit sollen nun ausgewogen orchestriert werden, um langfristige Ziele zu erreichen und sowohl natürliche als auch soziale Ressourcen nicht zu überstrapazieren. Sie basieren auf den fünf Prinzipien „Mensch, Planet, Wohlstand, Frieden und Partnerschaft“ (Voss & Baltruks, 2024). Die 17 SDGs sind direkte oder indirekte soziale Determinanten von Gesundheit (**Abbildung 45**).

Die Sustainable Development Goals (SDGs) umfassen globale Ziele der Vereinten Nationen, die im Jahr 2015 innerhalb der Agenda 2030 zur Förderung einer nachhaltigen Entwicklung verabschiedet wurden und sich an Gesellschaft, Unternehmen, Organisationen und Einzelpersonen weltweit richten. Nachhaltigkeit bedeutet, dass Ressourcen so maßvoll eingesetzt und geschützt werden, dass sie auch noch folgenden Generationen zur Verfügung stehen. Nachhaltigkeit umfasst folglich eine:

- *Umweltliche Dimension*: Umgang mit natürlichen Ressourcen und Ökosystemen
- *Soziale Dimension:* fairer Umgang mit Menschen und Gemeinschaften, Förderung sozialer Gerechtigkeit)
- *Wirtschaftliche Dimension:* langfristige Wertschöpfungsmöglichkeiten, soziale Verantwortung von Unternehmen.

Die 17 Ziele wurden in insgesamt 169 Unterzielen konkretisiert, um die Fortschritte in den verschiedenen Bereichen messbar zu machen. Zu ihren Kernbereichen zählen dabei die Bekämpfung von Armut sowie die Förderung von Bildung, Klimaschutz, Inklusion und einer nachhaltigen Wirtschaftsentwicklung. Die SDGs gelten universell, sodass alle UN-Mitgliedsstaaten einen Beitrag zur Umsetzung leisten müssen. Das erfordert die Zusammenarbeit von Regierungen, Zivilgesellschaft, privatem Sektor und NGOs, um das Gemeinwohl nachhaltig und gerecht zu fördern (United Nations (UN), o.J.). Die Ziele sind untereinander verknüpft, sodass Fortschritte in einem Ziel auch Auswirkungen auf andere Ziele haben können.

Das dritte SDG nimmt die Gesundheit und das Wohlergehen in den Blick und formuliert

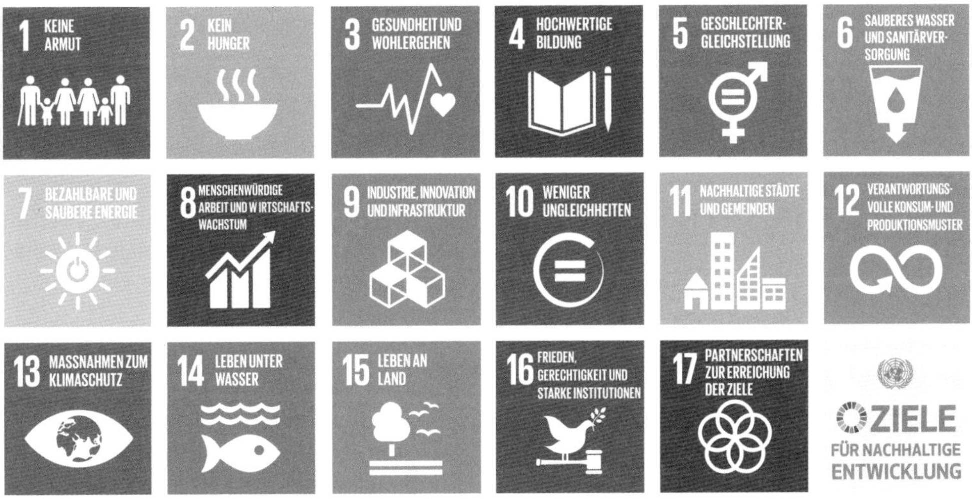
1 KEINE ARMUT
2 KEIN HUNGER
3 GESUNDHEIT UND WOHLERGEHEN
4 HOCHWERTIGE BILDUNG
5 GESCHLECHTER-GLEICHSTELLUNG
6 SAUBERES WASSER UND SANITÄRVER-SORGUNG
7 BEZAHLBARE UND SAUBERE ENERGIE
8 MENSCHENWÜRDIGE ARBEIT UND WIRTSCHAFTS-WACHSTUM
9 INDUSTRIE, INNOVATION UND INFRASTRUKTUR
10 WENIGER UNGLEICHHEITEN
11 NACHHALTIGE STÄDTE UND GEMEINDEN
12 VERANTWORTUNGS-VOLLE KONSUM- UND PRODUKTIONSMUSTER
13 MASSNAHMEN ZUM KLIMASCHUTZ
14 LEBEN UNTER WASSER
15 LEBEN AN LAND
16 FRIEDEN, GERECHTIGKEIT UND STARKE INSTITUTIONEN
17 PARTNERSCHAFTEN ZUR ERREICHUNG DER ZIELE
ZIELE FÜR NACHHALTIGE ENTWICKLUNG

Abbildung 45: Sustainable Development Goals (SDGs) (© United Nations) (The content of this website has not been approved by the United Nations and does not reflect the views of the United Nations or its officials or Member State)

das Ziel, ein gesundes Leben für Menschen in jeder Altersklasse zu gewährleisten. Hierzu gehört beispielsweise die Senkung von Mütter- und Kindersterblichkeit, die Bekämpfung von Krankheiten, die Förderung der psychischen Gesundheit sowie die Prävention von Suchterkrankungen. Dieses dritte SDG ist essenziell, da die Gesundheit als Grundlage für eine nachhaltige Entwicklung betrachtet wird und somit zahlreiche weitere Ziele positiv beeinflusst (UN, o. J.). Die Gesundheitsversorgung wird folglich zu einem öffentlichen Gut und steht in direkter Verbindung mit einer nachhaltigen Entwicklung, einer gesunden Umwelt und sozialer Gerechtigkeit (Bodenstein & Herget, 2024).

Das UNESCO-Programm „Bildung für nachhaltige Entwicklung (BNE) 2030" sieht Bildung als Schlüssel zur Verwirklichung dieser globalen Nachhaltigkeitsziele. Es soll Menschen zu zukunftsfähigem Denken und verantwortungsbewusstem Handeln befähigen, um ökologische, soziale und wirtschaftliche Herausforderungen nachhaltig zu bewältigen. SDG 4.7 greift dieses Ziel ebenfalls auf und verankert die Bildung und das BNE-Programm fest in seinem Vorgehen (UNESCO, 2021; UN, o. J.).

Die Weltgesundheitsorganisation (WHO)

Die WHO wurde 1948 von den Vereinten Nationen (UN) gegründet und verfolgt das Ziel, die Gesundheitssysteme weltweit zu stärken und dadurch die Gesundheit aller Menschen zu verbessern (World Health Organization (WHO), 2024a). Außerdem überwacht, koordiniert und bekämpft die WHO Krankheitsausbrüche weltweit und fördert die Gesundheitsforschung (WHO, 2024b).

Als gelungenes Beispiel für globale Gesundheitspolitik kann die beinahe Ausrottung (Eradikation) der Poliomyelitis (Kinderlähmung) betrachtet werden. An diesem hoch ansteckenden Virus erkrankten im letzten Jahrhundert weltweit noch jährlich Hunderttausende Menschen. Die globale Impfstrategie der WHO führte zur Reduktion auf wenige hundert Fälle pro Jahr. An diesem Beispiel lässt sich gut ablesen, wie wichtig Vertrauen in die globale Koordination gesundheitspolitischer Aufgaben durch transparente Gesundheitskommunikation ist (Razum & Bozorgmehr, 2023).

Wie viel Verantwortung kann die globale Gesundheitspolitik überhaupt übernehmen und inwieweit kann sie in die nationale Gesundheitspolitik hinein Wirkung zeigen? Während der Covid-19-Pandemie wurde der WHO eine verzögerte globale Führungsübernahme zur Last gelegt (Razum & Bozorgmehr, 2023). Die Impfverteilung war ungerecht. Während die G7-Staaten Ende 2022 schon über 70 % der Bevölkerung geimpft hatten, zu Hunderttausenden deponierte und abgelaufene Impfdosen entsorgten (Frias, 2021), verzeichneten besonders arme Länder des Globalen Südens und Konfliktregionen wie der Jemen teilweise nur einstellige Impfquoten durch einen Impfstoffmangel (Bloomberg, 2022; Unmüßig, 2022).

Auch der Ebola-Ausbruch in Westafrika 2013 bis 2016 zeigte, wie herausfordernd und lebenswichtig die globale Gesundheitspolitik für die Eindämmung von Infektionskrankheiten ist (Razum & Bozorgmehr, 2023). Ebola ist eine Zoonose, also ein Virus, das zwischen Menschen und Tieren übertragen wird. Die ersten Fälle traten im Dezember 2013 auf, bereits früh warnte die NGO „Ärzte ohne Grenzen" vor der drohenden Gefahr einer unkontrollierten Krankheitsausbreitung, die die Kapazitäten der lokalen Gesundheitsversorgung überschreiten würde. Die internationale Aufmerksamkeit lag im Sommer 2014 aber eher auf der Fußball-WM. Das Virus, das bereits Tausende Menschen in Westafrika getötet hatte, fand erst größere internationale Aufmerksamkeit, als Fälle in den USA und Spanien auftraten, welche aufgrund der guten medizinischen Versorgungslage jedoch schnell eingedämmt werden konnten. Der Epidemiologe Maximilian Gertler bezeichnet die späte Reaktion durch internationale Gesundheitsorganisationen als politisches Versagen. Die WHO reagierte zu spät, dies wurde mit einer chronischen Unterfinanzierung begründet, die vor allem die wohlhabenden Länder des Globalen Nordens verantworten. Die Hauptlast zur Bewältigung der Epidemie lag somit bei der Zivilbevölkerung und NGOs: „Mit Abstand halten, oft grausamem Isolieren der Erkrankten, sicherem Bestatten der Verstorbenen, Gesundheitsaufklärung, Kontaktpersonennachverfolgung – vermeintlich glanzloser Prävention" halfen sie sich selbst (Deutsches Ärzteblatt, 2024, o.S.). Dabei kam es beinahe zum vollständigen wirtschaftlichen Erliegen der betroffenen westafrikanischen Länder, was die Armut in diesen Regionen verschärfte und durch rechtzeitige internationale Hilfe hätte verhindert werden können (Razum & Bozorgmehr, 2023).

13.3 Globalpolitische Verantwortung für Klimagerechtigkeit

Der letzte Sachstandbericht des Weltklimarates und das IGH-Gutachten verweisen auf die drohenden Folgen der Klimakrise und drängen auf schnelle und umfassende Maßnahmen zur Reduktion der Treibhausgasemissionen. Mit den bisherigen Maßnahmen kann das 1,5-Grad-Ziel des Pariser Klimaabkommens nicht erreicht werden. Nur durch die internationale Verantwortungsübernahme und politische Zusammenarbeit können soziale Ungerechtigkeiten adressiert werden. Die wohlhabenden Industrienationen des Globalen Nordens sind für drei Viertel der weltweiten CO_2-Emissionen verantwortlich, beherbergen aber lediglich ein Viertel der Weltbevölkerung (Latif & Wiegandt, 2010). Die Industrienationen verantworten in besonderem Maße die Reduktion der Treibhausgasemissionen und die Herstellung gerechter Verhältnisse, denn sie haben diese maßgeblich verursacht und nur sie verfügen über die finanziellen und politischen Mittel (Lee et al., 2023).

Die Länder im Globalen Süden beziehungsweise in der Äquatorialregion sind durch ihre geografische Lage in stärkerem Ausmaß klimatischen Veränderungen ausgesetzt. Die Verwundbarkeit eines Landes gegenüber den Klimakrisenfolgen wird bestimmt durch drei Faktoren: Exposition, Sensibilität und Anpassungsfähigkeit (**Abbildung 46**) (Greenpeace, 2007).

Für die Menschen in den besonders verwundbaren, weil gleichzeitig auch wirtschaftsschwachen Ländern, stellen die ökologischen Folgen der Klimakrise bereits heute die Lebensrealität dar. Sie erleben Dürren, Überschwemmungen oder den Anstieg des Meeresspiegels und deren soziale und gesundheitliche Auswirkungen. Einkommensschwache Länder, die aufgrund globalwirtschaftlicher Machtverhältnisse wenig importieren können, sind in der Regel auf die eigenen landwirtschaftlichen Erträge angewiesen, die wiederum äußerst sensibel von den klimatischen Veränderungen abhängen. Fehlende finanzielle Ressourcen schränken zudem den Aktionsradius ein, um sich an die Klimaveränderungen anzupassen. Auf diese Weise wird den Menschen in armen Ländern indirekt durch den imperialen Lebensstil der wohlhabenden Industrienationen resp. wohlhabender Menschen im eigenen Land die Lebensgrundlage geraubt. Ob Menschen sich im Einzelfall anpassen können oder nicht, hängt unter anderem von individuellen finanziellen und gesundheitlichen Ressourcen ab und bestimmt

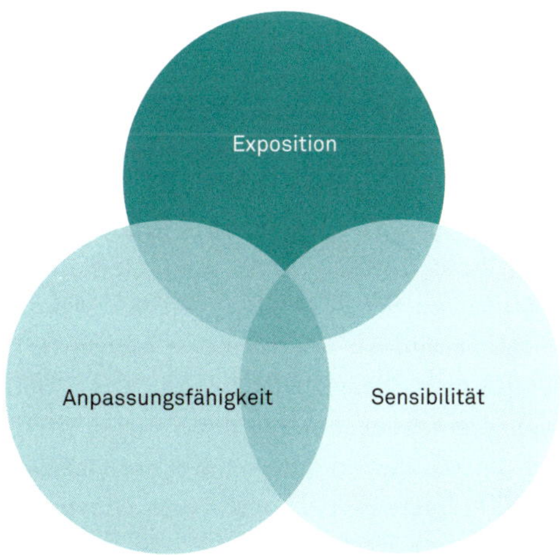

Abbildung 46: Verwundbarkeit gegenüber den Folgen der Klimakrise

mitunter darüber, ob sie ihre Heimat verlassen müssen (Greenpeace, 2007).

Das Konzept der Klimagerechtigkeit wirft ein Schlaglicht auf die ungerechte Belastung zwischen den Verursachern der Klimakrise und jenen, die besonders stark von den Folgen betroffen sind. Um die Gesundheit, die Menschenrechte und die Integrität der Natur zu wahren, müssen zwangsläufig klimagerechte politische Interventionen erfolgen (Hax-Schoppenhorst, 2024).

Das Konzept der Klimagerechtigkeit rückt jene vulnerablen Gruppen in das Licht, die am stärksten von der Klimakrise betroffen sind. Das Konzept nimmt dafür die Politik in die Verantwortung und betont gleichzeitig, dass eine klimagerechte Politik auch auf die Gesundheit, die Menschenrechte und den Schutz der ökologischen Systeme einzahlt (Schneider, 2024). Die ökologischen Systeme der Erde bilden die Grundlage für unser Leben und damit auch für unsere Gesundheit. Auf ihnen fußen ökonomische, politische und soziale Systeme, die einerseits wiederum die ökologischen Systeme und andererseits die menschliche Gesundheit beeinflussen (Gabrysch, 2018). The World is a never ending cross-reference.

13.4 Soziale Arbeit international

Die wichtigste internationale Dachorganisation der Sozialen Arbeit ist die International Federation of Social Workers (IFSW). Sie wird durch die International Association of Schools of Social Work (IASSW) sowie den International Council on Social Welfare (ICSW) ergänzt. Sichtbar wird der internationale Austausch in Projekten wie der globalen Agenda 2020–2030, dem Internationalen Tag der Sozialen Arbeit am 19. März jeden Jahres sowie der Fachzeitschrift „International Social Work“. Ein weiteres Ergebnis internationaler Zusammenarbeit sind neue transdisziplinäre Praxisfelder wie Green Social Work, Entwicklungszusammenarbeit oder das Friedens- und Katastrophenmanagement (Straub, 2020).

Die International Federation of Social Workers (IFSW) trägt durch die graduelle Schärfung des Berufsprofils zur Weiterentwicklung der Profession bei, indem sich die Disziplin auf eine internationale Berufsdefinition geeinigt und berufsethische Grundsätze formuliert hat (IFSW, 2018). Die Umsetzbarkeit dieser, unserer Richtlinien kann jedoch durch nationale politische, ökonomische oder kulturelle Interessen konterkariert werden. Aus sprachlichen und finanziellen Gründen ist der Zugang zu diesen Organisationen für Sozialarbeiter:innen des Globalen Südens erschwert, sodass die mangelnde Repräsentation „nicht-westlicher“ Länder auch in diesen Institutionen häufig zur Reproduktion eurozentrischer Perspektiven führt. Als Reaktion darauf distanzieren sich die internationalen Verbände der Sozialen Arbeit zunehmend von der westlichen Diskurshegemonie des Globalen Nordens und integrieren seither vermehrt auch die Perspektiven des Globalen Südens (Straub, 2020). Die IFSW setzt sich aktiv für die UN-Kinderrechtskonvention oder die Behindertenrechtskonvention ein (Spitzer, 2019).

Soziale Arbeit darf nicht den Sozialstaat ersetzen, sondern muss Menschenrechtsverletzungen adressieren, sich mit Betroffenen solidarisieren und durch das Benennen sozialer Schieflagen den Diskurs auf die Ursachen von sozialer und gesundheitlicher Ungleichheit richten (Spitzer, 2019). Neben der Interessenvertretung und der aktiven politischen Mitbestimmung verfolgt die internationale Soziale Arbeit den wissenschaftlichen Austausch, eine standardisierte Ausbildung, einheitliche Ethikleitlinien und die Integration indigenen Wissens (Straub, 2020). Soziale Arbeit ist immer politisch.

Policy Practice in der Sozialen Arbeit

Policy Practice beschreibt die aktive Mitgestaltung der Sozialen Arbeit in politischen Prozessen zugunsten sozialer und gesundheitlicher

Chancengerechtigkeit. Policy Practice zielt auf nachhaltige Lösungen bestehender Probleme ab, indem sie die Lebensbedingungen der Menschen verbessert werden. Im Fokus stehen dabei Individuen mit ihren jeweiligen Bedürfnissen und Capabilities. Um sicherzustellen, dass strukturelle Veränderungen auch beim Einzelnen ankommen, werden sie partizipativ unter Berücksichtigung der Autonomie und Perspektivenvielfalt ausgehandelt.

Policy Practice analysiert Probleme der Adressat:innen auf mögliche strukturelle Ursachen, um daraufhin eine Veränderung bestehender Verhältnisse anzustoßen. Neben Beratungskompetenzen müssen Sozialarbeiter:innen daher gut beobachten, analysieren und reflektieren sowie beharrlich, geduldig und souverän argumentieren können, um individuelle Probleme den politischen Entscheidungstragenden zu vermitteln bzw. unbedingt selbst zu Entscheidungstragenden zu werden. Dies setzt das Wissen über sozialpolitische Entwicklungen voraus (Burzlaff, 2023).

Advocacy

Unter Advocacy versteht man das Einstehen für die Positionen und Interessen bestimmter Gruppen – in der Regel Minderheiten, deren Interessen wenig Gehör finden und die eher Menschenrechtsverletzungen ausgesetzt sind oder in Notsituationen geraten. Häufig nehmen NGOs diese Rolle gegenüber mächtigen Institutionen wie Regierungen, internationalen Organisationen oder Unternehmen ein (bpb, o.J.a). Advocacy ist nicht mit Lobbyismus zu verwechseln (Kleinfeld et al., 2007) und kann als strukturverändernde Methode betrachtet werden (Malmedie, 2023) – vor allem auf der globalen Metaebene.

Einmischung

Aus der Berufsdefinition des Deutschen Berufsverbands für Soziale Arbeit (DBSH, 2014) geht hervor, dass die Soziale Arbeit den gesellschaftlichen Wandel hin zu einer gerechteren Welt antreiben soll. Das Transformationspotenzial und politische Wirken ist jedoch in der Praxis noch etwas blass (Prasad, 2023). Für die Gesundheitsfördernde Soziale Arbeit ist daher das Wissen um den Einfluss der Globalpolitik auf ihre unmittelbare Berufspraxis hochrelevant (Spitzer, 2019). Die menschengemachte Klimakrise sowie ökonomische und politische Realitäten wurden von den Menschen geschaffen. Sie können also auch von Menschen zugunsten der gesundheitlichen und sozialen Chancengerechtigkeit verändert werden.

Die Gesundheitsfördernde Soziale Arbeit hat das Potenzial, internationale Ursachen sozialer und gesundheitlicher Ungleichheit laut anzusprechen und unterdrückten Menschen als Sprachrohr zu dienen (Afeworki Abay & Schmitt, 2022). Darüber hinaus hat sie aber den Mut, durch eine aktive Einmischung bei Top-down-Entscheidungen und partizipative Graswurzel-Projekte (Bottom-up) einen Wandel herbeizuführen (**Abbildung 47**).

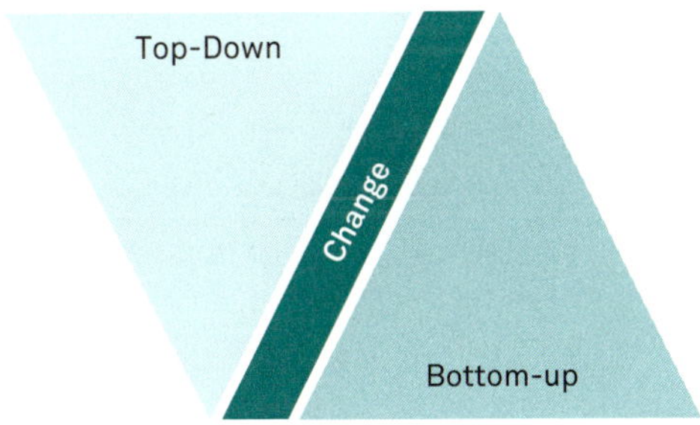

Abbildung 47: Die Gesundheitsfördernde Soziale Arbeit mischt sich ein

14 Die Welt aus einer ökonomischen Perspektive

Eine prosperierende Weltwirtschaft sorgt für den Wohlstand vieler Menschen und ist Voraussetzung für eine auskömmliche Finanzierung der Sozial-, Bildungs- und Gesundheitssysteme (Razum & Bozorgmehr, 2023). Gleichzeitig geht der Wohlstand der einen Menschen mit einem Leben in Armut der anderen Menschen einher. Die Wirtschaft, wie wir sie bisher kennen, gefährdet die ökologischen Systeme und damit einhergehend als kommerzielle Determinante auch unsere Gesundheit.

14.1 Weltwirtschaft

Die Weltwirtschaft beschreibt die Gesamtheit der globalen Wirtschaftsbeziehungen aller Volkswirtschaften. Der Welthandel (**Abbildung 48**) umfasst dabei alle globalen Warenhandelsbeziehungen, Finanztransaktionen und die internationale Arbeitskräftemigration (Pollert et al., 2017).

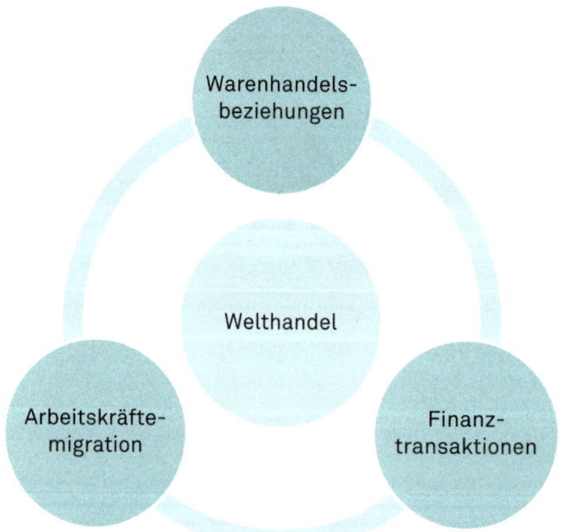

Abbildung 48: Der globale Welthandel

Entstanden ist die Weltwirtschaft im Zuge der Industrialisierung. Auf ein immer höheres Produktionsvolumen folgten internationale Märkte und Handelsbeziehungen, um die Massen industriell hergestellter Produkte umzusetzen und zu Geld zu machen. Nachdem Ende des 18. Jahrhunderts tayloristische Produktionsanlagen für eine erste Industrialisierungswelle sorgten (Industrie 1.0), entwickelte sich zu Beginn des 20. Jahrhunderts die Massenproduktion (Industrie 2.0), die Jahrzehnte später bereits automatisiert ablief (Industrie 3.0). Momentan befinden wir uns im Zeitalter der Industrie 4.0, geprägt von hochgradig digitalisierten Produktionsanlagen und dem Internet of Things (IoT). Das kommende Zeitalter schaut schon hervor und wird wohl durch die Künstliche Intelligenz und das Industrial Internet of Things (IIoT) geprägt werden (Industrie 5.0) (**Abbildung 49**).

Geld ist auf der Welt sehr ungleich verteilt. Die USA wiesen 2024 mit ca. 29 Billionen US-Dollar das höchste Bruttoinlandsprodukt (BIP) aus, gefolgt von China (18,7 Billionen US-Dollar) und Deutschland (4,6 Billionen US-Dollar). Ebenfalls unter den Top 20 der wirtschaftsstärksten Nationen, auch bekannt als G20-Staaten, sind sogenannte Schwellenländer wie Brasilien, Indien, Mexiko oder Indonesien, aber kein einziges afrikanisches Land (Destatis, 2025).

Die Weltwirtschaft wird durch den Internationalen Währungsfonds (IWF), die Weltbank und die World Trade Organisation (WTO) ge-

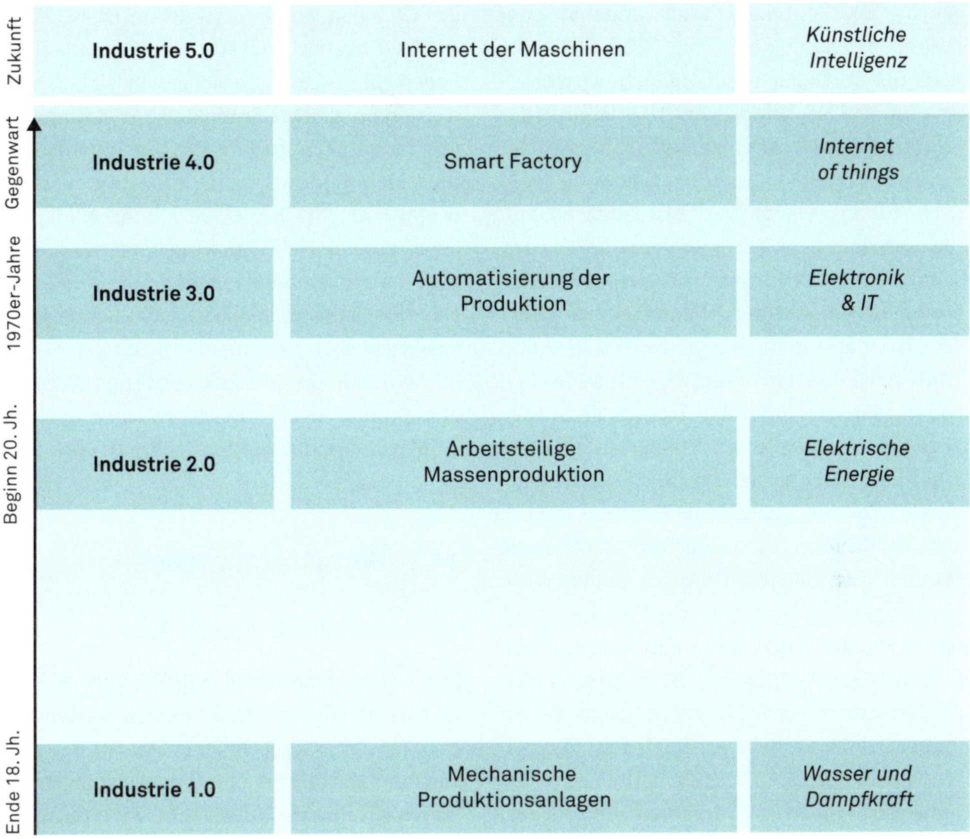

Abbildung 49: Industrielle Revolutionen

steuert. Ebenso gibt es politische Gremien für das internationale Wirtschafts- und Finanzsystem, wie die G7, G20, die Gruppe 77 oder die BRICS-Staaten. Die BRICS-Staaten sind schnell wachsende Volkswirtschaften, zu deren Gründungsstaaten Brasilien, Russland, Indien, China und Südafrika zählen. Mittlerweile werden sie durch Ägypten, Äthiopien, Iran, die Vereinigten Arabischen Emirate und Indonesien ergänzt (Statistisches Bundesamt, 2025a).

Während die Industriestaaten bestrebt sind, ihre Weltwirtschaftsmacht weiterzuentwickeln, streben gleichzeitig die Schwellenländer und der Globale Süden an, ihre Positionen zugunsten eines höheren Wohlstandes zu verbessern (Kempa, 2022). Die Staaten der Welt befinden sich in einem steten Wettbewerb um wirtschaftliche Macht und müssen dieser Logik folgend ökonomisch wachsen, also mehr Umsatz und Gewinn generieren, um nicht von anderen Staaten überholt zu werden. Das nennt man Kapitalismus.

14.2 Imperiale Lebensweise

Um sich fremde Territorien und Ressourcen anzueignen, fanden Kolonialmächte wie Großbritannien, Frankreich, Deutschland, Spanien, die Niederlande und Portugal im Übergang zum 19. Jahrhundert mit dem Kolonialismus eine Rechtfertigungslogik, mit der sie gewalttätige Genozide und Versklavung erklären konnten (Dabag, 2004). Der Rassismus wurde geboren. Das Narrativ der kulturellen Überlegenheit insbesondere der europäischen Lebensweise führte zu einer Abwertung unbekannter Lebensweisen, die den Nährboden für die Gräueltaten der Kolonialmächte bildete (Ziai, 2012) und heute noch tief im Denken und Handeln verwurzelt ist. Post- und Neokolonialismus beschreiben das Fortbestehen kolonialer Machtverhältnisse trotz formaler Entkolonialisierung, indem der politische Einfluss ehemaliger Kolonialmächte aufrechterhalten wird. Dies geschieht durch wirtschaftliche Ausbeutung, die eurozentrische Diskurshegemonie und die damit einhergehende Marginalisierung indigenen Wissens und strukturelle Diskriminierung (Spektrum.de, o. J.). Dies sind neuere, indirekte Arten der Kontrolle über dritte Staaten durch politische und wirtschaftliche Machtausübung. Der Neokolonialismus wird als die „schlimmste Form des Imperialismus" bezeichnet, da sich die mächtigeren Staaten aufgrund der formalen Souveränität ehemaliger Kolonien jedweder Verantwortung für ihr Handeln entziehen können (Ziai, 2012). Durch die Auswirkungen der Klimakrise werden die fortwährenden Ausbeutungsmechanismen immer sichtbarer, wie etwa durch den „ökologischen Fußabdruck". Dieser fällt für viele reiche Industrienationen mitunter fragwürdig gut aus, da sie ökologisch auf Kosten der anderen Nationen leben (Afeworki Abay & Schmitt, 2022, nach Brand & Wissen, 2017, S. 51).

Das Leben und Wirtschaften auf Kosten anderer Nationen bezeichnet man auf der globalen Metaebene als Imperialismus. Insbesondere Europa, Nordamerika und andere reiche Länder und Regionen leben auf diese Weise in einem System fast unbegrenzten Zugangs zu Konsumgütern und mit hohem Komfort. Dies geht zulasten von Menschen in Regionen oder Positionen, die wenig Einflussmacht haben. Entsprechend muss die imperiale Lebensweise kritisch von allen betrachtet werden, die sich für Gleichberechtigung einsetzen. Das mit der imperialen Lebensweise einhergehende globale Machtungleichgewicht wird durch neokoloniale Ausbeutungs- und Abhängigkeitsstrukturen sowie durch neoliberale Globalisierungspolitiken ermöglicht, stabilisiert und stetig reproduziert (Brand & Wissen, 2017). In den Ländern des Globalen Nordens, zu denen Deutschland gehört, tragen wir selbst zur Aufrechterhaltung ungerechter Strukturen bei, indem wir beispielsweise schnelllebige Produkte konsumieren, die unter menschenunwürdigen, gesundheitsschädigenden Bedingungen hergestellt wurden (Kopp et al., 2017). Die „Soziale Arbeit des Südens" adressiert die Auswirkungen postkolonialer, imperialer und kapitalistischer Denk- und Handlungsmuster auf soziale Problemlagen in ausgebeuteten Ländern und kritisiert Armut, Segregation, Klimakrise, Gewalt und Krieg vor dem Hintergrund historisch gewachsener globaler Machtverhältnisse (Lutz et al., 2021).

14.3 Wohlstand messen

Das Bruttoinlandsprodukt (BIP)

Das Bruttoinlandsprodukt (BIP) ist das führende Instrument zur Erfassung der wirtschaftlichen Leistungsfähigkeit eines Staates. Bewertet wird der Gesamtwert aller Dienstleistungen und Waren, die innerhalb eines Wirtschaftsjahres innerstaatlich produziert werden. Das BIP gilt als wichtigster Indikator, um das Wirtschaftswachstum und den ökonomischen Wohlstand von Staaten zu erheben und zu vergleichen (Seidl & Zahrnt, 2010). Lebenserwartung und Gesundheitszustand hängen eng mit dem BIP zusammen. In Ländern mit hohem BIP sind Lebenserwartung und Gesundheitszustand höher als in Ländern mit niedrigem BIP, beispielsweise weil Menschen in armen Regionen einen schlechteren Zugang zur Gesundheitsversorgung haben (Muckenhuber & Volk, 2020). Jedoch bildet das BIP weder das Wohlbefinden noch das soziale Klima innerhalb eines Staates ab, sondern bezieht sich lediglich auf Finanzen. Darin wird Care-Arbeit genauso wenig wie Freiwilligenarbeit erfasst und auch Umweltverschmutzung oder der Verbrauch natürlicher Ressourcen spielen keine Rolle. Das BIP wird zudem oft als Durchschnittswert pro Kopf angegeben, wodurch die reale innergesellschaftliche ungleiche Einkommensverteilung ausgeblendet wird (Seidl & Zahrnt, 2010). Daher wird das BIP schon seit den 1960er-Jahren stark kritisiert (Knecht, 2021).

Der Human Development Index (HDI)

Als Alternative zum BIP wurde der vom Capabilities Approach inspirierte Human Development Index (HDI) entwickelt, der den menschlichen Entwicklungsstand eines Landes durch die Betrachtung von Lebenserwartung, Lebensstandard (BIP pro Kopf) und Bildungsgrad bestimmt (Deutsche Gesellschaft für die Vereinten Nationen e. V., 2024). Weitere mögliche Faktoren wie die ungleiche Einkommensverteilung, Beschäftigungschancen für Arbeitslose oder Bildungschancen für Frauen werden noch nicht hinreichend berücksichtigt (Freie Universität (FU) Berlin, o. J.). Wenngleich der Human Development Index noch lange nicht so verbreitet ist wie das BIP, stellt er für die Gesundheitsfördernde Soziale Arbeit ein spannendes Instrument dar, um Wohlstand sozial zu denken.

14.4 Die Grenzen des Wachstums

Wohlstand, wie ihn das Bruttoinlandsprodukt bemisst, gründet vor allem auf wirtschaftlichem Wachstum. 1968 gründete sich der Club of Rome, ein Thinktank aus 30 internationalen Wissenschaftler:innen, der zwei Jahre später beauftragt wurde, die Grenzen des Bevölkerungs- und Wirtschaftswachstums zu prognostizieren (The Club of Rome 1, 2023). Im Jahr 1972 veröffentlichten sie das Buch „The Limits to Growth". Hier führten sie entlang der fünf Kategorien Bevölkerung, Lebensmittelversorgung, Industrie, Verschmutzung und Verbrauch nicht erneuerbarer Rohstoffe auf, dass bei der derzeitigen Wachstumsrate (wir befinden uns im Jahr 1972!) die Grenzen des Wachstums in rund einhundert Jahren erreicht sein werden und entweder im ökologischen oder wirtschaftlichen Systemkollaps gipfeln würden. The Club of Rome schlussfolgerte, dass das grenzenlose Wachstum auf der Erde nicht möglich ist und entwarf als Alternative zum Business-as-usual-Szenario ein Nachhaltigkeitsszenario. Der Club adressiert erstmals wissenschaftsbasiert den negativen Einfluss kapitalistischen Handelns auf globaler Ebene auf unsere Lebensgrundlage und plädiert für die politische Umstrukturierung der Gesellschaft nach den Prinzipien der Nachhaltigkeit und Gleichberechtigung (Meadows et al., 1972). Ähnlich lautet die Forderung des Brundtland-Reports „Our Common Future" der Weltkommission für Umwelt und Entwicklung (WCED) (Brundtland, 1987), der sich für die Förderung nachhaltiger Entwicklung im Sinne der Generationsgerechtigkeit innerhalb der ökologischen Grenzen ausspricht. Auch hierbei handelt es sich um politische Empfehlungen, die ökologische, soziale und wirtschaftliche Interessen gleichwertig behandeln und an die Weltgemeinschaft plädieren, Umweltprobleme zu adressieren.

Die nachhaltige Transformation globaler Strukturen und Prozesse erfordert eine umfassende Neuausrichtung wirtschaftlicher, politischer und sozialer Systeme und kann nur durch internationale Zusammenarbeit erreicht werden (Rockström et al., 2009). Die Klimakrise ist ein globales Problem, das von keinem Staat allein bewältigt werden kann. Internationale Vereinbarungen wie das Pariser Klimaabkommen zeigen bereits globalpolitische Bemühungen, eine nachhaltige Gesellschaft zu etablieren, reichen jedoch bei Weitem nicht aus, um eine tatsächliche Trendwende herbeizuführen, da wissenschaftliche Empfehlungen nicht ausreichend berücksichtigt werden (IPCC, 2022). Wissenschaftliche Erkenntnisse müssen in politischen Entscheidungsprozessen einen deutlich höheren Stellenwert einnehmen. Doch auch eine verantwortungsbewusste Zivilgesellschaft und NGOs können tatkräftig „von unten" politischen Handlungsdruck erzeugen (Rockström et al., 2009). Klimakrise und Wirtschaft sind eng miteinander verwoben.

Green Growth beschreibt die Kehrtwende. Wirtschaftswachstum und damit einhergehender Wohlstand müssen auch ohne die Ausbeutung der natürlichen Ressourcen möglich sein. Nachhaltiges Wirtschaftswachstum muss durch technischen Fortschritt und eine höhere Effizienz erreicht werden (Seidl & Zahrnt, 2010). So manche Organisationen bluffen jedoch mit „Greenwashing", indem sie sich als umweltfreundlicher darstellen, als sie es eigentlich sind, um Kundschaft und Personal zu attrahieren (Becker-Olsen & Potucek, 2013). Gleichzeitig wirkt auch das Verhalten der Konsumgesellschaft, die immer neuere, immer kürzere, immer billigere Produktlebenszyklen einfordert und damit eine nachhaltige Wirtschaft ad absurdum führt (Jaeger-Erben, 2023).

14.5 Alternative Ansätze zum Wirtschaftswachstum

Postwachstum

Das Konzept des Postwachstums („degrowth") beruft sich auf drei Kernanliegen, die zusammen eine Utopie für eine sozial und ökologisch nachhaltige Wirtschaft zeichnen:

- Globale ökologische Gerechtigkeit
- Gutes Leben für alle
- Wachstumsunabhängigkeit.

Um dies zu erreichen, müsste die Gesellschaft grundlegend umstrukturiert werden, der Erhalt unserer Lebensgrundlagen deutlich höher bewertet werden, unnötiger Konsum reduziert sowie Ressourcen gerechter verteilt werden (Schmelzer & Vetter, 2021).

Doughnut-Ökonomie

Die „Doughnut Economy" verfolgt die Idee eines sicheren und gerechten Wirtschaftssystems und stellt ökologische und soziale Bedarfe in das Zentrum. Die Überschreitung planetarer Grenzen soll vermieden und globale soziale Gerechtigkeit und Solidarität gefördert werden. Die Doughnut-Ökonomie hinterfragt die ökonomische Priorität des Wirtschaftswachstums und zieht als Gegenentwurf ökologische und soziale Indikatoren zur Bewertung menschlichen Wohlergehens heran. Reiche Industrienationen und Personen(-gruppen) werden zur Reduktion ihres Gesamtressourcenverbrauchs verpflichtet. Das Konzept verteufelt das Wirtschaftswachstum aber auch nicht, weil es in einigen Sektoren und Regionen durchaus auch innerhalb von Rahmenvorgaben zu einer gerechteren Globalwirtschaft führen kann (Raworth, 2017).

15 Migration und Flucht

Migration und Flucht stellen politische und gesellschaftliche Herausforderungen dar und wirken sich direkt auf die Gesundheitsfördernde Soziale Arbeit aus. Fachkräfte stehen vor der Aufgabe, Menschen in komplexen Lebenslagen zu begleiten, interkulturelle Verständigung zu fördern und soziale Teilhabe zu ermöglichen. Menschenrechte, Chancengleichheit und das Zusammenleben in einer vielfältigen Gesellschaft sind dem Selbstverständnis der Sozialen Arbeit immanent.

15.1 Kriege und bewaffnete Konflikte

Kriege und bewaffnete Konflikte zählen auch im 21. Jahrhundert zu den größten Herausforderungen, mit denen die Menschen konfrontiert sind. Sie verursachen komplexe soziale und gesundheitliche Folgeprobleme, die weit über die Gewalt und Zerstörung innerhalb der aktiven Konfliktzonen hinausgehen (Lucero-Prisno et al., 2024).

Konflikt

Im politischen, institutionellen und persönlichen Alltag müssen wir ständig mit Konflikten umgehen. Sie sind ein notwendiger Bestandteil menschlichen Zusammenlebens und essenziell zur Kommunikation und Aushandlung konfligierender Bedürfnisse (Müller & Schweitzer, 2011). Konflikte sind unbequem und werden mindestens von einer Seite als emotional belastend oder sachlich inakzeptabel empfunden. Von den drei wesentlichen Komponenten des Konflikts ist dabei das Verhalten zunächst als einziges sichtbar, während Interessen und Ziele sowie die Annahmen und Haltungen meist im Dunkeln bleiben. Das kann dazu führen, dass mutmaßliche Annahmen und Feindbilder konstruiert werden, durch die Konflikte eskalieren (Schrader, 2018).

Die Dynamik der Konflikteskalation beschreibt Glasl (2024) in einem neunstufigen Modell:

1) Verhärtung
2) Polarisierung
3) Taten statt Worte und dadurch Empathieverlust
4) Verbündete suchen und „Feind" abwerten
5) Öffentliche Anfeindungen und „Demaskierungsversuche" mit dem Ziel des Gesichtsverlusts
6) Drohstrategien, irrationales Verhalten
7) Dehumanisierung des Gegners, Legitimierung von Gewalt
8) Zersplitterung und Zerstörung des Gegenübers, um selbst zu überleben
9) Gemeinsamer Untergang, eigene Vernichtung als legitime Waffe zur Vernichtung des Gegenübers.

Dies beschreibt aber nur einen von vielen möglichen Ausgängen. Denn legt man ein positives Konfliktverständnis zugrunde, können auch zivile Formen der Konfliktbearbeitung und Gewaltfreiheit zur Aushandlung und Lösung von Konflikten führen.

Ein wesentlicher Ausgangspunkt ist dabei das zugrunde liegende Menschenbild, das Gegenüber nicht als Feind zu sehen, den es zu besiegen gilt, sondern als Partner, der sich im Irrtum befindet (Müller & Schweitzer, 2011). Ab der Eskalationsstufe 4 kippt die Situation von einer potenziellen Win-win- in eine Win-lose-Situation, ab der 7. Eskalationsstufe in eine sogenannte Lose-lose-Situation (Thiel & Kühne, 2024).

Krieg

Eskalieren Konflikte zwischen verschiedenen sozialen Gruppen oder Nationen so sehr, dass sie mit organisierter Waffengewalt ausgetragen werden, spricht man von bewaffneten Konflikten oder vom Krieg. Erstere sind gewaltsame Auseinandersetzungen und eng mit dem Krieg verwandt, erfüllen aber nicht alle Kriterien der Kriegsdefinition. Im Jahr 2024 gab es weltweit über 120 bewaffnete Konflikte (Statista Research Department, 2025). Das ist ein neuer Höchststand seit dem Zweiten Weltkrieg.

Ein Krieg ist ein gewaltsamer Massenkonflikt. Die Waffen, die dabei eingesetzt werden, zielen explizit auf die physische, psychische oder soziale Schädigung des Gegenübers ab (bpb, 2025). Die Zahl gewaltsam vertriebener Menschen, die meist innerhalb des eigenen Landes flüchten, verdoppelte sich fast innerhalb von zehn Jahren im Jahr 2024 mit über 123 Millionen Menschen.

Krieg wird heute anders geführt als früher. Die Macht und Verantwortung von Regierungen und internationalen Abkommen verschiebt sich immer stärker hin zu wirtschaftlichen Akteur:innen, beispielsweise der Rüstungsindustrie. Dadurch steigt die Komplexität von Konflikten, und Verhandlungen werden immer herausfordernder. Verwobenheit und Ko-Abhängigkeit führen dazu, dass Kriege immer länger werden und der Schutz der Zivilbevölkerung immer schwächer wird. Moralische Grenzüberschreitungen etwa durch die Missachtung des Völkerrechts, Anschläge auf die kritische Infrastruktur, Hunger als Kriegswaffe oder sexualisierte Gewalt werden immer mehr im Kampf gegen erklärte Feinde legitimiert. Im Vergleich zu den 1990er-Jahren, in denen es ebenfalls viele Konflikte gab, wurden seit 2020 statt durchschnittlich 75 nur noch 42 Friedensabkommen pro Jahr erreicht (Albrecht & Vorrath, 2025). Daher zählen Kriege und bewaffnete Konflikte seit dem 21. Jahrhundert zu den größten Herausforderungen der Menschheit. Sie verursachen komplexe soziale und gesundheitliche Folgeprobleme, die weit über die Gewalt und Zerstörung innerhalb der aktiven Konfliktzonen hinausgehen (Lucero-Prisno et al., 2024).

Zu den direkten Folgen von Kriegen und Konflikten zählen Todesopfer und Verletzungen, auch innerhalb der Zivilbevölkerung. Zu den indirekten Folgen zählt die Zerstörung der Infrastruktur im Kriegsgebiet. Diese macht beispielsweise die Gesundheitsversorgung in den Krankenhäusern unmöglich oder führt zu einer schlechteren Wasser- und Sanitärversorgung, die wiederum einen drastischen Anstieg von Infektionskrankheiten, Mangelernährung sowie eine Verschlechterung des allgemeinen Gesundheitszustandes und chronische Erkrankungen nach sich zieht. Fehlende Versorgungsmaterialien, ein eingeschränkter Zugang zu Gesundheitsdiensten und die Zerstörung der Infrastruktur im Herkunftsland beziehungsweise die Überlastung des Gesundheitssystems im Aufnahmeland führen zu einer erhöhten Vulnerabilität gegenüber psychischen und physischen Erkrankungen. Insbesondere Gruppen, die bereits vorher als vulnerabel galten, wie beispielsweise alte Menschen oder Kinder, sind gefährdet und von Mangelversorgungen betroffen. Der soziale Gradient, der den Zusammenhang zwischen dem sozialen Status und den Lebenschancen und damit auch den gesundheitlichen Chancen beschreibt, gilt in akuten Konflikten einmal mehr (Asfour et al., 2025). Aufgrund der hohen psychischen Belastung entwickeln Menschen Traumata und andere psychische Erkrankungen (Levy, 2025).

Vor diesem Hintergrund sind die UN-Konventionen für Menschenrechte von besonderer Bedeutung. Beide verpflichten Gesellschaft und Politik, Menschen eine gleichberechtigte

Teilhabe an Gesundheit und an sozialen Leistungen zu gewährleisten sowie vulnerable Gruppen vor Diskriminierung zu schützen. Sowohl das Leben in einem akuten Krisengebiet als auch die Flucht davor wirken sich direkt auf die Gesundheit der Betroffenen aus. Die UN-Rechte bieten einen rechtlichen Rahmen, der nicht nur Inklusion fördert, sondern auch Menschenrechte in der Gesundheits- und Sozialpolitik verbindlich macht. Sie garantieren grundlegende Ansprüche wie beispielsweise den Anspruch auf Gesundheit, Bildung, Schutz und eine menschenwürdige Behandlung für alle Menschen.

Es lässt sich ein Zusammenhang zwischen eskalierenden Konflikten und den durch humanitäre Krisen belasteten Gesundheitssystemen erkennen (Levy, 2025). Es dauert mitunter Jahrzehnte, bis Investitionen in den Wiederaufbau, die Krankheitsversorgung und die Behandlung psychischer Folgen abgeschlossen sind. Die damit einhergehenden Kosten übersteigen jedoch oftmals die finanziellen Kapazitäten der betroffenen Staaten, sodass sie die Betroffenen sowie die unterstützenden Länder mehrere Jahrzehnte lang belasten. Auch die planetare Ebene darf nicht unterschätzt werden: Kriege und bewaffnete Konflikte zerstören häufig die Umwelt und verursachen zusätzliche Gesundheitsrisiken wie die Kontamination von Luft, Wasser und Boden (Asfour et al., 2025; Levy, 2025; Vesco et al., 2025).

Es wird gefordert, die gesundheitliche Perspektive stärker in die notwendigen Prozesse rund um Krieg, Frieden und Konfliktprävention zu integrieren. Als Schlüsselmaßnahmen werden auf Resilienz ausgelegte Gesundheitssysteme, psychosoziale Betreuung – insbesondere in herausfordernden Krisensituationen – sowie humanitäre Zugänge zur Gesundheitsversorgung benannt. Diese Maßnahmen können die kumulativen Folgen von Kriegen und bewaffneten Konflikten global mindern (Levy, 2025; Lucero-Prisno et al., 2024).

Wenn den Menschen in ihrer Heimat ein sicheres und menschenwürdiges Leben nicht gewährleistet werden kann, kommt es zur erzwungenen Flucht großer Bevölkerungsgruppen. Weltweit befinden sich Millionen Menschen auf der Flucht und damit auf der Suche nach Sicherheit und Schutz. Dies führt zu sozialen und ökonomischen Herausforderungen in den Aufnahmeländern, die wiederum Strategien entwickeln müssen, um diesen Herausforderungen zu begegnen. Die politische Stabilität und die soziale Kohäsion können in den aufnehmenden Ländern ebenfalls bedroht werden, da Migrationsbewegungen bereits bestehende soziale Spannungen verstärken können (Anderberg et al., 2025; Crippa et al., 2022; Lucero-Prisno et al., 2024) und von als rechtspopulistisch eingestuften Parteien instrumentalisiert werden (Bartholomae et al., 2022).

15.2 Migration

Wenn Menschen migrieren, bedeutet das, dass sie ihre Heimat verlassen, um ihren Lebensmittelpunkt vorübergehend oder permanent an einen anderen Ort zu verlegen. Man kann über Staatsgrenzen hinweg oder innerhalb eines Landes migrieren (Binnenmigration). Menschen migrieren, um ihre Lebensbedingungen zu verbessern oder ihre Existenz zu sichern (Han, 2016). Man unterscheidet Migrationsformen wie Familiennachzug, Arbeits-, Bildungs- oder Fluchtmigration (Statistisches Bundesamt, 2025b). Migration ist ein politisches Thema von globaler Bedeutung. Sie ist meist multifaktoriell begründet, wird aber durch die Klimakrise zunehmend befeuert.

Klimamigration

Wenn Menschen ihre Heimat verlassen, weil sich ihre Lebensbedingungen durch klimatische Veränderungen verschlechtert haben, spricht man von Klimamigration (Tangermann & Kreienbrink, 2019). Sie findet überwiegend innerhalb der betroffenen Länder statt und ist oft zeitlich begrenzt. Meistens migrieren einzelne Menschen, um andernorts Geld zu verdienen, das sie ihrer Familie zur Verbesserung der Lebensumstände zukommen lassen können (Schraven, 2019).

Warum migrieren Menschen aufgrund der Klimakrise? Substanzielle Probleme entstehen für alle Menschen, die Hitze, Wasser- und Ressourcenknappheit, Überschwemmungen oder aufkeimenden Konflikten um knappe Ressourcen ausgeliefert sind. Dürre führt zu massiven Ernteeinbußen. Viele Menschen beschließen daher, diese durch die menschengemachte Klimakrise heute bereits massiv beeinflussten Regionen zu verlassen (IPCC, 2022a). Die Weltbank schätzt, dass bis 2050 bis zu 216 Millionen Menschen zu klimabedingten Binnenmigrant:innen werden könnten (Clement et al., 2021). Eine 2023 erschienene Studie des Potsdamer Instituts für Klimaforschung (PIK) bestätigt, dass die Klimakrise grundsätzlich Migrationsbestrebungen verstärkt, jedoch gleichzeitig der Wohlstand sinkt und daher Menschen nicht immer über die finanzielle Möglichkeit verfügen, überhaupt zu migrieren, geschweige denn, sich im eigenen Land anzupassen (Rikani et al., 2023). Ebenfalls sind neben Armut weitere Faktoren wie Geschlecht, Behinderung, Alter, fehlende soziale Netzwerke oder Bildung weitere Gründe, weshalb Menschen, die migrieren wollen, es nicht können. Diese Menschen werden als „trapped populations“ bezeichnet. Sie sind den Folgen der Klimakrise besonders ausgeliefert (Zickgraf, 2023), weil sie gezwungen sind, auszuharren.

15.3 Flucht

Die Genfer Flüchtlingskonvention (GFK) bildet bis heute die rechtliche Grundlage des internationalen Flüchtlingsrechts. Zudem geht aus dem Artikel 14 der Allgemeinen Erklärung der Menschenrechte hervor, dass Flüchtlinge ein Recht auf Asyl bei Verfolgung haben. Staaten müssen dementsprechend Personen Schutz gewähren, die in ihrem Herkunftsland von Verfolgung bedroht sind (Bundesamt für Migration & Flüchtlinge, o.J.).

Klimaflucht

1985 führte Hinnawi (1985) den kontrovers diskutierten Begriff „Umweltflüchtling“ ein, der im Gegensatz zu den „Klimamigrant:innen“ deutlich schärfer zu verstehen ist. Umweltflüchtlinge sind aufgrund spürbarer Umweltzerstörung stark in ihren Handlungsmöglichkeiten eingeschränkt und teilweise in ihrer Existenz bedroht. Deshalb sehen sie keinen anderen Ausweg als die Flucht.

Fluchtmigration beschreibt im Gegensatz zur „herkömmlichen“ Migration also die erzwungene und nicht freiwillige Migration von Menschen. Als Flüchtling zählen Personen, die aus begründeter Verfolgungsangst aufgrund von „Rasse, Religion, Nationalität, Zugehörigkeit zu einer bestimmten sozialen Gruppe oder wegen ihrer politischen Überzeugung“ ins Ausland fliehen, um dort Schutz durch Asyl in Anspruch zu nehmen, den sie im Ursprungsland befürchten, nicht zu bekommen (UN Refugee Agency (UNHCR), 1951).

Der UN-Migrationspakt erkennt also auch Menschen als Flüchtlinge an, die aufgrund von bewaffneten Konflikten und Gewalt fliehen, die aus den Folgen der Klimakrise entstanden sind (UNO Flüchtlingshilfe, 2025). Völkerrechtlich nicht als Fluchtgründe anerkannt sind hingegen persönliche Schicksale von Menschen in materieller Not aufgrund von Hunger oder Umweltzerstörung, weshalb reine Umweltflüchtlinge bislang noch kein Recht auf Asyl haben (UNHCR, 1951). Trotz fehlender offizieller Anerkennung fliehen jährlich bereits bis zu 20 Millionen Menschen aufgrund von Klima- und Umweltveränderungen aus ihrer Heimat in andere Regionen des eigenen Landes oder in angrenzende Staaten, obwohl die Zielorte oft selbst nur über begrenzte Mittel zur Versorgung verfügen und es somit auch zu Mangel und Konflikten kommen kann (Oxfam, 2019).

Gesundheitliche und soziale Folgen von Flucht

Gesundheit ist ein Menschenrecht. Trotzdem haben Menschen auf der Flucht und Asylsuchende einen schlechten Zugang zur Gesundheitsversorgung (Robert Koch-Institut, 2023b). Prämigratorische Stressoren im Herkunftsland wie Verfolgung, Armut und Gewalt beeinflussen die Fluchterfahrung selbst, bei der viele Menschen Gewalt und Trauma erfahren und keinen Zugang zu adäquater medizinischer Versorgung haben. Hinzu kommen unsichere sowie lebensgefährliche Fluchtrouten wie jene über das Mittelmeer oder die Sahelroute sowie ein erschwerter Zugang zu Lebensmitteln und gewalttätige Überfälle.

Im Zielland wiederum sind Geflüchtete häufig postmigratorischen Stressoren wie Diskriminierung, ausstehenden Asylverfahren und unsicheren Zukunftsaussichten ausgesetzt. Die psychische Gesundheit (**Abbildung 50**) vieler Asylsuchender ist oft stark belastet, sie haben ein erhöhtes Risiko für Depressionen, Posttraumatische Belastungsstörungen (PTBS) und Angststörungen (Führer, 2023). Zusätzlich fehlt vielen Menschen der Impfschutz für Infektionskrankheiten, die unter den Umständen der Flucht sowie in räumlich beengten Aufnahmestationen oder Gemeinschaftsunterkünften deutlich öfter auftreten (Robert Koch-Institut, 2023a). Insbesondere Frauen sind auf der Flucht, aber auch in Gemeinschaftsunterkünften im Zielland, häufig von sexualisierter Gewalt, Gewalt oder Ausbeutung bedroht (Spallek & Razum, 2023).

Gesundheitsversorgung von Geflüchteten

Asylsuchende Menschen sind in Deutschland nicht in das Sozialversicherungssystem eingegliedert, für sie gilt das Asylbewerberleistungsgesetz (AsylbLG), das keine einheitliche und klare Regelung beinhaltet. Neben der Behandlung akuter und chronischer Krankheiten sowie Schmerzen sichert das AsylbLG die Versorgung von Asylbewerbenden mit Medikamenten und Verbandsmaterialien. In manchen Bundesländern können Krankenbehandlungen jedoch erst nach Erhalt eines beim Sozialamt beantragten Krankenscheins erfolgen (Führer, 2023). Aufgrund von Unklarheiten zwischen Leistungsberechtigten, dem Sozialamt oder den Leistungserbringenden sind Behandlungen oft mit einem hohen bürokratischen Aufwand verbunden, der für Asylsuchende eine unnötige zusätzliche Belastung darstellt (Gottlieb & Schülle, 2021). Insbesondere Anträge auf psychotherapeutische Behandlungen werden bei Asylbewerber:innen mit 35 % überproportional häufig abgelehnt im Vergleich zu 1 % bei der autochthonen Bevölkerung Deutschlands, obwohl psychische Erkrankungen bei Menschen mit Fluchterfahrung deutlich prävalenter sind. Mittlerweile hat sich gezeigt, dass die Pro-Kopf-Ausgaben für Asylsuchende mit Gesundheitskarte niedriger sind als für solche ohne Gesundheitskarte (Zeeb et

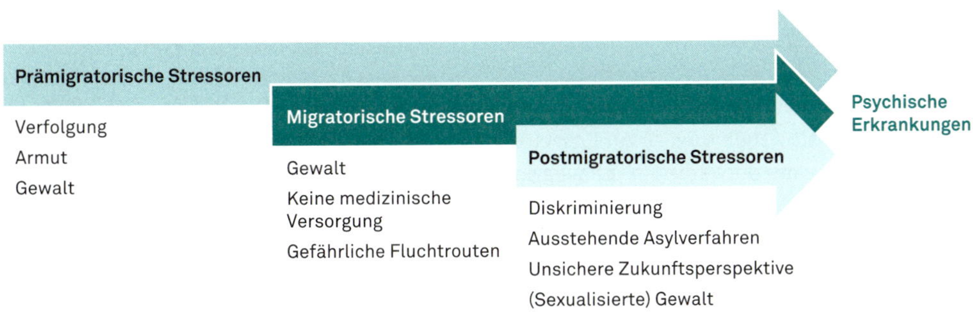

Abbildung 50: Stressoren vor, während und nach einer Flucht

al., 2019). Dies weist darauf hin, dass Leistungsrestriktionen für Asylsuchende das Sozialsystem eher be- als entlasten, wobei es ethisch und rechtlich ohnehin höchst fraglich ist, Asylsuchenden den Zugang zur Gesundheitsversorgung zu verwehren (Gottlieb & Schülle, 2021).

Weitere Schwierigkeiten in der Gesundheitsversorgung von Geflüchteten und Asylsuchenden sind Sprachbarrieren und fehlende interkulturelle Kompetenzen des Gesundheitsfachpersonals. Dies kann zu Diskriminierung und Stigmatisierung führen. Auch die Wohnsituation in Sammelunterkünften kann durch eine isolierte Lage den Zugang zu Gesundheitseinrichtungen, aber auch die soziale Integration erschweren. Fehlende Rückzugsmöglichkeiten und beengtes Wohnen bergen ein erhöhtes Konflikt- und Krankheitsübertragungsrisiko, das Stress auslösen und das Selbstwirksamkeitserleben negativ beeinflussen sowie direkt zu Krankheit führen kann (Führer, 2023). Eingewanderte Menschen und ihre Nachkommen sind folglich hohen gesundheitlichen Risiken ausgesetzt.

15.4 Interventionen der Gesundheitsfördernden Sozialen Arbeit

In Krisengebieten und im Aufnahmeland kann die Gesundheitsfördernde Soziale Arbeit einen entschiedenen Beitrag leisten, um psychosoziale Belastungen abzufedern. Sie übernimmt in den durch Krieg und Fluchtbewegungen überforderten Systemen eine Lotsenfunktion bei der Unterstützung geflüchteter Menschen und unterstützt die neutrale, unparteiliche und unabhängige humanitäre Hilfe (Gardemann, 2022). Die Soziale Arbeit trägt so zur tatsächlichen Umsetzung der durch die UN-Konventionen festgelegten Rechte auf Schutz, Teilhabe und Gesundheit bei und leistet einen essenziellen Beitrag zur Bewältigung von psychosozialen Kriegsfolgen. Sozialarbeitende unterstützen beispielsweise dabei, bürokratische Hürden zu überwinden sowie Zugang zur Gesundheitsversorgung und zu sozialen Netzwerken zu erhalten. Sie sind oftmals schon direkt nach der Einreise oder bei der Ankunft in den Unterkünften für Geflüchtete die ersten Ansprechpartner:innen mit einer niedrigschwelligen Anlaufstelle (Kolbe, 2021; Piñeiro et al., 2023; Scherr & Breit, 2021).

Ein weiterer Arbeitsschwerpunkt der Sozialen Arbeit mit Menschen mit Fluchthintergrund liegt auf der Psychosozialen Beratung, die sich mit den psychischen Belastungen durch Krieg, Flucht und prekären Lebensbedingungen befasst und diese bearbeitet. Durch Methoden, Handlungsansätze und professionelle Haltungen wie beispielsweise dem Empowerment, Kultursensibilität und Ressourcenstärkung trägt die Soziale Arbeit innerhalb dieses Rahmens dazu bei, die Resilienz zu fördern und somit die Krankheitsentstehung abzumildern (Bundesministerium für Bildung, Familie, Senioren, Frauen und Jugend (BMFSFJ), 2024; Flory, 2017).

Literatur

Afeworki Abay, R. & Schmitt, C. (2022). Die Kolonialität der Klimakrise. Postkoloniale Kritik und konviviale Perspektiven. In B. Schramkowski, T. Pfaff & R. Lutz (Hrsg.), *Klimakrise, sozialökologischer Kollaps und Klimagerechtigkeit* (S. 206–215). Beltz Juventa.

Albrecht, A. & Vorrath, J. (2025). *Neue Kriege 2.0*. SWP. https://www.swp-berlin.org/10.18449/2025A38/

Anderberg, D., Dahl, G.B., Felfe, C., Rainer, H. & Siedler, T. (2025). Gesellschaftliche Vielfalt – sozialer Sprengstoff oder Treiber für zukünftigen Wohlstand? *ifo Schnelldienst, 78*(04), 3–28.

Asfour, B., Asia, M.R. & Hejaz, H.A. (2025). Effects of October 2023 war on health care costs in Gaza. *Eastern Mediterranean health journal, 31*(4), 254–261. https://doi.org/10.26719/2025.31.4.254

Bartholomae, F.W., Woon Nam, C. & Rafih, P. (2022). Wahlerfolg der AfD und die Flüchtlingskrise: Spielen regionale Disparitäten eine Rolle? *Wirtschaftsdienst Zeitschrift für Wirtschaftspolitik, 102*(11), 891–897. https://www.wirtschaftsdienst.eu/inhalt/jahr/2022/heft/11/beitrag/wahlerfolg-der-afd

-und-die-fluechtlingskrise-spielen-regionale-disparitaeten-eine-rolle.html

Becker-Olsen, K. & Potucek, S. (2013). Greenwashing. In S. O. Idowu, N. Capaldi, L. Zu & A. D. Gupta (Hrsg.), *Encyclopedia of Corporate Social Responsibility* (S. 1318–1323). Springer. https://doi.org/10.1007/978-3-642-28036-8_104

Bloomberg (2022). *Bevölkerungsanteil mit Covid-19-Impfung nach ausgewählten Ländern weltweit* (Stand: 20. Dezember 2022). Statista. https://de.statista.com/statistik/daten/studie/1203308/umfrage/impfstoffabdeckung-der-bevoelkerung-gegen-das-coronavirus-nach-laendern/

Bundesministerium für Arbeit und Soziales (BMAS). (2023). *Wissenschaftliche Empfehlung für die Berufskrankheit „Parkinson-Syndrom durch Pestizide"*. BMAS. https://www.bmas.de/SharedDocs/Downloads/DE/Soziales/Unfallversicherung/empfehlung-parkinson-durch-pestizide.pdf?__blob=publicationFile&v=3

Bundesministerium für Bildung, Familie, Senioren, Frauen und Jugend (BMFSFJ). (2024). *Psychosoziale Unterstützung für Geflüchtete: Einblicke in das Bundesprogramm für die Beratung und Betreuung ausländischer Flüchtlinge*. BMAS.

Bodenstein, R. & Herget, J. (2024). *Strategisches Management der Nachhaltigkeit: Eine praxisorientierte Methode für Unternehmen am Beispiel der SDGs*. Springer Gabler. https://doi.org/10.1007/978-3-662-69199-1

Bolte, G., Bunge, C., Hornberg, C., Köckler, H. & Mielck, A. (2012). Umweltgerechtigkeit durch Chancengleichheit bei Umwelt und Gesundheit. Eine Einführung in die Thematik und Zielsetzung dieses Buches. In G. Bolte, C. Bunge, C. Hornberg, H. Köckler & A. Mielck (Hrsg.), *Umweltgerechtigkeit: Chancengleichheit bei Umwelt und Gesundheit: Konzepte, Datenlage und Handlungsperspektiven* (1. Auflage). Hogrefe AG.

Borchardt, D. (2022). *Süßwasser als planetare Grenze: Das blaue und das grüne Wasser*. https://helmholtz-klima.de/planetare-grenzen-wasser

Bundesministerium für Gesundheit (BMG). (2025). *Gesundheitsrisiko Hitze*. https://www.bundesgesundheitsministerium.de/themen/praevention/hitze

Bundeszentrale für politische Bildung (bpb). (2025). *Politlexikon: Krieg*. bpb. https://www.bpb.de/kurz-knapp/lexika/politiklexikon/17756/krieg/

Brand, U. & Wissen, M. (2017). *Imperiale Lebensweise: Zur Ausbeutung von Mensch und Natur im globalen Kapitalismus*. oekom verlag. https://doi.org/10.14512/9783960061908

Brundtland, G. H. (1987). *Our Common Future: Report of the World Commission on Environment and Development*. http://www.un-documents.net/ocf-ov.htm

Buchada, A. (2024). *Understanding deforestation frontiers in the world's tropical dry woodlands* (Unveröffentlichte Dissertation). Humboldt-Universität zu Berlin, Berlin.

Bund für Umwelt und Naturschutz Deutschland (BUND). (o. J.). *Industrielle Tierhaltung: Einsatz großer Antibiotika-Mengen. Bund für Umwelt und Naturschutz Deutschland*. https://www.bund.net/massentierhaltung/antibiotika/

Bundesamt für Migration & Flüchtlinge. (o. J.). *Asyl & Flüchtlingsschutz*. https://www.bamf.de/DE/Themen/AsylFluechtlingsschutz/asylfluechtlingsschutz-node.html

Bundeszentrale für politische Bildung (bpb). (2024a). *Oligarchie*. https://www.bpb.de/kurz-knapp/lexika/das-junge-politik-lexikon/320882/oligarchie/

Bundeszentrale für politische Bildung (bpb). (2024b). *Totalitäres System*. https://www.bpb.de/kurz-knapp/lexika/das-junge-politik-lexikon/321249/totalitaeres-system/

Burzlaff, M. (2023). Beratung meets Policy Practice – Zur Notwendigkeit eines Zusammendenkens von subjektorientierter Unterstützung und gerechtigkeitsorientierter Strukturarbeit. In N. Prasad (Hrsg.), *Methoden struktureller Veränderung in der Sozialen Arbeit* (S. 44–54). UTB GMBH.

Clement, V., Rigaud, K. K., Sherbinin, A. de, Jones, B., Adamo, S., Schewe, J., Sadiq, N. & Shabahat, E. (2021). *Groundswell action on internal climate migration*. https://openknowledge.worldbank.org/entities/publication/2c9150df-52c3-58ed-9075-d78ea56c3267

The Club of Rome 1. (2023). *A short history of a ground-breaking publication: The Limits to Growth. The Club of Rome*. https://www.clubofrome.org/ltg50/

Crippa, A., d'Agostino, G., Dunne, P. & Pieroni, L. (2022). *Conflict as a Cause of Migration*. MPRA Munic Personal RePEc Archive. https://mpra.ub.uni-muenchen.de/112327/

Dabag, M. (2004). National-koloniale Konstruktionen in politischen Entwürfen des Deutschen Reichs um 1900. In M. Dabag (Hrsg.), *Schriftenreihe „Genozid und Gedächtnis". Kolonialismus: Kolonialdiskurs und Genozid* (S. 19–66). Fink.

Deutscher Berufsverband für Soziale Arbeit (DBSH). (2014). *Deutsche Übersetzung der Definition Sozialer Arbeit*. DBSH. https://www.dbsh.de/profession/definition-der-sozialen-arbeit/deutsche-fassung.html

Destatis. (2025). *G20 in Zahlen*. https://www.destatis.de/DE/Themen/Laender-Regionen/Internationales/Thema/allgemeines-regionales/G20/G20.html

Deutsche Gesellschaft für die Vereinten Nationen e.V. (2023). *Die Vereinten Nationen im Überblick*. https://dgvn.de/un-im-ueberblick

Deutsche Gesellschaft für die Vereinten Nationen e.V. (2024). *Berichte über die menschliche Entwicklung*. https://www.undp.org/de/germany/news/dgvn-ev-berichte-ueber-die-menschliche-entwicklung-2020-2022-2023/2024

Dominelli, L. (2012). *Green social work: From environmental crises to environmental justice* [Reprinted]. Malden, MA; Polity Press.

Dominelli, L. (2018a). Green Social Work in Theory and Practice: A New Environmental Paradigm for the Profession. In L. Dominelli (Hrsg.), *The Routledge Handbook of Green Social Work* (S. 9–19). PolityPress.https://doi.org/10.4324/9781315183213-2

Dominelli, L. (Hrsg.). (2018b). *The Routledge Handbook of Green Social Work*. Polity Press. https://doi.org/10.4324/9781315183213

Dominelli, L. (2019). Green Social Work, Political Ecology and Environmental Justice. In S.A. Webb (Hrsg.), *The Routledge Handbook of Critical Social Work* (S. 233–243). Routledge. https://doi.org/10.4324/9781351264402-21

Dominelli, L. (2024). *Social Work Practice During Times of Disaster: A Transformative Green Social Work Model for Theory, Education and Practice in Disaster Interventions*. Routledge.

Egger, M. & Kuehni, C. (2014). Umwelt: Wasser. In M. Egger & O. Razum (Hrsg.), *Public Health* (S. 171–206). De Gruyter.

Flory, L. (2017). *Traumasensibler und empowernder Umgang mit Geflüchteten. Ein Praxisleitfaden*. https://www.baff-zentren.org/wp-content/uploads/2018/11/BAfF_Praxisleitfaden-Traumasensibler-Umgang-mit-Gefluechteten_2018.pdf

Frias, L. (2021). *Millionen Impfdosen weltweit stehen kurz vor dem Verfallsdatum: Was passiert mit ihnen?* https://www.businessinsider.de/wissenschaft/gesundheit/millionen-abgelaufene-impfdosen-was-passiert-weltweit-mit-ihnen-a/

Freie Universität (FU) Berlin. (o.J.). *Human Development Index*. FU Berlin. https://www.lai.fu-berlin.de/e-learning/projekte/vwl_basiswissen/Umverteilung/Human_Development_Index__HDI_/index.html

Führer, A. (2023). Determinanten der Gesundheit und medizinischen Versorgung von Asylsuchenden in Deutschland. *Bundesgesundheitsblatt - Gesundheitsforschung - Gesundheitsschutz, 66*(10), 1083–1091. https://doi.org/10.1007/s00103-023-03762-9

Gabrysch, S. (2018). Imagination challenges in planetary health: re-conceptualising the human-environment relationship. The Lancet. *Planetary health, 2*(9), e372–e373.

Gardemann, J. (2022). *Humanitäre Hilfe: Begegnungen mit notleidenden Menschen*. Hogrefe. https://doi.org/10.1024/86228-000

Gehring, T. & Faude, B. (2014). A theory of emerging order within institutional complexes: How competition among regulatory international institutions leads to institutional adaptation and division of labor. *The Review of International Organizations, 9*(4), 471–498. https://doi.org/10.1007/s11558-014-9197-1

Gerber, W. (2022). Das Wasser der Erde: Vorkommen, Verteilung und Verbrauch. *geographie heute* (Nr. 342). https://www.friedrich-verlag.de/friedrich-plus/sekundarstufe/geographie/wasser/das-wasser-der-erde-2193

Gerten, D. (2020). Planetare Umweltgrenzen: naturwissenschaftliche Grundprinzipien. In A. Slopinski, F. Berding, M. Panschar & K. Rebmann (Hrsg.), *Zukunftsmodell: Nachhaltiges Wirtschaften* (S. 63–78). wbv Publikation.

Gerten, D., Heck, V., Jägermeyr, J., Bodirsky, B.L., Fetzer, I., Jalava, M., Kummu, M., Lucht, W., Rockström, J., Schaphoff, S. & Schellnhuber, H.J. (2020). Feeding ten billion people is possible within four terrestrial planetary boundaries. *Nature Sustainability, 3*(3), 200–208. https://doi.org/10.1038/s41893-019-0465-1

Glasl, F. (2024). *Konfliktmanagement: Ein Handbuch für Führung, Beratung und Mediation*. Freies Geistesleben.

Gottlieb, N. & Schülle, M. (2021). An overview of health policies for asylum-seekers in Germany. *Health policy, 125*(1), 115–121. https://doi.org/10.1016/j.healthpol.2020.09.009

Gräser, S. (2023). *Global Health/Globale Gesundheit*. https://leitbegriffe.bzga.de/alphabetisches-verzeichnis/global-health-globale-gesundheit/

Greenpeace. (2007). *Klimaflüchtlinge. Die verleugnete Katastrophe.* https://www.greenpeace.de/publikationen/klimafluechtlinge_endv_0.PDF

Han, P. (2016). *Soziologie der Migration: Erklärungsmodelle, Fakten, politische Konsequenzen, Perspektiven.* UTB Soziologie: Bd. 2118. Ulmer. https://doi.org/10.36198/9783838546858

Hartmann, A. & Gehr, S. (2023). Planetary Health: Eine Zip-In Modulschablone für Studiengänge der Sozialen Arbeit. *FORUM sozialarbeit + gesundheit, 4*, 24–27.

Hax-Schoppenhorst, T. (Hrsg.). (2024). *Das Klimafolgen-Buch: Wie Pflege- und Gesundheitsberufe der Klima- und Biodiversitätskrise begegnen können.* Hogrefe. https://doi.org/10.1024/86332-000

Health for Future. (o. J.). *Handbuch grüne Praxen: Klimabewusst im Praxisalltag.* Health for Future e.V. https://healthforfuture.de/materialien/

Hein, A. (2025). *Klimaschutz als EU-Grundrecht?* (Unveröffentlichte Diplomarbeit). Johannes Kepler Universität, Linz. https://epub.jku.at/download/pdf/12450602.pdf

Hinnawi, E. E. e. (Hrsg.). (1985). *Environmental refugees.* United Nations Environment Programme.

Horton, R., Beaglehole, R., Bonita, R., Raeburn, J., McKee, M. & Wall, S. (2014). From public to planetary health: a manifesto. *Lancet, 383*(9920), 847. https://doi.org/10.1016/S0140-6736(14)60409-8

International Federation of Social Workers (IFSW). (2018). *Global Social Work Statement of Ethical Principles.* https://www.ifsw.org/global-social-work-statement-of-ethical-principles/

Intergovernmental Panel on Climate Change (IPCC). (2022). *Climate Change 2022. Impacts, Adaptation and Vulnerability.* https://doi.org/10.1017/9781009325844

Jaeger-Erben, M. (2023). Geplante Obsoleszenz – eine umweltsoziologische Dekonstruktion. In M. Sonnberger, A. Bleicher & M. Groß (Hrsg.), *Handbuch Umweltsoziologie* (S. 1–15). Springer Fachmedien Wiesbaden. https://doi.org/10.1007/978-3-658-37222-4_51-1

Kempa, B. (2022). *Weltwirtschaft.* Staatslexikon. https://www.staatslexikon-online.de/Lexikon/Weltwirtschaft

Kickbusch, I. & Szabo, M. M. C. (2014). A new governance space for health. *Global health action, 7*: 23507.

Kleinfeld, R., Willems, U. & Zimmer, A. (2007). Lobbyismus und Verbändeforschung: Eine Einleitung. In R. Kleinfeld, A. Zimmer & U. Willems (Hrsg.), *Lobbying* (S. 7–35). VS Verlag für Sozialwissenschaften. https://doi.org/10.1007/978-3-531-90598-3_1

KLUG e. V. (o. J.). *KLUG – Deutsche Allianz Klimawandel und Gesundheit e. V.* https://www.klimawandel-gesundheit.de/

Knecht, A. (2021). Entstehung und Entwicklung des Lebensqualitäts-Konzeptes in den 60erbis 80er-Jahren – Privater Reichtum und öffentliche Armut. In M. Staats (Hrsg.), *Lebensqualität: Ein Metathema* (S. 40–49). Beltz.

Koch, E. (2022). Folgen der Globalisierung. In E. Koch (Hrsg.), *Globalisierung: Wirtschaft und Politik* (S. 87–133). Springer Fachmedien Wiesbaden.

Kolbe, S. (2021). *Handlungsempfehlungen für die (sozial-)pädagogische Arbeit mit Geflüchteten: interkulturelle Aspekte und Begleitung im Asylverfahren.* https://edoc.ku.de/id/eprint/26723/

Koplan, J. P., Bond, T. C., Merson, M. H., Reddy, K. S., Rodriguez, M. H., Sewankambo, N. K. & Wasserheit, J. N. (2009). Towards a common definition of global health. *Lancet, 373*(9679), 1993–1995.

Kopp, T., Becker, M., Decker, S., Eicker, J., Engelmann, H., Eradze, I., Forster, F., Haller, S., Heuwieser, M., Hoffmann, M., Noever Castelos, C., Podstawa, C., Shah, A., Siemons, A. Wenzel, T. & Wolfi nger, L. (2017). *Auf Kosten anderer? Wie die imperiale Lebensweise ein gutes Leben für alle verhindert.* oekom.

Kröger, M. (2021). *Extractivisms, Existences, and Extinctions.* Routledge.

Latif, M. & Wiegandt, K. (2010). *Bringen wir das Klima aus dem Takt? Hintergründe und Prognosen* (6. Auflage). Fischer.

Lauth, H.-J. (2013). *Vergleich politischer Systeme. Lehr- und Handbücher der Politikwissenschaft.* Oldenbourg, R. https://doi.org/10.36198/9783838540009

Lee, H., Calvin, K., Dasgupta, D., Krinner, G., Mukherji, A., Thorne, P. W., Trisos, C., Romero, J., Aldunce, P., Barrett, K., Blanco, G., Cheung, W. W., Connors, S., Denton, F., Diongue-Niang, A., Dodman, D., Garschagen, M., Geden, O., Hayward, B.,... Connors, S. L. (2023). *IPCC, 2023: Climate Change 2023: Synthesis Report. Contribution of Working Groups I, II and III to the Sixth Assessment Report of the Intergovernmental Panel on Climate Change.* IPCC, Geneva, Switzerland. https://www.ipcc.ch/report/ar6/syr/

Levy, B. S. (2025). The impacts of war on health, human rights, and the environment-an overview. *Frontiers in public health, 13*, 1547784. https://doi.org/10.3389/fpubh.2025.1547784

Lucero-Prisno, D.E., Ogaya, J.B., Shomuyiwa, D.O., Adebisi, Y.A., Kouwenhoven, M.B.N., Ogunkola, I.O., Goodness, O., Jimoh, N.D., Ahmed, M.M. & Dorji, T. (2024). Public Health Word of the Year 2023 - Conflict. *Public health challenges, 3*(3), e220. https://doi.org/10.1002/puh2.220

Lutz, R., Kleibl, T. & Neureither, F. (2021). *Soziale Arbeit des Südens*. https://www.socialnet.de/lexikon/Soziale-Arbeit-des-Suedens

MacNeill, A.J., McGain, F. & Sherman, J.D. (2021). Planetary health care: a framework for sustainable health systems. The Lancet. *Planetary health, 5*(2), e66–e68.

Malmedie, L. (2023). Lobbying im Kontext Sozialer Arbeit. In N. Prasad (Hrsg.), *Methoden struktureller Veränderung in der Sozialen Arbeit* (S. 55–70). UTB GMBH.

Mathers, J.C. (2023). Dietary fibre and health: the story so far. *The Proceedings of the Nutrition Society, 82*(2), 120–129. https://doi.org/10.1017/S0029665123002215

Meadows, D.H., Meadows, D.L., Randers, J. & Behrens, W.W. (1972). *The Limits to growth. A Potomac Associates book*. Universe Books.

Muckenhuber, J. & Volk, H. (2020). Gesundheitliche Ungleichheit im internationalen Vergleich. In P. Kriwy & M. Jungbauer-Gans (Hrsg.), *Handbuch Gesundheitssoziologie* (S. 1–27). Springer VS. https://doi.org/10.1007/978-3-658-06392-4_46

Müller, B. & Schweitzer, C. (2011). Gewaltfreiheit als Dritter Weg zwischen Konfliktvermeidung und gewaltsamer Konfliktaustragung. In B. Meyer (Hrsg.), *Konfliktregelung und Friedensstrategien* (S. 101–124). VS Verlag für Sozialwissenschaften. https://doi.org/10.1007/978-3-531-92789-3_3

Oxfam. (2019). *Forced from home*. https://oxfamilibrary.openrepository.com/bitstream/handle/10546/620914/mb-climate-displacement-cop25-021219-en.pdf

Papadimitriou, E. (2020). Defining Green Social Work. *Social Cohesion and Development, 15*(1), 139–152.

Piñeiro, E., Kurt, S., Streckeisen, P., Waldis, B. & Mey, E. (2023). *Soziale Arbeit und Integrationspolitik in der Schweiz*. Seismo Verlag AG. https://doi.org/10.33058/seismo.30886

Pollert, A., Kirchner, B. & Pollert, M.C. (2016). *Wirtschaft von A bis Z: Grundlagenwissen für Schule und Studium, Beruf und Alltag* (6. Auflage). Dudenverlag.

Pollert, A., Kirchner, B. & Pollert, M.C. (2017). *Duden Wirtschaft von A bis Z: Grundlagenwissen für Schule und Studium, Beruf und Alltag*. Dudenverlag.

Prasad, N. (2023). Methoden struktureller Veränderung in der Sozialen Arbeit. In N. Prasad (Hrsg.), *Methoden struktureller Veränderung in der Sozialen Arbeit* (S. 7–32). UTB GMBH. https://doi.org/10.36198/9783838560465

Ramirez-Rubio, O., Daher, C., Fanjul, G., Gascon, M., Mueller, N., Pajín, L., Plasencia, A., Rojas-Rueda, D., Thondoo, M. & Nieuwenhuijsen, M.J. (2019). Urban health: an example of a „health in all policies“ approach in the context of SDGs implementation. *Globalization and health, 15*(1), 87. https://doi.org/10.1186/s12992-019-0529-z

Raworth, K. (2017). *Doughnut economics: Seven ways to think like a 21st century economist*. Chelsea Green Publishing.

Razum, O. & Bozorgmehr, K. (2023). Globalisierung und Gesundheit. In M. Richter & K. Hurrelmann (Hrsg.), *Soziologie von Gesundheit und Krankheit* (S. 121–135). Springer Fachmedien Wiesbaden. https://doi.org/10.1007/978-3-658-42103-8_7

United Nations (UN) Refugee Agency. (1951). *Abkommen über die Rechtsstellung der Flüchtlinge vom 28. Juli 1951*. https://www.unhcr.org/dach/wp-content/uploads/sites/27/2017/03/Genfer_Fluechtlingskonvention_und_New_Yorker_Protokoll.pdf

Richardson, K., Steffen, W., Lucht, W., Bendtsen, J., Cornell, S.E., Donges, J.F., Drüke, M., Fetzer, I., Bala, G., Bloh, W. von, Feulner, G., Fiedler, S., Gerten, D., Gleeson, T., Hofmann, M., Huiskamp, W., Kummu, M., Mohan, C., Nogués-Bravo, D.,... Rockström, J. (2023). Earth beyond six of nine planetary boundaries. *Science advances, 9*(37), eadh2458.

Rikani, A., Otto, C., Levermann, A. & Schewe, J. (2023). More people too poor to move: divergent effects of climate change on global migration patterns. *Environmental Research Letters, 18*(2), 24006. https://doi.org/10.1088/1748-9326/aca6fe

Robert Koch-Institut (RKI). (2023a). *Antworten auf häufig gestellte Fragen (FAQ): Flucht und Gesundheit*. https://www.rki.de/SharedDocs/FAQs/DE/Asylsuchende/Flucht_und_Gesundheit.html

Robert Koch-Institut (RKI). (2023b). *Flucht und Gesundheit*. https://www.rki.de/DE/Themen/Gesundheit-und-Gesellschaft/Gesundheitliche-Einflussfaktoren-A-Z/F/Flucht-Gesundheit/Flucht_inhalt.html?templateQueryString=Flucht+und+Gesundheit

Rockström, J., Gupta, J., Qin, D., Lade, S.J., Abrams, J.F., Andersen, L.S., Armstrong McKay, D.I., Bai,

X., Bala, G., Bunn, S. E., Ciobanu, D., DeClerck, F., Ebi, K., Gifford, L., Gordon, C., Hasan, S., Kanie, N., Lenton, T. M., Loriani, S.,... Zhang, X. (2023). Safe and just Earth system boundaries. *Nature, 619*(7968), 102–111.

Rockström, J., Steffen, W., Noone, K., Persson, A., Chapin, F. S., Lambin, E. F., Lenton, T. M., Scheffer, M., Folke, C., Schellnhuber, H. J., Nykvist, B., Wit, C. A. de, Hughes, T., van der Leeuw, S., Rodhe, H., Sörlin, S., Snyder, P. K., Costanza, R., Svedin, U.,... Foley, J. A. (2009). A safe operating space for humanity. *Nature, 461*(7263), 472–475.

Rosenbrock, R. & Gerlinger, T. (2024). *Gesundheitspolitik*. Hogrefe AG.

Rößiger, M. (2019). Trinkwasser mit schmutzigem Geheimnis. *Spektrum - Die Woche,* 12.

Saleh, S. & Saleh, M. (2020). Globalisierung und Internationalisierung. In S. Saleh & M. Saleh (Hrsg.), *Internationales Management für Dienstleistungsbetriebe* (S. 7–13). Springer Fachmedien Wiesbaden. https://doi.org/10.1007/978-3-658-30814-8_2

Sand, P. A. (1992). *Effectiveness of international environmental agreements: Survey of existing legal instruments*. Grotius Publications.

Scherr, A. & Breit, H. (2021). Junge Geflüchtete gesellschaftlich integrieren. *Sozial Extra, 45*(1), 53–59. https://doi.org/10.1007/s12054-020-00354-8

Schmelz, A. (2023). Green Social Work und die Zukunft eines bewohnbaren. *Sozialmagazin, 48*(8), 19–23. https://doi.org/10.3262/SM2308019

Schmelz, A. (2024). Environment, Ecology, Climate and Sustainability: Global movements towards Ecosocial Transformation. In C. Lohrenscheit, A. Schmelz, C. Schmitt & U. Straub (Hrsg.), *International Social Work and Social Movements* (S. 131–151). Nomos. https://doi.org/10.5771/9783748919315-131

Schmelzer, M. & Vetter, A. (2021). *Degrowth/Postwachstum zur Einführung*. Junius.

Schmitt, C. (2023). Nachhaltigkeit, Soziale Arbeit und ökosoziale Transformation. *Sozial Extra, 47*(5), 269–273. https://doi.org/10.1007/s12054-023-00620-5

Schneider, B. (2023). *Der Anfang einer neuen Welt: Wie wir uns den Klimawandel erzählen, ohne zu verstummen*. Matthes & Seitz Berlin.

Schneider, S. (Hrsg.). (2024). *Gesundheitsrisiko Klimawandel: Neue Herausforderungen für Sport, Beruf und Alltag*. Hogrefe. https://doi.org/10.1024/86286-000

Schoierer, J., Taser, D., Mertes, H., Lehmann, H. & Bönecke, J. (2024). Hitzeentwicklung und Klimawandel: Bildungsmodule für die berufliche und akademische Bildung am Beispiel der pflegerischen Versorgung und der Gesundheitswissenschaften. In S. Hartung & P. Wihofszky (Hrsg.), *Gesundheit und Nachhaltigkeit* (S. 503–514). Springer, 2024. https://doi.org/10.1007/978-3-662-68278-4_40

Schrader, L. (2018). *Was ist ein Konflikt?* Bundeszentrale für politische Bildung (bpb). https://www.bpb.de/themen/kriege-konflikte/dossier-kriege-konflikte/54499/was-ist-ein-konflikt/

Schraven, B. (2019). *Der Zusammenhang zwischen Klimawandel und Migration*. https://www.bpb.de/themen/migration-integration/kurzdossiers/282320/der-zusammenhang-zwischen-klimawandel-und-migration/

Seidl, I. & Zahrnt, A. (2010). Argumente für einen Abschied vom Paradigma des Wirtschaftswachstums. In I. Seidl & A. Zahrnt (Hrsg.), *Ökologie und Wirtschaftsforschung: Bd. 87. Postwachstumsgesellschaft: Neue Konzepte für die Zukunft* (S. 23–26). Metropolis-Verlag.

Spallek, J. & Razum, O. (2023). Migration und Gesundheit. In M. Richter & K. Hurrelmann (Hrsg.), *Soziologie von Gesundheit und Krankheit* (S. 187–202). Springer VS. https://doi.org/10.1007/978-3-658-42103-8_11

Spitzer, H. (2019). Globale Herausforderungen und internationale Soziale Arbeit. *soziales_kapital,* 21.

Statista Research Department (2025). *Statistiken zu Kriegen und Konflikten*. https://de.statista.com/themen/5861/kriege-und-internationale-konfliktsituationen/

Statistisches Bundesamt. (2025a). *BRICS*. https://www.destatis.de/DE/Themen/Laender-Regionen/Internationales/Thema/allgemeines-regionales/BRICS/BRICS_overview.html

Statistisches Bundesamt. (2025b). *Zuwanderung*. https://www.destatis.de/DE/Im-Fokus/Fachkraefte/Zuwanderung/_inhalt.html

Straub, U. (2020). *Internationale Soziale Arbeit*. https://www.socialnet.de/lexikon/Internationale-Soziale-Arbeit

Tangermann, J. & Kreienbrink, A. (2019). *Umwelt- und Klimamigration: Begriffe und Definitionen*. https://www.bpb.de/themen/migration-integration/kurzdossiers/286832/umwelt-und-klimamigration-begriffe-und-definitionen/

Thiel, A. & Kühne, O. (2024). *Theorien sozialer Konflikte - vom Überblick zur konzeptionellen Weiterentwicklung*. Springer Fachmedien Wiesbaden. https://doi.org/10.1007/978-3-658-45869-0

Tripathi, G., Husain, A., Ahmad, S., Hasan, Z. & Farooqui, A. (2021). Contamination of water resources in industrial zones. In A. Ahamad, S. I. Siddiqui & P. Singh (Hrsg.), *Contamination of Water* (S. 85–98). Elsevier. https://doi.org/10.1016/B978-0-12-824058-8.00017-7

UNESCO. (2021). *Bildung für nachhaltige Entwicklung: eine Roadmap*. https://unesdoc.unesco.org/ark:/48223/pf0000379488.

Unicef. (2023). *Triple Threat: How disease, climate risks, and unsafe water, sanitation and hygiene create a deadly combination for children*. https://repository.gheli.harvard.edu/repository/14105/

United Nations (UN). (o. J.). *The 17 goals*. https://sdgs.un.org/goals

United Nations High Commissioner for Refugees (UNHCR). (2023). *The Sustainable Development Goals Report Special edition*. https://unstats.un.org/sdgs/report/2023/The-Sustainable-Development-Goals-Report-2023.pdf

Unmüßig, B. (2022). *Corona-Pandemie, Impfstoffverteilung und globale Gerechtigkeit*. https://www.boell.de/de/2022/02/10/corona-pandemie-impfstoffverteilung-und-globale-gerechtigkeit-eine-zwischenbilanz

UNO Flüchtlingshilfe. (2025). *Klimakrise als Fluchtgrund*. https://www.uno-fluechtlingshilfe.de/hilfe-weltweit/themen/fluchtursachen/klimawandel

Vereinte Nationen. (o. J.). *Ziel 6: Verfügbarkeit und nachhaltige Beschaffung von Wasser und Sanitärversorgung für alle gewährleisten*. https://unric.org/de/17ziele/sdg-6/

Vereinte Nationen. (2015). *Resolution der Generalversammlung*. https://www.un.org/depts/german/gv-70/band1/ar70001.pdf

Vereinte Nationen. (2024a). *Aufgaben und Ziele*. https://unric.org/de/un-aufgaben-ziele/frieden-und-sicherheit/

Vereinte Nationen. (2024b). *Das System der Vereinten Nationen*. https://unric.org/de/das-un-system/

Vesco, P., Baliki, G., Bruck, T., Döring, S., Eriksson, A., Fjelde, H., Guha-Sapir, D., Hall, J., Knutsen, C. H., Leis, M. R., Mueller, H., Rauh, C., Rudolfsen, I., Swain, A., Timlick, A., Vassiliou, P. T., Schreeb, J. von, Uexkull, N. von & Hegre, H. (2025). The impacts of armed conflict on human development: A review of the literature. *World Development, 187*, 106806.

Voss, M. & Baltruks, D. (2024). Gesundheit innerhalb planetarer Grenzen: Entwicklungen und Zusammenhänge der Nachhaltigkeits- und Gesundheitspolitik in Deutschland. In S. Hartung & P. Wihofszky (Hrsg.), *Gesundheit und Nachhaltigkeit* (S. 3–10). Springer. https://doi.org/10.1007/978-3-662-68278-4_50

WASH-Netzwerk & VENRO. (2019). *Positionspapier WASH Wasser, Sanitärversorgung und Hygiene für alle: Leben retten und nachhaltige Entwicklung sichern*. https://www.washnet.de/wp-content/uploads/PositionspapierWASH_WEB_72 dpi-1.pdf

Whitmee, S., Haines, A., Beyrer, C., Boltz, F., Capon, A. G., Souza Dias, B. F. de, Ezeh, A., Frumkin, H., Gong, P., Head, P., Horton, R., Mace, G. M., Marten, R., Myers, S. S., Nishtar, S., Osofsky, S. A., Pattanayak, S. K., Pongsiri, M. J., Romanelli, C.,... Yach, D. (2015). Safeguarding human health in the Anthropocene epoch: report of The Rockefeller Foundation-Lancet Commission on planetary health. *Lancet, 386*(10007), 1973–2028.

World Health Organization (WHO). (2024a). *About WHO*. https://www.who.int/about

World Health Organization (WHO). (2024b). *Science Division Harnessing the power of sciene to achieve health for all*. https://www.who.int/our-work/science-division

World Health Organization (WHO) (Hrsg.). (2022). *World Mental Health Report: Transforming Mental Health for All*. https://iris.who.int/bitstream/handle/10665/356119/9789240049338-eng.pdf?sequence=1

Zaller, J., Rieder, H., Formayer, H., Eitzinger, J., Schönhart, M., Meimberg, H. & Stöglehner, G. (2020). Ökosysteme, Landnutzung und Biodiversität. In T. P. Erwin Schmid (Hrsg.), *Umwelt- und Bioressourcenmanagement für eine nachhaltige Zukunftsgestaltung* (S. 95–156). Springer. https://doi.org/10.1007/978-3-662-60435-9_4

Zeeb, H., Bolte, G. & Brand, T. (2024). Gesundheit, soziale Gerechtigkeit und Nachhaltigkeit (epidemiologische Perspektive). In S. Hartung & P. Wihofszky (Hrsg.), *Gesundheit und Nachhaltigkeit* (S. 29–38). Springer. https://doi.org/10.1007/978-3-662-68278-4_3

Zeeb, H., Hübner, W. & Spallek, J. (2019). Migration und gesundheitliche Ungleichheit. In J. Pundt & M. Cacace (Hrsg.), *Diversität und gesundheitliche Chancengleichheit* (S. 117–136). Apollon University Press.

Ziai, A. (2012). *Neokoloniale Weltordnung? Brüche und Kontinuitäten seit der Dekolonisation*. Aus Politik und Zeitgeschichte: APuZ. https://www.bpb.

de/shop/zeitschriften/apuz/146977/neokoloniale-weltordnung-brueche-und-kontinuitaeten-seit-der-dekolonisation/

Zickgraf, C. (2023). *Where Are All the Climate Migrants? Explaining Immobility amid Environmental Change*. https://www.migrationpolicy.org/article/climate-change-trapped-populations

Zschachlitz, T., Kümpfel, R., Niemann, H. & Straff, W. (2023). Die Bedeutung der Konzepte One Health und Planetary Health für die Umweltmedizin im 21. Jahrhundert. *Bundesgesundheitsblatt - Gesundheitsforschung - Gesundheitsschutz, 66*(6), 669–676. https://doi.org/10.1007/s00103-023-03711-6

Zürn, M. (2018). *A theory of global governance: Authority, legitimacy, and contestation*. Oxford University Press.

Teil 3: Nationale Makroebene Öffentliche Gesundheit

Im dritten Teil des Kompendiums werden die Demokratie und die Soziale Sicherung in das Scheinwerferlicht auf der Nationalen Makroebene Öffentliche Gesundheit gerückt. Entlang einer Patient Journey wird das komplexe Gesundheitswesen mit Ausflügen zur Gesundheitsförderung und Prävention, Kuration, Rehabilitation, Palliation sowie digitalen Touchpoints verdaulich gemacht.

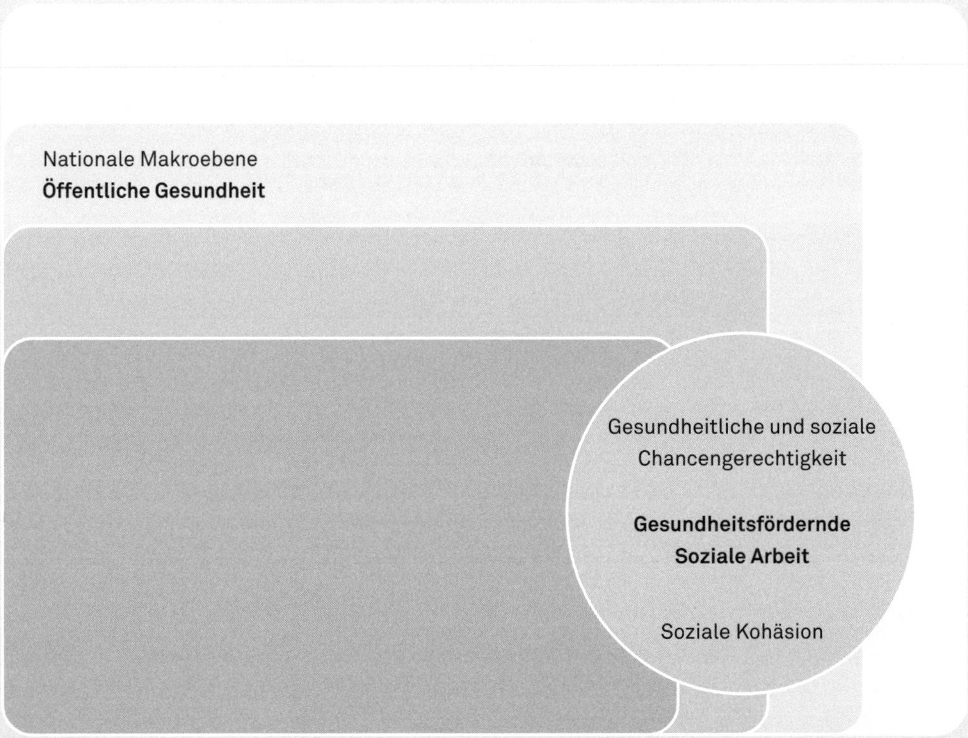

16 Auftakt

Die Klimakrise wirkt sich bereits direkt auf das Klima in Deutschland aus. Das Frühjahr 2025 war das trockenste Frühjahr seit Beginn der Wetteraufzeichnungen (Jung, 2025). Das Waldsterben, das bisher besonders im Harz und dem Thüringer Wald sichtbar wird und auf mehrere Hitzesommer und Trockenperioden in Folge zurückgeführt werden konnte, zeigt die Folgen des Klimawandels direkt vor unserer Haustür (Dörrer, 2024). Je trockener ein Wald ist, desto schneller können sich auch Waldbrände ausbreiten. Im Jahr 2023 war die verbrannte Waldfläche in Deutschland mit 1.240 Hektar um 44 % höher als der langjährige Mittelwert von 1991 (859 Hektar) (Gonschorek, 2025). Bei den betroffenen heimischen Wäldern handelt es sich vorrangig um Fichten- und Kiefernmonokulturen, die flach wurzeln, wenig Wasser binden und daher bei sinkendem Grundwasser schnell austrocknen. Expert:innen sind opti-

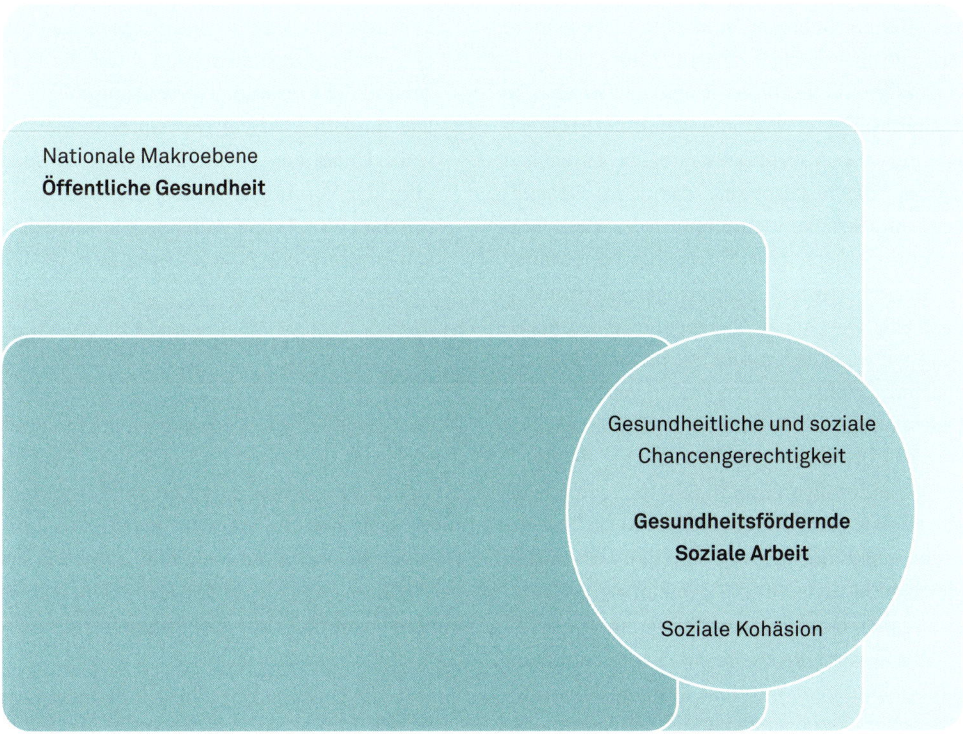

Abbildung 51: Modell Gesundheitsfördernde Soziale Arbeit (MoGS): Nationale Makroebene Öffentliche Gesundheit

mistisch, dass sich hier auch die Chance auftut, klimaresilientere und nachhaltigere Laub- und Mischwälder zu kultivieren (Dörrer, 2024), um Waldbränden vorzubeugen. Hochwasser oder Waldbrände zeigen auf dramatische Weise, wie stark das Leben der Menschen von intakten Ökosystemen und klimatischen Bedingungen abhängt. Neben Verletzten und Toten können Menschen durch Naturkatastrophen auch psychisch schwer traumatisiert sein. Besonders gefährdet sind Menschen, die nicht selbstständig vor der Gefahr fliehen können, wie auch die zwölf Todesfälle in einer Einrichtung für Menschen mit Behinderungen im Ahrtal auf tragische Weise zeigten (Deutsches Komitee Katastrophenvorsorge e.V., 2022).

Die sozialen Folgen sind gravierend, da durch Naturkatastrophen die Infrastruktur meist unmittelbar stark beschädigt ist und zunächst wieder aufgebaut werden muss, bevor lebenswichtige regionale Alltagsabläufe wieder funktionieren. Das führt dazu, dass die Menschen in den betroffenen Gebieten, und hier insbesondere jene, die über wenig finanzielle Mittel verfügen, von äußerer Hilfe abhängig gemacht werden. In hochwasser- oder waldbrandgefährdeten Gebieten müssen Präventionsstrategien entwickelt werden, die insbesondere stationäre Gesundheits- und Sozialeinrichtungen in die Verantwortung bringen, schutzbedürftige Bewohner:innen rechtzeitig in Sicherheit zu bringen (Oschmiansky, 2020). Die Globale Metaebene Planetare Gesundheit wirkt sich direkt auf die gesundheitliche und soziale Chancengerechtigkeit bei uns in Deutschland aus. Es wird deutlich, dass wir hier vor Ort Antworten und Lösungen für die globalen Veränderungen finden müssen. Die Lösungen zugunsten der öffentlichen Gesundheit obliegen nicht nur dem Gesundheitswesen und gleichzeitig bedeutet die Freiheit der Wissenschaft auch Demokratieverteidigung.

Wir werden uns in diesem Kapitel auf einer nationalen Ebene mit dem Einfluss des demokratischen Sozialstaates und der Gesundheitsversorgung auf die öffentliche Gesundheit beschäftigen (**Abbildung 51**).

16.1 Demokratie

Die Grundlage und der Rahmen unseres Zusammenlebens ist der demokratische Sozialstaat. Unsere Demokratie (Kapitel 13.1) beruht auf den Prinzipien der Menschenrechte, der Rechtsstaatlichkeit, der Gewaltenteilung sowie freien Wahlen. Die Macht geht von den Bürger:innen aus, die aktiv an politischen Prozessen teilnehmen, entweder über die direkte, parlamentarische oder repräsentative Demokratie (Bundeszentrale für politische Bildung (bpb), 2020a). Die politische Macht teilt sich in drei Institutionen auf, die sich gegenseitig kontrollieren:

1. Die *Legislative* ist die gesetzgebende Gewalt, die über den Erlass neuer Gesetze abstimmt und deren Gültigkeit erklärt. Bundestag, Bundesrat und Bundespräsident müssen sich dazu auf einen von der Regierung vorgeschlagenen Gesetzesentwurf einigen.
2. Die *Exekutive* ist die ausführende Gewalt, die die Einhaltung der Gesetze sicherstellen soll. Verantwortlich dafür sind Regierung, Bundes- und Landesministerien sowie die Polizei und die Kommunalverwaltung.
3. Die *Judikative* ist die rechtsprechende Gewalt. Unabhängige Richter:innen urteilen über die Vereinbarkeit des Regelverstoßes mit dem Gesetz und verhängen anhand dessen Strafen (Schneider & Toyka-Seid, 2025).

Die Demokratie schützen durch politische Bildung

Meinungen dürfen in Demokratien nicht unterdrückt werden. Diese Maxime birgt jedoch immer auch die Gefahr, dass sich antidemokratische Positionen dies zunutze machen und die Demokratie von innen aushöhlen. Der Beutelsbacher Konsens zielt auf den Erhalt von Demokratien ab und fußt auf drei Prinzipien der politischen Bildungsarbeit:

1. Das Überwältigungsverbot dient dazu, dass Schüler:innen sich eigenständig ein Urteil über ihnen zugetragene Informationen machen dürfen und sollen und sie nicht indokt-

riniert werden dürfen. Ihre eigenständige Urteilsbildung auf Grundlage umfassender Information ist zu respektieren.
2. Was in Wissenschaft und Politik kontrovers ist, muss auch in der Bildung kontrovers sein. Das bedeutet, dass von Lehrenden als unerwünscht betrachtete Positionen nicht undiskutiert bleiben dürfen, sondern kontrovers diskutiert werden sollen.
3. Schüler:innen müssen befähigt werden, politische Situationen und ihre eigenen Interessenlagen zu analysieren. Dazu bedarf es sogenannter operationaler Fähigkeiten wie abstraktes Denken und Reflexions- und Kritikfähigkeit, sodass in der politischen Meinungsbildung stets das demokratisch überzeugendste Argument gewinnt (Heinrich, 2023).

Politische Bildung, die sich an diesem Konzept orientiert, stellt ein starkes Instrument zur Prävention rechtsextremer Positionen dar, die weniger auf logischer Argumentation als auf Indoktrination beruhen. Politische Bildung klärt auf, statt zu belehren und befähigt zur informierten eigenständigen Urteilsbildung, also zur Mündigkeit (Heinrich, 2023). Auf diese Weise wirken sich starke, demokratische Zivilgesellschaften positiv auf die soziale Kohäsion und gesundheitliche Chancengleichheit aus (Global Psychology Alliance, 2024).

16.2 Öffentliche Gesundheit

Wie kann Gesundheit überhaupt öffentlich sein? Beziehen wir diesen Begriff nicht immer auf die individuelle Gesundheit einer Person? Gesundheit wird dann öffentlich, wenn wir sie als einen mächtigen politischen Hebel verstehen, um die Lebensqualität ganzer Bevölkerungsteile anzuheben.

Die intellektuellen Wurzeln der Öffentlichen Gesundheit, auch Public Health genannt, sind mit der europäischen Industrialisierung im ausgehenden 18. und 19. Jahrhundert und der gleichzeitig aufkommenden Sozialen Frage entstanden (Egger & Razum, 2014). Hinter dem neutralen Begriff der Sozialen Frage verbarg sich das Elend der Arbeiterschaft und ihrer Familien in den schnell entstehenden urbanen Zentren. In dieser Zeit entwickelte sich parallel die Soziale Arbeit. Während sich diese früh auf die gesundheitlichen Aspekte der sozialen Umstände konzentrierte, fokussierten sich die Sozialhygiene, die Epidemiologie und die Sozialmedizin vor allem auf die Eindämmung von Infektionskrankheiten durch die Verbesserung der Hygiene.

Heute umfasst die interprofessionelle Disziplin Public Health den Wissensstand sämtlicher gesundheitsrelevanter Disziplinen von Epidemiologie und dem Gesundheitsmanagement bis hin zu Gesundheitsökonomie, -pädagogik, -politik, -psychologie, -soziologie sowie Gesundheitssystemforschung, Medizin, Medizinanthropologie, Pflegewissenschaften, Public Health-Ethik, Rechtswissenschaften, Demographie, Statistik und Versorgungsforschung (Deutsche Gesellschaft für Public Health (DGPH), 2024).

Die Summe dieser Teildisziplinen wird im Deutschen auch als Gesundheitswissenschaften (Plural) bezeichnet, während die Gesundheitswissenschaft (Singular) sich vor allem mit der praktischen und politischen Implementierung sämtlicher gesundheitswissenschaftlicher Erkenntnisse befasst. Um es neben den Begriffen „Öffentliche Gesundheit“, „Bevölkerungsgesundheit“ und „Gesundheitswissenschaft(en)“ noch verwirrender zu machen, wird zudem der Begriff „Öffentliche Gesundheitspflege“ als deutsches Synonym für Public Health verwendet. Die Öffentliche Gesundheit ist also weniger eine Wissenschaft als vielmehr ein Handlungsfeld, das wissenschaftliche Erkenntnisse aus zahlreichen Fachrichtungen subsumiert und politisch umsetzt (Blättner & Waller, 2018).

Im Gegensatz zur Individualmedizin liegt das Augenmerk von Public Health auf der Gesunderhaltung der gesamten Bevölkerung mit einem besonderen Fokus auf vulnerablen Bevölkerungsgruppen. Public Health zielt auf politischer und struktureller Ebene auf die Verbesserung der Lebensbedingungen, die täglich den Gesundheitszustand der Menschen determinieren (Blättner & Waller, 2018). Zu den deutschen Public Health-Institutionen gehören unter anderem das Robert Koch-Institut (RKI), das Bundesinstitut für Öffentliche Gesundheit (BIÖG) und nationale sowie kommunale Einrichtungen des öffentlichen Gesundheitsdienstes.

Public Health basiert auf wissenschaftlichen Erkenntnissen wie beispielsweise den Studien des RKI oder großen Versorgungsstudien und identifiziert darauf aufbauend Handlungsbedarfe, um gesundheitsrelevante Versorgungslücken zu schließen.

Public Health überwacht die gesundheitliche Lage der Bevölkerung und ergreift Maßnahmen, diese zu verbessern. Relevante Themenfelder sind Nichtraucherschutz, Arbeitsschutz, Lebensmittelsicherheit, Luftverschmutzung, Mieterschutz, Aufklärungskampagnen, Impfschutz oder die stete Überwachung des Infektionsgeschehens, um bei großen Krankheitsausbrüchen rechtzeitig eingreifen zu können. Public Health kennzeichnet eine besondere Verantwortung gegenüber institutionell benachteiligten Bevölkerungsgruppen (Egger & Razum, 2014) und ist dadurch eine hervorragende wissenschaftliche Grundlage für die Gesundheitsfördernde Soziale Arbeit (Graßhoff, 2015). Um die öffentliche Gesundheit zu verbessern, sind viele Akteur:innen über sämtliche Politikbereiche involviert. Gesundheit gehört in jedes Ministerium und in jeden Senat. Entscheidende Impulse gehen jedoch vom Öffentlichen Gesundheitsdienst aus.

16.3 Der Öffentliche Gesundheitsdienst

Der Öffentliche Gesundheitsdienst (ÖGD) verantwortet die Öffentliche Gesundheit auf Bundes-, Landes- und Kommunalebene. Der Öffentliche Gesundheitsdienst entstand im Nationalsozialismus und war in dieser Zeit maßgeblich für menschenverachtende Selektionsverbrechen verantwortlich. Nach dem Zweiten Weltkrieg wurde dem ÖGD folgerichtig die öffentliche Einflussmacht entzogen. Das führte allerdings dazu, dass sich die öffentliche Gesundheitsversorgung insbesondere in der BRD verschlechterte, da staatliche Strukturen brachlagen und Personal abgebaut wurde.

Parallel gründete die DDR 1951 das Ministerium für Arbeit und Gesundheit als staatliches Steuerungsgremium des Gesundheitssystems. Der hohe Stellenwert der Bevölkerungsgesundheit kam vor allem in der betrieblichen Gesundheitsförderung und Prävention zum Ausdruck, für die die Arbeitgebenden verantwortlich waren. So konnten Arbeitnehmende direkt am Arbeitsplatz in Betriebsambulatorien medizinisch versorgt werden und hatten darüber hinaus Zugang zu einer gut verzahnten ambulanten und stationären Versorgung (Simon, 2021). Das „Primat der Prophylaxe" schlug sich auch in umfassenden Gesundheitsaufklärungsmaßnahmen in Bildungseinrichtungen, Ausstellungen oder Filmen nieder. Im Namen des öffentlichen Gesundheitsschutzes führte man in der DDR flächendeckend Reihenuntersuchungen und Impfmaßnahmen durch (Brinkschulte, 2018).

Heute muss die gesundheitspolitische Rolle des Öffentlichen Gesundheitsdienstes im Vergleich zu den manifesten Säulen der ambulanten und stationären Versorgung jedoch eher als „Strohhalm" bezeichnet werden. Dieser Strohhalm kann durch die jahrelange finanzielle Erosion aktuell kaum das Gewicht tragen. Er ist stark ausbaubedürftig, um der öffentlichen Gesundheitsförderung und Prävention endlich wieder mehr Wirkung zu verleihen (Altgeld, 2022). Nicht zuletzt befeuert durch die Erfahrungen während der Covid-19-Pandemie, ist der ÖGD wieder stärker in das politische Bewusstsein gerückt. Die Pandemie brachte die strukturellen Schwächen des ÖGD an die Öffentlichkeit (Böhm & Wiggerich, 2024), irritierte aber auch große Teile der Bevölkerung hinsichtlich der Rechtmäßigkeit der drastischen Freiheitseinschränkungen, die durch den nationalen Notstand ausgerufen wurden. Viele wussten schlichtweg nicht, welche Macht der ÖGD verfassungsrechtlich besitzt (Klafki, 2020). Als Reaktion auf die Personallücken des ÖGD zu Beginn der Pandemie, vereinbarte der Bund im Sommer 2020 den „Pakt für den ÖGD“, der bis 2026 3,1 Milliarden Euro zur Personalaufstockung zur Verfügung stellt. Der ÖGD soll sich dadurch besser vernetzen, digitalisieren und den Nachwuchs fördern (Böhm & Wiggerich, 2024). Fokusthemen sind der hohe Bedarf gesundheitlicher Erstuntersuchungen und die Versorgung von Geflüchteten, die zunehmende Relevanz von Gesundheitsförderung und Prävention sowie Health in All Policies-Interventionen etwa im Bau- und Bildungssektor. In Kitas, Schulen und Betrieben gibt es zahlreiche Schnittstellen mit sozialen Institutionen, wie der Kinder- und Jugendhilfe, der Suchtberatung oder der Altenhilfe, an denen der ÖGD optimal ansetzen könnte (Kuhn & Trojan, 2017).

Bundesebene

Das Bundesministerium für Gesundheit (BMG) stellt als Gesetzgeber das oberste Gremium des Öffentlichen Gesundheitsdienstes dar. Über Artikel 74 des Grundgesetzes reguliert es die staatliche Anerkennung von Heilberufen, Maßnahmen des Infektionsschutzes, die Krankenhausfinanzierung, Sozialversicherungsangelegenheiten oder den Lärm-, Strahlen- und Arbeitsschutz (Kuhn & Trojan, 2017). Das wichtigste gesundheitspolitische Entscheidungsgremium ist der gemeinsame Bundesausschuss (G-BA), der ohne staatliche Institutionen funktioniert. Weitere Institutionen des ÖGD auf Bundesebene sind das Robert Koch-Institut (RKI) sowie das Bundesinstitut für Prävention und Aufklärung in der Medizin (BIPAM). Die frühere Bundeszentrale für gesundheitliche Aufklärung (BZgA) ist seit Februar 2025 das Bundesinstitut für Öffentliche Gesundheit (BIÖG).

Landes- und Kommunalebene

Auf Landes- und Kommunalebene ist der ÖGD für Gesundheitsschutz, Prävention, Fürsorge und Aufklärung zuständig und steuert, kontrolliert und kommuniziert gesundheitspolitische Interventionen. Die Erfüllung dieser Aufgaben liegt im Ermessen der Landesgesundheitsbehörden, die unterschiedlich gut personell besetzt sind. Manche Länder nehmen sich auch der Jugendzahnpflege, dem Verbraucherschutz, gewerbeärztlichen Aufgaben oder der Fürsorge sozial Benachteiligter an. Die 375 relativ autarken kommunalen Gesundheitsämter sind bislang noch nicht hinreichend miteinander vernetzt (Kuhn & Trojan, 2017).

17 Soziale Sicherung

Im Jahr 1948 hat die UN Gesundheit zum Menschenrecht erklärt (**Abbildung 52**). Dieses Menschenrecht impliziert, dass alle vor Gesundheitsrisiken geschützt werden, Zugang zu einer hochwertigen Versorgung bekommen und frei und unabhängig in die Gemeinschaft einbezogen werden sollen (Kapitel 7.2.1).

All dies sind Aufgaben der nationalen Gesundheitspolitik, die eine gerechte Versorgung bereitstellen und Präventions- und Gesundheitsförderungsarbeit leisten muss, um Menschen jeden Gesundheitszustands in die Gesellschaft miteinzubeziehen und nicht auszugrenzen. Gemeinsam mit dem Sozial- und Bildungswesen, der Wirtschaft, dem Wohnungswesen, der Strafjustiz, dem freiwilligen und dem privaten Sektor sowie der humanitären Hilfe, um nur einige zu nennen, kann die Gesundheitspolitik Initiativen stärken, die die Schutzfaktoren für psychische und physische Gesundheit ausbauen und die Risikofaktoren in gesellschaftlichen Strukturen verringern (World Health Organization (WHO), 2022). In allen aufgeführten Bereichen ist die Soziale Arbeit direkt und indirekt gesundheitsfördernd eingebunden.

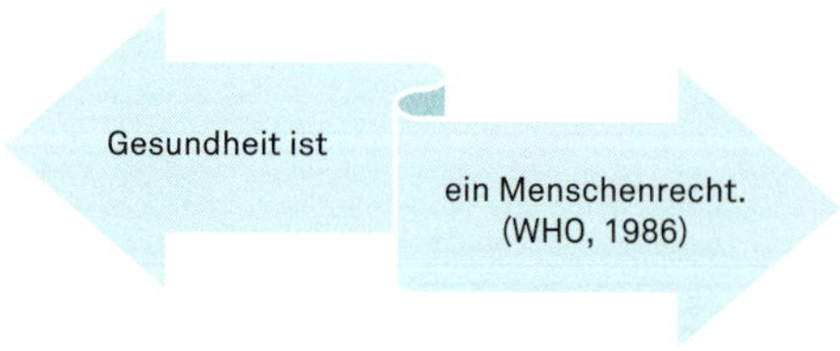

Abbildung 52: Gesundheit ist ein Menschenrecht.

„Die Würde des Menschen ist unantastbar. Sie zu achten und zu schützen ist Verpflichtung aller staatlichen Gewalt“, heißt es im ersten Artikel des Grundgesetzes. In Artikel 14, Abs. 2 heißt es außerdem: „Eigentum verpflichtet. Sein Gebrauch soll zugleich dem Wohle der Allgemeinheit dienen“, und in Artikel 20, Abs. 1: „Die Bundesrepublik Deutschland ist ein demokratischer und sozialer Bundesstaat.“ (Bundesministerium der Justiz (BMJ), 2025).

17.1 Sozialstaatlichkeit

Die Bekämpfung der Armut durch die Soziale Sicherung ist wohl der wichtigste Auftrag der UN-Mitgliedsstaaten, zu denen auch Deutschland angehört. Gleich das erste Social Development Goal „Keine Armut“ der Agenda 2030 setzt hier an. Die Soziale Sicherung ist in Artikel 22 der Allgemeinen Erklärung der Menschenrechte aber auch in vielen UN-Vereinbarungen, wie etwa der Kinderrechts- oder der Behindertenrechtskonvention, verankert (Bundesministerium für wirtschaftliche Zusammenarbeit und Entwicklung (BMZ), 2023).

In all diesen Verlautbarungen schwingt der „Spirit of Solidarity“ (United Nations (UN), 2015). Ohne gesamtgesellschaftliche Solidarität ist die institutionelle Soziale Sicherung nicht möglich oder umgekehrt: Die auf Solidarität beruhende Demokratie ist existenziell für das gesundheitliche Wohl aller Menschen.

Deutschland ist verfassungsrechtlich zur Sozialstaatlichkeit verpflichtet. Der Staat muss soziale Ungleichheiten abfedern und ein menschenwürdiges Leben für alle sichern, sodass auch Risikofälle wie Krankheit, Armut, Behinderung, Schwangerschaft, Elternzeit, Arbeitsunfähigkeit oder der Eintritt ins Rentenalter nicht mit sozialem Abstieg einhergehen (Simon, 2021).

Die aktivierende Sozialpolitik der vergangenen Jahrzehnte, insbesondere seit Einführung der Hartz-Reformen, hat den deutschen Sozialstaat jedoch zunehmend ausgehöhlt (Butterwegge, 2018). Die Soziale Sicherung der Bevölkerung wird immer mehr durch Vereine, NGOs und die Betroffenen selbst getragen, während neoliberale Politiker:innen versuchen, den Abbau des Sozialstaats durch leistungsorientierte Narrative zu legitimieren. So verkündete Gerhard Schröder im Zuge der Einführung von Hartz IV, es solle „kein Recht auf Faulheit" (Knecht, 2024) geben und stigmatisierte dadurch insbesondere einkommensschwache Bevölkerungsgruppen, die aus unterschiedlichsten, darunter nicht selten gesundheitlichen Gründen, Grundsicherung oder Arbeitslosengeld beziehen (Knecht, 2024). Das Institut für Makroökonomie und Konjunkturforschung der Hans-Böckler-Stiftung hat festgestellt, dass die Sozialausgaben Deutschlands verglichen mit anderen OECD-Ländern eher stagnieren. Wer sich die Zahlen ansieht, wird das Gerücht vom unverhältnismäßig aufgeblähten deutschen Sozialstaat schnell entkräftet sehen (Dullien & Rietzler, 2024). Nur spielen Fakten in den politischen, emotional aufgeladenen Debatten mitunter eine nachrangige Rolle (Knecht, 2024).

Um der Erosion des Sozialstaates entgegenzuwirken, muss die gesetzliche Pflicht zur Sozialstaatlichkeit mit Inhalt gefüllt werden. Das humanistische Menschenbild, das der deutschen Verfassung zugrunde liegt, darf nicht verblassen. Die deutsche Verfassung ist ein Gesellschaftsvertrag zur Solidarität, denn – wie der ehemalige Bundespräsident Wolfgang Thierse in seiner Eröffnungsrede zur Tagung des deutschen Ethikrates sagte: „Breite Schultern können mehr tragen als schmale." (Thierse, 2025).

17.2 Armut

Der Staat muss allen Bürger:innen die Voraussetzungen für das Mindestmaß eines menschenwürdigen Daseins ermöglichen. Das bezeichnet man als Öffentliche Daseinsvorsorge. Dazu gehört beispielsweise die Energie- und Wasserversorgung, Gesundheitsversorgung, das Sozialwesen, das Bildungswesen, Verkehrsinfrastruktur, Telekommunikation, Rundfunk, Straßenreinigung oder die Abwasser- und Müllentsorgung. De facto leiten sich daraus jedoch keine justiziablen Leistungsansprüche für einzelne Personen ab (Wissenschaftlicher Dienst des Deutschen Bundestags, 2024). Der wissenschaftliche Dienst des Deutschen Bundestages verweist auf „mittelbare Vorgaben und Ansätze zur Konkretisierung der staatlichen Rolle im Rahmen der Daseinsvorsorge" in den Artikeln 20 und 28 des Grundgesetzes.

Absolute Armut ist eine existenzielle Notlage, bei der der Grundbedarf nach Unterkunft, hygienischer und sanitärer Versorgung und Nahrung nicht gedeckt ist (Rat der Europäischen Union, 2024). Im Gegensatz dazu bezieht sich relative Armut (**Abbildung 53**) auf Lebensumstände, bei denen Menschen so geringe Mittel zur Verfügung haben, dass sie von der natio-

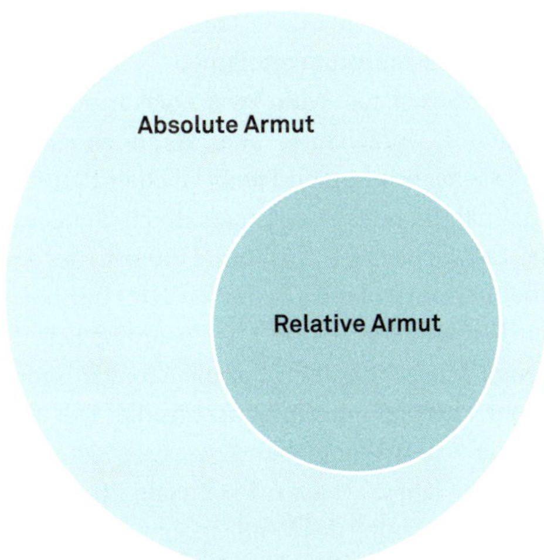

Abbildung 53: Formen der Armut

nal geltenden Lebensweise und dadurch vom gesellschaftlichen Leben exkludiert sind. Dies trifft in Deutschland auf Menschen zu, die von weniger als 60 % des Medianeinkommens leben müssen (Pieper & Schneider, 2024). Der Median des monatlichen Haushaltsnettoeinkommens betrug 2025 3.074 EUR (Destatis, 2025a), sodass die Armutsgrenze in Deutschland aktuell bei 1.381 EUR für Alleinlebende und 2.900 EUR für eine vierköpfige Familie mit zwei unter 14-jährigen Kindern liegt. Im Durchschnitt leben arme Menschen in Deutschland von ca. 1.099 EUR pro Monat (Schabram et al., 2025). 15,5 % der deutschen Bevölkerung sind armutsgefährdet. 21,1 % der Bevölkerung sind von Armut oder sozialer Ausgrenzung bedroht (Destatis, 2025a).

Bei der Beurteilung der Armutsentwicklung ist es wichtig zu verstehen, dass diese anhand des Medianeinkommens aller deutschen Privathaushalte berechnet wird. Wenn das Medianeinkommen insgesamt sinkt, sinkt automatisch auch die Armutsquote. Viel wichtiger ist daher die Beurteilung der Realeinkommen, die durch die Inflation seit 2021 gesamtgesellschaftlich abgenommen haben. Das bedeutet, dass sich die Menschen heute vom gleichen Geld weniger leisten können als vor der Covid-19-Pandemie. Ein weiterer Faktor, der sich negativ auf den Lebensstandard vieler Menschen auswirkt, ist die graduelle Abnahme der staatlichen Wohlstandsumverteilung.

Der Sozialstaat wirkt zwar noch armutsverringernd, verzeichnet aber dennoch einen schwächer werdenden Trend. Glichen 2010 die Maßnahmen des Sozialstaats durch Transferleistungen noch gut ein Fünftel (20,6 %) der Armut in Deutschland aus, lebten 2021 nur noch ein knappes Sechstel (16,3 %) der armutsbetroffenen Menschen dank Sozialleistungen nicht mehr unterhalb der Armutsschwelle. Die sinkende Armutsquote bei Erwerbstätigen von 8,6 % im Jahr 2021 auf 6,5 % im Jahr 2024 wird auf die Erhöhung des Mindestlohns auf 12 EUR und die jüngste Wohngeldreform zurückgeführt, die besonders Haushalte mit geringem Einkommen entlasten. Dennoch machen Erwerbstätige immer noch ein Fünftel der Armutsbetroffenen in Deutschland aus, was auf den dringenden weiteren Handlungsbedarf vonseiten der Sozialpolitik hinweist.

Blieb die Armutsgefährdungsquote laut Statistischem Bundesamt mit 14,4–16,7 % zwischen 2010 und 2021 relativ stabil (Schabram et al., 2025), ist sie bemessen am tatsächlich verfügbaren Einkommen, also dem Geld, das nach Steuerabgaben, Erhalt staatlicher Transferleistungen und der Gewichtung nach Haushaltszusammensetzung übrig bleibt, in dieser Zeit von 14,2 % auf 17,8 % angestiegen (Spannagel & Brülle, 2025). Aufgrund einer besseren Vergleichbarkeit der Zahlen innerhalb der EU wurde 2025 eine Berechnungsmethode von der Homepage des Statistischen Bundesamtes gelöscht, die zu einer Armutsquote von 16,6 % führte. Dies wurde unter anderem von Armutsforschenden wie Christoph Butterwegge und dem Paritätischen Wohlfahrtsverband scharf kritisiert, es handle sich um eine „Kleinrechnung" der Armut im Land (Decker & Szent-Ivanyi, 2025).

Vergleicht man die Soziodemografie und die Armutsstruktur in Deutschland, so wird deutlich, dass die soziodemografische Gruppe der Arbeitslosen mit 60,7 % überproportional stark armutsbetroffen ist, aber nur einen vergleichsweise geringen Anteil von 10,8 % aller Armutsbetroffenen ausmacht. Erwerbstätige (19,9 %), Renter:innen (25,2 %), Minderjährige (15,2 %) sowie sonstige Nichterwerbstätige wie pflegende Angehörige oder Alleinerziehende machen insgesamt hingegen den Großteil der armen Menschen in Deutschland aus.

Hochbetagten, Studierenden, Schüler:innen und bereits Erwerbstätigen, die zusätzlich allein Kinder großziehen oder Angehörige pflegen, wird laut paritätischem Armutsbericht „durch eine rein arbeitsmarktorientierte Politik nach dem viel zitierten Motto ‚Sozial ist, was Arbeit schafft' nicht geholfen" (Schabram et al., 2025). Folglich fordert der Paritätische Wohlfahrtsverband von der nationalen Sozialpolitik eine deutlich stärkere Anhebung des Mindestlohns, damit Erwerbstätige von ihrer Arbeit leben und im Alter eine existenzsichernde Rente erhalten können, eine einkommensabhängige Kindergrundsicherung, eine armutsfeste Mindestrente, eine allgemeine Bürgerversicherung und solidarische Vollpflegeversicherung sowie gerechte Mieten (Pieper & Schneider, 2024).

17.3 Die sozialstaatlichen Prinzipien

Der Sozialstaat beruht auf drei Kernprinzipien (**Abbildung 54**): Versicherung, Versorgung und Fürsorge (M. Lampert, 2002).

17.3.1 Versicherungsleistungen

Das Sozialversicherungssystem setzt sich aus fünf Sozialversicherungen zusammen. Neben der Absicherung im Falle einer Krankheit oder Behinderung (Krankenversicherung) sichern die Sozialversicherungen die Bürger:innen zudem beim Verlust des Arbeitsplatzes (Arbeitslosenversicherung), bei Pflegebedürftigkeit (Pflegeversicherung), bei Arbeitsunfällen (Unfallversicherung) sowie bei Eintritt ins Rentenalter (Rentenversicherung) ab (**Abbildung 55**). Diese fünf Versicherungen beruhen auf dem Prinzip der kollektiven Risikoübernahme: Versicherte erhalten im Schadensfall einen Ausgleich, den die Gemeinschaft trägt. Als Schadensfall gilt in der Regel eine Krankheit, welche

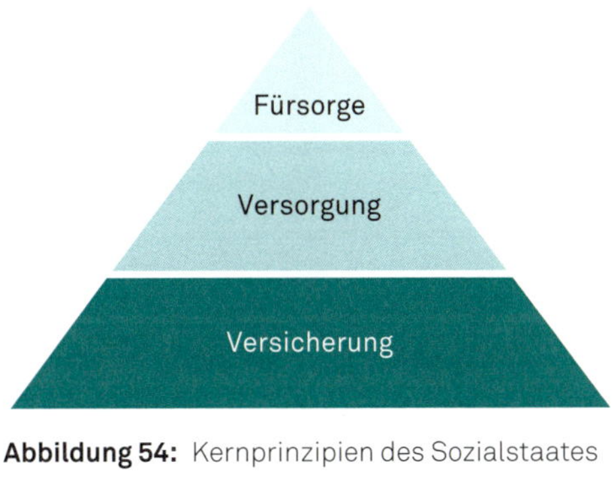

Abbildung 54: Kernprinzipien des Sozialstaates

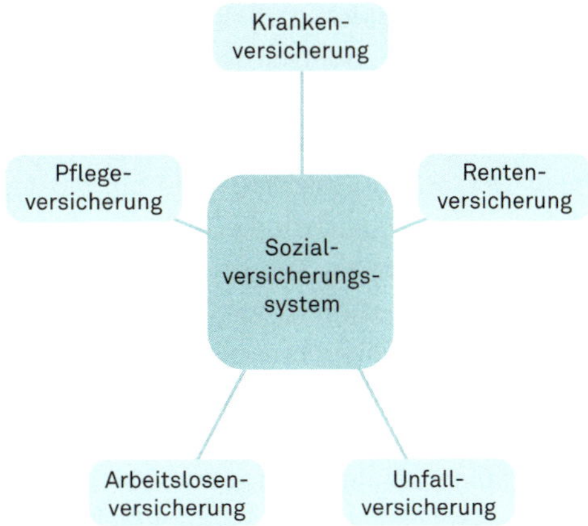

Abbildung 55: Das Sozialversicherungssystem

im Sozialrecht traditionell stark biomedizinisch als „regelwidriger Körper- oder Geisteszustand, der eine Heilbehandlung erforderlich macht" definiert wird. Dies umfasst körperliche Schmerzen, drohende Krankheit oder deren Verschlimmerung sowie die Beeinträchtigung der Erwerbsfähigkeit bei fehlender Behandlung. Mithin orientiert sich das Sozialrecht aber immer stärker am biopsychosozialen Krankheitsmodell nach Engel (1977), um eine wirklich bedarfsgerechte Versorgung zu ermöglichen (Seger, 2022).

Krankenversicherung

Die Krankenversicherung – auch Krankenkasse genannt – übernimmt Leistungen der Krankenbehandlung und Folgekosten durch vorübergehende Arbeitsunfähigkeit (Seger, 2022) beispielsweise durch Schwangerschaft, Geburt, Krankheit oder Rehabilitation (Bundesagentur für Arbeit (BfA), 2024b). EU-weit gilt die Freizügigkeit, sodass alle EU-Bürger:innen sich innerhalb der Union frei bewegen und aufhalten können und dabei vollen Versicherungsschutz genießen (Nguyen & Romeike, 2013).

Die Kosten für den Großteil der Gesundheitsversorgung tragen die gesetzlichen Krankenversicherungen (GKV) (Statistisches Bundesamt, 2025) als älteste Sozialversicherung

Deutschlands (BMG, 2023a). Als einziges EU-Land verfügt Deutschland aber auch über eine private Krankenversicherung (PKV) im dualen System. 90 % der Deutschen sind gesetzlich und 10 % privat versichert, denn nur wenige Personengruppen haben die Wahl, sich privat versichern zu lassen. Die größte Gruppe machen hier Verbeamtete aus. Darüber hinaus können sich Freiberufler:innen und Selbstständige sowie Angestellte mit einem hohen Einkommen privat versichern (Greß et al., 2022).

Vor allem für junge und gesunde Menschen, die die Wahl haben, ist die PKV deutlich attraktiver, denn die Tarife werden im Gegensatz zur GKV nach dem Äquivalenzprinzip berechnet. Das bedeutet, dass Menschen mit geringerem Krankheitsrisiko auch geringere Beiträge zahlen müssen. Die PKV muss dabei zwar mindestens den gleichen Leistungsumfang wie die GKV abdecken, fällt aber für junge und gesunde Menschen günstiger aus, da sie keine Risikozuschläge zahlen müssen. Je älter man ist und je höher das Erkrankungsrisiko ist, desto mehr Zuschläge müssen Personen bei Abschluss einer PKV zahlen. Daraus folgt, dass sich im Versichertenpool der GKV mehr alte, multimorbide, einkommensschwache Menschen und in der PKV mehr junge, gesunde und einkommensstarke Personen befinden. Hierdurch wird die soziale Ungleichheit in zweifacher Hinsicht zuungunsten der gesetzlich Versicherten verstärkt (Greß et al., 2022) und ein Zweiklassensystem am Leben gehalten.

Rentenversicherung

Die Rentenversicherung kommt für Kosten auf, die durch eine frühzeitige Minderung der Erwerbsfähigkeit durch Krankheit entstehen und greift spätestens bei Eintritt ins Rentenalter (Seger, 2022). Um Leistungen zu erhalten, müssen Versicherte mindestens fünf Jahre in die Rentenversicherung eingezahlt haben (Bundesagentur für Arbeit, 2024b). Sie ist die einzige Sozialversicherung neben der PKV, die nach dem Äquivalenzprinzip geregelt ist. Das bedeutet, dass der Leistungsanspruch der Beitragshöhe entspricht: Menschen, die wenig eingezahlt haben, erhalten auch eine niedrige Rente (Nguyen & Romeike, 2013).

Der demografische Wandel, also die Veralterung der Gesellschaft durch eine steigende Lebenserwartung bei gleichzeitiger Senkung der Geburtenrate, kann das umlagefinanzierte Rentensystem kippen und damit den Generationenvertrag zum Stillstand bringen (**Abbildung 56**).

Der Altersquotient gibt an, wie viele Rentenbeziehende auf 100 erwerbstätige Menschen kommen. Er hat sich zwischen 2000 und 2020 von 22 auf 31 erhöht und wird für 2040 auf knapp 47 prognostiziert. Das bedeutet, dass es im Jahr 2040 im Vergleich zum Jahr 2000 doppelt so viele Rentner:innen auf 100 Erwerbstätige geben wird. Da die Renten-, Kranken- und Pflegeversicherungen umlagefinanziert sind – also die aktuellen Einnahmen eines Jahres im selben Jahr auch die Bedarfe der Versicherten decken müssen –, kommt es zu einem Ungleichgewicht zwischen Beitragszahlenden und Leistungsempfänger:innen (Bujard, 2022).

Dieser Trend ist bereits seit den 1980er-Jahren absehbar, weshalb es seit Jahren politische

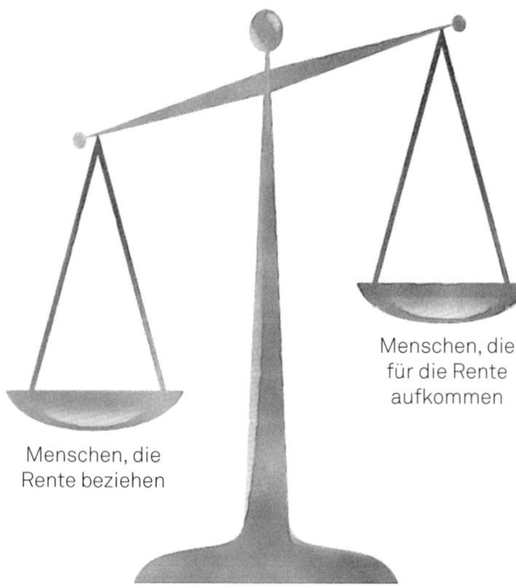

Abbildung 56: Das Verhältnis von Rentenbeziehenden und Beitragszahlenden

Bestrebungen gibt, die sozialen Auswirkungen abzudämpfen. Beispiele dafür sind die Erhöhung des Renteneintrittsalters von 65 auf 67 Jahre, die Senkung der Renten von durchschnittlich 52,9 % des ursprünglichen Jahresgehalts im Jahr 2000 auf 48 %, die im Jahr 2019 als unterste Grenze der Rente definiert wurde. Zudem wurde der Beitragssatz der Rentenversicherung auf 20 % limitiert, um Berufstätige nicht zu stark finanziell zu belasten. Auch der Rückgang der Arbeitslosigkeit zwischen 2005 und 2020 von 11,7 auf 5,9 % entlastete das Versicherungssystem. Gleichzeitig stieg jedoch die Zahl geringfügig Beschäftigter, die nicht oder nur wenig in die Sozialversicherung einzahlen. Den wohl wichtigsten Beitrag haben hingegen staatliche Zuschüsse in Höhe von über 100 Milliarden EUR geleistet (Bujard, 2022).

Unfallversicherung

Die Unfallversicherung übernimmt Behandlungskosten, die auf Arbeitsunfälle oder anerkannte Berufskrankheiten zurückgeführt werden können (Seger, 2022). Auch Umschulungen, die aufgrund von unfallbedingten Einschränkungen Betroffener notwendig sind, werden durch die Unfallversicherung bezahlt. Die Beiträge werden im Vergleich zu anderen Sozialversicherungen zu 100 % vom Arbeitgeber gezahlt, wodurch ein Anreiz für Unternehmen besteht, Arbeitsplätze möglichst sicher zu gestalten und Berufskrankheiten vorzubeugen (Bundesagentur für Arbeit, 2024b).

Pflegeversicherung

Die Pflegeversicherung bezahlt eine durch Krankheit oder hohes Alter entstandene Pflegebedürftigkeit, nachdem ein Antrag bei der Krankenkasse gestellt wurde (Bundesagentur für Arbeit, 2024b; Seger, 2022). Ähnlich wie bei der Krankenversicherung handelt es sich hier um ein duales System, es gibt also sowohl soziale Pflegeversicherungen, in die alle gesetzlich krankenversicherten Menschen automatisch zugeteilt werden und private Pflegeversicherungen, in die privat Krankenversicherte einzahlen (Greß & Jesberger, 2022). Der demografische Wandel – weniger Beitragszahlende und weniger Pflegepersonal verantworten immer mehr Pflegebedürftige – fordert das System der Pflegeversicherung stark heraus.

Arbeitslosenversicherung

Die Arbeitslosenversicherung kompensiert eine durch Krankheit entstandene herabgesetzte Leistungsfähigkeit, die noch „zumutbare Erwerbstätigkeiten" zulässt (Seger, 2022, S. 194). Sie ist jedoch an die Erfüllung bestimmter Voraussetzungen geknüpft, die Versicherte erfüllen müssen, um das sogenannte Arbeitslosengeld zu erhalten. Sind diese nicht erfüllt, können Betroffene Grundsicherung beantragen, das aus Steuermitteln finanziert wird (Bundesagentur für Arbeit, 2024a, 2024b). Die Arbeitslosenversicherung greift bei Verlust des Arbeitsplatzes für ein Jahr, beispielsweise wenn ein befristeter Arbeitsvertrag ausgelaufen ist und die Person noch keinen neuen Job gefunden hat.

17.3.2 Versorgungsleistungen

Die soziale Versorgung ist ein steuerfinanzierter Leistungsanspruch deutscher Staatsangehöriger zur Entschädigung oder aufgrund besonderer Leistungen, die für den Staat erbracht wurden (Nguyen & Romeike, 2013). Die staatlich finanzierten Leistungen erhalten alle Betroffenen unabhängig von ihrer Bedürftigkeit (Lampert, 2002), unterteilt in drei Bereiche:

- Öffentlicher Dienst: die Kosten für Krankheit, Unfälle, Pension sowie die Versorgung Hinterbliebener von Verbeamteten, Richter:innen, Polizist:innen und Soldat:innen werden vom Staat getragen.
- Soziale Entschädigung erhalten Sonderopfer, die im Zuge des Wehr- und Zivildienstes oder als Folge einer Naturkatastrophe, Straf-

tat oder eines Impfschadens versorgt werden müssen.

- Zur Kompensation besonderer Belastungen oder zur Förderung der Chancengleichheit erhalten Menschen nach dem Schwerbehinderten-, dem Mutterschutz- sowie dem Erziehungsgeldgesetz erhobene Sozialleistungen, zu denen auch Wohngeld und BAföG zählen (Nguyen & Romeike, 2013).

17.3.3 Fürsorgeleistungen

Das Fürsorgeprinzip greift erst, wenn alle weiteren Formen des sozialen Sicherungssystems ausgeschöpft wurden. Tritt ein Schaden oder eine Notlage ein, werden zur Existenzsicherung individuelle Sach- oder Geldleistungen für die Betroffenen gewährt. Es besteht kein rechtlicher Anspruch auf Hilfe in bestimmter Höhe oder Art, da die individuellen Bedürfnisse für das Existenzminimum jeweils geprüft werden (Nguyen & Romeike, 2013). Beispiele für die soziale Fürsorge sind die Grundsicherung, die Kinder- und Jugendhilfe oder die Sozialhilfe als „letztes Auffangnetz“ (Bundeszentrale für politische Bildung (bpb), 2020b). Alle Gesellschaftsmitglieder, also auch z. B. Asylbewerber:innen haben einen Leistungsanspruch, der verhindern soll, dass Menschen in absoluter Armut leben müssen.

Während die Sozialversicherungen Pflichtversicherungen sind und hauptsächlich durch die Beiträge der Versicherten finanziert sind, werden Versorgungs- und Fürsorgeleistungen nur durch Steuern finanziert. Das Resultat ist, dass alle Gesellschaftsmitglieder im Risikofall durch die Sozialgesetzgebung abgesichert sind (Lampert, 2002).

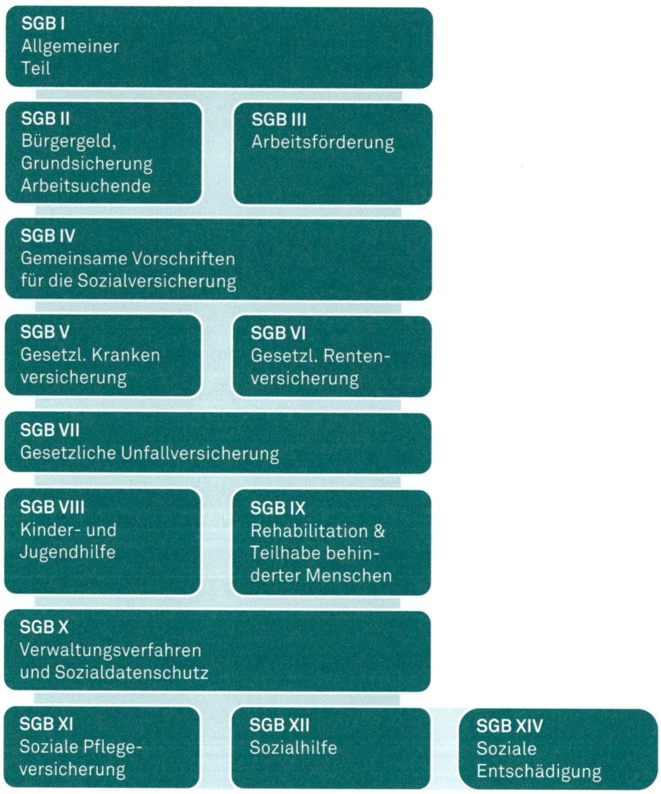

Abbildung 57: Das gesamte Sozialgesetzbuch (SGB) auf einen Blick

Das dreizehnbändige Sozialgesetzbuch (SGB) (**Abbildung 57**) fasst die wichtigsten Sozialleistungsbereiche zusammen. Es soll in den kommenden Jahren um weitere Bücher zur Ausbildungsförderung, sozialer Entschädigung bei Gesundheitsschäden und Erziehungs- und Wohngeld erweitert werden (Kreft & Mielenz, 2017).

17.4 Ein Schutzwall der sozialen Sicherung im Krankheitsfall

Acht Bausteine (Simon, 2021) bilden einen Schutzwall der sozialen Sicherung im Krankheitsfall (**Abbildung 58**) und werden nun kurz zusammengefasst.

Sozialstaatsgebot

Auf der Grundlage des verfassungsrechtlich festgeschriebenen Sozialstaatsgebotes ist der Staat dazu verpflichtet, soziale Ungleichheiten in Deutschland auszugleichen, um Einzelpersonen vor struktureller Benachteiligung zu schützen. Dies geschieht beispielsweise durch steuerbasierte Umverteilungen von Einkommen und Vermögen, mit dem Ziel, jedem Menschen die basalen Voraussetzungen zur freien Persönlichkeitsentfaltung, Familiengründung und Überwindung belastender Lebensumstände zu ermöglichen. In einem sozialen Staat dürfen diese Voraussetzungen sozialer Teilhabe nicht marktwirtschaftlichen Selektionsvorgängen unterliegen (Simon, 2021).

Solidarprinzip

Alle Mitglieder einer Solidargemeinschaft sorgen füreinander, indem sie sich im Risikofall gegenseitig unterstützen. 20 % der Bevölkerung verursachen 90 % der Krankheitskosten, während sich die restlichen 10 % der Kosten auf 80 % der Bevölkerung verteilen (Greß et al., 2022). Dank des solidarischen Versicherungssystems können die Kosten der schwerwiegenden Bedarfe der einen Personen durch die Beiträge der Mehrheit ausgeglichen werden. Diese Unterstützung wird gewährleistet, wenn alle gemeinsam in die Sozialversicherungen einzahlen, die im Risikofall die Kosten für die Betroffenen übernehmen. Sozialversicherungsleistungen gelten für alle Versicherten und können im Zweifelsfall eingeklagt werden (Simon, 2021).

Bedarfsdeckungsprinzip

Es gilt, die Bedarfe der Betroffenen im Risikofall adäquat sicherzustellen. Sowohl die Versicherung als auch die Leistungserbringer sind dazu verpflichtet, alle notwendigen, nach neuesten wissenschaftlichen Erkenntnissen erfor-

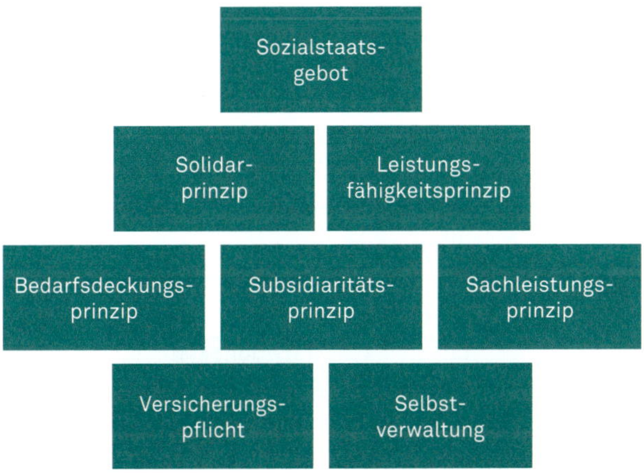

Abbildung 58: Ein Schutzwall der sozialen Sicherung im Krankheitsfall

derlichen Maßnahmen zur Behandlung durchzuführen und zu finanzieren. Die Versorgung muss sich an wirtschaftlichen Kriterien orientieren, aber auch „ausreichend und zweckmäßig" sein. Dies soll den sozialen Abstieg durch Krankheit verhindern (Simon, 2021).

Subsidiaritätsprinzip

Das Subsidiaritätsprinzip ergänzt das Solidarprinzip, indem es Betroffene dazu auffordert, sich im Schadensfall zunächst potenzieller eigener Ressourcen zu bedienen, um die Solidargemeinschaft nicht unnötig zu belasten (Simon, 2021). Erst wenn Menschen und deren Familien sich wirtschaftlich nicht mehr selbst finanzieren können, greifen zuerst die Sozialversicherungen und wenn das nicht möglich ist, die Sozialfürsorge (bpb, 2016).

Leistungsfähigkeitsprinzip

Als Grundlage für die gerechte Besteuerung wird die wirtschaftliche Leistungsfähigkeit der einzelnen Mitglieder einer Versicherungsgemeinschaft berücksichtigt. Je mehr Einkommen jemand generiert, desto höher sind seine Abgaben an die Sozialversicherung bis zur Beitragsbemessungsgrenze. Sozialabgaben sind keine Steuern, da sie strikt zweckgebunden sind und nur zur Finanzierung sozialer Leistungen dienen (Simon, 2021). Die Beiträge zur Sozialversicherung werden anteilig zu je 50 % von Arbeitnehmenden und Arbeitgebenden finanziert, nur die Unfallversicherung wird zu 100 % vom Arbeitgebenden bezahlt (Nguyen & Romeike, 2013).

Sachleistungsprinzip

Sozialversicherungsleistungen sind hauptsächlich Sachleistungen. Das bedeutet, dass Versicherte durch ihren regelmäßigen Beitrag einen Anspruch auf Sachleistungen bei Leistungserbringern wie Apotheken, Heilmittelerbringern etc. erwerben. Demgegenüber steht das Kostenerstattungsprinzip, das beispielsweise bei der Privaten Krankenversicherung Anwendung findet. Versicherte zahlen die Leistung dann zunächst selbst und bekommen die Kosten anschließend erstattet (Simon, 2021).

Versicherungspflicht

Die Versicherungspflicht galt bis 2009 nur für Bundesbürger:innen bis zu einem gewissen Einkommen. Alle, deren Einkommen oberhalb der Versicherungspflichtgrenze lagen, durften freiwillig der Gesetzlichen (GKV) oder Privaten (PKV) Krankenversicherung beitreten, mussten dies aber nicht. Das änderte sich mit dem 2009 eingeführten GKV-Wettbewerbsstärkungsgesetz, nachdem alle Bundesbürger:innen zum Abschluss einer Krankenversicherung verpflichtet sind und ein sogenannter Kontrahierungszwang für die GKV festgeschrieben ist (Simon, 2021). Das bedeutet, dass alle gesetzlichen Krankenversicherungen dazu verpflichtet sind, alle Menschen unabhängig vom Risikoprofil aufzunehmen, um zu verhindern, dass kranke Menschen ohne Versicherungsschutz bleiben. Außerdem sollte mit der Einführung der Versicherungspflicht das sogenannte „Trittbrettfahrerphänomen" unterbunden werden, nach dem zuvor Unversicherte auf die Zahlung von Beiträgen verzichten, im Krankheitsfall aber auf die kurzfristige Aufnahme in eine Krankenversicherung hoffen oder sich auf sozialstaatliche Auffangsysteme verlassen (Greß et al., 2022). Die gesellschaftliche Notwendigkeit der Versicherungspflicht ergibt sich aus den folgenden drei Gründen:

1) Krankheit ist nicht vorhersehbar.
2) Behandlungskosten können sehr schnell sehr hoch werden und einzelne Menschen überfordern.
3) Da die meisten Menschen keine hohen Krankheitskosten haben, diese im Schadensfall aber sehr hoch sein können, ist die Verteilung der Gesundheitsausgaben innerhalb von Gesellschaften sehr ungleich. Das bedeutet, dass ein Versicherungssystem nur

dann funktioniert, wenn auch alle Gesunden einen Beitrag zahlen (Greß, 2022).

Selbstverwaltung

Sozialversicherungen sind Körperschaften öffentlichen Rechts, weshalb sie sich selbst organisieren und möglichst selbst finanzieren müssen. Der GKV-Spitzenverband trat 2008 im Zuge des GKV-Wettbewerbsstärkungsgesetzes in Kraft und vereint seither die Interessen aller GKVen unter einem Dach. Der Gemeinsame Bundesausschuss (G-BA) ist das höchste Gremium der gemeinsamen Selbstverwaltung (Simon, 2021).

17.5 Das Gesundheitssystem

Der demokratische Sozialstaat ist für das Wohl der Bürger:innen verantwortlich und bildet zudem das Fundament einer guten Gesundheitsversorgung. Die vielfältige Soziale Arbeit ist in sehr vielen Bereichen mitverantwortlich für das Errichten und Aufrechterhalten stabiler Gesellschaftsstrukturen, die bereits durch ihre Existenz, vor allem aber durch ihre Outcomes gesundheitsfördernd wirken (Liel, 2019).

Die grundlegende Funktion der Gesundheitsversorgung ist es, kranke Menschen zu versorgen, damit sich ihre Krankheit nicht verschlimmert oder gar letal endet. Kostenträger und Leistungserbringer werden dazu angehalten, die Ausgaben für die gesundheitliche Versorgung möglichst niedrig zu halten, da diese vor allem durch die Beiträge der Versicherten bezahlt werden sollen. Denn gleichzeitig muss ein demokratischer Sozialstaat dafür Sorge tragen, dass Einzelpersonen nicht durch Krankheitskosten finanziell überlastet werden und sozial absteigen. So ist es nicht nur aus sozialstaatlicher, sondern auch aus volkswirtschaftlicher Sicht von großer Bedeutung, viele gesunde Erwerbstätige zu haben, die in die Versicherung einzahlen und Steuerzahlungen leisten (Greß et al., 2022).

Das deutsche Gesundheitssystem setzt sich aus drei Akteursgruppen zusammen, deren unterschiedliche Interessen bei finanziellen Entscheidungen der Gesundheitsversorgung berücksichtigt werden müssen: Leistungsempfänger, Leistungserbringer und Kostenträger. Als Leistungsempfänger sind Patient:innen Versicherte und Beitragszahlende zugleich. Zu den Leistungserbringern zählen ambulante Pflegedienste, stationäre Kliniken, Rehabilitations- und Pflegeeinrichtungen, niedergelassene Ärzt:innen, Apotheken oder Therapeut:innen. Gesetzliche und private Krankenkassen sind die Kostenträger (Sauerland, 2022).

Im Vergleich zu einer Geschäftsbeziehung, in der die Kundschaft die Leistung erhält und gleichzeitig auch selbst bezahlt, beispielsweise die Reparatur der Schuhe bei dem:der Schuster:in (**Abbildung 59**), ist das Besondere an diesem sozialrechtlichen Dreiecksverhältnis (**Abbildung 60**), dass der Kunde die Leistung, die er erhält, nicht direkt bezahlt – das übernehmen die Krankenkassen.

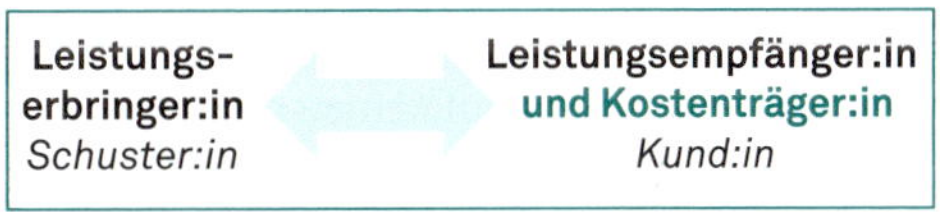

Abbildung 59: Geschäftsbeziehung

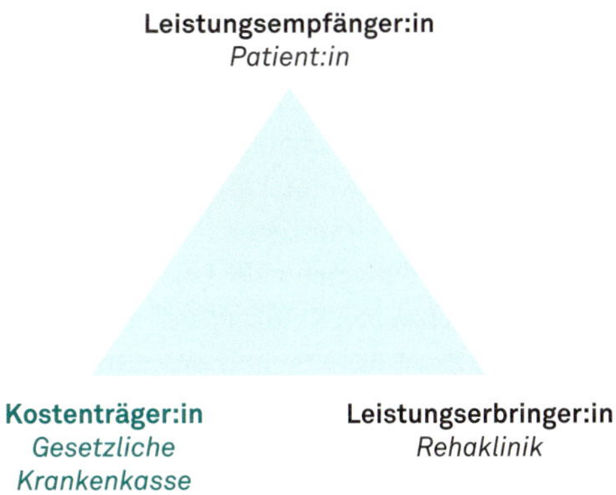

Abbildung 60: Sozialrechtliches Dreiecksverhältnis

Da es unterschiedliche Versorgungskontexte im Gesundheitswesen gibt, gibt es auch viele Interessenverbände, wie die Deutsche Krankenhausgesellschaft (DKG), die Gesetzlichen Krankenversicherungen (GKV) oder die Bundesärztekammer, die alle ein Mitspracherecht bei gesundheitspolitischen Entscheidungen fordern (Bandelow et al., 2021; Rottschäfer, 2021).

Der Sozialstaat muss die gesundheitliche Versorgung der Bevölkerung sicherstellen und koordinieren (Rosenbrock & Gerlinger, 2024). In Deutschland verantwortet das hauptsächlich der Gemeinsame Bundesausschuss (G-BA), das oberste Gremium der gemeinsamen Selbstverwaltung des deutschen Gesundheitssystems (Simon, 2021). Der G-BA bestimmt hauptsächlich den Leistungskatalog der Gesetzlichen Krankenversicherung. Damit entscheidet er, für welche Leistungen die Versichertenbeiträge genutzt werden. Als leitendes Entscheidungskriterium gilt die gesetzliche Vorgabe des Bedarfsdeckungsprinzips: Leistungen müssen „ausreichend, zweckmäßig, notwendig und wirtschaftlich" sein. Innerhalb des G-BA bereiten Unterausschüsse Entscheidungen zu bestimmten Themen wie Arzneimittel, Psychotherapie oder Qualitätssicherung vor. Sie beurteilen den Nutzen neuer Behandlungsmethoden mit der Unterstützung des Instituts für Qualität und Wirtschaftlichkeit im Gesundheitswesen (IQWiG) und des Instituts für Qualitätssicherung und Transparenz im Gesundheitswesen (IQTIG). Zudem bereinigt der G-BA den Leistungsmarkt um überholte Therapieverfahren (Rottschäfer, 2021).

Der G-BA tagt zweimal im Monat und wird auch als „kleiner Gesetzgeber" bezeichnet, da seine Entscheidungen für alle Leistungserbringer und Gesetzlichen Krankenkassen verpflichtend sind. Er ist das Ergebnis des 2004 erlassenen Gesundheitsmodernisierungsgesetzes (GMG), das die Selbstverwaltungsgremien der Ärzt:innen, Zahnärzt:innen, Krankenkassen und Krankenhäuser zusammenführte (Rottschäfer, 2021). Entsprechend repräsentiert der GKV-Spitzenverband die Kostenträger im Plenum. Die Kassenärztliche Bundesvereinigung (KBV), die Kassenzahnärztliche Bundesvereinigung (KZBV) und die Deutsche Krankenhausgesellschaft (DKG) vertreten im Plenum die Leistungserbringer. Zusätzlich zu diesen drei Akteursgruppen sitzen drei unparteiische Einzelpersonen im Plenum, die „weder Payer noch Player" sind, und auch die Patient:innen sind durch unterschiedliche Verbände repräsentiert.

Die Aufteilung des Mitspracherechts im G-BA wird seit Jahren kritisiert. Die Patientenvertretung darf zwar mitsprechen, nicht aber mitentscheiden. Vonseiten der Leistungserbringer sind nur Ärzt:innen und Krankenhäuser, aber keine anderen Gesundheitsfachberufe wie Pflegefachpersonen, Therapeut:innen oder Hebammen und klinische Sozialarbeiter:innen im G-BA vertreten. Das verleiht der Ärzt:innenschaft eine unausgewogene politische Handlungsmacht (Bandelow et al., 2021).

17.6 Versorgungsleistungen

Grundsätzlich unterscheidet man die ambulante Versorgungsleistung von der stationären Versorgungsleistung. Ambulante Leistungen sind all jene Gesundheitsleistungen, für die man nicht stationär aufgenommen werden muss. Eine stationäre Aufnahme schließt mindestens eine Übernachtung ein. Rechnet man die Personalkosten, Pacht, Energie, Versorgung etc. zusammen, kostet eine stationäre Unterbringung immer deutlich mehr als die ambulante Versorgung.

17.6.1 Ambulante Leistungserbringung

Bei den ambulanten Leistungserbringern handelt es sich meist um selbstständige niedergelassene Ärzt:innen, Therapeut:innen sowie ambulante Pflegedienste, Hebammen etc. Es gibt aber auch immer mehr ambulante Gemeinschaftspraxen und medizinische Versorgungszentren (Graf von Stillfried, 2022).

Während sich die Anzahl der in Deutschland ärztlich behandelten Menschen kaum verändert, steigt die Zahl der Behandlungsfälle bereits seit Jahrzehnten an. Im Jahr 2023 gab es 724 Millionen ambulante Behandlungsfälle (BARMER Ersatzkasse, 2025), welche die GKV knapp 47 Milliarden EUR kosteten. Im Jahr 2024 betrugen die Kosten für die ambulante Behandlung bereits 50 Milliarden EUR (GKV-Spitzenverband, 2025). Diese Leistungen werden im ambulanten Sektor jedoch unterschiedlich vergütet – je nachdem, ob Patient:innen privat oder gesetzlich versichert sind.

Das Vergütungssystem der GKV ist der einheitliche Bewertungsmaßstab (EBM), der sich aus Fallpauschalen (43 %), Einzelleistungsvergütungen (32 %) sowie Leistungskomplexen (7 %), und Sondertatbeständen zusammensetzt (Greß et al., 2022). Eine Fallpauschale wird pro Patient:in von der GKV gezahlt, wenn diese:r mindestens einmal im Quartal vorstellig wurde. Die Höhe der Pauschale ist meist unabhängig vom Behandlungsaufwand, weshalb der Anreiz für Ärzt:innen besteht, den Behandlungsaufwand möglichst kurz zu halten. Dadurch kommt es eher zu einer Unter- als zu einer Überversorgung. Einzelleistungsvergütungen hingegen finden sich im ambulanten Sektor häufiger bei fachärztlichen Behandlungen (Greß et al., 2022), präventiven Untersuchungen, der Drogensubstitution und bei ambulanten Operationen (Kassenärztliche Vereinigung Baden-Württemberg (KVBW), 2023).

Ambulante Leistungen bei Privatversicherten hingegen werden nach der Gebührenordnung für Ärzte (GOÄ) vergütet, die sich ausschließlich aus Einzelleistungen zusammensetzt. Hinzu kommt, dass diese Leistungen für Privatversicherte nicht budgetiert sind und im Vergleich mit Einzelleistungen des EBM teilweise deutlich höher vergütet werden (Greß et al., 2022). Das europaweit einzigartige System der Privaten Krankenversicherung verstärkt die gesundheitliche und soziale Ungerechtigkeit.

Soziale und gesundheitliche Folgen der unterschiedlichen Vergütungssysteme

Die Ausgaben von Hausärzt:innen für gesetzlich Versicherte für Einzelleistungen waren lange begrenzt, sodass sie pro Quartal nur bis zu einer bestimmten Anzahl von Einzelleistungen die volle Vergütung für die erbrachte Leistung erhielten. Überschritten sie diese Menge, erhielten sie nur noch einen Teilbetrag. Dies sollte verhindern, dass Leistungserbringer verschwenderisch mit GKV-Mitteln umgehen, führte aber oft zur Unterversorgung gesetzlich Versicherter (Greß et al., 2022). Mit dem Gesundheitsversorgungsstärkungsgesetz (GVSG) sollen aber seit Oktober 2025 alle Leistungen in vollem Umfang bezahlt werden, um die Fehlanreize zur Unterversorgung wieder zu verringern (BMG, 2025b; Kassenärztliche Bundesvereinigung (KBV), 2025a).

Bei Privatpatient:innen hingegen haben Ärzt:innen mehr wirtschaftliche Anreize zur Überversorgung, da sie jede einzelne Leistung abrechnen können und nicht, wie beim EBM, eine Pauschale erhalten, die unabhängig vom tatsächlich erbrachten Behandlungsaufwand ist. Folglich werden Privatversicherte in der ambulanten Versorgung im Vergleich zu gesetzlich Versicherten hofiert, was sich auch auf die Niederlassungsentscheidungen von Ärzt:innen auswirkt. Deren Praxen sind eher in Städten zu finden, in denen mehr einkommensstarke Privatversicherte wohnen. So verstärken diese Anreize zusätzlich das Stadt-Land-Gefälle hinsichtlich der Dichte der Versorgungsstrukturen. Ob es dadurch auch zu schlechteren Behandlungs-Outcomes für gesetzlich Versicherte kommt, kann noch nicht eindeutig belegt werden (Greß et al., 2022). Jedoch bestehen eindeutige Zusammenhänge zwischen einem niedrigen sozioökonomischen Status und schlechteren Gesundheits-Outcomes (Lampert et al., 2022).

17.6.2 Stationäre Leistungserbringung

Die stationäre Versorgung wird in voll- und teilstationäre Versorgung unterschieden. Bei der vollstationären Behandlung werden Patient:innen stationär in Krankenhäusern, Rehabilitationseinrichtungen, Hospize oder Pflegeheimen aufgenommen und bekommen Unterkunft und Verpflegung. Bei teilstationären Tages- oder Nachtkliniken, die oft im psychiatrischen Kontext Anwendung finden, kommen Patient:innen hingegen entweder morgens in die Klinik und gehen abends wieder nach Hause oder bleiben nur zur nächtlichen Überwachung in der Klinik und verabschieden sich morgens wieder (Simon, 2021).

Insgesamt gab es im Jahr 2023 1874 Krankenhäuser, davon 534 in öffentlicher, 590 in freigemeinnütziger und 750 in privater Trägerschaft. Von den insgesamt rund 477.000 Betten teilten sich 223.000 auf die öffentlichen, 154.000 auf die freigemeinnützigen und 98.000 auf die privaten Kliniken auf. Im Jahr 2023 gab es in Deutschland rund 17 Millionen stationäre Behandlungsfälle (Destatis, 2025e). Die Kosten der GKV für die stationäre Versorgung beliefen sich auf insgesamt rund 88 Milliarden EUR, was fast doppelt so viel ist wie die Ausgaben der ambulanten Versorgung (46 Milliarden EUR) (Vdek, 2024).

Vergütung in der stationären Versorgung

Im Gegensatz zur ambulanten Leistungserbringung ist die Vergütung im stationären Sektor für privat und gesetzlich Versicherte gleich. 2024 kostete ein stationärer Behandlungsfall durchschnittlich 9.465 EUR im Gegensatz zu 716 EUR für einen ambulanten Behandlungsfall (KBV, 2025b). Die Abrechnung funktioniert über Fallpauschalen, die pro gestellter Diagnose vergütet werden. Über die Fallpauschalen sollen die Betriebskosten der Krankenhäuser finanziert werden, während die Investitionskosten durch Steuermittel getragen werden sollen (Greß et al., 2022). Wer in welcher Höhe für Investitionen aufkommen soll, ist gesetzlich nicht festgelegt. Daher haben sich Bund und Länder die Verantwortung gegenseitig lange zugeschoben, während die deutsche Krankenhausinfrastruktur seit Jahren erodiert (Greß et al., 2022; Staender, 2022). Modernisierungen werden seit Jahren aufgeschoben, weshalb Kliniken zunehmend gezwungen sind, sich anderweitig um finanzielle Mittel zu bemühen. Dazu gibt es verschiedene Möglichkeiten:

1. Zweckentfremdung von Geldern, die eigentlich für die Behandlung der Patient:innen vorgesehen sind: Dadurch werden die Krankenkassen indirekt zur Finanzierung baulicher Maßnahmen und anderer Krankenhaus-Investitionen herangezogen (Greß et al., 2022).
2. Privatisierung: Die Investitionsquote der öffentlichen Kliniken ist zwischen 1991 und 2018 von 11,4 % auf 3,9 % gesunken, während diese bei Privatkliniken bei 10 % liegt. Dies ist ein Grund für die zunehmende Privatisierung von Krankenhäusern. Der Anteil privater Kliniken hat sich zwischen 1991 und 2019 von 14,8 % auf 37,8 % erhöht, während im gleichen Zeitraum der Anteil öffentlicher Kliniken von 46 % auf 28,5 % gesunken ist (Staender, 2022).
3. Senkung der Versorgungsqualität: Um wirtschaftlich tragfähig zu bleiben, müssen Kliniken möglichst viele Fallzahlen generieren und kosteneffizient arbeiten (Greß et al., 2022). Das kann jedoch zur Ausweitung unnötiger aber lukrativer Eingriffe, der Schließung unrentabler Stationen (vor allem der Geburtshilfe und Pädiatrie aufgrund hoher Fixkosten) sowie der Überlastung von Pflegepersonal und vorzeitigen „blutigen" Entlassung von Patient:innen führen (Bundesregierung, 2024; Staender, 2022).

Auch hier sieht das beschlossene GVSG eine Anreizumkehr vor, indem künftig eine Vorhaltepauschale für wichtige Versorgungsstrukturen 60 % der Betriebskosten decken soll und die restlichen 40 % über Fallpauschalen finanziert werden sollen. Dies soll den finanziellen Druck auf Kliniken reduzieren und dem unkontrollierten Abbau wichtiger Versorgungsstrukturen entgegenwirken (Bundesregierung, 2024).

DRG und Hybrid-DRG

Als Diagnosis Related Groups (DRG) wird das Abrechnungssystem für stationäre Krankenhausleistungen bezeichnet, welches seit 2004 verpflichtend in Deutschland eingesetzt wird. Krankenhausleistungen werden seitdem durch Fallpauschalen refinanziert, die Behandlungsfälle nach festgelegten Kriterien wie dem Schweregrad der Erkrankung, Haupt- und Nebendiagnosen, Alter und erbrachter Leistungen in Fallgruppen zusammenfasst. Für jede dieser Gruppen wird ein durchschnittlicher Betreuungsaufwand festgelegt, der mit einer bestimmten Vergütungshöhe einhergeht, unabhängig davon, wie lange ein:e Patient:in tatsächlich auf Station verbringt. Diese Berechnung basiert auf Stichprobendaten tatsächlich erbrachter Leistungen und Kostenangaben von Krankenhäusern. Kommt es zu besonders aufwendigen Leistungen wie hochpreisige Medikamente oder spezielle Behandlungskomplexe, die den Rahmen der DRG deutlich sprengen, können Zusatzentgelte zusätzlich zur Fallpauschale abgerechnet werden (BMG, 2025a).
Seit 2023 kommen die sogenannten Hybrid-DRGs hinzu, eine neue Vergütungssystematik, die sowohl von Krankenhäusern als auch von Vertragsarztpraxen abgerechnet werden können, also unabhängig davon, ob eine Leistung stationär oder ambulant erbracht wird. Das Ziel dabei ist es, die ambulante Versorgung zu fördern und eine sektorengleiche Vergütung zu ermöglichen, um unnötige stationäre Aufenthalte zu vermeiden (Kisch et al., 2024).
Das System der DRGs steht jedoch seit jeher in der Kritik, da es Krankenhäuser unter ökonomischen Druck setzt und negative Effekte auf die Versorgungsqualität haben kann, beispielsweise durch frühzeitige Entlassungen und eine weniger differenzierte Abbildung des Leistungs- und Einzelfallgeschehens. Die Mischkalkulation, bei der günstigere Fälle teurere ausgleichen sollen, führt zwangsläufig zu einer Benachteiligung von Krankenhäusern mit Maximalversorgung (Jauch & Billing, 2022). Mit der Verabschiedung des Krankenhausversorgungsverbesserungsgesetz (KHVVG) im Dezember 2024 soll auch das Fallpauschalensystem reformiert und die Krankenhausfinanzierung von fall- auf vorhalteorientiert umgebaut werden.

17.7 Arzneimittelversorgung

Die Arzneimittelversorgung ist ein elementarer und spannender Baustein des Gesundheitswesens. Laut einer Studie von Buxbaum et al. (2020) hat die Arzneimittelversorgung zu 35 % zum Zuwachs der Lebenserwartung zwischen 1990 und 2015 beigetragen.

Arzneimittel sind „Stoffe oder Zubereitungen aus Stoffen", die „am oder im Körper" angewandt werden und „Heilung, Linderung oder Verhütung von Krankheiten" bewirken sollen. Diese Wirkung muss pharmakologischer, immunologischer oder metabolischer Natur sein und unterscheidet sich daher von Medizinprodukten, die auf physikalische oder physikochemische Art wirken wie beispielsweise Herzschrittmacher. Ein pharmakologisches Schmerzpflaster hingegen ist ein Arzneimittel, denn es entfaltet seine Wirkung durch einen Wirkstoff, der über die Haut aufgenommen wird (Hammerschmidt, 2022b). Man nennt ein Arzneimittel auch „Pharmazeutikum" oder „Medikament". Im Gegensatz zu Medikamenten beinhaltet der Begriff Arzneimittel aber auch Kontrastmittel oder Blutprodukte (Graf von Westphalen et al., 2023).

Medizinprodukte

Als Medizinprodukte werden Apparate, Instrumente oder andere Gegenstände bezeichnet, die für die medizinische Anwendung am Menschen entwickelt wurden. Medizinprodukte wirken in der Regel physikalisch und werden zur Diagnose, Therapie, Monitoring und Linderung von Krankheiten, Verletzungen oder Behinderungen eingesetzt. Hierbei können sie sowohl äußerlich angewendet werden (wie Blutdruckmessgeräte, Rollstühle oder digitale Gesundheitsanwendungen (DiGA), als auch im Körper eingesetzt werden (wie Herzschrittmacher). Medizinprodukte werden nach Anwendungsart, Dauer, Verortung und weiteren Faktoren, wie der Nutzung von Strom, in vier Risikoklassen unterteilt (Bundesinstitut für Arzneimittel und Medizinprodukte (BfArM), o.J.). Smartwatches eröffnen heute schon diagnostische Optionen bei Herz-Kreislauf-Erkrankungen. Blutdruck oder Herzfrequenz können die Patient:innen selbst erheben (Gehr et al., 2022). Sie gehören zu den genannten Wearables (deutsch etwa „tragbare Technologien"): das sind elektronische Geräte, die am Körper getragen werden, z. B. als Armband, Uhr, Kleidung oder Brille. Sie enthalten oft Sensoren sowie eine Möglichkeit zur Datenverarbeitung und Kommunikationsfähigkeit. Diese Wearables sind bisher nur sehr eingeschränkt als Medizinprodukte nach dem Medizinprodukterecht-Durchführungsgesetz (MPDG) anerkannt, tragen jedoch ein großes Potenzial in sich, die personalisierte Medizin zu revolutionieren. Auch weitere Produkte aus dem Konsumgütersektor wie Handys, Apps oder Implantate finden Anwendung in der Medizin bei der Gesundheitsdatenerfassung, Kommunikation, beim Monitoring oder bei der Dokumentation (Gehr et al., 2023).

Arzneimittel sind streng reglementiert und können in vier Gruppen eingeteilt werden:

1. Betäubungsmittel unterliegen strengen gesetzlichen Dokumentations- und Abgaberegeln.
2. Verschreibungspflichtige Arzneimittel dürfen nur mit ärztlicher Verordnung in Apotheken erworben werden.
3. Für apothekenpflichtige Arzneimittel braucht man zwar keine ärztliche Verordnung, sie dürfen aber nur in Apotheken angeboten werden.
4. Freiverkäufliche Arzneimittel dürfen auch außerhalb von Apotheken verkauft werden, die Anbieter müssen aber einen Sachkundenachweis erbringen. Außerdem sind Anforderungen unter anderem an Lagerung und Kennzeichnung einzuhalten (Simon, 2021).

Originalarzneimittel und Generika

Die pharmazeutische Entwicklung von Arzneimitteln ist ein sehr langwieriger, hochkomplexer und vor allem kostspieliger Forschungs-, Entwicklungs- und Zulassungsprozess. Im Durchschnitt vergehen zwischen der Patentierung bis zur Zulassung eines Pharmazeutikums 12,8 Jahre, wovon allein fünf bis zehn Jahre auf die klinische Entwicklungsphase fallen. Insgesamt schaffen es nur 13,6 % der ursprünglichen Wirkstoffkandidaten bis zur Zulassung (Hammerschmidt, 2022b). Beispielsweise analysierten Prasad und Mailankody (2017) zehn zugelassene Krebsmedikamente und stellten fest, dass die mittlere Entwicklungszeit für Medikamente etwa 7,3 Jahre beträgt, wobei die Gesamteinnahmen aus dem Verkauf das 9,3-Fache der gesamten Forschungs- und Entwicklungsausgaben erreichen.

Aufgrund des enormen Risikos bei gleichzeitig hochprofitablen Chancen (Gehr, 2021) hat die pharmazeutische Industrie die Forschung und Entwicklung (Research and Development; R & D) neuer Medikamente stark reduziert und kooperiert verstärkt mit Universitätskliniken und außeruniversitären Forschungseinrichtungen. Hier gelingt es immer noch nur zäh, Laborforschung in echte Wirkstoffkandidaten zum Wohle der Patient:innen zu übersetzen (Gehr & Garner, 2016).

Nach Ablauf einer zwanzigjährigen Patentzeit dürfen die Wirkstoffe auch von anderen Unternehmen als sogenannte Generika produziert und zu einem niedrigeren Preis auf dem Markt angeboten werden.

Im Gegensatz zur Entwicklung neuer Wirkstoffe ist die Entwicklung von Generika deutlich kostengünstiger und einfacher, da sie sich bei Zulassungsverfahren auf zuvor zugelassene Stoffe beziehen. Da die Wirksamkeit bereits für das Originalpräparat erbracht wurde, müssen für die Zulassung von Generika insbesondere ein Nachweis über die sogenannte Bioäquivalenz (das heißt, dass sich das Generikum im Körper vergleichbar verhält, z. B. hinsichtlich Blutkonzentrationen) sowie eine vergleichbare Qualität erbracht werden. Damit wird eine gleiche Wirkung wie die Originalpräparate angenommen. Aufgrund des geringeren Aufwands sind Generika im Durchschnitt 15-mal preisgünstiger als Originalprodukte (Hammerschmidt, 2022b).

Ausgaben

Auch wenn die GKV-Arzneimittelausgaben seit Jahren ansteigen, ist ihr Anteil an den Gesamtausgaben seit 2011 mit 17 % relativ stabil. In absoluten Zahlen bedeutet das jedoch einen Anstieg von 29,12 Milliarden EUR im Jahr 2011 (Rosenbrock & Gerlinger, 2024) auf 50,17 Milliarden EUR im Jahr 2023 (GKV-Spitzenverband, 2024a).

Im Jahr 2020 betrugen die Gesamtausgaben für alle, also auch freiverkäufliche, Arzneimittel 61,5 Milliarden EUR. Diese Zahl beinhaltet noch nicht die stationäre Arzneimittelversorgung, da diese separat über das Fallpauschalensystem vergütet wird (Rosenbrock & Gerlinger, 2024).

Preisregulation von Arzneimitteln

Arzneimittel sind in Deutschland im Vergleich zum Ausland sehr teuer (Rosenbrock & Gerlinger, 2024). Im ersten Jahr der Einführung neuer verschreibungspflichtiger Arzneimittel können Hersteller den Abgabepreis mehr oder minder frei bestimmen (Hammerschmidt, 2022b; Simon, 2021). In dieser Zeit wird der sogenannte therapeutische Zusatznutzen bewertet und anhand dessen der Preis ab dem 13. Monat nach Markteintritt bestimmt. Mit dem Arzneimittelmarktneuordnungsgesetz (AMNOG) wurde 2011 ein Instrument zur Regulation der GKV-Ausgaben für neue Arzneimittel eingeführt, das hohe Ausgaben für sogenannte „Analogpräparate“ und Scheininnovationen verhindern soll, die keinen therapeutischen Zusatznutzen im Vergleich mit bereits zugelassenen Arzneimitteln aufweisen. Ist der Zusatznutzen gering, fällt auch der Preis gering aus bzw. das Medikament wird gar nicht erst zugelassen (Simon, 2021).

Die Verordnung von Arzneimitteln ist für Ärzt:innen und Patient:innen meist attraktiv und unkompliziert, da sie zum einen keine oder nur minimale Lebensstiländerungen verlangt und zum anderen den Eindruck einer schnellen Abhilfe erzeugt. Laut einer Umfrage erwarten aber nur 48 % der Frauen und 39 % der Männer vor dem Arztbesuch, dass ihnen ein Arzneimittel verordnet wird und oft basiert die Arzneimittelverordnung auf einer individualmedizinischen „Quick-fix“-Logik nach dem biomedizinischen Modell, die ein einfaches Ursache-Wirkungs-Prinzip voraussetzt und potenzielle lebensstilbedingte Ursachen ausklammert.

Trotz der Einführung gesetzlicher Regulierungen der Arzneimittelpreise, gibt es immer noch Einsparpotenziale von rund 2,2 Milliarden EUR in der Arzneimittelversorgung, welche sich vor allem aus der Vermeidung von Verordnungen von Arzneimitteln ergibt, die entweder unwirksam, weniger wirksam oder zumindest nicht wirksamer als Generika sind. Die mangelnde staatliche Regulation des Arzneimittelmarkts in Deutschland ist ein wesentlicher Treiber der steigenden GKV-Ausgaben und belastet somit vor allem die gesetzlich versicherten Beitragszahlenden. Im Vergleich mit anderen OECD-Ländern, die im Schnitt 582 US-Dollar pro Kopf ausgeben, belaufen sich die Kosten für Arzneimittel in Deutschland auf rund 935 US-Dollar und werden nur durch die USA überstiegen (1376 US-Dollar).

Versicherte zahlen auch immer mehr für die Selbstmedikation, also nicht verschreibungspflichtige Arzneimittel, die ohne ärztliche

Verordnung von Patient:innen gekauft und angewendet werden. Gründe dafür ist die zunehmende Verfügbarkeit von Selbstmedikation, da zunehmend mehr Arzneistoffe nach Prüfung von Sicherheit und Unbedenklichkeit aus der Verschreibungspflicht entlassen werden. Dies wird sowohl von der Politik als auch der Ärzteschaft unterstützt, da dies die GKV-Ausgaben senkt bzw. der Budgetierung Rechnung trägt. Zum anderen kommt es dem Wunsch vieler Patient:innen entgegen, mehr Verantwortung und Entscheidungsspielraum zu haben. Selbstmedikation erhöht allerdings das Risiko, Arzneimittel falsch anzuwenden, was zu negativen gesundheitlichen Konsequenzen führen kann (Rosenbrock & Gerlinger, 2024).

Adhärenz

Definition: Adhärenz

Die korrekte und regelmäßige Anwendung einer verordneten Arzneimitteltherapie – bezeichnet als Adhärenz oder Therapietreue – ist eine zentrale Voraussetzung für den therapeutischen Erfolg. Arzneimittel können ihre Wirkung nur dann entfalten, wenn sie von Patient:innen auch richtig angewendet werden. Trotz dieser offensichtlichen Bedeutung ist die Adhärenz insbesondere bei chronischen Erkrankungen ein großes Versorgungsproblem: Nach Angaben der Weltgesundheitsorganisation liegt die Therapietreue hier im Durchschnitt lediglich bei etwa 50 %. Zudem beenden rund 40 % der Patient:innen ihre Behandlung bereits innerhalb des ersten Jahres.

Angesichts dieser Zahlen wird deutlich, dass die Arzneimitteladhärenz ein gesundheits- und gesellschaftspolitisch hochrelevantes Thema darstellt. In Zeiten begrenzter Ressourcen ist es eine gemeinsame Aufgabe von Ärzt:innen, Apotheker:innen, Pflegefachpersonen und anderen Gesundheitsberufen, den rationalen und patientenorientierten Arzneimitteleinsatz zu fördern, um den therapeutischen Nutzen zu maximieren und Folgekosten zu vermeiden.

Dabei ist zu berücksichtigen, dass die Ursachen einer mangelnden Adhärenz vielschichtig und individuell unterschiedlich sind. Häufig spielen praktische Probleme eine Rolle, etwa Schwierigkeiten, kindersichere Verschlüsse zu öffnen, Tabletten zu zerteilen oder Inhalationssysteme zu handhaben. Ebenso kann fehlendes Wissen dazu führen, dass Medikamente nicht wie vorgesehen eingenommen werden. Hinzu kommen psychosoziale Faktoren wie mangelnde Überzeugung des Nutzens oder die Angst vor Nebenwirkungen. Auch kulturelle und sprachliche Barrieren können die Therapietreue beeinträchtigen. Diese Vielfalt verdeutlicht, dass Non-Adhärenz kein Zeichen mangelnden Willens ist, sondern meist Ausdruck realer Hürden im Alltag der Patient:innen.

Für die Praxis ist es entscheidend, Adhärenz als komplexes und dynamisches Verhalten zu verstehen. Eine universelle Lösung zur Verbesserung existiert daher nicht. Die Grundlage jeder erfolgreichen Intervention ist aber immer eine wertschätzende, patientenzentrierte Haltung. Gesundheitsfachpersonen sollten anerkennen, dass Patient:innen aus ihrer Perspektive stets rationale Gründe für ihr Verhalten haben. Nur durch offene Kommunikation und gemeinsame Entscheidungsfindung lassen sich individuelle, alltagstaugliche Strategien entwickeln, die langfristig zu einer guten Adhärenz beitragen. Adhärenzförderung ist somit auch kein einmaliges Ereignis, sondern ein kontinuierlicher Prozess, der die gesamte Therapie begleiten sollte (Arnet & Eickhoff, 2026).

18 Patient Journey durch die Gesundheitsversorgung

Um die hoch komplexe, sich überschneidende Gesundheitsversorgung verständlich zu machen, soll sie anhand einer Patient Journey durch vier Bereiche verständlich gemacht werden. Gemeinsam navigieren wir in diesem Kapitel durch die Gesundheitsförderung und Prävention, gefolgt von der Kuration, der Rehabilitation und abschließend der Palliation (**Abbildung 61**). Anschließend schauen wir uns digitale Touchpoints an. Dies ist nur eine künstliche Aufteilung im Kapitel Öffentliche Gesundheit zum besseren Verständnis, um die Gesundheitsversorgung nachvollziehbar zu machen und einige Stationen näher kennenzulernen. In der Realität sind viele dieser Bereiche eng miteinander verzahnt.

18.1 Auftakt

Der Begriff der „Patient Journey" oder „Patient Pathway" bezeichnet den Weg von Patient:innen durch das Gesundheitssystem. Im Fokus steht dabei, ihr Verhalten und ihren Weg durch das Gesundheitssystem zu verstehen: vom Auftreten der ersten Symptome über den Kontakt zu Mediziner:innen, der Diagnosestellung, Überweisungen zu weiteren Akteur:innen bis zur Therapie, Kontrolle, Nachverfolgung und Folgebehandlungen. Das Ziel einer Patient Journey ist es, möglichst realitätsnah und detailgetreu Abläufe in der Versorgung zu verstehen und dabei sowohl Versorgungsdefizite als auch Potenziale zu identifizieren. Dabei werden möglichst unvorhersehbare Faktoren, Schnittstellen und Hürden einer optimalen Versorgung insbesondere vor dem Hintergrund einer möglichst qualitativen, effizienten und kostengünstigen Behandlung erfasst. Das Vorgehen birgt ein besonderes Potenzial für Organisationen der Gesundheits- und Krankheitsversorgung, um Verbesserungspotenziale zu identifizieren und bestenfalls zu heben (Wolf & Kunz-Braun, 2020).

Der Zugang zur Gesundheitsversorgung kann durch die fünf Barrieren Verfügbarkeit, Erschwinglichkeit, Erreichbarkeit, Organisation der Versorgung und Akzeptanz gerade für

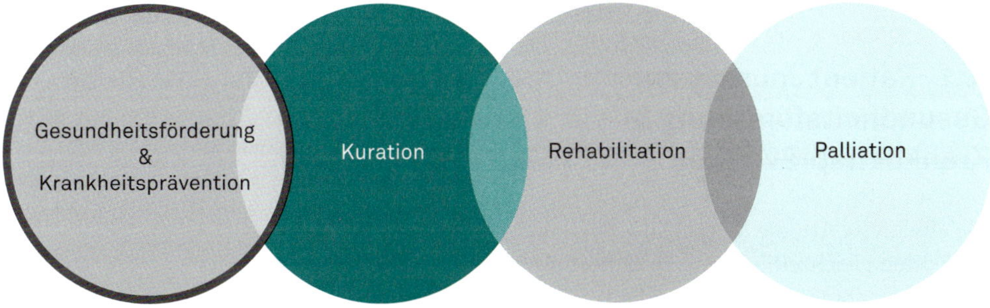

Abbildung 61: Patient Journey Gesundheitsversorgung: Gesundheitsförderung und Prävention

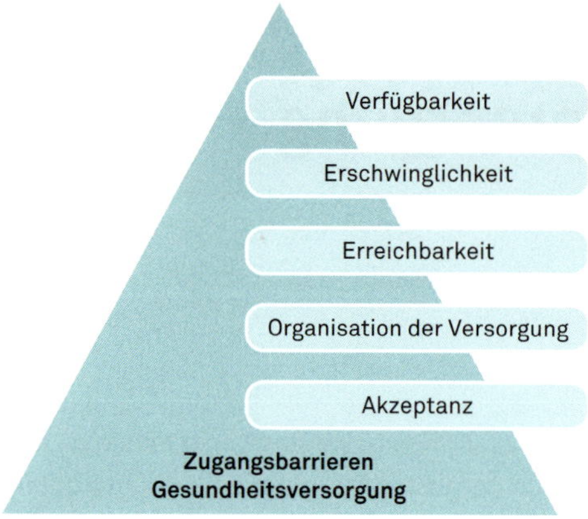

Abbildung 62: Zugangsbarrieren zur Gesundheitsversorgung

vulnerable Gruppen mit einer geringen Health Literacy erschwert sein (**Abbildung 62**) (Schulz et al., 2019).

Die Gesundheitsfördernde Soziale Arbeit unterstützt Patient:innen bei der Navigation durch die Gesundheitsversorgung und hilft ihnen über die Barrieren hinweg. Sie erfüllt eine Lotsenfunktion und entlastet die Versorgungsstrukturen (Deutsche Vereinigung für Soziale Arbeit im Gesundheitswesen (DVSG), 2022). Die Erfahrungen, die Patient:innen während des Versorgungsprozesses machen, sind mit PREMs (Patient-reported Experience Measures) validiert messbar (BQS Institut für Qualität und Patientensicherheit, 2025).

In Art eines Crashkurses reisen wir nun entlang einer Patient Journey durch die komplexe Gesundheitsversorgung und werden an ausgewählten institutionellen und digitalen Touchpoints Halt machen.

18.2 Patient Journey zur Gesundheitsförderung & Krankheitsprävention

Die effektivste Art, die Menschen gesund und die Kosten gleichzeitig gering zu halten, sind Gesundheitsförderung und Krankheitsprävention (Greß et al., 2022), das Herzstück der Öffentlichen Gesundheit. Diese ist Ihnen bereits bekannt, denn Gesundheitsförderung und Prävention wurden bereits ausführlich erläutert (Kapitel 9). Das ist allerdings schon einige Seiten her, daher noch einmal zur Erinnerung: Gesundheitsförderung und Krankheitsprävention verfolgen das gleiche Ziel: den Gesundheitsgewinn. Dabei ergänzen sich beide Strategien komplementär: Während die Gesundheitsförderung durch die Förderung gesunder Lebensbedingungen einen Gesundheitsgewinn erzielt, verfolgen Präventionsstrategien das gleiche Ziel, indem Krankheitsrisiken zurückgedrängt und weitere Gesundheitsverluste vermieden werden (Hurrelmann et al., 2024).

In der Praxis verschwimmen die Begriffe „Gesundheitsförderung" und „Krankheitsprävention" und werden oftmals synonym verwendet. In diesem Kapitel wird deutlich, wie kom-

Definitionen: Gesundheitsförderung und Krankheitsprävention

Gesundheitsförderung bezeichnet alle Interventionen, die der Verbesserung der gesundheitsrelevanten Lebensbedingungen der Bevölkerung dienen. Das Eingreifen richtet sich auf die ökonomischen, ökologischen, kulturellen und sozialen Bedingungen der Lebensgestaltung von einzelnen Personen und/oder bestimmten Gruppen der Bevölkerung. Voraussetzung eines gezielten Intervenierens ist eine Kenntnis salutogenetischer Dynamiken, also der Entwicklungs- und Verlaufsformen für das Gesundsein und Gesundbleiben.

Krankheitsprävention bezeichnet alle Interventionen, die dem Vermeiden des Eintretens oder des Ausbreitens einer Krankheit dienen. Die Interventionen zielen auf die Verhinderung und das Abwenden von Risiken für das Eintreten und die Ausbreitung von Krankheiten. Voraussetzung eines gezielten Intervenierens ist eine Kenntnis pathogenetischer physiologischer und psychischer Dynamiken, also der Entwicklungs- und Verlaufsstadien des Krankheitsgeschehens (Hurrelmann et al., 2024).

plex die Organisation der Gesundheitsförderungs- und Präventionsarbeit ist. Damit ist sie der maßgebliche Hebel für die Soziale Arbeit, die nicht nur direkt im Gesundheitswesen, sondern auch indirekt im Sozial- und Bildungswesen gesundheitsfördernd tätig ist. Denn, wie wir bereits wissen, findet vieles, was die Gesundheit beeinflusst, außerhalb des Gesundheitssektors statt, liegt also nicht nur in der Verantwortung von medizinischen Leistungserbringern und Krankenkassen. Arbeits- und Lebensbedingungen, das Bildungssystem, aber auch wirtschaftliche, ökologische oder politische Faktoren sowie der kulturell geprägte Lebensstil beeinflussen über kurz oder lang unsere Gesundheit (Dahlgren & Whitehead, 1991).

There is so much glory in prevention

Gesundheitsförderung und Prävention haben in der Gesundheitsversorgung einen sehr niedrigen Stellenwert (Martius, 2020). Der gesundheitliche Outcome gesundheitsförderlicher Interventionen tritt oftmals erst Jahre oder Jahrzehnte später ein oder wird überhaupt nicht wahrgenommen. Wem ist schon bewusst, dass er aufgrund der Sechsfachimpfung im Kindesalter womöglich nicht an Poliomyelitis erkrankt ist? Es scheint fast, als wäre die Prävention in unserem schnelllebigen, nach Erfolgen strebenden Leben zu träge und altmodisch. Dabei ist das Gegenteil der Fall: Gesundheitsförderung und Prävention wirken nachhaltig. Gleichzeitig beschreibt das sogenannte Präventionsparadox aber auch, dass Präventionsmaßnahmen von vielen Menschen durchgeführt werden müssen, um wenigen zu nutzen. Während der Covid-19-Pandemie mussten auch junge, gesunde Menschen mit einem geringen Risiko für schwere Verläufe eine Schutzmaske tragen, um Menschen mit einem hohen Risiko zu schützen. An dem Zitat „There is no glory in prevention" (Rose, 1985) entzündete sich eine ganze Gesellschaftsdebatte.

Die Gesundheitsausgaben betrugen in Deutschland insgesamt 500 Milliarden EUR im Jahr 2024. Davon trug die GKV den mit Abstand größten Teil mit 279 Milliarden EUR. Die restlichen Ausgaben verteilten sich auf Kostenträger wie die Pflege-, Renten- und Unfallversicherung, die PKV, öffentliche und private Haushalte sowie Arbeitgebende (Destatis, 2025b). Von diesen 500 Milliarden wurden 24,8 Milliarden EUR für Prävention und Gesundheitsschutz ausgegeben (Destatis, 2025c). Das entspricht rund 5% (**Abbildung 63**).

Die GKV selbst hat von 300 Milliarden EUR 631 Millionen EUR für gezielte Maßnahmen der Gesundheitsförderung und Prävention weitergereicht. Das entspricht einer Gesundheitsinvestition von 8,50 EUR pro versicherter Person. Diese werden für individuelle Präventionsangebote, betriebliche Gesundheitsförderung und die Gesundheitsförderung in den Lebenswelten eingesetzt (Medizinischer Dienst Bund (MDB) & GKV-Spitzenverband, 2024).

Die beliebtesten Kurse, die die GKV anbietet, adressieren Bewegungsförderung (60%) oder Stressmanagement (35%), wenige sind auf Ernährung (5%) oder Suchtmittelprävention

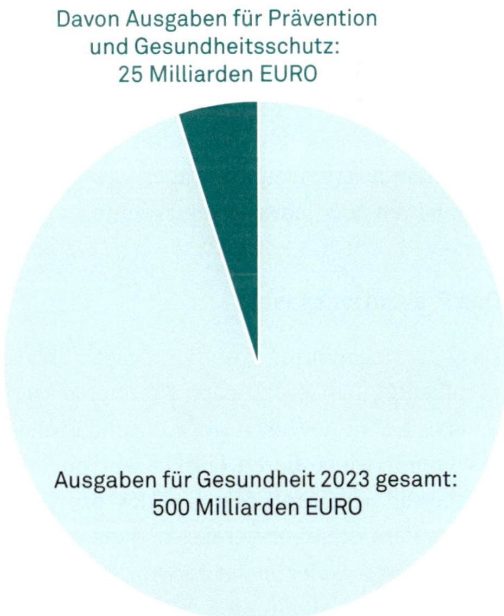
Davon Ausgaben für Prävention
und Gesundheitsschutz:
25 Milliarden EURO
Ausgaben für Gesundheit 2023 gesamt:
500 Milliarden EURO

Abbildung 63: Rund 5% der Gesamtausgaben für Gesundheit wurden im Jahr 2023 für Prävention und Gesundheitsschutz eingesetzt.

(1 %) ausgerichtet (MDB & GKV-Spitzenverband, 2024). Die am häufigsten teilnehmende Altersgruppe ist jene der 50- bis 59-Jährigen (22 %) obwohl ihr Anteil an der Gesamtbevölkerung lediglich 15 % beträgt.

Rund 80 % der Teilnehmenden sind weiblich. Die Altersgruppe der unter 20-Jährigen hingegen ist unterproportional im Verhältnis zu ihrem Bevölkerungsanteil (19 %) vertreten und macht nur 3 % der Kursteilnahmen aus. Für über 60-Jährige scheint die Relevanz von Bewegungsangeboten zu- und die von Stressbewältigung und Ernährung abzunehmen (MDB & GKV-Spitzenverband, 2024). Strategisch müssen die jeweils unterrepräsentierten Altersgruppen gezielter angesprochen werden. So können beispielsweise ältere Frauen häufiger über soziale Anreize für Bewegungsangebote gewonnen werden, während der Anreiz für Männer eher bei leistungsorientierten Sportangeboten liegt (Walter & Röding, 2022).

Die KG-3-Statistik wiederum zeigt, dass es im Jahr 2022 im Vergleich zu rund 660 Millionen ärztlichen Behandlungsfällen nur rund 41 Millionen Früherkennungsmaßnahmen im Sinne der Primärprävention und 14,5 Millionen vorbeugende Maßnahmen zur Krankheitsverhütung durchgeführt wurden (BMG, 2022). There is so much glory in prevention, aber die Interventionen in der Gesundheitsförderung und Krankheitsprävention tragen oftmals erst nach Jahren oder Jahrzehnten Früchte.

Das Präventionsgesetz

Das 2015 eingeführte Präventionsgesetz (PrävG) verpflichtet die Gesetzlichen Krankenkassen, mehr in die Gesundheitsförderung und Primärprävention zu investieren. Jährlich wird ein Mindestbetrag bestimmt, den die GKV pro versicherter Person ausgeben muss und gleichzeitig die Konkurrenz oder besser den Anreiz, die Kasse zu wechseln, abdämpfen soll (MDB & GKV-Spitzenverband, 2024). Darüber hinaus zielt das Präventionsgesetz auf eine verbesserte Zusammenarbeit zwischen den Sozialversicherungsträgern sowie den Ländern und Kommunen zugunsten einer besseren Gesundheitsförderung für alle Altersgruppen. Diese soll direkt mit festen Budgets in den Lebenswelten ansetzen: in der Kita, der Schule, am Arbeitsplatz, in der Pflegeeinrichtung. Darüber hinaus sollen Früherkennungsuntersuchungen in allen Altersstufen mit Präventionsempfehlungen sowie der Impfschutz weiterentwickelt werden. Zudem wurde die Nationale Präventionskonferenz gegründet.

Die Gesetzlichen Krankenkassen sehen sich in der Verantwortung für die individuelle, verhaltensbezogene Prävention, leisten dennoch aber auch Beiträge zur Verhältnisprävention in der Betrieblichen Gesundheitsförderung (BGF) und in den Lebenswelten. In diesen Bereichen sind wichtigere Kostenträger aber Arbeitgebende und Unfallversicherungen, die für Arbeitsschutz und die Gefährdungsbeurteilung – und dort seit 2014 explizit auch für psychische Gesundheitsrisiken – zuständig sind. In den Lebenswelten ist der Öffentliche Gesundheitsdienst ein wichtiger Geldgeber, der für gesundheitsbezogenen Verbraucher- und Umweltschutz, Infektionsschutz, Gesundheitsberichterstattung sowie kommunale und nationale Gesundheitspolitik verantwortlich ist (Gerlinger, 2024).

Risikofaktoren chronischer Erkrankungen

Die sogenannten Volkskrankheiten zählen zu den führenden Todesursachen (Heidemann et al., 2021). Präventionsmaßnahmen sollen die häufigsten Krankheiten und die daraus entstehenden gesellschaftlichen und individuellen Folgekosten verringern. In Deutschland sind das vor allem die chronischen Erkrankungen Herz-Kreislauf-Erkrankungen, Diabetes mellitus Typ II, Adipositas, Krebs, Erkrankungen des Bewegungsapparates, des Nervensystems und psychische Krankheiten wie Depressionen und Angststörungen (GKV-Spitzenverband, 2024b). Allgemeine Risikofaktoren all dieser Krankheiten sind Stress, körperliche Inaktivität, unge-

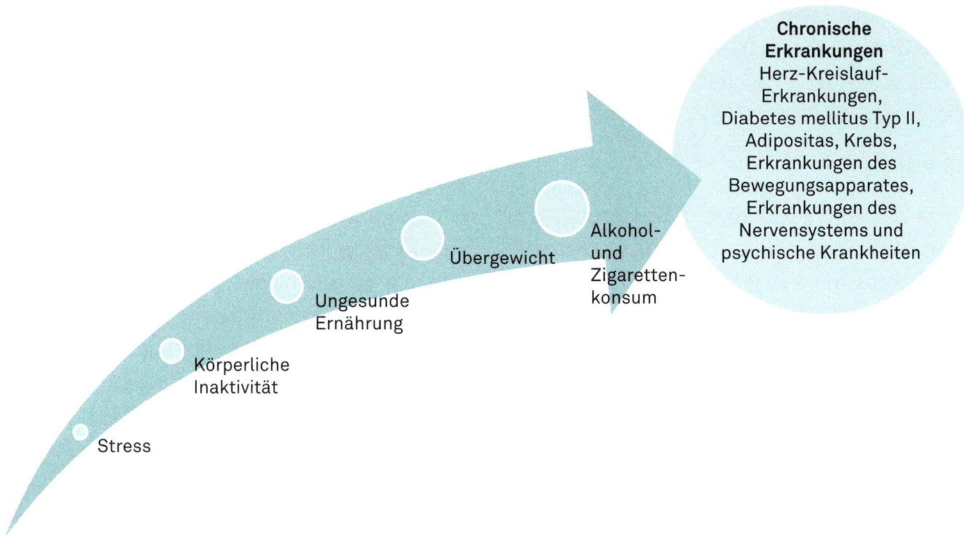

Abbildung 64: Risikofaktoren häufiger chronischer Erkrankungen

sunde Ernährung, Übergewicht sowie Alkohol- und Zigarettenkonsum (**Abbildung 64**).

Oder umgekehrt: Mit Verhaltens- und Verhältnisprävention in den Bereichen Stress, Bewegung, Ernährung und Suchtmittelkonsum können die Risiken für die häufigsten chronischen Erkrankungen gleichzeitig gesenkt werden. Daher fokussiert der GKV-Spitzenverband (2024b) seine Präventionsarbeit auf eben diese vier Aspekte, die wir uns nun näher anschauen werden.

Stress- und Ressourcenmanagement

Stress ist ein starker, wenn nicht sogar der Risikofaktor schlechthin für die menschliche Gesundheit (Kapitel 7.2.3). Die negativen physiologischen Folgen für die körperliche und mentale Funktionsfähigkeit durch chronischen Stress sind enorm. Dazu gehören Herz-Kreislauf-Erkrankungen, Stoffwechselstörungen, ein geschwächtes Immunsystem, chronische Schmerzen, Verdauungsprobleme, Schlafstörungen sowie psychische Erkrankungen. Daher ist neben der körperlichen Fitness auch ein achtsamer Umgang mit den eigenen Ressourcen sowie die Förderung von psychischen und sozialen Schutzfaktoren ein essenzieller Bestandteil nachhaltiger Präventionsarbeit (GKV-Spitzenverband, 2024b).

Wenn Stress auftritt, kann der Mensch in Teilen selbst entscheiden, ob dieser als Belastung wahrgenommen und dadurch verstärkt wird oder ob wir ihn neu bewerten und als bewältigbare Herausforderung annehmen. Physiologische Stressreaktionen können durch Sport, Entspannungstechniken oder soziale Unterstützung teils verarbeitet und abgedämpft werden (Causevic & Endemann, 2019).

Ganz ähnlich kann psychischen Erkrankungen über die Förderung von Problemlösefertigkeiten, Kommunikationskompetenzen, gesundem Schlaf, Selbstwirksamkeitserleben und Kohärenzgefühl entgegengewirkt werden (Baumann, 2022). Yoga, Autogenes Training oder Meditation können das Stresserleben senken und Entspannung fördern. Auch Mindfulness Based Stress Reduction (MBSR) hat sich als standardisierte Stressreduktionsmaßnahme in Studien schon mehrfach als wirksam erwiesen (GKV-Spitzenverband, 2023). Und wie bereits aufgeführt, kann auch gesteigerte körperliche

Aktivität das mentale Wohlbefinden und die Kognition verbessern (Georges et al., 2023; Imboden et al., 2022; van der Zwan et al., 2015).

Bewegung

Nicht nur eine ausgewogene Ernährung, sondern auch regelmäßige körperliche Aktivität und Sport wirken sich positiv auf das Körpergewicht aus (GKV-Spitzenverband, 2023). Daneben können Bewegung und Sport auch Rückenschmerzen lindern, worunter 15 % der Bevölkerung chronisch leiden (Lippe et al., 2021). Statistiken zufolge sitzen die Deutschen immer länger, im Schnitt neun Stunden täglich. Während Geringverdienende eher in der Freizeit sitzen, arbeiten Gutverdienende häufiger im Sitzen (Froböse & Wallmann-Sperlich, 2023). Insbesondere bei jungen Erwachsenen stiegen infolge der Covid-19-Restriktionen die Sitzzeiten stark an. Dies ist in vielen Fällen auf die Umstellung auf Homeoffice und den dadurch beispielsweise entfallenden (aktiven) Weg zur Arbeit zurückführbar (Herbolsheimer et al., 2024). Lange Sitzzeiten gehen fast unvermeidlich mit körperlicher Inaktivität einher, wodurch sich der Stoffwechsel verlangsamt und sämtliche Körperfunktionen stagnieren (Nauerth, 2022). Aber auch Depressionen sind mit einem sesshafteren Lebensstil assoziiert (Herbolsheimer et al., 2024). Mit Depressionen sind wiederum auch Rückenschmerzen assoziiert (Yang et al., 2023). Insgesamt wird bei Menschen mit psychischen Erkrankungen häufiger Bewegungsarmut beobachtet (Bort-Roig et al., 2020), woraus sich die Verquickung zwischen körperlicher Inaktivität, Schmerzen und psychischem Unwohlsein ablesen lässt.

Körperliche und psychische Beschwerden hängen nachgewiesen sehr oft zusammen (Hausteiner-Wiehle & Schaefert, 2014; Mantell et al., 2023). Die Präventionsarbeit kann sich dies zunutze machen und Maßnahmen, die ursprünglich nur auf körperliche Gesundheitsförderung ausgerichtet waren, ebenso zur Förderung psychischer Gesundheit anwenden. Das Einhalten der wöchentlichen WHO-Bewegungsempfehlungen von 150 Minuten moderatem oder 75 Minuten intensivem Training kann die Symptome von Depressionen, Angststörungen und Schizophrenien reduzieren und der Entstehung psychischer Erkrankungen vorbeugen (Imboden et al., 2022). Auch um Rückenschmerzen vorzubeugen, helfen gezielte Bewegungsübungen, ein ergonomischer Arbeitsplatz und das Wissen darüber, wie Schmerzen durch Fehlhaltung und Anspannung entstehen (Arbeitsgemeinschaft der Wissenschaftlichen Medizinischen Fachgesellschaften (AWMF), 2017). Kurzum, Bewegung ist essenziell für den Körper und für die psychische Gesundheit.

Ernährung

Wie wichtig die Ernährung für die Krankheitsprävention ist, zeigten Meier et al. (2019) in einer Studie, die auf starke Zusammenhänge zwischen Essgewohnheiten und kardiovaskulärer Mortalität hindeutet. Demnach sind knapp die Hälfte (49,2 %) aller durch Herz-Kreislauf-Erkrankungen bedingten Todesfälle auf mangelhafte Ernährungsgewohnheiten zurückzuführen. Wie sehr sich strukturelle Präventivmaßnahmen volkswirtschaftlich auszahlen können, zeigten Emmert-Fees et al. (2023) am Modell einer hypothetischen in Deutschland eingeführten Zuckersteuer, die zur 30-prozentigen Reduktion des Zuckergehalts von zuckergesüßten Getränken führen würde. Sie prognostizieren in ihrer Modellrechnung über einen 20-jährigen Zeitraum eine Zunahme von 192.300 QALYs (siehe Infokasten) und eine gesamtwirtschaftliche Kostenersparnis von rund 16 Milliarden EUR durch die Reduktion von Übergewicht, Diabetes Typ II und kardiovaskulären Erkrankungen.

Ernährungsziele

Eine gesunde Ernährung sollte wenig Fleisch, Salz, Zucker sowie Trans-Fettsäuren enthalten. Besonders ballaststoffreiche Lebensmittel mit

QALY

Ein QALY ist die Abkürzung für ein qualitätsadjustiertes Lebensjahr (quality adjusted life year). Darunter wird ein Lebensjahr bei vollständiger Gesundheit verstanden. Bei der vollständigen Gesundheit handelt es sich um einen normierten Zustand, der als erstrebenswert gilt, um ihn als „vollständig gesund" bezeichnen zu können. Dieser Zustand wird mit der Anzahl an Jahren multipliziert, die jemand in diesem Zustand verbringt (Hammerschmidt, 2022a). In der Regel wird er in epidemiologischen Studien verwendet und bezieht sich dann auf die Anzahl der Jahre, die in der Gesamtbevölkerung beispielsweise durch eine gesundheitspolitische Maßnahme in vollständigem Gesundheitszustand hinzugewonnen werden können oder auch verloren gehen können. Ein QALY ist aussagekräftiger als die alleinige Angabe der Lebenszeit, da diese auch in schlechter Gesundheit verbracht werden kann.

einer hohen Nährstoffdichte – in Form von Vitaminen und Mineralstoffen – und einer niedrigen Energiedichte sind essenzieller Bestandteil einer ausgewogenen Kost (GKV-Spitzenverband, 2023). Die mediterrane Ernährung ist ballaststoffreich, besteht aus unverarbeiteten Lebensmitteln wie Gemüse, Obst, Vollkornprodukten, Nüssen, Samen, Hülsenfrüchten und Olivenöl, und beinhaltet nur wenige, dafür aber ausgewählte tierische Produkte wie Eier und Fisch. Fleisch- und Milchprodukte haben nur einen geringen prozentualen Anteil in der mediterranen Kost. Stark verarbeitete Lebensmittel mit hohen Zucker-, Salz- und Fettgehalten sind in der mediterranen Kost praktisch nicht vorhanden. Diese Ernährungsform hat eine starke protektive Wirkung gegenüber altersbedingten chronischen und neurologischen Erkrankungen, Stoffwechselstörungen, Übergewicht, Entzündungen, Herz-Kreislauf-Krankheiten, Krebs sowie Nieren- und Leberschäden (Zupo et al., 2023).

Präventionsmaßnahmen sollten die Verbraucherkompetenz hinsichtlich bewusster und informierter Einkaufsentscheidungen fördern und hochverarbeitete Lebensmittel mit hohem Fett-, Salz- und Zuckergehalt nachvollziehbar und einheitlich kennzeichnen und besteuern (GKV-Spitzenverband, 2023).

Suchtmittelkonsum

Insbesondere im Kontext der Prävention des Suchtmittelkonsums wird deutlich, wie notwendig das Ineinandergreifen von Verhaltens- und Verhältnisprävention ist. Um das Nichtrauchen und die Reduktion des Alkoholkonsums zu fördern und auch den Konsum illegaler Drogen zu verringern, bedarf es neben individueller Verhaltensprävention auch struktureller Maßnahmen wie gesetzliche Kinder- und Jugendschutzregelungen sowie einen öffentlichen Diskurswandel bezüglich der Risiken des Suchtmittelkonsums. Die Krankenkassen plädieren daher für einen „Policy-Mix", denn sie allein können dieser Aufgabe mit den ihnen zur Verfügung stehenden Mitteln nicht gerecht werden (GKV-Spitzenverband, 2024b).

Alkoholkonsum

Der Alkoholkonsum in Deutschland betrifft im Gegensatz zum Nikotinkonsum vermehrt auch Menschen mit höherem sozialen Status (Richter et al., 2021). Alkoholkonsum ist immer noch en vogue und hat als Gesundheitsrisiko bislang noch kein ausreichendes öffentliches Bewusstsein in Deutschland erlangt. 12,6 % der erwachsenen Menschen in Deutschland haben einen riskanten Alkoholkonsum, von denen 1,6 Millionen alkoholabhängig sind. Sucht im Allgemeinen, aber auch Alkoholsucht im Speziellen, geht nach wie vor mit einer starken Stigmatisierung einher (Berger, 2022). Entsprechend beschränkt sich das Risikobewusstsein in Deutschland vor allem auf die sozialen und körperlichen Folgen der Alkoholsucht, vernachlässigt aber die Risiken eines regelmäßigen – wenn auch sozial kompatiblen – Alkoholkonsums, der sowohl die Konsument:innen als auch Dritte (etwa durch vermehrte Aggressivität und Gewalterfahrungen oder durch Verkehrsunfälle) beeinträchtigen kann (GKV-Spitzenverband, 2024b).

Nikotinkonsum

Rauchen ist der bedeutsamste Risikofaktor für über vierzig, meist chronische, Krankheiten und fordert in Deutschland schätzungsweise 127.000 Todesopfer pro Jahr. 91 % der Männer und 75 % der Frauen, die an Lungenkrebs sterben, sind Raucher:innen (GKV-Spitzenverband, 2023). Die jährlich durch Rauchen entstehenden Krankheitskosten belaufen sich auf rund 80 Milliarden EUR (Deutsches Krebsforschungszentrum (DKFZ), 2015). Zwar rauchen in Deutschland immer weniger – vor allem junge – Menschen, jedoch vollzieht sich dieser Wandel hauptsächlich bei Bevölkerungsgruppen mit hohem sozioökonomischem Status, wohingegen das Rauchen in niedrigeren sozialen Bevölkerungsschichten noch vergleichsweise häufig ist (BMG, 2024; Richter et al., 2021). Präventionsmaßnahmen sollten daher grundsätzlich bei Kindern und Jugendlichen ansetzen, um sie von vornherein vom Rauchen abzuhalten. Diese Strategie hat sich in den vergangenen Jahren bereits als sehr erfolgreich herausgestellt. Während 2001 noch 27,5 % der 12- bis 17-Jährigen rauchten, waren es zwanzig Jahre später schon nur noch 6,1 % (BMG, 2024). Zweitens sollten insbesondere sozial benachteiligte Raucher:innen durch die Präventionsarbeit angesprochen werden, da sie im Durchschnitt mehr Risiko- und weniger Schutzfaktoren ausgesetzt sind und der Rauchstopp für sie daher in mehrfacher Hinsicht erschwert ist (Hyland et al., 2006). Eine engmaschigere Betreuung hat sich bei sozial deprivierten Menschen als wirksam erwiesen, da dadurch der fehlende soziale Rückhalt, der beim Rauchstopp unerlässlich ist, kompensiert werden kann (Hyland et al., 2006; Kotz & West, 2009). Besonders die Kombination von medikamentöser Nikotinersatztherapie mit Beratungsangeboten, aber auch Verhaltenstherapie sind bewährte Methoden (Davis et al., 2014; Fiore et al., 2008; Stead et al., 2016; U.S. Department of Health and Human Services, 2014). Ziel des Präventionsprinzips „Förderung des Nichtrauchens" als Teil der Suchtmittelprävention ist aber auch der Nichtraucherschutz, besonders für Schwangere und Kinder, da Passivrauchen ebenfalls Gesundheitsrisiken bergen kann (GKV-Spitzenverband, 2023). Hierfür eignen sich explizite Raucherbereiche in ansonsten rauchfreien Umgebungen.

Tatsächlich müssten Prävention und Gesundheitsförderung nicht so streng von der Kuration und Rehabilitation abgegrenzt werden, wenn Gesundheit und Gesundheitskompetenz einen höheren Stellenwert in der Versorgung einnehmen würden (Rausch, 2022). Ähnlich verlautete auch die Alma-Ata-Deklaration der WHO, die die primäre Gesundheitsversorgung als Zusammenspiel fördernder, schützender, vorsorgender, kurativer, rehabilitativer und palliativer Versorgungselemente definiert (Zimmermann, 2024). Gesundheitsschutzmaßnahmen sind verglichen mit kurativen und rehabilitativen Maßnahmen nach wie vor „Randerscheinungen" (Zimmermann, 2024), weshalb die WHO fordert, mindestens genauso viele Ressourcen in den Gesundheitsschutz zu investieren wie in die Kuration (CSDH, 2008).

18.3 Patient Journey zur Kuration

Im zweiten Teil unserer Patient Journey durch die Gesundheitsversorgung wenden wir uns nun der Kuration (**Abbildung 65**) zu.

Die Kuration ist das zentrale, eng mit anderen Versorgungsbereichen verwobene Element der Gesundheitsversorgung (Hurrelmann et al., 2024) und deckt auch die Akutversorgung mit ab. Das Wort „Kuration" leitet sich vom lateinischen Verb „curare" ab und bedeutet heilen, sorgen, sich kümmern. Eine kurative Behandlung versteht sich demzufolge als eine

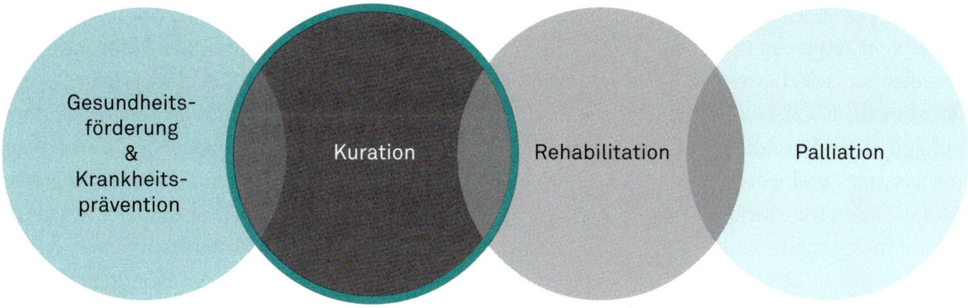

Abbildung 65: Patient Journey Gesundheitsversorgung: Kuration

heilende oder auf Heilung ausgerichtete Maßnahme. Unter Heilung wird sowohl die vollständige als auch die teilweise Wiederherstellung von Gesundheit im Anschluss an eine Krankheit verstanden. Ein verwandter Begriff ist die „Therapie“, worunter die Behandlung von Krankheiten, Behinderungen und Verletzungen mit dem Ziel der Heilung, Beseitigung oder Linderung von Symptomen sowie der Wiederherstellung von physischen und psychischen Funktionen fällt.

Leistungen der Kuration

Im § 27 (SGB V) wird Kuration als „Krankenbehandlung“ beschrieben und definiert Leistungen, die von der GKV übernommen werden, wenn medizinische Maßnahmen nötig werden. Dazu gehören Maßnahmen der Diagnostik, der Heilung, aber auch palliative und rehabilitative Elemente wie die Linderung von Beschwerden und die Wiederherstellung von körperlichen und psychischen Funktionen. In der Gesundheitsversorgung ist alles miteinander verzahnt. Es werden explizit ärztliche, psychotherapeutische, zahnärztliche, pflegerische und sogenannte „ergänzende Leistungen“ sowie Arznei-, Heil- und Hilfsmittel aufgeführt. Darunter fallen beispielsweise Physio- oder Ergotherapie, Logopädie, Beatmungsgeräte, Medikamente, Orthesen oder Rollatoren. Die medizinische Versorgung wird bezahlt beziehungsweise bezuschusst und umfasst auch Haushaltshilfen. Seit der Einführung des Digitalen Versorgungsgesetzes (DVG) in 2019 können dazu auch digitale Gesundheitsanwendungen (DiGA) wie etwa Apps zum Monitoring des Blutzuckers zählen (BMG, 2024). Die Gesundheitsversorgung findet ambulant, teilstationär oder stationär statt.

Allein für die ärztlichen, pflegerischen und therapeutischen Leistungen wurden im Jahr 2024 über 326 Milliarden EUR ausgegeben (KBV, 2025b).

Dank der sich verbessernden Lebensverhältnisse, Hygiene und der medizinischen Versorgung werden die Menschen immer älter. Gleichzeitig steigen durch den Lebensstilwandel Bewegungsarmut, Übergewicht oder Vereinsamung sowie der Anteil der Bevölkerung mit chronischen, nicht-übertragbaren Krankheiten seit Jahrzehnten an (Hurrelmann et al., 2024).

Diese chronischen, nicht-übertragbaren Krankheiten können im Gegensatz zu Infektionskrankheiten nicht auf eine direkte Ursache zurückgeführt werden, sondern entstehen durch ein komplexes Zusammenwirken mehrerer Risikofaktoren wie Rauchen, Bewegungsmangel oder Stress (Franzkowiak, 2022).

Kurative Maßnahmen allein können chronische Krankheiten nicht heilen, sondern höchstens deren Verlauf abmildern oder verzögern (Hurrelmann et al., 2018). Solange versucht wird, die Krankheitslast chronischer Krankheiten über die Behandlung des Individuums zu reduzieren, indem immer mehr in hochtechnisierte, individualisierte biomedizinische Forschung, aber wenig in die Gesundheitsförderung investiert wird (Franzkowiak, 2022), wird auch das Gesundheitssystem dauerhaft überlastet sein (Hurrelmann et al., 2024). Dieses verzeichnet seit Jahren steigende Ausgaben (Greß et al., 2022). Gesetzliche Rahmenbedingungen der Gesundheitspolitik ändern sich nur langsam und werden aufgrund der vielen Akteur:innen mit starken Einzelinteressen im Gesundheitssystem häufig noch ausgebremst (Bandelow et al., 2021). Ein Grund dafür ist die überproportional starke Interessenvertretung der Ärzt:innenschaft im Gegensatz zu Patient:innen und anderen Gesundheitsfachberufen im G-BA (Bandelow et al., 2021; Rottschäfer, 2021). Nicht zuletzt kann auch die Hierarchie zwischen der Medizin und den Gesundheitsfachberufen auf den hohen Stellenwert der Diagnostik und Krankenbehandlung zurückgeführt werden, da ohne ärztliche Diagnostik keine Behandlung durch andere Professionen wie die Therapie- oder Pflegeberufe stattfinden darf (Koch et al., 2017). Die Medizin ist in erster Linie darauf ausgerichtet, Krankheiten zu therapieren. Prävention und Gesundheitsförderung sind hingegen sozialpolitische Aufgaben, deren Hebel die sozialen Determinanten von Gesundheit sind. Behandelnde sollten zwar die Vorgeschichte und den sozialen Kontext ihrer Patient:innen berücksichtigen, das Gesundheitsfachpersonal in Kliniken, medizinischen Versorgungszentren oder Praxen kann aber nicht auch noch für die Behandlung sozialpolitischer Probleme verantwortlich gemacht werden. Es wäre folglich falsch, anzunehmen, dass die Integration von Gesundheitsförderung und Prävention die alleinige Aufgabe von Ärzt:innen oder anderem medizinischen Personal ist. Ihre Expertise liegt primär in der Kuration und Rehabilitation, welche auf biomedizinischen Erkenntnissen beruht (Schockenhoff, 2008). Die Behandlung sozialpolitischer Probleme als Ursachen für die Entstehung von Krankheiten obliegt der Gesellschaft – und ist ein Auftrag an die Gesundheitsfördernde Soziale Arbeit.

Bislang fällt es der Medizin schwer, Verantwortung an nicht-medizinische Professionen abzugeben (Charbonnier, 2010; Schmacke, 2015; Wiesemann, 2024). Die Notwendigkeit, präventive und gesundheitsförderliche Aufträge an andere Akteur:innen des Gesundheitswesens zu delegieren, ergibt sich jedoch automatisch aus den zunehmenden Versorgungsengpässen und dem stetigen Ausgabenzuwachs im Gesundheitssystem. Zukunftsweisende Ansätze innerhalb des kurativen Gesundheitswesens sind die Delegation und Substitution ärztlicher Tätigkeiten an andere Gesundheitsfachberufe, wie die Loslösung der psychotherapeutischen Versorgung von der Rezeptpflicht durch Hausärzt:innen, Modellprojekte von Gemeindeschwestern in strukturschwachen Regionen wie AgnES (Arztentlastende, gemeindenahe, E-Health-gestützte Systemische Intervention) oder der Direktzugang für Physiotherapeut:innen (Koch et al., 2017). Bei beteiligten Leistungserbringern fanden sie in Untersuchungen bereits große Akzeptanz, bei gleichbleibender Versorgungsqualität (van den Berg et al., 2009).

Hausärztliche Versorgung

Hausärztliche Praxen sind – mit Ausnahme von akuten Notfallsituationen – die erste Anlaufstelle für Patient:innen im Gesundheitssystem. Sie bieten eine patientenorientierte und wohnortnahe Versorgung und fungieren als erste Anlaufstelle, um eine ungezielte Inanspruchnahme von Fachärzt:innen zu vermeiden (Simon, 2021).

Hausärzt:innen behandeln also einerseits selbst innerhalb der Grundversorgung, andererseits vermitteln sie jedoch auch an weitere, spezifizierte Anlaufstellen. Sie handeln präventiv und koordinierend und übernehmen wichtige Funktionen in Früherkennung und Rehabilitation (gesund.bund.de).

Im Jahr 2024 waren über 55.000 Ärzt:innen in der hausärztlichen Versorgung tätig (KBV, 2025a). Jedoch ist der demografische Wandel auch dort deutlich spürbar. Jedes Jahr verlassen zwischen 1.700 und 1.900 Hausärzt:innen aufgrund ihres Alters die Versorgung (van den Bussche, 2019; Nolting et al., 2025). Bisher konnte diese Lücke mit jährlich zwischen 1.800 und 2.000 Neuzulassungen knapp aufgefangen werden (Bundesärztekammer, 2025a). Da jedoch immer mehr Ärzt:innen zeitnah in den Ruhestand eintreten werden, ist absehbar, dass die Anzahl der aus dem Beruf ausscheidenden Ärzt:innen innerhalb der nächsten Jahre deutlich ansteigen wird (Bertelsmann Stiftung, 2025). Nach der Kassenärztlichen Bundesvereinigung (KBV, 2025a) verzeichnen niedergelassene Haus- oder Fachärzt:innen eine Gesamtzahl von einer Milliarde Patient:innenkontakte jährlich, wobei der überwiegende Anteil bei den Hausärzt:innen liegt. Pro Tag kommt es in ebensolchen Praxen zu etwa 3,8 Millionen Kontakten zwischen Ärzt:innen und Patient:innen, davon etwa 50.000 Notfallbehandlungen. In Deutschland gibt es etwa 100.000 niedergelassene Praxen, in denen mehr als 780.000 Menschen tätig sind, darunter 189.000 Ärzt:innen und Psychotherapeut:innen.

Zuletzt sieht sich die hausärztliche Versorgung mit vielerlei Herausforderungen konfrontiert. Insbesondere in ländlichen Regionen drohen der Mangel an Fachkräften und Hausärzt:innen überhandzunehmen. Durch den demografischen Wandel steigt zudem die Zahl der hilfebedürftigen Menschen zeitgleich an (Johna, 2024; Thomsen et al., 2021; Wiedemann, 2025). Daher wird die Forderung nach neuen Versorgungsmodellen zuletzt lauter. Gemeint sind hiermit neue Primärversorgungskonzepte wie gemeindenahe Versorgungszentren, die sich international bereits beweisen konnten. Andererseits geht es um Prozessoptimierungen unter der Berücksichtigung regionaler Besonderheiten und dem Einbezug bestehender Akteur:innen. All dies ist notwendig, um trotz sich zuspitzender Problemlagen auch künftig eine Grundversorgung gewährleisten zu können (Wiedemann, 2025).

Die Zusammenarbeit von Hausärzt:innen und anderen Gesundheitsberufen spielt eine immer wichtiger werdende Rolle, um die flächendeckende Primärversorgung bedarfsgerecht sicherstellen zu können. Die Soziale Arbeit ist innerhalb der hausärztlichen Versorgung im Sinne einer interprofessionellen Kooperation insgesamt nur wenig präsent. Wissenschaftliche Untersuchungen weisen darauf hin, dass die unzureichende Kooperation zwischen Hausärzt:innen und Sozialarbeitenden durch mangelnde Kompetenzen oder schlichtweg durch fehlendes Wissen und fehlende Absprachen eine ganzheitliche und sich sinnvoll ergänzende Patientenbetreuung verhindert und somit die Versorgungsqualität verschlechtert (Hartung & Schneider, 2016). Hier liegen ungenutzte Potenziale, die patientenzentrierte Gesundheitsversorgung zu verbessern.

Fachärztliche Versorgung

Die fachärztliche Versorgung bildet den zweiten zentralen Abschnitt der ambulanten Patient Journey. Fachärzt:innen gewährleisten eine spezialisierte Diagnostik und Therapie für spezifische, komplexe Krankheitsbilder oder chronische Erkrankungen (Bundesärztekammer, 2025).

In Deutschland gibt es etwa 98.500 Facharztpraxen, die jährlich rund 578 Millionen Patient:innen versorgen. Somit sichern die Fachärzt:innen die Versorgung von Millionen Patient:innen in der ambulanten Spezialversorgung. Obgleich lange Wartezeiten oftmals thematisiert werden, erhalten 73 % der Patient:innen innerhalb von drei Wochen einen fachärztlichen Versorgungstermin. In ländlichen Regionen oder in besonders gefragten Fachrichtungen können diese Wartezeiten jedoch auch deutlich länger ausfallen (KBV, 2025a, 2025b). Fachärzt:innen bilden mit 340.000 Fachkräften die größte Personengruppe innerhalb der spezialisierten Fachversorgung. Dabei sinkt die Versorgung der niedergelassenen Fachärzt:innen bereits seit einigen Jahren leicht ab (um 1,5 %), während die der angestellten Ärzt:innen im ambulanten Bereich um 7,1 % anstieg. Bemerkenswert ist dabei die fortschreitende Feminisierung dieser Berufsfeldes, in dem inzwischen mit 50,1% etwas mehr Frauen als Männer tätig sind (Bundesärztekammer, 2024, 2025a; Kassenärztliche Bundesvereinigung, 2025). Auch bei den Fachärzt:innen ist der Fachkräftemangel jedoch deutlich zu spüren. Nach Prognosen der Bundesärztekammer wird etwa ein Drittel der heute tätigen Fachärzt:innen bis 2030 in den Ruhestand gehen, wobei oftmals keine Nachfolger:innen gefunden werden (Bundesärztekammer, 2024).

Stationäre Versorgung

Die stationäre Behandlung kommt dann zum Einsatz, wenn eine ambulante Behandlung nicht ausreicht. Sie findet in der Regel in Krankenhäusern oder Kliniken statt und reicht über einen längeren Zeitraum hinweg (BMG, 2025). Die Menschen sind bei einer vollstationären Behandlung auch über Nacht in der entsprechenden Einrichtung untergebracht und werden dort medizinisch behandelt und von Fachpersonal gepflegt. Das umfasst die Aufnahme, Diagnostik, Behandlung und Nachsorge in Krankenhäusern aber auch Rehabilitation und Vorsorge (Gerlinger, 2024).

Im Jahr 2024 wurden stationäre Leistungen von 1.841 Krankenhäusern bundesweit erbracht. Davon sind 528 Kliniken in öffentlicher, 575 in freigemeinnütziger und 738 in privater Trägerschaft. Alle Kliniken gemeinsam betreiben zusammen knapp 473.000 Krankenhausbetten. In diesen wurden im Jahr 2024 rund 17,5 Millionen Fälle behandelt. Die durchschnittliche Verweildauer lag bei 7,1 Tagen. Die Bettenauslastung lag insgesamt bei 72% (Destatis, 2025d) und gibt Auskunft über die Notwendigkeit der Krankenhausreform (Jaworski & Gehr, 2025).

Akut- und Notfallversorgung

Ein Notfall beschreibt eine unerwartete Situation, in der schnell Hilfe benötigt wird (Messerle et al., 2021). Im medizinischen Sinne bedeutet dies ein Spektrum, welches von der Berücksichtigung von akuten, jedoch lediglich geringfügigen Gesundheitsproblemen, deren Behandlung aus Sicht der Patient:innen jedoch umgehend notwendig ist (Behringer et al., 2013), bis hin zu akut lebensbedrohlichen Situationen, die ein sofortiges Handeln erfordern (z. B. BSG AZ. B 6 KA 1/12 R, nach Messerle et al., 2021). Die Akutversorgung umfasst in ebensolchen Notfällen oftmals den ersten Schritt innerhalb einer Patient Journey und somit den ersten Kontakt zum Gesundheitssystem ab. Es geht also um die unmittelbare Erstversorgung teils schwerer gesundheitlicher Beschwerden (Krafft et al., 2022).

Im öffentlichen Rettungsdienst sind in den Jahren 2020 und 2021 jährlich rund 13,1 Millionen Einsätze durchgeführt worden, bei denen es sich bei rund fünf Millionen (31%) um Krankentransporte handelte. Bei 8,1 Millionen Einsätzen (69%) handelte es sich dagegen um tatsächliche Notfälle. Ein:e Notärzt:in wurde bei etwa 2,2 Millionen Einsätzen hinzugezogen. Das größte Notfallaufkommen wird im Bereich „sonstiger Notfall“ verzeichnet (70,1%), gefolgt von internistischen Notfällen (21,5%) und dem „sonstigen Unfall“ (6,3%). Verkehrsunfälle sind dagegen deutlich seltener geworden (1,8%) und Arbeitsunfälle betreffen nur 0,2% der Einsätze (Schütte et al., 2024). Jährlich werden in der Notaufnahme etwa 12,4 Millionen Fälle versorgt (Deutsche Krankenhausgesellschaft, 2025), 70% der ambulanten Notfallpatient:innen werden von niedergelassenen Ärzt:innen behandelt (KBV, 2025b).

In Deutschland sind an der Akutversorgung solcher medizinischen Notfälle drei Versorgungsbereiche beteiligt.

1. Rettungsdienste übernehmen die notfallmedizinische (Erst-) Versorgung direkt vor Ort, um eine Lebensgefahr abzuwenden und die Patient:innen vor schweren gesundheitlichen Folgeschäden zu bewahren.
2. Den zweiten Versorgungsbereich bildet die stationäre Behandlung. Oftmals geschieht hier die Anschlussversorgung an den Einsatz der Rettungsdienste, häufig werden sie jedoch auch zur direkten Anlaufstelle.

3. Den dritten Versorgungsbereich bildet die ambulante Behandlung. Hierzu zählt jegliche ambulante Versorgung der Patient:innen in nicht lebensbedrohlichen Fällen durch niedergelassene Ärzt:innen, aber auch im Rahmen einer ambulanten Versorgung innerhalb des Krankenhauses.

Wichtig zu beachten ist dabei, dass der Dringlichkeitsgrad der Krankheitsversorgung vom ersten Bereich des Rettungsdienstes über das Krankenhaus bis hin zur ambulanten Versorgung immer weiter abnimmt. Obwohl spätestens seit der Einführung der Rufnummer des ärztlichen Bereitschaftsdienstes (116117) ein Steuerungsansatz besteht, ist es den Patient:innen schlussendlich selbst überlassen, die aus ihrer Sicht passende Versorgungsebene zu bestimmen (Messerle et al., 2021).

Die Akutversorgung steht bereits seit Jahren vor wachsenden Herausforderungen, weshalb eine Reform des Notfallversorgungs- und Rettungssystems dringend angezeigt ist (Deutscher Städtetag, 2023). Besonders deutlich werden dabei Defizite in den Bereichen von Information und Steuerung sowie Problematiken struktureller Natur. Gemeint sind hiermit vor allem zentrierte und sektorenübergreifend koordinierte, klar abgestufte Versorgungspfade, zentrale Beratung und Anleitung, um eine bedarfsgerechte und effiziente Behandlung zu gewährleisten (Messerle et al., 2021). Österreichische Untersuchungen zeigen zudem, dass innerhalb der Notfallversorgung vermehrt auf qualitätssichernde Maßnahmen gesetzt wird und diese bereits Erfolge zeigen, was insbesondere den Zugang zu aktuellen wissenschaftlichen Erkenntnissen für Mitarbeitende und den verbesserten Umgang mit sensiblen Patientendaten und Schweigepflichten betrifft (Bundesministerium Arbeit, Soziales, Gesundheit, Pflege und Konsumentenschutz (BMSGPK) et al., 2024).

Bei der Notfallversorgung handelt es sich um einen komplexen Versorgungsbereich, der ein interdisziplinäres und sektorenübergreifendes Zusammenspiel der Professionen braucht, um eine fehlerfreie und möglichst effiziente Versorgung schwersterkrankter oder -verletzter Menschen innerhalb der Notfallversorgung sicherzustellen (Gräff & Lenkeit, 2014). Es handelt sich zugleich um eine sensible Schnittstelle, da oftmals Folgebehandlungen und -betreuungen notwendig werden (Deutsche Krankenhausgesellschaft, 2025).

18.4 Soziale Arbeit im Krankenhaus

Ein klassisches Handlungsfeld im Bereich der Kuration ist die Soziale Arbeit im Krankenhaus. Diese lässt sich bis in das Jahr 1895 zurückdatieren, als die sogenannte soziale Hilfsarbeit an der Berliner Charité eingeführt wurde. Die Soziale Arbeit im Krankenhaus oder auch Krankenhaussozialarbeit gehört in das Spektrum der Klinischen Sozialarbeit, da sie im Behandlungskontext mit dem Ziel stattfindet, Patient:innen bei der psychosozialen Bewältigung von Belastungen, Krisen und Erkrankungen durch soziale Integration zu unterstützen (Pabsch, 2024).

Wenngleich der Gesetzgeber die Psychosoziale Beratung und Unterstützung in den Akutkliniken vorschreibt und diese regelhaft durch Sozialarbeitende in Sozialdiensten verantwortet wird, werden diese Aufgaben nicht explizit der Disziplin Soziale Arbeit zugeordnet (Jaworski & Gehr, 2025; Müller-Baron & Kurlemann, 2019).

Sozialdienste beziehungsweise Sozialarbeiter:innen sind maßgeblich am Entlassmanagement beteiligt und stellen so die nachstationäre, sektorenübergreifende Versorgung sicher. Gemäß § 39 Absatz 1a des SGB V sind Krankenhäuser verpflichtet, ein effektives Entlassmanagement zu gewährleisten (Bundesministerium für Gesundheit, 2024). Zum Leistungsspektrum der Sozialen Arbeit im Krankenhaus gehört die bestenfalls systemische Beratung (Pabsch, 2024) zu Rehabilitationsmaßnahmen und ambulanten Angeboten, sozialrechtlichen und wirtschaftlichen Fragen, persönlichen und beruflichen

Problemstellungen und psychosozialen Fragen (Müller-Baron & Kurlemann, 2019).

18.5 Patient Journey zur Rehabilitation

Nach Abstechern in die Gesundheitsförderung, Prävention sowie in die Kuration, steuern wir nun die Rehabilitation (**Abbildung 66**) an.

Ziele der Rehabilitation sind, Rückfälle, Verschlimmerungen oder Folgeschäden durch Erkrankungen oder Behinderungen zu verringern. Streng genommen könnte man Rehabilitation also als Synonym für Tertiärprävention verwenden (Petermann & Vries, 2018). Rehabilitationsmaßnahmen sollen möglichst Pflegebedürftigkeit oder Verrentung abwenden (**Abbildung 67**).

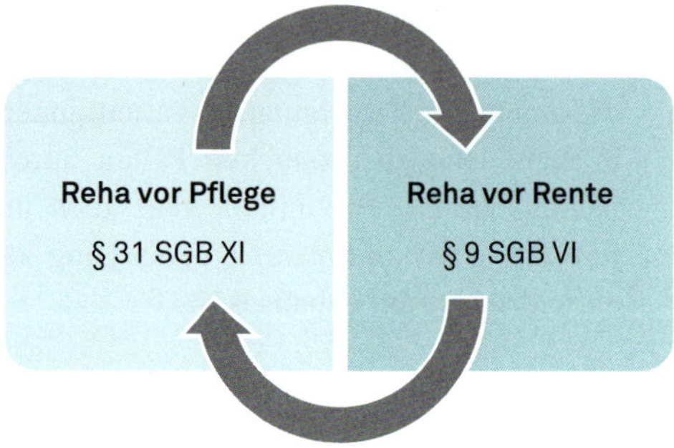

Abbildung 67: Gesetzlicher Vorrang der Rehabilitation.

Barthel-Index

Der Barthel-Index stellt einen relevanten Anhaltspunkt für das Entlassmanagement von der Akutversorgung in die Rehabilitation dar (Kapitel 7.2.5.3). In der Regel wird von Patient:innen, die vom Akutkrankenhaus in Rehabilitationseinrichtungen entlassen werden sollen, ein Barthel-Index von mindestens 40/100 gefordert. Wird dieser Wert nicht erreicht, werden Patient:innen in die Kurzzeitpflege entlassen (Benzinger, 2024). Mithilfe des Barthel-Index kann die Selbstständigkeit gemessen werden, mit der alltägliche Selbstversorgungsroutinen, wie Essen, Waschen oder Fortbewegung, durchgeführt werden können (Lübke, 2004). Der Barthel-Index wird vom multiprofessionellen Behandlungsteam erhoben und weist die Hilfsbedürftigkeit nach. Im Rehabilitationskontext wird er häufig eingesetzt, um festzustellen, wie hoch der Grad der Unterstützung der Patient:innen nach der Entlassung aus einer Klinik in ihrem Alltag ist. Er legitimiert Leistungen durch die Sozialversicherungen und kann zudem durch den Lawton-Index ergänzt werden, der Aussagen über die Instrumentellen Aktivitäten des täglichen Lebens (IADL) ermöglicht. Der Lawton-Index sagt mehr über die tatsächliche Autonomie aus, da er nicht nur isolierte Einzelaktivitäten, sondern die absichtsvolle Planung und Durchführung von Tätigkeiten erfasst, wie Einkäufe erledigen oder Bankgeschäfte verrichten.

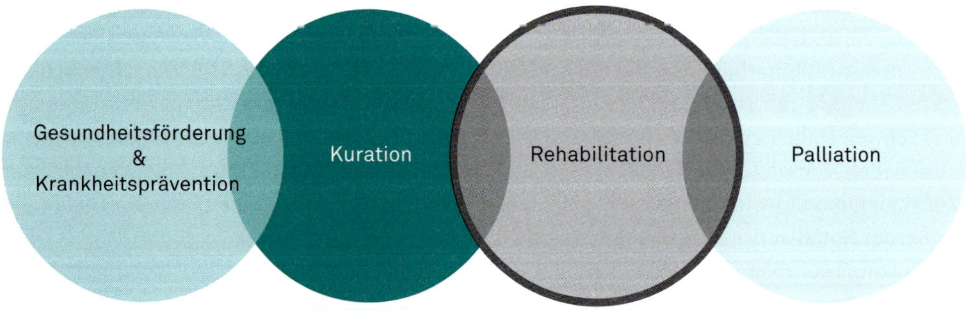

Abbildung 66: Patient Journey Gesundheitsversorgung: Rehabilitation

18.5.1 Ablauf einer Rehabilitation

Rehabilitation beinhaltet Leistungen, die nach einem eingetretenen Gesundheitsschaden der Wiederherstellung der Funktionsfähigkeit und Teilhabe dienen. Dies können therapeutische, pflegerische und Maßnahmen der Wiedereingliederung sein. Besonders Menschen mit Behinderungen oder drohender Behinderung werden adressiert, um die Autonomie aufrechtzuerhalten (Knoop et al., 2024). Die Teilhabe soll trotz Beeinträchtigung möglich bleiben oder wieder erlangt werden. In der Rehabilitation werden auch integrative Therapieziele aus dem sozialen Kontext abgeleitet und ein biopsychosozialer Behandlungsansatz verfolgt (Schubert et al., 2018). Die Rehabilitationsmaßnahme eines:einer Patient:in findet typischerweise in fünf Schritten statt (**Abbildung 68**).

Bedarfserkennung: Ein Bedarf an Rehabilitation liegt vor, wenn Menschen aus gesundheitlichen Gründen in ihrer Teilhabe eingeschränkt sind. Als erster Schritt muss der Rehabilitationsbedarf durch alle relevanten Gesundheitsprofessionen erfasst werden. Dazu gehören Ärzt:innen, Therapeut:innen, Psycholog:innen, aber auch Sozialarbeiter:innen. Diese sollen gemeinsam ermitteln, ab wann Menschen in ihrer Teilhabe eingeschränkt sind. Die Gesamtplanung setzt zwingend eine ICF-gestützte Bedarfsermittlung voraus (§ 118, Abs. 1, Satz 2, SGB IX) (Thielgen & Seel, 2018).

Bedarfsermittlung und -feststellung: Anschließend muss der Umfang des Bedarfs durch einen Leistungsantrag zur Teilhabeförderung bei dem zuständigen Kostenträger gestellt werden. Zuständige Kostenträger können die Krankenkasse, die Rentenversicherung, die Bundesagentur für Arbeit, die Kriegsopferfürsorge, die Unfallversicherung und die öffentliche Jugendhilfe sein. Mit dem Bundesteilhabegesetz (BTHG) wurde die Eingliederungshilfe aus dem SGB XII herausgelöst und als zweiter Teil in das SGB IX eingefügt. Dies hatte zur Folge, dass nicht mehr die Sozialämter, sondern nunmehr die Träger der Eingliederungshilfe

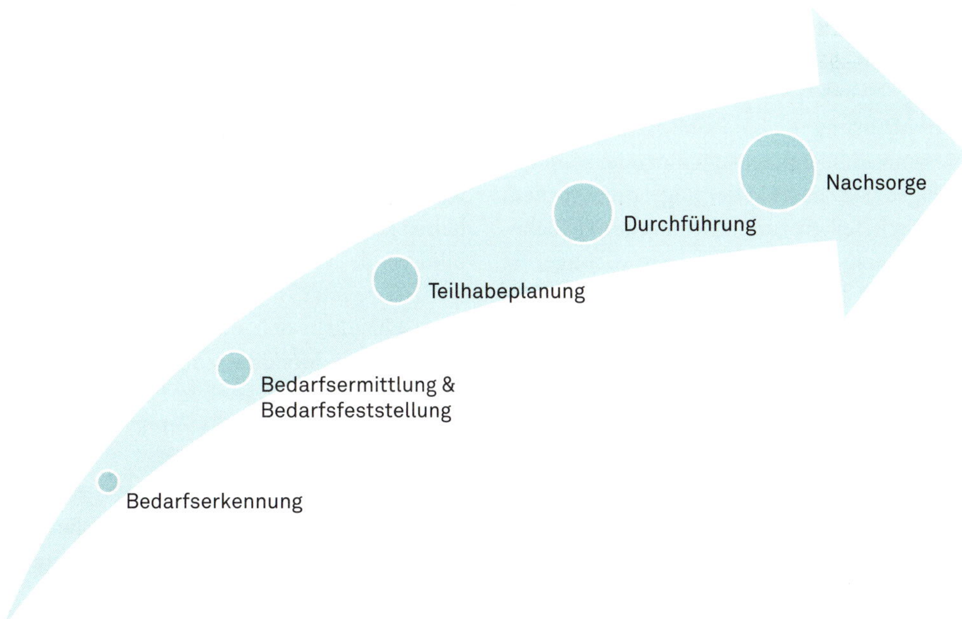

Abbildung 68: Ablauf einer Rehabilitationsmaßnahme

zuständig sind (§ 6 Abs. 1 Nr. 7 SGB IX). Aufgrund der Komplexität des Versicherungsrechts können Antragstellende den Antrag auch bei nicht zuständigen Kostenträgern einreichen, da diese verpflichtet sind, den Antrag ggf. zeitnah an den zuständigen Träger weiterzuleiten (Viehmeier et al., 2018). Oft prüfen Kostenträger zunächst einmal den Bedarf, selbst wenn noch keine ausreichenden Informationen zur Bedarfsbeurteilung vorliegen. Um die optimale Versorgung sicherzustellen, werden sozialmedizinische Gutachten, ärztliche oder psychotherapeutische Befunde und Selbstauskünfte der Antragstellenden herangezogen. Kostenträger und Leistungserbringer ermitteln in Abstimmung mit den Antragstellenden auf Basis ihrer individuellen Lebensumstände und verfügbaren Ressourcen den notwendigen Leistungsumfang.

Teilhabeplanung: Nach der Bedarfsfeststellung müssen Rehabilitationsmaßnahmen sinnvoll geplant werden, indem Leistungserbringer und Kostenträger sich absprechen, um den administrativen Aufwand für die Rehabilitierenden möglichst gering zu halten. Zur Orientierung dienen die verfügbaren Ressourcen sowie die Teilhabeziele der Rehabilitierenden.

Durchführung: Eine Rehabilitationsmaßnahme kann ambulant, teilstationär oder stationär erfolgen. Sie dauert in der Regel drei Wochen. Je mehr Beteiligte zur Erreichung der Teilhabeziele interagieren müssen, desto wichtiger ist ein reibungsloser Ablauf und gute Kommunikation. Dazu bedarf es einer einheitlichen Sprache und klar formulierter Teilhabeziele.

Nachsorge: Oft können im meist recht kurzen Zeitraum einer Rehabilitation mittel- und langfristige Ziele noch nicht erreicht werden, sodass eine weitere Betreuung nötig ist, z. B. in Form von Sportkursen in der Rehabilitation oder Unterstützung im häuslichen Umfeld. So werden Rückfällen oder Folgebeeinträchtigungen entgegengewirkt und Rehabilitierenden der Übergang in ihren neuen Alltag erleichtert (Thielgen & Seel, 2018).

18.5.2 Arten der Rehabilitation

Im Folgenden werden die fünf ineinander übergehenden Leistungsgruppen vorgestellt (Schubert et al., 2018).

1. Medizinische Rehabilitation (§ 42 SGB IX)

Die medizinische Rehabilitation fokussiert auf die Wiederherstellung körperlicher und psychischer Funktionen und Strukturen. Der Umfang orientiert sich an der medizinischen Indikation, also der Schwere der Beeinträchtigung und den daraus folgenden Teilhabeeinbußen (Bönisch & Ernst, 2018). Es gibt sieben Indikationen, die durch die Bundesarbeitsgemeinschaft für Rehabilitation (BAR, 2021) bestimmt wurden: Neurologie, Kardiologie, muskuloskelettale Erkrankungen, Onkologie, Dermatologie, psychische und psychosomatische Erkrankungen und Pneumologie. In der Regel dauert die medizinische Rehabilitation drei Wochen bzw. maximal 20 Behandlungstage, kann in Sonderfällen, insbesondere bei psychischen Erkrankungen, aber auch bis zu zwölf Monate in Anspruch nehmen (Schubert et al., 2018).

Die medizinische Rehabilitation muss von den Leistungsberechtigten selbst beantragt werden, wenngleich Hausärzt:innen dabei helfen können (Bönisch & Ernst, 2018). Rehabilitierende durchlaufen im stationären, teilstationären oder ambulanten Setting ganztägig unterschiedliche Behandlungs- und Beratungsmaßnahmen. Mobilitätseingeschränkte Menschen können über mobile Rehabilitationsdienste im häuslichen Umfeld aufgesucht werden (Thielgen & Seel, 2018).

Die Leistungen der medizinischen Rehabilitation umfassen Heilmittel, Psychotherapie, Hilfsmittel, beruflich orientierte Maßnahmen sowie Leistungen der Nachsorge.

- Heilmittel sind therapeutische Leistungen in den Bereichen Physiotherapie, Logopädie oder Ergotherapie (Bönisch & Ernst, 2018). Seit 2018 gilt auch die Ernährungstherapie als verordnungsfähiges Heilmittel (GKV-Spitzenverband, 2022).

- Psychotherapie ergänzt neben körperlichen Interventionen den Rehabilitationsprozess bzw. kann auch als zentrale Behandlungsmaßnahme fungieren und nach Abschluss der Akutrehabilitation im ambulanten Setting fortgeführt werden.
- Hilfsmittel ergänzen, unterstützen oder kompensieren „ausgefallene oder beeinträchtigte Körperfunktionen", wie Prothesen, Orthesen, Hör- und Sehhilfen, Rollatoren oder Herzschrittmacher. Ein barrierefreier Umbau des Wohnraums hingegen fällt nicht darunter.
- Beruflich orientierte Maßnahmen „sind sozialrechtlich von den „Leistungen zur Teilhabe am Arbeitsleben" (LTA) [...] abzugrenzen", da sie im Rahmen der medizinischen Rehabilitation abgehalten werden. Es bedarf qualifizierter Rehabilitationseinrichtungen, um diese vorzunehmen. Weitere vorgelagerte Leistungen beruflich orientierter Maßnahmen sind die Belastungserprobung und Arbeitstherapie, bei der die mentale, psychische und körperliche Belastungsfähigkeit der Rehabilitierenden eingeschätzt wird. Sie bieten eine Grundlage zur Beurteilung ihrer Wiedereingliederungsziele und verbessern die Chancen auf dem Arbeitsmarkt, indem spezifische Fähigkeiten trainiert und Kompetenzen ausgebaut werden.
- Leistungen der Nachsorge beinhalten häufig ergänzende Unterstützungsleistungen, die besonders nach einem stationären Aufenthalt in einer Rehabilitationseinrichtung zu beachten sind, um den Erfolg der Rehabilitation nachhaltig sicherzustellen. Dies kann die ambulante therapeutische Weiterbehandlung, aber auch Pflege oder Hilfsmittel umfassen, die zu Hause benötigt werden (z. B. morgendliche Hilfe beim Anziehen der Kompressionsstrümpfe oder eine Toilettensitzerhöhung).

Die Soziale Arbeit ermöglicht im Rahmen des Entlassungs- und Versorgungsmanagements die Nachsorgeleistungen und übernimmt im Bereich der Soziotherapie für Menschen mit schwerwiegenden psychischen Erkrankungen eine Brückenfunktion zur fachärztlichen und psychotherapeutischen Behandlung. Damit trägt sie sehr zur Adhärenz (Kapitel 17.7) bei. Sie weist Patient:innen auf Selbsthilfegruppen für chronisch Kranke, Menschen mit Behinderungen, Süchtige oder für Themen wie Gewalt, Migration oder Arbeitslosigkeit hin, die als große psychosoziale Ressource für Betroffene fungieren können und ihnen helfen, einen guten Umgang mit ihrer Beeinträchtigung zu finden (Bönisch & Ernst, 2018).

2. Berufliche Rehabilitation/Teilhabe am Arbeitsleben (§ 49 SGB IX)

Das Ziel von Leistungen zur Teilhabe am Arbeitsleben (LTA) ist der Erhalt bzw. die Wiederherstellung der Erwerbsfähigkeit, um dauerhafter Berufsunfähigkeit vorzubeugen. Dabei sollten berufsspezifische Kompetenzen und Wünsche der Rehabilitierenden berücksichtigt werden. Es wird zunächst versucht, die Teilhabe am bisherigen Beruf zu gewährleisten. Ist dies nicht möglich, ist das zweitrangige Ziel, einen Job bei bisherigen Arbeitgebenden zu ermöglichen und erst, wenn auch dies nach der beruflichen Rehabilitation nicht realisierbar ist, wird die Arbeitsplatzsuche auf dem allgemeinen Arbeitsmarkt nahegelegt.

Um auf dem allgemeinen Arbeitsmarkt wieder eine Arbeitsstelle zu finden, bedarf es eventuell Umschulungen oder Fortbildungen. Alternativ kann auch nach Arbeitsstellen auf dem besonderen Arbeitsmarkt Ausschau gehalten werden, also beispielsweise Werkstätten für Menschen mit Behinderungen oder Stätten der beruflichen Wiedereingliederung. Ausdrücklich sollten die Leistungen zur Teilhabe am Arbeitsleben eine Dauer von zwei Jahren nicht überschreiten, um eine „Entfremdung vom Arbeitsmarkt" zu verhindern (Sutorius & Schian,

2018). Das BTHG und nachgehende Reformen haben mithin eine Vielzahl an alternativen Leistungen zu den Werkstätten für behinderte Menschen (WfbM) wie beispielsweise das Budget für Arbeit oder das Budget für Ausbildung eingeführt.

3. Rehabilitationsleistungen zur sozialen Teilhabe (§ 49, 51 SGB IX)

Leistungen zur sozialen Teilhabe sind vor allem auf Menschen mit Behinderungen ausgerichtet und nur in Ausnahmefällen zulässig für Menschen, die von Behinderung bedroht sind. Sie unterscheiden sich von medizinischen und beruflichen Rehabilitationsmaßnahmen insofern, als dass sie langfristig, manchmal sogar lebenslänglich, gewährt werden. Träger sind bei Arbeitsunfällen oder Berufskrankheiten die Unfallversicherungen, aber auch die Kinder- und Jugendhilfe, die Kriegsopferfürsorge und die Sozialhilfe. Diese kann das Wohnen finanziell bezuschussen, Assistenzleistungen, Hilfsmittel, Betreuung oder heilpädagogische Leistungen finanzieren oder die Mobilität sowie die Verständigung fördern. Leistungen zur Förderung der sozialen Teilhabe werden nur dann erbracht, wenn sie nicht durch bereits erbrachte, überlappende Leistungen der medizinisch-beruflich orientierten Rehabilitation oder der Unterhaltssicherung gedeckt werden (Viehmeier & Ommert, 2018).

4. Leistungen zur Teilhabe an Bildung (§ 75 SGB IX)

Zielgruppe der Leistungen zur Teilhabe an Bildung und Erziehung sind vorrangig Kinder und Jugendliche mit Beeinträchtigungen sowie deren Erziehungsberechtigte, aber auch Erwachsene. Sie sollen für gleichberechtigte Bildungschancen sorgen und Menschen mit Beeinträchtigungen Autonomie und einen konstruktiven Umgang mit ihrer Behinderung bzw. Krankheit ermöglichen. Zum Leistungsspektrum gehören Inklusionsmaßnahmen für beeinträchtigte Kinder und Jugendliche in Schulen, Hochschulen und Freizeitangeboten sowie Hilfsmittel und persönliche Assistenz als Nachteilsausgleich für strukturelle Barrieren (Stähler & Bredehorst, 2018).

5. Unterhaltssichernde und ergänzende Leistungen (§ 64 SGB IX)

Zu den unterhaltssichernden und ergänzenden Leistungen im Krankheitsfall zählen das Kranken-, Verletzten- und Übergangsgeld, Beitragszuschüsse zur Deckung der Sozialversicherungsbeiträge, Fahrtkosten, die Betriebshilfe für Landwirte, um die Versorgung von Tieren und das Einholen der Ernte sicherzustellen sowie Haushaltshilfen und Leistungen der Kinderbetreuung. Darüber hinaus fällt hierunter auch die Kostenübernahme von rehabilitativen Sportkursen und funktionellem Training für eine nachhaltige Sicherung der Rehabilitationsergebnisse (Sutorius, 2018).

18.5.3 Interventionen der Gesundheitsfördernden Sozialen Arbeit

Die Soziale Arbeit unterstützt alle Phasen der Rehabilitation, da sie mit sämtlichen im Rehabilitationsprozess involvierten Institutionen und Akteur:innen zusammenarbeitet und das Behandlungsteam mit ihren fundierten Kenntnissen im Sozialrecht beratend und vermittelnd unterstützt. Rehabilitation erfordert in der Regel ein hohes Maß an interprofessioneller Zusammenarbeit zwischen ärztlichem, therapeutischem, pflegerischem, sozialarbeiterischem und psychologischem Personal. Auf Basis von Eingangsuntersuchungen und formulierten Teilhabezielen stellt das Behandlungsteam körperliche und psychische Funktionen, soweit möglich, wieder her (Schubert et al., 2018). Die Soziale Arbeit klärt relevante sozial- und berufsanamnestische Fragen und ermittelt die individuelle Bedarfslage, die als Grundlage für die Formulierung der Teilhabeziele in der weiteren Planung dient (Stähler & Schian, 2018).

Sie arbeitet dabei eng mit dem medizinischen Personal zusammen, ist in ihrer Tätigkeit jedoch im Gegensatz zu den Therapieberufen nicht auf ärztliche Anordnungen angewiesen (Deutsche Rentenversicherung Bund, 2023). Die Schlüsselposition der Sozialen Arbeit macht es möglich, Menschen in der psychosozialen Beratung auf Leistungsansprüche aufmerksam zu machen und bei der Beantragung zu unterstützen (Müller-Baron & Woiton, 2018).

Es ist das Ziel der Gesundheitsfördernden Sozialen Arbeit, negative soziale Auswirkungen infolge von gesundheitlichen Beeinträchtigungen zu verhindern bzw. zu bewältigen. Sie nimmt insbesondere die sozialen Folgen gesundheitlicher Beeinträchtigungen auf Familie, Beruf und andere Settings in den Blick. Das ist hoch relevant für die Lebensqualität und das Sinnerleben der Rehabilitierenden. Die Soziale Arbeit verortet Rehabilitationsziele nicht primär auf körperlicher oder struktureller Ebene, sondern auf der Ebene der Teilhabe (Deutsche Rentenversicherung Bund, 2023). Damit fördert und begleitet die Soziale Arbeit Rehabilitierende dabei, berufliche, ökonomische und soziale Herausforderungen zu überwinden, die durch Erkrankungen oder Unfälle entstanden sind. Sie analysiert den Ist-Zustand und sucht in Einklang mit den Bedürfnissen der Klient:innen Strategien, um den bestmöglichen Soll-Zustand zu erreichen. Sozialarbeitende informieren und beraten Leistungsberechtigte oder helfen dabei, den benötigten Leistungsumfang sicherzustellen, wenn Betroffene dazu nicht in der Lage sind (Deutsche Rentenversicherung Bund, 2023).

In der stationären rehabilitativen Versorgung erhalten Rehabilitierende in der Regel im Zuge des Entlassmanagements automatisch Hilfe bei der Antragstellung und Weiterversorgung durch den Sozialdienst. In der ambulanten rehabilitativen Versorgung müssen Rehabilitierende hingegen oft zunächst selbst die hausärztliche Praxis oder Beratungsstellen aufsuchen, um Unterstützungsbedarfe geltend zu machen (Müller-Baron & Woiton, 2018). Sie können aber auch von anderen Berufsgruppen, die die Bedarfslagen erkennen, an den Sozialdienst weitervermittelt werden. In jedem Fall müssen geplante Maßnahmen der Sozialen Arbeit mit dem restlichen Behandlungsteam abgestimmt werden und umgekehrt (Deutsche Rentenversicherung Bund, 2023).

Um die Teilhabe von Menschen mit Behinderungen zu verbessern, können „Sozialpolitik und Rehabilitation [...] nur einen Rahmen schaffen“. Vielmehr gilt es, „Behinderte für das Leben in der Gesellschaft und umgekehrt, die Gesellschaft für das Zusammenleben mit behinderten Mitbürgern, besser vorzubereiten“, da „menschliche Nähe und soziale Integration in letzter Konsequenz nicht staatlich verbürgt werden“ können (Mühlum & Gödecker-Geenen, 2003, S. 158). Daher ist die Soziale Arbeit aufgerufen,

- das Konzept von Behinderung in einem Spektrum neu zu denken statt eine Zweiteilung nach Entweder-Oder. Je nach Kontext sind alle Menschen mehr oder weniger beeinträchtigt.
- die Stärken von Menschen mit Behinderungen in sämtlichen Rehabilitations- bzw. Lebensbereichen in den Vordergrund zu stellen.
- soziale Kräfte auf allen Gesellschaftsebenen zu aktivieren, um Teilhabe zu ermöglichen.

Mithilfe dieser Leitsätze kann die Gesundheitsfördernde Soziale Arbeit sowohl in der individuellen, fallbezogenen Arbeit als auch auf gesellschaftlicher Ebene die Lebenssituation Betroffener verbessern (Mühlum & Gödecker-Geenen, 2003).

18.6 Patient Journey zur Palliation

Im vierten Teil der Reise durch die Gesundheitsversorgung gelangen wir zur Palliation (**Abbildung 69**).

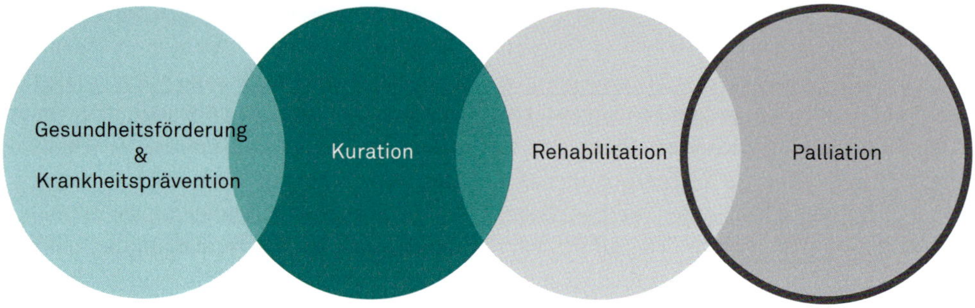

Abbildung 69: Patient Journey Gesundheitsversorgung: Palliation

Entstehung der Palliativ- und Hospizbewegung

Das Sterben ist ein zentraler Aspekt des Lebens, auch wenn die Gesellschaft dies zu verdrängen versucht. Der Begriff „Palliation“ leitet sich vom lateinischen Wort „pallium“ für Mantel oder Umhang bzw. „palliare“ für „bedecken, tarnen, lindern“ ab. Diese Übersetzungen aus dem Lateinischen weisen darauf hin, dass eine Erkrankung nur noch final „ummantelt“ wird, um die Symptome zu lindern. Es findet jedoch keine Therapie mehr statt, die Erkrankung ist austherapiert. Im 4. und 5. Jahrhundert n. Chr. gab es in Syrien bereits Gasthäuser für die Pflege Sterbenskranker. Die erste explizite Nennung des Begriffs „Palliation“ wird zwischen 1260 und 1320 in Montpellier durch den Anatomen und Chirurgen Henri de Mondeville datiert. Henry Dunant traf nach der Schlacht von Solferino im Jahr 1859 auf etliche Verwundete, bei denen er sowohl Erste als auch „Letzte Hilfe“ leistete. Schwerverletzten, die nicht allein sterben wollten, schenkte er in den letzten Momenten ihres Lebens noch Beistand. So wurde er zum Begründer des Roten Kreuzes. Dieser ursprünglichen Idee wohnte auch der Gedanke des würdevollen Sterbens inne (Last Aid International, 2023).

Cicely Saunders (1918–2005) war eine englische Sozialarbeiterin, Krankenschwester und Medizinerin, die die Art, wie Menschen entfremdet im Krankenhaus starben, als zutiefst unmenschlich empfand. Sie entwickelte die mittelalterliche Idee des „Beistehens und Begleitens“ Schwerstkranker und Sterbender weiter und begann, das Sterben wieder in das gesellschaftliche Leben zu integrieren (Müller-Busch, 2019). 1967 eröffnete sie das erste Hospiz in London und begründete dadurch die moderne Hospizbewegung (Maier & Sitte, 2023). Deutschland erreichte die Hospizidee im Jahr 1971 mit einem Fernsehbeitrag in der ARD zum Thema Sterbegleitung und der Veröffentlichung des Buchs „Interviews mit Sterbenden“ von Elisabeth Kübler-Ross. 1975 führte der Kanadier Balfour Mount erstmals den Begriff „Palliative Care“ ein (Maier & Sitte, 2023). In Deutschland waren die Begriffe „Hospiz“ und „Palliation“ lange Zeit sehr negativ konnotiert. Die katholische Kirche empfand noch in den 1970er-Jahren die Einrichtung sogenannter „Sterbekliniken“ als ethisch verwerflich, da sie in der katholischen Lesart die Hoffnung auf Besserung zunichtemachten und dies als ersten „Schritt hin zur Euthanasie“ interpretierte (Müller-Busch, 2019). Doch schon in den 1980er-Jahren eröffneten auch in Deutschland die ersten Kliniken eigene Palliativstationen und es entstanden Hospize (Maier & Sitte, 2023; Müller-Busch, 2019). In den 1990er-Jahren gründeten sich der Deutsche Hospiz- und Palliativverband (DHPV) sowie die Deutsche Gesellschaft für Palliativmedizin (DGP) und das Thema fand Einzug in deutsche Hochschulen und die medizinische Ausbildung (Maier & Sitte, 2023).

Das Ziel der Palliation

Die Palliation umfasst die Versorgung von Patient:innen mit unheilbaren, fortschreitenden Krankheiten und begrenzter Lebenserwartung und konzentriert sich auf den Erhalt der Lebensqualität. Es ist wichtig zu verstehen, dass sich die Palliativmedizin nicht nur auf das Lebensende beschränkt, sondern bereits in früheren Krankheitsstadien palliative Maßnahmen in Kombination mit der Ursachenbehandlung Anwendung finden. Early Integrated Palliative Care gilt als Goldstandard und integriert schon früh palliative Maßnahmen in kurative Behandlungspläne. Sie ermöglicht es insbesondere bei chronisch-progredienten Erkrankungen, vorausschauende und lebensqualitätsorientierte Behandlungsziele zu formulieren, die den Vorstellungen der Patient:innen entsprechen (Schmacke, 2015).

Laut WHO umfasst Palliation darüber hinaus auch die Versorgung der Angehörigen, die mit schwerwiegenden Erkrankungen von Familienmitgliedern oder Partner:innen konfrontiert sind und somit ebenfalls hilfsbedürftig sein können (Maier & Sitte, 2023). Auch die International Association for Hospice and Palliative Care (IAHPC, 2018) versteht Palliation als aktiven, ganzheitlichen Behandlungsansatz, der schwerkranke Menschen jeden Alters – besonders am Lebensende – begleitet und dabei versucht, die Lebensqualität von Betroffenen, An- und Zugehörigen und dem Behandlungsteam trotz hoher psychosozialer Belastungen aufrechtzuerhalten.

Im Gegensatz zur Kuration zielen palliative Maßnahmen auf die Linderung körperlichen, psychischen und sozialen Leidens ab. Diese Maßnahmen orientieren sich an subjektiven Parametern wie Schmerz und Wohlbefinden und können ebenso evidenzbasiert abgeleitet werden wie kurative Maßnahmen. Mit dem Einsetzen einer palliativen Betreuung müssen Patient:innen sowie An- und Zugehörige lernen zu akzeptieren, dass die Therapiemöglichkeiten begrenzt sind und der ursprüngliche Gesundheitszustand nicht mehr wiederhergestellt werden kann. Hier sind eine einfühlsame Kommunikation und Partizipation elementar womöglich noch existenzieller als in anderen Bereichen des Gesundheitswesens.

Die Palliation versteht sich als lebensbejahend. Der Erhalt der Lebensqualität findet im weltanschaulichen und kulturellen Verständnis der Patient:innen statt, beabsichtigt jedoch weder das Beschleunigen noch das Hinauszögern des Sterbens (IAHPC, 2018).

Kontinuum zwischen Kuration und Palliation

Die palliative Versorgung schließt die kurativen Maßnahmen nicht aus, sondern kann als ergänzende Behandlungsform verstanden werden (Müller-Busch, 2019). Wenn sich chronische Erkrankungen wie Demenz, COPD oder Herzinsuffizienz trotz kurativer Maßnahmen kontinuierlich verschlechtern, müssen Ärzt:innen ab einem bestimmten Zeitpunkt abwägen, welche kurativen Maßnahmen den Patient:innen noch von Nutzen sind oder ihnen bereits schaden. Behandlungsziele können insofern angepasst werden, als dass nicht mehr die Ursachen bekämpft, sondern die Symptome zunehmend gelindert werden (Schlee et al., 2019). Solche Entscheidungen zur Therapiebegrenzung müssen individuell abgewogen werden und verhältnismäßig sein (Maier & Sitte, 2023).

Die Palliativversorgung in Deutschland

Die deutsche Palliativversorgung fand lange Zeit vornehmlich im stationären Sektor statt, verschiebt sich jedoch zunehmend in den ambulanten Bereich, denn viele Menschen möchten zu Hause begleitet werden und zu Hause sterben. Der Bedarf an Palliative Care steigt mit dem demografischen Wandel und dem immer größer werdenden Anteil an behandlungs- und pflegebedürftigen Menschen stetig an. Auch durch den medizinisch-technischen Fortschritt kann der Sterbeprozess länger hinausgezögert werden, wodurch die Bedeutung der Palliation weiter zunimmt (Müller-Busch, 2019).

Jährlich werden rund 35.000 Menschen palliativ in stationären Einrichtungen begleitet. Stationäre Palliation findet in Krankenhäusern, Pflegeheimen und Hospizen statt. In Deutschland gibt es rund 270 stationäre Hospize für Erwachsene, 21 für Kinder, Jugendliche und junge Erwachsene sowie etwa 340 Palliativstationen in Krankenhäusern, davon vier für Kinder und Jugendliche (https://www.dhpv.de/zahlen_daten_fakten.html).

Die Gesundheitsreform von 2007 sichert Patient:innen einen Anspruch auf Kostenübernahme der spezialisierten ambulanten Palliativversorgung (SAPV) zu. Gleichzeitig wurde gefordert, für die rund 200.000–250.000 Menschen mit Bedarf mindestens ein Palliative-Care-Team in einer 24-Stunden-Bereitschaft vorzuhalten. Diese Forderung führte zu einer verbesserten Palliativversorgung und einer insgesamt dichteren Versorgungsstruktur (Müller-Busch, 2019). Durch das Gesetz zur Verbesserung der Hospiz- und Palliativversorgung von 2015 konnte zudem eine bessere palliative Versorgung im ländlichen Raum erreicht werden (Thöns & Sitte, 2023).

Trotzdem gibt es weiterhin Kritik an der strukturellen Qualität der Versorgung, da bislang noch keine flächendeckende palliative Versorgung gewährleistet ist (Deutsches Ärzteblatt, 2024). Auch für einige privat Versicherte werden die Kosten einer palliativen Versorgung teilweise noch nicht vollständig übernommen (Heine & Feichter, 2022).

Im ambulanten Sektor wird zwischen der allgemeinen ambulanten Palliativversorgung (AAPV) und der spezialisierten ambulanten Palliativversorgung (SAPV) unterschieden. Die AAPV wird von speziell ausgebildeten Ärzt:innen durchgeführt, die den Versorgungsbedarf bestimmen, Behandlungs- und Notfallpläne erstellen und sich mit relevanten Gesundheitsdienstleistern wie therapeutischen Berufen, Apotheken und Pflegediensten koordinieren. Sie sind zudem außerhalb der Sprechzeiten für Palliativpatient:innen telefonisch erreichbar und führen Hausbesuche durch. Wenn die Kapazitäten der AAPV den Bedarf der Patient:innen nicht ausreichend decken, besteht Anspruch auf die SAPV, die eine engmaschigere Betreuung durch ein multiprofessionelles Behandlungsteam vorsieht (BMG, 2023b).

Derzeit übernehmen deutschlandweit etwa 1.500 ambulante Hospizdienste die Palliativversorgung im häuslichen Umfeld (Deutscher Hospiz- und PalliativVerband (DHPV), 2023). Die Ausgaben für die spezialisierte ambulante Palliativversorgung stiegen in den letzten Jahren stetig an und betrugen im Jahr 2021 knapp 800 Millionen Euro (KBV, 2021).

Enttabuisierung des Sterbens

Das Sterben wird gesellschaftlich immer noch tabuisiert und beginnt die Menschen oftmals erst zu beschäftigen, wenn der Tod persönlich oder im näheren Umfeld greifbar wird. Wir blenden das Sterben aus und haben das Trauern verlernt. Die „Charta zur Betreuung schwerstkranker und sterbender Menschen" treibt seit 2010 die Hospizidee voran (Müller-Busch, 2019) und engagiert sich für die gesellschaftliche Enttabuisierung des Sterbens (Koordinierungsstelle für Hospiz- u. Palliativversorgung in Deutschland, 2024). Elisabeth Kübler-Ross (1926–2004) gilt für viele als Pionierin der Sterbeforschung. In den 1970er-Jahren veröffentlichte sie ein Buch über Interviews, die sie mit Sterbenden geführt hat, ein mutiger Forschungsansatz, der dazu beigetragen hat, das Sterben in der „westlichen" Gesellschaft zu entstigmatisieren (Gross, 2021; Müller-Busch, 2019). Kübler-Ross beobachtete ein typisches Muster, das Sterbende durchlaufen (**Abbildung 70**): Nicht-Wahrhaben-wollen der Sterbesituation, Zorn, Verhandeln, Depression – und schließlich Akzeptanz. Sie verstand die Phasen

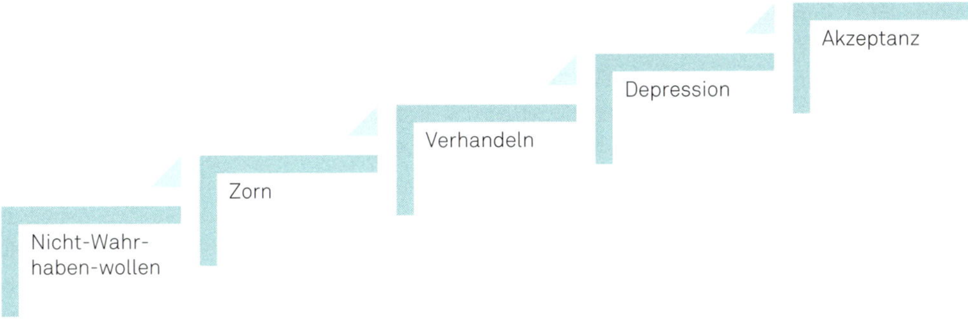

Abbildung 70: Fünf Phasen der Trauer nach Kübler-Ross

als groben Orientierungsrahmen und nicht als fixes Ablaufschema (Gross, 2021).

Das geläufige Modell sollte im Trauer- oder Sterbebegleitungskontext jedoch nicht unreflektiert angewendet werden, erstens, weil es wissenschaftlich nicht validiert ist und zweitens, weil es womöglich Trauernde unter Druck setzen kann, die diese Stufen nicht nach dem Modell durchlaufen (Stroebe et al., 2017).

Patientenverfügungen und die Rolle der Angehörigen

Aufgrund des medizinisch-technischen Fortschritts werden Ort, Art und Zeitpunkt des Todes heute immer häufiger entlang der Nutzung oder Unterlassung sogenannter lebenserhaltender Maßnahmen, wie die künstliche Beatmung, entschieden (Müller-Busch, 2019). Wenn Patient:innen nicht mehr in der Lage sind, ihre eigenen Wünsche zu kommunizieren, werden häufig die An- und Zugehörigen zur Entscheidungsfindung herangezogen. Diese kennen die Wünsche der Patient:innen oft besser als das Behandlungsteam, sind aber auch oft mit therapiebegrenzenden Entscheidungen überfordert (Maier & Sitte, 2023). Wenn eine Patientenverfügung hinterlegt wurde oder innerhalb der Familie besprochen ist, welche medizinischen Maßnahmen im Falle einer eingeschränkten Entscheidungsfähigkeit durchgeführt werden, erleichtert das die Situation für die An- und Zugehörigen sowie das Behandlungsteam.

Letzte Hilfe Kurs

Um den Umgang mit Schwerstkranken und Sterbenden zu enttabuisieren und gesellschaftlich zugänglicher zu machen, entwickelte der Palliativ- und Notfallmediziner Georg Bollig den international standardisierten Last Aid Kurs („Letzte Hilfe Kurs“) (Bollig et al., 2019; Last Aid International, 2023), der aus vier Modulen à 45 Minuten besteht:

1. „Sterben ist ein Teil des Lebens“
2. „Vorsorgen und Entscheiden“
3. „Leiden lindern“
4. „Abschied nehmen“.

Die Kurse dienen der niedrigschwelligen Ausbildung von Laien, die sich für die Thematik interessieren. Ehrenamtliche aus dem Palliativbereich führen diese Kurse zu zweit durch, wobei eine Person medizinisch qualifiziert sein muss, und begegnen eventuellen Berührungsängsten mit konkreten Handlungsempfehlungen, die den Umgang mit trauernden Angehörigen und Betroffenen erleichtern sollen. Der Kurs senkt die Hemmschwelle, Themen rund um das Sterben offen anzusprechen. Die Bevölkerung soll, ähnlich wie bei Erste-Hilfe-Kursen, sicherer im Umgang mit der Thematik werden, und Kursabsolvent:innen fungieren als gesellschaftliche Multiplikator:innen (Bollig et al., 2019; Last Aid International, 2023). Die ersten Last Aid Kurse fanden 2014 in Norwegen und 2015 in Dänemark und Deutschland statt. Mittlerweile existieren sie in 21 Ländern weltweit.

Über 4500 Kursleiter:innen wurden bereits ausgebildet und über 60.000 Menschen haben schon Letzte Hilfe Kurse absolviert. Das Projekt erhielt bereits mehrere Förderpreise und wird seit 2022 auch in angepasster Form für Kinder und Jugendliche in Schulen angeboten. Die Kurse sind durch die DGP und DHPV sowie die Initiative zur Umsetzung der Charta zur Betreuung schwerstkranker und sterbender Menschen anerkannt (Last Aid International, 2023).

Politische Forderungen

Es wird empfohlen, die Palliation gesetzlich zu verankern und fest in das Versicherungssystem zu integrieren. Das bedeutet, dass die medikamentöse und technische Versorgung zur Schmerzlinderung für Erwachsene und für Kinder sichergestellt werden und die palliative Versorgung fest in die Ausbildungscurricula gesundheitsrelevanter Berufe integriert werden soll. Als Praxisleitlinie im Behandlungssetting kann die S3-Leitlinie Palliativmedizin als Handlungsorientierung dienen (Arbeitsgemeinschaft der Wissenschaftlichen Medizinischen Fachgesellschaften e.V. (AWMF), 2020). Zudem wird empfohlen, individuelle und lokale Bedarfe zu identifizieren und adäquat zu decken. Hier kann sich die Gesundheitsfördernde Soziale Arbeit mit der psychosozialen Beratungskompetenz in interprofessionellen Teams engagieren. (IAHPC, 2018).

Interventionen der Gesundheitsfördernden Sozialen Arbeit

Die Soziale Arbeit engagiert sich bereits als relevanter Teil der Palliativversorgung in den klinischen Sozialdiensten, im Öffentlichen Gesundheitsdienst oder bei der Betreuung von Familien und Jugendlichen in Trauerfällen (Student et al., 2020). Sozialarbeitende koordinieren im klinischen Entlassmanagement die Übergänge zwischen den Versorgungsbereichen und unterstützen Menschen bei sozialrechtlichen oder finanziellen Fragen, indem sie den Kontakt zu Versicherungen und Behörden herstellen (Hirsmüller & Schröer, 2019). Sozialarbeiter:innen erwerben im Laufe ihrer Ausbildung aber noch weitere für die Palliativversorgung wichtige Kompetenzen. Eine wichtige Perspektive, die die Gesundheitsfördernde Soziale Arbeit in multiprofessionellen Behandlungsteams, verglichen mit anderen gesundheitsrelevanten Professionen, verstärkt einnehmen kann, ist der systemische Blick auf Patient:innen und deren An- und Zugehörige im Kontext ihrer Lebenswelt. In den USA nimmt die Soziale Arbeit, ebenso wie die Psychologie und Seelsorge, neben den „klassischen" medizinischen Berufen bereits eine ebenbürtige Stelle in palliativen Behandlungsteams ein.

Dennoch ist die Soziale Arbeit hierzulande in der Palliation nicht so sichtbar wie andere Berufsgruppen. Die besonderen psychosozialen Bedarfe der Palliativversorgung gehen bisher oft noch unter oder werden von engagierten Pflegefachkräften mit übernommen, die hierfür jedoch im Gegensatz zur Sozialen Arbeit nicht speziell ausgebildet sind (Student et al., 2020). Diese Kompetenzen können ebenso für die in der Palliativversorgung unerlässliche Kommunikation und Einbindung von An- und Zugehörigen und Ehrenamtlichen zum Tragen kommen (Hirsmüller & Schröer, 2019).

Die sozialarbeiterische Disziplin sollte sich selbstbewusst in palliativen Versorgungssettings positionieren und an der Sichtbarkeit ihres Kompetenzprofils in der Praxis arbeiten, denn die Kompetenzen der Sozialen Arbeit gehen weit über administrative und sozialrechtliche Aufgaben hinaus (Student et al., 2020). Die Soziale Arbeit bietet auch all jenen Betroffenen Rat und Unterstützung, die in komplexen und belastenden Leidenssituationen überfordert sind und explizit seelsorgerische oder psychologische Unterstützungsangebote ablehnen (Hirsmüller & Schröer, 2019).

18.7 Patient Journey zu digitalen Touchpoints

Die Gesundheitsversorgung von der Gesundheitsförderung und Prävention über die Kuration und Rehabilitation bis hin zur Palliation wird zunehmend vom analogen in den virtuellen Raum verlagert oder von diesem unterstützt. Dies schauen wir uns nun anhand von digitalen Touchpoints an (**Abbildung 71**).

Die Einführung der elektronischen Patientenakte (ePA), das elektronische Rezept (E-Rezept), Telemedizin und der Einsatz von Künstlicher Intelligenz verändern das Gesundheitssystem grundlegend. Gleichzeitig steht Deutschland immer noch vor erheblichen Herausforderungen insbesondere im Vergleich zu anderen Industrieländern. Deutschland bewegt sich bei der Digitalisierung unter dem europäischen Durchschnitt, obgleich es sich mit den laufenden Gesundheitsausgaben von 12,6 % des Bruttosozialprodukts um das teuerste Gesundheitssystem Europas handelt (Statistisches Bundesamt, 2025). Als wesentliche Gründe für dieses schlechte Abschneiden werden dabei das durch die Sektorentrennung fragmentierte System, die viel zu langsame Umsetzung gesetzlicher Digitalisierungsmaßnahmen, die hohe Komplexität und die mangelnde Förderung von Prävention und Innovationen, insbesondere im Bereich digitaler Anwendungen, genannt (Bratan et al., 2022). Dank vieler engagierter Akteur:innen nimmt die Digitalisierung nun aber Fahrt auf. Seit Januar 2024 ist die Nutzung des E-Rezeptes verpflichtend. Es trägt zu einer transparenten und digital nachvollziehbaren Medikation bei und erleichtert das Verordnen von Medikamenten maßgeblich (BMG, 2025b). Im Bereich der digitalen Gesundheitsanwendungen (DiGA) wurde im Jahr 2025 der Zulassungsprozess der Anwendungen vereinfacht. Dies erleichtert die Einführung von Innovationen auf dem Markt und senkt zeitgleich die Kosten (BfArM, o. J.). Seit Januar 2025 erhält jede gesetzlich versicherte Person in Deutschland eine elektronische Patientenakte (ePA), sofern sie keinen Widerspruch dagegen einlegt. Diese ermöglicht eine zentrale Speicherung und Verwaltung von Befunden, ärztlichen Berichten und Medikationsplänen. Das Ziel ist es, die Interoperabilität unterschiedlicher Systeme und die Datensicherheit zu erhöhen sowie eine flächendeckende Nutzung der ePA sicherzustellen (BMG, 2025a). Zwischenzeitlich steigt die Akzeptanz aufgrund der merklichen Entbürokratisierung und effizienteren Versorgungsprozessen (gemantik, 2025). Auch telemedizi-

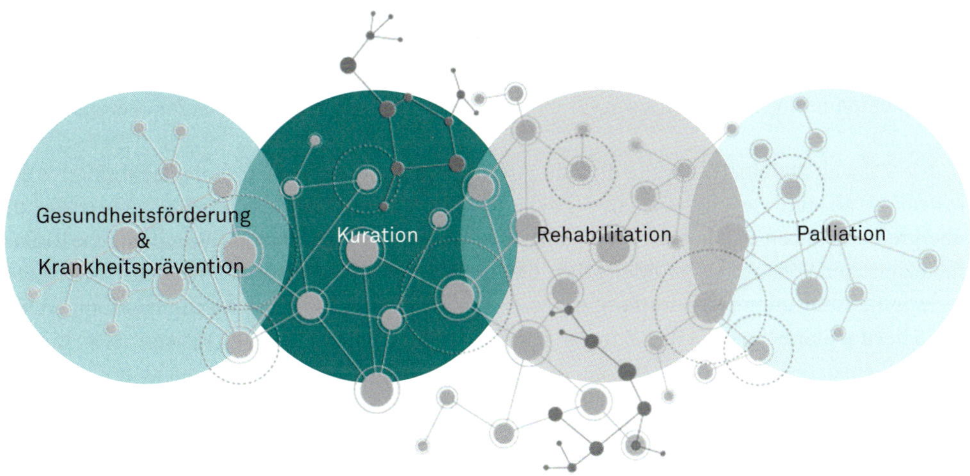

Abbildung 71: Patient Journey zu digitalen Touchpoints

nische Leistungen etablieren sich zunehmend in der gesundheitlichen Grundversorgung. Videosprechstunden, digitales Monitoring und telemedizinische Assistenz in Apotheken sind Beispiele für eine digitale Gesundheits- und Krankheitsversorgung, die auch durch Förderprogramme wie beispielsweise das Krankenhauszukunftsgesetz (KHZG) gefördert werden. In Deutschland wird eine zunehmende Personalisierung der Gesundheitsversorgung durch die Nutzung der digitalen Daten sowie optimierte Verwaltungsprozesse angestrebt.

Zeitgleich werden auch KI-gestützte Anwendungen insbesondere bei der Diagnosestellung, der Therapieindividualisierung und der Administration immer relevanter. Studien zeigen, dass die Menschen immer offener gegenüber digitalen Innovationen und somit auch KI-gestützten Interventionen im Gesundheitsbereich werden (gemantik, 2025; Grade & Uslar, 2024). Die Digitalisierung fordert den strengen Datenschutz und die IT-Sicherheit heraus. Das Digitalgesetz (DigiG) und das Gesundheitsdatennutzungsgesetz (GDNG) bilden den rechtlichen Rahmen für eine datenkonforme und sichere Nutzung digitaler Techniken sowie einen besseren Zugang zu anonymisierten Gesundheitsdaten für die Forschung. Andererseits bleiben der Mangel an einer flächendeckenden und allumfassenden digitalen Infrastruktur und eine häufig geringe digitale Kompetenz vieler Leistungserbringenden und Nutzenden bestehen, was ebenfalls ein Hindernis für die weitere Entwicklung und insbesondere in der Praxisimplementierung darstellen kann (Bratan et al., 2022).

Die EU zielt auf eine EU-weite digitale Infrastruktur ab, um Gesundheitsdaten länderübergreifend nutzen zu können, den Zugang zu medizinischer Versorgung zu erleichtern und technische Innovationen zu stärken. Im März 2025 fiel der Startschuss für den Europäischen Gesundheitsdatenraum (BMG, 2025).

Künstliche Intelligenz (KI)

Disruptive KI-Systeme halten in allen Lebenswelten Einzug, so auch im Gesundheitswesen. KI im Kontext des Gesundheitswesens birgt das Potenzial, die Gesundheitsversorgung zugunsten der Patient:innen zu verbessern, die Effizienz zu steigern und sowohl das medizinische Fachpersonal als auch das Gesamtsystem zu entlasten. Voraussetzung hierfür sind Datenschutzlösungen, Transparenz und eine ethisch verantwortungsvolle Nutzung.

Das Ziel bei der medizinischen Nutzung von KI ist stets, die Qualität, die Zugänglichkeit und die Effizienz der Gesundheitsversorgung durch digitale und intelligente Technologien signifikant zu verbessern. Mit Künstlicher Intelligenz können präzisere Diagnosen und individualisierte Therapiepläne erstellt werden. KI-Modelle können Krankheitsrisiken prognostizieren und so zur Krankheitsprävention beitragen. Die Anwendung KI-basierter Technologien birgt bei der Automatisierung von Routineaufgaben und Entscheidungsprozessen das Potenzial, das medizinische Personal effektiv zu entlasten, ohne die Qualität der Gesundheitsversorgung zu gefährden. Verbesserungspotenzial kann beispielsweise entstehen, wenn große Datenmengen in Echtzeit geprüft werden und zu einer schnellen und fundierten Diagnose führen. Dies betrifft insbesondere bildgebende Verfahren, genetische Risikobewertungen und den Bereich der Krankheitsprävention. Routineaufgaben, wie beispielsweise Befunde und Gesundheitsdaten auszuwerten und zu analysieren, werden immer häufiger von der intelligenten Technologie übernommen (Bundesärztekammer, 2025; Europäische Kommission, 2023). Dank künstlicher Intelligenz können gesundheitliche Risikofaktoren frühzeitig erkannt und der Krankheitsentstehung vorgebeugt werden (Bratan, 2023).

Die KI birgt aber auch Risiken. Beim Einsatz von KI im Gesundheitskontext müssen ethische, technische und rechtliche Aspekte befolgt werden, die ehrlicherweise gerade erst parallel gedacht werden können. Hierzu zählen insbesondere der Datenschutz, die Transparenz und die Vermeidung von systematischen Verzerrungen (Bias) (Bundesärztekammer, 2025b; Europäische Kommission, 2023). Ein zentrales Problem ist dabei die Sicherung der besonders sensiblen Gesundheitsdaten. Während das Prinzip der Künstlichen Intelligenz auf sehr großen Datenmengen beruht, kann der Zugang durch KI-Systeme zu diesen Datenmengen das Risiko für Angriffe, Datenverlust oder Datenmissbrauch erhöhen. Stellt man einmal die Potenziale der KI-Nutzung im Gesundheitssystem in Worst- und Best-Case-Szenarien gegenüber, wird im Worst-Case-Szenario ersichtlich, dass vor allem Falschinformationen, die KI-Systeme in globalem Maßstab und hoher Geschwindigkeit verbreiten können, eine Gefahr darstellen. Im Gesundheitsbereich ist dies von besonderer Bedeutung, da die Systeme massenhaft Fehlinformationen mit potenziell enormen Schäden für die öffentliche Gesundheit verbreiten können. Weitere Szenarien wären die Veröffentlichung von Gesundheitsdaten, die Verschiebung von Verantwortungsgefühlen oder KI als Aufmerksamkeitsmagnet durch Algorithmen, die zum exzessiven Konsumieren negativer Nachrichten im Internet (doomscrollen) anregen. Viele Menschen empfinden zudem Angst vor KI-Systemen. Ein weiteres Worst-Case-Szenario beschreibt daher, dass diese Personen eine Nutzung verweigern könnten und somit positive Potenziale der KI ungenutzt bleiben.

Zusätzlich kann die KI Vorurteile und Ungleichheiten verstärken. Dies geschieht durch unvollständige oder einseitige Daten sowie durch menschliche Vorurteile bei der Programmierung der Systeme. Insbesondere maschinell lernende Systeme unterliegen oft erheblichen Biases mit gravierenden Nachteilen für Betroffene. Benachteiligte Gruppen könnten so in der Gesundheitsversorgung benachteiligt oder gar davon ausgeschlossen werden. Besonders kritisch wird dies, wenn KI-Algorithmen selbst wichtige Entscheidungen treffen oder diese maßgeblich beeinflussen. Hierdurch können Minderheiten in Zukunft noch stärker marginalisiert und ausgegrenzt werden – sowohl im Zugang zu Gesundheitsleistungen als auch im gesamtgesellschaftlichen Kontext.

Aber die Künstliche Intelligenz birgt eben auch erhebliche Chancen! Im Best-Case-Szenario kann die Autonomie der Menschen über die gesamte Lebensspanne hinweg erhalten bleiben, wenn Systeme autonome Entscheidungen, Werte und Bedürfnisse über einen längeren Zeitraum hinweg antizipieren und diese an Fachkräfte zurückspiegeln. So könnten beispielsweise Pflegende durch die KI über die Bedürfnisse der Patient:innen aufgeklärt werden, was bei häufigen Personalwechseln eine Erleichterung sowohl für das Fachpersonal als auch für die zu pflegenden Menschen verspricht. Warum sollte das nicht auch in der Gesundheitsfördernden Sozialen Arbeit möglich sein? (Küster & Schultz, 2023)

Digitale Gesundheitsanwendungen (DiGA: Apps auf Rezept)

Digitale Gesundheitsanwendungen (DiGA) bezeichnen Medizinprodukte, deren Funktion sich durch die Nutzung digitaler Technologien auszeichnet und sich auf die Erkennung, Überwachung, Behandlung oder Linderung von Erkrankungen bzw. die Erkennung, Behandlung, Linderung und Kompensierung von Verletzungen oder Behinderungen ausrichtet (Friesendorf & Lüttschwager, 2021). Das Ziel ist, die ursprüngliche Gesundheitsversorgung zu ergänzen und diese ganzheitlich, patientenzentriert und sinnvoll zu bereichern und zu verbessern (Schlieter et al., 2024; Weitzel et al., 2021). Darüber hinaus setzen DiGA an bestehenden Problemen innerhalb des Gesundheitssystems an, wie beispielsweise dem Kostendruck, der Unterversorgung in strukturschwachen Regionen und dem Fachkräftemangel, indem sie die bestehende Struktur entlasten und zusätzlich den Nutzenden rund um die Uhr zur Verfügung stehen.

Die Gesetzesgrundlage hierfür bildet das Digitale-Versorgung-Gesetz (DVG), welches im Jahr 2019 in Kraft trat und einen Leistungsanspruch auf eine Versorgung mit digitalen Gesundheitsanwendungen für Versicherte mit sich bringt (BMG, 2025). Deutschland gilt diesbezüglich als internationaler Vorreiter: Durch das Inkrafttreten des Gesetzes nahm Deutschland als eines der ersten Länder weltweit digitale Gesundheitsanwendungen in den Leistungskatalog der Gesetzlichen Krankenkassen und damit in die Regelversorgung von Patient:innen auf (Schlieter et al., 2024). Seit September 2020 können die DiGA hier als erstes Land weltweit verschrieben werden (Kolominsky-Rabas et al., 2022).

Der Zugang zu den „Apps auf Rezept“ kann über zwei Wege erfolgen: zum einen über eine ärztliche Verordnung, zum anderen über eine direkte Beantragung über die Krankenkasse, für die jedoch eine ärztliche Indikation im Sinne einer zum Produkt passenden Diagnose vorliegen muss (BMG, 2025). Zur Gewährleistung der Qualität der digitalen Anwendungen einerseits und zur Übersichtlichkeit für Verschreibende und Endanwendende andererseits, gibt es das sogenannte „Verzeichnis erstattungsfähiger digitaler Gesundheitsanwendungen“ des Bundesinstituts für Arzneimittel und Medizinprodukte (Allgemeine Ortskrankenkasse (AOK), 2025). Um in diesem Verzeichnis aufgenommen zu werden, werden Anwendungen vorab umfassend auf ihre Sicherheit und ihre medizinische Wirksamkeit überprüft (BMG, 2025). Für die Einstufung als DiGA ist zentral, dass diese sowohl von Leistungserbringenden als auch von Patient:innen genutzt werden – Technologien, die ausschließlich von Versorgenden oder zur Sammlung von Gesundheitsdaten genutzt werden, sind nicht als DiGA einzustufen.

Digitale Gesundheitsanwendungen können durch digitale Pflegeanwendungen (DiPA) im Bereich der Pflege (SGB XI) ergänzt werden. Bei den beiden Anwendungsformen DiGA und DiPA gilt das Subsidiaritätsprinzip: Ein Anspruch auf eine DiPA besteht erst dann, wenn die Anwendung nicht wegen einer Erkrankung oder Behinderung von einem anderen Träger wie der Krankenkasse (SGB V) zu leisten ist (Bundesamt für Soziale Sicherung (BAS), 2025). Das Ziel der DiPA ist, einer Verschlimmerung der Pflegebedürftigkeit entgegenzuwirken (BAS, 2025). Hierfür können Pflegebedürftige und pflegende Angehörige über die Anwendungen beispielsweise den pflegerischen Alltag organisieren und dokumentieren (BMG, 2025). Sowohl Kranken- als auch Pflegekassen können ihren Versicherten also digitale Leistungen im Sinne der Gesundheitsversorgung anbieten. Vorab ist jedoch die leistungsrechtliche Zuordnung zum Leistungskatalog des jeweiligen Trägers, also Krankenkasse (SGB V) oder Pflegekasse (SGB XI) unabdinglich.

Literatur

Allgemeine Ortskrankenkasse (AOK). (2025). *Digitale Gesundheitsanwendungen (DiGA)*. https://www.aok.de/gp/e-health/digitale-gesundheitsanwendungen

Altgeld, T. (2022). New Public Health, Gesundheitsförderung und Prävention – Leerstellen im Pakt für den ÖGD. *Gesundheit und Gesellschaft/Wissenschaft, 22*(1), 16–23.

Arbeitsgemeinschaft der Wissenschaftlichen Medizinischen Fachgesellschaften e. V. (AWMF). (2017). *Nationale Versorgungsleitlinie Nicht-spezifischer Kreuzschmerz*. https://register.awmf.org/de/leitlinien/detail/nvl-007

Arnet, I. & Eickhoff, C. (Hrsg.). (2026). Adhärenzförderung. In U. Jaehde, R. Radziwill & C. Kloft (Hrsg.), *Klinische Pharmazie* (S. 494–504). Wissenschaftliche Verlagsgesellschaft.

Arbeitsgemeinschaft der Wissenschaftlichen Medizinischen Fachgesellschaften e. V. (AWMF). (2020). *Palliativmedizin für Patienten mit einer nicht-heilbaren Krebserkrankung, Langversion 2.2 (128/001OL)*. https://register.awmf.org/assets/guidelines/128-001OLl_S3_Palliativmedizin_2025-03-abgelaufen.pdf

Bandelow, N., Hornung, J. & Iskandar, L. (2021). Wie reform- und innovationsfähig ist das deutsche Gesundheitssystem? In B. Klapper & I. Cichon (Hrsg.), *Neustart! Für die Zukunft unseres Gesundheitswesens* (S. 27–48). Medizinisch Wissenschaftliche Verlagsgesellschaft.

BARMER Ersatzkasse. (2025). Anzahl ambulanter ärztlicher Behandlungsfälle und behandelter Personen in Deutschland in den Jahren 2004 bis 2023. In Statista (Hrsg.), *Statista*. https://de.statista.com/statistik/daten/studie/75608/umfrage/von-aerzten-behandelte-personen-und-aerztliche-behandlungsfaelle/

Baumann, A.E. (2022). Gesundheitsförderung und Prävention und ihre ethischen Implikationen – Schwerpunkt psychische Gesundheit. In A. Riedel & S. Lehmeyer (Hrsg.), *Ethik im Gesundheitswesen* (S. 277–291). Springer.

Behringer, W., Buergi, U., Christ, M., Dodt, C. & Hogan, B. (2013). Fünf Thesen zur Weiterentwicklung der Notfallmedizin in Deutschland, Österreich und der Schweiz. *Notfall + Rettungsmedizin, 16*(8), 625–626. https://doi.org/10.1007/s10049-013-1821-8

Benzinger, P. (2024). Die geriatrische Rehabilitation. In J.M. Bauer, C. Becker, M. Denkinger & R. Wirth (Hrsg.), *Geriatrie: Das gesamte Spektrum der Altersmedizin für Klinik und Praxis* (1. Auflage, S. 132–142). W. Kohlhammer GmbH.

Berger, C. (2022). Suchtprävention in der Verantwortung: Stigmatisierung überwinden. *Public Health Forum, 30*(1), 51–53. https://doi.org/10.1515/pubhef-2021-0127

Bertelsmann Stiftung. (2025). *Wie wollen Hausärztinnen und -ärzte zukünftig arbeiten?* https://www.bertelsmann-stiftung.de/de/publikationen/

Blättner, B. & Waller, H. (2018). *Gesundheitswissenschaft: Eine Einführung in Grundlagen, Theorie und Anwendung*. Verlag W. Kohlhammer. https://doi.org/10.17433/978-3-17-035013-7

Böhm, K. & Wiggerich, E. (2024). *Der Öffentliche Gesundheitsdienst nach der Corona-Pandemie*. observer gesundheit. https://observer-gesundheit.de/der-oeffentliche-gesundheitsdienst-nach-der-corona-pandemie/

Bollig, G., Brandt, F., Ciurlionis, M. & Knopf, B. (2019). Last Aid Course. An Education For All Citizens and an Ingredient of Compassionate Communities. *Healthcare, 7*(1).

Bönisch, S. & Ernst, R. (2018). Medizinische Rehabilitation. In Bundesarbeitsgemeinschaft für Rehabilitation e.V. (Hrsg.), *Springer Reference Medizin. Rehabilitation* (S. 441–452). Springer. https://doi.org/10.1007/978-3-662-54250-7_42

Bort-Roig, J., Briones-Buixassa, L., Felez-Nobrega, M., Guàrdia-Sancho, A., Sitjà-Rabert, M. & Puig-Ribera, A. (2020). Sedentary behaviour associations with health outcomes in people with severe mental illness: a systematic review. *European Journal of Public Health, 30*(1), 150–157. https://doi.org/10.1093/eurpub/ckz016

Bundesministerium Arbeit, Soziales, Gesundheit, Pflege und Konsumentenschutz (BMSGPK), Domittner, B., Geißler, W., Gruber, M., Kern, R. & Eglau, K. (2024). *Qualitätssysteme in Krankenanstalten der Akutversorgung. Berichtsjahr 2022*. Bundesinstitut für Qualität im Gesundheitswesen.

Bundeszentrale für politische Bildung (bpb). (2016). *Subsidiaritätsprinzip*. https://www.bpb.de/kurz-knapp/lexika/lexikon-der-wirtschaft/20791/subsidiaritaetsprinzip/

Bundeszentrale für politische Bildung (bpb). (2020a). *Demokratie*. https://www.bpb.de/kurz-knapp/lexika/politiklexikon/17321/demokratie/

Bundeszentrale für politische Bildung (bpb). (2020b). *Soziale Sicherung*. https://www.bpb.de/kurz-knapp/lexika/politiklexikon/18226/soziale-sicherung/

Bratan, T. (2023, 25. Oktober). *Künstliche Intelligenz im Gesundheitsbereich: Ein Überblick*. https://www.isi.fraunhofer.de/de/blog/2023/kuenstliche-intelligenz-im-gesundheitsbereich.html

Bratan, T., Schneider, D., Heyen, N., Pullmann, L., Friedewald, M., Kuhlmann, D., Brkic, N. & Hüsing, B. (2022). *E-Health in Deutschland Entwicklungsperspektiven und internationaler Vergleich*. Fraunhofer. https://www.econstor.eu/bitstream/10419/251366/1/1795368888.pdf

Brinkschulte, E. (2018). Der „Medizinische Sonntag" – eine Form der Ritualisierung der Gesundheitsaufklärung in der DDR? Elfriede Paul (1900–1981) und das „Magdeburger Modell". In H.-P. Schmiedebach (Hrsg.), *Schriften des Historischen Kollegs Kolloquien: Bd. 98. Medizin und öffentliche Gesundheit: Konzepte, Akteure, Perspektiven* (S. 179–200). De Gruyter Oldenbourg.

Bujard, M. (2022). Demografischer Wandel. *Informationen zur politischen Bildung izpb, 1*. https://www.bpb.de/shop/zeitschriften/izpb/507591/demografischer-wandel/

Bundesagentur für Arbeit (BfA). (2024a). *Arbeitslosengeld: Anspruch, Höhe, Dauer*. Bundesagentur für Arbeit. https://www.arbeitsagentur.de/arbeitslos-arbeit-finden/arbeitslosengeld/finanzielle-hilfen/arbeitslosengeld-anspruch-hoehe-dauer

Bundesagentur für Arbeit (BfA). (2024b). *Sozialversicherung in Deutschland*. Bundesagentur für Arbeit. https://www.arbeitsagentur.de/fuer-menschen-aus-dem-ausland/sozialversicherung-in-deutschland

Bundesamt für Soziale Sicherung (BAS). (2025). *Digitale Gesundheitsanwendungen (DiGA)/Pflegeanwendungen (DiPA).* https://www.bundesamtsozialesicherung.de/de/themen/digitalausschuss/fitness-und-gesundheits-apps-digitale-gesundheitsanwendungen/digitale-gesundheitsanwendungen/

Bundesärztekammer. (2025). *Stellungnahme „Künstliche Intelligenz in der Medizin".* https://www.bundesaerztekammer.de/fileadmin/user_upload/wissenschaftlicher-beirat/Veroeffentlichungen/KI_in_der_Medizin_SN_neu.pdf

Bundesärztekammer. (2024). *Ergebnisse der Ärztestatistik zum 31.12.2024.* https://www.bundesaerztekammer.de/baek/ueber-uns/aerztestatistik/2024

Bundesarbeitsgemeinschaft für Rehabilitation (BAR). (2021). *Ambulante und stationäre medizinische Rehabilitation: Rahmenempfehlungen Allgemeiner Teil.* https://www.vdek.com/content/vdeksite/vertragspartner/vorsorge-rehabilitation/amb_reha/bar-konzept/_jcr_content/par/download_1125302679/file.res/2021-03-01_All_Teil_RE_med_Reha_Endfassung.pdf

Bundesinstitut für Arzneimittel und Medizinprodukte (BfArM) (o. J.). *Digitale Gesundheits- und Pflegeanwendungen (DiGA, DiPA).* https://www.bfarm.de/DE/Medizinprodukte/Aufgaben/DiGA-und-DiPA/_node.html

Bundesministerium für Gesundheit (BMG). (2025). *Digitale Gesundheit 2025.* https://www.bundesgesundheitsministerium.de/fileadmin/Dateien/5_Publikationen/Gesundheit/Broschueren/BMG_Digitale_Gesundheit_2025_Broschuere_barr.pdf

Bundesministerium für Gesundheit (BMG). (2025a). *Fallpauschalen.* BMG. https://www.bundesgesundheitsministerium.de/service/begriffe-von-a-z/f/fallpauschalen.html

Bundesministerium für Gesundheit (BMG). (2025b, 14. Februar). *Bundesrat beschließt Gesundheitsversorgungsstärkungsgesetz* [Pressemitteilung]. https://www.bundesgesundheitsministerium.de/presse/pressemitteilungen/bundesrat-beschliesst-gesundheitsversorgungsstaerkungsgesetz-pm-14-02-25.html

Bundesministerium für Gesundheit (BMG). (2024). *Rauchen.* https://www.bundesgesundheitsministerium.de/service/begriffe-von-a-z/r/rauchen

Bundesministerium für Gesundheit (BMG). (2023a). *Geschichte der gesetzlichen Krankenversicherung.* BMG. https://www.bundesgesundheitsministerium.de/themen/krankenversicherung/grundprinzipien/geschichte

Bundesministerium für Gesundheit (BMG). (2023b). *Palliativversorgung für schwerstkranke und sterbende Menschen.* BMG. https://gesund.bund.de/leistungen-fuer-schwerstkranke-und-sterbende-menschen

Bundesministerium für Gesundheit (BMG). (2022). *Abrechnungsfälle der KG 3.* BMG. https://www.bundesgesundheitsministerium.de/fileadmin/Dateien/3_Downloads/Statistiken/GKV/Geschaeftsergebnisse/KG3_2022.pdf

Bundesministerium der Justiz (BfJ). (2025). *Grundgesetz für die Bundesrepublik Deutschland.* https://www.gesetze-im-internet.de/gg/BJNR000010949.html

Bundesministerium für wirtschaftliche Zusammenarbeit und Entwicklung (BMZ). (2023). *Schutz gegen individuelle und kollektive Risiken.* https://www.bmz.de/de/themen/soziale-sicherung/soziale-sicherungssysteme-125180

Bundesregierung. (2024). *Gesetzentwurf Krankenhausversorgungsverbesserungsgesetz (KHVVG).* BMG. https://dserver.bundestag.de/btd/20/118/2011854.pdf

Butterwegge, C. (2018). *Hartz IV und die Folgen: Auf dem Weg in eine andere Republik?* Beltz.

Buxbaum, J. D., Chernew, M. E., Fendrick, A. M. & Cutler, D. M. (2020). *Contributions Of Public Health, Pharmaceuticals, And Other Medical Care To US Life Expectancy Changes, 1990–2015. Health affairs (Project Hope), 39*(9), 1546–1556. https://doi.org/10.1377/hlthaff.2020.00284

BQS Institut für Qualität und Patientensicherheit. (2025). *Patient-Reported Experience Measures (PREMs). Institut für Qualität und Patientensicherheit.* https://www.bqs.de/leistungen/picker-befragungen/patient-reported-experience-measures-prems.php

Causevic, E. & Endemann, C. (2019). *Stress bewältigen – entspannt studieren. Stark fürs Studium: Bd. 5016.* Ferdinand Schöningh. https://doi.org/10.36198/9783838550169

Charbonnier, R. (2010). Theoretische Grundlagen: Theologische Aspekte der klinischen Ethikberatung. In A. Dörries, G. Neitzke, A. Simon & J. Vollmann (Hrsg.), *Klinische Ethikberatung: Ein Praxisbuch für Krankenhäuser und Einrichtungen der Altenpflege* (2., überarb. und erw. Aufl., S. 38–55). Kohlhammer.

Commission on Social Determinants of Health (CSDH). (2008, 27. August). *Closing the gap in a generation: health equity through action on the social determinants of health – Final report of the commis-*

sion on social determinants of health. https://www.who.int/publications/i/item/WHO-IER-CSDH-08.1

Dahlgren, G. & Whitehead, M. (1991). *Policies and strategies to promote social equity in health: Background document to WHO – Strategy paper for Europe*. Institute for Futures Studies, Arbetsrapport. 14.

Davis, J. M., Goldberg, S. B., Anderson, M. C., Manley, A. R., Smith, S. S. & Baker, T. B. (2014). Randomized trial on mindfulness training for smokers targeted to a disadvantaged population. *Substance use & misuse, 49*(5), 571–585. https://doi.org/10.3109/10826084.2013.770025

Decker, M. & Szent-Ivanyi, T. (14. August 2025). *Armutsforscher klagen: Statistisches Bundesamt rechnet Zahl der Betroffenen klein*. Redaktionsnetzwerk Deutschland. https://www.rnd.de/politik/armutsforscher-klagen-manipulationsvorwurf-gegen-statistisches-bundesamt-XIN3WCNJI5HXTAOVLW65GLKY74.html

Destatis. (2025a). *Einkommen und Lebendbedingungen, Armutsgefährdung*. Statistisches Bundesamt (Destatis). https://www.destatis.de/DE/Themen/Gesellschaft-Umwelt/Einkommen-Konsum-Lebensbedingungen/Lebensbedingungen-Armutsgefaehrdung/_inhalt.html

Destatis. (2025b). *Gesundheitsausgaben nach Ausgabenträgern*. Statistisches Bundesamt (Destatis). https://www.destatis.de/DE/Themen/Gesellschaft-Umwelt/Gesundheit/Gesundheitsausgaben/Tabellen/ausgabentraeger.html

Destatis. (2025c). *Gesundheitsausgaben nach Leistungsarten*. Statistisches Bundesamt (Destatis). https://www.destatis.de/DE/Themen/Gesellschaft-Umwelt/Gesundheit/Gesundheitsausgaben/Tabellen/leistungsarten.html

Destatis. (2025d). *Krankenhäuser 2024 nach Trägern und Bundesländern*. Statistisches Bundesamt (Destatis). https://www.destatis.de/DE/Themen/Gesellschaft-Umwelt/Gesundheit/Krankenhauser/Tabellen/eckzahlen-krankenhaeuser.html?templateQueryString=anzahl+krankeh%C3%A4user

Destatis. (2025e). *Verwaltungsgliederung am 31.03.2025 (1. Quartal)*. Statistisches Bundesamt (Destatis). https://www.destatis.de/DE/Themen/Laender-Regionen/Regionales/Gemeindeverzeichnis/Administrativ/Archiv/Verwaltungsgliederung/Verwalt1QAktuell.html

Deutsche Rentenversicherung Bund. (2023). *Soziale Arbeit in der medizinischen Rehabilitation: Praxisempfehlungen für die Soziale Arbeit in der medizinischen Rehabilitation*. https://www.deutsche-rentenversicherung.de/SharedDocs/Downloads/DE/Experten/infos_reha_einrichtungen/konzepte_systemfragen/konzepte/Praxisempfehlungen_Soziale_Arbeit.html

Deutscher Hospiz- und PalliativVerband e. V. (DHPV). (2023). *Zahlen zur Hospiz- und Palliativarbeit*. https://www.dhpv.de/zahlen_daten_fakten.html

Deutsches Ärzteblatt. (2024). *Palliativversorgung: Qualität und Kosten variieren regional stark*. Deutsches Ärzteblatt. https://www.aerzteblatt.de/nachrichten/151930/Palliativversorgung-Qualitaet-und-Kosten-variieren-regional-stark

Deutsches Komitee Katastrophenvorsorge e. V. (2022). *Opfer- und Schadensdaten der Flut 2021*. DKKV.

Deutsche Krankenhausgesellschaft. (2025). *DKG-Konzept für eine Reform der ambulanten Notfallversorgung*.

Deutsches Krebsforschungszentrum (DKFZ). (2015). Die Kosten des Rauchens in Deutschland. *Aus der Wirtschaft – für die Politik*, 1–5.

Deutsche Gesellschaft für Public Health (DGPH). (2024). *Public Health – Eine Einführung*. https://www.dgph.info/info-ueberblick/

Deutscher Städtetag. (2023). *Reform der Notfall- und Akutversorgung. Diskussionspapier des Deutschen Städtetages*. https://www.staedtetag.de/positionen/positionspapiere/diskussionspapier-reform-der-notfall-und-akutversorgung

Deutsche Vereinigung für Soziale Arbeit im Gesundheitswesen e. V. (DVSG). (2022). *Informationen zur Gesundheitsbezogenen Sozialen Arbeit*. DVSG. https://dvsg.org/fileadmin/user_upload/DVSG/Die-DVSG/DVSG-Gesundheitsbezogene-Soziale-Arbeit.pdf

Dörrer, K. (2024). *Warum das Waldsterben in Deutschland gut sein könnte*. Deutsche Welle. https://www.dw.com/de/warum-das-waldsterben-in-deutschland-gut-sein-k%C3%B6nnte-v1/a-70468962

Dullien, S. & Rietzler, K. (2024). *Die Mär vom ungebremst wachsenden deutschen Sozialstaat*. IMK. https://www.imk-boeckler.de/de/faust-detail.htm?sync_id=HBS-008801

Egger, M. & Razum, O. (2014). Public Health: Konzepte, Disziplinen und Handlungsfelder. In M. Egger & O. Razum (Hrsg.), *De Gruyter Studium. Public Health: Sozial- und Präventivmedizin kompakt* (S. 1–26). Walter de Gruyter GmbH. https://doi.org/10.1515/9783110336061

Emmert-Fees, K. M. F., Amies-Cull, B., Wawro, N., Linseisen, J., Staudigel, M., Peters, A., Cobiac, L. J., O'Flaherty, M., Scarborough, P., Kypridemos, C.

& Laxy, M. (2023). Projected health and economic impacts of sugar-sweetened beverage taxation in Germany: A cross-validation modelling study. *PLoS medicine, 20*(11), e1004311.

Engel, G. L. (1977). The need for a new medical model: a challenge for biomedicine. *Science, 196*(4286), 129–136.

Europäische Kommission. (2023). *Bericht über künstliche Intelligenz im Gesundheitswesen.* https://digital-strategy.ec.europa.eu/de/library/artificial-intelligence-healthcare-report

Franzkowiak, P. (2022). Prävention und Krankheitsprävention. In Bundesinstitut für Öffentliche Gesundheit (BIÖG) (Hrsg.). *Leitbegriffe der Gesundheitsförderung und Prävention. Glossar zu Konzepten, Strategien und Methoden.* https://leitbegriffe.bioeg.de/alphabetisches-verzeichnis/praevention-und-krankheitspraevention/

Fiore, M. C., Jaén, C. R., Baker, T. B. et al. (Mai 2008). *Treating Tobacco Use and Dependence: 2008 Update: Clinical Practice Guideline.* US Department of Health and Human Services. https://www.ncbi.nlm.nih.gov/books/NBK63952/?report=reader#!po=6.25000

Friesendorf, C. & Lüttschwager, S. (2021). *Digitale Gesundheitsanwendungen. Assessment der Ärzteschaft zu Apps auf Rezept.* Essentials. Springer. https://doi.org/10.1007/978-3-658-33983-8

Froböse, I. & Wallmann-Sperlich, B. (2023). *Der DKV-Report 2023: Wie gesund lebt Deutschland?* Deutsche Krankenversicherung & Deutsche Sporthochschule Köln. https://www.dkv.com/downloads/DKV-Report-2023.pdf

Gehr, S., Balasubramaniam, N. K. & Russmann, C. (2023). Use of mobile diagnostics and digital clinical trials in cardiology. *Nature medicine, 29*(4), 781–784. https://doi.org/10.1038/s41591-023-02263-1

Gehr, S. & Russmann, C. (2022). Shaping the future of cardiovascular medicine in the new era of wearable devices. Nature reviews. *Cardiology, 19*(8), 501–502. https://doi.org/10.1038/s41569-022-00729-2

Gehr, S. (2021). *Change drivers within the translational ecosystem for the benefit of society.* Medizinische Fakultät Charité – Universitätsmedizin Berlin.

Gehr, S. & Garner, C. C. (2016). Rescuing the Lost in Translation. *Cell, 165*(4), 765–770. https://doi.org/10.1016/j.cell.2016.04.043

gemantik. (2025). *Umsetzungsstand der Digitalisierungsstrategie für das Gesundheitswesen und die Pflege: Die digitale Transformation nimmt Fahrt auf.* https://www.gematik.de/media/gematik/Medien/Newsroom/Publikationen/Informationsmaterialien/Zwischenbericht_Digitalisierungsstrategie_April_2025.pdf

Georges, D., Rakusa, E., Holtz, A.-V., Fink, A. & Doblhammer, G. (2023). *Demenzerkrankungen in Deutschland: Epidemiologie, Trends und Herausforderungen.* Vorab-Onlinepublikation.

Gerlinger, T. (2024). *Gesundheitsförderung und Prävention.* https://www.bpb.de/themen/gesundheit/gesundheitspolitik/549745/gesundheitsfoerderung-und-praevention/

Gräff, I. & Lenkeit, S. (2014). Innerklinische Akutversorgung von Notfallpatienten: Stellenwert und Aspekte der interprofessionellen Teamarbeit. *Medizinische Klinik, Intensivmedizin und Notfallmedizin, 109*(7), 479–484. https://doi.org/10.1007/s00063-013-0344-x

GKV-Spitzenverband. (2025). *GKV-Kennzahlen.* https://www.gkv-spitzenverband.de/gkv_spitzenverband/presse/zahlen_und_grafiken/gkv_kennzahlen/gkv_kennzahlen.jsp

GKV-Spitzenverband. (2024a). *GKV-Kennzahlen.* GKV-Spitzenverband. https://www.gkv-spitzenverband.de/gkv_spitzenverband/presse/zahlen_und_grafiken/gkv_kennzahlen/gkv_kennzahlen.jsp

GKV-Spitzenverband. (2024b). *Leitfaden Prävention.* https://www.gkv-spitzenverband.de/krankenversicherung/praevention_selbsthilfe_beratung/praevention_und_bgf/leitfaden_praevention/leitfaden_praevention.jsp

GKV-Spitzenverband (Hrsg.). (2023). *Leitfaden Prävention: Handlungsfelder und Kriterien nach § 20 Abs. 2 SGB V zur Umsetzung der §§ 20, 20a und 20b SGB V vom 21. Juni 2000 in der Fassung vom 4. Dezember 2023.* https://www.gkv-spitzenverband.de/krankenversicherung/praevention_selbsthilfe_beratung/praevention_und_bgf/leitfaden_praevention/leitfaden_praevention.jsp

GKV-Spitzenverband. (2022). *Vereinbarungen im Bereich Ernährungstherapie.* https://www.gkv-spitzenverband.de/media/dokumente/krankenversicherung_1/ambulante_leistungen/heilmittel/vertraege_125abs1/ernaehrungstherapie/20220421_Lesefassung_Vertrag_Ernaehrungstherapie.pdf

Global Psychology Alliance. (2024). *Democratic Systems and Psychological Science: A Collective Statement and Call to Action. Global Psychology Alliance.* https://www.bdp-verband.de/fileadmin/user_upload/BDP/newssystem/aktuelles/pdf/Democra

cy_and_Psychological_Science_Statement__December_2024_.pdf

Gonschorek, A. (2025). *Waldbrandstatistik*. Bundesministerium für Landwirtschaft, Ernährung und Heimat. https://www.bmel-statistik.de/forst-holz/waldbrandstatistik

Grade, M. & Uslar, V. (2024). Telemedizin und KI-gestützte Diagnostik im Alltag der Viszeralmedizin. *Die Chirurgie, 96*, 23–30. https://doi.org/10.1007/s00104-024-02213-8

Graf von Stillfried, D. (2022). Ambulante Versorgungsleistungen. In R. Haring (Hrsg.), *Gesundheitswissenschaften* (S. 631–657). Springer. https://doi.org/10.1007/978-3-662-65219-0_52

Graf von Westphalen, G., Antwerpes, F., Hentschel, H., Nolte, J., Paulussen, U. & Patz, B. (2023). *Arzneimittel*. https://flexikon.doccheck.com/de/Arzneimittel

Graßhoff, G. (2015). *Adressatinnen und Adressaten der Sozialen Arbeit*. Springer Fachmedien Wiesbaden. https://doi.org/10.1007/978-3-658-09567-3

Greß, S. (2022). Finanzierung der Gesundheitsversorgung. In R. Haring (Hrsg.), *Gesundheitswissenschaften* (S. 885–896). Springer.

Greß, S. & Jesberger, C. (2022). Kostspielige Konstruktionsfehler. *Gesundheit und Gesellschaft, 25*(10), 19–23.

Greß, S., Schnee, M. & Jesberger, C. (2022). *Gesundheitsökonomie*. Nomos Verlagsgesellschaft mbH & Co. KG. https://doi.org/10.5771/9783748923831

Gross, W. (2021). *Wie man lebt, so stirbt man*. Springer. https://doi.org/10.1007/978-3-662-63175-1

Hammerschmidt, T. (2022a). Gesundheitsökonomische Evaluation. In R. Haring (Hrsg.), *Gesundheitswissenschaften* (S. 779–790). Springer. https://doi.org/10.1007/978-3-662-65219-0_60

Hammerschmidt, T. (2022b). Grundlagen der Arzneimittelversorgung im Gesundheitswesen. In R. Haring (Hrsg.), *Gesundheitswissenschaften* (S. 739–749). Springer. https://doi.org/10.1007/978-3-662-65219-0_79

Hartung, M., Schneider, N. (2016). Sozialarbeit und hausärztliche Versorgung: eine Literaturübersicht. *Zeitschrift für Allgemeine Medizin, 92*, 363–366.

Hausteiner-Wiehle, C. & Schaefert, R. (2014). Therapeutische Beziehung und Gesprächsführung. Über den Umgang mit Patienten mit funktionellen Schmerzsyndromen. *Zeitschrift fur Gerontologie und Geriatrie, 47*(2), 165–173. https://doi.org/10.1007/s00391-014-0617-x

Heidemann, C., Scheidt-Nave, C., Beyer, A.-K., Baumert, J., Thamm, R., Maier, B., Neuhauser, H., Fuchs, J., Kuhnert, R. & Hapke, U. (2021). Gesundheitliche Lage von Erwachsenen in Deutschland – Ergebnisse zu ausgewählten Indikatoren der Studie GEDA 2019/2020-EHIS. *Journal of health monitoring, 6*(3), 3–27.

Heine, L. & Feichter, M. (2022). *Palliativmedizin – Die Kostenfrage*. Netdoktor. https://www.netdoktor.de/palliativmedizin/die-kostenfrage-13165.html

Heinrich, G. (2023). *Politische Bildung und ihr Beitrag zur Rechtsextremismusprävention*. https://www.bpb.de/themen/rechtsextremismus/542209/politische-bildung-und-ihr-beitrag-zur-rechtsextremismuspraevention/

Herbolsheimer, F., Peters, A., Wagner, S., Willich, S. N., Krist, L., Pischon, T., Nimptsch, K., Gastell, S., Brandes, M., Brandes, B., Schikowski, T., Schmidt, B., Michels, K. B., Mikolajczyk, R., Harth, V., Obi, N., Castell, S., Heise, J. K., Lieb, W.,... Steindorf, K. (2024). Changes in physical activity and sedentary behavior during the first COVID-19 pandemic- restrictions in Germany: a nationwide survey: Running head: physical activity during the COVID-19 restrictions. *BMC public health, 24*(1), 433.

Hirsmüller, S. & Schröer, M. (2019). Interprofessionelle Teamarbeit als Ausgangspunkt für Palliativmedizin. In M.W. Schnell & C. Schulz-Quach (Hrsg.), *Basiswissen Palliativmedizin* (S. 9–16). Springer. https://doi.org/10.1007/978-3-662-59285-4_2

Hurrelmann, K., Richter, M., Klotz, T. & Stock, S. (Hrsg.) (2018). *Referenzwerk Prävention und Gesundheitsförderung. Grundlagen, Konzepte und Umsetzungsstrategien* (5. vollst. überarb. Aufl). Hogrefe.

Hurrelmann, K., Richter, M. & Stock, S. (Hrsg.). (2024). *Referenzwerk Prävention und Gesundheitsförderung: Grundlagen, Konzepte und Umsetzungsstrategien*. Hogrefe AG. https://doi.org/10.1024/86350-000

Hyland, A., Borland, R., Li, Q., Yong, H.-H., McNeill, A., Fong, G. T., O'Connor, R. J. & Cummings, K. M. (2006). Individual-level predictors of cessation behaviours among participants in the International Tobacco Control (ITC) Four Country Survey. *Tobacco control, 15*, Suppl 3(Suppl 3), iii83–94. https://doi.org/10.1136/tc.2005.013516

International Association for Hospice and Palliative Care (IAHPC). (2018). *Global Consensus based palliative care definition*. https://hospicecare.com/what-we-do/projects/consensus-based-definition-of-palliative-care/definition/

Imboden, C., Claussen, M.C., Seifritz, E. & Gerber, M. (2022). Die Bedeutung von körperlicher Aktivität für die psychische Gesundheit. *Praxis, 110*(4), 186–191. https://doi.org/10.1024/1661-8157/a003831

Jauch, K.-W. & Billing, A. (2022). DRG Fallpauschalensystem und Behandlungspfade. In K.-W. Jauch, W. Mutschler, J. Hoffmann & K.-G. Kanz (Hrsg.), Chirurgie Basisweiterbildung. *In 101 Schritten durch die beiden ersten Berufsjahre* (S. 907–912). Springer. https://doi.org/10.1007/978-3-662-63366-3_93

Jaworski, S. & Gehr, S. (2025). Krankenhausreform 2025: Quo vadis Soziale Arbeit? *Forum sozialarbeit + gesundheit, 30*(2), 34–36.

Johna, S. (2024). Medizinischer Fachkräftemangel als strukturelles Problem. *Die Innere Medizin, 65*(9), 857–864.

Jung, D. (16. Mai 2025). *Rekord-Dürre 2025: Frühling in Deutschland so trocken wie nie – extremes Wetter macht Klimakrise deutlich.* Frankfurter Rundschau. https://www.fr.de/panorama/extreme-wetter-klimakrise-rekord-duerre-2025-fruehling-deutschland-so-trocken-zr-93729780.html

Kassenärztliche Bundesvereinigung. (2025). *Zahlen und Fakten Aktuelle Daten zur Gesundheitsversorgung in Deutschland.* https://www.kbv.de/infothek/zahlen-und-fakten

Kassenärztliche Bundesvereinigung (KBV). (2021). *Die spezialisierte ambulante Palliativversorgung wird kontinuierlich ausgebaut.* Kassenärztliche Bundesvereinigung. https://gesundheitsdaten.kbv.de/cms/html/17061.php

Kassenärztliche Bundesvereinigung (KBV). (2025a). *Hausärztliche Leistungen werden ab Oktober entbudgetiert – Eckpunkte zur neuen Vorhaltepauschale vereinbart.* Kassenärztliche Bundesvereinigung. https://www.kbv.de/praxis/tools-und-services/praxisnachrichten/2025/05-22/hausaerztliche-leistungen-werden-ab-oktober-entbudgetiert-eckpunkte-zur-neuen-vorhaltepauschale-vereinbart

Kassenärztliche Bundesvereinigung (KBV). (2025b). *Zahlen und Fakten. Kassenärztliche Bundesvereinigung.* https://www.kbv.de/infothek/zahlen-und-fakten

Kassenärztliche Vereinigung Baden-Württemberg (KVBW). (2023). *Einzelleistungen.* Kassenärztliche Vereinigung Baden-Württemberg (KVBW). https://www.kvbawue.de/praxis/abrechnung-honorar/arzthonorare/einzelleistungen

Kisch, T., Müller-Rath, R., Gregor, S., Lorenz, R., Neumann, A., Dittrich, S., Müller, i., Lippert, R., Henniger, J., Lembeck, B., Baur, E.-M., Karst, J., Vescia, F. & Schmitz, R. (2024). Hybrid-DRGs – Die Herausforderung. *Die Chirurgie, 95*, 1007–1001. https://doi.org/10.1007/s00104-024-02196-6

Klafki, A. (2020). *Corona-Krise: Wie weit dürfen Grundrechtseinschränkungen gehen?* Bundeszentrale für politische Bildung (bpb). https://www.bpb.de/themen/gesundheit/coronavirus/307395/corona-krise-wie-weit-duerfen-grundrechtseinschraenkungen-gehen/

Knecht, A. (2024). Diskurse zum Missbrauch von Sozialleistungen und Sozialstaatskritik: Von der „sozialen Hängematte“ zum „Sozialtourismus“ und den „Totalverweigerern“. In A. Kerle, F. Kessl & A. Knecht (Hrsg.), *Armutsdiskurse* (S. 67–82). transcript Verlag.

Knoop, T., Scheiblich, N., Dettmers, S. & Meyer, T. (2024). *Soziale Arbeit in der Rehabilitation: Praxis und Wirkmechanismen Sozialer Arbeit in der medizinischen Rehabilitation.* Gesundheit, Kommunikation und Gesellschaft: Bd. 2. transcript. https://doi.org/10.14361/9783839466049

Koch, J., Schmiemann, G. & Gerhardus, A. (2017). Integration und Kooperation aus gesundheitswissenschaftlicher Sicht. In A. Brandhorst, H. Hildebrandt & E.-W. Luthe (Hrsg.), *Integration und Kooperation aus gesundheitswissenschaftlicher Sicht* (S. 121–138). https://doi.org/10.1007/978-3-658-13783-0_6

Kolominsky-Rabas, P.L., Tauscher, M., Gerlach, R., Perleth, M. & Dietzel, N. (2022). Wie belastbar sind Studien der aktuell dauerhaft aufgenommenen digitalen Gesundheitsanwendungen (DiGA)? Methodische Qualität der Studien zum Nachweis positiver Versorgungseffekte von DiGA. *ZEFQ Zeitschrift für Evidenz, Fortbildung und Qualität im Gesundheitswesen, 175*, 1–16. https://doi.org/10.1016/j.zefq.2022.09.008

Koordinierungsstelle für Hospiz- u. Palliativversorgung in Deutschland. (2024). *Charta zur Betreuung schwerstkranker und sterbender Menschen in Deutschland.* https://www.charta-zur-betreuung-sterbender.de/

Kotz, D. & West, R. (2009). Explaining the social gradient in smoking cessation: it's not in the trying, but in the succeeding. *Tobacco control, 18*(1), 43–46. https://doi.org/10.1136/tc.2008.025981

Krafft, T., Neuerer, M., Böbel, S. & Reuter-Oppermann, M. (2022). *Notfallversorgung & Rettungs-*

dienst in Deutschland. Partikularismus vs. Systemdenken. Maastricht Universitiy.

Kreft, D. & Mielenz, I. (Hrsg.). (2017). *Edition Sozial. Wörterbuch Soziale Arbeit: Aufgaben, Praxisfelder, Begriffe und Methoden der Sozialarbeit und Sozialpädagogik* (8. Auflage). Beltz Juventa.

Kuhn, J. & Trojan, A. (2017). Daten bereitstellen, Vernetzen, Koordinieren. In A. Brandhorst, H. Hildebrandt & E.-W. Luthe (Hrsg.), *Kooperation und Integration - das unvollendete Projekt des Gesundheitssystems* (S. 353–372). Springer Fachmedien Wiesbaden. https://doi.org/10.1007/978-3-658-13783-0_18

Küster, D. & Schultz, T. (2023). Künstliche Intelligenz und Ethik im Gesundheitswesen – Spagat oder Symbiose? *Bundesgesundheitsblatt – Gesundheitsforschung – Gesundheitsschutz, 66*(2), 176–183. https://doi.org/10.1007/s00103-022-03653-5

Lampert, M. (2002). *Der deutsche Sozialstaat auf dem Weg ins 21. Jahrhundert. Gefährdungen, Lösungsstrategien und ihre Wertung aus sozialethischer Perspektive*. https://www.db-thueringen.de/servlets/MCRFileNodeServlet/dbt_derivate_00007502/html/chapter3.html

Lampert, T., Hoebel, J., Kuntz, B. & Waldhauer, J. (2022). Soziale Ungleichheit und Gesundheit. In R. Haring (Hrsg.), *Gesundheitswissenschaften* (S. 159–168). Springer. https://doi.org/10.1007/978-3-662-65219-0_14

Last Aid International. (2023). *Letzte Hilfe Website*. Last Aid International. https://www.letztehilfe.info/

Liel, K. (2019). Das Soziale der Gesundheit stärken: Soziale Arbeit als Profession der Gesundheitsförderung. *Forum sozialarbeit + gesundheit, 24*(2), 6–9.

Lippe, E. von der, Krause, L., Prost, M., Wengler, A., Leddin, J., Müller, A., Zeisler, M.-L., Anton, A., Rommel, A. & BURDEN study group (2021). Prävalenz von Rücken- und Nackenschmerzen in Deutschland. Ergebnisse der Krankheitslast-Studie BURDEN 2020. *Journal of health monitoring, 6*(S3).

Lübke, N. (2004). *Hamburger Einstufungsmanual zum Barthel-Index*. https://www.bfarm.de/SharedDocs/Downloads/DE/Kodiersysteme/hamburger-manual.pdf

Maier, B.O. & Sitte, T. (2023). Grundlagen und Versorgungsstrukturen. In M. Thöns & T. Sitte (Hrsg.), *Repetitorium Palliativmedizin* (S. 1–14). Springer. https://doi.org/10.1007/978-3-662-66468-1_1

Mantell, P., Schwegler, C. & Woopen, C. (Hrsg.). (2023). *Psychische Erkrankungen als gesellschaftliche Aufgabe* (Bd. 5). Springer Berlin Heidelberg.

Martius, F. (2020). *Das Präventionsparadox*. Pharma-Fakten. https://pharma-fakten.de/kommentare/1017-das-praeventionsparadox/

Medizinischer Dienst Bund (MDB) & GKV-Spitzenverband. (2024). *Präventionsbericht 2024: Berichtsjahr 2023*. https://www.gkv-spitzenverband.de/media/dokumente/krankenversicherung_1/praevention__selbsthilfe__beratung/praevention/praeventionsbericht/2024_GKV_MD_Praventionsbericht_barrierefrei.pdf

Meier, T., Gräfe, K., Senn, F., Sur, P., Stangl, G.I., Dawczynski, C., März, W., Kleber, M.E. & Lorkowski, S. (2019). Cardiovascular mortality attributable to dietary risk factors in 51 countries in the WHO European Region from 1990 to 2016: a systematic analysis of the Global Burden of Disease Study. *European journal of epidemiology, 34*(1), 37–55. https://doi.org/10.1007/s10654-018-0473-x

Messerle, R., Schreyögg, J. & Gerlach, F.M. (2021). Patientenorientierte Notfallsteuerung. In J. Klauber, J. Wasem, A. Beivers & C. Mostert (Hrsg.), *Krankenhaus-Report 2021* (S. 43–67). Springer. https://doi.org/10.1007/978-3-662-62708-2_3

Mühlum, A. & Gödecker-Geenen, N. (2003). *Soziale Arbeit in der Rehabilitation: Soziale Arbeit im Gesundheitswesen: Bd. 1*. Reinhardt.

Müller-Baron, I. & Kurlemann, U. (2019). Soziale Arbeit im Krankenhaus. In S. Dettmers & J. Bischkopf (Hrsg.), *Handbuch gesundheitsbezogene Soziale Arbeit* (S. 170–178). Ernst Reinhardt Verlag.

Müller-Baron, I. & Woiton, E. (2018). Sozialarbeiter/Sozialpädagogen. In Bundesarbeitsgemeinschaft für Rehabilitation e.V. (Hrsg.), *Springer Reference Medizin. Rehabilitation* (S. 307–313). Springer. https://doi.org/10.1007/978-3-662-54250-7_30

Müller-Busch, H.C. (2019). Kurze Geschichte der Palliativmedizin. In M.W. Schnell & C. Schulz-Quach (Hrsg.), *Basiswissen Palliativmedizin* (S. 3–8). Springer. https://doi.org/10.1007/978-3-662-59285-4_1

Nauerth, A. (2022). Biomedizinische Grundlagen der Gesundheitswissenschaften. In R. Haring (Hrsg.), *Gesundheitswissenschaften* (2. Aufl., S. 15–28). Springer. https://doi.org/10.1007/978-3-662-65219-0_3

Nguyen, T. & Romeike, F. (2013). Grundlagen der Sozialversicherung. In T. Nguyen & F. Romeike (Hrsg.), *Versicherungswirtschaftslehre* (S. 307–383).

Gabler Verlag. https://doi.org/10.1007/978-3-8349-3792-6_4

Nolting, H.-D., Hildebrandt, S. & Dehl, T. (2025). *Gesundheitsreport.* DAK Gesundheit.

Oschmiansky, H. (2020). Katastrophenschutz und Pflege. In Bundesamt für Bevölkerungsschutz und Katastrophenhilfe (Hrsg.), *Bevölkerungsschutz: Selbstschutz und -hilfe* (S. 18–20).

Pabsch, U. H. (2024). Der Mensch ist mehr als seine Krankheit: Systemische Soziale Arbeit im Krankenhaus (1. Auflage). *Soziale Arbeit.* Carl-Auer Verlag. https://nbn-resolving.org/urn:nbn:de:bsz:31-epflicht-3098580

Petermann, F. & Vries, U. de. (2018). Prävention von Atemwegserkrankungen. In K. Hurrelmann, M. Richter, T. Klotz, S. Stock, T. Altgeld, O. von dem Knesebeck, V. Ottova, U. Ravens-Sieberer, W. Süss & A. Trojan (Hrsg.), *Referenzwerk Prävention und Gesundheitsförderung: Grundlagen, Konzepte und Umsetzungsstrategien* (S. 157–172). Hogrefe.

Pieper, J. & Schneider, U. (2024). Armut in der Inflation: Paritätischer Armutsbericht 2024 (1. Auflage, März 2024). *Der Paritätische Armutsbericht: Bd. 2024.* Der Paritätische Gesamtverband.

Prasad, V. & Mailankody, S. (2017). Research and Development Spending to Bring a Single Cancer Drug to Market and Revenues After Approval. *JAMA internal medicine, 177*(11), 1569–1575. https://doi.org/10.1001/jamainternmed.2017.3601

Rat der Europäischen Union. (2024). *Gemeinsamer Bericht der Kommission und des Rates über die soziale Eingliederung.* https://ec.europa.eu/employment_social/soc-prot/soc-incl/final_joint_inclusion_report_2003_de.pdf

Rausch, M. (2022). Gesundheitsförderung und Prävention in den Gesundheitsberufen. In R. Haring (Hrsg.), *Gesundheitswissenschaften* (S. 419–431). Springer. https://doi.org/10.1007/978-3-662-65219-0_35

Richter, A., Schienkiwitz, A., Starker, A., Krug, S., Domanska, O., Kuhnert, R., Loss, J. & Mensink, G. (2021). Gesundheitsfördernde Verhaltensweisen bei Erwachsenen in Deutschland – Ergebnisse der Studie GEDA 2019/2020-EHIS. *Journal of health monitoring, 6*(3), 28–48.

Rose, G. (1985). Sick individuals and sick populations. *International journal of epidemiology, 14*(1), 32–38. https://doi.org/10.1093/ije/14.1.32

Rosenbrock, R. & Gerlinger, T. (2024). *Gesundheitspolitik.* Hogrefe AG.

Rottschäfer, T. (2021). *Tauziehen um gute Versorgung. Gesundheit und Gesellschaft, 24*(9), 33–36. https://archiv.gg-digital.de/2021/09/tauziehen-um-gute-versorgung/index.html

Sauerland, D. (2022). Ziele, Akteure und Strukturen der Gesundheitspolitik in Deutschland. In R. Haring (Hrsg.), *Gesundheitswissenschaften* (S. 871–883). Springer.

Schabram, G., Aust, A., Kipping, K. & Rock, J. (2025). *Verschärfung der Armut: Paritätischer Armutsbericht.* https://www.der-paritaetische.de/fileadmin/user_upload/Publikationen/doc/armutsbericht_2025_web_fin.pdf

Schlee, S., Gernhardt, T. & Reyersbach, R. (2019). *Wann Sie die kurative Therapie beenden sollten.* Geriatrie-Report. https://doi.org/10.1007/s42090-019-0257-9

Schlieter, H., Kähling, M., Hickmann, E., Fürstenau, D., Sunyaev, A., Richter, P., Breitschwerdt, R., Thielscher, C., Gersch, M., Maaß, W., Reuter-Oppermann, M. & Wiese, L. (2024). Digitale Gesundheitsanwendungen (DiGA) im Spannungsfeld von Fortschritt und Kritik. Diskussionsbeitrag der Fachgruppe „Digital Health“ der Gesellschaft für Informatik e. V. *Bundesgesundheitsblatt, 67*, 107–114. https://doi.org/10.1007/s00103-023-03804-2

Schmacke, N. (2015). *Wie viel Palliation wollen wir uns leisten?* Hamburg.

Schneider, G. & Toyka-Seid, C. (2025). *Gewaltenteilung.* Bundeszentrale für politische Bildung (bpb). https://www.bpb.de/kurz-knapp/lexika/das-junge-politik-lexikon/320410/gewaltenteilung/

Schockenhoff, E. (2008). Von der Therapie zur Verbesserung? Überlegungen zum künftigen Weg der Medizin. In D. Schäfer (Hrsg.), *Geschichte und Philosophie der Medizin: Bd. 6. Gesundheitskonzepte im Wandel: Geschichte, Ethik und Gesellschaft.* F. Steiner.

Schubert, M., Viehmeier, S. & Thimmel, R. (2018). In der Rehabilitation. In Bundesarbeitsgemeinschaft für Rehabilitation e. V. (Hrsg.), *Springer Reference Medizin. Rehabilitation* (S. 197–204). Springer. https://doi.org/10.1007/978-3-662-54250-7_19

Schulz, M., Czwikla, J., Schmidt, A. & Tsiasioti, C. (2019). Ungleichheit in der fachärztlichen Versorgung von älteren Menschen. In J. Pundt & M. Cacace (Hrsg.), *Diversität und gesundheitliche Chancengleichheit* (S. 181–204). Apollon University Press.

Schütte, F., Fürst, N., Szyprons, A., Schmitz, S., Weber, B., Kaeser, B. & Harder, Y. (2024). *Leistungen des*

Rettungsdienstes 2020 und 2021. Berichte der Bundesanstalt für Straßenwesen, Reihe M: Mensch und Sicherheit (345) der Bundesanstalt für Straßenwesen (BASt) 2024. Fachverlag NW in der Carl Schünemann Ed. Schünemann KG.

Seger, W. (2022). Aufgabe und Funktion der sozialmedizinischen Beratung und Begutachtung im deutschen Gesundheitssystem. In R. Haring (Hrsg.), *Gesundheitswissenschaften* (S. 193–203). Springer. https://doi.org/10.1007/978-3-662-65219-0_18

Simon, M. (2021). *Das Gesundheitssystem in Deutschland: Eine Einführung in Struktur und Funktionsweise.* Hogrefe.

Spannagel, D. & Brülle, J. (2025). *Weniger Umverteilung: Warum der Sozialstaat schlechter vor Armut schützt.* Wirtschafts- und Sozialwissenschaftliches Institut (WSI). https://www.wsi.de/fpdf/HBS-009058/p_wsi_report_99_2025.pdf

Staender, J. (2022). Stationäre Versorgungsleistungen. In R. Haring (Hrsg.), *Gesundheitswissenschaften* (S. 659–668). Springer.

Stähler, T. & Bredehorst, M. (2018). Teilhabe an Erziehung und Bildung. In Bundesarbeitsgemeinschaft für Rehabilitation e.V. (Hrsg.), *Springer Reference Medizin. Rehabilitation* (S. 481–490). Springer. https://doi.org/10.1007/978-3-662-54250-7_45

Stähler, T. & Schian, M. (2018). Rechtliche Grundlagen der Rehabilitation. In Bundesarbeitsgemeinschaft für Rehabilitation e.V. (Hrsg.), *Springer Reference Medizin. Rehabilitation* (S. 375–408). Springer. https://doi.org/10.1007/978-3-662-54250-7_38

Statistisches Bundesamt. (2025). *Gesundheitsausgaben nach Ausgabenträgern.* Statistisches Bundesamt (Destatis). https://www.destatis.de/DE/Themen/Gesellschaft-Umwelt/Gesundheit/Gesundheitsausgaben/Tabellen/ausgabentraeger.html

Stead, L.F., Koilpillai, P., Fanshawe, T.R. & Lancaster, T. (2016). Combined pharmacotherapy and behavioural interventions for smoking cessation. *The Cochrane database of systematic reviews, 3*(3), CD008286. https://doi.org/10.1002/14651858.CD008286.pub3

Stroebe, M., Schut, H. & Boerner, K. (2017). Cautioning Health-Care Professionals. *Omega, 74*(4), 455–473. https://doi.org/10.1177/0030222817691870

Student, J.-C., Mühlum, A. & Student, U. (2020). *Soziale Arbeit in Hospiz und Palliative Care.* UTB. https://doi.org/10.36198/9783838554846

Sutorius, M. (2018). Ergänzende und unterhaltssichernde Leistungen in der Rehabilitation. In Bundesarbeitsgemeinschaft für Rehabilitation e.V. (Hrsg.), *Springer Reference Medizin.* Rehabilitation (S. 491–500). Springer. https://doi.org/10.1007/978-3-662-54250-7_46

Sutorius, M. & Schian, M. (2018). Teilhabe am Arbeitsleben. In Bundesarbeitsgemeinschaft für Rehabilitation e.V. (Hrsg.), *Springer Reference Medizin. Rehabilitation* (S. 453–471). Springer. https://doi.org/10.1007/978-3-662-54250-7_43

Thielgen, G. & Seel, H. (2018). Strukturelle Grundlagen der Rehabilitation. In Bundesarbeitsgemeinschaft für Rehabilitation e.V. (Hrsg.), *Springer Reference Medizin. Rehabilitation* (S. 409–423). Springer. https://doi.org/10.1007/978-3-662-54250-7_39

Thierse, W. (2025, 18. Juni). *Gelingende Solidarität.* Deutscher Ethikrat, Berlin. https://www.ethikrat.org/veranstaltungen/tagungen/gelingende-solidaritaet/

Thomsen, S.L., Ingwersen, K. & Weilage, I. (2021). Versorgungsgradprognosen als Baustein einer evidenzbasierten Versorgungsplanung. *Zeitschrift für Evidenz, Fortbildung und Qualität im Gesundheitswesen, 162*, 45–54.

Thöns, M. & Sitte, T. (Hrsg.). (2023). *Repetitorium Palliativmedizin.* Springer. https://doi.org/10.1007/978-3-662-66468-1

U.S. Department of Health and Human Services. (2014). *The Health Consequences of Smoking – 50 Years of Progress: A Report of the Surgeon General. U.S. Department of Health and Human Services; Centers for Disease Prevention and Health Promotion, Office on Smoking and Health.* https://www.hhs.gov/sites/default/files/consequences-smoking-exec-summary.pdf

United Nations (UN). (2015). *Transforming our world: the 2030 Agenda for Sustainable Development.* https://docs.un.org/en/A/RES/70/1

van den Berg, N., Meinke, C., Heymann, R., Fiss, T., Suckert, E., Pöller, C., Dreier, A., Hoffmann, W., Rogalski, H., Oppermann, R. & Karopka, T. (2009). AGnES: supporting general practitioners with qualified medical practice personnel: model project evaluation regarding quality and acceptance. *Deutsches Arzteblatt international, 106*(1–2), 3–9.

Van den Bussche, H. (2019). Die Zukunftsprobleme der hausärztlichen Versorgung in Deutschland: Aktuelle Trends und notwendige Maßnahmen. *Bundesgesundheitsblatt, 62*, 1129–1137.

van der Zwan, J. E., Vente, W. de, Huizink, A. C., Bögels, S. M. & Bruin, E. I. de (2015). Physical activity, mindfulness meditation, or heart rate variability biofeedback for stress reduction: a randomized controlled trial. *Applied psychophysiology and biofeedback, 40*(4), 257–268. https://doi.org/10.1007/s10484-015-9293-x

Vdek – Verband der Ersatzkassen e.k. (2024). *Daten zum Gesundheitswesen: Versorgung. Verband der Ersatzkassen*. https://www.vdek.com/presse/daten/d_ausgaben.html

Viehmeier, S. & Ommert, J. (2018). Soziale Teilhabe. In Bundesarbeitsgemeinschaft für Rehabilitation e. V. (Hrsg.), *Springer Reference Medizin. Rehabilitation* (S. 473–480). Springer. https://doi.org/10.1007/978-3-662-54250-7_44

Viehmeier, S., Schubert, M. & Thimmel, R. (2018). Vor der Rehabilitation. In Bundesarbeitsgemeinschaft für Rehabilitation e. V. (Hrsg.), *Springer Reference Medizin. Rehabilitation* (S. 181–195). Springer. https://doi.org/10.1007/978-3-662-54250-7_18

Walter, U. & Röding, D. (2022). Zielgruppenspezifische Prävention und Gesundheitsförderung. In R. Haring (Hrsg.), *Gesundheitswissenschaften* (S. 433–444). Springer. https://doi.org/10.1007/978-3-662-65219-0_36

Weitzel, E. C., Quittschalle, J., Welzel, F. D., Löbner, M., Hauth, I. & Riedel-Heller, S. G. (2021). E-Mental-Health und digitale Gesundheitsanwendungen in Deutschland. *Der Nervenarzt, 92*, 1121–1129. https://doi.org/10.1007/s00115-021-01196-9

Wiedemann, T. (2025). *Hausärztliche Versorgung im Wandel*. Zeitschrift für Allgemeinmedizin. Vorab-Onlinepublikation. https://doi.org/10.1007/s44266-025-00455-1

Wissenschaftlicher Dienst des deutschen Bundestags (2024). *WD 3 - 3000 - 059/24*. https://www.bundestag.de/resource/blob/1034204/WD-3-118-24-pdf.pdf

Wolf, C. & Kunz-Braun, A. (2020). Patient Journey. In R. Tunder (Hrsg.), *Market Access Management für Pharma- und Medizinprodukte* (S. 433–447). Springer Fachmedien Wiesbaden. https://doi.org/10.1007/978-3-658-26145-0_24

World Health Organization (WHO). (2022). *World Mental Health Report: Transforming Mental Health for All*. https://iris.who.int/bitstream/handle/10665/356119/9789240049338-eng.pdf?sequence=1

Yang, H., Hurwitz, E. L., Li, J., Luca, K. de, Tavares, P., Green, B. & Haldeman, S. (2023). Bidirectional Comorbid Associations between Back Pain and Major Depression in US Adults. *International journal of environmental research and public health, 20*(5). https://doi.org/10.3390/ijerph20054217

Zimmermann, T. (2024). Primäre Gesundheitsversorgung/Primary Health Care. In Bundeszentrale für gesundheitliche Aufklärung (BZgA) (Hrsg.). *Leitbegriffe der Gesundheitsförderung und Prävention. Glossar zu Konzepten, Strategien und Methoden*.

Zupo, R., Castellana, F., Piscitelli, P., Crupi, P., Desantis, A., Greco, E., Severino, F. P., Pulimeno, M., Guazzini, A., Kyriakides, T. C., Vasiliou, V., Trichopoulou, A., Soldati, L., La Vecchia, C., Gaetano, G. de, Donati, M. B., Colao, A., Miani, A., Corbo, F. & Clodoveo, M. L. (2023). Scientific evidence supporting the newly developed one-health labeling tool „Med-Index": an umbrella systematic review on health benefits of mediterranean diet principles and adherence in a planeterranean perspective. *Journal of translational medicine, 21*(1), 755.

Teil 4: Kommunale Mesoebene Gesunde Lebenswelten

Im vierten Teil des Kompendiums wird der Beitrag der Gesundheitsfördernden Sozialen Arbeit in den ausgewählten Lebenswelten Quartier, Wohnraum, Wohnungslosigkeit, Virtueller Raum, Bildungseinrichtungen, Arbeitsplatz, Erwerbslosigkeit und Stationäre Pflegeeinrichtung auf der Kommunalen Mesoebene Gesunde Lebenswelten veranschaulicht.

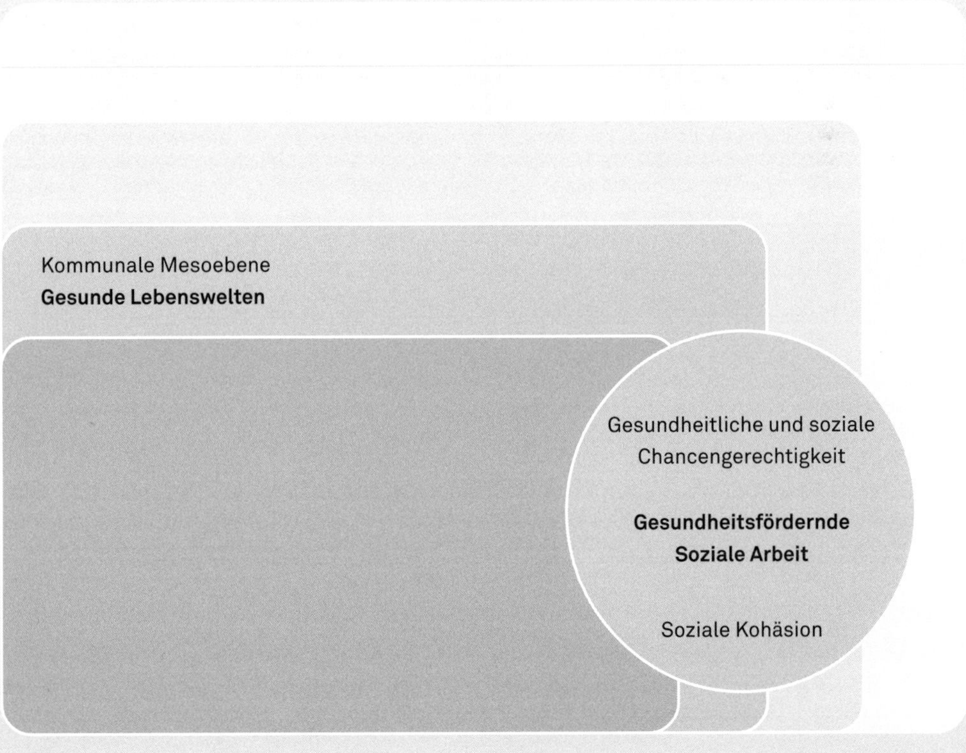

19 Auftakt

Nachdem wir uns mit der Globalen Metaebene Planetare Gesundheit und der Nationalen Makroebene Öffentliche Gesundheit beschäftigt haben, schauen wir uns nun jene Ebene an, auf der die Menschen lieben, leben, lernen und arbeiten: die Kommunale Mesoebene Gesunde Lebenswelten (**Abbildung 72**).

Unter Lebenswelten versteht man sozial abgegrenzte Systeme. Diese Systeme werden durch bestimmte Werte oder spezielle lokale, finanzielle oder soziale Gegebenheiten geprägt. Lebenswelten können formale Institute wie Schulen oder religiöse Gemeinden, aber auch informale Lebensräume wie Jugendtreffs, Quartiere oder Social Media sein (GKV-Spitzenverband & Medizinischer Dienst Bund (MDB), 2024). In der Gesundheitsförderung wird oftmals der Begriff „Setting" synonym für die Lebenswelt beziehungsweise der „Settingansatz" für die gezielte Gesundheitsförderung im Set-

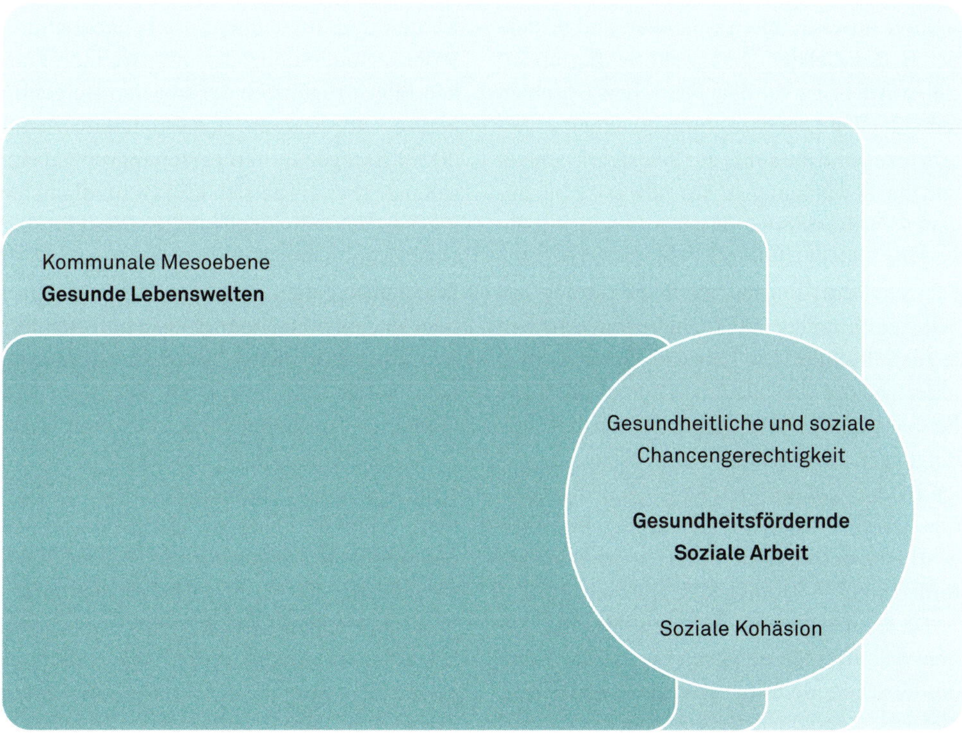

Abbildung 72: Modell Gesundheitsfördernde Soziale Arbeit (MoGS): Kommunale Mesoebene Gesunde Lebenswelten

ting benutzt. Settings sind Lebenswelten oder soziale Systeme, die direkt die Gesundheit beeinflussen und daher gesundheitsförderlich gestaltet werden sollen.

Lebenswelten hingegen sind erst einmal nicht primär auf die Gesundheitsförderung ausgerichtet, sondern dienen vorrangig anderen Zwecken wie der Bildung, Arbeit, sozialen Begegnungen oder dem Wohnen. Sekundär wirken sich die Lebenswelten jedoch außerordentlich auf die Gesundheit aus.

Das Konzept der Lebensweltorientierung, von Hans Thiersch in den 1970er-Jahren entwickelt, gilt heute als eines der grundlegenden Arbeitskonzepte der Sozialen Arbeit. Die lebensweltorientierte Soziale Arbeit stellt die tatsächliche Lebenswelt der Menschen in den Mittelpunkt, wodurch jeder Mensch zum:zur Expert:in der eigenen Lebensrealität wird. Dieses Konzept legt besonderen Wert darauf, dass die Fachkräfte der Sozialen Arbeit individuelle Lebensumstände, Erfahrungen und Bedürfnisse ihrer Adressat:innen verstehen und respektieren. Das Ziel der lebensweltorientierten Sozialen Arbeit ist es, den Menschen in seinen individuellen Lebenszusammenhängen zu unterstützen und ihn somit zur Selbstwirksamkeit und zur Bewältigung seines Alltags zu befähigen. Lebensweltorientiertes Arbeiten respektiert die Individualität der Klientel und legt den Fokus auf die Alltagsnähe, die Förderung von Selbstbestimmung und Teilhabe sowie die Hilfe zur Selbsthilfe. Die Lebensweltorientierung unterscheidet verschiedene Dimensionen wie beispielsweise den Alltag, gesellschaftliche Bedingungen oder soziale Bezüge. Menschen sollen zu einer gelingenden Lebensfuhrung befähigt werden, während gleichzeitig präventiv gearbeitet und Inklusion und Partizipation gefördert werden (Grunwald & Thiersch, 2022).

Da die meisten von uns mehr als einer Lebenswelt angehören, beispielsweise der Familie, der Schule, dem Quartier und einem Verein, bietet die Gesundheitsförderung in den Lebenswelten ein enormes Potenzial, viele Menschen über alle sozialen Schichten hinweg effizient zu erreichen, die durch betriebliche Gesundheitsförderung oder individuelle Verhaltensprävention allein nicht angesprochen werden (GKV-Spitzenverband, 2024). Diese Effizienz spiegeln auch die Daten der GKV wider, die 2023 rund 630 Millionen EUR für Gesundheitsförderung und Prävention ausgaben. 269 Millionen EUR davon flossen in die betriebliche Gesundheitsförderung, die rund 2,1 Millionen Menschen in knapp 30.000 Betrieben erreichte. Für die individuelle Verhaltensprävention wurden ca. 195 Millionen EUR ausgegeben und 1,6 Millionen Kursteilnehmende erreicht. Für die Gesundheitsförderung in den Lebenswelten hingegen gab die GKV 167 Millionen EUR aus, erreichte aber 7,7 Millionen Menschen in knapp 47.000 Settings.

Die GKV verfolgt unter anderem das Ziel, sozial benachteiligte Menschen wie erwerbslose Menschen, Menschen mit Behinderungen, ältere Menschen, Menschen mit Einwanderungsgeschichte, Alleinerziehende sowie Kinder und Jugendliche in benachteiligten Wohnregionen und/oder mit psychisch kranken Eltern zugunsten der sozialen Gerechtigkeit zu adressieren (GKV-Spitzenverband, 2020). Die genannten Personengruppen sind seltener über die betriebliche Gesundheitsförderung oder individuelle Präventionskurse der GKV zu erreichen (Krauth & Oedingen, 2021). Womöglich gehen sie keiner Lohnarbeit nach oder sind eher im Niedriglohnsektor anzutreffen, wo betriebliche Gesundheitsförderung noch vergleichsweise selten eingesetzt wird (Stiehl et al., 2018). Sozial benachteiligten Menschen fehlen häufig einfach die Mittel, um sich aktiv um Gesundheitsförderung zu kümmern oder sie fühlen sich nicht inklusiv von den Angeboten angesprochen (Pawils, 2021). Sie können aber über Kindertagesstätten, Schulen, Hochschulen, Frauenzentren, Soziale Medien, Kommunen oder Pflegeeinrichtungen erreicht werden. Der Großteil GKV-finanzierter Gesundheitsförderung außerhalb von Betrieben fand in den letzten Jahren in Kitas statt (32 %), dicht gefolgt von Grundschulen

(21 %) – davon rund ein Drittel an „sozialen Brennpunkten“. Ein gutes Fünftel (22 %) machten weiterführende Schulen sowie inklusive Förder-/Sonderschulen aus. Die meisten Interventionen sind auf Gesundheitskompetenz, Ernährung, Bewegung, die Stärkung psychischer Ressourcen, Entspannung sowie auf die Schaffung eines gesundheitsförderlichen Lebensraums ausgerichtet (Medizinischer Dienst Bund (MDB) & GKV-Spitzenverband, 2024).

In diesem Kapitel soll der Frage nachgegangen werden, wie Lebenswelten gesund zu gestalten sind und welchen Beitrag die Soziale Arbeit dazu leistet.

Deutschland ist durch viele heterogene Wohnregionen geprägt, die unterschiedlich dicht besiedelt sind und sich in einem beständigen Wandel befinden. Menschen siedeln sich an den unterschiedlichsten Orten an, je nachdem, wie eine Region historisch gewachsen oder geografisch gelegen ist und was sie infrastrukturell zu bieten hat. Abhängig davon, was die Menschen innerhalb einer Region brauchen, um gut zu leben und sich verwirklichen zu können, variieren auch die individuellen Bedarfe zwischen den Wohnregionen. Manche regionale Strukturmerkmale sind ausschlaggebend dafür, wie attraktiv eine Region für die mobile Bevölkerung ist. In der Regel ziehen vor allem jüngere Menschen um, sei es für das Studium, die Ausbildung, den Arbeitsplatz oder um eine Familie zu gründen. Das bewirkt ein demografisches Ungleichgewicht zwischen Regionen, die viele Studien-, Ausbildungs- und Arbeitsplätze offerieren und Regionen, die dies nicht vorweisen können. Das Durchschnittsalter stieg in Deutschland zwischen 2009 und 2019 um 1,7 Jahre, was Kreise mit anhaltendem Bevölkerungswachstum kaum zu spüren bekamen, während Kreise mit anhaltendem Bevölkerungsschwund im gleichen Zeitraum eine durchschnittliche Alterung um 3,7 Jahre verzeichneten. Regionen, die durch einen anhaltenden Bevölkerungsschwund gekennzeichnet sind, haben mit 47,5 Jahren ein um fünf Jahre höheres Durchschnittsalter als Regionen mit anhaltendem Bevölkerungszuwachs. Die Bevölkerungsentwicklung zwischen allen Landkreisen und kreisfreien Städten Deutschlands variierte von 2010 bis 2020 zwischen einem 18-prozentigen Bevölkerungszuwachs in Leipzig und einer elfprozentigen Abnahme im Kreis Mansfeld-Südharz (Eltges & Milbert, 2022) – lediglich 80 km entfernt.

19.1 Kommunen als kleinste Verwaltungseinheiten

Im Jahr 2025 war Deutschland in 294 Landkreise und 106 kreisfreie Städte aufgeteilt, also 400 Kreise und kreisfreie Städte insgesamt (Destatis, 2025e). Die Kreise und Städte wiederum sind in mehrere kleinere Gebiete aufgeteilt, die man Gemeinden oder Stadtbezirke bzw. Quartiere nennt. Im Gegensatz zur Landespolitik, die ganze Bundesländer verantwortet, bezieht sich Kommunalpolitik auf diese kleinsten Gebietseinheiten. „Kommune“ ist also ein Oberbegriff für Gemeinden, Landkreise, Städte und Quartiere (Bundeszentrale für politische Bildung (bpb), 2022). Insgesamt gibt es von diesen „kleinsten Gebietskörperschaften im politischen System“ 10.775 in Deutschland. 9.424 Kommunen haben eine Einwohnerzahl zwischen 200 und 19.999. Der Altersdurchschnitt deutscher Gemeinden variiert zwischen 33,7 (Lautzenhausen) und 63 Jahren (Welschenbach) (Destatis, 2025g). Die Kommunalpolitik wird von Bürgermeister:innen, Stadt- oder Kreisrät:innen verantwortet und beschäftigt sich mit Themen, die vorrangig für die eigene Kommune relevant sind. Dazu gehört die Stadtplanung, der öffentliche Personennahverkehr (ÖPNV) oder beispielsweise die Fragen nach Sanierung oder die Schließung eines Schwimmbads oder einer Bibliothek (bpb, 2022). Die Gemeinden in Deutschland sind mit knapp 180 Milliarden EUR hoch verschuldet (Destatis, 2025h), weshalb eine gesundheitsfördernde, zukunftsorientierte Gestaltung kommunaler Lebenswelten an finanziellen Hürden scheitern kann. Unter kommunalen Sparzwängen leidet vor allem die lokale Infrastruktur. So werden Personalstellen im öffentlichen Dienst gekürzt (Institut der deutschen Wirtschaft, 2025), traditionelle Stadtfeste abgesagt, Brunnen abgestellt oder zahlreiche freiwillige Leistungen der öffentlichen Versorgung wie Volkshochschulen, Sportvereine oder kulturelle Angebote stark reduziert (Veltzke, 2025). Auch am ÖPNV wird gespart, Bus- und Bahnlinien fahren seltener, Pläne, die Gemeinde oder Stadt klimafreundlicher zu gestalten, müssen auf Eis gelegt werden, weil für Investitionen das Geld nicht reicht (Kaessmann, 2025).

19.2 Regionale Wohlstands- und Armutsverteilung

Das verfügbare Einkommen der Privathaushalte betrug im Jahr 2018 in Ostdeutschland durchschnittlich 20.200 EUR und in Westdeutschland über 23.500 EUR im Jahr. Hinsichtlich des Stadt-Land-Gefälles gab es aber ähnliche Differenzen. So standen Haushalten in dünn besiedelten, ländlichen Regionen im Schnitt 21.600 EUR zur Verfügung, im Gegensatz zu 23.800 EUR in Städten. Ein großer Unterschied verzeichnete sich aber auch zwischen Regionen mit anhaltendem Bevölkerungswachstum (24.000 EUR) und solchen mit anhaltenden Bevölkerungsverlusten (20.900 EUR) (Eltges & Milbert, 2022). 2006 waren noch 19,2 % der in Ostdeutschland lebenden Menschen armutsbetroffen, 2022 noch 17,2 %. Gleichzeitig stieg die Armut in Westdeutschland von 12,7 % auf 16,7 % an. Ost und West gleichen sich also immer mehr an (Pieper & Schneider, 2024). Das vor allem durch ländliche Besiedelung geprägte ostdeutsche Bundesland Sachsen-Anhalt (hier leben 78 % der Bevölkerung außerhalb der Städte) verzeichnet mit 22,3 % die zweithöchste Armutsquote Deutschlands. Das zu knapp 98 % städtisch besiedelte westdeutsche Nordrhein-Westfalen meldet hingegen die dritthöchste Armutsquote mit 17,4 % (Eltges & Milbert, 2022). Gleichzeitig verstärken sich die Unterschiede zwischen den Bundesländern und wirken sich direkt auf die Kommunen aus. Zwischen 2023 und 2024 nahm der Abstand zwischen Bayern, dem Bundesland mit der niedrigsten Armutsquote mit 11,8 % und Bremen, dem Land mit der höchsten Armutsquote mit 25,9 % weiter zu. Beide Bundesländer klaffen somit 14,1 Prozentpunkte auseinander. In Bayern stieg die Quote im Vergleich zum Vorjahr um 0,4 %, in Bremen um 4,4 %, sodass es Sachsen-Anhalt als ehemaliges Bundesland mit der höchsten Armutsquote überholte (Schabram et al., 2025). Es gibt noch stärkere Schwankungen zwischen den Bundesländern: So verringerte sich die Armutsquote in Berlin zwischen 2021 und 2022 um 13 %, nahm gleichzeitig in Hamburg aber um 11 % zu (Pieper & Schneider, 2024).

19.3 Mobilität

Zu- und Abwanderungsraten, die sogenannte „Abstimmung mit den Füßen“ (Eltges & Milbert, 2022), ist einer der wichtigsten Indikatoren für die Zukunftsfähigkeit einer Region. Mobile Menschen zieht es in Orte mit guter Infrastruktur, die also neben guten Bildungsmöglichkeiten auch sichere Arbeits- und Wohnungsmärkte bieten, wo Gesundheits- und Pflege- sowie Freizeiteinrichtungen gut erreichbar sind und der ÖPNV ausgebaut ist (Eltges & Milbert, 2022). Deutschlands Mobilität ist sehr stark auf den Individualverkehr ausgerichtet. Der ÖPNV wird vielerorts, insbesondere auf dem Land, aufgrund finanzieller Notlagen der Kommunen immer weiter ausgedünnt (Kaessmann, 2025). Während das Schienennetz zwischen 1996 und 2018 um über 30.000 km reduziert wurde, ohne für einen Ausgleich des ÖPNV auf der Straße gesorgt zu haben, wurde das Autobahnnetz im gleichen Zeitraum um 2.000 km ausgebaut und der Transport per Auto, Lastwagen und Flugzeug kommt weiterhin in den Genuss staatlicher Subventionen (Welskop-Deffaa, 2024). Das ist sowohl aus ökologischer als auch aus sozialer Sicht nicht sinnvoll. Insbesondere außerhalb der Städte, in abgeschiedenen, dünn besiedelten ländlichen Regionen ist der ÖPNV meist deutlich schlechter ausgebaut, sodass Menschen ohne eigenes Auto oft auf die Hilfe von Nachbarn, Freunden oder Familienangehörigen mit Auto angewiesen sind. Menschen ohne Auto, die auf dem Land leben, haben somit deutlich schlechtere Teilhabechancen und können sich schnell sozial isoliert und abhängiger fühlen als Menschen ohne Auto in der Stadt (Rozynek et al., 2023). Für Armutsbetroffene ist das ein relevantes Problem, denn sie können sich Wohnungen in Innenstädten meistens nicht leisten und wohnen daher häufiger zentrumsfern (Baptista & Marlier, 2020). Im suburbanen Raum muss das nicht unbedingt einen Mobilitätsnachteil bedeuten (Helbig & Steinmetz, 2024), doch die Zahlen zeigen, dass Armutsbetroffene in Deutschland doppelt so stark hinsichtlich ihrer Mobilität benachteiligt sind wie Menschen, die nicht von Armut betroffen sind. Knapp 10 % der armutsgefährdeten Menschen konnten sich 2020 in Deutschland den ÖPNV nicht regelmäßig leisten, im Gegensatz zu etwas unter 5 % der Gesamtbevölkerung. Damit bewegt sich Deutschland im europaweiten Vergleich bezüglich der Erschwinglichkeit des ÖPNV unter den Schlusslichtern. Der europäische Durchschnitt von Menschen, die sich den ÖPNV nicht leisten können, liegt bei 5,8 % für armutsgefährdete und 2,4 % für nicht armutsgefährdete Menschen (Baptista & Marlier, 2020).

Während das Deutschlandticket die Erschwinglichkeit des öffentlichen Nahverkehrs für gut zwei Drittel der Gesamtbevölkerung erheblich verbesserte, sind armutsgefährdete Menschen nach wie vor auf Sozialtickets angewiesen, da der Preis von 63 EUR im Jahr 2026 immer noch das Budget vieler Menschen, die beispielsweise im Grundsicherungsbezug leben, übersteigt (Aberle, 2025, Bundesregierung, 2025). Im Bürgergeld-Regelsatz waren bislang monatlich 45,02 EUR für Mobilität vorgesehen, obwohl die Ausgaben armutsbetroffener Menschen vor der Einführung des Deutschlandtickets bereits bei knapp 77 EUR pro Monat lagen (Rozynek et al., 2023). Je nachdem, in welcher Region man in Deutschland lebt, variieren die Preise der bezuschussten Deutschlandtickets für Bedürftige zwischen 15 EUR in Würzburg bis 53 EUR in Magdeburg. Knapp die Hälfte aller Kommunen in Deutschland besitzen sogar keinen Sozialtarif, also weder Vergünstigungen zum Kauf eines Deutschlandtickets für Grundsicherungs-Empfänger:innen noch vergleichbare regionale Sozialtarife für Schüler:innen, Studierende, Azubis oder Rentner:innen. Hinzu kommt, dass der Großteil (69 %) der Kommunen, die weder Sozialtarif noch Deutschlandticket-Vergünstigungen anbieten, sich im ländlichen Raum befinden und somit diejenigen, die auf dem Land leben, sowohl infrastrukturell als auch finanziell benachteiligt sind, wenn es um den Zugang zum öffentlichen Nahverkehr geht. Insgesamt leben 29 % der bisherigen Bürgergeld-Empfänger:innen an einem Standort ohne Sozialtarif (Aberle, 2025). Für Leistungsberechtigte gibt es zwar die Möglichkeit, sich für bestimmte Zwecke Einzelfahrten erstatten oder zumindest ermäßigen zu lassen, etwa für Arztbesuche, Bewerbungsgespräche oder Integrationskurse. Doch zeigt sich, dass dies mit einem unverhältnismäßig hohen Aufwand verbunden sein kann, der Zeit und Kapazitäten von armutsbetroffenen Menschen bindet. Dies ist der Fall, wenn Bescheinigungen zuvor beim Sozialamt beantragt werden müssen. Sprachbarrieren, gesundheitliche oder mentale Beeinträchtigungen sowie fehlende digitale Kompetenz können dabei hohe Hürden darstellen und die Betroffenen im schlimmsten Fall noch weiter in die Armut oder in die Isolation treiben, wenn der Aufwand, finanzielle Unterstützung geltend zu machen, zu hoch ist (Welskop-Deffaa, 2024). Der Paritätische Gesamtverband fordert daher einheitliche und sozialverträgliche Tarife deutschlandweit, um der „Wohnort-Lotterie" ein Ende zu setzen (Aberle, 2025).

Mitunter haben sich neben den klassischen Fortbewegungsmitteln, die zwischen ÖPNV und Individualverkehr unterscheiden, auch neue Möglichkeiten der Mobilität entwickelt. Die sogenannte Sharing Economy basiert auf dem guten alten Konzept der Fahrgemeinschaften, die in den 1940er-Jahren in den USA ihren Ursprung hatten, ursprünglich, um Treibstoff für die Kriegsführung zu sparen und später, um Staus und überfüllte Parkplätze im Berufsverkehr zu verhindern. In den 1970er-Jahren waren in Deutschland Fahrgemeinschaften eine Antwort auf die Energiekrise (Lukesch, 2019). Heute gibt es zahlreiche kommerzielle Anbieter, die Online-Plattformen anbieten, auf der sich Menschen entweder für Fahrgemeinschaften verabreden können oder über die man sich Fahrräder, Scooter oder Autos leihen kann. Selbstverständlich funktioniert mittlerweile auch der Ticketkauf für den ÖPNV an den meisten Standorten problemlos per App. Für viele Menschen ist dies eine Alltagserleichterung, sie haben ohnehin ein Smartphone und besitzen die digitale Kompetenz, sich auf entsprechenden Plattformen schnell und effizient zu informieren und die für ihre Bedarfe angepasste Dienstleistung zu erwerben (Strüver & Bauriedl, 2020). Doch nicht alle können von diesem digitalen Fortschritt profitieren. Wer kein Smartphone besitzt oder aus anderen Gründen auf digitale Angebote verzichtet, wird von derartigen Entwicklungen abgeschnitten. Gleichzeitig liegt der Fokus der Anbieter im urbanen Raum, wenngleich Angebote auf dem Land viel sinnvoller wären, wo der ÖPNV unzureichend ausgebaut und Wegstrecken fürs Fahrrad zu weit sind. Das Gleichbehandlungsgebot des Grundgesetzes besagt, dass allen Bürger:innen die gleichen infrastrukturellen Zugangsbedingungen ermöglicht werden sollten. Bislang sind viele Angebote digitaler Mobilität allerdings noch ungenügend an den unterschiedlichen Bedürfnissen der Nutzenden, stattdessen vornehmlich an der Profitabilität ausgerichtet. Für einen sozial und ökologisch sinnvollen digitalen Mobilitätswandel müssen also noch regulierende Nachjustierungen im Sinne der Versorgungssicherheit für alle vollzogen werden (Strüver & Bauriedl, 2020).

20 Lebenswelt Quartier

In diesem Kompendium werden wir uns nun einige ausgewählte Lebenswelten anschauen. Wir werfen einen Blick vor die Tür und schauen uns das Quartier als Lebenswelt an. Anschließend schließen wir die Tür von innen, um zu verstehen, welchen Einfluss der Wohnraum auf die Gesundheit hat. Und was bedeutet es, wohnungslos neben der Tür zu leben? Dieser Frage stellen wir uns im dritten Schritt (**Abbildung 73**).

Anschließend lernen wir die Lebenswelten Virtueller Raum, Bildungseinrichtung, Arbeitsplatz, Erwerbslosigkeit und Stationäre Pflegeeinrichtung kennen und analysieren deren Beiträge zu Gesundheit und Krankheit.

20.1 Auftakt

Der Begriff „Quartier“ stammt ursprünglich aus der Stadtplanung und bezeichnete zunächst einen baulich abgegrenzten Teil einer Stadt, der auch als Kiez oder Viertel bezeichnet wird (Zinn, 2019). Der heutige Quartiersbegriff ist jedoch weiter gefasst. Es ist ein gesellschaftlicher Raum, der sowohl durch bauliche Struk-

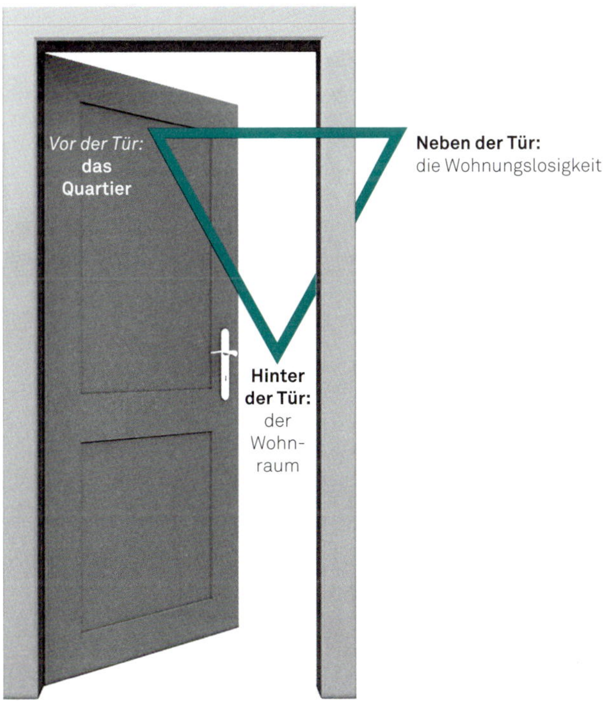

Abbildung 73:
Vor, hinter und neben der Tür

turen als auch durch soziale Beziehungen und Interaktionen geprägt ist. Die Bewohner:innen erleben das Quartier in der Regel als einen räumlich und sozial überschaubaren Raum (Becker, 2020). Synonym werden die Begriffe „Sozialraum“ oder „Stadtteil“ verwendet. Bisher existiert keine einheitliche Definition vom Quartiersbegriff (Knopp & van Rießen, 2020). Man kann aber sagen, dass das Quartier ein konstruierter Raum ist, dessen Grenzen individuell definiert werden (Becker, 2020). Zumeist handelt es sich um Stadtteile, die durch eine gemeinsame Identität und soziale Beziehungen verbunden sind (Michell-Auli, 2011). Jedes Quartier hat unterschiedliche Ausgangsbedingungen, sei es baulich, sozial oder infrastrukturell, sodass sich die Quartiersarbeit folglich auch sehr unterschiedlich gestaltet (Stadt Freiburg im Breisgau, 2019). Das Grundgesetz (Art. 28 Abs. 2 Satz 1) überträgt den Kommunen das Recht, Angelegenheiten der örtlichen Gemeinschaft im vorgesehenen Gesetzesrahmen eigenverantwortlich zu regeln. Daraus ergibt sich für die Gemeinden eine Verantwortung zur Gewährleistung grundlegender Leistungen, die für ein menschenwürdiges Leben nötig sind.

Dies umfasst auch eine soziale Daseinsvorsorge, auf deren Grundlage das Quartiersmanagement tätig wird. Das Ziel ist es dabei, den Bewohnenden zu einer möglichst selbstbestimmten und eigenverantwortlichen Lebensführung im eigenen Wohn- und Sozialraum zu befähigen (Maurer, 2011). Von besonderer Bedeutung für das Quartiersmanagement ist zudem die jährlich zu schließende „Verwaltungsvereinbarung über die Gewährung von Finanzhilfen des Bundes an die Länder nach Artikel 104a Absatz 4 des Grundgesetzes zur Förderung städtebaulicher Maßnahmen“. Auf dieser Grundlage sowie dem Städtebauförderungsgesetz von 1971 wurden städtebauliche Programme wie beispielsweise das Projekt „Soziale Stadt“ entwickelt, in deren Kontext das Quartiersmanagement eine zentrale Rolle spielt (Walther, 2018).

20.2 Umweltstressoren im Quartier

Die Art und Weise, wie und wo wir wohnen, wirkt sich stark auf die Gesundheit aus. Eine Verbesserung der Wohnbedingungen ist besonders für Kinder aus Familien mit geringem Einkommen sehr wichtig, um gesundheitliche Chancengleichheit herzustellen. Um zu verhindern, dass sich ungerechte Verhältnisse über Generationen hinweg reproduzieren, analysieren Forscher:innen materielle und psychosoziale Umweltfaktoren, um daraus politische Handlungsempfehlungen abzuleiten, die die meistgefährdeten Menschen entlasten und gezielt unterstützen. Dies sind häufig Menschen und insbesondere Kinder mit niedrigem sozioökonomischem Status (SES), die mehrfach belastet sind, weil sie vielfach in gesundheitsschädlichen Wohngebieten leben – etwa an lauten, stark befahrenen Straßen. Dadurch sind sie vermehrt höherer Luftverschmutzung und Lärm ausgesetzt.

Oftmals können die Anwohner:innen aufgrund ihres geringen Einkommens jedoch nicht selbst den Individualverkehr nutzen, sind aber dennoch den Gefahren von Verkehrsunfällen oder unsicheren Radwegen ausgesetzt oder aufgrund einer fehlenden ÖPNV-Anbindung in ihrer Teilhabe eingeschränkt. Ein unzureichender öffentlicher Personennahverkehr erschwert es, Arbeitsstellen oder Gesundheitseinrichtungen aufzusuchen oder soziale Kontakte aufrechtzuerhalten bzw. neue Verbindungen zu knüpfen.

Auch das Wohnumfeld beeinflusst das Gesundheitsverhalten. Ein Mangel an Grünflächen, Sportstätten oder Erholungsmöglichkeiten wirkt sich negativ auf das Bewegungsverhalten aus (Bolte & Kohlhuber, 2009), ebenso wie fehlende Geschäfte mit gesunden Lebensmitteln das Ernährungsverhalten beeinträchtigen können. Beides kann bekanntermaßen zu Übergewicht führen (Wakefield, 2004).

In Ballungsgebieten mit starker Flächenversiegelung und wenigen Frischluftschneisen besteht ein erhöhtes Hitze- und damit Gesundheitsrisiko (Grafe, 2020). Lärm durch Straßenverkehr ist die stärkste Ursache für Lärmbelästigung. Besonders Menschen in niedrigeren sozialen Schichten berichten über mehr Lärmbelästigung, und empirische Daten zum Wohnumfeld bestätigen dies (Hoffmann et al., 2003).

Auch die Schadstoffbelastung hängt stark von der Wohnumgebung ab. Da Vermieter:innen bei Lärmbelastung meist geringere Mieten verlangen als in ruhigeren Gebieten, leben in diesen belasteten Stadtteilen häufiger Menschen mit geringem Einkommen (Bolte & Kohlhuber, 2009). So sind auch Luftschadstoffexpositionen einkommensabhängig: Je niedriger das Einkommen, desto höher ist im Durchschnitt die Belastung. Diese Ungleichheit besteht bereits im Kindesalter (Chaix et al., 2006).

Insgesamt kann sich daraus ein erhöhtes Mortalitätsrisiko ergeben (Finkelstein et al., 2003). Für Frühgeburten, die besonders sensibel gegenüber chemischen Expositionen sind, stellen Schadstoffe zudem einen erheblichen Risikofaktor dar (Ponce et al., 2005). Folgen für die Gesundheit sind neben einer geringeren Lebensqualität auch eine höhere allostatische Last (mehr Stress), weniger Schlaf, Erholung und Konzentration (Bolte & Kohlhuber, 2009) sowie eine signifikant erhöhte Wahrscheinlichkeit für Asthma (Ni et al., 2024) und andere Lungenerkrankungen (Mutius & Heinrich, 2020).

Die menschengemachte Klimakrise führt zu steigenden Durchschnittstemperaturen und damit vermehrten Hitzeperioden, insbesondere in Städten. Eine Pilotstudie in Dresden zeigte, dass Menschen in benachteiligten Stadtteilen stärker unter Hitze leiden als Menschen in bessergestellten Wohngebieten. Dies betrifft insbesondere Kinder, Schwangere, chronisch Kranke und ältere Menschen (Looks et al., 2021).

20.3 Benachteiligte Quartiere

Besonders die Großstädte bewegen durch ihre umfassende Infrastruktur immer mehr Menschen zum Zuzug. Das Wachsen vieler Städte führt aber auch zur stärkeren sozial-räumlichen Polarisierung, wodurch Quartiere mit unterschiedlichen Bevölkerungsstrukturen, aber auch unterschiedlich gutem Zugang zur Infrastruktur entstehen. Mittlerweile können sich ärmere Menschen eine Wohnung im Zentrum einer gentrifizierten Großstadt nicht mehr leisten und werden in weniger attraktive Quartiere verdrängt (Hamedinger, 2002). Die Quartiersarbeit legt daher ein besonderes Augenmerk auf jene Quartiere, die infrastrukturell benachteiligt sind und euphemistisch als „Stadtteile mit besonderem Entwicklungsbedarf" bezeichnet werden (Kamleithner, 2009). Im Volksmund spricht man eher von „sozialen Brennpunkten", da sich dort häufiger Menschen in Armut wiederfinden, und zwar aufgrund der Ausgangsbedingungen des Quartiers (Farwick, 2001). Die Bewohner:innen dieser Kieze haben oft aufgrund äußerer Gegebenheiten einen eingeschränkten persönlichen Handlungsspielraum mit geringen gesellschaftlichen Teilhabechancen (Becker, 2020).

20.3.1 Entstehung und Sozialstruktur benachteiligter Quartiere

Helbig und Steinmetz (2024) untersuchten die Wohnzufriedenheit in den ostdeutschen Städten Rostock, Schwerin und Greifswald in Abhängigkeit vom Quartier. Dabei legten sie das Hauptaugenmerk auf sozial benachteiligte Quartiere, sogenannte Plattenbau- bzw. Großwohnsiedlungen, die in der Nachkriegszeit in ostdeutschen Städten gebaut wurden, um schnell und günstig Wohnraum zu schaffen. Nach der Wende erlitten diese ehemals modernen Wohngebiete einen herben Imagewandel, der sich nachhaltig auf die Sozialstruktur der Großwohnsiedlungen auswirkte. Die ursprüngliche soziale Durchmischung und Heterogenität der Anwohner:innen ging durch den Wegzug vieler gebildeter, junger Menschen immer mehr verloren. Der ostdeutsche sozialistische Wohnungsbaustil galt nun als monoton, öde und trostlos. So verließen zwischen 1990 und 2010 über 40 % der Bewohner:innen die Großwohnsiedlungen und hinterließen vornehmlich ärmere Menschen, die sich einen Umzug nicht leisten konnten oder wollten, nunmehr aber von vielen leerstehenden Wohnungen umgeben waren. Die soziale Struktur der Plattenbausiedlungen ist seit der Zunahme von Geflüchteten in Deutschland im Zuge der Kriege im Nahen Osten und in der Ukraine auch durch Menschen mit Fluchterfahrung und Einwanderungsgeschichte geprägt. Die leerstehenden Wohnungen der Plattenbauten, die noch nicht abgerissen wurden, boten vielen Geflüchteten und Eingewanderten eine günstige und schnelle Unterkunft. Die Sozialstruktur setzt sich nun vermehrt aus Menschen zusammen, die aufgrund ihrer sozialen Herkunft, ihrer Nationalität oder Ethnie mehrfach strukturell benachteiligt sind (Helbig & Steinmetz, 2024).

Die Untersuchung von Helbig und Steinmetz ergab, dass Befragte, die in Großwohnsiedlungen lebten, häufiger distanzierte und seltener freundschaftliche Nachbarschaftsverhältnisse angeben als in anderen Stadtteilen. Das zeigt sich auch an der geringeren sozialen Kohäsion (Kapitel 5) in diesen Quartieren, wie eine Befragung zum intergenerationalen Zusammenhalt und kollektiven Wirksamkeit im Quartier ergab. Von Lärm, Kriminalität und Verschmutzung wurde ebenfalls häufiger aus Großwohnsiedlungen berichtet als aus anderen Stadtteilen. Folglich bewerten viele Bewohnende von Großwohnsiedlungen ihr Quartier als weniger lebenswert und empfehlen es anderen seltener als Wohnort. Es gab jedoch auch Großwohnsiedlungen, in denen bis zu Dreiviertel der Anwohnenden ihren Stadtteil als Wohnort weiterempfehlen würden. Das zeigt, wie unterschiedlich die Wahrnehmung sowohl zwischen Städten und Quartieren als auch zwischen den dort wohnenden Bürger:innen ist. Besonders die „Alteingesessenen" (Helbig & Steinmetz, 2024, S. 9) haben oft ein positives Bild von den Großwohnsiedlungen. Interessanterweise gaben viele zufriedene Bewohner:innen von Plattenbausiedlungen dennoch nicht an, sie guten Freunden zu empfehlen. Die Autor:innen vermuten, dass den Anwohnenden das Stigma ihres Wohnviertels durchaus bewusst ist und der Imageschaden bis heute vorhält, obwohl Befragte ÖPNV, Wohnkosten, Zugang zu Ärzt:innen, Apotheken und Einkaufsmöglichkeiten sogar überdurchschnittlich gut bewerteten. Auch hinsichtlich der Betreuungsmöglichkeiten für Kinder sowie dem Ruf der Schule oder dem Zugang zu Grünanlagen und Gastronomie unterscheiden sich Großwohnsiedlungen kaum von anderen zentrumsferneren, aber weniger stigmatisierten Wohnvierteln.

Erodierender sozialer Zusammenhalt ist kein Phänomen der Plattenbausiedlungen, sondern auch in innerstädtischen Quartieren anzutreffen, wo häufiger junge Menschen nur vorübergehend für Studium oder Ausbildung leben und nach wenigen Jahren wieder wegziehen. Langfristige, stabile Nachbarschaftsverhältnisse können auch dort nur schwer entstehen. Untersuchungen zeigen, dass sich der Imagewandel der Plattenbausiedlungen mithin wieder umkehrt. So äußerten sich 2020 fast 60 % der Bewohner:innen der Leipziger Großwohnsiedlung Grünau als zufrieden mit ihrer Wohnumgebung (Helbig & Steinmetz, 2024) und in den letzten Jahren wurde auch immer häufiger von einem „Comeback der Platte" berichtet (3Sat Mediathek, 2024; Jeglinski, 2024).

20.3.2 Konfliktherde im Quartier

Wie die eben geschilderte Untersuchung zeigt, ist das äußere Image allein nicht ausschlaggebend für die Lebensqualität im Quartier. Der Versuch, das Image eines Stadtteils aufzupolieren, kann auch zu Gentrifizierungseffekten führen. Die finanzielle Not und ein fehlender Weitblick veranlasste Kommunen dazu, Sozialwohnungen an private Investor:innen zu verkaufen, die den Bürger:innen gegenüber wiederum keine Verpflichtung im Sinne der Daseinsvorsorge haben. Sie verdrängen einkommensschwache Mieter:innen teils systematisch aus den gut vermarktbaren Wohnvierteln, indem sie Mietpreise erhöhen und luxussanierte Wohnungen als teure Eigentumswohnungen wieder verkaufen (Butterwegge & Butterwegge, 2021). Für Mietende kann das zur großen mentalen Belastung werden und das Vertrauen in Institutionen nachhaltig stören. EU-weit lebt in Deutschland der höchste Anteil an Menschen zur Miete. 62% der Westdeutschen und 52% der Ostdeutschen machen sich Sorgen um die Entwicklung des Wohnungsmarkts. Tatsächlich scheint es einen positiven Zusammenhang zwischen dem Verhalten an der Wahlurne und dem Mietpreis zu geben. So stieg die Wahrscheinlichkeit von einkommensschwachen Mieter:innen, die die Partei AfD wählen, um bis zu 4%, wenn der Mietpreis der Wohnumgebung um einen EUR pro Quadratmeter stieg (Abou-Chadi et al., 2025).

Besonders Menschen, die sich „abgehängt" fühlen, tendieren dazu, antidemokratische Parteien zu wählen, die die Ängste der Menschen am direktesten ansprechen. Diese Ängste seien in drei Narrative des „Abgehängtseins" eingebettet:

- „Infrastrukturelles Abgehängtsein" mit der Angst vor Versorgungsstrukturschwäche
- „Wirtschaftliches Abgehängtsein" mit der Angst vor dem Abstieg und
- „Kulturelles Abgehängtsein" mit der Angst vor dem Fremden (Deppisch, 2020, S. 180).

20.4 Quartiersmanagement

Eine erfolgreiche Quartiersarbeit schafft einen strukturellen Rahmen für einen gesundheitsfördernden, inklusiven Sozialraum, der alle Schichten, Milieus und Altersgruppen gleichermaßen integriert. Dies gelingt, indem Zuständige die Lebensbedingungen der ansässigen Bevölkerung differenziert betrachten, ihre Belange anhören und daraus maßgeschneiderte Interventionen ableiten, um die Lebensumstände gezielt zu optimieren (Knopp & van Rießen, 2020). Quartiersmanagement sollte gemeinschaftliches Engagement anstoßen und Menschen vor Ort als barrierefreie Anlaufstelle dienen. Die Anwohner:innen kennen die Probleme ihres Viertels selbstredend am besten und können sie oft direkt benennen. Durch den engmaschigen Austausch mit der Bevölkerung vor Ort kann das Quartiersmanagement Probleme erkennen und Versorgungslücken schließen (Bundesministerium für Umwelt, Klimaschutz, Naturschutz und nukleare Sicherheit (BMUKN, 2023). Soziale Probleme, die im Quartier sichtbar werden, sind in der Regel auf höheren Analyseebenen entstanden und müssen somit auch dort behoben werden.

Die sozialraumorientierte Soziale Arbeit hat also immer auch einen politischen Auftrag (van Rießen, 2018). Sie soll zur Bekämpfung von Armut und Ausgrenzung beitragen, um negative Entwicklungen in den benachteiligten Quartieren zu verhindern (Kapphan, 2002, nach Lanz, 2009). Quartiersentwicklung verfolgt immer das Ziel einer nachhaltigen sozialen, wirtschaftlichen, städtebaulichen und ökologischen Entwicklung durch konzertierte Maßnahmen im Quartier (Lanz, 2009). Partizipatives Quartiersmanagement verzahnt verwaltungstechnische, bauliche und soziale Aspekte der Stadtentwicklung, um gemeinsam mit den Bewohner:innen einen gesunden Lebens- und Wohnraum zu schaffen (Thies, 2017). Dabei können Anwohnende als Expert:innen ihrer Lebenswelt eigene Ideen zur bedarfsgerechten Entwicklung einbringen. Das Quartiersmanagement muss dabei auch den Stimmen von oft überhörten Personengruppen Gehör schenken: Frauen, Menschen mit Behinderungen, Migrant:innen, queere Personen, Senior:innen und Heranwachsende. Daraus ergibt sich eine weitere Aufgabe des Quartiersmanagements: die Prävention von Problemlagen aus ressourcenorientierter Perspektive, denn all diese Gruppen bringen aufgrund ihrer besonderen Sicht auf die eigene Wohnregion nicht zu unterschätzende Kompetenzen mit, die in der Quartiersarbeit aufblühen und zum Mehrwert für die Wohnregion beitragen können (Aron & Nürnberger, 2019).

Die Frage, wie allen Menschen im Quartier ein gutes Leben ermöglicht werden kann, ist dabei immer handlungsleitend. Es gibt mannigfache Möglichkeiten, die Bewohner:innen mit ins Boot zu holen. Von Online-Umfragen und Mitmach-Aktionen über ein Büro, zu dem Menschen Kontakt bei ihren stadtteilbezogenen Anliegen aufnehmen können, bis hin zu Quartiersspaziergängen mit den Bewohner:innen, die an Ort und Stelle auf Verbesserungsmöglichkeiten hinweisen können. Sei es die mangelhafte Beleuchtung in einem Stadtpark, das Fehlen eines Zebrastreifens, um die Verkehrssituation für Fußgänger:innen leichter und sicherer zu machen, oder die Gestaltung einer eigenen Freisportanlage gemeinsam mit den Kindern und Jugendlichen der Kommune. Dürfen Menschen aktiv ihr Quartier oder das eigene Dorf mitgestalten, erhöht sich das Selbstwirksamkeitsgefühl und die Lebenszufriedenheit (BMUKN, 2023). Das Quartiersmanagement umfasst mitunter vielfältige Arbeitsbereiche wie Gesundheit und Pflege, Wohnverhältnisse, Bildung und Kultur, Arbeit und Beschäftigung, Mobilität, Versorgung und soziale Infrastruktur, sozialer Schutz und Sicherheit, Freizeit, Erholung und Sport sowie Spiritualität und Religiosität (Stadt Freiburg im Breisgau, 2019).

Entsprechend dieser vielfältigen Aufgaben gehört fast unweigerlich auch die Netzwerkarbeit zum Repertoire des Quartiersmanagements. Lokale Akteur:innen aus Gesundheitsfördernder Sozialer Arbeit, Stadtplanung und -verwaltung, Politik oder Wirtschaft sollten ein stabiles Sozialgefüge als Rahmen für die lokale Bevölkerung bilden, von der auch Planung und Koordination individueller Hilfen profitieren (Aron & Nürnberger, 2019). Die reibungslose Kommunikation zwischen relevanten lokalen Akteur:innen ist Grundvoraussetzung, um die Bevölkerungsinteressen gegenüber Verwaltung und Politik effektiv zu vertreten (Knopp & van Rießen, 2020). Die Soziale Arbeit spielt mithin eine zentrale Rolle bei der Umsetzung integrierter Stadtkonzepte (Koczy, 2018). Ein großer Vorteil dabei ist, dass Fachkräfte der Sozialen Arbeit die Quartiere und ihre Besonderheiten meist sehr gut kennen. Daraus entsteht ein direkter Zugang zu den Menschen vor Ort. Besonders hilfreich zeigt sich dies bei den Bewohner:innen des Quartiers, die sonst „hard to reach“ sind und mit bestehenden Hilfsangeboten bisher nicht erreicht werden konnten. Insbesondere für die Entwicklung und Bereitstellung präventiver Angebote ist dieses Wissen entscheidend, um Bedarfe frühzeitig erkennen und lebensnahe Unterstützungsansätze entwickeln zu können (Aron & Nürnberger, 2019).

Zeitliche und finanzielle Ressourcen der Kommunen sind begrenzt. Entsprechend handelt es sich bei vielen Maßnahmen der Quartiersarbeit um befristete, drittmittelgeförderte Projekte (Aron & Nürnberger, 2019). Wichtig dafür sind beständige, professionelle Beziehungen zwischen den Anwohnenden des Quartiers und den Fachkräften vor Ort. Dies gilt besonders für Quartiere, in denen bedürftige Menschen isoliert sind (Knopp & van Rießen, 2020). Neben einer Beständigkeit muss sich das Quartiersmanagement aber auch fortlaufend den gesellschaftlichen Entwicklungen anpassen, um langfristig bedarfsgerecht arbeiten zu können. Ein Beispiel dafür ist der demografische Wandel. Der 7. Altenbericht fordert altersgerechte Quartiere für mehr Selbstbestimmung im Alter (Bundesministerium für Familie, Senioren, Frauen und Jugend (BMFSFJ), 2016). Menschen brauchen Zeit, um sich an Veränderungen anzupassen, neue Angebote müssen im Quartier erst einmal „viral gehen“, bevor sie hinreichend genutzt werden und die gewünschte Wirkung entfalten. Eine systematische und langfristige Integration von Projekten in bestehende Strukturen ist also unabdingbar für den Erfolg von sozialer und nachhaltiger Gesundheitsförderung. So können Trägerschaften von Projektinitiator:innen auf Vereine oder Unternehmen übertragen werden (Franzen & Esau, 2025). Die gesundheitsfördernden Effekte solcher Angebote können durch die Vernetzung mit kommunalen Gesundheitsdiensten, Unternehmen oder Schulen um ein Vielfaches gesteigert werden (Beyer et al., 2021). Quartiersmanagement sollte sich stets für und mit den Bürger:innen für eine solidarische Gemeinde einsetzen, in der breite Schultern eben mehr tragen als schmale (Thierse, 2025). Die Verstetigung und Skalierung erfolgreicher sozialräumlicher Integrations- und Inklusionsarbeit müssen als wichtigste Ziele des Quartiersmanagements herausgestellt werden (Stakowski et al., 2024).

20.5 Smarte Quartiere

Ein smartes, digitales Quartier basiert auf dem Zusammenspiel zwischen realer und digitaler Lebenswelt. Während traditionelle Quartiere als physische Orte auf eine soziale Vernetzung durch analoge persönliche Kontakte setzen, erweitert das digitale Quartier dieses Netzwerk um digitale Ressourcen zur Information, Kommunikation und Organisation (Becker & Schnur, 2020). Daraus ergibt sich die Möglichkeit der digitalen Vernetzung, der Förderung von Engagement und Teilhabe sowie eines erleichterten Zugangs zu Informationen und Nachbarschaftsangeboten (Herlo, 2018). Die Ziele der Quartiersarbeit bleiben auch im digitalen Raum bestehen: die Verbesserung der Lebensqualität durch mehr Teilhabe und Vernetzung. Dazu können technologische Innovationen beitragen (Renn, 2022).

Ein smartes Quartier kann also das soziale Zusammenleben unterstützen und die Gemeinschaft im Quartier durch Partizipation und digitale Teilhabe fördern. So kann technische Innovation, die auf soziale Vernetzung und Kommunikation ausgelegt ist, zur sozialen Innovation beitragen (Heinze et al., 2019). Vernetzungsangebote über digitale Kommunikationswege können sozialer Isolation entgegenwirken und soziale Bindungen innerhalb eines Quartiers stärken. Wichtig ist, dass das Digitale einen Bezug zum Analogen hat, dass Menschen digitale Tools also eher zur Unterstützung und Ergänzung bestehender lebensweltlicher Beziehungen und Kommunikation nutzen. Durch den Wegfall zeitlicher oder räumlicher Barrieren bieten digitale Quartiere die Chance, Personengruppen zu inkludieren, die im analogen Raum schlechtere Beteiligungschancen haben. Zugleich können durch die Digitalisierung von Angeboten aber auch neue Barrieren entstehen. Die Projektbeteiligten von „Bürger vernetzen Nachbarschaften" fordern daher möglichst niedrigschwellige Zugänge und gezielte Unterstützungsmaßnahmen.

Ebenso wie im analogen Raum erfordert auch die digitale Quartiersarbeit die enge Vernetzung mit lokalen Akteur:innen, die Entscheidungen mittragen und Verantwortung für Nachbarschaft und Sozialraum übernehmen. Werden Betroffene wirksam in menschzentrierte Gestaltungsprozesse involviert, erzielen die Lösungen deutlich höhere Effekte hinsichtlich Teilhabe und Vernetzung (Herlo, 2018). Dies kann dem „Digital Divide" etwas entgegensetzen und begründet Digitalisierungsbestrebungen vor einer gemeinsamen sozialen und ethischen Verantwortung. Ein zentrales Problem bei der Digitalisierung des Quartieres ist die Gefahr, soziale Ungleichheiten innerhalb des Quartiers zu reproduzieren oder gar zu verstärken. Insbesondere technikfernere Gruppen benötigen spezifische Unterstützung. Dies betrifft ältere Menschen (Bölting & Eisele, 2019), aber auch ärmere Menschen, denen oft der Zugang zu leistungsstarker technischer Hard- und Software fehlt und auch deren Berufsleben seltener durch digitales Know-how geprägt ist (Stilling, 2024). Das Risiko einer digitalen Spaltung entsteht vor allem da, wo Teilhabe durch sozioökonomische Faktoren behindert wird (Herlo, 2018). Transparenz, Sicherheit und Datenschutz sind essenzielle Grundvoraussetzungen für vertrauenswürdige digitalisierte Quartiere (Zuboff, 2015).

Um Teilhabe und Vernetzung innerhalb des Quartiers zu fördern, bedarf es neben politischem und bürgerschaftlichem Engagement auch digitaler Infrastruktur und Kompetenzen vonseiten aller Beteiligten und insbesondere der Betroffenen. Wenn diese die angebotenen Tools nicht kennen, nicht verstehen oder keinen Zugriff darauf haben, können sie ihnen auch keinen Mehrwert bringen. Digitale Quartiere sind zentrale Innovationsfelder der Stadtentwicklung, bei denen es um mehr als die reine Implementierung technischer Tools geht. Vielmehr geht es um die Gestaltung sozialer Innovationen, die auf den Kenntnissen der Bewohnenden basiert und daran anknüpfend Angebote ausgestaltet, die Brücken baut, wo Versorgungs- oder Kommunikationslücken im Quartier bestehen. Durch die kontinuierliche, begleitende Reflexion zwischen Forschung und Praxis können so der analoge, „reale" Alltag und die digitale Welt, die bereits so viele Schnittstellen aufweisen, nahtloser zusammengeführt werden. Die digitale Ebene wirkt in den Sozialraum und in soziale Beziehungen hinein und beeinflusst das Zusammenleben im Quartier maßgeblich in einer sogenannten „analog-digitalen Vernetzung" (Herlo, 2018).

20.6 Soziale Gruppe: Nachbarschaft

Die Nachbarschaft spielt als zentrale soziale Gruppe in der Interaktion „vor der Haustür" eine relevante Rolle für die Gesundheit der Menschen im Quartier. Konflikte in der Nachbarschaft können zu einem erheblichen Stressor werden, und chronischer Stress wirkt bekanntermaßen gesundheitsschädlich (Siegrist, 2018). Auf der anderen Seite kann ein guter sozialer Rückhalt innerhalb der Nachbarschaft sehr gesundheitsförderlich und stressreduzierend wirken, wie empirische Untersuchungen zu Nachbarschaftsverhältnissen belegen.

Nach dem baulichen Zustand von Gebäuden und dem Ruf der Wohnumgebung steht das nachbarschaftliche Umfeld an dritter Stelle der wichtigsten Indikatoren für die Wohnzufriedenheit (Bölting & Eisele, 2019). Menschen möchten sich mit ihren Nachbar:innen gut verstehen. Eine erhöhte Kriminalität im Quartier kann unter den Anwohnenden Angst auslösen und psychosozial belastend wirken. Wohnviertel mit guten Nachbarschaftsressourcen hingegen wirken salutogen und schaffen soziales Kapital (Bolte & Kohlhuber, 2009).

Gut vernetzte Nachbarschaften – vom Quartiersplatz über Onlineportale bis hin zu Vereinsaktivitäten – zeichnen sich durch „Zusammenhalt, Hilfe und Achtung" sowie „gegenseitige Akzeptanz und Respekt" aus (Bölting & Eisele, 2019, S. 106). Wichtig ist es dabei, Austausch, Begegnung und bedarfsgerechte Kommunikation zu fördern, zu bewerben und weiterzuentwickeln. Besonders in kulturell und ethnisch gemischten Nachbarschaftsverhältnissen ist Integrationsarbeit essenziell, um Konflikten vorzubeugen und Vorurteile gegenüber fremden Personengruppen abzubauen (Hochschule Fulda, 2024).

20.7 Dritter Ort

Der Begriff des „dritten Ortes" fasst solche Räume zusammen, die weder Zuhause (erster Ort) noch Arbeitsplatz (zweiter Ort) sind. Stattdessen handelt es sich um Orte des Gemeinwesens und der Freizeitgestaltung wie Cafés, Buchläden, Bars oder Friseursalons. Es sind „Orte der Begegnung, Mitwirkung und Zukunftsgestaltung, wo Menschen jeden Alters gemeinsam Ideen entwickeln, um lokalen wie auch globalen Herausforderungen zu begegnen" (Neu, 2023, nach Rathsmann & Hinz, 2023, S. 5). Dritte Orte fördern zwanglose Begegnungen, haben einen möglichst leichten Zugang, ermöglichen lebenslanges Lernen in spielerischer Atmosphäre und sind nutzungsorientiert. Sie sollen ein Gefühl von Heimat vermitteln – nicht zuletzt durch eine neutrale, offene und hierarchiefreie Haltung sowie eine schlichte, aber einladende Gestaltung (Oldenburg, 1999; Rathsmann & Hinz, 2023).

Nachbarschafts- und Freizeittreffs als dritte Orte im Quartier erfüllen aus der Perspektive der Gesundheitsfördernden Sozialen Arbeit essenzielle Funktionen. Sie sind Orte der Begegnung und des sozialen Austauschs außerhalb von Arbeit und Zuhause und damit zentral für die Förderung sozialer Vernetzung, für die Bildung von Gemeinschaft und für das Gefühl von Zugehörigkeit im Quartier (DKJS & Deutsche Kinder- und Jugendstiftung, Fachstelle Bildung, Entwicklung, Raum, Integration, Demokratie, 2024; Landeshauptstadt München, 2011; Rathsmann & Hinz, 2023; Wiest, 2023). Ihr Zweck geht weit über reine Freizeitgestaltung hinaus: Sie wirken präventiv gegen soziale Isolation und fördern die gesellschaftliche Teilhabe der vielfältigen Bevölkerungsgruppen im Quartier (Rathsmann & Hinz, 2023). Durch ihre Niedrigschwelligkeit und spielerische Gestaltung ermöglichen sie auch Menschen Zugang, die sonst schwer zu erreichen sind. Die Gesundheitsfördernde Soziale Arbeit nutzt dieses Potenzial, um genau diese Menschen zu erreichen und soziale Ressourcen im Quartier zu stärken. So werden diese Orte zu Räumen für Empowerment, Beratung und Unterstützung. Die Förderung des sozialen Zusammenhalts und der Chancengleichheit steht dabei im Vordergrund – insbesondere in Stadtteilen mit heterogenen sozialen Strukturen und sehr unterschiedlichen Lebenslagen (DKJS & Deutsche Kinder- und Jugendstiftung, Fachstelle Bildung, Entwicklung, Raum, Integration, Demokratie, 2024; Landeshauptstadt München, 2011).

Wissenschaftliche Untersuchungen zeigen, dass solche Begegnungsorte vor allem durch soziale Interaktion und Teilhabeförderung wirken. Sie arbeiten lebenswelt- und adressat:innenorientiert, beziehen die Menschen partizipativ in Prozesse ein und beeinflussen durch die Stärkung der Gemeinschaft die soziale Komposition eines Quartiers positiv. Weiterführend können dadurch Ressourcenaustausch, gegenseitige Unterstützung und Integration nachhaltig gefördert werden (Bundesvereinigung Kulturelle Kinder- und Jugendbildung e. V., 2021; Rathsmann & Hinz, 2023). Nachbarschaftstreffs sind somit ein Baustein im Versorgungsnetz eines Quartiers und bringen vielfältige positive Effekte mit sich. Wenngleich auch sie ihre Grenzen haben und einige der dort auftretenden Problemlagen eine engmaschigere oder spezialisierte Betreuung erfordern, sind Nachbarschafts- und Freizeittreffs wichtige Ergänzungen, Türöffner und direkte Handlungsfelder der professionellen Sozialen Arbeit im Quartier (Landeshauptstadt München, 2011).

Insbesondere für Menschen, die sonst nur wenige Teilhabe- und soziale Anschlussmöglichkeiten haben – etwa Menschen mit Migrations- oder Fluchthintergrund (Pilz & Kirndörfer, 2022; Wiest, 2023) oder ältere Menschen, denen mit dem Renteneintritt der Arbeitsplatz als zentraler sozialer Raum wegfällt und die dadurch besonders von Einsamkeit bedroht sind (Rathsmann & Hinz, 2023) – sind diese Orte von besonderer Bedeutung.

20.8 Quartierssozialarbeit

Obwohl es sich beim Quartiersmanagement zunächst um einen rein baulichen Ansatz handelte, hat sich die Soziale Arbeit mittlerweile im Quartiersmanagement etabliert, da sie einen wichtigen Beitrag zu inklusiveren Stadtkonzepten leistet (Koczy, 2018). Soziale Probleme im Quartier entstehen häufig auf politischer Ebene. Folglich müssen sie auch dort bearbeitet werden, wodurch die sozialraumorientierte Soziale Arbeit auch immer einen politischen Auftrag verfolgt (van Rießen, 2018), indem sie sich gegen Armut und Ausgrenzung im Quartier stark macht (Kapphan, 2002, nach Lanz, 2009). Dadurch, dass sie sich vor allem auf den Ausbau vorhandener Potenziale in benachteiligten Quartieren konzentriert (SenSUT, 1999, nach Rittershaus et al., 2021), kann sie nachhaltige soziale, wirtschaftliche, bauliche und ökologische Entwicklungen im Quartier anstoßen (Lanz, 2009). Sozialarbeiter:innen arbeiten eng mit der lokalen Bevölkerung zusammen, eine

Nähe, die im Quartiersmanagement als Vorteil genutzt werden kann, um bedarfsgerechtere Unterstützungsangebote zu entwickeln (Aron & Nürnberger, 2019). So können beispielsweise Resilienzpläne im Falle von Hitze in Quartieren erstellt werden oder durch die Kooperation mit städtebaulichen Behörden gesundheitsschädliche Umweltexpositionen wie Lärm und Luftverschmutzung reduziert und gesundheitsförderliche Umweltexpositionen wie Grünflächen und Erholungsgebiete ausgebaut werden.

Die strukturelle Verbesserung der Gegebenheiten im Quartier kann einerseits Top-down umgesetzt werden, indem gesetzliche Aufträge die Institutionen zur Verbesserung sozialräumlicher Lebensbedingungen verpflichten. Andererseits kann auch Bottom-up aus Graswurzel-Initiativen viel erreicht werden. Methodisch basiert die Quartierssozialarbeit auf verschiedenen sozialarbeitswissenschaftlichen fallübergreifenden und einzelfallorientierten Konzepten. Sie berät präventiv, stattet Hausbesuche ab und bietet Hilfe in besonderen Lebenslagen wie etwa bei häuslicher Gewalt oder anderen Unterstützungsbedarfen. Sie übt politischen Druck aus, damit öffentliche Gelder fair alloziert werden und akquiriert Spendengelder zur Bekämpfung von Armut (Brinkmann, 2019).

Die fallunspezifische Arbeit ist eng mit der Einzelfallarbeit verknüpft, sucht jedoch nach Maßnahmen, von denen mehrere Menschen im Sozialraum profitieren, indem quartiersinterne Ressourcen mobilisiert und relevante Beteiligte zusammengeführt werden, um die Problemlagen des Quartiers gemeinsam zu bewältigen (Aron & Nürnberger, 2019). Die Gesundheitsfördernde Soziale Arbeit kann durch gute Vernetzung in gesundheitsrelevanten Lebensbereichen wie Bildung, Wohnen oder Freizeit Projekte anbieten, die Bewegung fördern, gesunde Ernährung näher bringen und die psychosoziale Gesundheit oder ökologische Nachhaltigkeit im Quartier verbessern (Thies, 2017). Wenn auf diese Weise die Rahmenbedingungen im Quartier optimiert sind, entsteht auch automatisch eine stabilere Grundlage für die effektive Einzelfallarbeit (Knopp & van Rießen, 2020).

Community Organizing

Community Organizing (CO) klärt Menschen aus benachteiligten Wohnregionen über bestehende Machtgefälle und eine kritische Auseinandersetzung mit der eigenen Position auf, um den Wunsch nach Veränderung bzw. eigener Interessenvertretung zu stärken. Das Ziel von CO ist die soziale und nachhaltige Transformation von Kommunen oder Quartieren, die auf basisdemokratischer, partizipativer Gestaltung beruht und zu besseren sozialen und gesundheitlichen Verhältnissen für alle führt. Community Organizing umgeht dabei weitestgehend träge politische Institutionen und fordert von den Einwohner:innen selbst eine aktive Mitgestaltung der Verhältnisse im eigenen Stadtteil, da diese oftmals selbst die besten Ideen zur Verbesserung ihrer Lebensverhältnisse haben. Sozialarbeiter:innen initiieren, betreuen, unterstützen und koordinieren dabei fortlaufend den Prozess und helfen bei Problemen, ohne jedoch Entscheidungen für die Community zu treffen (Lüttich, 2023). Sie stärken also die Rechte und Selbstwirksamkeit der Betroffenen „von unten" statt „von oben" und fördern damit zivilgesellschaftliches Engagement.

21 Lebenswelt Wohnraum

Nach einem Rundgang durch das Quartier betreten wir nun den Wohnraum (**Abbildung 74**). „Wann weiß man, dass man zu Hause ist? Ist das Zuhause das Haus, in dem man aufgewachsen ist? Ist es die Wohnung, in der man sich mit seinem Krempel ausgebreitet hat? Kann man sich ein Zuhause überall auf der Welt erschaffen, wenn man nur ein paar Stimmungslampen und das richtige Sofa hineinstellt – oder ist es etwas Immaterielles, nämlich der Ort, an dem man von geliebten Menschen umgeben ist? Gibt es einen Weg, sich sein Zuhause zu bewahren, selbst wenn man es verlässt?" (Beermann, 2025, o.S.)

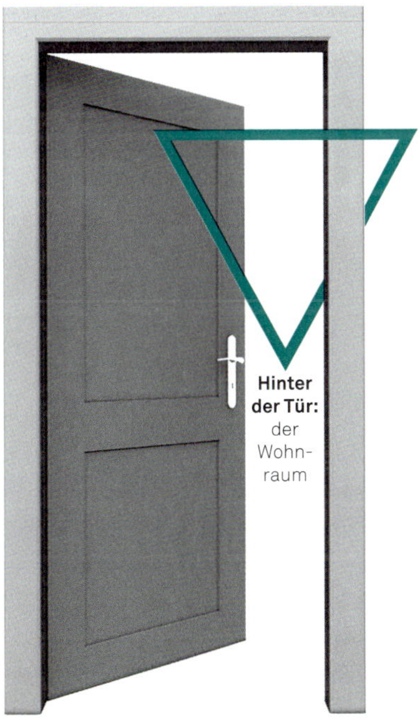

Abbildung 74: Hinter der Tür: der Wohnraum

21.1 Auftakt: Leben hinter der Tür

Umfragen zufolge befinden wir Menschen uns zu 80–90 % der Zeit in Innenräumen. Davon verbringen wir den größten Teil zu Hause (Birmili et al., 2021). Das zeigt, wie wichtig der Wohnraum für unser tägliches Leben und unser Wohlbefinden ist. Der Begriff „wohnen" kommt aus dem Mittelhochdeutschen und meinte ursprünglich „beherbergen" oder „verweilen". Wohnen wird mit Gefühlen der Zugehörigkeit, Behaglichkeit und Geborgenheit assoziiert. Daraus lässt sich ableiten, wie wichtig es für uns Menschen ist, in ein sicheres, behagliches Zuhause heimkehren zu dürfen. Die Wohnung kann als bauliche Erweiterung des physischen Körpers gesehen werden, wie eine Schutzhülle, die uns vor den Stressoren der Außenwelt schützt. Die Wohnung ist unser privater Rückzugsort, an dem wir schlafen, essen, lieben und leben, in dem Menschen gepflegt werden und an dem wir entspannen und „wir selbst" sein können. Da wir unsere Umgebung stets mit vielen Sinnen wahrnehmen und sich manche Sinneseindrücke gut und manche schlecht anfühlen, kann uns unser Wohnraum entsprechend auch guttun oder uns stressen, je nachdem, wie er beschaffen ist (Purkarthofer & Friehs, 2022).

21.2 Gesundheitsressource Wohnraum

Psychosozialer Einfluss

Zahlreiche Faktoren innerhalb der eigenen Wohnung können gesundheitsförderlich oder gesundheitsschädlich wirken. Weil die Menschen aber sehr viel Zeit im eigenen Wohnraum verbringen, kann Wohnen unsere Gesundheit physisch und psychisch stark beeinflussen. Gesundheitsförderlicher Wohnraum kann von Mensch zu Mensch sehr unterschiedlich aussehen. Ähnlich wie beim Kleidungsstil bringen die Menschen über die Art, wie sie wohnen, ihre Persönlichkeit zum Ausdruck. Manche Menschen legen mehr Wert auf Privatheit, andere mehr auf die Möglichkeit, Gäste zu empfangen. Pauschalaussagen hinsichtlich einer für die individuelle Gesundheit optimalen Wohnumgebung sind somit nicht zielführend. Wichtig ist, dass Menschen sich in ihrem Zuhause wohlfühlen. Die Wahrnehmung von Lebendigem und Natürlichem oder wechselnde Tageslichtverhältnisse können zu einem ausgewogenen Sinnerleben in der eigenen Wohnung beitragen, da die meisten Menschen naturverbunden sind. Studien geben Hinweise darauf, dass geschwungene Linien und runde Formen auf den Menschen eher beruhigend wirken und scharfkantige, geradlinige Formen eher zu Anspannung führen. Bereits in den 1980er-Jahren zeigte der US-amerikanische Architekturforscher Roger Ulrich, dass Patient:innen in Krankenhauszimmern mit einem Fenster mit Blick ins Grüne weniger Schmerzmittel brauchten und früher entlassen werden konnten als Patient:innen, die auf kahle Betonwände schauen mussten (Purkarthofer & Friehs, 2022).

Körpergerechtes Wohnen

Aufgrund des demografischen Wandels steigt neben dem Bedarf an betreuten Wohngemeinschaften oder Pflegeheimen auch der Bedarf an barrierefreien bzw. barrierearmen Wohnungen, in denen ältere, pflegebedürftige Menschen und Menschen mit Behinderungen autonom leben können. Viele Menschen ziehen das Wohnen im eigenen Zuhause dem Wohnen in Pflegeeinrichtungen vor, sodass alters- und behindertengerechter Wohnungsbau nachhaltig selbstbestimmtes Leben bis ins hohe Alter fördern kann. Ebenerdige Wohnungen mit breiten Türen, Aufzügen, stabilen Handläufen und ohne Stolperfallen verringern das Sturzrisiko erheblich, sodass sie direkt zur physischen und psychosozialen Gesundheit von Älteren und Menschen mit Behinderungen beitragen. Neben dem Umbau innerhalb der eigenen vier Wände ist auch eine senioren- und behindertengerechte Infrastruktur direkt vor der Tür, im Quartier, wichtig. Dazu gehört ein guter Zugang zum ÖPNV, zu Gesundheitseinrichtungen, aber auch ein barrierefreier öffentlicher Raum mit ausreichenden Sitzgelegenheiten, guter Beleuchtung, geräumten Gehwegen, Nässeschutz, einer guten Bodenbeschaffenheit sowie breiten Bürgersteigen. Dies erleichtert es älteren Menschen sowie Menschen mit Behinderungen, sich unabhängig und selbstständig im Quartier zu bewegen (Teti et al., 2022).

21.3 Wohnen in Deutschland

Das Wissen darum, dass Wohnen ein elementares Grundbedürfnis ist, fließt in die Wohnungspolitik ein. 2021 forderte die EU ihre Mitgliedstaaten dazu auf, angemessenen, gesunden Wohnraum als Menschenrecht ernst zu nehmen und entsprechende politische Maßnahmen zu ergreifen, um allen Menschen Zugang zu bezahlbarem Wohnen mit sauberem Trinkwasseranschluss, adäquaten sanitären Anlagen und verlässlicher Energiezufuhr zu ermöglichen (Europäisches Parlament, 2024). Seit 1950 wurden in Deutschland jährlich 405.000 neue Wohnungen gebaut oder saniert, sodass sich der Wohnungsbestand bis 2021 von 15,8 auf 43,1 Millionen knapp verdreifacht hat. Im gleichen Zeitraum ist die Bevölkerung

Deutschlands um rund 20 % gestiegen und der Wohlstand hat zugenommen. Damit sind auch die Ansprüche an den Wohnraum gestiegen. Seit 1994 ist der Anteil an Einfamilienhäusern in der Bundesrepublik von 61,7 % auf 66,8 % angestiegen, während der Anteil an Zwei- oder Mehrfamilienhäusern zurückgegangen ist (Destatis, 2023a).

Die Kosten für das Wohnen sind in den vergangenen Jahren stark angestiegen. Zahlen des EU-Parlaments zeigen, dass dies nicht nur in Deutschland, sondern europaweit der Fall ist. Im Durchschnitt stiegen die europäischen Immobilienpreise zwischen 2015 und 2023 um 47 %, in Deutschland um 49 %. Das führte dazu, dass sich die europäischen Mieten zwischen 2010 und 2022 um durchschnittlich 18 % erhöhten (Europäisches Parlament, 2024). Durchschnittlich gaben deutsche Privathaushalte im Jahr 2022 36 % ihres Einkommens fürs Wohnen aus, das sind 6,1 % mehr als im Vorjahr. Mieter:innen gaben allein 27,9 % nur für die Miete aus (Destatis, 2025c). Während 2021 noch im Schnitt 966 EUR monatlich fürs Wohnen ausgegeben wurden, waren es 2022 bereits 1.025 EUR. Besonders die Energieausgaben für den Wohnraum stiegen im Vorjahresvergleich um 23,2 % (Destatis, 2023b).

Bezahlbares Wohnen

Das EU-Parlament definiert erschwinglichen Wohnraum mit dem „Verhältnis von Wohnungspreis zu Einkommen“ (Europäisches Parlament, 2024). Gibt ein Haushalt mehr als 40 % seines Einkommens für die Wohnung aus, gilt dies statistisch nicht mehr als erschwinglich. Das Grundbedürfnis „Wohnen“ wird zur finanziellen Belastung. In der EU fallen rund 10 % der Haushalte in Städten und 7 % der Haushalte auf dem Land in diese Kategorie (Europäisches Parlament, 2024). Erwartungsgemäß zeigt sich auch in Deutschland der soziale Gradient bei der Mietbelastung. Sie sinkt zwar im Durchschnitt mit steigender Haushaltsgröße bis zu drei Personen, die im Schnitt nur 22,7 % des Haushaltsnettoeinkommens fürs Wohnen ausgeben. Im Vergleich dazu wenden Einpersonenhaushalte 32,7 % des Haushaltsnettoeinkommens auf. Größere Haushalte geben im Schnitt 23,3 % ihres Einkommens dafür aus. Je niedriger das Haushaltsnettoeinkommen, desto höher ist die Mietbelastung. Haushalte mit vier oder mehr Personen, die unter 1.500 EUR Nettoeinkommen haben, geben im Durchschnitt 58 % ihres Einkommens für die Miete aus. Im Gegensatz dazu geben Ein- oder Zweipersonenhaushalte mit einem Einkommen von 4.000 EUR oder mehr durchschnittlich nur 15,5 % ihres Einkommens für die Miete aus (Destatis, 2025c).

Rassismus bei der Wohnungssuche

Der angespannte Wohnungsmarkt führt dazu, dass Vermietende sich die Mieter:innen aussuchen können. Häufig kommen dabei latente Rassismen zum Vorschein, sodass es migrantische oder rassifizierte Personen aufgrund ihres Namens, ihres Aussehens, ihrer Sprache oder der Nationalität bzw. des Aufenthaltsstatus deutlich schwerer haben, eine Wohnung zu finden. Diese strukturelle Diskriminierung verdrängt sie überproportional häufiger in sozial benachteiligte Stadtteile mit schlechterer Infrastruktur und schlechteren Mietverhältnissen. Menschen ohne deutsche Staatsangehörigkeit stehen im Durchschnitt 26 % weniger Wohnfläche zur Verfügung. In Gemeinschaftsunterkünften für Asylbewerbende wurde zudem eine höhere Prävalenz für Infektionserkrankungen und eine verringerte psychische Gesundheit beobachtet. Privater Wohnraum ist relevant für die Gesundheit (Kajikhina et al., 2023).

Mieter:innen, kinderreiche Familien und Alleinerziehende sind im Durchschnitt finanziell stärker durch Wohnkosten belastet als Menschen mit Eigenheim. Besonders prekär ist die Situation für Armutsbetroffene, für die die steigenden Wohnkosten zur immer größeren finanziellen Belastung werden (Elsas & Rinklake,

2024). Menschen, die in geerbten Immobilien leben, haben hingegen nur Instandhaltungskosten und auch wenn diese sehr hoch sein können, werden Eigenheimbesitzende nicht durch steigende Mieten aus zentrumsnahen Wohnungen verdrängt. Strukturell benachteiligte Menschen werden in Außenbezirke, Gewerbegebiete oder Wohnungen mit kleinerer Wohnfläche, ohne Balkon oder Gartenzugang (Bolte & Kohlhuber, 2009) sowie in kinderunfreundlichere Wohnumgebungen, Umgebungen mit stärkerer Verkehrsbelastung und schlechterer Wohnungsausstattung zurückgedrängt (Mielck & Heinrich, 2002). Da Existenzängste aufgrund von hohen Wohnkosten eine enorme psychische Belastung darstellen, sehen sich viele Menschen gezwungen, die schlechtere Wohnqualität hinzunehmen (Aigner et al., 2023).

Wohnfläche

Laut Statistischem Bundesamt betrug die durchschnittliche Wohnfläche pro Person in Deutschland im Jahr 2021 47,7 m^2. Im Jahr 1991 waren es noch 34,9 m^2 (Destatis, 2023a). Als überbelegt gilt eine Wohnung, wenn nicht genügend Zimmer für die Anzahl der Bewohner:innen vorhanden sind. Paaren oder alleinstehenden Erwachsenen sowie Kindern ab 12 Jahren sollte ein eigenes Zimmer zur Verfügung stehen, für Kinder unter 12 Jahren ist es auch noch angemessen, sich ein Zimmer mit einem Geschwisterkind zu teilen (Europäisches Parlament, 2024).

Bereits zur Zeit der industriellen Revolution verursachten beengte Verhältnisse und mangelhafte Hygiene häufig Krankheiten und führten zu erhöhter Sterblichkeit (Bolte & Kohlhuber, 2009). Während der Covid-19-Pandemie wurden sehr ähnliche Probleme beobachtet, sodass Menschen, die mit mehreren Personen in kleinen Wohnungen lebten, besonders unter der Ausgangssperre litten. Auch dies betraf selbstredend Menschen, die über wenig Geld verfügen. Teils wurden Menschen, die in Hochhäusern in sehr kleinen Wohnungen lebten, unter Quarantäne gesetzt. Sie durften von einem auf den nächsten Tag ohne vorherige Ankündigung ihre Wohnung mehrere Tage nicht verlassen, wenn zu viele Anwohnende positiv auf Covid getestet wurden. Teils wurden Bauzäune aufgestellt und die Anwohnenden nur unzureichend von außen mit Lebensmitteln und Hygieneartikeln versorgt. In den 19–39 m^2 kleinen Wohnungen verharrten manchmal sechsköpfige Familien auf engstem Raum. Für die in großen Wohngebäuden eingesperrten Menschen bedeutete das nicht nur ein höheres Risiko, am Coronavirus zu erkranken, sondern auch eine enorme psychische Belastung (Farnbacher, 2023). Ein als beengend wahrgenommener Wohnraum kann psychischen Stress begünstigen. Je nach Raumbedingungen und anderen sinnlichen Eindrücken wie Geräuschen, Gerüchen und Temperatur kann ein enger Wohnraum Stress verstärken, ggf. verstärkt durch eine niedrige Deckenhöhe, Dunkelheit und Monotonie (Purkarthofer & Friehs, 2022). Ausreichend Raum und Rückzugsmöglichkeiten im eigenen Zuhause sind eine nicht zu unterschätzende Gesundheitsressource.

Temperatur und Luftqualität

Die steigenden Energiekosten der letzten Jahre können sich negativ auf die Gesundheit von armutsbetroffenen Menschen auswirken. Wenn die Isolierung des Wohnraums nicht ausreichend ist oder aus Kostengründen nicht hinreichend geheizt werden kann, steigt das Risiko, innerhalb der eigenen vier Wände krank zu werden. Dauerhafte Unterkühlung kann das Immunsystem schwächen und Menschen infektanfälliger machen. Auch Schimmelbefall entsteht in kaltem, feuchtem Wohnraum schneller und ist zudem schwerer zu bekämpfen. Seltener kann schlecht gedämmter Wohnraum auch zur stärkeren Hitzebelastung im Sommer führen, was ebenfalls vielfältige negative Gesundheitsfolgen haben kann (Reibling & Jutz, 2017). Feuchtigkeit und Schimmel treten häufiger in Haushalten mit niedrigem sozialem Status auf, wie etwa bei Arbeiterfamilien. In einer Umfrage hatten 23 % der Haushalte von ABC-Schützen mit Eltern mit niedrigem sozialen Status Schimmelbefall und nur 10 % der Haushalte mit Eltern mit hohem sozialem Status. Bei Menschen mit niedrigem sozialen Status besteht somit auch ein höheres Risiko für Atemwegserkrankungen, etwa durch belastete Innenraumluft im Vergleich zu Haushalten mit höherem sozialen Status, wie etwa bei Angestellten (Mielck & Heinrich, 2002). Mieter:innen sind gesetzlich dazu verpflichtet, Schimmelbefall sofort den Vermietenden zu melden, um langfristige negative Gesundheitsfolgen für sich selbst zu verhindern und den Vermietenden die Möglichkeit zu geben, schnell zu reagieren. Umgekehrt sind Vermietende dazu verpflichtet, den Schimmel zu beseitigen und stehen in der Beweispflicht. Wenn sie also den Mieter:innen vorwerfen, nicht ausreichend zu lüften, müssen sie das beweisen können. Unterstützung können Betroffene dabei auch von örtlichen Mieterverbünden einholen, sodass kollektiv Druck auf Vermietende ausgeübt werden kann, falls diese versuchen, ihre Verantwortung von sich zu weisen (Kirsch, 2024). Schimmelsporen in der Wohnung können auf Dauer allergisches Asthma begünstigen. Säuglinge und Kinder sind vor Schimmel zu schützen (Popp, 1993). Wenn Menschen in Keller- oder Erdgeschosswohnungen leben, können sie, je nach geografischer Lage, einer erhöhten Radonbelastung ausgesetzt sein. Radon ist ein radioaktives Gas, das in unterschiedlich hoher Konzentration im Erdreich vorkommt. Es gilt nach dem Rauchen mittlerweile als zweitwichtigste Ursache für Lungenkrebs (Bundesministerium für Umwelt, Naturschutz, nukleare Sicherheit und Verbraucherschutz (BMUKN), 2023).

Trinkwasserqualität

Zu einem gesunden Wohnraum gehört auch gesundes Trinkwasser. Bis 1973 wurden in Deutschland immer noch Bleirohre für Trinkwasserleitungen verbaut. Diese geben gesundheitsschädliche Bleibestandteile ins Trinkwasser ab, die besonders für Ungeborene, Säuglinge und Kinder sehr gefährlich sind, weil das kindliche Blutsystem das Blei besser aufnehmen kann als das Blutsystem von Erwachsenen. Blei reichert sich im Gehirn, in den Nieren und in der Leber an und schädigt auf Dauer diese Organe (Döhla et al., 2021). Mieter:innen haben das Recht auf bleifreie Trinkwasserleitungen, weshalb es in der Verantwortung von Kommunen und Vermietenden liegt, diese auszutauschen. Laut Trinkwasserverordnung müssen spätestens seit Januar 2026 sämtliche Trinkwasserleitungen bleifrei sein (Umweltbundesamt, 2025). Auch hierfür sind lokale Wohnungsbaugesellschaften und Mieterverbünde wichtige Akteur:innen der Gesundheitsförderung, da sie Betroffene beraten und bei der Umsetzung ihrer Rechte unterstützen können (Altgeld, 2020).

21.4 Familie und Partnerschaft

Wie gesundheitsförderlich das Wohnen ist, hängt nicht nur von den äußeren Umweltfaktoren, sondern auch von der sozialen Dynamik innerhalb der Wohnung ab.

Familie

Für Kinder spielt die Familie als soziales Setting eine enorme Rolle. Familiäre Beziehungen haben einen starken Einfluss auf die Gesundheit des Kindes und sind Teil ihres persönlichen Sozialkapitals. Innerfamiliäre Konflikte beeinträchtigen das soziale Klima hinter der Tür. Erkrankte Elternteile und Vernachlässigung oder Gewalt im Kleinkindalter sind Risikofaktoren für Kinder im familiären Umfeld (Tiber Egle et al., 2002). Zudem sind Kinder mit niedrigem sozioökonomischen Status aus vielen Gründen oft in ihren Teilhabechancen eingeschränkt (Lois, 2020). So kann es in armutsbetroffenen Familien schwierig sein, Möbel und Kleidung zu ersetzen oder abwechslungsreiche Freizeitaktivitäten anzubieten. Bei der Hälfte der Armutsbetroffenen reicht das Geld nicht für einen einwöchigen Urlaub im Jahr, geschweige denn für zusätzliche Anschaffungen wie einen altersgerechten Schreibtisch. Viele armutsbetroffene Familien müssen beim Heizen sparen (Schabram et al., 2025). Eltern in ärmeren Familien machen sich oft Sorgen um die Gesundheit und soziale Anbindung ihrer Kinder und haben Existenzängste, wenn beispielsweise die Heizkosten so hoch sind, dass das Geld beim Wocheneinkauf fehlt (Aigner et al., 2023).

Durch das Netzwerk der Eltern können Kinder soziale Umgangsformen lernen und ihre Sozialkompetenz, ihren Gemeinschaftssinn und die Konfliktlösungskompetenzen stärken. Je höher die soziale Kohäsion innerhalb der Familie ist, desto mehr Kontrolle haben Eltern auch darüber, ihre Kinder vor gesundheitsschädlichem Verhalten zu schützen (Lois, 2020). So sind Kinder aus Familien mit gutem sozialem Klima tendenziell gesünder. Kinder brauchen Vertrauen und Halt, um emotionale Stabilität zu erlernen. In einem vertrauensvollen innerfamiliären Setting kann gesundheitsförderliches Verhalten wie Bewegung, gesunde Ernährung und Hygiene deutlich besser erlernt werden. Man spricht hier auch von der gesundheitsbezogenen Sozialisation durch die Familie (Rattay et al., 2012). Wenn Kinder durch ihre Eltern soziale Unterstützung erfahren, mindert dies stark das emotionale Erleben beim Auftreten von Krisensituationen, sodass negative Auswirkungen abgepuffert und eine emotionale Toleranz und Resilienz gegenüber Stresssituationen aufgebaut werden kann (Erhart & Ravens-Sieberer, 2008). Insbesondere junge Familien sind sehr offen für gesundheitsrelevante Informationen. Diese Offenheit kann genutzt werden, um die Gesundheitskompetenz zu fördern und gleichzeitig die Wahrnehmung von Präventionsmaßnahmen wie Impfungen oder Vorsorgeuntersuchungen zu stärken (Nationale Präventionskonferenz (NPK), 2018).

Partnerschaft

Stabile Paarbeziehungen fördern das Wohlbefinden und können eine wichtige Gesundheitsressource sein (Schütz & Wiesner, 2000). So zeigte eine Untersuchung an prämenopausalen Frauen etwa, dass diejenigen, die öfter von ihren Partner:innen umarmt wurden und in der Folge einen höheren Oxytocin-Level hatten, auch niedrigeren Blutdruck und eine niedrigere Herzfrequenz hatten (Light et al., 2005). Dies geht mit einer Parasympathikus-Aktivierung, oder einfacher: Entspannung, einher. Um die gesundheitsförderliche Ressource einer glücklichen Liebesbeziehung zu stärken, gibt es neben psychologischen Angeboten verschiedene Unterstützungsangebote der Sozialen Arbeit. Die deutsche Gesellschaft für Familienplanung, Sexualpädagogik und Sexualberatung e.V., oder kurz: Profamilia, ist ein in den 1950er-Jahren gegründeter Verein, der das Ziel verfolgt, Menschen über sexuelle Selbstbestimmung aufzuklären. Profamilia liegt der demokratische Grundsatz der Menschenwürde zugrunde. Die Beratungsstelle verhilft Jugendlichen wie auch Erwachsenen zu einem gesunden und respektvollen Umgang mit Sexualität und Familienplanung und bietet kostenlose, anonyme Beratungen an (Profamilia, 2010). Scheidungen sind hingegen statistisch mit einer Zunahme von Risikoverhalten und psychischen Belastungen assoziiert (Leopold, 2018). Zudem kann es bei einer Trennung zum Verlust von Freundeskontakten kommen, die mit der Einbuße von sozialer Unterstützung einhergeht (Terhell et al., 2004).

Häusliche Gewalt

Wenn die Tür ins Schloss fällt, kann der eigene Wohnraum, der eigentlich Schutz und Erholung bieten soll, auch zur Gefahrenzone werden. Die Fälle häuslicher Gewalt sind zwischen 2018 und 2023 um fast ein Fünftel (19,5 %) gestiegen. Für das Jahr 2024 wird anhand bisheriger Auswertungen ein weiterer Anstieg von 3,8 % vermutet.

Häusliche Gewalt wird in familiäre und partnerschaftliche Gewalt unterteilt.

Unter den 171.069 Opfern partnerschaftlicher Gewalt, die im Jahr 2024 registriert wurden, waren 80 % Frauen, von denen etwa die Hälfte in einem Haushalt mit der gewaltausübenden Person lebt. Befragungen von Schutzsuchenden in Frauenhäusern ergaben, dass im Jahr 2024 73 % von Gewalt durch den eigenen Ehemann bzw. Partner betroffen waren und 13 % von Ex-Männern oder Ex-Partnern, während insgesamt nur 0,4 % aller Täter:innen aktuelle oder ehemalige Ehefrauen oder Partnerinnen waren.

Fast jeden Tag wird in Deutschland eine Frau von ihrem aktuellen oder früheren Partner getötet; im Jahr 2023 gab es 331 Femizide. Frauenhäuser sind eine überlebenswichtige Institution der Daseinsvorsorge, um Frauen und Kinder vor häuslicher Gewalt zu schützen. Aktuell sind sie jedoch stark ausgelastet – so stark, dass schutzsuchende Frauen oder Familien sehr häufig abgewiesen werden müssen. Eine bundesweite Umfrage ergab, dass Frauenhäuser im Durchschnitt an 303 von 365 Tagen im Jahr keine neuen Opfer aufnehmen konnten.

Besonders benachteiligt sind Frauen mit Behinderungen oder psychischen Erkrankungen. Die meisten Frauenhäuser sind nicht barrierefrei, obwohl 18 % der Frauen in Frauenhäusern körperliche, psychische oder geistige Beeinträchtigungen haben. Um diese strukturellen Defizite zu adressieren, wurde im Februar 2025 das Gewalthilfegesetz (GewHG) verabschiedet. Dieses verpflichtet alle Bundesländer ab 2027 dazu, eine flächendeckende, angemessene Schutz- und Beratungsinfrastruktur für gewaltbetroffene Frauen und Kinder zu schaffen, die bis 2032 vollständig aufgebaut sein soll.

Der Mangel an Schutzunterkünften bleibt jedoch hochgradig besorgniserregend. Der Anteil der Frauen, die nach dem Frauenhausaufenthalt in eine neue eigene Wohnung ziehen konnten, lag 2024 bei 23 % – vier Prozentpunkte weniger als vor zehn Jahren. Auf der anderen Seite kehren „nur noch" 14 % der Frauen in die alte Wohnsituation mit der gewaltausübenden Person zurück (vor zehn Jahren waren es noch 20 %). Nicht übersehen werden dürfen jedoch die 22 %, die keine Auskunft über ihren weiteren Verbleib machten (Frauenhauskoordinierung e. V., 2025). Die Wahrscheinlichkeit, dass einige dieser Frauen wohnungslos werden, ist nicht gering, wie Untersuchungen nahelegen.

Britischen Daten zufolge werden ein Fünftel aller gewaltbetroffenen Frauen wohnungslos (Bimpson et al., 2021). Schätzungen für Deutschland zeigen, dass häusliche Gewalt bei Frauen in 7 %, bei Männern in 0,5 % der Fälle zur Wohnungslosigkeit führt (Marbin & Schreiter, 2025).

22 Lebenswelt Wohnungslosigkeit

„Zuhause ist da, wo wir blind den Lichtschalter im Bad finden, weil wir ihn jeden Morgen um dieselbe Uhrzeit mit derselben Handbewegung anknipsen. Zuhause ist der Ort, an dem man eine Klinke herunterdrückt, wenn man mit Klinken und nicht etwa mit Knäufen groß geworden ist. Zuhause ist, wo man im Flow ist wie in einer Bastelarbeit: Man nimmt nicht mehr wahr, wo man ist – man ist einfach.“ (Beermann, 2025, o.S.)

22.1 Auftakt: Leben neben der Tür

Viel zu viele Menschen haben kein Badezimmer und können keine Tür mit einer Klinke oder einem Knauf hinter sich schließen. Sie haben keinen sicheren, gesundheitsfördernden Wohnraum und weichen in ungesunde Lebenswelten aus. Diese Menschen leben neben der Tür, in der Wohnungslosigkeit (**Abbildung 75**). So zynisch es klingt, die Wohnungslosigkeit ist eine Lebenswelt, jedoch mit erheblichen gesundheitlichen Risiken.

Wohnungslos sind laut Wohnungslosenberichterstattungsgesetz Menschen dann, wenn ihnen entweder kein Wohnraum zur Verfügung steht oder sie in einem Haushalt oder einem sonstigen Ort leben, für den sie weder einen Miet- oder Pachtvertrag oder eine andere dingliche Absicherung besitzen oder nutzen (WoBerichtsG § 3 Abs. 1). Laut Wohnungslosenbericht des Bundesministeriums für Arbeit und Soziales (BMAS, 2025) gibt es drei Formen der Wohnungslosigkeit:

1. Die Wohnungsnotfallhilfe umfasst wohnungslose Personen, die beispielsweise in Not- und Gemeinschaftsunterkünften oder im betreuten Wohnen der Wohnungslosenhilfe freier Träger untergebracht sind.
2. Die verdeckte Wohnungslosigkeit, bei der Personen bei Angehörigen oder Bekannten unterkommen.
3. Die Obdachlosigkeit, wenn wohnungslose Personen keine feste Unterkunft haben, im öffentlichen Raum leben und beispielsweise in Parks, Garagen oder Bahnhöfen übernachten.

Der Begriff „Obdachlosigkeit“ wird in der Versorgung eher auf kommunaler Ebene verwendet und gilt mithin in der Fachliteratur als stigmatisierend und wird daher eher gemieden (Böhm, 2020). Die Obdachlosigkeit gilt als vulnerabelste Form der Wohnungslosigkeit. Aber auch Menschen in verdeckter Wohnungslosigkeit sind hohen Risiken ausgesetzt, da sie sich in unsicheren Wohnverhältnissen befinden und Gefahr laufen, Missbrauch sowie Ausbeutung zu erleben. Obwohl sie in Wohngebäuden untergebracht sind und somit beispielsweise den Vorteil des Zugangs zu sanitären Anlagen haben, befinden sie sich in einer prekären Situation. Zusätzlich leben sie häufig in Abhängigkeitsverhältnissen von externen Hilfen und sozialen Netzwerken (BMAS, 2025).

2024 lebten in Deutschland rund 531.600 wohnungslose Menschen, verteilt auf die drei oben genannten Gruppen. Davon waren 63 % Männer, 35 % Frauen und 2 % divers/ohne Angabe. Die meisten Wohnungslosen (439.500) lebten in Unterbringungen der Wohnungsnot-

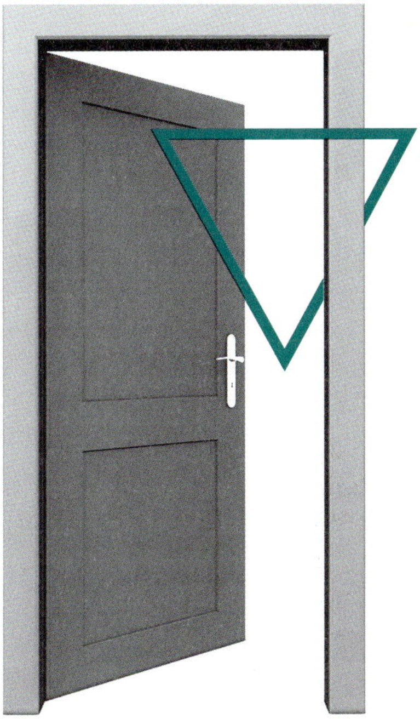

Abbildung 75: Neben der Tür: die Wohnungslosigkeit

fallhilfe. Während sich Frauen häufiger in verdeckter Wohnungslosigkeit befinden, leben wohnungslose Männer häufiger auf der Straße. Die tatsächlichen Zahlen dürften jedoch höher liegen, da viele Fälle möglicherweise nicht erfasst werden (Bundesministerium für Wohnen, Stadtentwicklung und Bauwesen, 2024). Die Auslöser der Wohnungslosigkeit sind heterogen, weshalb Befragte als Hauptgrund oft multiple Problemlagen angeben. Die häufigsten Ursachen sind „Miet- und Energieschulden“ (19,4 %), „Konflikte im Wohnumfeld“ (17,3 %), „Trennung bzw. Scheidung“ (15,6 %) und „Ortswechsel“ (15,1 %). Männer nennen häufiger die Auslöser „Haftantritt“ und „Arbeitsplatzverlust- oder -wechsel“, Frauen hingegen häufiger „Gewalt durch den:die Partner:in“ (Lotties, 2024).

22.2 Stigmatisierung und Diskriminierung

Wohnungslosigkeit ist ein vielschichtiges Phänomen, das Menschen aus unterschiedlichsten Lebenslagen betrifft. Abgesehen von der Erfahrung der Wohnungslosigkeit haben die Betroffenen jedoch oft wenig miteinander gemein. Sie bilden keine homogene Gruppe, die sich als klar definierte Gemeinschaft beschreiben ließe.

Der Satz „In Deutschland muss niemand wohnungslos sein“ fällt leider sehr häufig. Diese Aussage offenbart jedoch ein mangelndes Verständnis gegenüber der Situation der Betroffenen. Damit einher geht die „Relativierung sozialer Ungleichheiten und Diskriminierung wohnungsloser Personen“ (Sonnenberg, 2025, S. 279). Die Aussage impliziert, dass sich die Betroffenen aus freien Stücken für die Wohnungslosigkeit entschieden haben oder selbst für ihre Situation verantwortlich seien. Dies mag im Einzelfall zutreffen, doch die strukturellen Faktoren, die Wohnungslosigkeit verursachen können, werden damit ignoriert. Wohnungslosigkeit ist nicht zwangsläufig eine Folge individuellen Fehlverhaltens.

Gleichzeitig wird mit dieser relativierenden und diskriminierenden Aussage suggeriert, dass sozialstaatliche Hilfsangebote ausreichen würden, um Wohnungslosigkeit zu beenden.

Der notwendige Hebel ist jedoch gesamtgesellschaftlich anzusetzen: Die Diskriminierung wohnungsloser Menschen ist tief in der Gesellschaft verankert und im alltäglichen Umgang präsent. Stadtverwaltungen versuchen, sie aus öffentlichen Räumen zu verdrängen. Wohnungslose Menschen werden verbal abgewertet sowie körperlich und sexuell angegriffen. Seit 1989 wurde medial von über 600 Fällen berichtet, in denen wohnungslose Menschen getötet wurden; die Dunkelziffer wird deutlich höher geschätzt.

Auf institutioneller Ebene entsteht Diskriminierung vor allem durch organisatorische Abläufe, Regeln und Normen, die Ungleichheiten verstärken können. Benachteiligungen entstehen etwa, wenn wohnungslose Menschen nicht krankenversichert sind oder aus Scham keine ärztliche Hilfe aufsuchen. Auch auf dem Wohnungsmarkt sind sie systematisch benachteiligt: Sie werden aufgrund ihrer Situation häufig von Vermieter:innen abgewiesen oder müssen Bußgelder zahlen, weil sie im Freien übernachten (Sonnenberg, 2025).

22.3 Gesundheitsrisiken der Wohnungslosigkeit

Schwere körperliche sowie psychische Erkrankungen können zu Wohnungslosigkeit führen. Krankheit kann die Erwerbsfähigkeit verringern und zusätzliche Behandlungskosten aufwerfen. Besonders Menschen in instabilen Arbeitsverhältnissen oder ohne ausreichenden sozialen Schutz sind dadurch stärker armutsgefährdet. Es besteht die Gefahr, dass sie die Miete oder andere Lebenshaltungskosten nicht mehr decken können (Steckelberg, 2023). Umgekehrt kann die Wohnungslosigkeit selbst zu gesundheitlichen Problemen führen. Wohnungslose Menschen erleben häufig Isolation, Stigmatisierung und Gewalt, sie sind der Witterung ausgesetzt, ernähren sich ungesund, haben einen unzureichenden Zugang zu hygienischer Versorgung und schlafen oft schlecht, da ihnen ein Rückzugsort, ein Wohnraum mit einer Tür, fehlt. Dadurch infizieren sie sich häufiger, körperliche Wunden heilen schlechter, sie haben ungesündere Zähne und sind nicht selten mehrfach krank. Wohnungslose Menschen leiden unverhältnismäßig oft an psychischen Erkrankungen und Sucht, da Drogenkonsum ein häufiger Versuch ist, die enorm belastenden Lebensumstände irgendwie erträglicher zu machen (Steckelberg, 2023).

Krankenversicherung und Behandlung

Menschen ohne festen Wohnsitz haben es schwerer, ihren Anspruch auf Grundsicherung und Krankenversicherung geltend zu machen. Dadurch sind viele wohnungslose Menschen nicht krankenversichert, was den Zugang zur Regelversorgung behindert und dazu führt, dass sie seltener Vorsorgeuntersuchungen wahrnehmen. Doch auch wenn eine Behandlung nötig wäre, suchen Betroffene häufig auch aus mangelnden finanziellen Ressourcen, Scham oder Angst vor Diskriminierung keine Gesundheitseinrichtungen auf, sodass Krankheiten meist erst im akuten Notfall oder eben gar nicht behandelt werden. Das erhöht die Gefahr, dass Krankheiten sich chronifizieren oder einen schwereren Verlauf nehmen (Finzi, 2023). Eine für die Genesung notwendige Bettruhe ist für wohnungslose Menschen praktisch unmöglich, sodass sie auch nach Krankenhausaufenthalten häufig keine Möglichkeit haben, sich adäquat nachversorgen zu lassen, was wiederum den Heilungsprozess erschwert. Die Angst, in einer derartigen Lebenssituation keinen funktionalen Körper zu haben, kann zudem so groß sein, dass wohnungslose Menschen ihre Beschwerden verharmlosen oder verdrängen (Steckelberg, 2023). Folglich sind niedrigschwellige medizinische Hilfen für wohnungslose Menschen besonders wichtig, da sie aus unterschiedlichen Gründen einen erschwerten Zugang zur Krankenversorgung haben, beispielsweise, wenn sie nicht versichert sind. Daher existieren Angebote außerhalb der Regelversorgung, durch die Betroffene in akuten

Situationen kurzfristig medizinisch versorgt werden können, beispielsweise in Tagesaufenthaltsstätten oder aufsuchend im öffentlichen Raum. Die medizinischen Hilfen sind für Betroffene kostenfrei und werden meist durch Ehrenamtliche und spendenbasiert angeboten. Doch auch vereinzelte Arztpraxen sind auf die Bedürfnisse von Menschen in der Wohnungslosigkeit spezialisiert (Steckelberg, 2023).

22.4 Soziale Arbeit im Wohnungslosenhilfesystem

Um es einmal sehr deutlich auf den Punkt zu bringen: In der Wohnungslosenhilfe sind hauptamtlich überwiegend Sozialarbeitende tätig. Unsere Disziplin trägt hier durch gezielte Interventionen maßgeblich zur Gesundheitsförderung und Krankheitsprävention bei. Wenn viele Bürger:innen und andere Professionen wohnungslosen Menschen schon längst den Rücken gekehrt haben, bleibt die Gesundheitsfördernde Soziale Arbeit weiter an ihrer Seite.

Aber auch Kolleg:innen aus der Psychologie, Therapie und Seelsorge engagieren sich in der Wohnungslosenhilfe (Farrenberg & Schulz, 2020). Wohnungslose Menschen gelten in der Klinischen Sozialen Arbeit oft als „hard to reach" und misstrauisch gegenüber Hilfsangeboten. Sozialarbeiter:innen sollten sich stets auch mit eigenen Stereotypen beschäftigen, die zur ungewollten Verunglimpfung der Adressat:innen führen können. Denn auch wenn Gedanken oder Gefühle nicht explizit zum Ausdruck kommen, merken Menschen es sehr wohl, wenn sie „von oben herab" behandelt werden, weshalb viele Hilfsangebote von den wohnungslosen Menschen nicht immer nur positiv konnotiert sind (Sonnenberg, 2025). Nicht Mitleid, sondern Hilfe ist das Ziel der Hilfsangebote, daher sollte die Wohnungslosenhilfe möglichst niedrigschwellig, voraussetzungslos und hochgradig lebensweltorientiert sein, um auch wirklich zu helfen. Damit sie nicht abschreckend wirken, gilt der Grundsatz, keine Forderungen an Adressat:innen zu stellen und persönliche Entscheidungen zu respektieren. Niedrigschwellige Angebote sind vor allem Überlebenshilfen wie die Bereitstellung von Nahrung oder Kleidung sowie Beratungsangebote. Sie dienen dazu, den ersten Kontakt zu wohnungslosen Menschen herzustellen, Vertrauen aufzubauen und die aktuelle Lebenssituation zu stabilisieren. Die Angebote sind freiwillig, damit Wohnungslose selbst entscheiden können, welche sie wann und wie lange wahrnehmen (Steckelberg, 2023). Die Gesundheitsfördernde Soziale Arbeit will vor allem die Lebenssituation und die Gesundheit von wohnungslosen Menschen verbessern und Zugangsbarrieren von Institutionen wie dem Gesundheitssystem oder dem Wohnungsmarkt abbauen (Böhm, 2020).

Tagesaufenthaltsstellen

Teilstationäre Angebote bieten wohnungslosen Menschen einen Rückzugsort, an dem sie sich von den Belastungen des Straßenlebens erholen können. Sie bekommen dort Essen, Zugang zu sanitären Anlagen zum Waschen und Schutz vor Wetter und Gewalt. Diese Orte dienen zudem als sicherer Vernetzungsort mit anderen Personen in ähnlichen Lebenslagen. Hier können wohnungslose Menschen miteinander in Kontakt treten und sich von Sozialarbeiter:innen beraten und unterstützen lassen, ohne sich zu verpflichten oder Termine im Voraus zu vereinbaren.

Streetwork

Streetwork findet dort statt, wo sich wohnungslose Menschen aufhalten und schlafen. Sozialarbeiter:innen sind zu Fuß oder mit Kleinbussen in mobilen Teams unterwegs. Straßensozialarbeit ist Teil des Hilfesystems für wohnungslose Menschen und bietet Überlebenshilfen im öffentlichen Raum an, beispielsweise durch die Vergabe von Schlafsäcken und stellt bei Bedarf den Kontakt zu Aufenthaltsstellen oder Krankenhäusern her. Durch die aufsuchende Arbeit erhalten Fachkräfte einen direkten Einblick in die Lebenswelten wohnungsloser Menschen und können diese sozialraumorientiert auf verfügbare Ressourcen und Handlungsbedarfe analysieren (Steckelberg, 2023).

Wohnhilfen

Nach dem Polizei- und Ordnungsrecht (POR) sind die Kommunen dazu verpflichtet, Notunterkünfte zur Verfügung zu stellen, da Obdachlosigkeit die Grund- und Menschenrechte gefährdet. Doch inwieweit die Kommunen dieser Verpflichtung nachkommen, ist bislang unklar. Ebenso wenig existieren Vorgaben zur Ausstattung von Unterkünften, sodass diese sehr unterschiedlich beschaffen sein können und je nach Trägerschaft und kommunalem Konzept eine zentrale oder dezentrale Unterbringung in größeren Schlafsälen, wohngemeinschaftsähnlichen Räumlichkeiten oder zielgruppenspezifische Notschlafstellen für Frauen bedeuten können (Steckelberg, 2023).

Umfragen unter Wohnungslosen zeigen, dass Notunterkünfte teilweise als gefährlicher, schmutziger und bedrängter wahrgenommen werden als der öffentliche Raum. Über 40 % der Wohnungslosen geben „Ich finde bessere Schlafplätze" als Grund dafür an, dass sie Notunterkünfte nicht nutzen. Dies ist ein deutlicher Fingerzeig auf die nicht hinreichende Qualität der Hilfsstrukturen (Brüchmann et al., 2022).

Die Unterbringung in Notunterkünften erfolgt nach dem § 67 SGB XII. Leistungsberechtigt sind demnach „Personen, bei denen besondere Lebensverhältnisse mit sozialen Schwierigkeiten verbunden sind [...], wenn sie aus eigener Kraft hierzu nicht fähig sind" (SGB XII, § 67). Wohnungslosigkeit wird in diesem Paragrafen nicht explizit genannt, zählt aber zu den „besonderen Lebensverhältnissen". Handelt es sich um Minderjährige oder junge Erwachsene bis 27 Jahre, die von Wohnungslosigkeit betroffen sind, greift das SGB VIII vor dem SGB XII. Damit sich Wohnungslosigkeit nicht durch Notunterbringungen verfestigt, sollten Betroffene in Notunterbringungen angemessen über weitere soziale Hilfen beraten und bei der Suche nach eigenem Wohnraum unterstützt werden. Das oberste Ziel der Unterstützungsangebote der Sozialen Arbeit ist es, Menschen einen unbefristeten und selbstbestimmten Zugang zu Wohnraum zu ermöglichen. Stationäre Notunterkünfte sind eine temporäre Notlösung, die vor allem dazu dient, Menschen einen Schutzraum vor den widrigen Bedingungen auf der Straße zu bieten und somit deren weiteren Teilhabeverlusten entgegenzuwirken (Steckelberg, 2023).

22.5 Wohnen ist ein Menschenrecht: Housing first

Housing first ist ein US-amerikanischer Ansatz, der das Hilfesystem ergänzen und Wohnungslosigkeit nachhaltig überwinden soll. Seit 2010 gewinnt auch in Deutschland das Konzept an Anerkennung. Das Kernanliegen ist dabei, wohnungslosen Menschen bedingungslos eigenen Wohnraum mit einem Mietvertrag zur Verfügung zu stellen. Es unterscheidet sich von anderen Ansätzen der Wohnungslosenhilfe, als dass keine bestimmten Fähigkeiten oder Verhaltensweisen nachgewiesen werden müssen, bevor wohnungslose Menschen eine Wohnung beziehen dürfen. Housing First betrachtet Wohnen als Menschenrecht und entkoppelt es von weiteren Hilfsangeboten und Leistungsbezügen. Sobald Menschen in einem sicheren Wohnumfeld leben, bekommen sie individualisierte Unterstützung zur Bewältigung der Ursachen und Folgen der Wohnungslosigkeit wie Sucht oder psychische Probleme. Die Klientel erarbeitet mit Sozialarbeiter:innen oder anderen beratenden Berufsgruppen gemeinsam, aber selbstbestimmt Ziele und setzt Maßnahmen mit der Unterstützung verschiedener Fachleute um.

Zur Umsetzung von Housing first gibt es keine einheitlichen Vorgaben. Es sollte immer gemeinsam geprüft werden, ob das Konzept zur aktuellen Lebenssituation der wohnungslosen

Person passt. Abgesehen davon müssen Sozialarbeiter:innen das Vertrauen der Betroffenen gewinnen, bevor sie mit der Wohnungssuche beginnen können. Vor allem aber müssen die Betroffenen über finanzielle Mittel verfügen, um die Miete überhaupt bezahlen zu können. Finanzielle Mittel können ein eigenes Einkommen oder Sozialleistungen sein. Für Menschen ohne deutsche Staatsbürgerschaft stellt dies eine enorme Hürde dar. Fachkräfte müssen Netzwerk- und Öffentlichkeitsarbeit betreiben, um bezahlbaren Wohnraum für sie zu finden. Trotz der Bemühungen, strukturelle Missstände auszugleichen, bleibt Housing First auf ein funktionierendes System der öffentlichen Daseinsvorsorge angewiesen. Kritisch betrachtet kann dies dazu führen, dass der bestehende Mangel an bezahlbarem Wohnraum nicht behoben, sondern durch eine auf individuelle Lösungen ausgerichtete Herangehensweise verstärkt wird (Steckelberg, 2023).

23 Lebenswelt Virtueller Raum

Der virtuelle Raum ist grenzenlos. Er beginnt weit vor der Tür, hängt gar von Satellitensystemen ab, die die Galaxie queren, und reicht bis hinter jede Tür. Der virtuelle Raum passt in jede Hosentasche und an jedes Handgelenk. Er besteht genau genommen aus unzähligen Räumen, die gleichzeitig stattfinden und von überall zugänglich sind. Sie sind dynamisch und können viel schneller als die physische Umwelt durch das Handeln der Menschen geschaffen, beeinflusst, aber auch wieder gelöscht werden (Löw, 2017). Wir beginnen gerade erst, den Einfluss dieser digitalen Determinante auf die Gesundheit zu verstehen.

Wir können über mobile Geräte wie Smartphones, Laptops, Smart-Watches und Computer auf das Internet zugreifen. Weil Sozialräume ständig gesellschaftlichen Veränderungsprozessen unterliegen, wurden sie längst um den virtuellen Sozialraum erweitert (Dekker, 2012). Auch dieser unterliegt gesellschaftlichen Veränderungen wie die analogen Räume der physischen Welt und wird durch die sozialen Praktiken der darin befindlichen Menschen geprägt. Egal ob analog oder digital, der Sozialraum ist gleichzeitig Produzent und Produkt sozialer Praxis. Aus sozialräumlicher Sicht steht sowohl im analogen als auch im virtuellen Raum das Soziale im Mittelpunkt. Viele moderne Sozialräume enthalten analoge und virtuelle Anteile (Kapitel 20.5). Folglich sind digitale Lebenswelten Erweiterungen physischer Lebenswelten und damit auch sozial und gesundheitlich relevant (Dekker, 2012).

Der Begriff „digital“ leitet sich einerseits vom lateinischen „digitus“ für „Finger“ und daraus folgend „digitalis“ für „mithilfe des Fingers“ und andererseits vom englischen „digit“ für „Ziffer“ ab und bedeutet dahin gehend „zahlenmäßig“ (Duden.de, 2025). Digital im Sinne von „mithilfe des Fingers“ bekommt eine neue zeitgemäße Bedeutung, da wir uns in virtuellen Räumen größtenteils nur noch mithilfe unserer Finger auf dem Touchscreen bewegen.

23.1 Bedeutung des virtuellen Raums

Wie wichtig digitale Teilhabe in westlichen Gesellschaften geworden ist, zeigt sich unter anderem daran, wie viel Zeit wir mittlerweile im omnipräsenten Internet verbringen. Private und berufliche Räume werden immer stärker digitalisiert. Schätzungen zufolge haben über die Hälfte aller deutschen Internetnutzenden bereits Erfahrungen mit Online-Dating gemacht (bitkom e. V., 2025). 83 % der 16- bis 74-Jährigen haben schon mal etwas online gekauft, knapp die Hälfte davon regelmäßig Kleidung und Schuhe, ca. 40 % kaufen Online-Medien wie Filme oder Musik, die sie größtenteils auch direkt auf Streaming-Plattformen konsumieren, und 29 % kaufen auch tägliche Gebrauchsgüter wie Lebensmittel, Drogerieartikel oder Tierfutter online ein und lassen sich dies nach Hause liefern (Destatis, 2024b). Aktivitäten des täglichen Lebens, wie Studieren, Arbeiten, Einkaufen, einen Film schauen, Musik hören oder mit Mitmenschen in Kontakt treten, finden immer mehr in digitalen Lebenswelten statt.

Digital Natives

Jugendliche wachsen heute in einer bereits viel stärker technologisierten Welt auf als bisherige Generationen, weshalb sie auch als Digital Natives bezeichnet werden. Das Internet ist nicht nur – aber vor allem – für junge Menschen zum essenziellen Lebensraum geworden. Von 1.200 befragten Jugendlichen zwischen 12 und 19 gab in der JIM-Studie 2024 niemand an, das Internet nicht zu nutzen. 93 % der Jugendlichen besitzen ein Smartphone, 59 % ein Tablet, 50 % einen Laptop und 35 % ein Wearable. 90 % der Jugendlichen geben an, täglich im Internet zu sein. Im Schnitt verbrachten sie eigenen Angaben zufolge im Jahr 2024 201 Minuten pro Tag im Internet, im Jahr 2020 waren es durchschnittlich sogar 258 Minuten täglich, was zeigt, welch großen Stellenwert ein Internetzugang während der Pandemie hatte. Dies geht auch aus anderen Items der Befragung hervor, bei der 61 % der Jugendlichen zugaben, regelmäßig mehr Zeit als gewollt am Handy zu verbringen (Medienpädagogischer Forschungsverbund Südwest (mpfs), 2024).

23.2 Social Media & Smartphones

Soziale Netzwerke in digitalen Räumen sind Gemeinschaften, ähnlich wie die sozialen Netzwerke im „richtigen Leben", über die Menschen in Verbindung treten, sich austauschen und gegenseitig unterstützen. Da die Grenzen zwischen den unterschiedlichen Funktionen und Nutzungszwecken zwischen Sozialen Medien und Messenger-Diensten immer mehr verschwimmen, wird in diesem Kontext der Begriff für Soziale Medien recht weit gefasst. In Anlehnung an den Medienpädagogischen Forschungsverbund Südwest (mpfs) zählen zu den beliebtesten Social-Media-Plattformen unter Jugendlichen aktuell WhatsApp, Instagram, TikTok, Snapchat, Discord, Pinterest, Facebook, BeReal, Twitch, X, Signal, Telegram, Teamspeak und Threema. Je nach Kontext wird auch YouTube zu Sozialen Medien gezählt (mpfs, 2024). Beißwänger (2025) definiert Social-Media-Plattformen über zwei Kernelemente: Einerseits sind sie im Gegensatz zu klassischen Medien nur über das Internet zugänglich, andererseits können User auf den Plattformen miteinander kommunizieren.

Entwicklung der Sozialen Medien

Der Fokus der Sozialen Medien hat sich über die letzten beiden Jahrzehnte vom Werkzeug der sozialen Vernetzung hin zu einem Selbstdarstellungsinstrument gewandelt. Dienten die ersten deutschen digitalen Netzwerke wie werkenntwen, schüler- oder studiVZ in erster Linie zum Chatten mit gleichgesinnten Mitmenschen, wurden sie bald vom 2004 gegründeten Facebook verdrängt, das eine viel größere – weil globale – Community hatte (Madelmond, 2018). Öffentliche Posts hatten plötzlich eine viel größere Reichweite. Ein Konzept, das die Vorstellungskraft vieler Menschen zu sprengen schien, wie die Schlagzeilen von sogenannten „Facebook-Partys" zeigten. Bei diesen Veranstaltungen erschienen große Menschenmengen zu privaten Feiern, weil Menschen versehentlich Einladungen zu privaten Feiern öffentlich gepostet hatten (WDR, 2016). Mit dem Ausbau des Internets und immer leistungsstärkerer Datenübertragung stiegen zudem die bild- und videogestützten Möglichkeiten, sich auszutauschen, aber insbesondere auch für die Selbstdarstellung und das Marketing (Beißwänger, 2025).

Wofür Jugendliche Social Media nutzen

Die wichtigsten Social-Media-Plattformen für Jugendliche waren 2024 WhatsApp, Instagram, YouTube, TikTok und Snapchat, wobei WhatsApp die mit Abstand meistgenutzte App ist. 96 % der Jugendlichen haben einen Account, über den sie Kontakt zu ihren Peers aufrechterhalten. Dagegen nutzen sie andere Dienste wie Snapchat und Instagram eher dazu, neue Leute kennenzulernen bzw. andere an ihrem Leben teilhaben zu lassen. Zur Unterhaltung und bei Langeweile nutzen sie vor allem YouTube und TikTok. Um sich über das Weltgeschehen zu informieren, gaben 28 % der Jugendlichen an, YouTube zu nutzen, 21 % Instagram, 16 % TikTok, 6 % WhatsApp und 2 % Snapchat, während 27 % nicht Social Media als Informationskanal nutzen. Am meisten informieren sich Jugendliche nach wie vor über Gespräche mit Familie (74 %) und Freund:innen (65 %) und Fernseh- oder Radionachrichten (56 %) über das aktuelle Weltgeschehen. Dabei deutet ein sozialer Gradient darauf hin, dass sich Jugendliche mit geringerer Bildung eher auf Social Media über aktuelle Nachrichten informieren. Das, wofür Jugendliche die Sozialen Medien am wenigsten geeignet halten, ist das Kennenlernen neuer Leute. 37 % der Jugendlichen tun dies ausschließlich außerhalb der Sozialen Medien (mpfs, 2024).

Einfluss des Smartphones auf das Sozialverhalten

Jonathan Haidt (2024) beschreibt in „Generation Angst“, wie wichtig Spielen und direkte soziale Konfrontation und Aushandlung in kleinen Gruppen für die Entwicklung von Sozialkompetenzen und das Selbstbewusstsein im Kindes- und Jugendalter sind. Die smartphonebasierte Kindheit habe mittlerweile die spielbasierte Kindheit abgelöst. Statt kleiner Gruppen, in denen Kinder und Jugendliche unmittelbar miteinander spielen, streiten, Regeln aushandeln und sich versöhnen, verbringen sie einen Großteil ihrer Zeit am Smartphone im mittelbaren Kontakt zu Gleichaltrigen, aber zugleich auch halb in der Öffentlichkeit. Insbesondere bei der asynchronen digitalen Kommunikation, wie z. B. über Messenger-Dienste, gehen aber stets nonverbale Informationen wie Gestik, Mimik oder Tonfall verloren. Zwar bieten GIFs und Memes Möglichkeiten, kreativ, humor- und anspruchsvoll zu kommunizieren, komplexe Emotionen und Inhalte können aber dennoch meist effektiver im direkten Gespräch kommuniziert werden (Subramanian, 2017). Die Art, wie Soziale Medien konzipiert sind, führt einerseits zu einer „Simplifizierung der Argumentation“ (Schlichting, 2024, S. 357) und andererseits zu einer „Emojification“ der Kommunikation. Dies belegen bereits unterschiedliche Studien, die Zusammenhänge zwischen einer häufigen Social-Media-Nutzung und einer verringerten emotionalen Intelligenz bei Jugendlichen beobachtet haben (Piccerillo & Digennaro, 2025). Die Anonymität und körperliche Distanz auf den Plattformen begünstigt zudem die „Verrohung der Ausdrucksformen“ (Schlichting, 2024, S. 358).

Obwohl sich die meisten Jugendlichen nach wie vor auch in der Schule und der Freizeit persönlich treffen, greift das Smartphone mittlerweile massiv in den Sozialisierungsprozess junger Menschen ein. Sie nehmen es nicht selten als Erweiterung der eigenen Person wahr, da es zum unabdingbaren Medium der Beziehungspflege geworden ist. Die Beziehungen selbst werden durch häufige Interaktionen kontinuierlich bestätigt und aufgefrischt. Es reicht nicht mehr, sich persönlich zu treffen, um Teil der Peergroup zu sein und sich den Rest seiner Zeit mit sich oder seiner Familie auseinanderzusetzen. Die Angst, etwas zu verpassen und den Anschluss zu verlieren, verleitet Jugendliche zu einer sehr hohen Interaktionsdichte auf Social Media und Instant-Messengerdiensten, die somit zum essenziellen Bestandteil jugendlicher Selbstfindung und Sozialisation geworden sind. Man teilt Social-Media-Inhalte mit Peers, tauscht sich darüber aus und positioniert sich entsprechend dazu. Das bedeutet, dass Jugendliche sich kontinuierlich infrage stellen und ihre Zugehörigkeiten und Positionen bestimmten Gruppen gegenüber reflektieren und präsentieren müssen. Das fordert neben den ohnehin großen Entwicklungsaufgaben der Adoleszenz sehr viel von dieser Altersgruppe ab (Weßel, 2021). Schlichting (2024, S. 2) spricht von einem „Quantifizierungs- und Optimierungsdruck“, der Nutzenden andauernd dazu auffordert, sich zu vergleichen, zu messen und

Stellung zu beziehen. Da es sich bei den meistgenutzten Social-Media-Plattformen um öffentliche Räume mit sehr großer Reichweite handelt, möchte sich dort niemand zu angreifbar machen, was wiederum einen großen Konformitätsdruck auslöst. Somit untergraben die Eigendynamik und das Geschäftsmodell von Social Media ihr ursprünglich emanzipatives und demokratieförderliches Potenzial. Und diese höchst gegensätzlichen Anforderungen an Jugendliche – sich einerseits zu emanzipieren und zu profilieren – und andererseits den sozialen Anschluss nicht verlieren zu wollen und nicht zu sehr aus der Reihe zu tanzen, können beängstigend und überfordernd sein und die Jugendlichen beim Ablösungsprozess vom Elternhaus behindern (Schlichting, 2024).

Sucht als Verkaufsstrategie

Man kann die großen Social-Media-Plattformen nicht thematisieren, ohne ihre kommerzielle Macht und die Verflechtung der kommerziellen mit der digitalen Determinante der Gesundheit zu erwähnen. Die sogenannten „Big Five" in der Tech-Branche sind Apple, Alphabet (Google), Meta (Facebook), Microsoft und Amazon. Sie machten im Jahr 2022 rund 22% des S&P 500 aus, also der 500 größten US-amerikanischen Unternehmen, und ihr jeweiliger Marktwert übersteigt teils das Bruttoinlandsprodukt von G7-Staaten wie Kanada oder Italien (Khanal et al., 2025). Ihr Marktvorteil besteht darin, dass große Plattformen mehr Bekanntheit und somit mehr Vernetzungspotenzial unter den Usern bieten als kleinere, was zu einer immer stärkeren Monopolisierung führt.

Doch wie verdienen diese Plattformen eigentlich Geld? Nutzende zahlen schließlich nichts für ihren Account. Um jedoch Teil eines digitalen sozialen Netzwerks zu werden, muss man ein Profil auf der jeweiligen Plattform erstellen. Dieses muss nicht zwangsläufig viele persönliche Informationen enthalten, ist jedoch aus gutem Grund Voraussetzung für die Nutzung. Bei der Registrierung müssen wir den Nutzungsbedingungen zustimmen. Was zunächst kostenlos scheint, hat einen hohen Preis: Wir zahlen nicht mit Geld, sondern mit Beeinflussbarkeit und Autonomieverlust (Zuboff, 2015). Wir zahlen mit unseren Daten.

Social-Media-Apps haben Zugriff auf persönliche Kontakte, Kamera, Mikrofon und Standortinformationen. Je mehr Zeit Nutzende auf den Plattformen verbringen, desto mehr Informationen über ihr Konsumverhalten stehen den Algorithmen zur Verfügung, um eine digitale Kopie ihrer Nutzenden zu erzeugen. Social-Media-Unternehmen verdienen durch personalisierte Werbung, die möglichst genau auf individuelle Bedürfnisse zugeschnitten ist. Die große Reichweite und Unmittelbarkeit dieser Plattformen machen sie zu einem Paradies für das Marketing von Unternehmen. Dadurch dienen Social-Media-Plattformen heute nicht mehr nur der sozialen Vernetzung, sondern in großem Stil kommerziellen Zwecken.

Influencer:innen werden von Unternehmen dafür bezahlt, sehr persönliche Werbung für Produkte zu machen (Barkouni, 2024) – und es wirkt: Schon 2020 hatten 20 % der Deutschen und sogar 30 % der unter 40-Jährigen mindestens einmal etwas über Social Media gekauft. Weitere 22 % stellten sich vor, dies zu tun – mit steigender Tendenz. Das sogenannte „Social Shopping" kehrt die klassische „Customer Journey" um: Kund:innen suchen nicht mehr das Produkt – das Produkt findet sie (YouGov, 2021). Auf diese Weise wird menschliches Verhalten zur Ware für die Plattformbetreibenden. Je präziser Plattformen das Verhalten der Nutzenden vorhersagen oder beeinflussen können, desto attraktiver werden sie für Werbetreibende. Diese neue, bisher kaum regulierte Form menschlicher Ausbeutung beschreibt Shoshana Zuboff (2015) als „Surveillance Capitalism" – Überwachungskapitalismus.

Je mehr Zeit Nutzende auf Social-Media-Plattformen verbringen, desto besser können kommerzielle Inhalte auf sie zugeschnitten werden und desto mehr Geld lässt sich an ihnen verdienen. Die lange Nutzungsdauer wird dadurch begünstigt, dass der aus der Gamingbranche bekannte und in Marketingkreisen oft zelebrierte „Suchtfaktor" auf Social Media zunehmend verstärkt wird (Chester et al., 2021). Einerseits erschweren aufmerksamkeitserregende und potenziell süchtig machende Darstellungsformen, die auf schnelle Belohnungsstrukturen setzen, insbesondere Kindern und Jugendlichen – deren Gehirne sich noch in Entwicklung befinden – das Weglegen des Smartphones (Wiedemann et al., 2025). Andererseits ermöglicht der rasant fortschreitende Ausbau technischer Infrastruktur einen immer intensiveren Medienkonsum (Khanal et al., 2025). Virtuelle Räume werden dadurch zunehmend besser zugänglich – und gleichzeitig für viele Menschen immer unverzichtbarer in der Alltagsbewältigung.

Gesundheitlicher Einfluss

Auf Social Media ist Werbung für ungesundes Fast Food insbesondere im Gaming-Bereich präsent; große Firmen zahlen Influencer:innen entsprechend hohe Margen. Angebote können direkt über Liefer-Apps wie Uber Eats von den Usern bestellt werden, was laut Center for Digital Democracy maßgeblich zum weltweit steigenden Diabetes- und Adipositas-Trend bei Heranwachsenden beiträgt (Chester et al., 2021). Auf der anderen Seite kann der starke visuelle Fokus sozialer Medien – oft verstärkt durch bearbeitete oder KI-erzeugte Bilder von Fitness- und Beauty-Influencer:innen – unrealistische Schönheitsideale erzeugen und insbesondere bei jungen Frauen zu Körperschema- und Essstörungen führen (Sanzari et al., 2023).

Es gilt mittlerweile als belegt, dass exzessive Social-Media-Nutzung zahlreiche negative Auswirkungen auf die psychosoziale Gesundheit hat. Dazu zählen Schlafmangel, eingeschränkte kognitive Fähigkeiten, eine schlechtere Emotionsregulation sowie schlechtere Schul- oder Studienleistungen. Häufige Social-Media-Nutzung erhöht zudem psychischen Stress, selbstverletzendes Verhalten und Suizidalität (Khalaf et al., 2023). In Deutschland weisen rund 700.000 Kinder und Jugendliche ein problematisches Gaming-Verhalten auf, 1,3 Millionen ein problematisches Social-Media-Verhalten und 900.000 ein problematisches Verhalten beim Streaming von Videos auf. Die digitale Determinante der Gesundheit umfasst sowohl riskantes, aber noch nicht pathologisches Verhalten als auch bereits pathologische Verhaltensweisen, die als Sucht eingestuft werden können – wobei die Grenzen fließend sind (Wiedemann et al., 2025).

Digital Divide – vom Fortschritt abgehängt

Wie wichtig digitale Teilhabe vor allem auch für Kinder, Jugendliche und junge Erwachsene ist, zeigte sich während der Covid-19-Pandemie, bei der Heranwachsende ohne Internetzugang von Bildung, Unterstützung und sozialer Teilhabe ausgeschlossen waren (Idriss et al., 2024). 7,7 % der armutsbetroffenen Bevölkerung in Deutschland hat keinen Zugang zum Internet im Vergleich zu 1,5 % der nicht armutsbetroffenen Bevölkerung (Schabram et al., 2025). Nicht nur ein Internetzugang, sondern auch ein funktionierendes Smartphone mit aktuellem Betriebssystem und ausreichendes Datenvolumen werden im Zuge der Digitalisierung immer wichtigere Voraussetzungen für soziale Teilhabe. Ebenso braucht es ein digital kompetentes Umfeld, um einen gesunden Umgang mit dem Smartphone und den digitalen Medien zu erlernen. Insbesondere in armutsbetroffenen Haushalten oder bei länger andauernder Arbeitslosigkeit ist es aber schwierig, mit aktuellen technischen Entwicklungen mitzuhalten, da auch keine Möglichkeit besteht, entsprechende Fähigkeiten im Berufsleben zu entfalten (Stilling, 2024). Wenn Eltern ihren Kindern zudem ein problematisches Verhalten mit Smartphones vorleben, ist die Wahrscheinlichkeit deutlich höher, dass Kinder dieses übernehmen (Wiedemann et al., 2025).

Gesunde virtuelle Räume

Die Digitalisierung kann Menschen dazu verhelfen, sich zu vernetzen, zu kooperieren und zu kommunizieren. Durch Online-Engagement werden digitale Angebote wie Open-Source-Software oder Online-Lernmaterialien immer einfacher für die breite Masse verfügbar, sodass die ganze Gesellschaft davon profitieren kann. Digitalisierung kann auch Teilhabe schaffen. Laut Deutschland-Index der Digitalisierung nutzen immer mehr Menschen telemedizinische Angebote, bei denen ärztliche Gespräche per Videoanruf bequem von zu Hause aus abgehalten werden können, was für viele Patient:innen eine Alltagserleichterung sein kann. 2024 nutzten rund 13 % der deutschen Internetnutzenden telemedizinische Angebote, am häufigsten die Menschen unter 40 Jahren. Auch Menschen über 70 Jahre, die häufiger mehrfach erkrankt bzw. in ihrer Mobilität beeinträchtigt sind, erreicht die Telemedizin. 62 % der Jugendlichen nutzen KI, um Hausaufgaben zu erledigen oder einfach aus Spaß, um selbst Bilder, Videos und Musik zu machen (mpfs, 2024). Digitale Räume können den Alltag von Menschen erleichtern und Gestaltungsfreiräume für individuelle Lebensentwürfe eröffnen.

Digital Citizenship

Der Europarat hat das Jahr 2025 zum Europäischen Bildungsjahr der digitalen Staatsbürgerschaft (Digital Citizenship) erklärt (**Abbildung 76**). Laut Mike Ribble (2019) benötigt es für Digital Citizenship – also für eine digitale Staatsbürgerschaft – neun Elemente, die ähnlich wie im analogen Raum konstitutiv eine:n gute:n Bürger:in ausmachen.

Die ersten drei Elemente wirken sich vornehmlich auf die Person selbst aus: digitaler Zugang, digitale Kommunikation und digitale Literacy – also die Fähigkeit, kompetent mit digitalen Medien umzugehen. Die nächsten drei Elemente beziehen sich eher auf die unmittelbaren Schnittstellen des digitalen Individuums

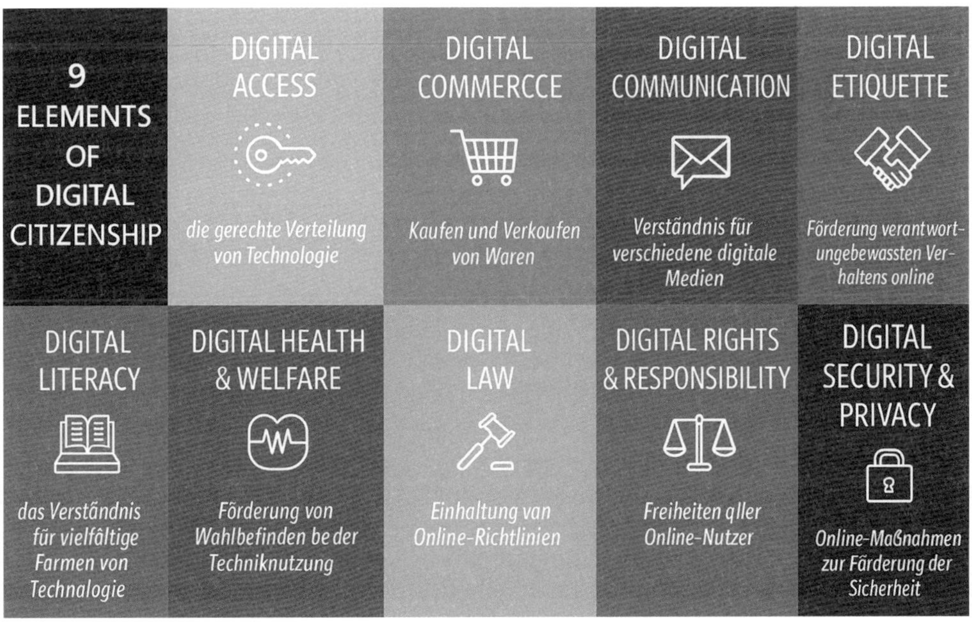

Abbildung 76: 9 Elements of Digital Citizenship (© United Nations) (The content of this website has not been approved by the United Nations and does not reflect the views of the United Nations or its officials or Member State)

mit anderen: Dabei handelt es sich um digitale Sicherheit, digitale Gepflogenheiten (Etikette) sowie Rechte und Pflichten im digitalen Raum. Die letzten drei Elemente beschreiben eher übergeordnete systematische Dynamiken des digitalen Raums, die sich gegenseitig beeinflussen, aber auch auf Institutionen und Einzelpersonen einwirken. Dabei handelt es sich um die gesetzliche Regulation, die kommerziellen Möglichkeiten sowie gesundheitliche Auswirkungen des digitalen Raums.

Digitale Räume gesünder und sozialer machen

Die Gesundheitsfördernde Soziale Arbeit sollte die Möglichkeiten und Chancen, digitale Räume gesundheitsförderlich mitzugestalten, nicht verpassen. Dazu gehört es einerseits, den Zugang zu technischer Infrastruktur für alle zu ermöglichen und andererseits, die Nutzung insbesondere von Online-Gaming und Sozialen Medien für Kinder und Jugendliche sicher zu gestalten. Bereits heute sehen wir die negativen Auswirkungen auf die Psyche und das Sozialverhalten junger Nutzenden. Die Leopoldina Nationale Akademie der Wissenschaften hat konkrete Handlungsempfehlungen zum Kinder- und Jugendschutz auf Social Media herausgegeben. Sie empfiehlt die Nutzung von Social Media erst ab 16 Jahren. Die Autor:innen verweisen ausdrücklich auf die Verantwortung der Social-Media-Betreibenden, die Altersgrenzen ihrer Nutzenden regelmäßig zu überprüfen, um die umfassende gesundheitliche Bedrohung von Heranwachsenden einzuschränken. Für Deutschland sollte Social Media zunächst verlässlich für unter 13-Jährige gesperrt werden, da die Inhalte für jüngere Kinder nicht geeignet sind (Brailovskaia et al., 2025).

Medienkompetenz

Bei der Gestaltung digitaler Räume geht es nicht darum, sich für oder gegen den technischen Fortschritt zu entscheiden. Die Digitalisierung ist in vollem Gange. Dabei ist zwischen den technischen Möglichkeiten an sich und den Nutzungszwecken kommerzieller Akteur:innen zu unterscheiden, wenngleich sie auch einen Anteil an der technischen Weiterentwicklung haben. Ein Smartphone mit Internetzugang ist genauso wie die Künstliche Intelligenz (KI) zunächst nur ein Hilfsmittel, das theoretisch hilfreich und alltagserleichternd sein kann. Diese digitale Determinante der Gesundheit ist erst einmal neutral.

Viel problematischer ist die bisher noch fast komplett fehlende gesetzliche Regulation von Big-Tech-Konzernen, deren Geschäftsmodelle im „Dienst einer Kultur des Geldes und sorglosen Nachlässigkeit“ (Walther, 2023, S. V) stehen. Soziale Netzwerke im digitalen Raum bieten ein enormes Potenzial, Menschenleben zu verbessern, Menschen zu verbinden und den sozialen Zusammenhalt zu stärken. Wir sollten uns daher fragen, wie wir den technischen Fortschritt zur Verbesserung der Lebensbedingungen für alle nutzen können. Die Politik muss den technologischen Fortschritt proaktiv mit Werten unterfüttern, solange die Gestaltungsräume noch offen sind (Walther, 2023).

Um Nutzenden selbst das Handwerkszeug für einen freien und mündigen Umgang mit digitalen Medien zu vermitteln, muss die individuelle Handlungskompetenz gegenüber den Medien (Schlichting, 2024) gestärkt werden, sodass Jugendliche sich der Dynamiken und Logiken sozialer Medien bewusst werden und diese kritisch infrage stellen können. Das eigene Selbst muss womöglich wieder ein Stück weit vom Smartphone getrennt werden, um es etwas distanzierter und folglich auch neutraler betrachten und vor allem verstehen zu können. Medienkompetenz ist daher einer der wichtigsten individualpräventiven Public Health-Ansätze im Bereich der digitalen Lebenswelten (Schlichting, 2024).

24 Lebenswelt Bildungseinrichtung

Gesundheitsförderung in Kindergärten, Schulen, Ausbildungseinrichtungen und Hochschulen hat das Potenzial, Kinder, Jugendliche und Erwachsene über alle sozialen Schichten hinweg zu erreichen und in gesundheitsförderliche Strukturen einzubinden. Erziehungsberechtigte tragen ebenso wie das pädagogische Personal in Kitas, Schulen und Hochschulen Verantwortung für eine gesundheitsförderliche persönliche Entwicklung von heranwachsenden Menschen und können zugleich als Multiplikator:innen beteiligt sein. Auf lange Sicht beeinflusst Bildung zudem den Gesundheitszustand einer Gesellschaft (Hannover & Kleiber, 2017).

24.1 Kindertagesstätten

Das pädagogische Personal in Krippen, Kindertagesstätten und Kindergärten verfügt über einen hohen gesundheitsförderlichen Einfluss, benötigt dafür aber auch ein breites Kompetenzspektrum, um gesundheitsförderliche Settings überhaupt entwickeln zu können. Das Fundament einer guten Gesundheitsförderung ist demnach zunächst die Förderung von Leitungskompetenzen in den Lebenswelten (NPK, 2018). Das ist jedoch nur möglich, wenn hinreichend finanzielle, personelle und zeitliche Ressourcen zur Verfügung stehen.

Im Jahr 2024 gab es in Deutschland 60.660 Kitas, über 7.000 mehr als noch zehn Jahre zuvor. Knapp vier Millionen Kinder werden dort täglich von 738.000 Erzieher:innen betreut. Im Jahr 2022 betrug der Betreuungsschlüssel für über Zweijährige in Kitas deutschlandweit zwischen 6,1 bis 11,1 Kindern pro Betreuungsperson. In Krippen hingegen war der Betreuungsschlüssel mit 2,9 bis 5,5 Kindern pro Betreuer:in deutlich besser. Vor allem in Ostdeutschland ist der Betreuungsschlüssel sehr hoch (Deutschlandatlas, 2022), das bedeutet, dass ein:e Erzieher:in sich um zu viele Kinder gleichzeitig kümmern muss und so eine qualitativ hochwertige Betreuung nicht immer gewährleistet ist. Die Gewerkschaft für Erziehung und Wissenschaft (GEW, 2025) plädiert daher für einheitliche und vor allem niedrigere Betreuungsschlüssel, um die Qualität der Versorgung in den Kitas sicherzustellen. Besonders Kinder unter drei Jahren brauchen für eine ausreichend gute Betreuung, die die frühkindliche Entwicklung fördert, einen Schlüssel von mindestens 1:3 (GEW, 2025).

Trotz des großen gesundheitsförderlichen Potenzials von Kitas fehlt dort oft eine Strategie für Präventionsmaßnahmen. Geene et al. (2016) kritisieren sie als unsystematisch, unkoordiniert und somit wenig nachhaltig. Den Grund dafür sehen die Forschenden darin, dass die Verantwortung aufgrund mangelnder Ressourcen oft auf die ohnehin bereits überlasteten Erzieher:innen übertragen wird, für die die Umsetzung eine zusätzliche Arbeitsbelastung bedeutet. Mit einer gesundheitsförderlichen Entwicklung des Settings, von der alle Beteiligten gleichermaßen profitieren, hat das noch wenig zu tun. Es braucht effektive und einheitliche Konzepte, die nicht nur die Gesundheit der Kinder, sondern auch die der Belegschaft berücksichtigen. Die Kommunikation zwischen Bund, Ländern und freien Trägern ist jedoch intransparent und lückenhaft. Die Vernetzung muss verbessert werden, um Zuständigkeiten zu klären und die Einrichtungen für alle Beteiligten gesundheitsförderlich zu gestalten.

Gesundheitsförderung in Kitas

Unfälle und Verletzungen sind die Haupttodesursache und der häufigste Grund für Hospitalisierungen von Minderjährigen in Deutschland. Jede Maßnahme der Unfallverhütung ist demzufolge gesundheitsfördernd. 2019 wurden 16 % der Kinder und Jugendlichen unter 17 Jahren verletzungsbedingt im Krankenhaus versorgt. 44 % der Unfälle passieren bei Säuglingen und Kleinkindern im häuslichen Umfeld und bei älteren Kindern zusätzlich in Kindergärten, Schulen, Sportvereinen und im Straßenverkehr.

Jährlich findet am 10. Juni der deutsche Kindersicherheitstag als Aktion des Bundes statt, um mit wechselnden Themenschwerpunkten das Bewusstsein von pädagogischem Personal und Erziehungsberechtigten für Unfallgefahren zu schärfen. Eine Sicherheitskultur schützt die Jüngsten, dies gilt für den Straßenverkehr, Gefahrengegenstände wie scharfe Gegenstände, Medikamente oder Chemikalien sowie Lebens-, Spiel- und Lernräume (Bundesministerium für Gesundheit (BMG), 2024).

Lernen, gesund zu handeln

Damit Kitas nicht nur sicher sind, sondern auch die Gesundheit proaktiv fördern, sollten sie zur Exploration durch Bewegung und Spiel anregen. In Kitas und Schulen kann die Sporterziehung und das Erlernen einer gesundheitsförderlichen Ernährung durch den Turbo Entdeckungsfreude der Kinder angetrieben werden. Vor allem müssen diese in die konzeptionelle Entwicklung und Umsetzung von gesundheitsförderlichen Settings miteinbezogen werden. Es ist auch in diesem Alter schon möglich und wichtig, Resilienz, Entspannung, psychische Hygiene und zwischenmenschliche Beziehungen angeleitet einzuüben (NPK, 2018).

Besonders in der frühkindlichen Entwicklung ist das Gehirn sehr empfänglich für Lernreize, die Einfluss auf das spätere gesundheitsbezogene Handeln im Erwachsenenalter haben (Pinquart et al., 2018). Kinder lernen am Modell, sie übernehmen Verhaltensweisen und gesundheitsbezogene Einstellungen ihres Umfelds und ihrer Mitmenschen wie korrektes Zähneputzen oder Händewaschen. Wichtig ist es auch, schon früh emotionale und soziale Kompetenzen zu erlernen und Kinder Schritt für Schritt partizipativ in Entscheidungsprozesse miteinzubeziehen, indem sie sich zum Beispiel zwischen der Zubereitung unterschiedlicher gesunder, aber kinderfreundlicher Gerichte entscheiden können (Hannover & Kleiber, 2017).

24.2 Schulen

Weil das Bildungsniveau die Aufstiegschancen beeinflusst, bestimmt es maßgeblich über die soziale Position in der Gesellschaft und definiert soziale, kulturelle oder politische Teilhabechancen. Bildung ist ein mächtiges Instrument, um das persönliche Kompetenzspektrum zu erweitern und so die eigenen Handlungsmöglichkeiten, die Capabilities, auszubauen. Bildung eröffnet größere Möglichkeiten zur persönlichen Lebensgestaltung und Persönlichkeitsentfaltung. Seit den 1950er-Jahren erfährt man in Deutschland eine stete schulische Höherqualifizierung, hier spricht man von der Bildungsexpansion. Besuchten 1952 noch 13 % der jungen Menschen ein Gymnasium (Kuntz, 2011), waren es 2022 bereits 37 % (GESIS – Leibniz-Institut für Sozialwissenschaften, 2023).

Bildungspolitik ist eine Querschnittsaufgabe, die zu „Collateral Benefits“ führt. Gesellschaften, die in gute Bildung investieren, steuern nicht nur Bildungsungleichheiten entgegen, sondern fördern auch nachhaltig die Gesundheit. Wird hingegen im Bildungssektor gespart, steigen langfristig die Kosten im Gesundheitswesen. Obwohl sich immer mehr junge Menschen höher qualifizieren, hängen die Bildungschancen immer noch stark vom sozioökonomischen Status der Eltern ab (Kuntz, 2011).

Vergleicht man die Daten von Kindern und ihren Müttern, die aufgrund der Schulreform ab 1964 eine Schulpflicht von neun oder nur acht Jahren hatten, fällt auf, dass Kinder von Müttern, die neun Jahre zur Schule gegangen sind, zu 17 % eine geringere Wahrscheinlichkeit aufwiesen zu rauchen, eine um 21 % verringerte Chance adipös zu sein und mit höherer Wahrscheinlichkeit ein Gymnasium besuchten als Kinder von Müttern, die acht Jahre zur Schule gegangen waren. Die Unterschiede können einerseits durch die höhere Bildung der Mütter und andererseits durch die soziale Segregation erklärt werden, beispielsweise durch Peergroups mit höherer Bildung. Es scheint einen generationsübergreifenden Einfluss von Bildung auf Gesundheit zu geben (Huebener, 2022). Dieser Zusammenhang gilt mittlerweile als evident.

Auch Behinderungen, Lernschwächen oder andere gesundheitliche Beeinträchtigungen können dazu führen, dass Menschen von Regelschulen ausgeschlossen sind und die Förderschule besuchen müssen. Für viele Menschen mit Behinderungen sind die Chancen auf beliebte Berufsausbildungen und Studiengänge und später auf dem Arbeitsmarkt damit deutlich schlechter. Mobbing und Ausgrenzung sind zusätzliche Belastungen für Kinder und Jugendliche mit gesundheitlichen Beeinträchtigungen. Sie werden häufiger von Gleichaltrigen als Sonderlinge behandelt und zehren dadurch weniger von der Gesundheitsressource „Freundschaft". Das Fehlen sozialer Unterstützung wirkt sich somit nachteilig auf schulische Leistungen aus und beeinträchtigt auch langfristig die Gesundheit (Hannover & Kleiber, 2017). Wenn Bildungsinhalte wie Leseverständnis, kritisches Hinterfragen von Informationen, allen voran aber auch ein gesundes zwischenmenschliches Miteinander in der Schule ausbleiben, fehlt es Kindern und Jugendlichen an grundlegenden Fähigkeiten, die zur Entwicklung einer guten Gesundheitskompetenz notwendig sind (Schaeffer et al., 2023). Quenzel und Hurrelmann (2010, S. 11) bezeichnen Bildung daher auch als „eine zentrale individuelle und gesellschaftliche Ressource des 21. Jahrhunderts".

Relevanz der Schule als Lebenswelt

Im Schuljahr 2024/25 gab es in Deutschland insgesamt 32.836 allgemeinbildende Schulen. Darunter machten 15.566 Grundschulen knapp die Hälfte aus. Zudem gab es 5.148 weiterführende Schulen mit zwei oder drei Bildungsgängen, 3.172 allgemeinbildende Gymnasien, 1.698 Realschulen, 749 Hauptschulen und 2.811 Förderschulen.

In diesem Schuljahr lernten, lebten und spielten 8,9 Millionen Schüler:innen an deutschen Schulen. Davon besuchten 3,1 Millionen eine Grundschule, 2,3 Millionen ein Gymnasium, 1,7 Millionen Schulen mit mehreren Bildungsgängen, etwa 770.000 eine Realschule und jeweils etwa 350.000 eine Förder- bzw. Hauptschule (Destatis, 2025a).

Im Durchschnitt verbringen Menschen rund 8.000 Stunden ihres Lebens in der Schule. Wie wenig bislang auf gesundheitsfördernde Schulkonzepte geachtet wird, zeigen aktuelle Zahlen des Schulbarometers: 27 % der Schüler:innen berichten von einer geringen Lebensqualität, 21 % weisen psychische Auffälligkeiten auf und 20 % fühlen sich in der Schule nicht wohl. Zwei Fünftel geben an, dass Lehrkräfte nur selten nachfragen, ob sie den Stoff verstanden haben, und über 80 % berichten von häufigen Störungen des Unterrichts. Wenn Bildung wirken soll, muss sie in einem lernförderlichen Setting stattfinden (Robert Bosch Stiftung, 2024).

Gesundheitsfördernde Schulen

Konzepte gesundheitsförderlicher Schulen gibt es bereits viele in Deutschland, sie integrieren beispielsweise gesundes Kantinenessen, Bewegung und Stressbewältigung in den Schul- und Unterrichtsalltag (Hannover & Kleiber, 2017). Dabei handelt es sich jedoch bislang nur um freiwillige Angebote, die nicht flächendeckend umgesetzt sind. Deutschland könnte sich an Finnland orientieren, wenn es um gesundheitsfördernde Schulen geht. Dort gibt es seit 2001 das verpflichtende Schulfach „Gesundheitsbildung“ (Paakkari & Paakkari, 2019) und Studien weisen bereits darauf hin, dass dies einen sehr positiven Einfluss auf die Gesundheitskompetenzen der finnischen Schüler:innen hat (Paakkari et al., 2023) (Kapitel 9.3).

Prävention psychischer Erkrankungen

75 % der psychischen Erkrankungen beginnen bereits vor dem 20. Lebensjahr. Etwa 20–30 % der Minderjährigen weisen psychische Auffälligkeiten auf. 40 % der 14- bis 29-Jährigen haben Angst davor, psychisch zu erkranken, denn das Stigma ist nach wie vor groß. Präventionsangebote für diese Altersgruppe sind allerdings sehr rar. Dieser Problematik können Modellprojekte wie „Verrückt? Na und!“ entgegenwirken, die psychische Erkrankungen entstigmatisieren, Heranwachsenden helfen, psychische Auffälligkeiten früh zu erkennen und Behandlungsmöglichkeiten aufzuzeigen. Aktionsschultage sensibilisieren Jugendliche für psychische Erkrankungen, und sie können von Gruppenleiter:innen mit psychischen Krankheitserfahrungen etwas über den Umgang damit lernen (Richter-Werling, 2023).

Gesundheitsförderndes Lehrpersonal

Lehrkräfte, die von ihren Schüler:innen als kompetent, fair, engagiert und unterstützend wahrgenommen werden, haben einen sehr positiven Einfluss auf deren Wohlbefinden, indem sie das Selbstbewusstsein stärken und das Risikoverhalten Jugendlicher senken (Carstensen & Jungbauer-Gans, 2021). Insbesondere im schulischen und sozialpädagogischen Bereich gibt es zahlreiche Anknüpfungspunkte für die Gesundheitsfördernde Soziale Arbeit. Diese wirkt beispielsweise als Schulsozialarbeit oder im Rahmen der Kinder- und Jugendhilfe nicht nur direkt mit Heranwachsenden, sondern über Lehrkräfte und Eltern – etwa in Familienberatungszentren –, auch mit Multiplikator:innen und kann auf die gesundheitsförderlichen Effekte guter Pädagogik aufmerksam machen.

Neben der Gesundheit können Lehrpersonen auch ganz einfach die Konzentrationsfähigkeit ihrer Schüler:innen durch bewegte Unterrichtseinheiten fördern (Webster, 2024). Insbesondere für Mädchen und junge Frauen in der Adoleszenz können niedrigschwellige Bewegungsübungen mit Mitschüler:innen hilfreich für die Entwicklung eines positiveren Körperbilds sein; wichtig ist dabei, dass sie selbst mitentscheiden dürfen, um sich bei den Übungen wohlzufühlen (Slater & Tiggemann, 2011).

Schulsozialarbeit

Die Aufgabe der Schulsozialarbeit besteht darin, mit Lehrpersonal, Schüler:innen und Eltern zusammenzuarbeiten, um Bildungsnachteile weitestgehend auszugleichen, die einzelne Schüler:innen aufgrund persönlicher, familiärer oder schulischer Faktoren haben (Becker et al., 2025). Da Bildung einen großen Einfluss auf den späteren Beruf und entsprechend auch auf das Einkommen hat (Kuntz, 2011), kann effektive Schulsozialarbeit Kindern und Jugendlichen früh den Weg zu einer für sie passenden und zufriedenstellenden Berufswahl ebnen.

Insbesondere für Heranwachsende in schwierigen Lebenslagen oder aus systematisch benachteiligten Verhältnissen – etwa mit niedrigem sozioökonomischem Status, Gewalterfahrung oder aus Familien mit Einwanderungsgeschichte – können klassische Schulsysteme überfordernd wirken. Schulsozialarbeitende können hier mit gesundheitsfördernder Organisationsentwicklung anknüpfen und die schulischen Verhältnisse so gestalten, dass sie auch für Schüler:innen mit erhöhtem Integrationsbedarf geeignet sind (Becker et al., 2025). Die Robert Bosch Stiftung (2024) empfiehlt, Schulen möglichst als Sozialraum zu verstehen und entsprechend zu gestalten.

Kommunikation zwischen Schüler:innen und Lehrkräften in Form von konstruktivem Feedback kann dazu beitragen, das Unterrichts- und Klassenklima zu verbessern. Konzepte dafür können gemeinsam mit der Schulsozialarbeit erarbeitet werden. Die Qualität von Bildungsinstitutionen kann von Bundesland zu Bundesland, aber auch von Schule zu Schule stark variieren (Anger et al., 2024). Nicht jede:r Schüler:in ist in jeder Klasse oder an jeder Schule richtig aufgehoben. Dies zu erkennen, gehört zu den Aufgaben des Lehrpersonals, das bei Bedarf Kontakt zur Schulsozialarbeit aufnehmen kann. In manchen Fällen kann ein Klassen- oder Schulwechsel zum langfristigen Erfolg der Schüler:innen beitragen (Becker et al., 2025).

Isolation oder fehlende Teilhabe können die Gesundheit durch ein geringes psychosoziales Wohlbefinden stark beeinträchtigen. Die Gesundheitsfördernde Soziale Arbeit kann junge Menschen unterstützen, soziale Kontakte herzustellen – etwa indem sie Begegnungsorte schafft oder auf bestehende Orte und Möglichkeiten aufmerksam macht (Lampert et al., 2019).

Partizipation – Kinder ernstnehmen

Obwohl alle wissen, dass Kinder sehr eigenwillig sind und mit steigendem Alter auch immer eigenständiger werden, werden Kinder und Jugendliche institutionell und gesellschaftlich marginalisiert, indem Erwachsene ihnen die eigenständige Handlungsfähigkeit absprechen. Sie dürfen oft nicht mitentscheiden, werden als „unreif" abgestempelt und ihre Perspektiven und Bedürfnisse banalisiert (Leichauer, 2023). Doch „wer gehorchen muss, kann nicht zustimmen und wer befehlen kann, muss nicht auf Argumente hören [...]" (Kopperschmidt, 1980, nach Reichenbach, 2011, S. 119). Kinder und Jugendliche haben durchaus elaborierte Ansichten zu bestimmten Sachverhalten. Um das Verantwortungsbewusstsein und Selbstvertrauen von Kindern zu stärken, sollten sie möglichst früh und altersgerecht in Entscheidungsprozesse eingebunden werden. Die gesundheitsförderlichen Potenziale von Demokratie und Partizipation können nur in partizipativen und demokratischen Settings erlernt und verinnerlicht werden. Das richtige Maß zwischen Schutz und Befähigung zu finden, kann zunächst herausfordernd sein, sich mit zunehmendem Alter aber immer mehr auszahlen, denn Kinder und Jugendliche lernen durch Nachahmung und durch Konsequenzen. Sie brauchen daher Schutzräume, in denen Fehler passieren und mit Betreuungspersonen reflektiert werden können (Leichauer, 2023).

Soziale Gruppe: Mitschüler:innen/Peers

Jugendliche und junge Erwachsene orientieren sich an ihren Peers, da sie sich vom Sozialraum der Familie immer stärker abgrenzen. Somit haben Freund:innen, Mitschüler:innen und Kommiliton:innen einen großen Einfluss auf das gesundheitsbezogene Handeln junger Menschen. Stärker als bei anderen Altersgruppen ist bei Jugendlichen der Konformitätsdruck (Jones et al., 2014). Jugendliche bevorzugen Freund:innen, die ähnlich denken und handeln wie sie selbst, dies nennt man auch „Homophilie". Der soziale Einfluss gesundheitsbezogenen Handelns kann einerseits unbewusst und andererseits ganz bewusst erfolgen, um sich sozial zugehörig zu fühlen (Klärner & Lippe, 2020). Sowohl gesundes als auch ungesundes Verhalten wird durch den sozialen Einfluss der Peers schnell übernommen. Soziales Lernen begünstigt die freie Nachahmung durch Beobachtung. Sozialer Druck und Konformitätsbestreben sorgen eher dafür, den Normen der Bezugsgruppe zu entsprechen und von ihr anerkannt zu werden, der sogenannte Gruppenzwang. Der soziale Einfluss kann sich sowohl positiv als auch negativ auf gesundheitsbezogenes Handeln auswirken. Sozialer Druck ist besonders in engen und emotionalen Beziehungen wirksam, kann aber auch dazu führen, dass Heranwachsende sich von ihren Eltern abgrenzen, indem sie absichtlich gegensätzlich handeln. Ebenfalls können durch den Spillover-Effekt (Übertragungseffekt) gesundheitliche Probleme einer Person auf Mitmenschen wirken, wenn die Krankheit bei ihnen Sorgen und Stress auslöst (Klärner & Lippe, 2020).

24.3 Berufsbildende Schulen

In Deutschland befanden sich im Jahr 2024 rund 1,2 Millionen Menschen in einer beruflichen Ausbildung (Destatis, 2025a). Für Auszubildende gilt das Betriebliche Gesundheitsmanagement in den jeweiligen ausbildenden Betrieben (Kapitel 25.4).

Der Bedarf an Gesundheitsförderung an Berufsschulen ist erheblich, da rund 61 % der Auszubildenden angeben, häufig zu rauchen und 69–96 % häufig Alkohol zu konsumieren. Daher hat das BMG eine niedrigschwellige Maßnahme gefördert, die besonders auf das sogenannte „Gesundheitsverhalten" von Auszubildenden im Bereich des Suchtmittelkonsums beziehungsweise süchtig machende Verhaltensweisen wie Gaming oder einem hohen Social-Media-Konsum abzielt. Über eine App können Auszubildende sich selbst dazu verpflichten, über einen zweiwöchigen Zeitraum ihr Gesundheitsverhalten bezüglich einer Verhaltensweise deutlich zu verringern oder sogar für den Zeitraum vollständig abstinent zu sein. Statistische Auswertungen zeigten eine dauerhafte positive Wirksamkeit, sodass das BMG (2023) diese Maßnahme auch weiterhin empfiehlt. Sie bedarf keines großen Aufwands, kann Auszubildenden aber nachhaltig das eigene Gesundheitsverhalten bewusst machen. Sowohl Schulleitungen als auch Schulsozialarbeitende können zur Umsetzung animieren. Ansonsten sollen auch Berufsschulen mit strukturellen Maßnahmen wie hellen, gut belüfteten Räumen oder ergonomischen Sitzmöbeln ausgestattet sein und partizipative Lehrmethoden anbieten (Finke, 2024).

24.4 Hochschulen

Nachhaltig wirksame Präventionsketten dürfen nicht nach dem Schulaustritt abreißen. Insbesondere die Hochschulen – Universitäten eingeschlossen –, also der sogenannte tertiäre Bildungsbereich, bieten zahlreiche partizipative Anknüpfungspunkte für die Gesundheitsförderung (Okanagan Charta, 2015). Die Bildungsexpansion der letzten 70 Jahre trieb auch die Gründung neuer Hochschulen für Angewandte Wissenschaften und Universitäten voran. An Deutschlands Hochschulen waren Ende 2024 rund 2,9 Millionen Studierende eingeschrieben (Destatis, 2025d).

Die 18- bis 25-Jährigen bilden die ärmste Altersgruppe Deutschlands. 26,9 % der Frauen und 22,7 % der Männer in dieser Altersgruppe sind armutsgefährdet (Schabram et al., 2025). Nicht ausreichende Finanzen sowie ein geringer subjektiver Sozialstatus verdoppeln jeweils das Risiko für ein hohes Stresserleben bei Studierenden, während eine geringe soziale Unterstützung dieses Risiko sogar vervierfacht (Sendatzki & Rathmann, 2022).

Studierende befinden sich in einer Lebensphase des Übergangs, in der sie sich vom Elternhaus emanzipieren und in vielerlei Hinsicht erstmals selbst Verantwortung übernehmen müssen. Gesundheit ist nur eine von vielen neuen Verantwortlichkeiten, die junge Erwachsene mit dem Ausziehen aus dem Elternhaus einüben (Dadaczynski et al., 2023). Besonders im ersten Semester können die zahlreichen Anforderungen dieser Übergangsphase sehr belastend wirken (Yeo & Yap, 2023). Um die Gesundheit Studierender institutionell und barrierefrei zu fördern, müssen Hochschulen insbesondere für Studierende mit finanziellen Schwierigkeiten und geringer sozialer Unterstützung gezielte Entlastungen bieten (Okanagan Charta, 2015).

Bologna-Hochschulreform

Seit der Bologna-Hochschulreform im Jahr 1999 ist der Leistungsdruck während des Studiums deutlich gestiegen. Studiengänge folgen seitdem strikteren Vorgaben, sie sind kompakter und stärker verschult. Am Ende jeden Semesters verdichten sich die Prüfungen. Das löst viel Stress aus, und um dem Leistungsdiktat des verkürzten Studiums gerecht zu werden, ignorieren viele Studierende häufig ihre gesundheitlichen Grenzen. Das bedeutet auch, dass die klassischen Werte des Studiums – Verantwortung, Dialog, kritische Reflexion, Wissenschaftlichkeit und Erkenntnisgewinn – an Priorität verloren haben.

Studierende unterliegen einem gesellschaftlichen Mentalitätswandel: Sie setzen sich immer seltener aus eigener Motivation tief und kritisch mit wissenschaftlichen Fragestellungen oder künstlerischen Inhalten auseinander. Der Leistungsdruck droht die Qualität des Studiums auszuhöhlen, dessen Kern darin besteht, Studierende zu eigenständigem, kritisch-reflexivem Denken zu befähigen. Ihr Fokus verschiebt sich stattdessen darauf, Prüfungen mit bestmöglichen Noten zu bestehen und die Regelstudienzeit einzuhalten, um auf dem Arbeitsmarkt konkurrenzfähig zu bleiben (Winter, 2018).

Dabei handelt es sich jedoch um einen Selbstschutzmechanismus: Wenn die Anforderungen so hoch sind, dass Studierende krank werden und am Sinn ihres Studiums zweifeln, müssen Lehrende an Hochschulen Ressourcen einsparen und verzichten im Zweifel auf tiefgehende, weil zeitintensive Auseinandersetzungen. Die Verantwortung für diesen Mentalitätswandel liegt daher vielmehr bei politischen und wirtschaftlichen Entscheidungsträgern, die die Rahmenbedingungen für diesen gesundheitsschädlichen Leistungsdruck geschaffen haben (Sergan, 2009).

Partizipative Hochschulkultur

Hochschulen bieten ein hohes gesundheitsförderliches Potenzial (Okanagan Charta, 2015). Eine gesundheitsfördernde Hochschule sollte ihren Studierenden institutionellen Rückhalt bieten, um sie zur Selbstorganisation – etwa in studentischen Interessenvertretungen und Hochschulgremien – zu befähigen. An Hochschulen können Studierende lernen, Verantwortung zu übernehmen. Die gesamte Gesellschaft profitiert langfristig von Menschen, die Verantwortung tragen, logisch argumentieren, kritisch denken und ethisch entscheiden können.

Hochschulen bieten mit studentischen Entscheidungsgremien wie Studierendenparlamenten und -kommissionen oder dem AStA (Allgemeiner Studierendenausschuss) sowie Fachschaftsräten zahlreiche Möglichkeiten, eine Kultur gemeinschaftlicher Verantwortungsübernahme zu etablieren. Gemeinsame Veranstaltungen, Info- und Gesellschaftsabende sowie Studierendencafés oder -klubs sind wichtige Begegnungsorte, an denen Studierende in Austausch treten, eine eigene Kultur entwickeln und ihre Interessen kollektiv vertreten können (Sergan, 2009). Sie fördern die Eigeninitiative der Studierenden und leben zugleich von deren ehrenamtlichem Engagement. Davon profitieren nicht nur die Gemeinschaften, sondern auch die Studierenden selbst: Durch ihr Engagement erleben sie soziale Vernetzung, Anerkennung und Selbstwirksamkeit (Hollstein, 2022) – allesamt Faktoren, die das Kohärenzgefühl stärken und damit indirekt die Gesundheit fördern können.

Noch stärker als in der Schule kann die Lehre an Hochschulen Studierende zur Mitgestaltung ermächtigen, weil der Lehrfokus stärker auf Lernbegleitung und -beratung liegt. Dadurch erhalten Studierende innerhalb eines vorgegebenen Rahmens eine größere eigene Gestaltungsfreiheit. Dies kann – trotz hoher Prüfungslast und dichter Vorlesungspläne – motivierend und sinnstiftend wirken, und Studierende erleben einen Vertrauensvorschuss durch die Dozierenden (Kergel & Heidkamp, 2018).

Raumgestaltung

Räumlichkeiten und Aufenthaltsorte der Hochschule sollten sowohl im Innen- als auch im Außenbereich gesundheitsförderlich gestaltet sein. Je länger sich Menschen an einem Ort aufhalten, desto mehr Einfluss nimmt die Umgebung auf Körper, Psyche und Sozialverhalten. Die Architekturpsychologie beschäftigt sich im Gegensatz zur Wohnpsychologie mit der gesundheitsförderlichen Gestaltung öffentlicher Räume wie Bildungs- und Arbeitsstätten. Diese müssen in erster Linie für eine hochfrequentierte Nutzung funktional und nachhaltig sein. Räume sollen eine gute Akustik haben und zum Lernen, Diskutieren und Zusammenarbeiten oder zum Entspannen und Pausemachen einladen. Helles Licht wirkt anregend und ist einer guten Lernatmosphäre zuträglich, während Materialien wie Holz eine beruhigende Atmosphäre schaffen können, um beispielsweise den Stress bei Klausuren zu dämpfen (Finke, 2024).

Angebote für Studierende

Hochschulen bieten ihren Studierenden meist vergünstigte Sportangebote an, die in vielfältiger Weise gesundheitsförderlich sind. Der Allgemeine Deutsche Hochschulsportverband (adh) betont zudem den sozialen und persönlichkeitsbildenden Charakter des Hochschulsports. Dessen Kernanliegen bestehen darin, Menschen nachhaltig für Sport und Bewegung zu begeistern, ihre körperliche und psychische Resilienz zu stärken, sie zu einem selbstständigen gesunden Lebensstil zu befähigen und den Austausch mit anderen Hochschulangehörigen zu fördern. Der Hochschulsport sollte geschlechtersensibel und behindertengerecht gestaltet sein und für alle Personengruppen gleichwertige Angebote anstreben, die ebenso divers sein sollten wie die Studierendenschaft selbst.

Menschen treiben aus sehr unterschiedlichen Gründen Sport – um sich mit anderen zu messen, sich zu vernetzen, Zeit in der Natur zu verbringen, aus gesundheitlichen Gründen oder schlicht aus Freude am Spiel. Ein Lauftreff kann ebenso gesundheitsförderlich sein wie ein Tanz- oder Schachkurs. Leitgedanken des Sports wie Fairplay und Rücksichtnahme schaffen dabei ein gutes Klima für alle Interessierten. Gerade für Studierende mit wenig Geld ist es wichtig, dass sie erschwingliche Angebote nutzen können (adh, 2001).

Eine weitere Gesundheitsressource in Bildungseinrichtungen ist ein erschwingliches, gesundes Mittagessen, das unterschiedliche religiöse oder weltanschauliche Ernährungspräferenzen sowie Allergien berücksichtigt (Leppin & Blunck, 2024). Für Studierende, die den öffentlichen Personennahverkehr nutzen, können Vergünstigungen durch Semestertickets eine erhebliche finanzielle Entlastung darstellen und zugleich den gesundheitsförderlichen Kontakt zu Freund:innen und Familie erleichtern (Daskalakis & Sommer, 2019). Ein Stressor weniger für menstruierende Personen ist es, kostenlose Hygieneartikel auf den Toiletten vorzufinden (Tschacher et al., 2023). Auch psychosoziale Beratungsangebote sind ein wichtiger Service für Studierende.

25 Lebenswelt Arbeitsplatz

Arbeit ist eine körperliche und geistige Tätigkeit, die zunächst darauf abzielt, den Lebensunterhalt zu sichern. Darüber hinaus hat Arbeit einen kreativen und gestaltenden Charakter, fördert den sozialen Austausch und kann sich auf die persönliche Entfaltung, das Selbstwertgefühl sowie die gesellschaftliche Position auswirken (Schubert & Klein, 2020). Erwerbstätigkeit, also bezahlte Arbeit, wird durch eine bestimmte berufliche Qualifikation ermöglicht und über den Arbeitsmarkt vermittelt. Der Begriff „Beruf" bezeichnet dagegen eine spezialisierte, regelmäßig ausgeübte Tätigkeit, die durch eine in der Ausbildung erworbene Qualifikation ermöglicht wird (Siegrist & Dragano, 2020).

Aus ökonomischer Sicht wird Arbeit in Produktions- und Reproduktionsarbeit unterteilt. Produktionsarbeit bezieht sich auf die Herstellung von Gütern, das Angebot von Dienstleistungen und trägt zur wirtschaftlichen Innovation und Wertschöpfung bei. Reproduktionsarbeit hingegen umfasst Tätigkeiten wie Haushaltsführung, Kindererziehung und Pflegearbeit, die meist unbezahlt sind und häufig zusätzlich zur Erwerbsarbeit ausgeführt werden müssen. Obgleich reproduktive Tätigkeiten die soziale und wirtschaftliche Basis von Gesellschaften bilden, erfahren diejenigen, die sie ausführen – in der Regel Frauen –, meist kaum soziale oder monetäre Anerkennung für ihren gesellschaftlichen Care-Beitrag (Schubert & Klein, 2020).

Im vierten Quartal 2025 waren 46,1 Millionen Menschen erwerbstätig (https://www.destatis.de/DE/Presse/Pressemitteilungen/2026/02/PD26_053_13321.html).

Soziologisch betrachtet gibt es unterschiedliche Systeme, um Berufsgruppen zu klassifizieren.

- Der erste Ansatz bezieht sich auf die Gestaltung des Arbeitsvertrags und unterscheidet zwischen selbstständiger und angestellter Beschäftigung sowie dem Grad der Autonomie bei der Berufsausübung. Dies wird häufig anhand des EGP-Schemas (Erikson, Goldthorpe, Portocarero) gemessen (Erikson & Goldthorpe, 1992).
- Der zweite Ansatz fokussiert die gesellschaftliche Wertschätzung von Erwerbstätigkeiten und ordnet Berufstätige anhand der Standard Index of Occupational Prestige Scale (SIOPS), auch Prestigeskala genannt, nach beruflichen Positionen ein.
- Der dritte Ansatz stellt das Qualifikationsniveau in den Mittelpunkt und nutzt die International Standard Classification of Occupations (ISCO), um den erforderlichen Ausbildungsgrad zu berücksichtigen (Siegrist & Dragano, 2020).

25.1 Arbeitsformen

Selbstständigkeit

Innerhalb der Erwerbstätigkeit wird zwischen abhängigen Beschäftigungen und Selbstständigkeit unterschieden. Der Begriff der „Selbstständigkeit" ist eher diffus und wird in der Literatur oftmals nicht einheitlich verwendet (Bögenhold & Fachinger, 2016). Dennoch sind sich die verschiedenen Ansätze einig darüber, dass Selbstständige eigenverantwortlich arbeiten und dabei ein hohes Maß an unternehmerischer Gestaltungsfreiheit genießen. Gleichzeitig setzt sich die hohe Eigenverantwortung von Selbstständigen auch bei ihrer sozialen und finanziellen Absicherung fort (Becher, 2021). Diese unternehmerischen Anteile innerhalb selbstständiger Tätigkeiten bringen also nicht nur einen höheren Grad an Autonomie mit sich, sondern auch unternehmerische Risiken, die sich auch auf das spätere Leben dieser Menschen auswirken, beispielsweise durch eine eingeschränkte Altersvorsorge (Maier & Ivanov, 2018). Die Quote der Unternehmensgründungen befindet sich derzeit auf einem Höchststand, wird jedoch weiterhin als zu niedrig betitelt. Besonders digitale Innovationen sind dabei auf dem Vormarsch (Metzger, 2025). Im Jahr 2020 waren insgesamt 3,5 Millionen Menschen selbstständig tätig (Bonin et al., 2022).

Arbeitsverhältnis, Anstellung

Bei einem Arbeitsverhältnis handelt es sich um ein sogenanntes Dauerschuldverhältnis, welches auf der Grundlage eines Arbeitsvertrags den Austausch von Dienstleistung (seitens der Arbeitnehmenden) gegen Vergütung (seitens der Arbeitgebenden) vorsieht (Dautzenberg et al., 2018). Arbeit hat viele Erscheinungsformen. Sie lässt sich unter anderem in sogenannte Blue-Collar- und White-Collar-Tätigkeiten einteilen. Blue-Collar-Berufe klassifizieren solche Tätigkeiten, die überwiegend körperliche bzw. handwerkliche Arbeit erfordern, wie beispielsweise im Handwerk, in der Produktion oder im Bauwesen. Diese Berufsgruppen haben meist begrenzte Karrieremöglichkeiten. White Collar-Berufe hingegen umfassen jene Berufsgruppen, die überwiegend geistigen Tätigkeiten nachgehen. Diese sind meist bürogebunden und gehen oftmals mit einem höheren sozialen Status einher. Die Unterschiede der beiden Gruppen manifestieren sich in verschiedenen Aspekten ihres Arbeitsalltags wie dem Arbeitsumfeld, dem Gehalt, der Beziehung zu Vorgesetzten und der Erscheinungsform der Arbeit (Hu et al., 2010).

Unternehmensführung

Der Führungsbegriff wird häufig als Synonym für „Management“ verwendet. Diese Tätigkeit impliziert eine hohe Verantwortung. Es geht um eine zielorientierte Sichtweise, die vorhandene Ressourcen, Personalführung und Verantwortung miteinander kombiniert und steuert. Zusammengefasst lässt sich die Unternehmensführung als strukturiertes Management verstehen, dessen Ziel es ist, die Unternehmensziele effektiv zu erreichen. Wichtige Aufgaben sind dabei sowohl die Zielsetzung und strategische Planung als auch die Organisationsgestaltung und Kontrolle. Dies geht oftmals nicht nur mit besonders hoher Verantwortung, sondern auch mit einem hohen Stressniveau einher (Müller, 2018; Weigand & Krause, 2023). Führungskräfte sind oftmals sozial besonders angesehen. In Kombination mit einem meist höheren Gehaltsniveau führt dies zu einem höheren ökonomischen Status (Angst et al., 2025; Hoffmeyer-Zlotnik & Geis, 2003).

25.2 Schöne neue Arbeitswelt

Die Arbeitswelt hat sich in den letzten Jahrzehnten grundlegend verändert. Der Anteil der Beschäftigten im Industriesektor ist durch Automatisierung und technologischen Fortschritt gesunken, während die Nachfrage im Dienstleistungssektor angestiegen ist. Die Digitalisierung hat die Arbeitsorganisation revolutioniert und zu flexibleren, weniger ortsgebundenen Tätigkeiten geführt, jedoch auch die Anforderungen an Kommunikation und Mobilität erhöht. Wir fangen gerade erst an zu verstehen, welches Veränderungspotenzial der KI innewohnt. Gleichzeitig haben Umschulungen, Berufswechsel und befristete Verträge zu fragmentierten Erwerbskarrieren geführt. Die Globalisierung auf der Metaebene hat durch die internationale Lohnkonkurrenz und Produktionsverlagerung in Niedriglohnländer den Rationalisierungsdruck auf Unternehmen erhöht. Dies führt zu Arbeitsplatzunsicherheit und stagnierenden Löhnen bei zeitgleich steigender Arbeitsintensität, auch häufig als Prekarisierung bezeichnet. Diese betrifft inzwischen auch höher qualifizierte Berufe.

Auch gesundheitlich haben sich die Belastungen verschoben. Während in der Industrie körperliche Risiken dominierten, stehen heute psychosoziale und emotionale Belastungen im Vordergrund. Hierbei zeigen sich Unterschiede zwischen den Geschlechtern. Männer sind in ihren Beschäftigungsverhältnissen weiterhin häufiger körperlichen Gefahren ausgesetzt, während Frauen öfter in prekären Beschäftigungen mit geringeren Aufstiegschancen arbeiten. Frauen sind zudem durch die Doppelbelastung von Produktions- und Reproduktionsarbeit gesundheitlich insgesamt stärker gefährdet (Siegrist & Dragano, 2020).

Arbeit hat eine zentrale Bedeutung für die Sicherung des Lebensunterhalts, des Lebensstandards, der Identitätsbildung und der Befriedigung psychischer Bedürfnisse. Damit beeinflusst sie nachhaltig die Gesundheit und das Wohlbefinden erwerbstätiger und nichterwerbstätiger Personen und stellt eine wichtige Determinante von Gesundheit dar (Siegrist & Dragano, 2020). Durch die Künstliche Intelligenz hat sich Arbeit bereits begonnen zu verändern. In Zukunft werden Menschen immer komplexere Denkarbeit verrichten, da die einfachere, aber oft zeitaufwändige Fleißarbeit von der KI übernommen wird. Dadurch werden Kompetenzen der digitalen Interaktion zum Schlüssel für beruflichen Erfolg (Idriss et al., 2024).

Homeoffice

Das flexible und ortsunabhängige Homeoffice wird auch als Telearbeit oder mobiles Arbeiten bezeichnet. Diese Form der Erwerbsarbeit ist spätestens seit der Corona-Pandemie aus der White-Collar-Arbeitswelt nicht mehr wegzudenken (Zeschke & Zacher, 2022). Trends wie Digitalisierung, die Forderung nach einer besseren Work-Life-Balance und eine Verschiebung der Werte hin zu flexibleren Strukturen haben das mobile Arbeiten zusätzlich beschleunigt (Weber et al., 2022).

In einer Studie der Kaufmännischen Krankenkasse (KKH) beurteilten 61 % der Befragten das Arbeiten im Homeoffice als positiv. Als Vorteile werden insbesondere Zeitgewinn und Zeitflexibilität, eine gesteigerte oder zumindest gleichbleibende Produktivität sowie eine verbesserte Erreichbarkeit genannt (DAK-Gesundheit, nach Weber et al., 2022). Das mobile Arbeiten scheint sich zudem positiv auf das Stresslevel und den Schlaf der Arbeitnehmenden auszuwirken.

Die fehlende Trennung zwischen Berufs- und Privatleben hingegen wird sehr unterschiedlich wahrgenommen. Nachteile sind der Mangel an sozialen Kontakten zu Kolleg:innen und Vorgesetzten sowie eingeschränkter Zugang zu Arbeitsmaterialien. Hinzu kommen Rückenschmerzen aufgrund ungeeigneten Mobiliars und Bewegungsmangel, da Arbeitswege entfallen. Teilweise wird auch von einem erhöhten Leistungsdruck berichtet, um im Job sichtbar zu bleiben, was mit Erschöpfungsgefühlen einhergehen kann (KKH, 2022, nach Weber et al., 2022).

25.3 Arbeitsbelastungen

Arbeitsbelastungen können die Gesundheit im Erwachsenenalter sehr beeinflussen. Der Einfluss schlechter Arbeitsbedingungen und niedriger Löhne auf die Gesundheit wurde vor 180 Jahren von Friedrich Engels (1845) in einer Analyse der Arbeiterklasse Englands beschrieben. Seitdem haben sich die Arbeitsbedingungen beispielsweise durch Arbeitsschutzgesetze oder die Systeme der sozialen Sicherung (Kapitel 17.4) erheblich geändert. Arbeit hat aber auch heute noch einen erheblichen Einfluss auf die Entstehung von Gesundheit und Krankheit (Dragano, 2023). Im Jahr 2024 waren in Deutschland 46,1 Millionen Menschen erwerbstätig (Destatis, 2025b).

Der Gesundheitsstatus kann anhand der Indikatoren Fehlzeiten und gesundheitsbedingter Frühberentung erfasst werden (Dragano, 2023). Im Jahr 2022 gab es unter den Beschäftigten, die bei der Allgemeinen Ortskrankenkasse (AOK) versichert waren, durchschnittlich 24,5 Krankheitstage pro Beschäftigte:r. Dies ist der höchste Wert seit der ersten Analyse im Jahr 1991 (Badura et al., 2023). Die drei dominierenden Krankheitsarten, auf die Fehltage zurückgeführt werden, sind Atemwegserkrankungen (17,5 %), Muskel-Skelett-Erkrankungen (17,4 %) und psychische Erkrankungen (10,3 %). Ein besonderes Augenmerk ist auf Krankheitstage aufgrund psychischer Erkrankungen zu legen. Diese sind seit dem Jahr 2012 um 48,4 % angestiegen.

Nach Angaben der Deutschen Rentenversicherung (2024) haben im Jahr 2023 164.364 Menschen neu Erwerbsminderungsrente bezogen. Dabei waren psychische Störungen mit 41,8 % der Hauptgrund, gefolgt von Neubildungen (14,5 %), Muskel-Skelett- und Bindegewebserkrankungen (10,4 %), Herz-Kreislauf-Erkrankungen (9,2 %) und Erkrankungen des Stoffwechsels/der Verdauung (3,3 %).

Belastungs-Beanspruchungs-Modell

Es gibt Hinweise darauf, dass soziale Sicherungssysteme, Arbeitnehmerrechte und die Vereinbarkeit von Berufs- und Privatleben einen Einfluss auf das persönliche Empfinden von Belastungen wie Arbeitsplatzunsicherheit oder Stress haben (Bambra, 2011; Dragano et al., 2011; Lunau et al., 2014; Walter et al., 2025).

Belastungen sind Faktoren, die durch äußere Einflüsse auf den Menschen einwirken, beispielsweise die (Erwerbs-)Arbeit. Trägt diese Belastung zur Entstehung einer Erkrankung bei, wird sie als arbeitsbedingter Risikofaktor beschrieben. Beanspruchung hingegen beschreibt die psychischen oder körperlichen Reaktionen, die als Folge einer Belastung auftreten. Zudem existieren modifizierende Faktoren, welche die Intensität einer auftretenden Beanspruchung beeinflussen. Diese können vor den Folgen dieser Belastung schützen (Schutzfaktoren/Ressourcen) oder die Folgen verstärken bzw. die Wahrscheinlichkeit erhöhen, dass Folgen eintreten (Vulnerabilität).

Schutzfaktoren können sowohl in individuellen Merkmalen wie Resilienz, Persönlichkeitsmerkmalen oder Erfahrungen liegen, als auch in externen Ressourcen, etwa in sozialer Unterstützung wie beispielsweise Wertschätzung von Vorgesetzten, im Arbeitsschutz oder in der arbeitsmedizinischen Vorsorge. Arbeitsbelastungen können durch Vorerkrankungen oder mangelnden Arbeitsschutz verstärkt werden (Dragano, 2023). Wir schauen uns nun physische und psychosoziale Belastungen von Arbeit sowie deren Langzeitfolgen an.

Physische Belastungen

Zu den physischen Belastungen zählen Unfallrisiken, die wiederum in tödliche und nicht tödliche Unfälle unterteilt werden. Die Anzahl der tödlichen Unfälle ist in den letzten Jahrzehnten deutlich zurückgegangen. Zu den nicht tödlichen Unfällen zählen beispielsweise Stürze, Stromschläge oder Schnittverletzungen beim Gebrauch von Maschinen. Das Unfallrisiko ist besonders bei Berufen des primären Sektors erhöht. Zu diesen zählen der Bergbau oder die Landwirtschaft. Ergonomische Belastungen entstehen durch schwere körperliche Arbeit oder langes Ausharren in einer Position, sei es Sitzen oder Stehen. Diese können wiederum zu orthopädischen Erkrankungen durch Dauer- und Fehlbelastungen oder Herz-Kreislauf-Erkrankungen (durch Bewegungsmangel im Dienstleistungssektor) führen (Dragano, 2023).

Zudem zählen hierzu auch Belastungen, die aus der Arbeitsumgebung entstehen, wie klimatische Einflüsse, physikalisch-chemische Einwirkungen und Lärmbelastung. Klimatische

Belastungen, wie niedrige Temperaturen und hohe Luftfeuchtigkeit am Arbeitsplatz, können das Risiko für Atemwegserkrankungen erhöhen. Physikalisch-chemische Belastungen durch Chemikalien, Schwermetalle oder Strahlung treten vor allem im Industriesektor auf und können Tumore, Atemwegserkrankungen oder Allergien verursachen. Biologische Gefährdungen, insbesondere Infektionsrisiken, betreffen vor allem Beschäftigte im Gesundheitswesen und in Berufsgruppen mit engem Kontakt zu Menschen. Lärm als weiterer Faktor kann zu Hörschäden führen und betrifft neben Arbeitsplätzen in der Produktion auch Dienstleistungsberufe wie Lehrkräfte oder Erzieher:innen.

Zu den arbeitsbezogenen Belastungen zählen Schichtarbeit, Nachtarbeit und lange Arbeitszeiten, die sowohl körperliche als auch psychosoziale Auswirkungen haben und zu einer Reihe von Erkrankungen wie Unfälle, Herzerkrankungen und Depressionen führen können (Dragano, 2023). Das European Working Conditions Survey (EWCS, Dragano et al., 2016) zeigt auf, dass physische Arbeitsbelastungen in manuellen Berufen häufiger sind bei zugleich fehlenden Handlungs- und Mitgestaltungsmöglichkeiten.

Psychosoziale Belastungen

Eine der bekanntesten psychosozialen Belastungen bei der Arbeit ist Stress (Kapitel 7.2.3). Stress kann die Gesundheit gefährden, wenn es sich um ein traumatisches Arbeitsereignis oder um eine dauerhafte Stressreaktion ohne Erholung oder Lösung der belastenden Situation handelt. Wird das Stresssystem überlastet, kann dies zu kognitiven, körperlichen und emotionalen Beeinträchtigungen bis hin zu ernsthaften Erkrankungen führen bzw. dazu beitragen. Stressreaktionen sind keine akut lebensbedrohlichen Belastungen. Stattdessen wirken sie latent bedrohlich, beispielsweise durch entstehende Existenzängste, ständige Überforderung oder Tätigkeiten, die als sinnfrei betrachtet werden (Dragano, 2023).

Ob eine Arbeitssituation als belastend empfunden wird, hängt nach dem transaktionalen Stressmodell (Lazarus & Folkman, 1984) von der eigenen Wahrnehmung bzw. der eigenen inneren Bewertung der Situation ab. So wirkt sich eine hohe Arbeitslast belastend auf die Gesundheit aus, wenn Leistungsfähigkeit und Belastbarkeit in der Situation nicht mehr gegeben sind. Umgekehrt können Menschen, die ihrer Arbeit gern nachgehen und viele erfreuliche Erfahrungen dabei machen, aufgrund dieser positiven Wahrnehmung besser mit der hohen Arbeitslast umgehen (Dragano, 2023). Ausgehend von dieser Hypothese entwickelten Karasek und Theorell (1990) das Anforderungs-Kontroll-Modell. Diesem zufolge tritt Stress vor allem dann auf, wenn eine Person hohen Anforderungen ausgesetzt ist bzw. diese bewältigen muss, aber nur über eine geringe Kontrolle über die Arbeitsabläufe oder deren Gestaltung verfügt (Dragano, 2023).

Einen anderen Ansatz zeigt das Modell der beruflichen Gratifikationskrisen (Siegrist, 1996). Das Modell geht davon aus, dass herausfordernde Situationen seltener als belastend empfunden werden, wenn die Arbeit angemessen entlohnt wird, Wertschätzung nach sich zieht und Karrieremöglichkeiten bietet. Im Wesentlichen handelt es sich also um ein Belohnungssystem. Stress entsteht demnach, wenn eine hohe Arbeitslast unangemessen belohnt wird (Dragano, 2023).

Über diese Modelle hinaus können psychosoziale Belastungen auf der zwischenmenschlichen Ebene am Arbeitsplatz beispielsweise in Form von Konflikten, Diskriminierung oder Mobbing entstehen. Besonders Mobbing, welches wiederkehrende Ausgrenzung, unangemessene Kommunikation und aggressives Verhalten beinhaltet, zeigt einen signifikanten Einfluss auf die psychische und physische Gesundheit. Zeitgleich wirken sich solche sozialen Gefüge auch auf die Arbeitsfähigkeit und -zufriedenheit der Betroffenen und damit auch auf ihre Leistung aus, beispielsweise in Form von häufigeren Fehltagen oder einer geringeren Konzentrationsfähigkeit (Löbner et al., 2025).

Ein weiterer Auslöser für Stress ist Arbeitsplatzunsicherheit. Aufgrund der großen Bedeutung von Arbeit, sowohl für die soziale Teilhabe als auch für das Einkommen und damit die finanzielle Absicherung, stellt der Verlust des Arbeitsplatzes eine grundlegende Bedrohung für die materielle Existenz und die gesellschaftliche Anbindung dar.

Soziale Ungleichheit spiegelt sich in der Erwerbsarbeit wider, da die arbeitsbezogenen Risikofaktoren unter den erwerbsfähigen Personen ungleich verteilt sind (Dragano, 2023). So ist die Sterblichkeit und das Erkrankungs- und Unfallrisiko in manuellen Berufen (Dalstra et al., 2005; Mackenbach et al., 2008; Marsh et al., 2013) und in unteren Hierarchiestufen einer Organisation erhöht (Stringhini et al., 2011). Zudem erfahren Menschen mit einer niedrigeren beruflichen Stellung häufiger Unfallgefahren und ergonomische Belastungen (Toch et al., 2014) sowie erhöhte psychosoziale Belastungen in Form von fehlender Kontrolle, geringerer Belohnung und fehlenden Handlungs- und Gestaltungsmöglichkeiten (Hoven & Siegrist, 2013).

Psychosoziale und physische Belastungen und daraus folgende Beanspruchungen fördern Erkrankungen, steigern das Risiko für Arbeitsunfälle (Lampert et al., 2017), führen zu Fehlzeiten, Arbeitsunfähigkeit, Frühberentung und erhöhen das Mortalitätsrisiko. Bei der Einschätzung des subjektiven Gesundheitszustandes wird ein sozialer Gradient deutlich, der sich in den verschiedenen Berufsgruppen unterscheidet. So gaben Beschäftigte aus niedrigeren Berufsgruppen einen um den Faktor 2,8 schlechteren subjektiven Gesundheitszustand an (Lampert et al., 2017).

Langzeitfolgen

Betrachtet man die Ungleichverteilung aus einer Lebenslaufperspektive, so wird deutlich, dass sich Risiken im Verlauf des Lebens häufen und die ungleiche Verteilung von Arbeitsbelastungen verstärken (Dragano, 2023). Beispielsweise haben Kinder aus sozial benachteiligten Familien geringere Bildungschancen und damit geringere Chancen, einen besser bezahlten Beruf zu ergreifen (Dragano & Wahrendorf, 2014). Menschen in schlechter bezahlten Berufen sind häufiger von Frühberentung betroffen und bereits beim Eintritt in den Ruhestand gesundheitlich stark belastet.

Betriebliche Strukturen und Prozesse haben Einfluss auf die ungleiche Verteilung individueller Arbeitsbelastungen. Inwieweit Arbeits- und Gesundheitsschutz in den Betrieben umgesetzt wird, ist abhängig von der Verantwortungsübernahme der Arbeitgebenden, die im Rahmen der rechtlichen Grundlagen wie dem Arbeitsschutzgesetz handeln müssen. Arbeitsbelastungen können durch Schutz- und Hygienemaßnahmen sowie durch geschultes Personal reduziert werden, sodass gesundheitliche Beeinträchtigungen weniger oder gar nicht auftreten. Um gesundheitsfördernde Maßnahmen umsetzen zu können, benötigen die Verantwortlichen Fachwissen, das insbesondere in kleineren Betrieben ohne institutionell geregelten Arbeitsschutz oft nicht ausreichend vorhanden ist. Zudem verursacht die Umsetzung des Arbeitsschutzes Kosten, weshalb an dieser Stelle häufig gespart wird. Auch das Betriebsklima spielt eine Rolle. Fehlt ein allgemeines Grundverständnis für den Arbeitsschutz oder geht ein Großteil der Belegschaft fahrlässig mit dem Arbeitsschutz um, kann sich ein risikobereites Gruppenverhalten entwickeln (Dragano, 2023).

Arbeit und Beschäftigung als Determinanten ungleicher Gesundheit

Erwerbstätigkeit als bezahlte Arbeit wird durch eine bestimmte berufliche Qualifikation ermöglicht und bestimmt die ausgeführte Tätigkeit, also den Beruf. Der Beruf beeinflusst das Prestige als gesellschaftlichen Bewertungsprozess und lässt sich hierarchischen beruflichen Stellungen zuordnen. Er bildet das Fundament für die Lebenssicherung, da er Auswirkungen auf

Lebensstandard und -qualität, Identität sowie Psyche im Sinne von Handlungsfähigkeit und Anerkennung hat.

Männer arbeiten noch immer vermehrt im produktiven Sektor und sind daher häufiger körperlichen Belastungen ausgesetzt. Frauen sind dagegen eher in prekären Arbeitssituationen zu finden. Gemeint sind damit schlechter bezahlte Tätigkeiten, fehlende Aufstiegschancen sowie zusätzlich anfallende Care-Arbeiten. Zudem sind Frauen häufiger in helfenden Berufen wie Pflege oder Erziehung tätig, in denen psychosoziale Belastungen verstärkt auftreten. Auch über das Geschlecht hinaus zeigen sich Differenzen in der Verteilung arbeitsbezogener sozialer Ungleichheiten: Menschen mit niedrigem sozioökonomischem Status sind deutlich häufiger von Arbeitslosigkeit betroffen.

Ein erhebliches Gesundheitsrisiko birgt der Arbeitsstress. Gesundheitsförderliche Chancen liegen vor allem in der Verhältnisprävention, die darauf abzielt, strukturelle Veränderungen und organisatorische Rahmenbedingungen zu schaffen, die Belastungen reduzieren. Darüber hinaus sind ein wertschätzender Führungsstil und eine stärkere Partizipation der Beschäftigten entscheidende Faktoren, um Arbeitsstress vorzubeugen und das Wohlbefinden am Arbeitsplatz zu verbessern. Dies gilt besonders für Menschen, deren Erkrankungsrisiko erhöht ist – etwa gering qualifizierte Beschäftigte (Siegrist & Dragano, 2020).

25.4 Betriebliches Gesundheitsmanagement

Beim Betrieblichen Gesundheitsmanagement (BGM) handelt es sich um einen systemischen Ansatz im betrieblichen Kontext, dessen Ziel in der Entwicklung gesundheitsförderlicher Rahmenbedingungen sowie in der Steuerung von Prozessen und Strukturen liegt, die sowohl die gesundheitsförderliche Gestaltung von Arbeit und Organisation als auch die Befähigung der Mitarbeitenden zu gesundheitsförderlichem Verhalten unterstützen (Deutsches Institut für Betriebliches Gesundheitsmanagement & Gesundheitsentwicklung (DiBGM), o. D.). Damit kommt das BGM vor allem in der Personalbetreuung und -entwicklung sowie in der Organisationsentwicklung zum Einsatz (Esslinger, 2022).

Gleichzeitig ist das Betriebliche Gesundheitsmanagement eine Klammer für drei Bereiche (**Abbildung 77**): erstens der Arbeits- und Gesundheitsschutz (AUG), zweitens das Betriebliche Eingliederungsmanagement (BEM) und drittens die Betriebliche Gesundheitsförderung (BGF).

Arbeits- und Gesundheitsschutz (AUG): Der Arbeits- und Gesundheitsschutz ist gesetzlich vorgeschrieben. Arbeitgebende und Beschäftigte sind verpflichtet, die entsprechenden Regelungen einzuhalten. Dazu gehören technische Maßnahmen wie Belüftungssysteme oder ergonomische Arbeitsplätze, organisatorische Maßnahmen wie Arbeitszeitregelungen oder Hygienevorschriften sowie personelle Maßnahmen wie das Tragen von Schutzkleidung.

Betriebliches Eingliederungsmanagement (BEM): Das BEM ist für Arbeitgebende verpflichtend, für Beschäftigte jedoch freiwillig. Arbeitgebende müssen allen Mitarbeitenden ein BEM anbieten – unabhängig von der Art der Erkrankung oder der Betriebsgröße. Anspruch auf ein BEM haben alle Beschäftigten, die innerhalb der letzten zwölf Monate mindestens sechs Wochen am Stück oder insgesamt länger als sechs Wochen arbeitsunfähig waren (gesund.bund.de, 2020). Eine mögliche Maßnahme im Rahmen des BEM ist die stufenweise Wiedereingliederung nach dem sogenannten „Hamburger Modell“. Sie ermöglicht es Beschäftigten, nach längerer Erkrankung schrittweise wieder in den Beruf zurückzukehren. Voraussetzung ist die Zustimmung des ärztlichen Dienstes, der davon ausgeht, dass die volle Arbeitsfähigkeit perspektivisch wiederhergestellt werden kann. Die Arbeitszeit und -belastung

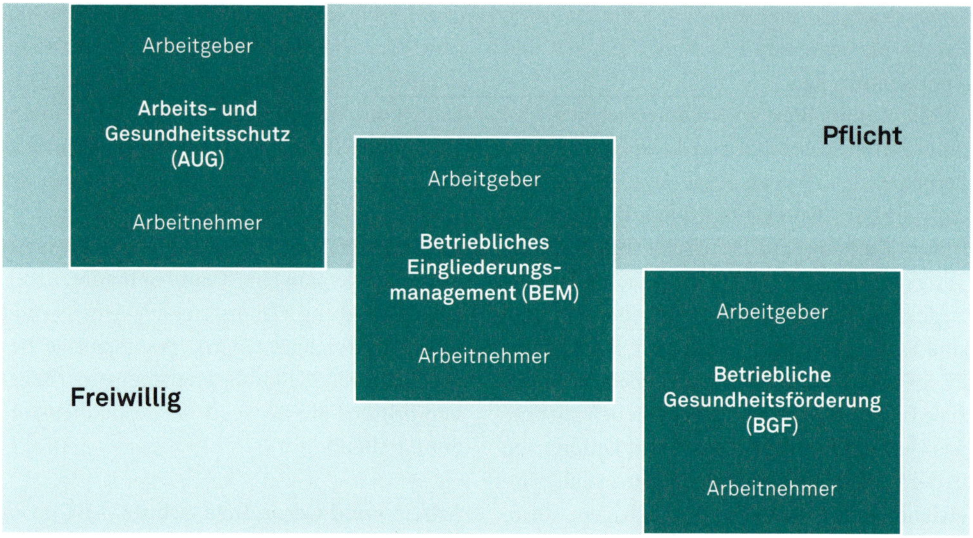

Abbildung 77: Pflicht und Freiwilligkeit im Betrieblichen Gesundheitsmanagement (BGM)

werden dabei unter ärztlicher Aufsicht über festgelegte Zeiträume hinweg sukzessive erhöht. Während der Wiedereingliederung gelten die Betroffenen weiterhin als arbeitsunfähig und erhalten Krankengeld oder Übergangsgeld (BMAS, 2021).

Betriebliche Gesundheitsförderung (BGF): Die BGF ist sowohl für Arbeitgebende als auch für Beschäftigte freiwillig. Sie umfasst:

- Verhältnispräventive Maßnahmen wie flexible Arbeitszeitmodelle
- Verhaltenspräventive Maßnahmen wie Kooperationen mit Fitnessstudios oder Fahrradleasing.

Damit solche Angebote wirksam sind, benötigen sie eine aktive Beteiligung der Mitarbeitenden. Diese ist wahrscheinlicher, wenn die Belegschaft partizipativ in Entscheidungsprozesse einbezogen wird – insbesondere bei der Planung von Präventionsangeboten (Kauffeld et al., 2021). Werden geschlechts- und altersspezifische Aspekte oder unterschiedliche Belastungsprofile zwischen Abteilungen nicht berücksichtigt, besteht die Gefahr, dass Angebote abgelehnt werden (Faltermaier, 2018).

Ein integratives Betriebliches Gesundheitsmanagement: Ein integratives BGM verknüpft alle drei Bereiche miteinander und gilt als nachhaltigste Strategie zur Förderung von Gesundheit und Wohlbefinden von Beschäftigten (Gläser, 2024). Das BGM hat durch den Fachkräftemangel zusätzlich an Bedeutung gewonnen und öffnet sich zunehmend Bereichen wie Bewegungs-, Freizeit- und Mind-Management, Selbstmanagement, Gesundheitscoaching im Sinne einer Life-Domain-Balance sowie dem Urlaubsmanagement (Esslinger, 2022).

Ein breit aufgestelltes BGM wird insbesondere in folgenden Bereichen umgesetzt:

- Führung und Management
- Arbeitsorganisation
- Kommunikationskultur
- Konfliktmanagement
- Qualifizierung und Coaching
- Sozialberatung
- Vereinbarkeit von Privatleben, Familie und Beruf
- Gesundheit und Fitness.

Es geht dabei stets auch darum, durch die Sicherstellung der Gesundheit die Arbeitsfähigkeit der Mitarbeitenden langfristig zu gewährleisten. Zusammenfassend verfolgt das BGM drei Zielkategorien:

- *Gesundheitsbezogene Ziele:* Gesundheit und das Wohlbefinden der Beschäftigten und der Führungskräfte sollen durch gesundheitsbezogene Verhaltensweisen und Einstellungen gewährleistet, aber auch arbeitsbedingte Erkrankungen beeinflusst und eine gesundheitserhaltende Arbeitsumgebung geschaffen werden.
- *Organisationale Ziele:* Neue Ansätze des BGM sollen erprobt und in bestehende Strukturen des Unternehmens unter Berücksichtigung der Wirtschaftlichkeit und mit neuartigen Kooperationsansätzen integriert werden.
- *Ökonomische Ziele:* Psychosoziale Belastungen, Fehlzeiten und Krankenstand sowie die Fluktuationsrate sollen reduziert werden. Gleichzeitig sollen Arbeitsqualität und -zufriedenheit sowie Leistungsbereitschaft und -fähigkeit und die daraus resultierende Produktivität erhöht werden (Esslinger, 2022).

Wenn sich die Arbeitsmarktsituation flexibilisiert und in einigen Bereichen ein Fachkräftemangel herrscht, können sich Menschen ihren Arbeitsplatz mitunter aussuchen und auch kurzfristig den Job wechseln. Damit Unternehmen wettbewerbsfähig bleiben und sie qualifiziertes Personal attrahieren und halten können, müssen sie ihren Mitarbeiter:innen etwas bieten. Die Betriebliche Gesundheitsförderung (BGF) ist hier ein geeignetes Instrument (Schlimper & Huber, 2018). Während jedoch die Mehrheit der deutschen Unternehmen dem BGM einen hohen Stellenwert zuschreibt und auch eigene Maßnahmen anbietet, fehlt den meisten von ihnen eine ausgereifte BGM-Strategie. Gleichzeitig nehmen aber durchschnittlich zwei Drittel der Belegschaft verhaltenspräventive Angebote wahr und zeigen damit ein hohes Interesse für Gesundheitsförderung am Arbeitsplatz (Kauffeld et al., 2021). Entsprechend zielt der GKV-Spitzenverband (2024) darauf ab, die Zahl der Betriebe mit BGM-Konzepten zu erhöhen, die Kompetenzen innerhalb der Krankenkassen bezüglich der Betrieblichen Gesundheitsförderung zu verbessern und mehr kleine Betriebe mit unter 50 Mitarbeitenden sowie Betriebe mit einem hohen Anteil unausgebildeten Hilfspersonals zu erreichen. In der Umsetzung soll Partizipation stärker adressiert und der Fokus auf Körperwahrnehmung, Bewegungsförderung und psychische Gesundheit gelenkt werden. Tatsächlich erreicht die GKV momentan rund 2,2 Millionen Beschäftigte in über 29.000 Betrieben. Im Gegensatz zu individuellen verhaltensbezogenen Präventionsangeboten können durch diesen Ansatz direkt am Arbeitsplatz 60 % Männer und 40 % Frauen erreicht werden, denn BGF wird stärker im verarbeitenden, männlich dominierten Gewerbe genutzt (MDB & GKV-Spitzenverband, 2024). Betriebe sind grundsätzlich aufgerufen, die Arbeitsbedingungen so gesundheitsförderlich wie möglich zu gestalten, um es der Belegschaft möglichst leicht zu machen, sich gesundheitsförderlich zu verhalten. Durch die Investition in ergonomische Arbeitsmittel kann chronischen Rückenschmerzen vorgebeugt werden. Für das psychische und soziale Wohlbefinden von Mitarbeitenden sind Teambesprechungen, Betriebsausflüge, eine offene Feedback- und Fehlerkultur sowie flexible Arbeitszeiten hingegen zuträglich (Kauffeld et al., 2021), die zugleich das soziale Kohärenzgefühl in der Arbeitswelt fördern. Dies kann aber auch durch abwechslungsreiche Tätigkeiten erreicht werden. Pausenräume und Teamkultur sollten durch Austausch- und Partizipationsmöglichkeiten geprägt sein.

26 Studien untersuchten die Anzahl und Dauer von Arbeitsunfähigkeit und -absentismus. Hier ergab sich ein durchschnittlicher Rückgang um 25,1%. Das Verhältnis von Aufwendung und Nutzen (Cost-Benefit-Ratio) wurde in 25 Studien evaluiert. Durchschnittlich stehen einem Dollar, der für Präventionsmaßnahmen und somit auch für die Betriebliche Gesundheitsförderung aufgewendet wird, ein Nutzen in Höhe von 5,56 USD gegenüber. Eini-

ge als methodisch besonders hochwertig beurteilte Studien zeigten sogar ein noch besseres Kosten-Nutzen-Verhältnis auf. Auch wenn Huber (2021) die Übertragbarkeit auf deutsche Verhältnisse als „nicht nahtlos möglich" bezeichnet, belegen sie dennoch den Nutzen und den deutlichen Benefit der Maßnahmen.

25.5 Betriebliche Soziale Arbeit

Seit ihren Anfängen zu Beginn des 20. Jahrhunderts hat sich die Betriebliche Soziale Arbeit stark weiterentwickelt, wobei es ihr gelang, sich im Wirtschaftssystem der Betriebe als ein notwendiges Angebot zu etablieren und sich in dynamischen Umgebungen zu bewähren.

Appelt (2008, nach Baumgartner & Sommerfeld, 2016) beschreibt die Betriebliche Soziale Arbeit als ein Handlungsfeld, in welchem die Soziale Arbeit innerhalb von (Groß-) Unternehmen, Behörden und vergleichbar strukturierten Organisationen tätig ist. Ihre Kernaufgabe liegt dabei in der Beratungstätigkeit (Nguyen & Bohlinger, 2020). Gegenstand einer solchen Beratung können unter anderem das Bearbeiten und Lösen von beruflichen, finanziellen und gesundheitlichen sowie auch von privaten Problemen sein. In den Tätigkeitsbereich fällt zudem, sich an Personalschulungen zu beteiligen, zur Lösung sozial relevanter Themen im Betrieb beizutragen sowie innerhalb der Praxisausbildung tätig zu sein. Somit leistet die BSA einen Beitrag zum Wohlbefinden der Mitarbeitenden und nimmt dadurch Einfluss auf deren Arbeitsleistung, ihr Arbeitsergebnis und ihre Motivation (AvenirSocial, 2022).

Laut Bremmer (2006) zählt die Betriebliche Soziale Arbeit zur Fürsorgepflicht der Arbeitgebenden. Weitergehend teilt er das Vorgehen zunächst in drei Säulen ein:

- Einzelfallarbeit
- Unterstützung von Führungskräften
- Sozialpolitische Aktivität.

Alle drei Säulen stehen dabei gleichwertig nebeneinander. In einem späteren Werk differenzierte Bremmer (2010) diese Säulen weiter, woraus die sieben Säulen der Betrieblichen Sozialarbeit entstanden sind:

- Beratung und Unterstützung der Mitarbeitenden bei sozialen, persönlichen oder beruflichen Problemen
- Konfliktmanagement bzw. die Krisenintervention
- Förderung der sozialen Kompetenz und Eigenverantwortung der Beschäftigten
- Vernetzung der internen Abteilungen sowie mit externen Hilfsangeboten
- Organisationsentwicklung
- Mitwirkung an sozialpolitischen und personalwirtschaftlichen Entscheidungen im Betrieb
- Prävention und Gesundheitsförderung.

26 Lebenswelt Erwerbslosigkeit

Arbeit beeinflusst die Gesundheit der Menschen. Aber wie wirkt sich die Abwesenheit von Arbeit aus? Hier unterscheiden wir zwischen Arbeitslosigkeit und Nicht-Erwerbstätigkeit. Menschen gelten als arbeitslos, wenn sie nicht in einem Beschäftigungsverhältnis stehen, eine versicherungspflichtige Beschäftigung von mindestens 15 Stunden wöchentlich suchen, den Vermittlungsbemühungen der Agentur für Arbeit beziehungsweise des Jobcenters zur Verfügung stehen und sich persönlich arbeitslos gemeldet haben (SGB III).

Zu den Nicht-Erwerbstätigen gehören sowohl erwerbsfähige als auch erwerbsunfähige Menschen. Als erwerbsfähig gilt, „[w]er mindestens drei Stunden täglich unter den normalen Bedingungen des Arbeitsmarktes arbeiten kann" (Nationale Armutskonferenz, 2025, S. 24), also auch Schüler:innen, Studierende, Auszubildende, Menschen mit Behinderungen oder chronischen Krankheiten, Menschen, die aufstockende Leistungen beziehen und Menschen, die eigene Kinder oder Angehörige pflegen oder betreuen. Dennoch stehen diese dem Arbeitsmarkt aufgrund ihrer aktuellen Situation nur bedingt zur Verfügung (Nationale Armutskonferenz, 2025).

26.1 Armut in Deutschland

In Deutschland gilt als armutsgefährdet, wer „weniger als 60 % des Medians der Äquivalenzeinkommen der Bevölkerung" (Schabram et al., 2025, S. 42) verdient. Es handelt sich also um einen Wert, der nach Haushaltseinkommen und pro Kopf berechnet wird. Demnach waren 15,5 % der deutschen Bevölkerung 2024 armutsbetroffen. Dies entspricht rund 13 Millionen Menschen. Davon sind knapp ein Fünftel erwerbstätig (19,9 %), ein Viertel (25,2 %) sind Menschen im Ruhestand, gut 44 % sind sonstige Nicht-Erwerbstätige wie z. B. Schüler:innen, Studierende oder pflegende Angehörige und nur 10,8 % sind tatsächlich arbeitslos. Mit 16,2 % haben Frauen im Schnitt eine höhere Armutsquote als Männer (14,7 %) und sind besonders im Alter armutsgefährdet. Über ein Fünftel (21,4 %) der über 65-jährigen Frauen sind von Armut betroffen, bei Männern sind es 17 %. Noch stärker fällt der Unterschied in der meistbetroffenen Altersgruppe der 18- bis 25-Jährigen auf. 26,9 % der Frauen und 22,7 % der Männer dieser Altersgruppe, die meist in Ausbildung oder Studium sind, sind von Armut betroffen, sodass im Schnitt ein Viertel (24,8 %) der 18- bis 25-Jährigen unterhalb der Armutsgrenze leben. Doch auch 15,2 % der Kinder und Jugendlichen und 19,4 % der Rentner:innen und Pensionär:innen sind armutsbetroffen. Die Haushaltstypen mit den höchsten Armutsquoten sind Alleinlebende mit einem Anteil von 29 % und Alleinerziehende mit 27 %. Familien mit drei oder mehr Kindern werden im paritätischen Armutsbericht von 2025 zwar nicht explizit erwähnt, waren 2022 aber zu 32,1 % armutsbetroffen (Pieper & Schneider, 2024). Weitere Risikogruppen sind Menschen mit niedrigem Bildungsstand (26,7 %) im Vergleich zu hochgebildeten Menschen (8,8 %), Menschen ohne deutsche Staatsangehörigkeit (30 %) im Vergleich zu Deutschen (12,8 %) und Arbeitslose (60,7 %)

verglichen mit Menschen, die in Vollzeit arbeiten (5,7 %) (Schabram et al., 2025).

Im Ruhrgebiet bezogen 2022 mit 14,1 % der Erwachsenen und 22,5 % der Kinder überproportional viele Menschen Leistungen nach dem SGB II, verglichen mit 8 % der Erwachsenen und 12,4 % der Kinder im gesamtdeutschen Durchschnitt (Pieper & Schneider, 2024).

Grundsicherung

Menschen, die nicht genug Geld zum Leben haben, besitzen in Deutschland einen Anspruch auf Transferleistungen. Erwerbslose haben unter bestimmten Bedingungen bis zu einem Jahr nach Verlust eines sozialversicherungspflichtigen Arbeitsplatzes Anspruch auf Arbeitslosengeld I, das etwa 60 % des Nettolohns ihrer vorherigen Beschäftigung entspricht. Finden sie innerhalb eines Jahres keinen neuen Arbeitsplatz, verfällt ihr Anspruch auf Leistungen durch die Arbeitslosenversicherung und sie erhalten stattdessen Transferleistungen vom Staat, also das Arbeitslosengeld II, geregelt nach dem Sozialgesetzbuch (SGB) II. Früher Hartz IV genannt, hieß es zwischen dem 01.01.2023 und dem 05.03.2026 nach einigen grundlegenden Veränderungen vorübergehend Bürgergeld (BMAS, 2025) und heute Grundsicherungsgeld (Bundesregierung, 2026). Die Grundsicherungsgeld-Sätze sind die gleichen wie zuvor beim Bürgergeld und diese sind in der Regel deutlich niedriger als das Arbeitslosengeld I. So beträgt das Arbeitslosengeld I bei einem ursprünglichen Bruttoverdienst von 3.000 EUR pro Monat ca. 1.240 EUR für Alleinstehende (Bundesagentur für Arbeit, o. J.), während das Bürgergeld bei gleichen Voraussetzungen nur bei 563 EUR liegt (Bundesregierung, 2026; BMAS, 2025). Entsprechend ist die Armutsquote von rund 60 % aller Erwerbslosen nicht verwunderlich.

Das Leben vieler Menschen im Grundsicherungsbezug richtet sich fast vollständig nach den Erfordernissen des Jobcenters, sodass der einzelne Mensch kaum noch eigene Gestaltungsmöglichkeiten besitzt (Kuhnert, 2017). Sie haben zahlreiche Mitwirkungspflichten dem Jobcenter gegenüber, wie die regelmäßige Meldepflicht, um ihre Bedürftigkeit zu belegen sowie eine ständige Erreichbarkeit. Zudem sind Menschen oft dazu angehalten, Jobs, Aus- oder Weiterbildungen anzutreten, die weder ihrer Qualifikation noch ihren Interessen entsprechen. Kooperieren sie nicht entsprechend den amtlichen Vorgaben und können (oder wollen) dafür keine nachvollziehbaren Gründe benennen, dürfen Sanktionen gegen sie verhängt werden. Dies führt dazu, dass die Betroffenen noch weniger Geld erhalten (Beetz & Harbou, 2024). Mit der schrittweisen Umsetzung der Grundsicherung ab Juli 2026 soll es künftig sogar möglich sein, Leistungsbeziehenden bei dreimaligem Terminversäumnis das Geld vollständig zu kürzen, sodass der Druck für die Betroffenen steigt (Bundesregierung, 2026).

Leistungsminderungen

Rund drei Viertel der Leistungsminderungen sind auf Meldeversäumnisse zurückzuführen, während explizite Kooperationsverweigerungen eher die Ausnahme bilden. Dabei ist das erklärte Ziel der Sanktionen, die Leistungsbeziehenden dazu zu bewegen, sich wieder in den Arbeitsmarkt zu integrieren. Doch gibt es aus wissenschaftlicher Sicht begründete Zweifel daran, ob Leistungsminderungen einen motivierenden Effekt für sie haben. Strafen können bei manchen Menschen tatsächlich zu einer Verhaltensänderung führen, insofern, dass sie sich stärker um die Arbeitsplatzsuche bemühen und sich an das System anpassen. Sie können bei manchen jedoch auch das Gegenteil bewirken. Diese Menschen fühlen sich gelähmt, isoliert, niedergeschlagen, und psychische Probleme und Existenzängste können zunehmen. Dies kann dazu führen, dass Menschen sich vollständig aus dem Arbeitsleben zurückziehen. Bürgergeldbeziehende, deren Gelder gekürzt werden, haben zudem langfristig ein höheres Risiko, nicht entsprechend ihrer Qualifikation und bei niedrigerer Bezahlung in den Arbeitsmarkt integriert zu werden (Beetz & Harbou, 2024).

Behörden

83 % der Befragten zeigten sich im Jahr 2019 eher oder sehr zufrieden im Kontakt mit den Behörden. Ein anderer Trend zeigte sich jedoch bei denjenigen, die finanzielle Probleme haben oder von Altersarmut oder Arbeitslosigkeit betroffen sind. Diese Unzufriedenheit begründet sich vor allem in einer langen Bearbeitungsdauer, zu langen Wartezeiten und komplexen Verfahren, Ablehnungsbescheiden, unzureichenden Informationen sowie in einem aus ihrer Sicht unfreundlichen und inkompetenten Personal. Auch die Verständlichkeit von Behördendokumenten sorgte für große Unzufriedenheit innerhalb dieser Gruppe. Es ist jedoch zu betonen, dass genau diese eher unzufriedene Gruppe zwangsläufig häufiger Kontakt zu den entsprechenden Behörden haben muss, als dies bei der Vergleichsgruppe der Fall ist (Initiative D21, 2025).

26.2 Psychosoziale Gesundheit von Erwerbslosen

Erwerbstätigkeit ist zentral für die Sicherung des Lebensunterhalts, die soziale Integration und die Identitätsbildung. Der Verlust eines Arbeitsplatzes kann tiefgreifende Auswirkungen haben: Betroffene verlieren ihr regelmäßiges Einkommen. Dies kann wiederum ihre soziale Teilhabe und Lebensgestaltung einschränken. Häufig gehen damit auch der Status, soziale Kontakte, eine geregelte Tagesstruktur sowie das Gefühl von Kontrolle über die Lebensführung verloren (Lampert et al., 2017). Wie sehr sich Arbeitslosigkeit auf das menschliche Verhalten auswirken kann, zeigte bereits 1933 eine Studie von Jahoda, Lazarsfeld und Zeisel. Sie entdeckten vier Haltungstypen, die unterschiedlich auf Arbeitslosigkeit reagierten. Demnach reagieren manche Menschen auf Arbeitslosigkeit mit einer ungebrochenen Haltung, sie handeln aktiv und zukunftsorientiert, andere hingegen resignieren und leben gleichmütig und erwartungslos weiter. Wiederum andere zeigen gar depressive Anzeichen, sind hoffnungslos, apathisch und verzweifelt, während der letzte Haltungstyp zu irrationaler Wirtschaftsführung wie stehlen, betteln und vermehrten sozialen Auseinandersetzungen neigt (Kuhnert, 2017). Das Risiko für psychische Erkrankungen und insbesondere für die Entwicklung einer Depression ist bei Langzeitarbeitslosen doppelt so hoch wie bei Erwerbstätigen. Zudem haben Erwerbslose oft eine geringere Lebenszufriedenheit und ein niedrigeres Selbstwertgefühl (Lucas et al., 2004; Paul & Moser, 2009).

Dies bestätigt sich auch in der Fallarbeit mit Menschen im Grundsicherungsbezug. Für Menschen mit psychischen Erkrankungen kann die Kommunikation mit dem Jobcenter zum enormen Alltagsstressor werden und Symptome psychischer Störungen verstärken. Betroffene empfinden den Kontakt mit dem Amt oft als demütigend, da sie teils sehr intime oder unangenehme Dinge preisgeben müssen, um ihre Bedürftigkeit zu legitimieren. So berichtet Kuhnert (2017) von Frauen, die Sachbearbeiter:innen erzählen müssen, dass sie häusliche Gewalt oder andere Demütigungen von ihrer Familie erfahren, um eine Umzugsgenehmigung und finanzielle Hilfe zu erhalten. Sie erleben sich selbst als machtlos und ausgeliefert, fürchten einen Gesichtsverlust, fühlen sich schuldig und schämen sich. Sie sehen sich zudem einer ständigen „Bringschuld“ und Rechenschaftspflicht ausgesetzt (Laufenberg, 2024). Negative Auswirkungen auf das Selbstwirksamkeitserleben und Sicherheitsgefühl können hier die Folge sein. Aus der Traumaforschung ist jedoch mittlerweile bekannt, dass Menschen erst dann über eine Verhaltensänderung nachdenken können, wenn sie sich sicher fühlen. Viele Menschen, die Grundsicherung beziehen, leben mit einem ständigen Unsicherheitsgefühl, da sie keinen Einfluss auf die Forderungen des Amts haben und diesen auch gegen ihren Willen Folge leisten müssen, wenn sie keine Leistungsminderungen riskieren wollen (Kuhnert, 2017).

Menschen, die langzeitarbeitslos sind, haben eine um 50–100 % erhöhte Mortalität durch Unfälle, Suizide und Herz-Kreislauf-Erkrankungen sowie durch Depressionen (Dupre et al., 2012; Kieselbach & Mannila, 2012; Milner et al., 2013).

26.3 Körperliche Gesundheit von Menschen im Grundsicherungsbezug

Ärztliche Vorsorgeuntersuchungen werden von Erwerbslosen seltener in Anspruch genommen (Kroll et al., 2016), aber auch Gesundheitsleistungen und Zuzahlungen, für die Versicherte selbst aufkommen müssen (z. B. nicht verschreibungspflichtige Medikamente, die Übernachtung mit Kind im Krankenhaus, Brillen oder Empfängnisverhütung) werden im Regelsatz nicht berücksichtigt und daher von Sozialleistungsbeziehenden seltener beansprucht (Nationale Armutskonferenz, 2022). Dies ist ein möglicher Grund dafür, dass Erwerbslose häufiger eine schlechtere körperliche Verfassung aufweisen (Kroll & Lampert, 2012) und ihren Gesundheitszustand schlechter einschätzen als Beschäftigte. Ebenso ist gesundheitsriskantes Verhalten wie Rauchen unter Erwerbslosen doppelt so häufig wie bei Erwerbstätigen (Kroll et al., 2016). Dadurch nehmen gesundheitliche Probleme mit der Dauer der Erwerbslosigkeit tendenziell eher zu. Umgekehrt steigt für Erwerbstätige aber auch das Risiko, arbeitslos zu werden, wenn sie gesundheitliche Probleme haben (Lampert et al., 2017).

26.4 Lieber arm als stigmatisiert?

Ein weiterer Aspekt, der die Lebenswelt der Erwerbslosigkeit prägt, ist das soziale Stigma. Den Stigmatisierungsprozess müssen alle betroffenen Menschen durchlaufen, um einen persönlichen Umgang mit der scheinbaren Tatsache zu lernen, „nicht normal“ zu sein. Goffman beschreibt dies als identitätsschädigenden Prozess (Goffman, 1963, nach Finzen, 2009). Aktuelle Studien zeigen deutlich, dass die Inanspruchnahme der Grundsicherung stark mit äußeren Stigmatisierungen und inneren Schamgefühlen einhergeht (Höltmann, 2025). Verständlicherweise verzichten daher viele Menschen auf Leistungen der Grundsicherung, obwohl sie leistungsberechtigt sind. Schätzungen zufolge sind dies 35–55 % aller Arbeitssuchenden und sogar 60 % der Menschen, die Anspruch auf Grundsicherungsleistungen im Alter oder bei Erwerbsminderung haben (Sielaff & Wilke, 2024).

Armutsbedingte Exklusion: Ein grundrechtliches Dilemma

Faktoren, die armutsbetroffene Menschen gesellschaftlich exkludieren, sind Erwerbslosigkeit, niedriger Lohn, mangelhafte Wohnverhältnisse, eine schlechte Gesundheitsversorgung und der erschwerte Zugang zu beruflicher Qualifikation und Freizeitangeboten. Da ihnen die Mittel zur Teilhabe fehlen, stehen sie am Rande der Gesellschaft und sind von normalen sozialen Aktivitäten ausgeschlossen (Rat der Europäischen Union, 2024). Zu einem menschenwürdigen Existenzminimum gehört laut wissenschaftlichen Diensten des Bundestages ein Recht auf „ein Mindestmaß“ kultureller, gesellschaftlicher und politischer Teilhabe sowie Möglichkeiten, soziale Beziehungen zu pflegen (Wissenschaftlicher Dienst des deutschen Bundestags, 2024). Insofern sind Armutsbetroffene oft indirekt in ihren Grundrechten eingeschränkt.

26.5 Interventionen der Gesundheitsfördernden Sozialen Arbeit

Arbeitslose sind in besonderem Maße gesundheitlichen Risiken ausgesetzt und gleichzeitig durch Maßnahmen der Gesundheitsförderung schwer zu erreichen. Ein Ansatzpunkt ist die arbeitsmarktintegrative Gesundheitsförderung, bei der der Zugang zur Gesundheitsförderung über die Arbeitsförderung geschaffen und somit das Sozial- und Gesundheitssystem zusammengeführt wird. Bisher gibt es einige Interventionsansätze, die Einzelberatungen, Gruppenangebote, Stressbewältigungstrainings oder Case Management beinhalten (Hollederer, 2021).

Der Kooperationsverbund Gesundheitliche Chancengleichheit (2012) hat das Eckpunktepapier „Gemeinsam handeln: Gesundheitsförderung bei Erwerbslosigkeit" veröffentlicht, welches Handlungsmöglichkeiten aufzeigt, um die gesundheitlichen Belastungen von erwerbslosen Menschen zu reduzieren und ihre Ressourcen zu stärken. Besonders Sozialarbeiter:innen begegnen Menschen im Grundsicherungsbezug in allen Arbeitsbereichen (Kuhnert, 2017), weshalb sie sich gut mit der Rechtslage auskennen müssen. Ein häufiger Grund, weshalb Menschen Schwierigkeiten haben, einen Job zu finden, ist eine mangelnde digitale Kompetenz. Wird diese nun aber zur Voraussetzung, um online Grundsicherung beantragen zu können, wird diesen Personen eine weitere Hürde zur finanziellen Sicherung in den Weg gestellt. Digitale Kompetenzen von Sozialarbeitenden werden in diesem Kontext daher immer wichtiger, um Betroffene beim Beantragungsprozess adäquat unterstützen zu können (Opielka & Strengmann-Kuhn, 2024).

27 Lebenswelt Stationäre Pflegeeinrichtung

Relevante Lebenswelten von Rentner:innen sind Pflegeheime, der Wohnraum, aber auch Kommunen und Vereine. Diese Altersgruppe hat aufgrund unterschiedlicher langjähriger Lebensstile ein äußerst heterogenes Gesundheitsprofil, mit dem sich Sozialversicherungen konfrontiert sehen. Diese müssen vor allem sicherstellen, dass alte Menschen weiterhin gesellschaftlich teilhaben können und für eine gute Vernetzung zwischen unterschiedlichen alltagsrelevanten Institutionen sorgen.

27.1 Auftakt

Gesundheitsförderung nach dem Renteneintritt zielt vor allem auf den Erhalt der Selbstständigkeit und die Förderung mentaler und körperlicher Funktionen, damit ältere Menschen ihren Alltag bewältigen können. Zudem gilt es, die Lebensqualität trotz zunehmender gesundheitlicher Beeinträchtigungen weitestgehend zu bewahren. Mit zunehmendem Alter steigt die Wahrscheinlichkeit für fast alle Erkrankungen, weshalb viele ältere Menschen bereits eine oder mehrere chronische Leiden haben. Dadurch gewinnt die Sekundär- und Tertiärprävention in dieser Zielgruppe an Bedeutung (NPK, 2018).

Einsamkeit

Während soziale Isolation ein objektiv beschreibbarer Mangel an sozialen Beziehungen, Zugehörigkeit und Partizipation ist, ist Einsamkeit hingegen als eine subjektive negative Wahrnehmung beschrieben, die Personen in sozialer Isolation erleben (Pantel, 2021). Einsamkeit, fehlende Teilhabe und soziale Unterstützung korrelieren mit abnehmenden kognitiven Fähigkeiten (Hughes et al., 2008) und einem erhöhten Demenz- (Fratiglioni et al., 2004) und Depressionsrisiko (Schwarzbach et al., 2014). Isolierte Personen haben einer vergleichenden Meta-Analyse mit 148 Studien zufolge ein durchschnittlich doppelt so hohes Mortalitätsrisiko, wodurch Einsamkeit vergleichbar tödlich ist wie Rauchen (Holt-Lunstad et al., 2010).

Pflegebedürftigkeit

2023 gab es in Deutschland ca. 5,7 Millionen Pflegebedürftige, davon wurde der Großteil (knapp 86 %, also 4,9 Millionen) zu Hause versorgt. Über die Hälfte (3,1 Millionen) der so versorgten Menschen wurde allein durch Angehörige gepflegt, knapp ein Fünftel (1,1 Millionen) wurde zusammen mit einem ambulanten Pflegedienst versorgt, 12 % (700.000) erhielten nur Leistungen zur Unterstützung im Alltag, da sie den Pflegegrad 1 hatten, und 14 % (knapp 800.000) befanden sich in vollstationärer Pflege in einem Heim (Destatis, 2024a).

Pflegegrade

Es gibt fünf Pflegegrade, die das Ausmaß der Pflegebedürftigkeit bezeichnen. Pflegegrad 1 ist der niedrigste, Pflegegrad 5 der höchste:

- Pflegegrad 1 von 12,5 bis unter 27 Punkten
- Pflegegrad 2 von 27 bis unter 47,5 Punkten
- Pflegegrad 3 von 47,5 bis unter 70 Punkten
- Pflegegrad 4 von 70 bis unter 90 Punkten
- Pflegegrad 5 von 90 bis 100 Punkten.

Die Beurteilung erfolgt anhand der Selbstständigkeit im Alltag. Den wichtigsten Anteil (40 %) nimmt dabei die Selbstversorgung ein, also z. B. sich waschen, essen, trinken und sich umziehen. 20 % wird anhand des Umgangs mit gesundheitlichen und therapeutischen Anforderungen bemessen, 15 % nimmt die Fähigkeit zur Alltagsgestaltung und Pflege sozialer Kontakte ein, weitere 15 % werden anhand der psychischen und kommunikativen Fähigkeiten bemessen und zu 10 % bestimmt das Ausmaß der Mobilität über den Pflegegrad (Medizinischer Dienst Bund, 2025).

27.2 Gesundheitsfördernde Pflegeeinrichtungen

Das gesundheitsfördernde Potenzial von Pflegeeinrichtungen blieb lange unberücksichtigt und erfährt nun aber mehr Aufmerksamkeit in Institutionen. Von den rund 16.000 stationären Einrichtungen hatten in Deutschland 2023 etwa 17 % ein Präventionskonzept. Damit wurden gut 125.000 Pflegebedürftige in knapp 2.800 stationären Pflegeeinrichtungen von gesundheitsfördernden Maßnahmen erreicht. 89 % davon waren Langzeitpflegebedürftige und von 59 % lagen Daten zum Pflegegrad vor, nach dem die meisten Menschen (87 % bzw. ca. 64.000) einen Pflegegrad zwischen 2 und 4 hatten. Die soziale Pflegeversicherung empfiehlt fünf Gesundheitsförderungsziele für stationäre Einrichtungen:

- Körperliche Aktivität
- Stärkung kognitiver Ressourcen
- Ernährung
- Psychosoziale Gesundheit
- Gewaltprävention in der Pflege.

Die Rechte von Pflegebedürftigen nehmen einen immer höheren Stellenwert ein, der Trend geht hin zur Emanzipation und Demokratisierung in der Kranken- und Gesundheitsversorgung, wie neue Konzepte belegen, wie z. B. das Shared Decision Making (Lee et al., 2025), Patient-reported Outcome Measures (kurz: PROMS) zur Bemessung des Therapieerfolgs (Dijkhorst et al., 2024) und die immer großflächigere Etablierung klinischer Ethikkommitees (Simon, 2022). Doch das Machtgefälle zwischen Pflegebedürftigen und dem Versorgungspersonal besteht nach wie vor und ist oft kaum zu verhindern. Der verantwortungsvolle Umgang mit diesem Machtgefälle ist daher von elementarer Bedeutung für das gesundheitliche Wohl von Pflegebedürftigen, aber auch von Pflegenden.

27.3 Gewalt in der Pflege

Gewalt in der institutionellen Pflege ist ein sehr tabu- und schambehaftetes Thema, das aus ethischen Gründen schwer zu beforschen ist. Doch anonyme Umfragen belegen, dass Gewalt in Pflegeeinrichtungen nicht selten ist. Knapp 70 % der Einrichtungsleitungen befragter Pflegeheime gaben an, sich im vergangenen Jahr an mindestens ein Gewaltereignis erinnern zu können. 63 % berichteten von Gewalt unter Bewohner:innen: 19 % von Gewalt, die Mitarbeitende an Bewohner:innen ausübten, und weitere 19 % auch von Gewalt, die Angehörige den Bewohner:innen gegenüber anwandten (Eggert & Teubner, 2023). Die Vulnerabilität Pflegebedürftiger besteht vor allem darin, dass sie auf professionelle Pflegende und/oder Angehörige angewiesen sind und sie sich oft nicht wirklich wehren oder überhaupt adäquat äußern können. Während Vernachlässigung und Freiheitsentzug Gewaltformen sind, die von Pflegenden ausgeübt werden können, können körperliche und psychische Gewalt sowie sexuelle Übergriffe auch von Pflegebedürftigen ausgeübt werden. Zudem bedingt sich Gewalt gegenseitig, so können z. B. psychiatrische Patient:innen mit einer Demenz aggressives Verhalten zeigen, das wiederum Antipathien vonseiten des Pflegepersonals oder der pflegenden Angehörigen auslösen oder verstärken kann. Wo Menschen Aggressionen hegen, steigt die Gefahr für Gewalt. Diese Probleme können natürlich auch in anderen Formen des Zusammenlebens auftreten (Eggert et al., 2018), sollten in der professionellen Pflege aber möglichst vermieden werden, da sowohl Pflegebedürftige als auch Pflegepersonal oft wenig Einfluss darauf haben, wen sie pflegen/von wem sie gepflegt werden. Es handelt sich also von beiden Seiten nicht selten um eine unfreiwillige Beziehung. Dadurch kann bei beiden Parteien ein Gefühl der Machtlosigkeit entstehen. Nach Antonovsky ließe sich dies als verringertes Kohärenzgefühl identifizieren – also fehlende Sinnhaftigkeit, Verstehbarkeit und Bewältigbarkeit.

Psychische Auswirkungen von Konflikten sind ein verringertes Selbstwirksamkeitserleben und Selbstwertgefühl, wodurch Depressionen begünstigt werden (Leary, 2012) oder eben Gewalt entsteht (Eggert et al., 2018). Vonseiten der Pflegenden handelt es sich um eine Arbeitsbelastung und vonseiten der Pflegebedürftigen, die ohnehin bereits in ihrer Selbstständigkeit eingeschränkt sind, sind gewaltsame Konflikte und zwischenmenschliche Spannungen eine zusätzliche psychische Belastung. Dauerhafte negative soziale Beziehungen erzeugen chronischen Stress (Adebahr, 2020), welcher nachweislich mit einem erhöhten Risiko für Herz-Kreislauf-Erkrankungen wie Bluthochdruck (Sneed & Cohen, 2014) und Schlaganfällen sowie einem veränderten Hormonhaushalt, einem erhöhten Cholesterinspiegel (Siegrist, 2018) oder Wundheilungsstörungen (Wright & Loving, 2011) einhergeht.

Die institutionelle Verantwortung liegt beim Pflegepersonal, insbesondere jedoch bei Pflegeheimen und deren Leitungen und Trägern, die dem Versorgungsauftrag nachkommen müssen und insofern dazu verpflichtet sind, einen für Personal und Pflegebedürftige gesunden und menschenwürdigen Umgang mit Konfliktsituationen anzustreben. Vor allem Mitarbeitende in Pflegeeinrichtungen sollten sich daher über die vulnerable Situation der Bewohner:innen in Heimen und deren besondere Schutzbedürftigkeit bewusst sein. Einrichtungskonzepte, die Gewaltprävention adressieren, müssen vor allem das Pflegepersonal für seine Verantwortung und Machtposition sensibilisieren und Strategien im Umgang mit Konflikten vermitteln (MDB & GKV-Spitzenverband, 2024). Gut ausgebildetes und belastbares Personal ist die Grundvoraussetzung für eine gute Pflege. Ist das Personal jedoch nicht ausreichend vor Überlastung geschützt, kann dies dazu führen, dass es dünnhäutiger auf Konflikte reagiert und auch aufgrund des Zeitdrucks, unter dem es häufig arbeitet, Konflikte schneller eskalieren. Das Zentrum für Qualität in der Pflege verweist auf die Schwierigkeiten, aufgrund des Fachkräftemangels gut ausgebildetes und examiniertes Personal zu finden, das potenziell eher einen professionelleren Umgang mit Konfliktsituationen hat. Und auch die Entlassung von gewalttätigem Personal konfligiert aufgrund knapper personeller Ressourcen mit einem zumutbaren Dienstplan für den Rest der Belegschaft (Eggert & Teubner, 2023).

27.4 Soziale Arbeit in stationären Pflegeeinrichtungen

Um eine qualitativ hochwertige Versorgung und Betreuung zu gewährleisten, braucht es in deutschen Pflegeeinrichtungen stets auch Fachkräfte aus dem Sozialbereich. Dabei sind Sozialarbeiter:innen aufgrund ihrer Kommunikations- und Sozialkompetenzen sowohl in Leitungspositionen als auch im Sozialdienst, der psychosozialen Beratung beispielsweise beim Einzug tätig (Deutsche Vereinigung für Soziale Arbeit im Gesundheitswesen e.V. (DVSG), 2021).

Mit dem Profilbericht #dauerhaftsystemrelevant stellt der DBSH gemeinsam mit der DVSG heraus, wie wichtig die Gesundheitsfördernde Soziale Arbeit in der Versorgung pflegebedürftiger Menschen ist. Wie bereits die Pflegegrade zu erkennen geben, kann eine Pflegebedürftigkeit die Teilhabe stark einschränken. Sozialarbeitende wirken dem in vielfacher Weise entgegen. Durch die Beratung und Unterstützung der Pflegebedürftigen und deren Angehörigen beispielsweise in Form von Konfliktmanagement, Moderation und Vermittlung sowie Aufklärung über Hilfsangebote kann die Gesundheitsfördernde Soziale Arbeit Menschen dabei helfen, trotz Pflegebedürftigkeit ein Höchstmaß an möglicher Teilhabe zu bewahren. Sozialarbeitende können Belegschaften über kulturell sensible Pflege aufklären, indem sie auf die persönliche Relevanz unterschiedlicher Diversitätsdimensionen von pflegebedürftigen Menschen institutionell aufmerksam machen und so indirekt die Qualität der Pflege erhöhen. Zudem können sie insbesondere in vollstationären Pflegeeinrichtungen zu einer lebensqualitätserhöhenden Tagesstruktur beitragen, die Bewohner:innen zum Austausch und Bewegung anregen (Deutscher Berufsverband für Soziale Arbeit (DBSH), o. J.).

Literatur

3Sat Mediathek. (2024). *Das Comeback der Platte*. ARD. https://www.3sat.de/kultur/kulturdoku/comeback-der-platte-102.html

Aberle, C. (2025). *Welfare Ticket Atlas for Germany – DATASET*. https://tore.tuhh.de/entities/product/24811e22-1993-4760-9fd6-5140974a29a2

Abou-Chadi, T., Cohen, D. & Kurer, T. (2025). Rental Market Risk and Radical Right Support. *Comparative political studies, 58*(13), 2866–2901. https://doi.org/10.1177/00104140241306963

Adebahr, P. (2020). Negative Beziehungsaspekte und gesundheitliche Ungleichheiten. In A. Klärner, M. Gamper, S. Keim-Klärner, I. Moor, H. von der Lippe & N. Vonneilich (Hrsg.), *Soziale Netzwerke und gesundheitliche Ungleichheiten* (S. 87–107). Springer Fachmedien Wiesbaden. https://doi.org/10.1007/978-3-658-21659-7_5

adh. (2001). *Perspektive Hochschulsport*. https://www.adh.de/fileadmin/user_upload/pdf/service/Verbandsdokumente/Perspektive_Hochschulsport_2001.pdf

Aigner, E., Brugger, K., Lichtenberger, H., Ranfler, J. & Schmidt, A. (2023). *Multiple Belastungen: Analyse von Gesundheit, Wohn- und Lebensbedingungen von Armut betroffener Familien im Winter 2022/2023*. https://jasmin.goeg.at/id/eprint/2769/

Altgeld, T. (2020). *Kontext Check: Kommunale Gesundheitsförderung und Prävention strategisch gestalten*. unidruck. https://cdn.website-editor.net/784f2fa23c94400491470030c3d73916/files/uploaded/Leitfaden-Kontextcheck_2-Auflage.pdf

Anger, C., Betz, J. & Plünnecke, A. (2024). *INSM-Bildungsmonitor 2024*. https://files.insm.de/uploads/2024/07/Bildungsmonitor-2024_08_28-1.pdf

Angst, R., Kranhof, P., Lenz, J., Paqué, K.-H., Ramme, L., Rugen, W., Schweizer, M. & Zureck, A. (2025). *Großes Potential, große Aufgaben. Führungskräfteumfrage 2025. Der Blick der Führungskräfte auf den Standort Deutschland*. Friedrich Naumann Stiftung.

Aron, S. & Nürnberger, I. (2019). *Handbuch der sozialraumorientierten Quartierssozialarbeit*. https://www.bielefeld.de/sites/default/files/datei/2020/QSA_Handbuch.pdf

AvenirSocial. (2022). *Leitbild betriebliche Soziale Arbeit*. https://avenirsocial.ch/app/uploads/2025/12/WEB_RZ_Flyer_A5_Leitbild_BS_yc_040222.pdf

Badura, B., Ducki, A., Baumgardt, J., Meyer, M. & Schröder, H. (2023). *Fehlzeiten-Report 2023* (Bd. 2023). Springer.

Bambra, C. (2011). Work, worklessness and the political economy of health inequalities. *Journal of epidemiology and community health, 65*(9), 746–750. https://doi.org/10.1136/jech.2009.102103

Baptista, I. & Marlier, E. (2020). *Access to essential services for people on low incomes in Europe.: An analysis of policies in 35 countries*. https://op.europa.eu/en/publication-detail/-/publication/9b16d965-090e-11eb-bc07-01aa75ed71a1/language-en

Barkouni, T. (2024). *Das vergessene Versprechen: Wie die Idee der Sozialen Medien scheitert*. bpb. https://www.bpb.de/themen/medien-journalismus/soziale-medien/546037/das-vergessene-versprechen-wie-die-idee-der-sozialen-medien-scheitert/

Baumgartner, E. & Sommerfeld, P. (2016). *Betriebliche Soziale Arbeit*. Springer Fachmedien Wiesbaden. https://doi.org/10.1007/978-3-531-94256-8

Becher, L. (2021). *Selbstständigkeit*. Bundeszentrale für politische Bildung. https://www.bpb.de/themen/arbeit/arbeitsmarktpolitik/328982/selbstaendigkeit/#node-content-title-0

Becker, A. & Schnur, O. (2020). Die Digitalisierung des Zusammenlebens. In C. Hannemann, F. Othengrafen, J. Pohlan, B. Schmidt-Lauber, R. Wehrhahn & S. Güntner (Hrsg.), *Jahrbuch StadtRegion 2019/2020* (S. 3–24). Springer Fachmedien Wiesbaden. https://doi.org/10.1007/978-3-658-30750-9_1

Becker, M. (2020). Quartierarbeit als professionelle Soziale Arbeit zur Verminderung oder Verhinderung von Erfahrungen einer „Bürgerschaft 2. Klasse" aus sozialraumorientierter Perspektive. *Bildungsforschung*, 1–17.

Becker, M., Form, T. & Friedrich, S. (2025). *Schulsozialarbeit: Praxishandbuch zur schulspezifischen Konzeption, Umsetzung und Weiterentwicklung*. Forum Verlag Herkert GmbH.

Beermann, C. (2025). Daheim im Flow. *ZEIT MAGAZIN*, 43.

Beetz, C. & Harbou, F. von (2024). Von den „Sanktionen" des Arbeitslosengeldes II zu „Leistungsminderungen" des Bürgergeldes. In M. Opielka & F. Wilke (Hrsg.), *Der weite Weg zum Bürgergeld* (S. 85–104). Springer Fachmedien Wiesbaden. https://doi.org/10.1007/978-3-658-43475-5_5

Beißwänger, I. (2025). Das sind die beliebtesten Social-Media-Plattformen (2025). Social Media Akademie. https://www.socialmediaakademie.de/blog/beliebteste-social-media-plattformen/

Beyer, M., Kanski, E., Kersten, R., Kilp, J., Senger, F. & Vermöhlen, J. (2021). *Kommunalkompass*. https://www.steuerzahler.de/fileadmin/user_upload/LV_Niedersachsen_und_Bremen/Dateien/21-07-19_Digitaler_Kommunalkompass.pdf

Bimpson, E., Green, H. & Reeve, K. (2021). *Women, homelessness and violence: what works?* Sheffield Hallam University. https://shura.shu.ac.uk/29412/1/women-homelessness-violence.pdf

Birmili, W., Hurraß, J. & Straff, W. (2021). Schadstoffbelastung der Innenraumluft – Prävalenz, Bedeutung und Implikationen für die Prävention und Gesundheitsförderung. In M. Tiemann & M. Mohokum (Hrsg.), *Springer Reference Pflege – Therapie – Gesundheit. Prävention und Gesundheitsförderung* (S. 491–509). Springer. https://doi.org/10.1007/978-3-662-62426-5_39

bitkom e.V. (2025). *Online-Dating: 6 von 10 suchen im Netz nach weiteren Infos zu ihrem Match* [Pressemitteilung]. https://www.bitkom.org/Presse/Presseinformation/Online-Dating-6-von-10-suchen-nach-weiteren-Infos

Bundesagentur für Arbeit (BfA). (o.J.). *Arbeitslosengeld: Anspruch, Höhe, Antrag*. https://www.arbeitsagentur.de/arbeitslos-arbeit-finden/arbeitslosengeld/finanzielle-hilfen/arbeitslosengeld-anspruch-hoehe-dauer

Bundesministerium für Arbeit und Soziales (BMAS). (2025). *Leistungen und Bedarfe im Bürgergeld*. BMAS. https://www.bmas.de/DE/Arbeit/Grundsicherung-Buergergeld/Leistungen-und-Bedarfe-im-Buergergeld/leistungen-und-bedarfe-im-buergergeld.html

Bundesministerium für Familie, Senioren, Frauen und Jugend (BMFSFJ) (Hrsg.). (2016). *Siebter Altenbericht: Sorge und Mitverantwortung in der Kommune – Aufbau und Sicherung zukunftsfähiger Gemeinschaften und Stellungnahme der Bundesregierung*. https://www.bmfsfj.de/bmfsfj/service/publikationen/siebter-altenbericht-120148

Bundesministerium für Gesundheit (BMG). (2023). *Sachbericht zum Projekt: „Prävention und Gesundheitsförderung an Berufsschulen mit dem Schwerpunkt Suchtmittelkonsum und internetbezogene Störungen von Auszubildenden – Meine Zeit ohne (MZo)"*. BMG. https://www.bundesgesundheitsministerium.de/fileadmin/Dateien/5_Publikationen/Praevention/abschlussbericht/Anlage_2_Abschlussbericht_Meine_Zeit_ohne.pdf

Bundesministerium für Umwelt, Klimaschutz, Naturschutz und nukleare Sicherheit (BMUKN). (2023). *Quartiersmanagement Soziale Stadt: Eine Arbeitshilfe für die Umsetzung vor Ort*. https://www.staedtebaufoerderung.info/SharedDocs/downloads/DE/Programme/SozialerZusammenhalt/Quartiersmanagement_Arbeitshilfe_Umsetzung_vor_Ort_2016.pdf?__blob=publicationFile&v=2

Bundesministerium für Wohnen, Stadtentwicklung und Bauwesen. (2024). *Wohnungslosenbericht der Bundesregierung*. https://www.bmwsb.bund.de/SharedDocs/downloads/DE/veroeffentlichungen/wohnen/wohnungslosenbericht-2024.pdf?__blob=publicationFile&v=2

Bögenhold, D. & Fachinger, U. (2016). *Berufliche Selbstständigkeit*. Springer Fachmedien Wiesbaden. https://doi.org/10.1007/978-3-658-13283-5

Böhm, C. (2020). *Wohnungslosigkeit im Diskurs Klinischer Sozialarbeit*. Springer Fachmedien Wiesbaden. https://doi.org/10.1007/978-3-658-27035-3

Bolte, G. & Kohlhuber, M. (2009). Soziale Ungleichheit bei umweltbezogener Gesundheit: Erklärungsansätze aus umweltepidemiologischer Perspektive. In M. Richter & K. Hurrelmann (Hrsg.), *Gesundheitliche Ungleichheit* (S. 99–116). VS Verlag für Sozialwissenschaften. https://doi.org/10.1007/978-3-531-91643-9_5

Bölting, T. & Eisele, B. (2019). Wohnzufriedenheit im Quartier und die digitale Nachbarschaft. In R.G. Heinze, S. Kurtenbach & J. Üblacker (Hrsg.), *Nomos eLibrary Politikwissenschaft: Band 21. Digitalisierung und Nachbarschaft: Erosion des Zusammenlebens oder neue Vergemeinschaftung?* (S. 93–114). Nomos. https://doi.org/10.5771/9783845292953-91

Bonin, H., Krause-Pilatus, A. & Rinne, U. (2022). *Selbstständige Erwerbstätigkeit in Deutschland*. Bundesministerium für Arbeit und Soziales.

Bundeszentrale für politische Bildung (bpb). (2022). *einfach POLITIK: Lexikon: Kommunen*. https://www.bpb.de/kurz-knapp/lexika/lexikon-in-einfacher-sprache/290474/kommunen/

Brailovskaia, J., Buchmann, J., Hertwig, R., Metzinger, T., Montag, C., Sadeghi, A.-R., Schneider, S., Spiecker genannt Döhmann, I. & Waldherr, A. (2025). *Soziale Medien und die psychische Gesundheit von Kindern und Jugendlichen*. https://levana.leopoldina.org/receive/leopoldina_mods_01307

Bremmer, M. (2006). *Betriebliche Sozialarbeit quo vadis?* Unveröffentlichte Masterarbeit im Fernstudiengang "Management von Gesundheits- und Sozialeinrichtungen", TU Kaiserlautern.

Bremmer, M. (2010). 100 Jahre betriebliche Sozialarbeit – Entwicklung, Geschichte und Wandel der Betriebssozialarbeit. In S. Klein & H.-J. Appelt (Hrsg.), *Praxishandbuch betriebliche Soziale Arbeit* (S. 9–18). Asanger.

Brinkmann, S. (2019). Arbeitsinhalte. In Stadt Bielefeld (Hrsg.), *Handbuch der sozialraumorientierten Quartierssozialarbeit* (S. 49–98). https://www.bielefeld.de/sites/default/files/datei/2020/QSA_Handbuch.pdf

Brüchmann, K., Busch-Geertsema, V., Henke, J., Schöpke, S. & Steffen, A. (2022). *Wohnungslose ohne Unterkunft und verdeckt Wohnungslose in Nordrhein-Westfalen: Ergebnisse einer Befragung*. Ministerium für Arbeit Gesundheit und Soziales des Landes Nordrhein-Westfalen. https://broschuerenservice.nrw.de/aimeos/mags/files?download_page=0&product_id=1907&files=e/f/efb22b5d2ba16362b24ddd5fd81fe978.pdf

Bundesministerium für Arbeit und Soziales (BMAS). (Hrsg.). (2021). *Schritt für Schritt zurück in den Job: Betriebliche Eingliederung nach längerer Krankheit – was Sie wissen müssen*. https://www.bmas.de/SharedDocs/Downloads/DE/Publikationen/a748-betriebliche-eingliederung.pdf?__blob=publicationFile&v=5

Bundesministerium für Gesundheit. (2024). *Prävention von Kinderunfällen*. https://www.bundesgesundheitsministerium.de/themen/praevention/kindergesundheit/praevention-von-kinderunfaellen

Bundesregierung. (2025, 19. September). *Ein Ticket für ganz Deutschland*. https://www.bundesregierung.de/breg-de/aktuelles/deutschlandticket-2134074

Bundesregierung. (2026). *Bürgergeld soll zur neuen Grundsicherung werden*. https://www.bundesregierung.de/breg-de/aktuelles/bundestag-neue-grundsicherung-2399562

Bundesvereinigung Kulturelle Kinder- und Jugendbildung e.V. (2021). Unverzichtbar – Orte Kultureller Bildung. *kubi – Magazin für kulturelle Bildung, 20*, 29–30.

Butterwegge, C. & Butterwegge, C. (2021). *Kinder der Ungleichheit: Wie sich die Gesellschaft ihrer Zukunft beraubt*. Campus Verlag.

Carstensen, J. & Jungbauer-Gans, M. (2021). Die Perspektive der soziologischen Bildungsforschung auf Gesundheit. In S. Dettmers & J. Bischkopf (Hrsg.), *Handbuch gesundheitsbezogene Soziale Arbeit* (S. 44–56). Ernst Reinhardt Verlag.

Chaix, B., Gustafsson, S., Jerrett, M., Kristersson, H., Lithman, T., Boalt, A. & Merlo, J. (2006). Children's exposure to nitrogen dioxide in Sweden: investigating environmental injustice in an egalitarian country. *Journal of epidemiology and community health, 60*(3), 234–241. https://doi.org/10.1136/jech.2005.038190

Chester, J., Montgomery, K. C. & Kopp, K. (2021). *Big Food, Big Tech, and the Global Childhood Obesity Pandemic*. https://democraticmedia.org/reports/big-food-big-tech-and-global-childhood-obesity-pandemic

Dadaczynski, K., Helmchen, R. M., Sendatzki, S. & Rathmann, K. (2023). *Gesundheit von Studierenden der Hochschule Fulda: Ergebnisse des HFD-Gesundheitssurveys 2022*. Hochschule Fulda. https://www.hs-fulda.de/fileadmin/user_upload/FB_Pflege_und_Gesundheit/Gesundheit_MoGuS/Gesundheit_von_Studierenden_an_der_Hochschule_Fulda_2022.pdf

Dalstra, J. A. A., Kunst, A. E., Borrell, C., Breeze, E., Cambois, E., Costa, G., Geurts, J. J. M., Lahelma, E., van Oyen, H., Rasmussen, N. K., Regidor, E., Spadea, T. & Mackenbach, J. P. (2005). Socioeconomic differences in the prevalence of common chronic diseases: an overview of eight European countries. *International journal of epidemiology, 34*(2), 316–326.

Daskalakis, M. & Sommer, C. (2019). Einleitung. In M. Daskalakis, C. Sommer, A. Roßnagel & J. Kepper (Hrsg.), *Ländliche Mobilität vernetzen* (S. 25–29). oekom verlag. https://doi.org/10.14512/9783962386894

Dautzenberg, N., Dennerlein, B. & Wichert, J. (2018). *Arbeitsverhältnis*. https://wirtschaftslexikon.gabler.de/definition/arbeitsverhaeltnis-27308/version-250966
Deutscher Berufsverband für Soziale Arbeit (DBSH). (o. J.). *Profilbericht – Forderungen konkret!* https://www.dbsh.de/media/public/dbsh-www/redaktionell/pdf/Profession/DS/dauerhaftsystemrelevant_Profilbericht_Soziale-Arbeit-mit-pflegebed%C3%BCrftigen-Menschen.pdf
Dekker, A. (2012). *Online Sex – Körperliche Subjektivierungsformen in virtuellen Räumen*. transcript.
Deppisch, L. (2020). ‚Gefühle des Abgehängtseins' – ein Angstdiskurs. In S. Martin & T. Linpinsel (Hrsg.), *Kulturelle Figurationen: Artefakte, Praktiken, Fiktionen. Angst in Kultur und Politik der Gegenwart* (S. 179–203). Springer Fachmedien Wiesbaden.
Destatis. (2023a). *Seit 1950 wurden in der Bundesrepublik Deutschland durchschnittlich 405 000 neue Wohnungen pro Jahr fertiggestellt* [Pressemitteilung]. https://www.destatis.de/DE/Presse/Pressemitteilungen/2023/06/PD23_N041_31.html
Destatis. (2023b). *Private Konsumausgaben 2022 um 8,5 % gegenüber dem Vorjahr gestiegen* [Pressemitteilung]. https://www.destatis.de/DE/Presse/Pressemitteilungen/2023/11/PD23_454_639.html
Destatis. (2024a). *Pflegebedürftige nach Versorgungsart, Geschlecht und Pflegegrade*. https://www.destatis.de/DE/Themen/Gesellschaft-Umwelt/Gesundheit/Pflege/Tabellen/pflegebeduerftige-pflegestufe.html
Destatis. (2024b). *83 % der 16 bis 74-Jährigen kaufen online ein* [Pressemitteilung]. https://www.destatis.de/DE/Presse/Pressemitteilungen/2024/11/PD24_446_63.html
Destatis. (2025a). *Allgemeinbildende Schulen*. Statistisches Bundesamt (Destatis). https://www.destatis.de/DE/Themen/Gesellschaft-Umwelt/Bildung-Forschung-Kultur/Schulen/Publikationen/_publikationen-innen-schulen-allgemeinbildende.html
Destatis. (2025b). *Erwerbstätigkeit*. https://www.destatis.de/DE/Themen/Arbeit/Arbeitsmarkt/Erwerbstaetigkeit/_inhalt.html
Destatis. (2025c). *Mieten, Mietbelastung, Haushaltsgröße und Haushaltsnettoeinkommen*. Statistisches Bundesamt. https://www.destatis.de/DE/Themen/Gesellschaft-Umwelt/Wohnen/Tabellen/tabelle-wo6-mieten-haushaltsnettoeinkommen.html
Destatis. (2025d). *Studierende nach Bundesländern*. https://www.destatis.de/DE/Themen/Gesellschaft-Umwelt/Bildung-Forschung-Kultur/Hochschulen/Tabellen/studierende-insgesamt-bundeslaender.html
Destatis. (2025e). *Verwaltungsgliederung am 31.03.2025 (1. Quartal)*. Statistisches Bundesamt (Destatis). https://www.destatis.de/DE/Themen/Laender-Regionen/Regionales/Gemeindeverzeichnis/Administrativ/Archiv/Verwaltungsgliederung/Verwalt1QAktuell.html
Destatis. (2025g). *Lautzenhausen ist mit einem Altersdurchschnitt von 33,7 Jahren die jüngste Gemeinde Deutschlands* [Pressemitteilung]. https://www.destatis.de/DE/Presse/Pressemitteilungen/Zahl-der-Woche/2025/PD25_39_p002.html#:~:text=Sie%20sind%20hier:,Jahren%20die%20j%C3%BCngste%20Gemeinde%20Deutschlands
Destatis. (2025h). *Öffentliche Schulden im 2. Quartal 2025 um 1,2 % höher als im Vorquartal* [Pressemitteilung]. https://www.destatis.de/DE/Presse/Pressemitteilungen/2025/10/PD25_376_713.html
Deutsche Gesellschaft für Sozialpädiatrie und Jugendmedizin e. V. (DGSPJ). (2007). *Sozialarbeit in Sozialpädiatrischen Zentren*. https://www.dgspj.de/wp-content/uploads/qualitaetssicherung-papiere-sozialarbeit-2007.pdf
Deutsche Rentenversicherung. (2024). *Erwerbsminderungsrenten im Zeitablauf 2024*. https://www.deutsche-rentenversicherung.de/SharedDocs/Downloads/DE/Statistiken-und-Berichte/statistikpublikationen/erwerbsminderungsrenten_zeitablauf.html
Deutschlandatlas. (2022). *Gute Versorgung in Kindertageseinrichtungen*. Bundesministerium für Wohnen, Stadtentwicklung und Bauwesen. https://www.deutschlandatlas.bund.de/DE/Karten/Wie-wir-lernen/178-Betreuungsschluessel-Kindertageseinrichtungen.html#_dqsu0nupa
Dijkhorst, P. J., Monpellier, V. M., Terwee, C. B., Liem, R. S. L., van Wagensveld, B. A., Janssen, I. M. C., Ottosson, J., Halpern, B., Flint, S. W., van Rossum, E. F. C., Saadi, A., West-Smith, L., O'Kane, M., Halford, J. C. G., Coulman, K. D., Al-Sabah, S., Dixon, J. B., Brown, W. A., Ramos Salas, X.,... Vries, C. E. E. de (2024). Core Set of Patient-Reported Outcome Measures for Measuring Quality of Life in Clinical Obesity Care. *Obesity surgery, 34*(8), 2980–2990.
DKJS & Deutsche Kinder- und Jugendstiftung, Fachstelle Bildung, Entwicklung, Raum, Integration, Demokratie. (2024). *Dritte und soziale Orte in Bewegung. Teilhabe und informelles Lernen ermöglichen*

durch mobile dritte Orte im ländlichen Raum. https://www.faberid.de/publikation/dritte-und-soziale-orte-in-bewegung-teilhabe-und-informelles-lernen-ermoeglichen-durch-mobile-dritte-orte-im-laendlichen-raum/

Döhla, M., Jaensch, A., Döhla, C., Voigt, A., Exner, M. & Färber, H. (2021). Blei im Trinkwasser – ein altes Problem, eine neue EU-Richtlinie. *Bundesgesundheitsblatt – Gesundheitsforschung – Gesundheitsschutz, 64*(4), 501–508. https://doi.org/10.1007/s00103-021-03292-2

Dragano, N. (2023). Arbeit und Gesundheit. In M. Richter & K. Hurrelmann (Hrsg.), *Soziologie von Gesundheit und Krankheit* (S. 203–218). Springer VS. https://doi.org/10.1007/978-3-658-42103-8_12

Dragano, N., Siegrist, J. & Wahrendorf, M. (2011). Welfare regimes, labour policies and unhealthy psychosocial working conditions: a comparative study with 9917 older employees from 12 European countries. *Journal of epidemiology and community health, 65*(9), 793–799. https://doi.org/10.1136/jech.2009.098541

Dragano, N. & Wahrendorf, M. (2014). Consistent health inequalities in Europe: the importance of labour market disadvantage. *Journal of epidemiology and community health, 68*(4), 293–294. https://doi.org/10.1136/jech-2013-203655

Dragano, N., Wahrendorf, M., Müller, K. & Lunau, T. (2016). Arbeit und gesundheitliche Ungleichheit: Die ungleiche Verteilung von Arbeitsbelastungen in Deutschland und Europa. *Bundesgesundheitsblatt – Gesundheitsforschung – Gesundheitsschutz, 59*(2), 217–227. https://doi.org/10.1007/s00103-015-2281-8

Duden.de. (2025). *Das Adjektiv „digital" und seine zwei Ursprünge.* https://www.duden.de/sprachwissen/sprachratgeber/Herkunft-digital

Dupre, M. E., George, L. K., Liu, G. & Peterson, E. D. (2012). The cumulative effect of unemployment on risks for acute myocardial infarction. *Archives of internal medicine, 172*(22), 1731–1737. https://doi.org/10.1001/2013.jamainternmed.447

Deutsche Vereinigung für Soziale Arbeit im Gesundheitswesen e. V. (DVSG). (2021). *Qualifikatorische Anforderungen an Soziale Arbeit in Heimen gemäß der Heimpersonalverordnung.* DVSG. https://dvsg.org/fileadmin/user_upload/DVSG/Themen/Handlungsfelder/Pflege/Soziale-Arbeit-in-Heimen-Rechtliche-Grundlagen.pdf

Eggert, S., Schnapp, P. & Sulmann, D. (2018). *Aggression und Gewalt in der informellen Pflege. Zentrum für Qualität in der Pflege.* https://doi.org/10.71059/KXQL3584

Eggert, S. & Teubner, C. (2023). *ZQP-Analyse.* Zentrum für Qualität in der Pflege (ZQP).

Elsas, S. & Rinklake, A. (2024). Belastung oder Wohlfahrtsvorteil? Die Wohnkostensituation von Familien in Deutschland. *Sozialer Fortschritt, 73*(5), 393–413. https://doi.org/10.3790/sfo.2024.1438203

Eltges, M. & Milbert, A. (2022). Ungleichheiten der Lebensverhältnisse zwischen Stadt und Land. *WSI-Mitteilungen, 75*(3), 223–234. https://doi.org/10.5771/0342-300X-2022-3-223

Engels, F. (1845). *Die Lage der arbeitenden Klasse in England: Nach eigener Anschauung und authentischen Quellen.* Otto Wiegand.

Erhart, M. & Ravens-Sieberer, U. (2008). Die Rolle struktureller Aspekte von Familie, innerfamiliärer Kommunikation und Unterstützung für die Gesundheit im Kindes- und Jugendalter. In M. Richter, K. Hurrelmann, A. C. Klocke, W. Melzer & U. Ravens-Sieberer (Hrsg.), *Gesundheitsforschung. Gesundheit, Ungleichheit und jugendliche Lebenswelten: Ergebnisse der zweiten internationalen Vergleichsstudie im Auftrag der Weltgesundheitsorganisation WHO* (S. 190–230). Juventa Verlag.

Erikson, R. & Goldthorpe, J. H. (1992). *The constant flux: A study of class mobility in industrial societies.* Oxford University Press.

Esslinger, A. S. (2022). Betriebliches Gesundheitsmanagement. In R. Haring (Hrsg.), *Gesundheitswissenschaften* (S. 859–868). Springer.

Europäisches Parlament. (2024). *Steigende Wohnkosten in der EU.* https://www.europarl.europa.eu/topics/de/article/20241014STO24542/steigende-wohnkosten-in-der-eu#was-ist-erschwinglicher-wohnraum-7

Faltermaier, T. (2018). Sinnerleben von Arbeit und Gesundheit bei Frauen und Männern: Implikationen für die Betriebe und das Betriebliche Gesundheitsmanagement. In B. Badura, A. Ducki, H. Schröder, J. Klose & M. Meyer (Hrsg.), *Fehlzeiten-Report 2018* (S. 85–91). Springer Berlin Heidelberg. https://doi.org/10.1007/978-3-662-57388-4_7

Farnbacher, D. (2023). *Göttingen: Wohnblock-Bewohner klagen gegen Corona-Abriegelung.* https://www.ndr.de/nachrichten/niedersachsen/braunschweig_harz_goettingen/Goettingen-Wohnblock-Bewohner-klagen-gegen-Corona-Abriegelung,goettingen1892.html

Farrenberg, D. & Schulz, M. (2020). *Handlungsfelder Sozialer Arbeit: Eine systematisierende Einführung.* Beltz Juventa.

Farwick, A. (2001). *Segregierte Armut in der Stadt. Ursachen und soziale Folgen der räumlichen Konzentration von Sozialhilfeempfängern.* Leske + Budrich. https://doi.org/10.1007/978-3-663-11346-1

Finke, K. (2024). *Welche Bedeutung hat Universitäts-Architektur?* https://www.forschung-und-lehre.de/zeitfragen/welche-bedeutung-hat-universitaets-architektur-6275

Finkelstein, M.M., Jerrett, M., DeLuca, P., Finkelstein, N., Verma, D.K., Chapman, K. & Sears, M.R. (2003). Relation between income, air pollution and mortality: a cohort study. *Canadian Medical Association Journal, 169*(5), 397–402.

Finzen, A. (2009). *Psychiatrie und Soziologie. Eine Einladung.* http://finzen.de/pdf-dateien/soziologie.pdf

Finzi, J.A. (2023). *Wohnungsnot, Geschlecht und Gesundheit.* Springer Fachmedien Wiesbaden. https://doi.org/10.1007/978-3-658-41145-9

Franzen, H. & Esau, R. (2025). *Good Practice-Beschreibung: KlimaKiez Badstraße.* https://www.gesundheitliche-chancengleichheit.de/fileadmin/user_upload/02-PDF/10-Alte-Struktur/Good_Practice/Good_Practice-Beschreibung_KlimaKiez_Badstrasse_August_2025.pdf

Fratiglioni, L., Paillard-Borg, S. & Winblad, B. (2004). An active and socially integrated lifestyle in late life might protect against dementia. The Lancet. *Neurology, 3*(6), 343–353. https://doi.org/10.1016/S1474-4422(04)00767-7

Frauenhauskoordinierung e.V. (2025). *Bundesweite Frauenhaus-Statistik 2024.* https://www.frauenhauskoordinierung.de/fileadmin/redakteure/PDF/2025-09-08_FHK-Statistik-2024_Langfassung_final_lk.pdf

Geene, R., Richter-Kornweitz, A., Strehmel, P. & Borkowski, S. (2016). Gesundheitsförderung im Setting Kita. *Prävention und Gesundheitsförderung, 11*(4), 230–236. https://doi.org/10.1007/s11553-016-0559-9

GESIS – Leibniz-Institut für Sozialwissenschaften. (2023). *German General Social Survey – ALLBUS 2021.* https://www.gesis.org/allbus

gesund.bund.de (Hrsg.). (2020). *Betriebliches Eingliederungsmanagement (BEM): Zurück ins Arbeitsleben.* https://gesund.bund.de/betriebliches-eingliederungsmanagement

Gewerkschaft Erziehung und Wissenschaft (GEW). (2025). *Kita-Qualität.* https://www.gew.de/mein-arbeitsplatz/kita/qualitaet

GKV-Spitzenverband. (2020). *Präventions- und Gesundheitsförderungsziele der GKV 2019–2024.* GKV-Spitzenverband. https://www.gkv-spitzenverband.de/krankenversicherung/praevention_selbsthilfe_beratung/praevention_und_bgf/praeventions_und_gesundheitsfoerderungsziele/praeventions_und_gesundheitsfoerderungsziele_1.jsp

GKV-Spitzenverband. (2024). *Leitfaden Prävention.* https://www.gkv-spitzenverband.de/krankenversicherung/praevention_selbsthilfe_beratung/praevention_und_bgf/leitfaden_praevention/leitfaden_praevention.jsp

GKV-Spitzenverband & Medizinischer Dienst Bund (MDB). (2024). *Präventionsbericht 2023: Berichtsjahr 2022.* Koffler DruckManagement GmbH. https://www.gkv-spitzenverband.de/media/dokumente/krankenversicherung_1/praevention__selbsthilfe__beratung/praevention/praeventionsbericht/2023_GKV_MD_Praventionsbericht_2._Auflage_barrierefrei.pdf

Gläser, K. (2024). *Nachhaltigkeit und Betriebliches Gesundheitsmanagement. Standards-Schnittmengen-Anschlussfähigkeit.* Iga Initiative Gesundheit und Arbeit. https://www.iga-info.de/veroeffentlichungen/igawegweiser-co/wegweiser-nachhaltigkeit-bgm

Grafe, R. (2020). Umweltgerechtigkeit. In R. Grafe (Hrsg.), *Umweltgerechtigkeit* (S. 25–63). Springer Fachmedien Wiesbaden.

Grunwald, K. & Thiersch, H. (2022). Lebensweltorientierung: Lebensweltorientierte Soziale Arbeit mit alten Menschen. In C. Bleck & A. van Rießen (Hrsg.), *Soziale Arbeit mit alten Menschen: Ein Studienbuch zu Hintergründen, Theorien, Prinzipien und Methoden* (S. 247–265). Springer Fachmedien Wiesbaden. https://doi.org/10.1007/978-3-658-37573-7_14

Haidt, J. (2024). *Generation Angst: Wie wir unsere Kinder an die virtuelle Welt verlieren und ihre psychische Gesundheit aufs Spiel setzen.* Rowohlt Verlag.

Hamedinger, A. (2002). *Sozial-räumliche Polarisierung in Städten: ist das „Quartiersmanagement" eine geeignete stadtplanerische Antwort auf diese Herausforderung?* https://www.ssoar.info/ssoar/bitstream/handle/document/16568/ssoar-2002-1-hamedinger-sozial-raumliche_polarisierung_in_stadten.pdf?sequence=1&isAllowed=y&lnkname=ssoar-2002-1-hamedinger-sozial-raumliche_polarisierung_in_stadten.pdf

Hannover, B. & Kleiber, D. (2017). Gesundheit und Bildung. In R. Tippelt & B. Schmidt-Hertha (Hrsg.), *Springer Reference Sozialwissenschaften. Handbuch Bildungsforschung* (S. 1–16). Springer.

Heinze, R. G., Kurtenbach, S. & Üblacker, J. (2019). Digitalisierung und Nachbarschaft: Erosion des Zusammenlebens oder neue Vergemeinschaftung? In R. G. Heinze, S. Kurtenbach & J. Üblacker (Hrsg.), *Nomos eLibrary Politikwissenschaft: Band 21. Digitalisierung und Nachbarschaft: Erosion des Zusammenlebens oder neue Vergemeinschaftung?* (S. 11–32). Nomos. https://doi.org/10.5771/9783845292953

Helbig, M. & Steinmetz, S. (2024). *Ist die Wohnbevölkerung in sozial benachteiligten Quartieren mit ihrem Wohnumfeld (un)zufrieden?* https://www.lifbi.de/Portals/2/LIfBi%20Working%20Papers/LIfBi_WP_112_1.0.pdf

Herlo, B. (2018). *Das Modellprojekt „Bürger vernetzten Nachbarschaften"*. https://modellprojekt-nrw.de/?page_id=334

Hochschule Fulda. (2024). *DIWAN: Dialogprozesse und Wanderausstellung für ein gelingendes Zusammenleben in der Migrationsgesellschaft*. https://www.hs-fulda.de/forschen/wissens-und-technologietransfer/rigl-fulda/diwan

Hoffmann, B., Robra, B.-P. & Swart, E. (2003). Soziale Ungleichheit und Strassenlärm im Wohnumfeld--eine Auswertung des Bundesgesundheitssurveys. *Gesundheitswesen, 65*(6), 393–401. https://doi.org/10.1055/s-2003-40308

Hoffmeyer-Zlotnik, J. H. P. & Geis, A. J. (2003). Berufsklassifikation und Messung des beruflichen Status/Prestige. *ZUMA Nachrichten, 27*(52), 125–138.

Hollederer, A. (2024). Gesundheitsförderung und Arbeitslosigkeit. In: Bundeszentrale für gesundheitliche Aufklärung (BZgA) (Hrsg.). *Leitbegriffe der Gesundheitsförderung und Prävention. Glossar zu Konzepten, Strategien und Methoden.*

Hollstein, B. (2022). Ehrenamtliches Engagement. In M. S. Aßländer (Hrsg.), *Handbuch Wirtschaftsethik* (S. 695–698). J. B. Metzler. https://doi.org/10.1007/978-3-476-05806-5_69

Holt-Lunstad, J., Smith, T. B. & Layton, J. B. (2010). Social relationships and mortality risk: a meta-analytic review. *PLoS medicine, 7*(7), e1000316. https://doi.org/10.1371/journal.pmed.1000316

Höltmann, G. (06.2025). Wie geht es Menschen im Bürgergeldbezug? Ein Stimmungsbild nach zwei Jahren Bürgergeld. *Sanktionsfrei*. https://sanktionsfrei.de/studie25

Hoven, H. & Siegrist, J. (2013). Work characteristics, socioeconomic position and health: a systematic review of mediation and moderation effects in prospective studies. *Occupational and environmental medicine, 70*(9), 663–669. https://doi.org/10.1136/oemed-2012-101331

Hu, X., Kaplan, S. & Dalal, R. S. (2010). An examination of blue- versus white-collar workers' conceptualizations of job satisfaction facets. *Journal of Vocational Behavior, 76*(2), 317–325. https://doi.org/10.1016/j.jvb.2009.10.014

Huber, G. (2021). Betriebliche Gesundheitsförderung im Gesundheitsbereich. In M. Tiemann & M. Mohokum (Hrsg.), *Springer Reference Pflege – Therapie – Gesundheit. Prävention und Gesundheitsförderung* (S. 701–713). Springer. https://doi.org/10.1007/978-3-662-62426-5_101

Huebener, M. (2022). The Effects of Education on Health: An Intergenerational Perspective. *Journal of Human Resources,* 0219-10060R2.

Hughes, T. F., Andel, R., Small, B. J., Borenstein, A. R. & Mortimer, J. A. (2008). The association between social resources and cognitive change in older adults: evidence from the Charlotte County Healthy Aging Study. The journals of gerontology. *Series B, Psychological sciences and social sciences, 63*(4), P241-P244. https://doi.org/10.1093/geronb/63.4.P241

Idriss, L., Antoni, F., Hübers, T. & Bodewig, M. (2024). Digital Divide oder die Armut von morgen. In K. Gondlach, B. Brinkmann, M. Brinkmann & J. Plath (Hrsg.), SDG – Forschung, Konzepte, Lösungsansätze zur Nachhaltigkeit. *Regenerative Zukünfte und künstliche Intelligenz* (S. 39–49). Springer Fachmedien Wiesbaden. https://doi.org/10.1007/978-3-658-44852-3_4

Initiative D21. (2025). *eGovernment Monitor 2025.* Nutzung und Akzeptanz digitaler Verwaltungsleistungen aus Sicht der Bürger*innen. Die deutschen Bundesländer, Deutschland, Österreich und die Schweiz im Vergleich. https://initiatived21.de/publikationen/egovernment-monitor/2025

Institut der deutschen Wirtschaft. (2025). *Öffentlicher Dienst: Länder und Kommunen könnten zehntausende Stellen sparen* [Pressemitteilung]. https://www.iwkoeln.de/presse/pressemitteilungen/martin-beznoska-laender-und-kommunen-koennten-zehntausende-stellen-sparen.html

Jeglinski, N. (22. März 2024). Erlebt der Plattenbau ein Comeback? *Das Parlament*. https://www.das-parlament.de/wirtschaft/bauen/erlebt-der-plattenbau-ein-comeback

Jones, R. M., Somerville, L. H., Li, J., Ruberry, E. J., Powers, A., Mehta, N., Dyke, J. & Casey, B. J. (2014). Adolescent-specific patterns of behavior and neural activity during social reinforcement learning. *Cognitive, affective & behavioral neuroscience, 14*(2), 683–697. https://doi.org/10.3758/s13415-014-0257-z

Kaessmann, L. (17. Februar 2025). Städte fordern mehr finanzielle Spielräume. *Die Zeit*. https://www.zeit.de/wirtschaft/2025-02/schuldenbremse-reform-kommunen-finanzlage-haushalt

Kajikhina, K., Koschollek, C., Bozorgmehr, K., Sarma, N. & Hövener, C. (2023). Rassismus und Diskriminierung im Kontext gesundheitlicher Ungleichheit – ein narratives Review. *Bundesgesundheitsblatt – Gesundheitsforschung – Gesundheitsschutz, 66*(10), 1099–1108. https://doi.org/10.1007/s00103-023-03764-7

Kamleithner, C. (2009). „Regieren durch Community" – Neoliberale Formen der Stadtplanung. In M. Drilling & O. Schnur (Hrsg.), Governance der Quartiersentwicklung: Theoretische und praktische Zugänge zu neuen Steuerungsformen. *Quartiersforschung* (S. 29–49). VS Verlag für Sozialwissenschaften.

Karasek, R. A. & Theorell, T. (1990). *Healthy Work. Stress, productivity and the reconstruction of working life*. Basic Books.

Kauffeld, S., Müller, A. & Eva-Maria, S. (2021). *Handbuch Gesundheitsförderung bei der Arbeit: Betriebliches Gesundheitsmanagement*, 1–18. https://doi.org/10.1007/978-3-658-28654-5_22-1

Kergel, D. & Heidkamp, B. (2018). Digitalisierung der Lehre – Chancen für eBologna. In N. Hericks (Hrsg.), *Hochschulen im Spannungsfeld der Bologna-Reform* (S. 145–160). Springer Fachmedien Wiesbaden. https://doi.org/10.1007/978-3-658-21290-2_9

Khalaf, A. M., Alubied, A. A., Khalaf, A. M. & Rifaey, A. A. (2023). The Impact of Social Media on the Mental Health of Adolescents and Young Adults: A Systematic Review. *Cureus, 15*(8), e42990. https://doi.org/10.7759/cureus.42990

Khanal, S., Zhang, H. & Taeihagh, A. (2025). Why and how is the power of Big Tech increasing in the policy process? The case of generative AI. *Policy and Society, 44*(1), 52–69. https://doi.org/10.1093/polsoc/puae012

Kieselbach, T. & Mannila, S. (Hrsg.). (2012). *Psychologie sozialer Ungleichheit. Unemployment, precarious work and health: Research and policy issues*. VS-Verlag.

Kirsch, S. (2024). *Diese Rechte haben Mieter bei Schimmel*. ZDF. https://www.zdfheute.de/ratgeber/schimmel-in-der-wohnung-mietrecht-100.html

Klärner, A. & Lippe, H. von der. (2020). Wirkmechanismen in sozialen Netzwerken. In A. Klärner, M. Gamper, S. Keim-Klärner, I. Moor, H. von der Lippe & N. Vonneilich (Hrsg.), *Soziale Netzwerke und gesundheitliche Ungleichheiten* (S. 65–86). Springer Fachmedien Wiesbaden. https://doi.org/10.1007/978-3-658-21659-7_4

Knopp, R. & van Rießen, A. (2020). Das Handlungsfeld Sozialraum aus der Perspektive Sozialer Arbeit: Gemeinwesenarbeit – Sozialraumarbeit – Quartiersmanagement. In M. Burmester, J. Friedemann, S. C. Funk, S. Kühnert & D. Zisenis (Hrsg.), *Die Wirkungsdebatte in der Quartiersarbeit* (S. 3–17). Springer Fachmedien Wiesbaden. https://doi.org/10.1007/978-3-658-30539-0_1

Koczy, O. (2018). Wie Quartier und Management zusammenkamen. Die Entstehung, Verbreitung und Institutionlisierung einer Innovation. In U. Altrock, D. Kurth, R. Kunze, G. Schmitt & H. Schmidt (Hrsg.), *Stadterneuerung im vereinten Deutschland: Jahrbuch Stadterneuerung 2017* (S. 121–147). Springer VS. https://doi.org/10.1007/978-3-658-18649-4_7

Kooperationsverbund Gesundheitliche Chancengleichheit (Hrsg.). (2012). *Eckpunkte-Papier „Gemeinsam handeln: Gesundheitsförderung bei Arbeitslosen"*. Bundeszentrale für gesundheitliche Aufklärung (BzGA).

Krauth, C. & Oedingen, C. (2021). Gesundheitsökonomische Grundlagen in der Prävention und Gesundheitsförderung. In M. Tiemann & M. Mohokum (Hrsg.), Springer Reference Pflege – Therapie – Gesundheit. *Prävention und Gesundheitsförderung* (S. 123–138). Springer. https://doi.org/10.1007/978-3-662-62426-5_113

Kroll, L. E. & Lampert, T. (2012). Arbeitslosigkeit, prekäre Beschäftigung und Gesundheit. *GBE kompakt 3*(1), 1–8. https://edoc.rki.de/bitstream/handle/176904/3105/1.pdf?sequence=1&isAllowed=y

Kroll, L. E., Müters, S. & Lampert, T. (2016). Arbeitslosigkeit und ihre Auswirkungen auf die Gesundheit : Ein Überblick zum Forschungsstand und zu aktuellen Daten der Studien GEDA 2010 und GEDA 2012. *Bundesgesundheitsblatt – Gesundheitsforschung – Gesundheitsschutz, 59*(2), 228–237. https://doi.org/10.1007/s00103-015-2282-7

Kuhnert, T. (2017). Leben in Hartz IV – Armut und Menschenwürde (1. Auflage). *Leben. Lieben. Arbei-*

ten. Vandenhoeck & Ruprecht. https://doi.org/10.13109/9783666405082

Kuntz, B. (2011). Bildung und Gesundheit. In T. Schott & C. Hornberg (Hrsg.), *Die Gesellschaft und ihre Gesundheit* (S. 311–327). VS Verlag für Sozialwissenschaften (GWV). https://doi.org/10.1007/978-3-531-92790-9_16

Lampert, T., Hoebel, J., Kuntz, B., Finger, J.D., Hölling, H., Lange, M., Mauz, E., Mensink, G., Poethko-Müller, C., Schienkiewitz, A., Starker, A., Zeiher, J. & Kurth, B.-M. (2019). *Gesundheitliche Ungleichheiten bei Kindern und Jugendlichen in Deutschland - Zeitliche Entwicklung und Trends der KiGGS-Studie*. Vorab-Onlinepublikation.

Lampert, T., Kroll, L.E., Müters, S. & Schumann, M. (2017). Soziale Ungleichheit, Arbeit und Gesundheit. In B. Badura, A. Ducki, H. Schröder, J. Klose & M. Meyer (Hrsg.), *Fehlzeiten-Report 2017* (S. 23–35). Springer. https://doi.org/10.1007/978-3-662-54632-1_3

Landeshauptstadt München. (2011). *Nachbarschaftstreffs. Ein gemeinsamer Weg des Sozialreferats mit der Wohnungswirtschaft*. Sozialreferat.

Lanz, S. (2009). Powered by Quartiersmanagement. Füreinander Leben im „Problemkiez". In M. Drilling & O. Schnur (Hrsg.), *Governance der Quartiersentwicklung: Theoretische und praktische Zugänge zu neuen Steuerungsformen. Quartiersforschung* (S. 219–228). VS Verlag für Sozialwissenschaften.

Laufenberg, M. (2024). Das Problem mit der Arbeit. Zur Kritik der erwerbszentrierten Sozialpolitik. In M. Opielka & F. Wilke (Hrsg.), *Der weite Weg zum Bürgergeld* (S. 65–84). Springer Fachmedien Wiesbaden.

Lazarus, R.S. & Folkman, S. (1984). *Stress, Appraisal and Coping*. Springer Publishing Company.

Leary, M.R. (2012). Sociometer Theory. In P. van Lange, A. Kruglanski & E. Higgins (Hrsg.), *Handbook of Theories of Social Psychology* (S. 141–159). SAGE Publications Ltd. https://doi.org/10.4135/9781446249222.n33

Lee, K.G., Gagliardi, A.R., Lofters, A.K., Pinto, A.D. & Maunder, R.G. (2025). Shared decision-making, the working alliance, and patient-centered care: A simultaneous concept analysis and review of the literature. *Patient education and counseling, 141*, 109316. https://doi.org/10.1016/j.pec.2025.109316

Leichauer, B. (2023). *Partizipation in der Kindheit*. Springer Fachmedien Wiesbaden. https://doi.org/10.1007/978-3-658-43080-1

Leopold, T. (2018). Gender Differences in the Consequences of Divorce: A Study of Multiple Outcomes. *Demography, 55*(3), 769–797. https://doi.org/10.1007/s13524-018-0667-6

Leppin, A. & Blunck, L. (2024). Konzepte und Strategien der Prävention. In K. Hurrelmann, M. Richter & S. Stock (Hrsg.), *Referenzwerk Prävention und Gesundheitsförderung: Grundlagen, Konzepte und Umsetzungsstrategien* (S. 47–54). Hogrefe AG.

Light, K.C., Grewen, K.M. & Amico, J.A. (2005). More frequent partner hugs and higher oxytocin levels are linked to lower blood pressure and heart rate in premenopausal women. *Biological psychology, 69*(1), 5–21. https://doi.org/10.1016/j.biopsycho.2004.11.002

Löbner, M., Welzel, F.D., Jung, F., Pabst, A., Buß, A., Görres, C., Backhaus, N.P., Seidler, A. & Riedel-Heller, S.G. (2025). *Forschungsbericht 655: Repräsentative Studie zum Thema Mobbing in der Arbeitswelt in der Bundesrepublik Deutschland*. https://doi.org/10.36730/2025.3.moa.2

Lois, D. (2020). Soziale Netzwerke, familiales Sozialkapital und kindliche Gesundheit. In A. Klärner, M. Gamper, S. Keim-Klärner, I. Moor, H. von der Lippe & N. Vonneilich (Hrsg.), *Soziale Netzwerke und gesundheitliche Ungleichheiten* (S. 137–161). Springer Fachmedien Wiesbaden. https://doi.org/10.1007/978-3-658-21659-7_7

Looks, P., Borchers, P., Reinfried, F., Oertel, H. & Kugler, J. (2021). Umweltgerechtigkeit: Subjektive Hitzebelastung als Folge des Klimawandels in konträren Stadtquartieren. *Gesundheitswesen, 83*(4), 303–308. https://doi.org/10.1055/a-1138-0355

Lotties, S. (2024). *Statistikbericht: Zu Lebenslagen wohnungsloser und von Wohnungslosigkeit bedrohter Menschen in Deutschland - Lebenslagenbericht, Berichtsjahr 2022*. https://www.bagw.de/fileadmin/bagw/media/Doc/STA/STA_Statistikbericht_2022.pdf

Löw, M. (2017). *Raumsoziologie*. Suhrkamp tb.

Lucas, R.E., Clark, A.E., Georgellis, Y. & Diener, E. (2004). Unemployment alters the set point for life satisfaction. *Psychological science, 15*(1), 8–13. https://doi.org/10.1111/j.0963-7214.2004.01501002.x

Lukesch, M. (2019). *Sharing Economy in der Logistik*. Springer Fachmedien Wiesbaden. https://doi.org/10.1007/978-3-658-27416-0

Lunau, T., Bambra, C., Eikemo, T.A., van der Wel, K.A. & Dragano, N. (2014). A balancing act? Work-life balance, health and well-being in European welfare states. *European Journal of Public Health,*

24(3), 422–427. https://doi.org/10.1093/eurpub/cku010

Lüttich, W. (2023). Community Organizing – eine Methode des strukturellen Wandels? In N. Prasad (Hrsg.), *Methoden struktureller Veränderung in der Sozialen Arbeit* (S. 131–146). UTB GMBH.

Mackenbach, J. P., Stirbu, I., Roskam, A.-J. R., Schaap, M. M., Menvielle, G., Leinsalu, M. & Kunst, A. E. (2008). Socioeconomic inequalities in health in 22 European countries. *The New England journal of medicine, 358*(23), 2468–2481. https://doi.org/10.1056/NEJMsa0707519

Madelmond, J. (2018). *Soziale Netzwerke und Messenger: Überblick.* https://www.lmz-bw.de/medienbildung/themen-von-f-bis-z/soziale-netzwerke/ueberblick#c48121

Maier, M. F. & Ivanov, B. (2018). *Selbstständige Erwerbstätigkeit in Deutschland.* (Forschungsbericht/Bundesministerium für Arbeit und Soziales, FB514). Zentrum für Europäische Wirtschaftsforschung (ZEW). https://nbn-resolving.org/urn:nbn:de:0168-ssoar-59371-6

Marbin, D. & Schreiter, S. (2025). Frauen und Wohnungslosigkeit. *Sozialpsychiatrische Informationen, 55,* 48–52. https://doi.org/10.5771/0171-4538-2025-1-48

Marsh, S. M., Menéndez, C. C., Baron, S. L., Steege, A. L. & Myers, J. R. (2013). *Fatal work-related injuries – United States, 2005–2009. MMWR supplements, 62*(3), 41–45.

Maurer, H. (2011). *Allgemeines Verwaltungsrecht* (18. Auflage). C. H. Beck.

Medizinischer Dienst Bund (MDB) & GKV-Spitzenverband. (2024). *Präventionsbericht 2024: Berichtsjahr 2023.* https://md-bund.de/fileadmin/dokumente/Publikationen/GKV/Praevention/Praeventionsbericht_2024_barrierefrei.pdf

Medizinischer Dienst. (2025). *Informationen zur Pflegebegutachtung.* https://www.medizinischerdienst.de/versicherte/pflegebegutachtung

Metzger, G. (2025). KfW-Gründungsmonitor 2025. *Gründungstätigkeit in wirtschaftlich unsicheren Zeiten: zuletzt besser als erwartet, aber nach wie vor (zu) niedrig.* KfW Research.

Mielck, A. & Heinrich, J. (2002). Soziale Ungleichheit und die Verteilung umweltbezogener Expositionen. *Gesundheitswesen, 64*(7), 405–416. https://doi.org/10.1055/s-2002-32815

Milner, A., Page, A. & LaMontagne, A. D. (2013). Long-term unemployment and suicide: a systematic review and meta-analysis. *PloS one, 8*(1), e51333. https://doi.org/10.1371/journal.pone.0051333

Michell-Auli, Christian (2011): Quartiersmanagement – ein sozialräumliches Handlungskonzept für die Soziale Arbeit. In: Christian Michell-Auli und Klaus Schröer (Hg.): *Quartiersmanagement. Theorien, Konzepte und Methoden sozialräumlicher Arbeit.* Wiesbaden: VS Verlag für Sozialwissenschaften

Medienpädagogischer Forschungsverbund Südwest (mpfs). (2024). *JIM-Studie 2024: Jugend, Information, Medien.* https://mpfs.de/studie/jim-studie-2024/

Müller, H.-E. (2018). *Unternehmensführung und Management.* Gabler Wirtschaftslexikon. Springer Gabler. https://wirtschaftslexikon.gabler.de/definition/unternehmensfuehrung-und-management-54140/version-277194

Mutius, E. von & Heinrich, J. (2020). Schadstoffe und Atemwegserkrankungen. In G. F. Hoffmann, M. J. Lentze, J. Spranger, F. Zepp & R. Berner (Hrsg.), *Springer Reference Medizin. Pädiatrie* (S. 255–261). Springer. https://doi.org/10.1007/978-3-662-60300-0_25

Nationale Armutskonferenz. (2022). *Positionspapier der Nationalen Armutskonferenz Positionen und Forderungen der NAK zu Armut und Gesundheit.* https://www.nationale-armutskonferenz.de/wp-content/uploads/2017/09/NAK-Broschu%CC%88re_170626-2.pdf

Nationale Armutskonferenz. (2025). *Schattenbericht: Armut in Deutschland.* https://www.nationale-armutskonferenz.de/wp-content/uploads/Schattenbericht-2025.pdf

Nguyen, H. L. & Bohlinger, S. (2020). Soziale Arbeit in Betrieben: Ergebnisse einer Studie zu Qualifikationen und Aufgaben in der betrieblichen Sozialarbeit. *Sozial Extra,* 298–303. https://doi.org/10.1007/s12054-020-00321-3

Ni, R., Su, H., Burnett, R. T., Guo, Y. & Cheng, Y. (2024). Long-term exposure to PM2.5 has significant adverse effects on childhood and adult asthma: A global meta-analysis and health impact assessment. *One Earth, 7*(11), 1953–1969.

Nationale Präventionskonferenz (NPK). (Hrsg.). (2018). *Bundesrahmenempfehlungen: nach § 20d Abs. 3 SGB V.* https://www.npk-info.de/fileadmin/user_upload/ueber_die_npk/downloads/1_bundesrahmenempfehlung/bundesrahmenempfehlung_BRE_praevention_barrierefrei.pdf

Okanagan Charta. (2015). *An International Charter for Health Promoting Universities and Colleges.* https://www.gesundheitsfoerdernde-hochschulen.de/okanagan-charta

Oldenburg, R. (1999). *The great good place: cafés, coffee shops, bookstores, bars, hair salons, and other hangouts at the heart of a community*. Marlowe & Company.

Opielka, M. & Strengmann-Kuhn, W. (2024). Bürgergeld und Grundeinkommen – Der weite Weg der Bürgergeldreform. In M. Opielka & F. Wilke (Hrsg.), *Der weite Weg zum Bürgergeld* (S. 39–64). Springer Fachmedien Wiesbaden. https://doi.org/10.1007/978-3-658-43475-5_3

Paakkari, L. & Paakkari, O. (2019). Health literacy and the school curriculum: The example of Finland. In O. Okan, U. Bauer, D. Levin-Zamir, P. Pinheiro & K. Sørensen (Hrsg.), *International handbook of health literacy: Research, practice and policy across the lifespan* (S. 521–534). Policy Press. https://doi.org/10.56687/9781447344520-037

Paakkari, O., Kulmala, M., Lyyra, N., Torppa, M., Mazur, J., Boberova, Z. & Paakkari, L. (2023). The development and cross-national validation of the short health literacy for school-aged children (HLSAC-5) instrument. *Scientific reports, 13*(1), 18769. https://doi.org/10.1038/s41598-023-45606-1

Pantel, J. (2021). Gesundheitliche Risiken von Einsamkeit und sozialer Isolation im Alter. *Geriatrie-Report, 16*(1), 6–8. https://doi.org/10.1007/s42090-020-1225-0

Paul, K.I. & Moser, K. (2009). Unemployment impairs mental health: Meta-analyses. *Journal of Vocational Behavior, 74*(3), 264–282. https://doi.org/10.1016/j.jvb.2009.01.001

Pawils, S. (2021). Prävention und Gesundheitsförderung für vulnerable Zielgruppen. In M. Tiemann & M. Mohokum (Hrsg.), *Springer Reference Pflege – Therapie – Gesundheit. Prävention und Gesundheitsförderung* (S. 393–397). Springer Berlin Heidelberg. https://doi.org/10.1007/978-3-662-62426-5_88

Piccerillo, L. & Digennaro, S. (2025). Adolescent Social Media Use and Emotional Intelligence: A Systematic Review. *Adolescent Research Review, 10*(2), 201–218. https://doi.org/10.1007/s40894-024-00245-z

Pieper, J. & Schneider, U. (2024). Armut in der Inflation: Paritätischer Armutsbericht 2024. *Der Paritätische Armutsbericht: Bd. 2024*. Der Paritätische Gesamtverband.

Pilz, M. & Kirndörfer, E. (2022). Jugendclubs als Orte der Aushandlung in der Migrationsgesellschaft. Ironisierungen, Grenzverschiebungen und (Re-) Imaginationen. In M. Stock, N. Hodaie, S. Immerfall & M. Menz (Hrsg.), *MiGS: Migration – Gesellschaft – Schule. Arbeitstitel: Migrationsgesellschaft* (S. 245–263). Springer Fachmedien Wiesbaden.

Pinquart, M., Schwarzer, G. & Zimmermann, P. (2018). *Entwicklungspsychologie – Kindes- und Jugendalter*. Hogrefe. https://doi.org/10.1026/02861-000

Ponce, N.A., Hoggatt, K.J., Wilhelm, M. & Ritz, B. (2005). Preterm birth: the interaction of traffic-related air pollution with economic hardship in Los Angeles neighborhoods. *American journal of epidemiology, 162*(2), 140–148. https://doi.org/10.1093/aje/kwi173

Popp, W. (1993). Schimmelpilzallergien und Asthma bronchiale. In F. Kummer (Hrsg.), *Asthma* (S. 89–94). Springer Vienna. https://doi.org/10.1007/978-3-7091-7537-8_8

Profamilia. (2010). *Ziele und Programm* (4. Aufl.). https://www.profamilia.de/fileadmin/publikationen/profamilia/Ziele_ProgrammNA.pdf

Purkarthofer, B. & Friehs, B. (2022). *Mensch und Raum, eine glückliche Beziehung? Wohnpsychologie als Planungsgrundlage für Humanes Bauen*. Springer.

Quenzel, G. & Hurrelmann, K. (Hrsg.). (2010). *Bildungsverlierer: Neue Ungleichheiten*. VS-Verlag.

Rat der Europäischen Union. (2024). *Gemeinsamer Bericht der Kommission und des Rates über die soziale Eingliederung*. https://ec.europa.eu/employment_social/soc-prot/soc-incl/final_joint_inclusion_report_2003_de.pdf

Rathsmann, N. & Hinz, C. (2023). *Dritte Orte. Begegnungsräume in der altersfreundlichen Stadt.: Hintergrund und gute Praxis. Berlin Institut für Bevölkerung und Entwicklung*. https://www.berlin-institut.org/fileadmin/Redaktion/Spotlight_Demografie_Dritte_Orte_final.pdf

Rattay, P., Lampert, T., Neuhauser, H. & Ellert, U. (2012). Bedeutung der familialen Lebenswelt für die Gesundheit von Kindern und Jugendlichen. *Zeitschrift für Erziehungswissenschaft, 15*(1), 145–170. https://doi.org/10.1007/s11618-012-0261-4

Reibling, N. & Jutz, R. (2017). Energiearmut und Gesundheit. In K. Großmann, A. Schaffrin & C. Smigiel (Hrsg.), *Energie und soziale Ungleichheit* (S. 157–184). Springer Fachmedien Wiesbaden. https://doi.org/10.1007/978-3-658-11723-8_6

Reichenbach, R. (2011). *Pädagogische Autorität: Macht und Vertrauen in der Erziehung. Pädagogik*. Verlag W. Kohlhammer.

Renn, J. (2022). *Die Evolution des Wissens: Eine Neubestimmung der Wissenschaft für das Anthropozän*. Suhrkamp.

Ribble, M. (2019). *The Digital Citizenship Handbook for School Leaders: Fostering Positive Interactions Online*. International Society for Technology in Education. ASCD.

Richter-Werling, M. (2023). Seelische Gesundheit bei Jugendlichen im Schulalter. Herausforderungen und Lösungsansätze aus der Praxis. In P. Mantell, C. Schwegler & C. Woopen (Hrsg.), *Psychische Erkrankungen als gesellschaftliche Aufgabe* (S. 65–76). Springer. https://doi.org/10.1007/978-3-662-65515-3_6

Rittershaus, T., Brandenburg, H. & Lörsch, M. (2021). Die Quartiersentwicklung. In H. Brandenburg, M. Lörsch, J. Bauer, B. Ohnesorge & C. Grebe (Hrsg.), *Vallendarer Schriften der Pflegewissenschaften. Organisationskultur und Quartierseröffnung in der stationären Altenhilfe* (Bd. 8) (S. 46–48). Springer. https://doi.org/10.1007/978-3-658-32338-7

Robert Bosch Stiftung. (2024). *Deutsches Schulbarometer: Befragung Schüler:innen. Ergebnisse von 8- bis 17-Jährigen und ihren Erziehungsberechtigten zu Wohlbefinden, Unterrichtsqualität und Hilfesuchverhalten.* https://www.bosch-stiftung.de/sites/default/files/documents/2024-11/Deutsches%20Schulbarometer_Sch%C3%BCler_2024.pdf

Rozynek, C., Mattioli, G. & Aberle, C. (2023). *Was darf die ÖPNV-Nutzung im Kontext sozialer Teilhabe kosten? Ideen für Indikatoren der ÖPNV-Erschwinglichkeit*. https://doi.org/10.21248/gups.69034

Sanzari, C.M., Gorrell, S., Anderson, L.M., Reilly, E.E., Niemiec, M.A., Orloff, N.C., Anderson, D.A. & Hormes, J.M. (2023). The impact of social media use on body image and disordered eating behaviors: Content matters more than duration of exposure. *Eating behaviors, 49*, 101722. https://doi.org/10.1016/j.eatbeh.2023.101722

Schabram, G., Aust, A., Kipping, K. & Rock, J. (2025). *Verschärfung der Armut: Paritätischer Armutsbericht*. https://www.der-paritaetische.de/alle-meldungen/verschaerfung-der-armut-paritaetischer-armutsbericht-2025/

Schaeffer, D., Berens, E.M., Hurrelmann, K., Griese, L., Gille, S. & Horn, I. (2023). *Sachbericht: Gesundheitskompetenz in Deutschland – Wiederholungsbefragung des HLS-GER*. Universität Bielefeld.

Schlichting, M. (Hrsg.). (2024). *Adoleszenzforschung. Digital Natives zwischen Emanzipation und Konformität*. Springer Fachmedien Wiesbaden. https://doi.org/10.1007/978-3-658-46032-7

Schlimper, G. & Huber, E. (2018). Einblick: Spielraum geben und Sicherheit bieten – das Führungskonzept des Paritätischen Wohlfahrtsverbandes, Landesverband Berlin e.V. In B. Badura, A. Ducki, H. Schröder, J. Klose & M. Meyer (Hrsg.), *Fehlzeiten-Report 2018* (S. 315–321). Springer. https://doi.org/10.1007/978-3-662-57388-4_27

Schubert, K. & Klein, M. (2020). *Arbeit*. https://www.bpb.de/kurz-knapp/lexika/politiklexikon/17088/arbeit/

Schütz, A. & Wiesner, C. (2000). Partnerschaft und Gesundheitszustand. In P. Kaiser (Hrsg.), *Partnerschaft und Paartherapie* (S. 193–218). Hogrefe AG.

Schwarzbach, M., Luppa, M., Forstmeier, S., König, H.-H. & Riedel-Heller, S.G. (2014). Social relations and depression in late life-a systematic review. *International journal of geriatric psychiatry, 29*(1), 1–21. https://doi.org/10.1002/gps.3971

Sendatzki, S. & Rathmann, K. (2022). Unterschiede im Stresserleben von Studierenden und Zusammenhänge mit der Gesundheit. Ergebnisse einer Pfadanalyse. *Prävention und Gesundheitsförderung, 17*(4), 416–427. https://doi.org/10.1007/s11553-021-00917-x

Sergan, N. (2009). Bundesweiter Bildungsstreik 2009. *Sozial Extra, 33*(7–8), 32–35. https://doi.org/10.1007/s12054-009-0067-7

Siegrist, J. (1996). Soziale Krisen und Gesundheit: Eine Theorie der Gesundheitsförderung am Beispiel von Herz-Kreislauf-Risiken im Erwerbsleben. *Reihe Gesundheitspsychologie: Bd. 5*. Hogrefe Verlag.

Siegrist, J. (2018). Soziale Stressoren und stressbedingte Erkrankungen. In R. Fuchs & M. Gerber (Hrsg.), *Handbuch Stressregulation und Sport* (S. 79–92). Springer. https://doi.org/10.1007/978-3-662-49322-9_4

Siegrist, J. & Dragano, N. (2020). Arbeit und Beschäftigung als Determinanten ungleicher Gesundheit. In P. Kriwy & M. Jungbauer-Gans (Hrsg.), *Handbuch Gesundheitssoziologie* (S. 236–248). Springer VS. https://doi.org/10.1007/978-3-658-06392-4_13

Sielaff, M. & Wilke, F. (2024). Die Nichtinanspruchnahme von Grundsicherung als Bewältigungsstrategie. In M. Opielka & F. Wilke (Hrsg.), *Der weite Weg zum Bürgergeld* (S. 107–131). Springer Fachmedien Wiesbaden. https://doi.org/10.1007/978-3-658-43475-5_6

Simon, A. (2022). Ethikberatung im Gesundheitswesen. In A. Riedel & S. Lehmeyer (Hrsg.), *Ethik im Gesundheitswesen* (S. 877–886). Springer Berlin Heidelberg. https://doi.org/10.1007/978-3-662-58680-8_66

Slater, A. & Tiggemann, M. (2011). Gender differences in adolescent sport participation, teasing, self-objectification and body image concerns. *Journal of adolescence, 34*(3), 455–463. https://doi.org/10.1016/j.adolescence.2010.06.007

Sneed, R.S. & Cohen, S. (2014). Negative social interactions and incident hypertension among older adults. *Health psychology, 33*(6), 554–565. https://doi.org/10.1037/hea0000057

Sonnenberg, T. (2025). In Deutschland muss niemand wohnungslos sein – Zur Diskriminierung von wohnungslosen Personen. In D. Borstel, J. Brückmann, L. Nübold, B. Pütter & T. Sonnenberg (Hrsg.), *Handbuch Wohnungs- und Obdachlosigkeit* (S. 279–291). Springer Fachmedien Wiesbaden.

Stadt Freiburg im Breisgau (Hrsg.). (2019). *Leitfaden für inklusive Quartiersentwicklung: Eine Praxishandreichung aus Freiburg für Verwaltung und andere interessierte Akteur_innen zur inklusiven Entwicklung von Quartieren*. Freiburg Inklusiv. https://www.freiburg.de/pb/site/Freiburg/get/params_E-16266555/1425712/Leitfaden_inklusive-Quartiersentwicklung.pdf

Stakowski, N., Reinelt, J. & Metz, B. (2024). „Wer nicht kooperiert, verliert – ressortübergreifende Zusammenarbeit als Grundlage für eine soziallagenbezogene Gesundheitsförderung in Berlin“. In J. Pohlan, F. Othengrafen, S. Güntner, H. Nuissl & B. Schmidt-Lauber (Hrsg.), *Jahrbuch StadtRegion 2023/2024* (S. 163–180). Springer Fachmedien Wiesbaden. https://doi.org/10.1007/978-3-658-44315-3_8

Steckelberg, C. (2023). *Wohnungslosigkeit: Grundlagen und Handlungswissen für die Soziale Arbeit*. Grundwissen Soziale Arbeit. Kohlhammer. https://doi.org/10.17433/978-3-17-038453-8

Stiehl, E., Shivaprakash, N., Thatcher, E., Ornelas, I.J., Kneipp, S., Baron, S.L. & Muramatsu, N. (2018). Worksite Health Promotion for Low-Wage Workers: A Scoping Literature Review. *American journal of health promotion, 32*(2), 359–373. https://doi.org/10.1177/0890117117728607

Stilling, G. (2024). Bürgergeld per Mausklick? Der weite Weg zur digitalen Teilhabe für alle. In M. Opielka & F. Wilke (Hrsg.), *Der weite Weg zum Bürgergeld* (S. 183–196). Springer Fachmedien Wiesbaden. https://doi.org/10.1007/978-3-658-43475-5_10

Stringhini, S., Dugravot, A., Shipley, M., Goldberg, M., Zins, M., Kivimäki, M., Marmot, M., Sabia, S. & Singh-Manoux, A. (2011). Health behaviours, socioeconomic status, and mortality: further analyses of the British Whitehall II and the French GAZEL prospective cohorts. *PLoS medicine, 8*(2), e1000419. https://doi.org/10.1371/journal.pmed.1000419

Strüver, A. & Bauriedl, S. (2020). Smart Cities und sozialräumliche Gerechtigkeit. In C. Hannemann, F. Othengrafen, J. Pohlan, B. Schmidt-Lauber, R. Wehrhahn & S. Güntner (Hrsg.), *Jahrbuch StadtRegion 2019/2020* (S. 91–109). Springer Fachmedien Wiesbaden. https://doi.org/10.1007/978-3-658-30750-9_5

Subramanian, K. (2017). Influence of Social Media in Interpersonal Communication. *International Journal of Scientific Progress and Research, 109*, 70–75.

Terhell, E.L., van Broese Groenou, M.I. & van Tilburg, T. (2004). Network dynamics in the long-term period after divorce. *Journal of Social and Personal Relationships, 21*(6), 719–738. https://doi.org/10.1177/0265407504047833

Teti, A., Nowossadeck, E., Fuchs, J. & Künemund, H. (Hrsg.). (2022). *Vechtaer Beiträge zur Gerontologie. Wohnen und Gesundheit im Alter*. Springer Fachmedien Wiesbaden. https://doi.org/10.1007/978-3-658-34386-6

Thierse, W. (2025, 18. Juni). *Gelingende Solidarität*. Deutscher Ethikrat, Berlin. https://www.ethikrat.org/veranstaltungen/tagungen/gelingende-solidaritaet/

Thies, R. (2017). Quartiermanagement. In D. Kreft, C.W. Müller & N. Belardi (Hrsg.), *UTB Soziale Arbeit: Bd. 3370. Methodenlehre in der Sozialen Arbeit: Konzepte, Methoden, Verfahren,* Techniken (S. 139–143). Ernst Reinhardt Verlag.

Tiber Egle, U., Hardt, J., Nickel, R., Kappis, B. & Hoffmann, S.O. (2002). Früher Stress und Langzeitfolgen für die Gesundheit – Wissenschaftlicher Erkenntnisstand und Forschungsdesiderate1/2. *Zeitschrift fur Psychosomatische Medizin und Psychotherapie, 48*(4), 411–434.

Toch, M., Bambra, C., Lunau, T., van der Wel, K.A., Witvliet, M.I., Dragano, N. & Eikemo, T.A. (2014). All part of the job? The contribution of the psychosocial and physical work environment to health inequalities in Europe and the European health divide. *International journal of health services : planning, administration, evaluation, 44*(2), 285–305. https://doi.org/10.2190/HS. 44.2.g

Tschacher, A., Ulferts, C., Hofmann, K., Ferry, A., Schröder, A. & Balasko, S. (2023). *Menstruation im Fokus*. https://www.plan.de/menstruation-im-fokus.html?sc=IDQ26100

Umweltbundesamt. (2025). *Bleirohre: Blei im Trinkwasser ist gesundheitsgefährdend*. https://www.umweltbundesamt.de/umwelttipps-fuer-den-alltag/essen-trinken/blei-im-trinkwasser#wie-sie-bleileitungen-erkennen-und-welche-rechte-sie-haben van Rießen, A. (2018). Lebenswerte Quartiere verändern Lebensverhältnisse. *AWO Ansicht, 3*, S. 14–16.

Veltzke, B. (2025). *Wie Städte und Landkreise auf den Sparzwang reagieren.* https://www.mdr.de/nachrichten/deutschland/politik/kommunen-auf-sparkurs-100.html

Wakefield, J. (2004). Fighting obesity through the built environment. *Environmental health perspectives, 112*(11), A616–8. https://doi.org/10.1289/ehp.112-a616

Walter, U. N., Krapf, F., Rees, S.-L., Beer, M., Böhling, L., Hopf, M., Arps, W., Kühn, Julius, Ramcke, Nicole, Straub, R. & Schmitt, K. (2025). #whatsnext 2025 – Gesund arbeiten in herausfordernden Zeiten. IFBG GmbH; *TK – personal magazin.* https://www.tk.de/resource/blob/2197646/74c9dbc71dac772c8cd5d7bb71d2729b/whatsnext-2025-data.pdf

Walther, C. C. (2023). *Technologie, sozialer Wandel und menschliches Verhalten.* Springer International Publishing. https://doi.org/10.1007/978-3-031-40343-9

Walther, U.-J. (2018). *Quartiersmanagement in der Sozialen Stadt: Mit Quartiermanagement hat die Politik auf Tendenzen sozialräumlicher Ausgrenzung reagiert. Was charakterisiert diesen Ansatz?* https://www.bpb.de/themen/stadt-land/stadt-und-gesellschaft/216887/quartiermanagement-in-der-sozialen-stadt/

WDR. (2016, 3. Juni 2011) – *Gästeansturm bei Hamburger Facebook-Party.* https://www1.wdr.de/stichtag/stichtag-facebook-chaosparty-100.html

Weber, U., Küster, K. & Milz, C. (2022). *Homeoffice.* Springer Fachmedien Wiesbaden.

Webster, C. A. (2024). Toward a General Theory of Classroom Teachers' Movement Integration. *Kinesiology Review, 13*(2), 279–292. https://doi.org/10.1123/kr.2023-0013

Weigand, A. & Krause, S. (2023). *Unternehmensführung. Managementwissen kompakt.* BoD – Books on Demand.

Welskop-Deffaa, E. M. (2024). Zeit-Armut. Einblicke in die Lebenswirklichkeiten von Bürgergeldempfänger:innen. In M. Opielka & F. Wilke (Hrsg.), *Der weite Weg zum Bürgergeld* (S. 171–182). Springer Fachmedien Wiesbaden.

Weßel, A. (2021). *Die Relevanz von Peers und digitalen Medien für die soziale Teilhabe Jugendlicher. Deutsches Kinderhilfswerk.* https://dossier.kinderrechte.de/jugend-medien-teihabe

Wiedemann, H., Thomasius, R. & Paschke, K. (2025). *Problematische Mediennutzung bei Kindern und Jugendlichen in Deutschland: Ergebnisbericht 2024/2025.* DZSKJ. https://caas.content.dak.de/caas/v1/media/91840/data/7e8e26f78f4c5d590a9060daaceb15c3/250312-download-ergebnisbericht-pk-mediensucht.pdf

Wiest, K. (2023). Differenz (Stadt-)Raum geben – Migrationsgesellschaftliches Zusammenleben im prekären Umfeld einer ostdeutschen Großwohnsiedlung. In W.-D. Bukow, J. Rolshoven & E. Yildiz (Hrsg.), *(Re-) Konstruktion von lokaler Urbanität* (S. 229–246). Springer Fachmedien Wiesbaden. https://doi.org/10.1007/978-3-658-39635-0_13

Winter, M. (2018). Bologna – die ungeliebte Reform und ihre Folgen. In N. Hericks (Hrsg.), *Hochschulen im Spannungsfeld der Bologna-Reform* (S. 279–293). Springer Fachmedien Wiesbaden. https://doi.org/10.1007/978-3-658-21290-2_16

Wissenschaftlicher Dienst des deutschen Bundestags (2024) *WD 3 – 3000 – 059/24.* https://www.bundestag.de/resource/blob/1034204/WD-3-118-24-pdf.pdf

Wright, B. L. & Loving, T. J. (2011). Health Implications of Conflict in Close Relationships. *Social and Personality Psychology Compass, 5*(8), 552–562. https://doi.org/10.1111/j.1751-9004.2011.00371.x

Yeo, K.-J. & Yap, C.-K. (2023). Helping undergraduate students cope with stress: The role of psychosocial resources as resilience factors. *The Social Science Journal, 60*(1), 120–142. https://doi.org/10.1080/03623319.2020.1728501

YouGov. (2021). *Social Shopping.* https://yougov.de/consumer/articles/39884-zukunft-des-e-commerce-neue-studie-zu-social-shopp

Zeschke, M. & Zacher, H. (2022). *Homeoffice.* Hogrefe. https://doi.org/10.1026/03130-000

Zinn, Julia (2019). Herausforderungen und Erfolgsfaktoren integrierter SOzialplanung in Landkreisen und Kommunen. In A. Nutz & H. Schubert (Hrsg.), *Integrierte Sozialplanung in Landkreisen und Kommunen.* (1. Aufl.). Stuttgart: Kohlhammer, S. 241–273.

Zuboff, S. (2015). Big other: Surveillance Capitalism and the Prospects of an Information Civilization. *Journal of Information Technology, 30*(1), 75–89. https://doi.org/10.1057/jit.2015.5

Teil 5: Personale Mikroebene Individuelle Gesundheit

Im fünften Teil des Kompendiums wenden wir uns nun der Individuellen Gesundheit des Menschen auf der Grundlage der Komponenten Psychosoziale Gesundheit, Körperliche Gesundheit, Alltagsbewältigung, Partizipation, Sinnerleben und Lebensqualität (Kapitel 7.2.5) zu. Dafür wird der Ton mit einem Abstecher in die Klinische Ethik gesetzt, gefolgt von vertieften Betrachtungen der individuellen Determinanten der Gesundheit: Erbanlagen, Alter und Geschlecht. Anschließend werden Interventionen der Gesundheitsfördernden Sozialen Arbeit über die Lebensspanne entlang der ausgewählten Gebiete Schwangerschaft und Geburt, Sozialpädiatrische Versorgung, Behinderung und Suchterkrankungen auf der Personalen Mikroebene Individuelle Gesundheit herausgegriffen. Auch die orthopädischen, chronischen, kardiovaskulären, onkologischen und neurologischen Erkrankungen werden erläutert, gefolgt von kritischen Lebensereignissen, der Unfallversorgung und geriatrischen Erkrankungen. Das wichtige Kapitel Gesundheitsförderung in eigener Sache schließt das Kompendium ab.

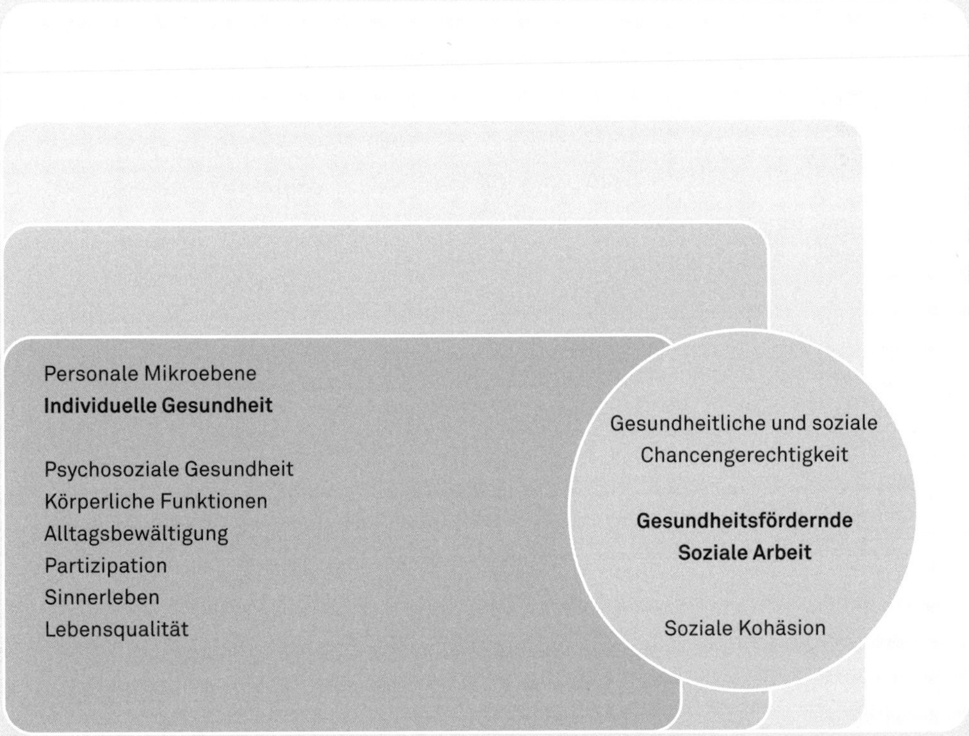

28 Auftakt

Die Gesundheitsfördernde Soziale Arbeit trägt zur gesundheitlichen und sozialen Chancengerechtigkeit und zur sozialen Kohäsion bei. In diesem Kapitel konzentrieren wir uns nun auf die Personale Ebene Individuelle Gesundheit des Menschen. Diese kann nach dem Modell von Huber et al. (2011) beschrieben werden mit den folgenden sechs Komponenten (**Abbildung 78**) (Kapitel 7.2.5): Psychosoziale Gesundheit, Körperliche Funktionen, Alltagsbewältigung, Partizipation, Sinnerleben und Lebensqualität.

In diesem Kapitel betrachten wir, wie diese sechs Komponenten von den bislang als unveränderbar geltenden Dimensionen Erbanlagen, Alter und Geschlecht abhängen, die gar nicht mehr so unveränderbar sind. Anschließend entdecken wir ausgewählte Fachdisziplinen und beispielhafte Erkrankungen. Aber vorab machen wir noch einen Abstecher in die Klinische Ethik als Fundament der Gesundheitsfördernden Sozialen Arbeit.

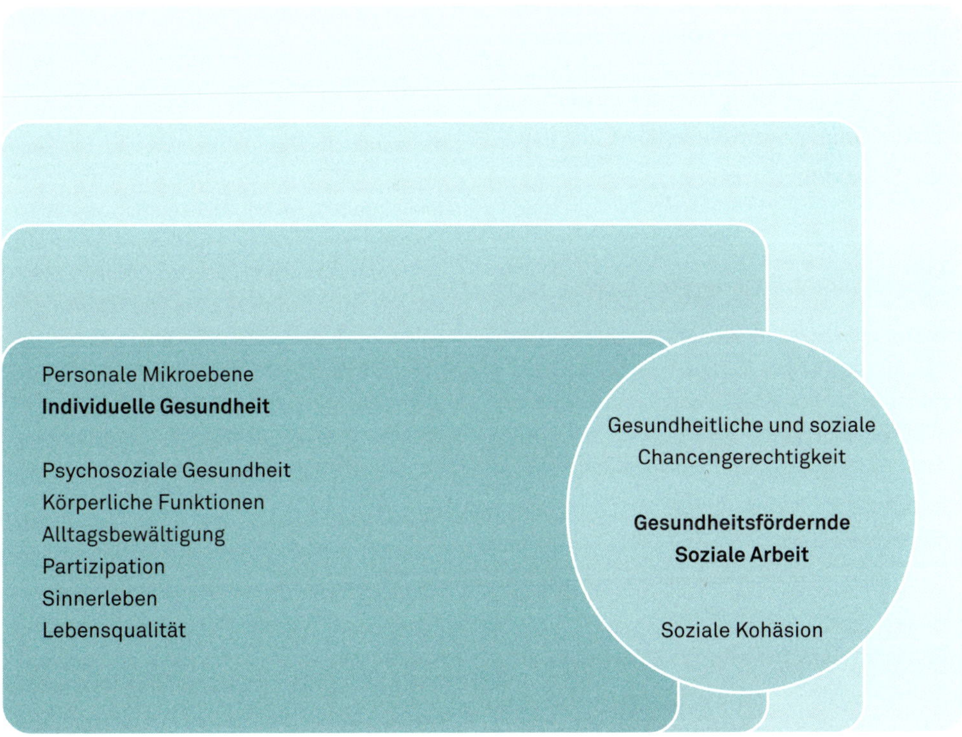

Abbildung 78: Modell Gesundheitsfördernde Soziale Arbeit (MoGS): Personale Mikroebene Individuelle Gesundheit

29 Klinische Ethik

Die Werte einer Gesellschaft sind handlungsleitend für die soziale und gesundheitliche Sicherung. Folgerichtig lautete die Leitfrage der Jahrestagung des Deutschen Ethikrats (2025) „Wie kann Solidarität gelingen?" Wird gesellschaftlichen Grundwerten kein oder wenig Platz eingeräumt, ist es schwer, politisches und persönliches Handeln sinnvoll zu begründen und es besteht die Gefahr, dass ungerechte oder schädliche Entscheidungen getroffen werden (Bergemann, 2022). Um dem vorzubeugen, gibt es ethische Grundsätze. Menschen, die im Gesundheitswesen arbeiten, können ohne ethische Leitlinien in moralischen Distress geraten (Albisser Schleger et al., 2019). Für die Soziale Arbeit hat die International Association of Schools of Social Work (IASSW, 2018) neun ethische Grundprinzipien definiert, die handlungsleitend sind.

Ethik-Grundsatzerklärung der IASSW

Recognition of the Inherent Dignity of Humanity: Dieses Prinzip fordert von Sozialarbeiter:innen ein hohes Reflexions- und Differenzierungsvermögen zwischen Personen und deren Verhaltensweisen. Personen sind bedingungslos zu respektieren, ihre Verhaltensweisen jedoch nicht, besonders, wenn sie sich selbst oder anderen dadurch schaden. Sozialarbeiter:innen sind ebenso wie ihre Klientel verletzlich.

Promoting Human Rights: Die Menschenrechte begründen sozialarbeiterisches Handeln, das sich vor allem für die Rechte benachteiligter, marginalisierter und besonders angreifbarer Personengruppen einsetzt. Sie begründen aber genauso die gesellschaftliche Solidarität und das deutsche Sozialrecht, über das Sozialarbeiter:innen ihre Klientel informieren und ihnen Möglichkeiten der staatlichen Unterstützung aufzeigen.

Promoting Social Justice: Die Soziale Arbeit setzt sich für soziale Gerechtigkeit ein, ächtet Diskriminierung und betrachtet Diversität als normal und natürlich. Ziel sozialarbeiterischer Praxis ist es, eine starke Gesellschaft zu bilden, die Verantwortung übernimmt und institutionelle Ungerechtigkeiten anfechtet.

Promoting the Right to Self-Determination: Die Soziale Arbeit fördert das Recht auf Selbstverwirklichung. Dabei endet die persönliche Freiheit da, wo die Freiheit anderer beschnitten wird.

Promoting the Right to Participation: Die Soziale Arbeit fördert die Partizipation ihrer Klientel in ihrem eigenen Lebensumfeld, indem sie die dafür nötigen Rahmenbedingungen schafft.

Respect for Confidentiality and Privacy: Sozialarbeiter:innen halten sich an gesetzliche Vorgaben zur Sicherung der Privatsphäre und behandeln personenbezogene Informationen ihrer Klientel vertraulich, immer mit dem Ziel der Schadensvermeidung. Ist jedoch der Schaden für die Person selbst oder das Gemeinwohl größer, wenn relevante Informationen einbehalten werden, muss das Vertraulichkeitsgebot gebrochen werden.

Treating People as Whole Persons: Ein Kernmerkmal der Sozialen Arbeit ist es, Menschen als Ganzes, als in soziokulturelle und gesellschaftliche Strukturen eingebettete Einheiten anzusehen. Der „Person-in-Environment (PIE)"-Ansatz bringt dies treffend zum Ausdruck.

Ethical Use of Technology and Social Media: Die digitale Ethik kann mit der rasanten Entwicklung digitaler Technologien oder sozialer Medien kaum Schritt halten und ist zugleich Grundlage für den Einsatz eben jener Technologien.
Professional Integrity: Sozialarbeiter:innen handeln nach aktuellen, ethischen Richtlinien, die sie mit weiterentwickeln. Sie dürfen sich weder bestechen lassen noch ihre Machtposition missbrauchen und sollen klare Grenzen zwischen persönlichen und professionellen Belangen ziehen. Sozialarbeiter:innen sind zur Selbstfürsorge aufgerufen. auch so wichtig. Ethische Konflikte sollen Sozialarbeiter:innen kontextgebunden und unter Berücksichtigung unterschiedlicher Perspektiven aushandeln und ihre Entscheidungen nicht nur vor dem Gesetz oder ihrer Klientel, sondern vor allem vor sich selbst verantworten können (**Abbildung 79**). (IASSW, 2018)

29.1 Fünf Prinzipien der Klinischen Ethik

Im Gesundheitswesen müssen oftmals sehr schwierige und gleichzeitig sehr schnelle Entscheidungen getroffen werden. Wie gehen Angehörige und Personal mit dem Sterbewunsch einer Patientin um? Ist jene therapeutische Maßnahme sinnvoll für einen Patienten? Wer entscheidet für jene Patientin, die sich nicht mehr äußern kann? Diese Fragen werden entlang der Prinzipien Autonomie, Fürsorge, Schadensvermeidung und Gerechtigkeit der Klinischen Ethik diskutiert (Beauchamp, 2021). Diese vier Prinzipien der klinischen Ethik von Childress & Beauchamp wurden von Marianne Rabe um das fünfte Prinzip Dialog (Rabe, 2017) und von der Autorin auf den Grundsatz der Menschenwürde ausgerichtet. Zudem wurde das schwache Wort der Schadensvermeidung durch die starke „Verantwortung“ ersetzt (**Ab-**

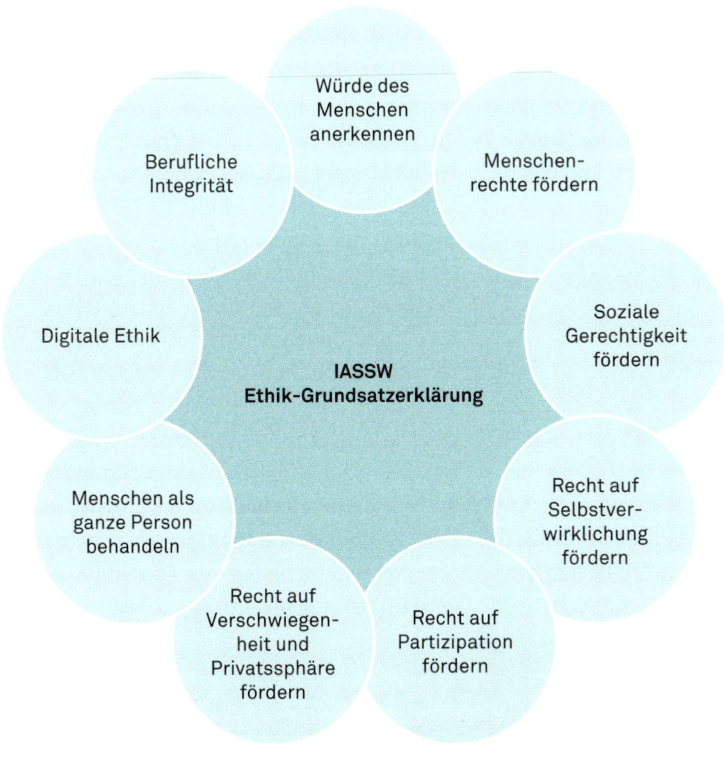
Würde des Menschen anerkennen
Menschen-rechte fördern
Soziale Gerechtigkeit fördern
Recht auf Selbstver-wirklichung fördern
Recht auf Partizipation fördern
Recht auf Verschwiegen-heit und Privatssphäre fördern
Menschen als ganze Person behandeln
Digitale Ethik
Berufliche Integrität
IASSW Ethik-Grundsatzerklärung

Abbildung 79: Ethik-Grundsatz-erklärung (IASSW)

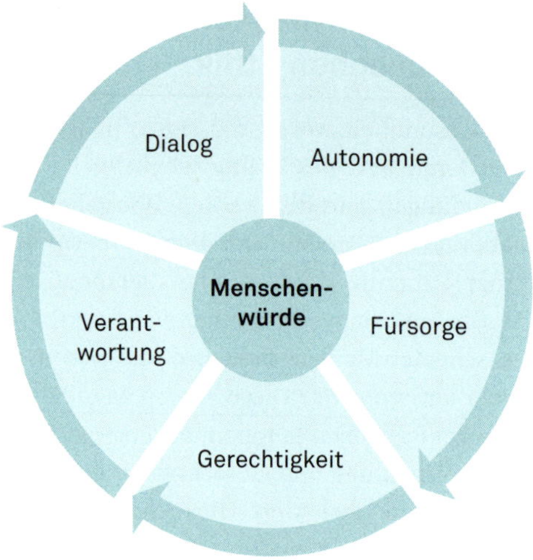

Abbildung 80: Fünf Prinzipien der Klinischen Ethik

bildung 80). In der Literatur finden sich darüber hinaus noch zahlreiche weitere Prinzipien der klinischen Ethik wie Wissenschaftlichkeit, Begründung, Wahrhaftigkeit (Albisser Schleger et al., 2019), Ehrlichkeit oder Verschwiegenheit (Neitzke, 2023).

Die ethischen Grundprinzipien dienen den Gesundheitsberufen in der klinischen Praxis als moralischer Kompass (Albisser Schleger et al., 2019; Neitzke, 2023). Fünf werden im Folgenden nun kurz erläutert.

Prinzip 1: Autonomie

Autonomie bedeutet, dass jemand frei über das eigene Schicksal entscheiden kann. Schwere Krankheit kann die Autonomie zwar stark einschränken, jedoch darf niemand gegen seinen Willen therapiert werden. Solange Menschen entscheidungsfähig sind, haben sie nicht nur das Recht, sondern auch die Pflicht der Selbstbestimmung. Selbstbestimmte Menschen können die Folgen ihrer Entscheidungen verstehen. Erst wenn das Urteilsvermögen aufgrund von Überforderung, kognitiver Einschränkung oder psychischer Krankheit eingeschränkt ist, kann die Verantwortung teilweise auch auf Eltern, Betreuer:innen oder das Gesundheitsfachpersonal übertragen werden (Albisser Schleger et al., 2019). Eine weitere Prämisse, um die Folgen der eigenen Entscheidungen zu verstehen, ist eine hinreichende Aufklärung vonseiten des medizinischen Personals. Werden Patient:innen in der Beratung relevante Informationen vorenthalten, verstößt auch das gegen das Prinzip der Autonomie (Beauchamp, 2021). In Notfallsituationen, in denen Betroffene womöglich nicht entscheidungsfähig sind, können, sofern keine Patientenverfügung vorliegt, andere ethische Prinzipien wie Verantwortung oder Fürsorge handlungsleitend höher gewichtet werden. Liegt eine Fremd- oder Eigengefährdung vor, die zum Wohl der Allgemeinheit unterbunden werden muss, ist in manchen Ausnahmefällen sogar eine Zwangsunterbringung erlaubt (Gaidzik, 2007).

Prinzip 2: Fürsorge

Fürsorglich handelt jemand, der Leiden lindert und das Wohlbefinden von Patient:innen steigert. Die Fürsorge soll nicht nur den:die Patient:in betreffen, sondern auf das Behandlungsteam und die Angehörigen ausgeweitet werden, die ebenfalls unter einer klinischen Situation leiden können (Albisser Schleger et al., 2019). Ein respektvoller, fürsorglicher Umgang kennzeichnet sich dadurch aus, dass die Individualität von Menschen berücksichtigt wird und die Versorgungsberufe professionell Anteil am Leid von Patient:innen nehmen. Arbeitende in Sozial- und Gesundheitsberufen müssen sich das Vertrauen ihrer Patient:innen erarbeiten, indem sie ihnen zuhören und eine fürsorgliche Atmosphäre schaffen. Dies kann zumindest ein Stück weit die Machtasymmetrie zwischen Patient:in und Gesundheitspersonal verringern und das Wohlbefinden von Patient:innen steigern (Albisser Schleger et al., 2019).

Prinzip 3: Verantwortung

Wenn Nebenwirkungen und Risiken mit einer Therapie einhergehen, kommt das Prinzip der Verantwortung zum Tragen. Schwerwiegende Eingriffe bergen immer das Risiko von Kollateralschäden, wie beispielsweise eine Wundinfektion nach einer Operation. Diese Risiken sind sowohl aus medizinischer als auch aus Patientenperspektive sorgfältig abzuwägen. Diejenige Maßnahme, die am ehesten dem Patientenwohl dient und den geringsten Schaden verursacht, sollte stets die medizinisch angeratene sein. Eine Behandlung sollte also nur dann erfolgen, wenn sie den Patient:innen mehr nützt als schadet (Albisser Schleger et al., 2019).

Gemäß der Maxime „mehr nutzen als schaden" stehen sich die beiden Prinzipien Fürsorge und Schadensvermeidung nach Childress und Beauchamp häufig konflikthaft gegenüber und lassen sich nicht eindeutig in eine hierarchische Ordnung bringen. Obwohl in der Klinischen Ethik oftmals das Prinzip der Schadensvermeidung vor dem der Fürsorge steht – so darf eine Person beispielsweise nicht vorzeitig „aufgegeben" werden, deren Spenderorgane zwei anderen Personen das Leben retten könnten –, gibt es auch Situationen, in denen der Schaden des einen als weniger bedeutsam einzustufen ist als der Nutzen des anderen. Dies ist etwa bei einer lebensrettenden Bluttransfusion der Fall: Die Blutabnahme stellt einen vergleichsweise trivialen Eingriff in die körperliche Unversehrtheit dar und ist zumindest aus medizinischer Sicht gut zu rechtfertigen, wenn dadurch einer anderen Person das Leben gerettet werden kann (Beauchamp, 2021).

Prinzip 4: Gerechtigkeit

Im Kontext der ethischen Prinzipien wird Gerechtigkeit (Kapitel 8) als gleichmäßige Verteilung von Lasten und Nutzen oder auch Rechten und Pflichten innerhalb einer Gesellschaft verstanden. Ein Mindestkonsens über das Prinzip der Gerechtigkeit ist, dass Gleiches gleich und Ungleiches ungleich behandelt werden sollte. Wie genau eine konkrete Behandlung jedoch vorzunehmen ist, wird aus diesem Prinzip nicht ersichtlich (Beauchamp, 2021) und wird im Einzelfall entschieden. Für die Klinische Ethik steht auch die Verfahrensgerechtigkeit zur Diskussion, die besagt, dass Entscheidungen demokratisch, transparent und auf Grundlage standardisierter Kriterien gefällt werden müssen und den Betroffenen ein Vetorecht zusteht. Das bedeutet aber auch, dass das Gesundheitspersonal medizinische Entscheidungen nicht von personenbezogenen Faktoren abhängig machen darf. Um ethische Prinzipien in die Praxis umzusetzen, ist ein respektvolles und wertschätzendes Menschenbild daher eine Grundvoraussetzung. Jeder Mensch soll das Maß an Versorgung erhalten, das er für eine bedarfsgerechte Versorgung benötigt, ohne unter- oder überversorgt zu werden (Albisser Schleger et al., 2019) – den potenziellen Anreizen zur Über- oder Unterversorgung im deutschen Gesundheitssystem (Greß et al., 2022) zum Trotz. Aber auch die Verteilungsgerechtigkeit ist in medizinischen Kontexten mit ihren begrenzten Ressourcen wichtig. Wer erhält warum und wie viel einer begrenzten Ressource und warum wird sie anderen verwehrt (Albisser Schleger et al., 2019)? Weil beispielsweise künstliche Beatmungs- und Dialysegeräte genauso rar wie Transplantationsorgane sind, müssen Wartelisten sehr gut begründet und Entscheidungen entlang standardisierter Kriterien gefällt werden, um Ressourcen möglichst fair zuzuteilen (Monteverde et al., 2021). Versorgungsgerechtigkeit bedeutet immer auch Quartärprävention (Kapitel 9.1).

Prinzip 5: Dialog

Der Dialog als fünftes Prinzip der Klinischen Ethik ist zugleich auch ein pädagogisches Prinzip und Voraussetzung für alle Beziehungen, in denen Menschen anderen helfen. In einer immer pluraler werdenden Gesellschaft muss man gut miteinander im Kontakt sein, um einschätzen zu können, welche Hilfe das Gegenüber möchte und benötigt. Die deutsche Gesundheitsversorgung erwartet unhinterfragt von den Patient:innen sehr viel Konformität. Weichen Patient:innen davon ab, weil sie beispielsweise eine Behandlung verweigern, wird seltener nach den Gründen gefragt, sondern dies eher als Störung des Betriebsablaufs wahrgenommen. Das Prinzip des Dialogs soll den Blick des Gesundheitspersonals auf derartige „Störungen" verändern und diese ermuntern, individueller auf die Patient:innen einzugehen und deren Beweggründe zu verstehen. Häufig handelt es sich auch nur um Missverständnisse, die nicht geklärt werden, weil sich niemand die Zeit dafür nimmt oder nehmen kann. Aber nicht nur der Dialog zwischen Behandler:innen und Patient:innen, sondern auch der zwischen den unterschiedlichen Berufsgruppen ist in deutschen Gesundheitseinrichtungen durchaus ausbaufähig. Untersuchungen deuten darauf hin, dass eine bessere Kommunikation zwischen den Professionen ethische Probleme reduzieren könnte (Rabe, 2017). Kommunikations- und konsensfähige Gesundheitsprofessionen müssen in der Lage sein, schwierige Situationen multiprofessionell zu händeln und auf Basis sachlicher Argumentation die beste Lösung für ihre Patient:innen zu finden (Albisser Schleger et al., 2019).

29.2 Klinische Ethikgremien

Um ethische Prinzipien im Alltag des Gesundheitswesens zu manifestieren, wurden klinische Ethikkommissionen etabliert. Diese medizinisch ausgerichteten Ethikkommissionen sind in Deutschland noch nicht lange etabliert (Wiesemann, 2024). Sie erfuhren zu Beginn starken Gegenwind und wurden als Ressourcenverschwendung deklariert (Gierke, 2017; Zentrale Ethikkommission (ZEKO), 2006). Ähnlich wie klinische Sozialdienste oder Hygienekommissionen, die ebenfalls anfänglichen Widerstand erfuhren, werden klinische Ethikkommissionen heute jedoch immer mehr als unverzichtbares Qualitätssicherungsinstrument verstanden, das aus dem Klinikalltag nicht mehr wegzudenken ist (Gierke, 2017). Seit 2001 müssen zertifizierte Krankenhäuser auch eine Ethikberatung nachweisen (Simon, 2022) und auch das Plädoyer der Bundesärztekammer für den Ausbau klinischer Ethikberatung (ZEKO, 2006) führte zum Anstieg von 310 auf 912 Krankenhäuser mit Ethikberatung zwischen 2005 und 2014 (Simon, 2022). 2019 besaßen 49 % aller deutschen Krankenhäuser und 97 % aller großen Krankenhäuser und Unikliniken eine klinische Ethikberatung (Schochow et al., 2019). Die gesetzliche Pflicht zur Ethikberatung in Kliniken gibt es seit 2012 nur in Hessen (Neitzke, 2023). Eine einheitliche, bundesweite Einführung wäre sinnvoll, steht aber noch aus (Gierke, 2017; ZEKO, 2006). Auch in ambulanten hausärztlichen Praxen oder palliativen Versorgungssettings gibt es bereits Ethikberatungsangebote (Simon, 2022).

29.3 Klinische Ethikberatung als Handlungsfeld Gesundheitsfördernder Sozialer Arbeit

Johannes Petereit (2021) sieht die klinische Ethikberatung als sinnvolles Handlungsfeld der Gesundheitsfördernden Sozialen Arbeit, denn sowohl theoretisches Wissen als auch berufspraktische Kompetenzen der Profession können in diesem Feld angewandt werden. Sozialarbeiter:innen verfügen über Kompetenzen in der Gesprächsführung und zeichnen sich zudem durch ein hohes transdisziplinäres Grundverständnis aus. Sie sind in Fragen der interprofessionellen Vernetzung und Navigationskompetenz im Gesundheits- und Sozialwesen geschult, sodass die Ethikberatung ein prädestiniertes Aufgabenfeld der Gesundheitsfördernden Sozialen Arbeit ist. Auch wenn aktuell nur etwa 11 % der klinischen Ethikberater:innen im psychosozialen Bereich tätig sind – im Gegensatz zu ca. 60 % im medizinisch-pflegerischen Sektor – plädiert Petereit (2021) für eine selbstbewusste Positionierung der Profession in der klinischen Ethikberatung. Dazu sollte diese Eignung stärker in der Lehre, der Berufspraxis und im wissenschaftlichen Kontext thematisiert werden und Fachgesellschaften, wie die Akademische Ethik in der Medizin (AEM) und die Deutsche Vereinigung für Soziale Arbeit im Gesundheitswesen e. V. (DVSG) noch enger zusammenarbeiten. Nicht zuletzt muss sich die Profession aber vor allem auch aktiv in die klinische Ethikberatung einmischen (Petereit, 2021).

30 Erbanlagen

Jennifer Doudna und Emmanuelle Charpentier erhielten im Jahr 2020 den Nobelpreis für Chemie für das CRISPR/Cas-Verfahren. Mit dieser auch als „Genschere" bekannt gewordenen Technologie können DNA-Bausteine im Erbgut gezielt zu therapeutischen Zwecken verändert werden.

Die Erbanlagen galten lange als unveränderliche Determinante der Gesundheit. In diesem Kapitel wollen wir uns anschauen, welchen Einfluss das Genom auf die Gesundheit der Menschen hat und verstehen, dass dieses nach dem neueren Forschungsstand durchaus veränderlich ist.

Jeder Mensch kommt mit höchst individuellen genetischen Voraussetzungen auf die Welt. Der Begriff der „Genetik" kann mit der „Wissenschaft der Erzeugung" aus dem Griechischen übersetzt werden (Graw, 2020). Lassen Sie uns nun gemeinsam eine kurze Zeitreise zurück in den Biologieunterricht machen.

Die erste Zelle in der Entwicklung eines menschlichen Organismus setzt sich aus dem Erbgut zweier Menschen zusammen. Die Ei- und die Samenzelle enthalten jeweils einen halben Chromosomensatz, der sich bei der Verschmelzung wieder zu einem vollständigen Chromosomensatz zusammenschließt. Ein Chromosom enthält einen stark komprimierten Desoxyribonukleinsäure-Strang (DNS). Dieser enthält sämtliche Erbinformationen des Menschen und liegt in allen Zellkernen in doppelter Form vor.

Das menschliche Genom besteht normalerweise aus 22 Chromosomenpaaren (Autosomen) sowie zwei Geschlechtschromosomen (XX bei Frauen, XY bei Männern). Als Genom wird die Gesamtheit aller Erbinformationen innerhalb einer menschlichen Zelle bezeichnet (Graw, 2020). Die Erbinformation liegt in Form von Basenpaaren auf dem DNS-Strang vor; eine bestimmte Abfolge dieser Basenpaare kodiert ein bestimmtes Gen. Die DNS ist gewissermaßen eine Bauanleitung für den Organismus. Menschen sind zu 99,6 % genetisch identisch (Carlberg & Molnár, 2023).

Beim Ablesen der DNS im Zellkern werden anhand der chemischen Struktur bestimmter DNS-Sequenzen Enzyme, Hormone oder andere Proteine synthetisiert, die im Organismus benötigt werden. Die dabei entstehenden Proteine führen zu unterschiedlichen Merkmalen wie Augen-, Haar- und Hautfarbe. Viele weitere Körpermerkmale wie Größe, Gewicht, Knochenbau oder Muskelzusammensetzung können größtenteils auf die Erbanlagen zurückgeführt werden (Hanakam & Ferrauti, 2020; Raeder et al., 2020). Diese können sich sowohl positiv als auch negativ auf die Gesundheit auswirken.

Eine bestimmte Genvariante, das CCR5-Δ32-Allel, macht ihre Träger:innen beispielsweise gegenüber HIV resistent. Diese genetische Mutation, deren Entstehung vor mindestens 1000 Jahren in Nordeuropa vermutet wird, erwies sich für HIV-Infizierte mit dieser Variante als vorteilhaft. Schätzungsweise 10 % der europäischen Bevölkerung tragen dieses Gen in sich (Graw, 2020).

30.1 Erbkrankheiten

Als Erbkrankheiten werden Erkrankungen bezeichnet, die aufgrund von Veränderungen des Erbguts entstehen. Sie können entweder spontan im Uterus entstehen oder durch die bereits mutierten Erbanlagen der Eltern weitervererbt werden. Es gibt drei Arten von Erbkrankheiten:

1. Chromosomenanomalien
2. Monogene Erbkrankheiten und
3. Multifaktorielle Erbkrankheiten.

Chromosomenanomalien

Als Chromosomenanomalien bezeichnet man Veränderungen in der Anzahl der Chromosomen. Die meisten Chromosomenanomalien haben so schwerwiegende Folgen für die Entwicklung des Fötus, dass es innerhalb der ersten Schwangerschaftswochen zum Abort kommen kann. Man unterscheidet zwischen dem Fehlen einzelner Chromosomen (Monosomien) und dem dreifachen Vorhandensein bestimmter Chromosomen (Trisomien). Diese können die Chromosomen 13, 18 und 21 sowie die Geschlechtschromosomen betreffen und haben unterschiedliche Auswirkungen auf die Betroffenen, die zumeist mit spezifischen Symptomen und Einschränkungen einhergehen. Am bekanntesten ist die Trisomie 21, die unter anderem durch eine verzögerte Entwicklung sowie eine niedrige Körperspannung der Skelettmuskulatur gekennzeichnet ist (Graw, 2020).

Monogene Erbkrankheiten

Monogene Erbkrankheiten betreffen einzelne Gene, die mutiert sind. Auch sie können zu erheblichen Beeinträchtigungen führen. 90 % der monogenen Erbkrankheiten werden rezessiv vererbt. Rezessive Gene eines Elternteils können durch dominante Gene des anderen Elternteils ausgeglichen werden, sodass es mit geringerer Wahrscheinlichkeit zum Ausbruch der Krankheit bei den Nachkommen kommt. Ein Beispiel für eine autosomal-rezessive Erbkrankheit ist die Mukoviszidose. Der Auslöser für diese Erkrankung ist eine Genmutation auf dem siebten Chromosom, die dazu führt, dass der Stoffwechsel an der Zellmembran gestört ist. Dies hat Auswirkungen auf die Funktion von Lunge, Leber, Dünndarm, Bauchspeicheldrüse, Schweißdrüsen und Geschlechtsorganen, da das Sekret der Organe zu zähflüssig ist und nur schwer vom Körper abtransportiert werden kann.

Die häufigste autosomal-dominant vererbte Krankheit mit einer Häufigkeit von 1:500 ist die familiäre Hypercholesterinämie. Durch die Mutation eines Gens, das für den Abbau von LDL (Low Density Lipoprotein)-Cholesterin zuständig ist, kommt es zu stark erhöhten LDL-Werten im Blut, die bereits im frühen Erwachsenenalter unabhängig vom Lebensstil zu Cholesterinablagerungen in den Blutgefäßen führen und unter anderem Herzinfarkte verursachen können (Graw, 2020).

Multifaktorielle Erbkrankheiten

Multifaktorielle bzw. komplexe Erbkrankheiten kommen deutlich häufiger vor als monogene Erbkrankheiten. Sie gehen ebenfalls mit Veränderungen des Erbguts einher, etwa Mutationen oder bestimmten Genvarianten, die das Risiko für bestimmte Krankheitsausbrüche beeinflussen. Häufig wird eine gewisse Veranlagung zu Krankheiten wie Brustkrebs, Diabetes, Asthma oder Bluthochdruck vererbt, die auf genetische Mutationen zurückgeführt werden können. Im Gegensatz zu Chromosomenanomalien und monogenen Erbkrankheiten handelt es sich hierbei jedoch zunächst nur um ein erhöhtes Erkrankungsrisiko, dem durch einen gesundheitsförderlichen Lebensstil zumindest teilweise entgegengewirkt werden kann, sodass der Ausbruch der Krankheit unwahrscheinlicher wird (Graw, 2020).

Kognitive Störungen

Kognitive Störungen entstehen, wenn die „molekulare Signalkaskade der Gedächtnisbildung" unterbrochen wird (Graw, 2020). Vor allem die Entstehung mittelgradiger bis schwerer kognitiver Beeinträchtigungen ist vornehmlich durch Erbanlagen zu erklären (Jost, 2013). Inwiefern Gene eine Rolle bei leichten Intelligenzminderungen spielen, wird seit Jahrzehnten äußerst kontrovers diskutiert: Sie erklären nur etwa die Hälfte der Varianz menschlicher Intelligenz, während die andere Hälfte auf soziokulturelle oder unbekannte Faktoren zurückgeführt wird. Umweltfaktoren wie Sozialisation, Erziehungsstil und die sozioökonomischen Lebens- und Lernchancen sind entscheidend für den Erwerb mentaler und psychosozialer Fähigkeiten – unabhängig davon, ob eine angeborene Intelligenzminderung vorliegt oder nicht.

Ein Beispiel für eine pränatale Entwicklungsstörung und zugleich die häufigste angeborene Ursache für Intelligenzminderung ist das Fetale Alkoholsyndrom (FAS) (Graw, 2020). Dieses wird durch Alkoholkonsum der Mutter während der Schwangerschaft verursacht (Brukamp, 2016). Kinder mit FAS sind häufig verhaltensauffällig und zeigen Anzeichen von Konzentrationsschwierigkeiten, Hyperaktivität und Anpassungsstörungen (Graw, 2020). Zudem geht FAS häufig mit Fehlbildungen wie Herzfehlern, Schädigungen anderer innerer Organe, Untergewicht und Kleinwuchs einher (Brukamp, 2016).

Psychische Erkrankungen

Psychische Erkrankungen sind zu großen Teilen genetisch bedingt. Schwere Depressionen können zu rund 40 % auf Erbanlagen zurückgeführt werden; bei Angststörungen liegt der Anteil bei 40–50 %, und bei Alkoholabhängigkeit mit 50–60 % sogar noch höher. Bei bipolarer Störung und Schizophrenie steigt der genetische Einflussanteil auf bis zu 85 %. Gründe dafür liegen unter anderem in physiologischen Fehlregulationen der synaptischen Übertragung. So kann es beispielsweise zu einer erhöhten oder verringerten neuronalen Reizempfindlichkeit kommen, was eine verstärkte oder verminderte Reizweiterleitung zur Folge hat und Gefühle sowie Verhalten stark beeinflusst.

Auch die hormonelle Regulation hat erheblichen Einfluss auf das Erleben und Verhalten, sodass ein gestörter Hormonhaushalt ebenfalls Ursache psychischer Erkrankungen sein kann. Das 5-HTT-Gen, das für einen Serotonin-Transporter kodiert, liegt beispielsweise in einer langen und einer kurzen Variante vor. In Tier- wie auch in Humanstudien konnte gezeigt werden, dass die kurze Variante eher mit ängstlichem und depressivem Verhalten korreliert. Sowohl Angststörungen als auch Depressionen können in solchen Fällen gut mit Medikamenten behandelt werden, die an Serotonin-Rezeptoren bzw. dem Serotoninsystem ansetzen.

Wie bei anderen multifaktoriellen Erkrankungen spielen jedoch auch bei psychischen Störungen zahlreiche weitere Einflussfaktoren eine Rolle, die die Wahrscheinlichkeit einer Erkrankung entweder erhöhen oder abschwächen können (Graw, 2020).

30.2 Epigenetik

„Genetics loads the gun but the environment pulls the trigger" (Dr. Judith Stern) ist eine häufig zitierte Analogie, um die Interaktion zwischen der genetischen Ausstattung und den Umweltfaktoren und dem Lebensstil zu beschreiben (Ramos & Olden, 2008). Wenn man sich vorstellt, dass das gesamte Genom eine Bibliothek darstellt und die einzelnen Gene Bücher in den Bibliotheksregalen sind, dann kann man jene Bücher, die sich im aktiven Gebrauch befinden und häufig gelesen werden, als Epigenom verstehen. Die DNA-Bibliothek beinhaltet insgesamt sehr viele Bücher, davon sind etliche jedoch für die Leser:innen – also die Zellen des Organismus – nicht relevant und werden somit auch nicht gelesen (Winkler, 2020). Unzählige

Umwelteinflüsse wiederum beeinflussen tagtäglich das menschliche Genom, indem sie Gene ein- oder ausschalten. Die Epigenetik kann als Brücke zwischen den Genen und der Umwelt beschrieben werden. Bisher sind drei Mechanismen bekannt, die die Aktivierung oder Deaktivierung von Genen zur Folge haben:

- Die DNA-Methylierung, bei der ein Molekül ein bestimmtes Gen blockiert, wodurch es nicht mehr abgelesen werden kann und somit inaktiv wird.
- Die Modifikation von Histonen, die die Struktur der DNA-Stränge so verändert, dass sie besser oder schlechter abgelesen werden können.
- Die RNA-Interferenz, die verhindert, dass ein Eiweiß produziert wird, nachdem es bereits von der DNA abgelesen wurde (Schwegler & Lucius, 2022).

Im Gegensatz zu genetischen Veränderungen, die bereits früh in der embryonalen Entwicklung entstehen und zu irreversiblen Genmutationen führen, sind epigenetische Veränderungen meist reversibel, da das Erbgut nicht direkt verändert, sondern nur dessen „Ablesbarkeit" beeinflusst wird. Epigenetische Veränderungen können zum vorübergehenden Funktionsverlust oder Funktionsgewinn bestimmter Gene beitragen (Carlberg & Molnár, 2023; Fündling, 2016).

Auf der Grundlage von Zwillingsstudien können Rückschlüsse über die Erblichkeit bestimmter Merkmale gezogen und das Ausmaß von Umwelteinflüssen untersucht werden. Man bezeichnet die Übereinstimmung von Merkmalen als Konkordanz und die fehlende Übereinstimmung als Diskordanz. Monogene Erbkrankheiten können vollständig auf die DNA zurückgeführt werden, sie weisen eine hundertprozentige Konkordanz auf (Graw, 2020). Anders verhält es sich bei multifaktoriellen Erbkrankheiten, wie Krebs, Alzheimer oder Diabetes, deren Entstehung zudem von Umwelteinflüssen und dem individuellen Lebensstil beeinflusst wird. So unterschiedlich Umwelteinflüsse sein können, so unterschiedlich zeigen sich auch menschliche Epigenome. Kontakt mit bestimmten Mikroben, Stress, Ernährungs- und Bewegungsverhalten stören das Gleichgewicht (Homöostase) der Zellen und führen zu Anpassungen, um das Gleichgewicht wiederherzustellen (Carlberg & Molnár, 2023).

Epigenetik von Krebs

Epigenetische Veränderungen können in deutlich kürzerer Zeit den Ausbruch einer Krebserkrankung herbeiführen als das alleinige Vorhandensein einer Genmutation. Die Störung der Homöostase kann durch sogenannte Epimutationen stark zunehmen und so die Entstehung von Tumoren beschleunigen (Carlberg & Molnár, 2023). Strahlenbelastungen können über DNA-Mutationen zu Krebs führen. In radioaktiv belasteten Gebieten wird daher empfohlen, Jod-Tabletten einzunehmen, um der Anlagerung radioaktiven Jods in der Schilddrüse und so Schilddrüsenkrebs vorzubeugen (Graw, 2020). Das Gas Radon, das je nach geografischer Lage in unterschiedlich hoher Konzentration im Erdreich vorkommt, gilt heute als zweitwichtigste Ursache nach dem Rauchen für Lungenkrebs. Hier sind besonders Menschen betroffen, die langjährig in Keller- und Erdgeschosswohnungen mit maroder bzw. durchlässiger Bausubstanz in radonbelasteten Gebieten leben oder arbeiten (Bundesministerium für Umwelt, Naturschutz, nukleare Sicherheit und Verbraucherschutz (BMUV), 2023).

Epigenetik von Diabetes Typ II

Nach jeder Mahlzeit steigt der Insulinspiegel, da die mit der Nahrung aufgenommenen Kohlenhydrate abgebaut und in Form von Glykogen und Fett in die Körperzellen aufgenommen werden müssen (Schwegler & Lucius, 2022). Nachdem der Zucker in den Zellen gespeichert wurde, um dort als Energielieferant zur Verfügung zu stehen, ist die Homöostase wiederhergestellt und der Insulinspiegel sinkt wieder. Wird aber sehr häufig und sehr viel gegessen oder werden besonders zuckerreiche Nahrungsmittel konsumiert, steigt der Insulinbedarf der Körperzellen, sodass Gene, die für die Insulinsynthese kodieren, häufiger angeschaltet werden als bei jenen Menschen, die nicht so viel Zucker essen. Diese Ernährungsweise kann auf Dauer zu einer Insulinresistenz und zu Diabetes Typ II führen, welcher öfter auf einen ungesunden Lebensstil zurückgeführt werden kann.

Epigenetik des Alterns

Alterungsprozesse sind nur zum Teil auf das chronologische Alter und die Genetik zurückzuführen (Ferrauti & Hottenrott, 2020; Nikolaus, 2013b). Man geht davon aus, dass 70 % der Alterserscheinungen auf nicht-genetischen Ursachen wie Stress und anderen Umweltfaktoren beruhen (Carlberg & Molnár, 2023). Insbesondere die Effekte körperlicher Aktivität auf das menschliche Epigenom sind nicht zu unterschätzen. Zahlreiche Untersuchungen deuten auf die protektive Wirkung sportlicher Aktivität und Bewegung hin (Ferrauti & Remmert, 2020). In einer Studie untersuchten Lindholm et al. (2014) den Einfluss des Ausdauertrainings auf das Genom. Sie ließen Proband:innen für drei Monate ein kontrolliertes, einbeiniges Training durchführen und entnahmen danach Gewebeproben der beiden Oberschenkelmuskeln. Es zeigten sich hochsignifikante Ergebnisse bei der Auswertung der Muskelproben. Die Zellen des trainierten Beins zeigten in fast 5000 Genen, also knapp 20 % des Genoms, epigenetische Veränderungen, die in Zusammenhang mit einem verbesserten Glukosestoffwechsel, einer optimierten Muskelzusammensetzung, der Verringerung entzündlicher Prozesse und der Entlastung des Immunsystems stehen.

Epigenetik psychischer Erkrankungen

Auch wenn die Gene einen Einfluss auf die Entwicklung psychischer Krankheiten haben, wird deren Auftreten durch epigenetische Ereignisse und Umwelteinflüsse insbesondere in der frühen Kindheit signifikant geprägt. In der menschlichen Entwicklungspsychologie spricht man von sensiblen Phasen. Diese bezeichnen zeitliche Abschnitte, in denen das Fehlen (Deprivation) bestimmter Entwicklungsreize zu einer nachhaltigen Verhaltensänderung führen kann. Diese lassen sich insbesondere für die Sprachentwicklung und das Bindungsverhalten beobachten. Aber auch länger anhaltende, stressreiche Kindheitserfahrungen sind mit einer erhöhten, biochemischen Stressreaktion im Erwachsenenalter assoziiert, da die Gene, die das Ausmaß der ausgeschütteten Stresshormone steuern, bereits in der Kindheit aktiviert werden (Pinquart et al., 2018).

Transgenerationale epigenetische Vererbung

Die Forschung zeigt, dass epigenetische Veränderungen vererbbar sind. Tatsächlich kann sich das Verhalten der Eltern und Großeltern auf die Nachkommen auswirken, wenn sogenannte epigenetische Drifts bei der Befruchtung in den Keimzellen abgespeichert sind (Carlberg & Molnár, 2023). Umweltfaktoren, die die Eltern oder Großeltern epigenetisch geprägt haben, können die Nachfolge-Generation tatsächlich phänotypisch beeinflussen (Carlberg & Molnár, 2023; Graw, 2020).

Dies zeigen etwa Beobachtungen aus der Hungersnot im Winter 1944/45 in den Niederlanden: In dieser Zeit brachten die Frauen im Durchschnitt kleinere Kinder zur Welt als gewöhnlich. Die Unterernährung im Uterus begünstigte die Entwicklung eines sparsamen Phänotyps, die auf eine leichte Veränderung des Epigenoms zurückgeführt wurde und auch noch im Erwachsenenalter nachgewiesen werden konnte (Carlberg & Molnár, 2023; Graw, 2020). Die betroffenen Kinder hatten ein erhöhtes Risiko für Stoffwechselerkrankungen und Adipositas. Sogar die Jahreszeit, in der Menschen gezeugt werden, wirkt sich auf die genetische Ausstattung aus. Menschen, die in der kalten Jahreszeit gezeugt wurden, haben einen höheren Anteil braunen Fettgewebes als solche, die in den Sommermonaten gezeugt wurden. Dieses braune Fettgewebe besitzt besonders gute thermoregulatorische Eigenschaften, die im Gegensatz zu weißem Fett gut vor Auskühlung schützen – und das ein Leben lang (Carlberg & Molnár, 2023; Schwegler & Lucius, 2022).

30.3 Ethik der Genetik

Auf der einen Seite weichen epigenetische Forschungsergebnisse den Gendeterminismus auf, indem sie die große Wirkung der Umwelt- und Lebensumstände auf die Gesundheit aufzeigen. Auf der anderen Seite müssen wir darüber sprechen, dass die Epigenetik nicht zum Victim Blaming führen darf mit einer Verschiebung vom „Genfatalismus zum Genaktivismus" (Schuol, 2016, S. 54). Menschen dürfen für ihre Krankheiten nicht persönlich verantwortlich gemacht werden, denn solche Dynamiken können den Nährboden für soziale Spaltung bilden.

Eugenik

Die Eugenik geht davon aus, dass menschliches Erbgut durch Züchtung optimiert werden kann, ähnlich, wie dies bei Pflanzen oder Tieren in der Landwirtschaft betrieben wird. Jedoch ignorierten die Auswüchse der Eugenik im Nationalsozialismus sämtliche ethischen Prinzipien wie Autonomie, informierte Einwilligung oder Nicht-Schaden und orientierten sich nicht am Wohlergehen des Einzelnen, sondern an rassenideologischen und menschenverachtenden Vorstellungen einer Leistungsgesellschaft, die der Einzelperson den Wert abschreibt und Menschen allein anhand ihrer Produktivität bewertet. Eugenisches Gedankengut hat bereits zu Beginn des 20. Jahrhunderts nicht nur in Deutschland, sondern auch in den USA zu Massensterilisationen geführt. Das „Gesetz zur Verhinderung erbkranken Nachwuchses" in Deutschland im Jahr 1933 führte zur Ermordung von etwa 300.000 Menschen mit Behinderungen (Graw, 2020).

Umgang mit auffälligen Befunden in der Schwangerschaft

Dies wirft die Frage auf, inwiefern sich die heutige pränatale Diagnostik von der Eugenik unterscheidet. Denn auch sie dient dazu, Erbkrankheiten vorzubeugen, indem sie möglichst früh erkannt werden und die Möglichkeit eines Schwangerschaftsabbruchs eröffnet wird. Die wesentlichen Unterschiede sind aber in der bestmöglichen Berücksichtigung der ethischen Prinzipien zu verorten, da Untersuchungen und Eingriffe stets freiwillig erfolgen und es den Eltern selbst überlassen ist, die Ergebnisse zu interpretieren und selbstbestimmt darüber zu entscheiden, welche Konsequenzen man daraus zieht (Graw, 2020). Der gesellschaftliche Druck, der auf Schwangeren lastet, die vor der Entscheidung einer Abtreibung stehen, ist sehr groß. Die „embryopathische Indikation" für eine Abtreibung wird – wenn auch sehr kontrovers diskutiert – als Gefährdung des psychischen Gesundheitszustands der Schwangeren interpretiert und fällt somit unter die Sonderregelung, eine Abtreibung auch nach der zwölften Schwangerschaftswoche vorzunehmen, wenn das Austragen des Kindes zu einer Gesundheitsschädigung der schwangeren Person führen könnte. Die gesetzliche Implikation, dass ein körperlich oder geistig beeinträchtigtes Kind als „unzumutbar" für die Psyche der Eltern eingestuft wird, verdeutlicht die ethische Gratwanderung, die der pränatalen Diagnostik zugrunde liegt (Achtelik, 2019).

31 Alter

Das Alter ist eine unveränderbare Determinante der Gesundheit. Niemand kann an der Zeit drehen. Das chronologische oder auch kalendarische Alter ist ein soziokulturelles Konstrukt, mit dessen Hilfe Menschen entlang zeitlicher Variablen klassifiziert und gesellschaftlichen Rollen zugeordnet werden können, die vermeintlich ihrem Alter entsprechen. Damit eröffnet und begrenzt das chronologische Alter gleichzeitig Handlungsspielräume und „weist uns einen Platz in der Gesellschaft an" (Schroeter & Künemund, 2020, S. 545). Nicht umsonst ist das Alter eine Kerndimension der Diversität (Kapitel 2.4).

Ist das aber wirklich so, kann tatsächlich niemand an der Zeit drehen? Das gilt nur für das chronologische Alter. Neben diesem kann zwischen dem biologischen, dem psychologischen und dem sozialen Alter unterschieden werden. Diese müssen nicht mit dem chronologischen Alter kongruent sein (**Abbildung 81**).

Das *biologische Alter* richtet sich nicht nach dem Geburtsjahr, sondern bezieht sich auf organische Veränderungen des Körpers im Laufe des Lebens, die vom Lebensstil wie Schlafverhalten, Stress, Bewegung oder Ernährung, der Umwelt und epigenetischen Einflüssen beeinflusst werden. Das *psychologische Alter* hingegen trifft Aussagen über die Reife und das Befinden einer Person. Das *soziale Alter* ordnet Menschen bestimmten gesellschaftlichen Altersgruppen zu. Diese drei verschiedenen „Alterstypen" können sich zwischen Gleichaltrigen stark unterscheiden, aber auch intraindividuell je nach sozialem Setting und zugeschriebener sozialer Rolle variieren und stehen nur bedingt in Zusammenhang mit dem kalendarischen Alter (Schroeter & Künemund, 2020). Die Determi-

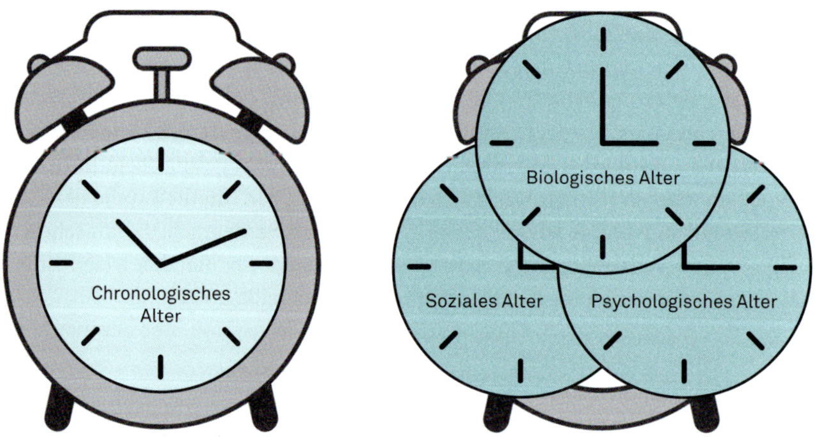

Abbildung 81: Das Alter messen

nante Alter kann also individuell unterschiedlich betrachtet werden und ist beeinflussbar.

Die Entwicklung des Alters

Die Entwicklung des Alters beschreibt einen dynamischen Prozess, der nicht nur durch das chronologische Alter, sondern vielmehr durch die Rahmenbedingungen wie Umgebungsfaktoren oder physiologische Prozesse beeinflusst wird. Als wichtigste Entwicklungstreiber gelten heute eine Mischung biologischer, psychologischer und sozialer Einflüsse (Pinquart et al., 2018). Diese Einflussfaktoren variieren von Person zu Person und spielen je nach Lebensabschnitt eine unterschiedlich große Rolle, was über die Lebensspanne zu sehr unterschiedlichen Lebensentwürfen und Gesundheits-Outcomes führt. Die Altersentwicklung verläuft nicht linear, sie kann abhängig vom Alter und Kontext zu einem Zugewinn oder einer Abnahme von Fähigkeiten führen. Tendenziell kommt es mit steigendem Alter eher zu Verlusten, die es womöglich zu kompensieren gilt (Lang et al., 2012).

31.1 Alterungsprozesse

Mit steigendem Alter nimmt der altersassoziierte Abbau der körperlichen und kognitiven Leistungsfähigkeit, also die Gebrechlichkeit, zu. Damit steigt gleichzeitig die Vulnerabilität gegenüber chronischen Krankheiten mitsamt der psychosozialen Folgen (Nikolaus, 2013a). Die Ergebnisse der ersten Erhebungswelle zur Gesundheit Erwachsener in Deutschland (DEGS1) an 1853 Personen im Alter von 65 bis 79 Jahren zeigen, dass Mobilität, Kraft, Balance und Kognition im Alter kontinuierlich abnehmen (Fuchs et al., 2013). Die Abnahme der körperlichen Leistungsfähigkeit im Alter ist ein physiologischer Prozess, der auf Zellebene beginnt und Auswirkungen auf die Zusammensetzung und Funktionalität von Körpergeweben hat, die schließlich zu körperlichen Einschränkungen führen können. Diese Prozesse können bei ungesundem Lebensstil deutlich beschleunigt werden.

Alterungsprozesse auf Zellebene

Mit jeder Zellteilung verkürzen sich die Telomere der Chromosomen. Ist die maximale Anzahl der Zellteilungen erreicht, stirbt die Zelle. Mit zunehmendem Alter verlieren Zellen ihre Teilungsfähigkeit und es kommt zu einem Rückgang anaboler (aufbauender) und einem Anstieg kataboler (abbauender) Hormone. Je älter Zellen werden, desto eher sammeln sich Stoffwechselendprodukte in ihnen an, die das Krebsrisiko erhöhen. Häufig bewegen sich Menschen mit steigendem Alter immer weniger, sodass der Stoffwechsel sich verlangsamt und alte Zellen und Stoffwechselprodukte nicht mehr so schnell abtransportiert und abgebaut werden. Sie stauen sich im Körper, man spricht auch von einer verringerten „Turnover-Rate" oder einem geringeren metabolischen Umsatz. Auch chronische Entzündungsprozesse werden durch einen sesshaften Lebensstil und insbesondere einen hohen Anteil viszeralen Fetts begünstigt. Viszerales Fett setzt kontinuierlich Entzündungsbotenstoffe und freie Radikale frei, was zu oxidativem Stress führt. Das bedeutet, dass diese Stoffe sehr reaktiv sind und Zellstrukturen angreifen. Die Zellwände als Isolationsschicht von Nerven oder auch Knorpel können durch diese Stoffe auf Dauer beschädigt werden. Dies äußert sich dann in entzündlichen Autoimmunerkrankungen der Gelenke und des Nervensystems. Aber auch Krebs und Diabetes Typ II können zum Teil auf eine chronische Entzündung zurückgeführt werden. Haupttreiber für chronische Entzündungen sind eine hyperkalorische Energiezufuhr und Bewegungsmangel, die zu einer Zunahme des viszeralen Fetts führen.

Protektiv gegen die Zellalterung hingegen wirken Bewegung und Sport. Je mehr man sich bewegt, desto mehr Energie braucht der Körper. Man isst also mehr und der Stoffwechsel läuft schneller. Diese erhöhte Turnover-Rate gewährt die regelmäßige Nährstoffzufuhr und den schnelleren Abtransport von Stoffwechselendprodukten, da die körpereigene „Müllabfuhr" angekurbelt wird (Nikolaus, 2013b). Kalorische Restriktion gekoppelt mit viel körperlicher Aktivität begünstigt zudem antioxidative Prozesse auf Zellebene und schützt Körperzellen somit vor alters- und lebensstilbedingtem Abbau (Ferrauti & Hottenrott, 2020; Nikolaus, 2013b).

Alterungsprozesse der Körperstrukturen und -funktionen

Mit steigendem Alter verändert sich die Zusammensetzung des Körpers. Aktives Gewebe (Muskulatur) wird graduell durch passive, schlechter durchblutete Strukturen ersetzt (Bindegewebe, Fett, Knochen) (Schwegler & Lucius, 2022). Dieser Prozess nennt sich Fibrose (Burger, 2022) und führt zur geringeren Elastizität aller Gewebe (Herz- und Skelettmuskulatur, Gefäße, Bindegewebe, Haut und Knochen) (Ferrauti & Hottenrott, 2020). Zudem verringert sich durch die Abnahme der Gewebeelastizität die Wasserspeicherungsfähigkeit des Körpers, sodass Bandscheiben und Knorpel an Pufferkapazität verlieren. Auch die Zunahme des Körperfettanteils führt zu einem geringeren prozentualen Körperwassergehalt (Hartig et al., 2004). Der Verlust von Muskelmasse wird auch als Sarkopenie bezeichnet. Die Muskelmasse kann bei körperlich inaktiven Menschen zwischen dem 25. und 80. Lebensjahr um bis zu 50 % sinken (Ferrauti & Hottenrott, 2020). Doch schon im frühen Erwachsenenalter nehmen Kraft, Schnelligkeit und Ausdauer ohne präventives Training bereits ab (Ferrauti & Hottenrott, 2020; Shur et al., 2021). Untersuchungen zeigen, dass die Sprungkraft, welche eine Kombination aus Maximal- und Schnellkraft ist, bereits bei 20- bis 39-Jährigen unabhängig vom Geschlecht innerhalb von sechs Jahren signifikant abnimmt (Wiegmann et al., 2021) und auch die Knochendichte beginnt ab ca. 30 Jahren zu sinken (Zhu & Zheng, 2021). Durch die Degeneration der Isolationsschicht der Nerven sinkt die Reizweiterleitungsgeschwindigkeit und somit die Erregbarkeit von Nerven- und Sinneszellen. Informationen werden langsamer aufgenommen, weitergeleitet und verarbeitet. Das wirkt sich sowohl auf die koordinativen Fähigkeiten, wie Balance- und Reaktionsfähigkeit, als auch auf das Gedächtnis aus (Ferrauti & Hottenrott, 2020). Ältere Menschen können sich bei Stürzen nicht mehr so schnell abfangen, weshalb die Gefahr von Verletzungen steigt (Burger, 2022). Gepaart mit einer geringeren Knochendichte (Osteoporose) und weniger Muskelmasse zur Stabilisierung der Gelenke (Sarkopenie), die insbesondere Frauen im postmenopausalen Alter betrifft, ist die Gefahr einer Fraktur beim Sturz mit steigendem Alter deutlich erhöht (Mueller, 2013; Sipilä et al., 2020; Slater & Tiggemann, 2011). Durch die verringerte Elastizität der Gefäße steigt der Blutdruck und auch die maximale Sauerstoffaufnahmekapazität der Lunge sinkt ab dem Alter von 30 Jahren um jährlich durchschnittlich ein Prozent (Ferrauti & Hottenrott, 2020).

Hinsichtlich der koronaren Herzerkrankungen verfügt jeder Mensch über eine Art Gesundheitskonto, auf das lebenslang eingezahlt wird. In jungen Jahren machen sich große Ausgaben noch nicht bemerkbar, weil der Körper noch viele Ressourcen besitzt, um diese auszugleichen. Man merkt noch nichts vom Schaden, den man seinem Körper zufügt. Wer aber sein Leben lang geraucht und Risikofaktoren wie Bluthochdruck und einem erhöhten Cholesterinspiegel ausgesetzt ist, wird mit höherer Wahrscheinlichkeit ab einem gewissen Alter Probleme mit der Herzleistung bekommen, wenn der Körper diese Belastungen nicht mehr kompensieren kann. Man spricht vom „Lifetime Risk": Dieser Begriff beschreibt die im Laufe des Lebens akkumulierten Risikofaktoren, die oft jedoch erst ab 60 Jahren sichtbar werden (Burger, 2022). Dies ist der Zeitpunkt, ab dem man seine Ausdauerleistung nicht mehr im gleichen Ausmaß durch sportliche Aktivität aufrechterhalten kann (Nikolaus, 2013b).

All diese Prozesse führen dazu, dass es ohne prophylaktische Gegenmaßnahmen, im Sinne eines gesundheitsförderlichen Lebensstils, ab dem 60. Lebensjahr statistisch zu einer deutlichen Zunahme körperlicher Beschwerden kommt, welche im schlechtesten Fall zu einer starken Einschränkung der Teilhabefähigkeit und einer geringen Lebensqualität führt.

Das Altern ist nicht mit Krankheit gleichzusetzen. Man unterscheidet zwischen physiologischen und pathologischen Degenerationsprozessen (Lang et al., 2012). Es gibt bereits viele Forschungsergebnisse, die darauf hindeuten, dass die negativen Auswirkungen des „Alterns" größtenteils Langzeiteffekte von Bewegungsmangel sind (Shur et al., 2021; Sipilä et al., 2020). Körperliche Aktivität ist eine der wichtigsten Präventionsstrategien, um gesund zu altern und physiologische Abbauprozesse zu verlangsamen. Um die Lebenszufriedenheit und Versorgungssicherheit im Alter zu gewährleisten, ist die Gesundheitsförderung essenziell. Es sollte das Ziel sein, die mit Krankheit und Beeinträchtigung verbrachte Lebenszeit möglichst zu verkürzen bzw. hinauszuzögern (Nikolaus, 2013b), also die Morbidität zu komprimieren (Geyer & Eberhard, 2021). Wie entwickelt sich der Mensch über die Lebensspanne und welchen Einfluss hat die Gesundheitsförderung, hier mit dem Schwerpunkt Bewegung, auf die Gesundheit? Das schauen wir uns im Folgenden gemeinsam entlang des chronologischen Alters an und beginnen, natürlich, mit der frühkindlichen Entwicklung:

31.2 Gesundheitsförderung über die Lebensspanne

Frühkindliche Entwicklung und Vorschulalter

Die ersten Monate und Jahre des Lebens gelten für den Rest des Lebens als prägend sowohl für das Bindungsverhalten als auch für die sprachliche Entwicklung. Werden Säuglinge und Kleinkinder in dieser Zeit vernachlässigt, etwa weil sie psychisch kranke Eltern haben oder in schlechten Versorgungssettings leben, manifestieren sich bei ihnen häufiger Entwicklungsstörungen oder psychische Auffälligkeiten als bei Kindern, die in stabilen sozialen Verhältnissen aufwachsen (Thürnau, 2021). Je mehr Stressoren ein Kind während der Entwicklung erlebt, desto höher fällt auch die physiologische Stressreaktion im Erwachsenenalter aus (Pinquart et al., 2018). Bereits in den ersten vier Lebensjahren durchlaufen Kinder die größte Entwicklung hinsichtlich der motorischen, sprachlichen und sozialen Fähigkeiten, die sie für den Rest des Lebens benötigen (Jenni, 2021). Daher ist es besonders wichtig, Kinder und deren Bezugspersonen in dieser Zeit bestmöglich zu unterstützen, um diese entscheidende Entwicklungsphase möglichst positiv zu beeinflussen (Gesetzliche Krankenversicherung (GKV)-Spitzenverband, 2023). Die Forschung spricht hier von Phasen erhöhter Neuroplastizität, in denen Lernvorgänge und Gedächtnisleistungen erhöht sind. Diese sensiblen Phasen manifestieren auch das Verhalten so stark, dass es im weiteren Lebenslauf kaum mehr bedingt rückgängig gemacht oder wieder aufgeholt werden kann (Pinquart et al., 2018).

Die Gesundheitsförderung in dieser Altersgruppe konzentriert sich vor allem auf Bewegungsförderung durch eine stimulierende und natürliche Spielumgebung, eine ausgewogene Kost sowie die Förderung von prosozialem Verhalten (GKV-Spitzenverband, 2023). Zusätzlich sind Unfallprävention, Vorsorgeuntersuchungen und Schutzimpfungen sowie die Gesundheitskompetenz der Erziehungsberechtigten elementar (Nationale Präventionskonferenz (NPK), 2018). Im Vergleich zu Jugendlichen und Erwachsenen sind Kinder aufgrund ihrer geringen Eigenständigkeit besonders von Erwachsenen abhängig und daher extrem vulnerabel (Thürnau, 2021). Sie bedürfen vertrauter und emotional stabiler Bezugspersonen, um ein sicheres Bindungsverhalten zu entwickeln (Pinquart et al., 2018). Dies müssen nicht zwangsläufig die Eltern sein, sondern können auch

Erzieher:innen und Sozialarbeitende in der Kita oder andere Betreuungspersonen sein. Thürnau sieht in Kitas „riesengroße Ressourcen" zur Gesundheitsförderung und Resilienzbildung für Kinder psychisch kranker Eltern. Das Prinzip „Bindung vor Bildung" bedeutet, dass Kinder zunächst einen „sicheren Hafen" benötigen, zu dem sie jederzeit zurückkehren können, damit sie sich trauen, ihre Umwelt zu erkunden (Thürnau, 2021). Ein essenzieller Bestandteil der Lernentwicklung und ein Grundbedürfnis von Kindern ist das Spielen. Wenn Kinder eine Zeit lang nicht spielen konnten, holen sie dies sogar anschließend mit längerem und intensiverem Spielen nach. Sie spielen jedoch nur, wenn ihre anderen Grundbedürfnisse (Schlaf, Essen, Unterkunft, Hygiene, stabile Bezugsperson) ausreichend gedeckt sind und sie sich sicher und wohl fühlen (Jenni, 2021).

Das Grundschulalter

Das Gehirn erreicht bis zum Grundschulalter von ca. sechs bis elf Jahren bereits 90–95% seiner Größe, was sich positiv auf die Lernfähigkeit auswirkt (Ferrauti, 2020). Kinder, die regelmäßig Sport treiben und sich ausreichend bewegen, erlangen bessere Schulnoten (World Health Organization (WHO), 2020). Frühe Bewegungsförderung kann indirekt zur vertikalen sozialen Mobilität beitragen (Falcon & Joye, 2023), indem die Bildungschancen von Kindern aus sozioökonomisch schwächeren Familien verbessert werden. So wird die Gesundheit direkt, aber auch indirekt gefördert, da eine höhere Bildung positiv mit Gesundheit assoziiert ist (Lampert et al., 2022).

Die vorpuberale Phase (10.–13. Lebensjahr) gilt als das beste Lernalter für motorische Fähigkeiten. Bewegungsdrang und Anpassungsfähigkeiten sind im Grundschulalter ohnehin sehr hoch, weshalb eine Förderung des Spiel- und Sportverhaltens in dieser Zeit besonders geeignet ist. Die meisten Kinder treten im Grundschulalter in Sportvereine ein (Ferrauti, 2020). Bezüglich der Bewegungsförderung ist es bei Kindern am wichtigsten, dass sie lernen, Bewegung mit Spaß und Freude zu assoziieren und sich selbst Sportarten aussuchen können. Dies fördert ihre intrinsische Motivation, sich auch später im Leben regelmäßig zu bewegen (Hecht, 2020). Die WHO empfiehlt Kindern und Jugendlichen im Alter von fünf bis 17 Jahren, sich an mindestens drei Tagen pro Woche intensiv sportlich zu betätigen und innerhalb einer Woche durchschnittlich mindestens eine Stunde täglich moderat bis intensiv körperlich aktiv zu sein. Neben positiven körperlichen Gesundheits-Outcomes ist Bewegung auch mit nachhaltigen positiven Effekten für die Psyche, das Sozialverhalten und den Schlaf von Kindern und Jugendlichen assoziiert (WHO, 2020).

31.2.1 Jugendalter

Die Adoleszenz wird etwa zwischen elf und 18 Jahren datiert und beschreibt das Alter zwischen dem Pubertätseintritt und dem Erwachsenenalter. Sie umfasst auch alle psychosozialen Veränderungen, die in dieser Zeit stattfinden. Die Pubertät hingegen bezieht sich lediglich auf die körperlichen Entwicklungen zur Geschlechtsreife, die sich bei Mädchen durchschnittlich mit zehn und bei Jungen mit zwölf Jahren einstellen und mit ca. 16 Jahren abgeschlossen sind. Im Durchschnitt dauert die Pubertät drei Jahre. Aufgrund der vielen körperlichen, psychischen und sozialen Veränderungsprozesse in diesem Alter sind Jugendliche besonders anfällig für Essstörungen, risikoreiches Verhalten wie ungeschützter Sex, Konsum von Rauschgiften, depressive Verstimmungen oder suizidale Handlungen (Jenni, 2021).

Prävalenz psychischer Erkrankungen

75% der psychischen Erkrankungen beginnen vor dem 20. Lebensjahr und 12,4% der Jugendlichen mit psychischen Auffälligkeiten sind hohen familiären und sozialen Belastungen ausgesetzt (Richter-Werling, 2023, nach Lambert,

2013). Im Erhebungszeitraum 2017/18 wiesen rund ein Drittel aller weiblichen und ein Fünftel aller männlichen 11- bis 15-Jährigen in Deutschland mindestens eine psychosomatische Beschwerde auf. Dies verstärkte sich zusätzlich durch die Covid-19-Pandemie. Die Prävalenz von Depressionen und Angstzuständen nahm zu, psychische Störungen erreichten im Winter 2020/21 unter Heranwachsenden einen Wert von 31 % im Vergleich zu 18 % vor der Pandemie. Besonders gefährdet waren Jugendliche, deren Eltern psychische Erkrankungen oder einen niedrigen Bildungsgrad hatten, die in beengten Wohnverhältnissen lebten oder eine Migrationsgeschichte hatten (Sevecke et al., 2022).

Autonomie

Jugendliche werden autonomer und unabhängiger von ihren Bezugspersonen, was unter anderem an der Ausdifferenzierung kognitiver Prozesse liegt, die zu kritischem Denken, einer Zunahme der Selbstkontrolle, Planungsfähigkeit und Selbstregulation führen. Das Jugendalter ist durch die Bildung eines Selbstkonzepts geprägt, welches durch das Hinterfragen erlernter Werte und Normen der Bezugspersonen geschieht. Sie gleichen diese mit den Ansichten Gleichaltriger ab und bewerten sie gegebenenfalls neu.

Soziale Bezugsgrößen Jugendlicher

Für Jugendliche spielt die soziale Anerkennung Gleichaltriger eine erheblich größere Rolle als für Kinder und Erwachsene. Dies führt oftmals dazu, dass sie in sozialen Situationen einen höheren Druck verspüren, entsprechend der Erwartungen ihrer Peers zu handeln und höhere Risiken eingehen, als wenn sie allein sind (Jenni, 2021). Entsprechend viel Einfluss hat der Freundeskreis Jugendlicher auf ihre Entwicklung und kann einerseits engagierte elterliche Bemühungen unterminieren, andererseits aber auch mangelnde familiäre Unterstützung kompensieren (Pinquart et al., 2018).

Selbstwertgefühl

Das Selbstwertgefühl ist in der Jugend so niedrig wie sonst nie im Leben, bei jungen Frauen zudem noch geringer als bei jungen Männern. Junge Frauen bewerten ihren Körper häufig negativer, weil die physiologischen Veränderungen des weiblichen Körpers in der Pubertät nicht mit medial verbreiteten Schlankheitsidealen des weiblichen Körpers kompatibel sind. Ein Viertel aller Mädchen fühlt sich in der Pubertät zu dick, während sich das Körperbild der meisten Jungen in dieser Zeit aufgrund des hormonellen Muskelzuwachses verbessert und eher gesellschaftlichen normativen Schönheitsidealen von Männlichkeit entspricht. Im Jugendalter ist das Selbstwertgefühl zudem sehr stark von der sozialen Anerkennung von Gleichaltrigen abhängig und leidet entsprechend, wenn diese fehlt (Jenni, 2021).

Soziale Medien

Die Problematik des vermeintlich unzureichenden Körperbildes wird durch die sozialen Medien noch verschärft, denn diese haben einen großen Einfluss auf die Selbstwahrnehmung von Jugendlichen. Inhalte, die Gewichtsreduktion thematisieren, lösen eine erhöhte Unzufriedenheit mit dem eigenen Körper, Angst vor negativen Beurteilungen des Körpers durch andere und mehr Binge Eating aus. Während die Nutzung sozialer Medien im Zeitraum zwischen 2015 und 2022 signifikant zugenommen hat, konnten auch deutlich mehr Auffälligkeiten des Essverhaltens festgestellt werden (Binge Eating, Erbrechen, Einnahme von Abführmitteln). Dies wurde signifikant häufiger bei Frauen beobachtet als bei männlichen Studienteilnehmern (Sanzari et al., 2023). In einem Review von 2023 konnten zudem Zusammenhänge zwischen einem hohen Social-Media-Konsum, zu wenig Schlaf, eingeschränkten kognitiven Fähigkeiten, einer schlechteren Emotionsregulation und schlechteren Bildungs-Outcomes festgestellt werden. Häufige Social-Media-Nutzung erhöht außerdem psychischen Stress, selbstverletzendes Verhalten und Suizidalität (Khalaf et al., 2023).

Bewegung

Aufgrund negativer Erfahrungen wie Mobbing oder abwertenden Kommentaren hinsichtlich ihres Körpers, treiben viele Mädchen in der Pubertät aus Unwohlsein oder Scham immer weniger Sport (Gualdi-Russo et al., 2022; Slater & Tiggemann, 2011). 20,9 % der Jungen, aber nur 10,8 % der Mädchen und 12,4 % der gender-diversen 11- bis 15-Jährigen halten sich an die Bewegungsempfehlungen von täglich 60 Minuten der WHO (Bucksch, 2024). Da allerdings die Bewegungsgewohnheiten, die in der Adoleszenz erlernt werden, sich auch auf das Erwachsenenalter übertragen (Fraser et al., 2023), ist es wichtig, dass Bewegungsförderung bereits früh ansetzt und in geschlechtersensiblen Settings stattfindet (Slater & Tiggemann, 2011). Bewegung kann zudem der Entstehung psychischer Krankheiten entgegenwirken, Stress reduzieren und das Körperbild Jugendlicher verbessern (Dai et al., 2020; Gualdi-Russo et al., 2022; Imboden et al., 2022; van der Zwan et al., 2015).

Gesundheitsförderung Jugendlicher

Neben Sport zur Reduktion von Stress und Verbesserung des Selbstwertgefühls, kann auch familiäre Unterstützung der Entstehung psychischer Erkrankungen im Jugendalter entgegenwirken (Sevecke et al., 2022). Das Selbstwertgefühl wird durch die erfolgreiche Bewältigung herausfordernder Situationen nachhaltig gestärkt. Selbst Auseinandersetzungen mit den Eltern können das Selbstwertgefühl positiv beeinflussen, da sie die Kommunikation fördern und zur erfolgreichen Problemlösung beitragen können (Jenni, 2021). Um Jugendliche effektiv zu erreichen, ist es wichtig, sie innerhalb ihrer sozialen Settings anzusprechen und auch ihren Freundeskreis für dieselbe Sache zu begeistern, denn ohne die Anerkennung der gesamten Peer-Group sind gesundheitsförderliche Interventionen kaum erfolgversprechend (Jones et al., 2014). Geschützte Räume in Schulen und Sportsettings (Slater & Tiggemann, 2011) und vielmehr noch in den sozialen Medien zu schaffen, ist eine grundlegende Voraussetzung, diese Zielgruppe zu erreichen (Khalaf et al., 2023; Sanzari et al., 2023).

31.2.2 Erwachsenenalter

Frühes Erwachsenenalter

Der Zeitraum der „Emerging Adulthood" zwischen 18 und 30 Jahren beschreibt die Übergangsphase zwischen körperlicher Entwicklung, dem Erreichen eines Leistungsplateaus und dem Beginn von Alterungsprozessen. Im Gegensatz zum Kindes- und Jugendalter ist das Erwachsenenalter nicht eindeutig durch biologische Ereignisse wie Entwicklungsmeilensteine oder den Beginn der Pubertät, sondern eher durch soziale Grenzen wie die Volljährigkeit (Lang et al., 2012).

In den jungen Erwachsenenjahren erreichen körperliche und kognitive Fähigkeiten ihren Höhepunkt. Die Gehirnentwicklung ist mit ca. 25 Jahren abgeschlossen (Jenni, 2021, Arain et al., 2013), die maximale Knochendichte wird etwa mit dem 20. Lebensjahr erreicht (Zhu & Zheng, 2021) und auch die Muskelmasse und -kraft erreicht zwischen dem 20. und 30. Lebensjahr ihr Maximum (Alcazar et al., 2020).

Die Entwicklungsaufgaben junger Erwachsener sind zumeist durch das Verlassen des Elternhauses, den Beginn der beruflichen Karriere und eine zunehmende Verantwortungsübernahme geprägt. Häufige Entwicklungsziele sind auf Bildung und Familiengründung bezogen (Lang et al., 2012). Studierende erleben insbesondere das erste Studienjahr als besonders stressig (Yeo & Yap, 2023) und berichten von hohen gesundheitlichen Belastungen, insbesondere jene, die parallel arbeiten müssen (GKV-Spitzenverband, 2023).

Mittleres Erwachsenenalter

Um dem fortschreitenden körperlichen und mentalen Abbau ab dem mittleren Lebensalter (ca. 30–65 Jahre) entgegenzuwirken, sollte man allerspätestens mit 50 Jahren beginnen, sich fit zu halten (Burger, 2022). Es gilt jedoch das Prinzip, je früher, desto besser. Ein im Kindes-, Jugend- und jungen Erwachsenenalter hohes körperliches Leistungsniveau für viele Körperstrukturen ist mit einem verzögerten Leistungsabfall im höheren Alter assoziiert (Zhu & Zheng, 2021). Präventiv kann sich durch eine vermehrte körperliche Aktivität im mittleren Erwachsenenalter die Knochendichte und Muskelmasse bei postmenopausalen Frauen erhalten (Sipilä et al., 2020). Ab dem 35. Lebensjahr sind zudem regelmäßige – insbesondere auch kardiologische – Vorsorgeuntersuchungen ratsam, um frühzeitig bestehende Risikofaktoren zu erkennen und diesen rechtzeitig entgegenwirken zu können (Ferrauti & Hottenrott, 2020).

Spätes Erwachsenenalter

Viele präventive Maßnahmen im späten Erwachsenenalter (ca. 65–80 Jahre) beziehen sich besonders auf die Sturzprophylaxe sowie auf den Erhalt der kognitiven Leistungsfähigkeit, der Autonomie und der sozialen Teilhabe. Bewegung kann all diesen Alterserscheinungen entgegenwirken. Die Kombination von Kraft-, Ausdauer- und koordinativem Training, wie z.B. Tai Chi oder Tanzen fordert Körper und Geist und kann zudem helfen, sozial angebunden zu bleiben (Ferrauti & Hottenrott, 2020; Nikolaus, 2013b). Besonders die Sturzprävention kann verbessert werden, wenn man im Haushalt Stolperfallen wie Teppichränder beseitigt und den Zugang zu Lichtschaltern vereinfacht. Zudem zeigt die regelmäßige Vitamin-D- und Calciumeinnahme positive Auswirkungen auf die Knochendichte (Mueller, 2013). Um dem kognitiven Leistungsabfall entgegenzuwirken, haben sich ein komplexes Arbeitsumfeld sowie lebenslanges Lernen und Bildung als protektive Faktoren herausgestellt. Hier scheint das Prinzip „use it or lose it" zu gelten (Lang et al., 2012). Demenzen könnten effektiv durch einen gesundheitsförderlichen Lebensstil vorgebeugt werden. Neben körperlicher Aktivität haben auch das Ernährungsverhalten, das Körpergewicht, Alkoholkonsum und Rauchen großen Einfluss auf die Entwicklung einer Demenz. Es ist daher wichtig, Menschen, die nicht mehr berufstätig sind, kognitiv, physisch und sozial zu fordern, einzubinden und ihnen sinnstiftende Tätigkeiten zu bieten (Georges et al., 2023). Menschen können ihre Entwicklung und die Gesundheit im Alter aktiv mitgestalten und durch einen gesunden Lebensstil positiv beeinflussen (Lang et al., 2012).

31.3 Das hohe Alter

Epidemiologische Befunde zeigen, dass die Krankheitslast im Alter deutlich zunimmt (Gaertner et al., 2023). Darum widmen wir dem hohen Alter ab ca. 80 Jahren ein eigenes Kapitel. Dass Menschen altern und die Leistungsfähigkeit mit der Zeit sinkt, ist normal und durch Genetik, Physiologie und den Lebensstil bedingt (Ferrauti & Hottenrott, 2020; Nikolaus, 2013b). Gesundheitliche Beeinträchtigungen stellen für Menschen im hohen Alter eine hohe Belastung dar, die sich negativ auf die Lebensqualität auswirkt und zu verringerter gesellschaftlicher Teilhabe und mehr sozialer Isolation führt (Gaertner et al., 2023).

Krankheitsprävalenz im hohen Alter

Aus epidemiologischer Sicht ist das hohe Alter ein Risikofaktor für chronische Krankheiten und Multimorbidität (Georges et al., 2023). Die Prävalenz von Krankheit und Beeinträchtigung ist im Vergleich zu früher gesunken (Fuchs et al., 2022). Die Menschen altern heute gesünder und aktiver als noch vor wenigen Jahrzehnten (Lang et al., 2012). In der Studie

Gesundheit 65+ des Robert Koch-Instituts berichteten 52 % der Befragten im Zeitraum 2021/22, sich einer (sehr) guten subjektiven Gesundheit zu erfreuen und 78 % (sehr) zufrieden mit ihrem Leben zu sein. Dennoch gaben 69,2 % der Befragten an, unter mindestens zwei Krankheiten zu leiden, sie gelten als multimorbid. 16,9 % der Befragten wiesen einen Pflegegrad auf.

Gesundheitliche Einschränkungen wie Inkontinenz, Seh-, Hör- oder Gedächtnisverlust, Sturzereignisse, Immobilität, chronische Schmerzen und Depressivität, waren bei über 80-Jährigen im Vergleich zu 65- bis 79-Jährigen signifikant häufiger. Entsprechend berichten ältere Menschen auch von einer niedrigeren Lebenszufriedenheit als Jüngere. Frauen und Menschen mit niedriger Bildung zeigten im Durchschnitt signifikant schlechtere Ergebnisse als Männer und höher gebildete Personen. Sie gaben häufiger chronische Schmerzen, Einsamkeit und mangelnde soziale Unterstützung an (Gaertner et al., 2023).

Hinsichtlich der koronaren Herzkrankheit (KHK) sind 41 % der Männer und 28 % der Frauen ab 85 Jahren betroffen (Wissenschaftliches Institut der AOK (Wido), 2022). 20,1 % der über 80-Jährigen haben Diabetes (Heidemann et al., 2021). Auch das Risiko, an Krebs zu erkranken, betrifft vor allem ältere Personen (Zentrum für Krebsregisterdaten (ZKfD) & Robert Koch-Institut (RKI), 2023).

Muskel-Skelett-Erkrankungen wie Arthrose, Sarkopenie (Muskelschwund) und Osteoporose sind ebenfalls häufige Begleiterscheinungen des Alters. Schmerzen und Kraftverluste erhöhen das Risiko von Sturzereignissen, welche besonders bei einer vorliegenden Osteoporose zu Knochenbrüchen führen können. Die daraus resultierende stationäre Aufnahme und vorübergehende Immobilisation im Krankenhaus kann insbesondere bei älteren Menschen zu zahlreichen Komplikationen wie Lungenentzündung, weiterem Kraftverlust durch die Ruhigstellung oder nachhaltigem Verlust der Selbstständigkeit führen (Mueller, 2013).

Demenzerkrankungen

Demenzen zählen zu den häufigsten altersassoziierten Krankheiten in Deutschland. Die Prävalenz- und Inzidenzraten steigen mit dem Alter kontinuierlich an. In der Altersgruppe der 65- bis 69-Jährigen sind 1,7 % der Menschen betroffen, mit 80 bis 84 Jahren sind es bereits 15,2 %, bei den 90- bis 94-Jährigen sind 35 % der Bevölkerung betroffen und über 95-Jährige haben mit 42-prozentiger Wahrscheinlichkeit eine Demenz. 60 % der Demenzerkrankungen treten ohne bekannten Grund auf, zu den erklärbaren 40 % gehören unter anderem Vorerkrankungen wie eine Hörminderung oder Diabetes. 30 % der Demenzfälle können auf einen oder mehrere der folgenden sieben Risikofaktoren zurückgeführt werden: geringe Bildung – zum einen aufgrund des ungesünderen Lebensstils, zum anderen aufgrund der niedrigeren „kognitiven Reservefähigkeit" –, Rauchen, körperliche Inaktivität, Depressionen, Bluthochdruck, Diabetes und Adipositas im mittleren Lebensalter (Georges et al., 2023).

Zwischenzeitlich wird ein erfreulicher Gegentrend beobachtet: Die Zahl an neu aufgetretenen Demenzfällen (Inzidenz) bei Personen über 65 Jahren ist 2022 im Vergleich zu 2015 um 25,7 % gesunken. Zusätzlich ging die relative Häufigkeit (Prävalenz) um 18,4 % zurück (Jessen, 2025).

Einschränkungen bei Alltagsaktivitäten

Die Zunahme der Krankheitslast im höheren Alter wirkt sich negativ auf die Aktivitäten des täglichen Lebens und damit die autonome Lebensführung und Teilhabe älterer Menschen aus. Einschränkungen sind mit weiblichem Geschlecht, höherem Alter, Alleinleben, niedrigerer Bildung, geringerem Einkommen und schlechterem Gesundheitszustand assoziiert und können oft auf das Vorhandensein gesundheitlicher Einschränkungen durch chronische Krankheit oder Multimorbidität zurückgeführt werden (Fuchs et al., 2022).

Soziale Isolation

Auch die Relevanz von sozialer Isolation und damit oft einhergehender Einsamkeit kann im Alter zunehmen und ist nachweislich mit körperlicher Einschränkung assoziiert. Die Teilhabe besonders chronisch Kranker ist reduziert und führt dazu, dass Betroffene psychischen Leiden wie Schlafprobleme, Depressivität, Angst verstärkt ausgesetzt sind. In der Folge sterben sie früher: Einsamkeit erhöht die Sterblichkeit um 50 % (Pantel, 2021).

Vor diesem Hintergrund lässt sich die Frage aufwerfen, ob Alter gezwungenermaßen mit Krankheit einhergehen muss oder ob es nicht auch Möglichkeiten gibt, trotz hohen Alters noch einen hohen Grad an Selbstständigkeit und Gesundheit aufrechtzuerhalten, um gesellschaftliche Kosten gering zu halten und alten Menschen eine hohe Lebensqualität durch soziale Teilhabe zu ermöglichen. In der Forschung gewinnen daher zunehmend Fragen nach der „Healthspan" an Bedeutung, nachdem die „Lifespan" bereits in den letzten Jahrzehnten deutlich zugenommen hat – mit ihr aber auch die Krankheitslast. (Ferrauti & Hottenrott, 2020; Nikolaus, 2013b).

Einfluss der sozialen Lage im Alter

Die Höhe der Alterseinkünfte hängt maßgeblich vom Einkommen und Vermögen ab (Frommert et al., 2019). Der sogenannte Gender Pension Gap (GPG) beschreibt den relativen Abstand zwischen den mittleren Alterseinkünften von berenteten Frauen verglichen mit Männern und repräsentiert die sozial bedingten ungleichen Zugangsvoraussetzungen von Frauen und Männern im Laufe ihres Erwerbslebens. Frauen haben im Durchschnitt ein niedrigeres Alterssicherungseinkommen beziehen als Männer: Der Gender Pension Gap beträgt 43 % im Jahr 2023. Dabei fällt der GPG in Ostdeutschland mit 21 % weniger als halb so hoch aus wie in Westdeutschland mit 47 % (https://www.wsi.de/de/einkommen-14619-gender-pension-gap-bei-eigenen-alterssicherungsleistungen-14920.htm).

32 Geschlecht

Entlang der Debatten um den Begriff „Geschlecht“ lässt sich die Schönheit der Wissenschaft beobachten, denn die Forschung befindet sich hinsichtlich des Verstehens nicht binärer oder gender-fluider Identitäten in einem stetigen Lernprozess. Gleichzeitig sehen wir aber auch, wie sich gesellschaftliche, oftmals paternalistische Widerstände formen, wenn traditionelle Weltbilder und damit auch Mächteverhältnisse infrage gestellt werden. Nicht umsonst ist das Geschlecht eine Kerndimension der Vielfalt (Kapitel 2.2).

Ursprünglich kommt der Begriff „Geschlecht“ aus dem Altdeutschen und Mittelhochdeutschen und bedeutete so viel wie „das, was in dieselbe Richtung schlägt“ (Duden, o. J.). Zunächst diente der Begriff zur Beschreibung von einer bestimmten Abstammung oder Herkunft. Dabei spielte „Geschlecht“ erst einmal eine Rolle im Erbrecht und in der Familiengeschichte, wobei Männer und Frauen historisch und kulturell unterschiedliche Rollen einnahmen und Rechte hatten, etwa durch patrilineare und matrilineare Erbfolgen sowie Namensrechte. Die Bedeutung und Definition von Geschlecht sowie Vorstellungen von Geschlechterunterschieden und Geschlechterzugehörigkeit unterliegen einem ständigen Wandel im Zuge gesellschaftlicher, sozialer und wissenschaftlicher Entwicklungen (Beresswill & Ehlert, 2022).

32.1 „Doing Gender“ und „Undoing Gender“

Bereits in der Familie, in den Bildungseinrichtungen, am Arbeitsplatz, in der Konsumwelt oder im politischen Raum werden Menschen in zweigeschlechtliche, heteronormative Kategorien einsortiert. Diese Verfestigung von zwei Geschlechterrollen erfolgt durch die Art und Weise, wie wir einander ansprechen, uns verhalten, welche Erwartungen wir aneinander stellen und wie wir miteinander in Beziehung treten. Kinder verinnerlichen bei einer klassisch-traditionellen Sozialisation bereits im frühen Alter Rollenbilder und Funktionen, übernehmen entsprechende Verhaltensweisen und bilden darüber Geschlechterrollen und Geschlechtsidentitäten aus („Doing Gender“).

Ein offenes Herz und ein wacher Blick helfen, die Stereotypisierungen der Geschlechterrollen wahrzunehmen und daraus zu lernen, um die Geschlechterhierarchisierung abzubauen und die normative Zweigeschlechtlichkeit zu destabilisieren. Das bezeichnen wir als „Undoing Gender“ (Perko & Czollek, 2022).

Der Gender Bias

Wenn die meisten von uns durch „Doing Gender“, also implizite Vorstellungen von den Geschlechtern geprägt sind, dann schwingt damit immer auch eine Erwartungshaltung mit, die auf Geschlechtsmerkmalen beruht und von der niemand verschont ist. Diese Vorurteile werden als „Gender Bias“ bezeichnet und entstehen in der Regel unbewusst. Sie resultieren aus gesellschaftlichen pink-blauen Haltungen, individuellen Erfahrungen, Bildung und beruflicher Praxis, die sich im Laufe des Lebens herausbilden. Der Gender Bias schlägt überall zu: bei der Freizeitgestaltung, bei der Berufswahl, in der Gesundheitsförderung. Im Gesundheitswesen konnten zwei eklatante Fehlannahmen bezüglich des Geschlechtes beobachtet werden:

- *Fehlende Wahrnehmung von Geschlechterunterschieden:* Hierbei wird angenommen, dass alle Geschlechter die gleichen medizinischen Bedürfnisse haben und folglich identisch behandelt werden müssen. Dies geschieht oft aus dem nachvollziehbaren Wunsch nach Gleichbehandlung heraus, wird jedoch problematisch, wenn geschlechtsspezifische Unterschiede bestehen. Beispielsweise benötigen Frauen und Männer unterschiedliche Dosierungen von Medikamenten oder zeigen unterschiedliche Symptome bei Krankheiten wie Depressionen oder Herzinfarkt.
- *Annahme falscher Geschlechterunterschiede:* Bei diesem Vorurteil wird von Unterschieden ausgegangen, die nicht existieren. Dazu gehört die Falschannahme, dass Frauen hormonell bedingt vor Herz-Kreislauf-Erkrankungen geschützt sind und daher keine Präventionsmaßnahmen benötigen oder dass Männer nicht von Brustkrebs betroffen sein können. Solche Annahmen können zu Fehldiagnosen und unangemessenen Therapien führen.

Die Kommunikation spielt in diesem Zusammenhang eine wichtige Rolle. Frauen und Männer haben oft unterschiedliche Kommunikationsweisen, insbesondere im Umgang mit Krankheiten. Frauen gehen häufiger zur Vorsorge und sprechen ausführlicher über ihre Symptome. Männer hingegen neigen dazu, psychische Probleme zu verschweigen und stattdessen körperliche Symptome in den Vordergrund zu stellen. Unterschiedliche Kommunikationsstile und Symptome führen zu Missverständnissen und falschen Behandlungsansätzen, wenn sie nicht beachtet werden (Regitz-Zagrosek, 2023).

Der Einfluss des Geschlechts auf Gesundheit und Krankheit ist vielfach belegt und gehört mittlerweile zum Allgemeinwissen im Gesundheitsbereich.

32.2 Biologische und soziologische Faktoren

Geschlechtsspezifische Unterschiede in Gesundheit und Krankheit können durch **biologische Faktoren** erklärt werden. Ein wesentlicher genetischer Unterschied liegt in den Geschlechtschromosomen: Frauen besitzen zwei X-Chromosomen, während Männer ein X- und ein Y-Chromosom haben. Diese Unterschiede können die Entwicklung bestimmter Krankheiten beeinflussen. So gilt beispielsweise das Immunsystem von Frauen als besonders leistungsfähig, was zwar vor Infektionen schützt, jedoch auch das Risiko für Autoimmunerkrankungen erhöht.

Hormonelle Faktoren haben ebenfalls Einfluss auf geschlechtsspezifische Unterschiede. Die weiblichen und männlichen Geschlechtshormone (Estrogene und Androgene) kommen bei beiden Geschlechtern vor, unterscheiden sich jedoch stark in ihrer Konzentration. Estrogene haben bei Frauen eine Vielzahl von Wirkungen, die von der Regulierung des Knochenstoffwechsels über die Follikelreifung bis hin zur Beeinflussung der Schmerzempfindlichkeit reichen. Bei Männern sind die Androgene dominierend und beeinflussen unter anderem den Fettstoffwechsel, die Libido sowie die Knochenmasse. Im höheren Alter kann ein Ungleichgewicht dieser Hormone das Risiko für chronische Erkrankungen wie Diabetes mellitus Typ II erhöhen.

Auch die Fettverteilung im Körper unterscheidet sich biologisch zwischen den Geschlechtern und wirkt sich auf die Gesundheit aus. Männer neigen eher zu viszeralem Fett rund um die inneren Bauchorgane, das stoffwechselaktiv ist und zu einem erhöhten Risiko für metabolische Erkrankungen führt. Bei Frauen dominiert zunächst subkutanes Fett unter der Haut. Nach der Menopause erhöht sich jedoch ihr Anteil an viszeralem Fett, welches das Risiko für Stoffwechselprobleme ebenfalls erhöht (Kische & Haring, 2022).

Der Einfluss der soziologischen Faktoren auf geschlechtsspezifische Unterschiede in Gesundheit und Krankheit ist in der „Klosterstudie" deutlich aufgezeigt worden: Die Lebenserwartung von Ordensmännern liegt unter nahezu identischen Lebensumständen nur geringfügig unter jenen der Ordensfrauen. Nach den Ergebnissen der Studie leben Ordensmänner rund vier Jahre länger als Männer in der Allgemeinbevölkerung. Somit spielen biologische Faktoren eine geringe Rolle und beeinflussen die Lebenserwartung um nur etwa ein Jahr (Wiedemann et al., 2014). Laut der Sterbetafel 2021/2023 ist die Lebenserwartung in Deutschland von Frauen 4,8 Jahre höher als die der Männer (Statistisches Bundesamt (Destatis), o.J. b). Die Todesursachen bei Männern im mittleren Alter sind dabei häufig auf gesundheitliches Risikoverhalten zurückzuführen. So konsumieren Männer insgesamt mehr Alkohol und Tabak als Frauen. Frauen nehmen häufiger Vorsorgeuntersuchungen und Präventionsmaßnahmen in Anspruch (Kische & Haring, 2022). Die Erklärung dieser geschlechtsspezifischen Unterschiede im Gesundheitsverhalten lässt sich wieder auf das Konzept „Doing Gender" zurückführen. Geschlechtsspezifische Verhaltensweisen werden im Alltag ständig reproduziert und beeinflussen auch das Gesundheitsverhalten – etwa durch riskanteres Verhalten von Männern im Straßenverkehr oder durch eine höhere Prävalenz von Diäten bei Frauen. Geschlechtsspezifische Verhaltensmuster können nur durch strukturelle Maßnahmen verändert werden, die stereotype Rollenvorstellungen hinterfragen und aufbrechen. Eine reine Wissensvermittlung über gesundheitsförderndes Verhalten auf individueller Ebene reicht dabei nicht aus, um diese tief verankerten und oftmals unbewussten Muster zu durchbrechen (Kolip, 2019).

32.3 Gender Health Gap

Bis ins 21. Jahrhundert hinein galt der männliche Körper als Norm, an der sich Diagnostik, Therapie und Forschung orientierten. Geschlechtsspezifische Unterschiede wurden in Forschung und Praxis wenig bis gar nicht berücksichtigt. Unterscheidungen wurden lediglich bei der reproduktiven Gesundheit gemacht. Dies hat zu großen Lücken, gar einer Kluft, in der Gesundheitsdatenlage geführt. Der Gender Health Gap oder auch Gender Health Data Gap wirkt sich auf alle Bereiche der Gesundheitsforschung und -versorgung aus – von der Prävention über die Diagnose bis hin zur Behandlung von Krankheiten wie Krebs, Herz-Kreislauf-Erkrankungen und Alzheimer (Di Lego, 2023; Gassner et al., 2018).

Entwicklung der Gendermedizin

In den 1980er- und 1990er-Jahren bemerkten Wissenschaftler:innen vorwiegend in den USA, dass sich die meisten medizinischen Diagnose- und Behandlungsstrategien ausschließlich auf Männer stützten. Daraufhin forderten prominente Frauen in den USA die National Institutes of Health (NIH) dazu auf, Frauen stärker in klinische Studien einzubeziehen. Im Jahr 1990 wurde das „Office of Research on Women's Health" (ORWH) am NIH errichtet, das sich diesem Ziel widmete. Im Jahr 1992 startete das NIH die Frauengesundheitsstudie „Women's Health Initiative" – ein Projekt mit einem Budget von rund 625 Millionen US-Dollar, um frauenspezifische Gesundheitsfragen zu untersuchen und die Datenlücke zu schließen.

1997 führte die amerikanische Ärztin Marianne Legato den Begriff „Gender Medicine" ein. Sie setzte sich erstmals systematisch mit den geschlechtsspezifischen Unterschieden in der Medizin auseinander und analysierte Unterschiede zunächst auf körperlicher Ebene. Die Ideen der Gendermedizin fanden bald auch in Europa Anklang: In Deutschland bekam 2003 eine Pionierin der Gendermedizin, Vera Regitz-Zagrosek, die erste Professur für „Frauengesundheitsforschung mit dem Schwerpunkt Herz-Kreislauf-Erkrankungen“ an der Berliner Charité. Sie baute das „Interdisziplinäre Zentrum für Geschlechterforschung in der Medizin (GIM)“ auf und legte dabei Wert auf eine klare Unterscheidung zwischen biologischem Geschlecht („sex“) und sozialem Geschlecht („gender“).

Heute wird die Gendermedizin wie folgt definiert:

„Gendermedizin ist eine Medizin, die davon ausgeht, dass Krankheitshäufigkeiten, Entstehungsmechanismen, Beschwerdebilder, Verlauf und Therapieerfolg vom Geschlecht der Patient*innen abhängen. Sie berücksichtigt dabei biologisches und soziokulturelles Geschlecht und auch geschlechtsspezifische Interaktionen der Patient*innen mit Ärztinnen und Ärzten und dem Gesundheitssystem. Sie integriert Menschen mit allen Geschlechteridentitäten, also weibliche, männliche und diverse Menschen“ (Regitz-Zagrosek, 2023, S. 5).

Gründe für den Gender Health Gap

Die Lücke an Gesundheitsdaten gibt den Blick für eine tief verwurzelte Voreingenommenheit (Bias) frei, die das Gesundheitswesen nach wie vor prägt. Diese Biases betreffen vor allem das weibliche Geschlecht und mithin auch die Vielfalt an weiteren Geschlechtern, die wir gerade erst zu verstehen beginnen. Hier ist besonders die fehlende oder unvollständige Evidenz hervorzuheben, da Frauen in der klinischen Forschung häufig nicht in klinische Studien eingeschlossen werden. Das Problem tritt bereits in der präklinischen Forschung auf, wo seit Jahrzehnten fast ausschließlich männliche Nagetiere als Modellorganismen verwendet werden. Der Mangel an weiblichen Modellen führt zu einem unvollständigen Verständnis der Ätiologie, Symptomatik und Behandlung bestimmter Krankheiten bei Frauen. Folglich sind Frauen beispielsweise doppelt so häufig von unerwünschten Arzneimittelwirkungen betroffen wie Männer.

Gleichzeitig wird diese Datenlage entlang der Symptome von Männern als Norm interpretiert. Dies betrifft vor allem die Leistungserbringer, die geschlechtsspezifische Unterschiede in der Krankheitswahrnehmung ignorieren oder weibliche Symptome als weniger bedeutsam einstufen (Di Lego, 2023). Beispielsweise galten Erkrankungen des Herz-Kreislauf-Systems lange Zeit als männliche Erkrankung, obwohl sie sowohl bei Männern als auch bei Frauen die führende Todesursache darstellen. Frauen erhalten trotz eines gleichen kardiovaskulären Risikos noch immer eine weniger intensive präventive Behandlung. Im Fall eines Herzinfarktes werden Frauen häufig später therapiert, da sie andere Symptome als Männer aufweisen (Regitz-Zagrosek, 2023). Durch eine verbesserte Versorgung könnten Todesfälle bei Frauen nach einem Herzinfarkt verhindert werden. Ähnliche Versorgungslücken bestehen bei Erkrankungen wie dem Schlaganfall, ADHS und Arthritis (Di Lego, 2023).

Der Gender Health Gap betrifft auch Männer. Stereotypische Erwartungshaltungen können dazu führen, dass Männer seltener eine Diagnose beispielsweise für Depressionen erhalten. Die Unwissenheit über geschlechtsspezifische Symptome aufzuweisen, trägt zu einem Versorgungsdefizit bei (Regitz-Zagrosek, 2023).

Der Gender Health Gap entsteht also durch gesellschaftliche Geschlechternormen (Di Lego, 2023). In der Praxis führt er zu Unter-, Über- und Fehlversorgung (Gassner et al., 2018). Er beschränkt sich jedoch nicht nur auf den klinischen Bereich. Geschlechtsspezifische Verzerrungen beeinflussen auch die Qualität der Todesursachenstatistiken sowie bevölkerungsbezogene Indikatoren, die zur Festlegung von Zielen und zur Entwicklung von Strategien im nationalen Gesundheitswesen herangezogen werden. Letztendlich erfordert die Schließung des Gender Health Gaps gemeinsame Anstrengungen aller beteiligten Akteure – von Forschungsdisziplinen und akademischen Einrichtungen über Gesundheitssysteme bis hin zur pharmazeutischen Industrie (Di Lego, 2023).

Eine Studie des RKI und der Deutschen Aidshilfe (2023) zur sexuellen Gesundheit von nicht-binären und trans*-Menschen zeigt wenig überraschend in dieser Gruppe deutliche Versorgungs- und Datenlücken und damit eine immense Forschungslücke auf (Robert Koch-Institut & Deutsche Aidshilfe, 2023).

Maßnahmen zur Schließung des Gender Health (Data) Gap: Gleichstellungspolitik

1995 wurde in Peking auf der vierten Weltfrauenkonferenz das Konzept Gender Mainstreaming verabschiedet, die Mitgliedstaaten der Vereinten Nationen verpflichteten sich zur Umsetzung. Der Begriff Mainstreaming (= Hauptstrom, Hauptrichtung) beinhaltet, bei sämtlichen gesellschaftlichen und politischen Vorhaben die unterschiedlichen Auswirkungen auf die Lebenssituationen und Interessen der Geschlechter von Beginn an und systematisch zu berücksichtigen.

2001 verabschiedete die WHO das Madrid Statement. Dieses hebt hervor, dass die Qualität der Gesundheitsversorgung eng mit der Beachtung von Geschlechterrollen und biologischen Unterschieden verbunden ist. Zudem betont es, dass Gender Mainstreaming neben geschlechtsspezifischen Maßnahmen die wirksamste Strategie zur Verwirklichung der Chancengleichheit zwischen den Geschlechtern ist.

Auf der EU-Ebene wurde 2007 mit dem Vertrag von Lissabon erneut das Ziel bestätigt, Geschlechterungleichheiten zu beseitigen und die Gleichstellung von Frauen und Männern zu fördern. Die EU verfolgt einen Top-down-Ansatz, bei dem vor allem die Führungsebenen gefordert sind, durch eine gendersensible Überprüfung von Prozessen und Entscheidungen Veränderungen zu bewirken. Die WHO unterstützt diese Entwicklungen durch Handreichungen wie das „Gender Mainstreaming for Health Managers“-Manual, das Praktiken für die gendersensible Planung von Gesundheitsmaßnahmen beschreibt.

Deutschland ist aufgrund internationaler und nationaler Vorgaben verpflichtet, Gender Mainstreaming umzusetzen. Seit 2001 sind alle Bundesministerien angehalten, ihre Mitarbeitenden in Gender Mainstreaming zu schulen und dies in Pilotprojekten zu testen. Die Aktivitäten wurden jedoch ab 2005 eingeschränkt und systematische Evaluierungen fehlen weitgehend. Seit 2008 gibt es durch eine Sachverständigenkommission regelmäßige Gleichstellungsberichte. Eine ressortübergreifende Gleichstellungsstrategie der Bundesregierung wurde 2020 verabschiedet, die Ziele und Maßnahmen zur Förderung der Geschlechtergerechtigkeit für alle Ressorts formuliert und kontinuierlich veröffentlicht.

Obwohl sich die Datenlage verbessert hat und Gender Mainstreaming in Grundsatzpapieren und einzelnen Förderprogrammen verankert ist, fehlt es in Deutschland bis heute an einer geschlechtergerechten Struktur für Gesundheitsförderung und Prävention. Die Umsetzung der gesetzlichen Vorgaben zur geschlechtergerechten Gesundheitsförderung durch die Krankenkassen, wie in § 2b und § 20 SGB V geregelt, ist im Bereich der Primärprävention und Gesundheitsförderung kaum vorangekommen und beschränkt sich auf wenige geförderte Projekte. Trotz der formalen Verpflichtungen bleibt die tatsächliche Umsetzung in der Praxis tatsächlich begrenzt (Altgeld & Klärs, 2024).

32.4 Gender Pay Gap

Wie stark sich soziale Geschlechterrollen auf wirtschaftliche Machtverhältnisse auswirken, zeigt der Gender Pay Gap. Dieser lag im Jahr 2025 bei 16 % in Deutschland. Das bedeutet, dass Frauen einen durchschnittlich um 16 % geringeren Stundenlohn haben als Männer. Ein weiterer Wert, der neuerdings erhoben wird und Unterschiede zwischen den Erwerbszeiten von Männern und Frauen abbildet, ist der Gender Gap Arbeitsmarkt, welcher im gleichen Jahr bei 37 % lag. Das bedeutet, dass Frauen im Vergleich zu Männern 37 % weniger erwerbstätig waren. Auch dies kann mit tradierten Geschlechterrollen begründet werden, die dazu führen, dass Frauen im Gegensatz zu Männern eher die Stundenanzahl ihrer Erwerbstätigkeit reduzieren, um unbezahlter Care-Arbeit, wie der Pflege Angehöriger oder der Kinderbetreuung, nachzukommen. Dies wiederum führt im Alter zu einer zusätzlichen Benachteiligung von Frauen, da sie aufgrund der durchschnittlich geringeren Erwerbsarbeitszeit sowie der durchschnittlich geringeren Bezahlung auch weniger in die Rentenkasse eingezahlt haben und eher in die Altersarmut geraten. Dies wiederum wird als Gender Pension Gap bezeichnet https://www.destatis.de/DE/Themen/Arbeit/Verdienste/Verdienste-GenderPayGap/_inhalt.html.

Die Covid-19-Pandemie hat hinsichtlich der Gleichstellung der Geschlechter zu einer gesellschaftlichen Rückwärtsrolle geführt und ein Schlaglicht auf die gesellschaftliche Bruchlinie des Geschlechts geworfen: Die Restriktionen der Pandemie trafen Frauen in weit größerem Umfang als Männer. Sie übernahmen weltweit nicht nur deutlich mehr unbezahlte Fürsorgearbeit wie beispielsweise Homeschooling, Pflege und Versorgung Angehöriger (Bidegain et al., 2021; Salami et al., 2021), sondern erlitten dadurch auch mehr Einkommenseinbußen, Lebensmittelknappheit, Wohnraumunsicherheit, häusliche Gewalt und sexuelle Übergriffe im Vergleich zu Männern oder sozioökonomisch bessergestellten, kinderlosen und nicht-pflegenden Frauen (Bau et al., 2022; Boyd et al., 2022; Fereidooni et al., 2023; Salami et al., 2021).

32.5 Gewalt an intersexuellen Kindern

Um Menschen in binäre Geschlechterkategorien einzuordnen zu können, wurden jahrzehntelang Eltern intersexueller Kinder unter Druck gesetzt, diese zu operieren. Damit wurde intersexuellen Säuglingen und Kindern Gewalt angetan. Eingriffe wurden auch durchgeführt, wenn von der Intergeschlechtlichkeit kein gesundheitliches Risiko ausging (Plett, 2021). Aus rechtlicher Sicht sind diese Operationen jedoch nicht haltbar, da es sich dabei um medizinische Eingriffe handelt, die lebenslange Folgen für die Betroffenen haben können, teilweise zu Unfruchtbarkeit führen und insbesondere dann problematisch sind, wenn Eltern und Operateur:innen das falsche Geschlecht für das Kind ausgewählt haben und ursprünglich vorhandene Geschlechtsmerkmale entfernt wurden, mit denen sich die Kinder im späteren Leben eher identifiziert hätten. Seit dem Jahr 2021 sind gschlechtszuweisende Operationen an Kindern mit Varianten der Geschlechtsentwicklung, die noch nicht einwilligungsfähig sind, gesetzlich verboten. Der jahrhundertealte gesetzliche, aber auch institutionelle und somit gesellschaftliche Zwang, sich einem binären Geschlechtssystem unterzuordnen, hat für viele trans- und intergeschlechtliche Personen einen enormen Leidensdruck verursacht und verursacht ihn immer noch (Plett, 2021; Scobel, 2024; Sozialbericht, 2024).

33 Die Interventionen der Gesundheitsfördernden Sozialen Arbeit

Die folgenden Kapitel 34 bis 47 sollen dabei helfen zu verstehen, wie sich die Individuelle Gesundheit entlang der sechs Komponenten Psychosoziale Gesundheit, Körperliche Funktionen, Alltagsbewältigung, Partizipation, Sinnerleben und Lebensqualität (Kapitel 7.2.5) entwickelt und welchen Beitrag die Gesundheitsfördernde Soziale Arbeit hier zu leisten vermag.

Dafür schauen wir uns die Entstehung von Gesundheit und Krankheit entlang ausgewählter Gebiete über die Lebensspanne und ausgewählte Interventionen an.

Intervention

Eine Intervention bezeichnet eine gezielt eingesetzte und geplante Maßnahme, um Störungen vorzubeugen, zu beheben oder negative Folgen zu lindern. Der Interventionsbegriff steht somit für eine von außen initiierte Einflussnahme, um beispielsweise Systeme oder Organisationen zu bewegen. Sie wird erst nach einer fundierten Diagnostik eingesetzt und bezeichnet die gezielte Behandlung dieser. Der Begriff kann dabei unterschiedliche Eingriffe bezeichnen, die sowohl im Bereich der Prävention als auch therapeutisch oder rehabilitativ vorgenommen werden (Wolf, 2015).

Angewendet werden dabei verschiedene Methoden, partizipative Vorgehensweisen und interdisziplinäre Zusammenarbeiten (Wolf, 2015). Die Planung geschieht theoriebasiert, um die Intervention möglichst wirksam zu gestalten. Eine erfolgreiche und strukturierte Intervention beinhaltet nicht nur eine theoriebasierte Planung, sondern auch ein klar definiertes Ziel, die Auswahl passender Methoden sowie eine Evaluation. In der Gesundheitsförderung werden Interventionen geplant und eingesetzt, um Verhaltensweisen gezielt zu beeinflussen, die sich als gesundheitsrelevant erwiesen haben (Paul & Finne, 2025). Insgesamt ist eine Intervention also ein geplanter und gezielter Eingriff in aktuell bestehende Zustände und Gegebenheiten mit dem Ziel, gewünschte Veränderungen herbeizuführen und unerwünschte Zustände zu vermindern oder gar zu vermeiden.

Clinical Reasoning, die „klinische Argumentation", ist eine zentrale Kompetenz von Fachkräften im Gesundheitswesen und umfasst Denk- und Entscheidungsprozesse sowie deren Reflexion bei der Erstellung von Diagnosen und **Interventionen**. Zu den Grundelementen zählen das grundlegende Wissen innerhalb der jeweiligen Disziplin und über den:die Patient:in, aber auch Kognition und Metakognition. Metakognition bezeichnet dabei das Bewusstsein über das eigene Denken. Ebenso fließen beim Clinical Reasoning lern- und systemtheoretische Ansätze ein. Insgesamt beschreibt es einen „komplexen Gedankenprozess (...), welcher über Hypothesen zu einer therapeutischen Diagnose und entsprechenden Therapieplanung führt" (Hoffmann & Gaede-Illig, 2025, S. 135). Es umfasst dabei das Erfassen, Bewerten und Verknüpfen von Symptomen, Befunden und Hypothesen, um auf dieser Grundlage ein ganzheitliches klinisches Urteil zu bilden. Das Vorgehen endet immer mit der Reflexion des gesamten Prozesses.

34 Schwangerschaft und Geburt

Der Zeitraum, in dem aus einer befruchteten Eizelle im Körper der schwangeren Person ein Kind heranwächst, wird als Schwangerschaft bezeichnet. Von der Befruchtung bis zur Geburt dauert eine Schwangerschaft bei einem Menschen durchschnittlich 40 vollendete Wochen (Berufsverband der Frauenärzte e.V. & Deutsche Gesellschaft für Gynäkologie und Geburtshilfe, 2021). Als Geburt wird das Austreten des Kindes aus dem Uterus bezeichnet. Sie beginnt mit regelmäßigem Einsetzen der Wehen und kann auf natürlichem Weg oder operativ per Kaiserschnitt erfolgen. Im Jahr 2021 erfolgten in Deutschland fast ein Drittel aller Geburten durch einen Kaiserschnitt. Die Kaiserschnittrate ist damit doppelt so hoch wie im Jahr 1991 (Statistisches Bundesamt, 2023a).

34.1 Auftakt

2024 wurden in Deutschland 677.000 Kinder lebend geboren. Die Geburtenrate lag bei 1,35 Kindern pro Gebärender. Geburtenzahlen stellen einen relevanten Pfeiler für die Planung von Kinderbetreuungs- und Schulplätzen, Ausbildungsplätzen oder der Altersversorgung dar. Vor allem aber sind sie ein wesentlicher Treiber des demografischen Wandels (Statistisches Bundesamt, o.J. a).

Schwangerschaften und Geburten sind ein natürlicher Teil des menschlichen Fortpflanzungsprozesses. Sie sind für alle Elternteile bedeutsame biografische Ereignisse und können so viel Freude, aber auch so viele Schwierigkeiten mit sich bringen. Während der Schwangerschaft und nach der Geburt durchleben Eltern nicht nur physische und psychische Veränderungen, sondern auch einen Wandel ihrer sozialen Rollen und Ressourcen (Robert Koch-Institut, 2020). Mit der Familiengründung kommen neue Verpflichtungen auf die werdenden Eltern zu. Dazu zählen die Aufmerksamkeit und Sensibilität für das Wohlbefinden der gebärenden Person und des Kindes sowie eine Umgestaltung des Familienalltags (Bundesministerium für Gesundheit (BMG), 2017). Die Elternschaft geht besonders für Mütter häufig mit dem Ausstieg aus dem Erwerbsleben und anderen sozialen Netzwerken einher. Dies kann eine Verringerung der gesellschaftlichen Teilhabechancen zur Folge haben, wenn auch nur vorübergehend. Sobald weitere Aspekte wie Krankheit, Armut, Arbeitslosigkeit oder das Alleinerziehen des Kindes hinzukommen, können verschiedene Einflussfaktoren im Zusammenspiel das Risiko für Krankheiten erhöhen (Rademaker & Makowsky, 2023).

34.2 Schwangerschaftsvorsorge und Beratung

Die Gesundheitsversorgung ist gefordert, Eltern im Rahmen der Schwangerschaft und Geburt bestmöglich zu unterstützen (Robert Koch-Institut, 2020). Gemäß §§ 24c, 24d SGB V haben Krankenversicherte in der Schwangerschaft, während und nach der Geburt einen Anspruch auf medizinische Betreuung und Hebammenhilfe. Der genaue Umfang dieser Leistungen ist in der Mutterschafts-

Richtlinie durch den Gemeinsamen Bundesausschuss (G-BA) festgelegt. Der Mutterpass, der seit über 50 Jahren in Deutschland etabliert ist, dokumentiert alle relevanten Daten und Befunde rund um die Schwangerschaft. Er dient der Orientierung und kann die Zusammenarbeit der beteiligten Berufsgruppen erleichtern (BMG, 2017).

Des Weiteren haben Eltern gemäß § 2 des Schwangerschaftskonfliktgesetzes (SchKG) einen Anspruch auf Beratung zu Themen wie Schwangerschaft, Geburt, sozialrechtliche Leistungen, Elternschaft und Sexualität. In Deutschland gibt es ca. 1600 Schwangerschaftsberatungsstellen, die staatlich anerkannt und mit qualifizierten Fachkräften ausgestattet sind. In den Beratungsstellen sind je nach Schwerpunktsetzung Sozialarbeiter:innen, Psycholog:innen, Mediziner:innen oder Hebammen tätig (Bundesministerium für Familie, Senioren, Frauen und Jugend (BMFSFJ), 2020).

Gesundheitsverhalten in der Schwangerschaft

Eine Schwangerschaft geht häufig mit einer erhöhten Veränderungsbereitschaft des Gesundheitsverhaltens einher. Dies kommt sowohl der mütterlichen als auch der kindlichen Gesundheit zugute, da bereits vor und in der Schwangerschaft die Grundlagen für eine gesunde Kindesentwicklung gelegt werden (Robert Koch-Institut, 2020).

Alkohol- und Tabakkonsum während der Schwangerschaft und Stillzeit stellen ein besonders hohes Risiko für Entwicklungsstörungen des Kindes dar. Zu den Schädigungen, die durch Alkoholkonsum in der Schwangerschaft hervorgerufen werden können, gehören Fehlbildungen des Schädels und des Gesichts, Wachstumsstörungen und kognitive Beeinträchtigungen. Sie unterscheiden sich je nach Dosis und Zeitraum des Konsums und werden unter dem Begriff „Fetale Alkoholspektrumstörung" (FASD, engl.: Fetal Alcohol Spectrum Disorder) zusammengefasst. Tabakkonsum stellt den wichtigsten reversiblen Risikofaktor für Komplikationen in der Schwangerschaft dar. Mit einem Rauchstopp aller Schwangeren könnten Früh- und Totgeburten sowie ein reduziertes Geburtsgewicht signifikant verringert werden. Alle Berufsgruppen, die an der Betreuung von Schwangeren beteiligt sind, erfüllen eine relevante Aufgabe in der Gesundheitsförderung und Prävention, um die Gesundheit der Mutter und des Ungeborenen zu schützen. Dazu gehört immer auch die Gesundheitsfördernde Soziale Arbeit, die in den zahlreichen ambulanten, teilstationären und stationären Handlungsfeldern in engem Kontakt zu Schwangeren steht und diese zu einem gesundheitsfördernden Lebensstil ermuntern und Risikofaktoren thematisieren kann. Zudem sollten Sozialarbeitende für Auffälligkeiten sensibilisiert sein und gegebenenfalls zur Inanspruchnahme von Hilfestellungen für z. B. einen Rauchstopp motivieren (Rasenack & Zink, 2011).

Das nationale Gesundheitsziel „Gesundheit rund um die Geburt"

Im Jahr 2017 veröffentlichten das BMG und der Kooperationsverbund gesundheitsziele.de das nationale Gesundheitsziel „Gesundheit rund um die Geburt". Dieses Ziel ist in fünf Ziele unterteilt, für die Handlungsempfehlungen und Aufträge an die beteiligten Akteur:innen, einschließlich der Gesundheitsfördernden Sozialen Arbeit, erteilt werden. Der Leitgedanke dieser Ziele ist ein positives Verständnis von Gesundheit, die Salutogenese. „Dabei sollen vorhandene Ressourcen und Potenziale umfassend gefördert, eine Pathologisierung soll vermieden werden. Partizipative Entscheidungsfindung soll Gebärende und ihre Familien darin stärken, angebotene Maßnahmen den medizinischen Belangen angemessen, selbstbestimmt und informiert bewerten und in Anspruch nehmen zu können" (BMG, 2017, S. 7).

- Das erste Ziel beinhaltet, eine gesunde Schwangerschaft möglich zu machen und zu fördern. Erreicht wird dies, wenn die Risikofaktoren minimiert, die Frühgeburtenrate gesenkt sowie die spezifischen Unterstützungsangeboten entwickelt und erreicht werden.

- Das zweite Ziel beinhaltet, eine physiologische Geburt möglich zu machen und zu fördern. Während der Geburt sollen die gesundheitlichen Ressourcen der Gebärenden gestärkt, ihre individuellen Bedürfnisse berücksichtigt und möglichst wenig interveniert werden.
- Das dritte Ziel lautet: „Die Bedeutung des Wochenbetts und die frühe Phase der Elternschaft sind anerkannt und gestärkt." Darunter fällt, psychische Erkrankungen der Eltern und andere Hilfebedarfe sowie Entwicklungsstörungen der Kinder frühzeitig zu erkennen und entsprechende Interventionen einzuleiten.
- Das vierte Ziel lautet: „Das erste Jahr nach der Geburt wird als Phase der Familienentwicklung unterstützt." In dieser Phase soll die Elternkompetenz gestärkt und Familien mit erhöhtem Förderbedarf passgenau unterstützt werden.
- Das fünfte und letzte Ziel formuliert: „Lebenswelten und Rahmenbedingungen rund um die Geburt sind gesundheitsförderlich [zu] gestalte[n]". Das Ziel beinhaltet den flächendeckenden Ausbau von Präventionsketten, familienfreundliche Gestaltung kommunaler Räume und der Arbeitswelt sowie die Unterstützung sozial benachteiligter Eltern.

Um die Ziele zu erreichen, wird eine konstruktive und partnerschaftliche Zusammenarbeit aller Berufsgruppen gefordert, um eine bedarfsgerechte Betreuung zu ermöglichen (BMG, 2017).

34.3 Frühgeburt

Eine Geburt vor Abschluss der 37. Schwangerschaftswoche wird als Frühgeburt bezeichnet. Als potenziell lebensfähig gelten in Deutschland Babys, die ab der 23. Schwangerschaftswoche zur Welt kommen. In Deutschland werden ungefähr 8 % der Kinder zu früh geboren. Trotz des medizinischen Fortschritts stagniert die Frühgeburtenrate. Etwa zwei Drittel der Frühgeburten werden spontan durch Wehen oder vorzeitigen Blasensprung ausgelöst. In bestimmten Fällen ist eine vorzeitige Geburt medizinisch notwendig, beispielsweise bei Schwangerschaftskomplikationen. Auch wenn sich die Überlebenschancen der Frühgeborenen verbessert haben, besteht ein erhöhtes Risiko für Komplikationen und Erkrankungen.

Die Ursachen für Frühgeburten sind komplex. Oft wirken verschiedene biopsychosoziale Einflussfaktoren zusammen. Dazu gehören Risikofaktoren im Lebensstil wie Stress oder Übergewicht, demografische Faktoren wie das Alter, sozioökonomische Faktoren wie schwierige soziale Verhältnisse, Vorerkrankungen oder Infektionen. Eine Frühgeburt kann für die Eltern eine große Belastung darstellen und mit Ängsten, Schuldgefühlen und Überforderung einhergehen. Das Krankenhauspersonal hat bei Bedarf die Aufgabe, die Eltern psychosozial und seelsorgerisch zu betreuen sowie bei organisatorischen oder behördlichen Angelegenheiten beratend aktiv zu werden (Berger et al., o. J.).

34.4 Schwangerschaftsabbruch

Im März 2024 hat Frankreich als erstes Land weltweit das Recht auf Abtreibung in die Verfassung aufgenommen. Mit diesem Schritt wird den Frauen das Recht auf Selbstbestimmung über ihren Körper und ihre reproduktive Gesundheit zuerkannt. Dies ist ein historischer Meilenstein für die Gleichberechtigung der Geschlechter in Frankreich.

In Deutschland wird von einer Kommission diskutiert, ob der Abbruch einer Schwangerschaft außerhalb des Strafrechts geregelt werden soll. Zurzeit zeigen sich die Regelungen zur Abtreibung in Deutschland widersprüchlich.

Der umstrittene § 218 StGB benennt einen Schwangerschaftsabbruch als Tat, die strafrechtlich verfolgt wird. In § 218a StGB werden Bedingungen genannt, unter denen eine Abtreibung als straffrei betrachtet wird. Dazu gehört, dass sich die schwangere Person vor dem Eingriff im Rahmen einer Schwangerschaftskonfliktberatung beraten lassen hat, der Abbruch von ärztlichem Fachpersonal vorgenommen wird und die 12. Schwangerschaftswoche nicht überschritten wurde. Einerseits zeigt der Paragraf, dass der Gesellschaftserhalt und das Recht des Embryos auf Leben vom Staat priorisiert werden. Andererseits soll jedoch den feministischen Forderungen nach Selbstbestimmung über den eigenen Körper nachgegangen und die Möglichkeit für eine straffreie Abtreibung gewährt werden. Dieser Wertekonflikt drückt sich auch in § 5 SchKG aus. Dort wird festgelegt, dass eine Schwangerschaftskonfliktberatung zwar „ergebnisoffen" zu führen ist, jedoch gleichzeitig „dem Schutz des ungeborenen Lebens" dienen soll (Krolzik-Matthei, 2016).

„Die Legalisierung der Abtreibung vermeidet gesundheitliche Risiken. Der Zugang zu einer sicheren und legalen Abtreibung bleibt eine zentrale Forderung der internationalen Frauenbewegungen. Es geht um das Recht der Frau, selbst darüber zu entscheiden, ob und wann sie eine Schwangerschaft austragen möchte oder nicht. Die §§ 218 und 219 müssen aus dem StGB gestrichen werden und Abtreibung muss als Teil der medizinischen Versorgung außerhalb des StGB geregelt werden" (Notz, 2022, S. 20).

34.5 Gesundheitsfördernde Soziale Arbeit bei Schwangerschaft und Geburt

In der allgemeinen Schwangerenberatung und in der Schwangerschaftskonfliktberatung setzt die Gesundheitsfördernde Soziale Arbeit häufig auf die Intervention der Psychosozialen Beratung.

Intervention Psychosoziale Beratung

Prävention, Krisen- und Problembewältigung, Kompetenzentwicklung sowie Entwicklungsförderung sind Ziele der Psychosozialen Beratung. Um diese Ziele zu erreichen, werden eine Vielzahl von diagnostischen und interventionellen Methoden eingesetzt, die auf die individuellen Problemlagen der Klientel zugeschnitten sind. Dabei werden sowohl psychische als auch soziale Aspekte adressiert. Schwerpunktmäßig wird die Beratungsmethode in herausfordernden Lebenssituationen eingesetzt, die Orientierungs-, Planungs-, Entscheidungs- und Bewältigungshilfen erfordern. Dazu zählen neben der Schwangerschafts- und Schwangerschaftskonfliktberatung auch Schuldner-, Erziehungs- oder weitere Konfliktberatungen. Die Intervention konzentriert sich insbesondere auf die Lebens- und Alltagsbewältigung und bezieht soziale Systeme der Klient:innen systemisch in den Beratungsprozess ein. Die Psychosoziale Beratung wird klar von der Psychotherapie abgegrenzt, womit die Heilung von Störungen und Erkrankungen ausdrücklich nicht im Fokus steht (Wälte & Lübeck, 2021).

Etwa die Hälfte der Schwangeren nimmt die Beratungsleistung in Anspruch, ein großer Teil davon im Rahmen von Anträgen auf finanzielle Hilfen oder bei Schwangerschaftskonflikten. Die Unterstützungsangebote der Beratungsstellen sind aufgrund ihrer langjährigen professionellen und klientenzentrierten Arbeit, ihrer Vernetzung mit dem Gesundheitswesen und anderen sozialen Einrichtungen sowie gezielter Öffentlichkeits- und Informationsarbeit gut anerkannt.

Gemäß SchKG § 1 Abs. 1 dient die Beratung der „gesundheitlichen Vorsorge und der Vermeidung und Lösung von Schwangerschaftskonflikten". Seinen Ursprung hat dieses Gesetz „allerdings nicht in der Idee eines Leistungsangebotes für Menschen in schwierigen Lebenssituationen, sondern in der rechtlichen Situation zum Schwangerschaftsabbruch in Deutschland nach §§ 218/219 StGB“. Im Rahmen der Beratung von Schwangeren, die eine Pflichtberatung durchführen müssen, ist ein besonders reflektiertes Handeln seitens der Berater:innen gefordert. Häufig befürchten Schwangere zum Austragen des Kindes überredet oder zumindest für ihre Entscheidung kritisiert zu werden. Viele Betroffene gehen jedoch mit dem Gefühl der Erleichterung aus der Beratung. Beratende, die klientenzentriert arbeiten, machen den Hintergrund der Beratung im Zwangskontext transparent und akzeptieren die Entscheidung der Schwangeren. Zudem können Beratende Informationen rund um den Schwangerschaftsabbruch geben und nach Bedarf Raum für ein Gespräch über Ängste und Sorgen schaffen.

Im freiwilligen Beratungskontext stehen insbesondere soziale und sozialrechtliche Fragen sowie die Weiterleitung an externe Hilfsangebote im Vordergrund. Zudem bieten beratende Sozialarbeiter:innen psychosoziale Beratung an und intervenieren bei Bedarf in Krisensituationen. Sie vermitteln Informationen und stärken die Fähigkeiten und Ressourcen ihrer Klient:innen. Nicht zuletzt kann es auch darum gehen, Überforderung und Druck abzubauen und tief verankerte Normen über eine „gute Mutter- und Elternschaft“ zu hinterfragen (Busch, 2023).

35 Sozialpädiatrische Versorgung

Die Sozialpädiatrie befasst sich mit den äußeren Rahmenbedingungen, die die Gesundheit und Entwicklung von Kindern und Jugendlichen beeinflussen. Ihr Aufgabenbereich umfasst nicht nur die wissenschaftliche Auseinandersetzung, sondern auch die Umsetzung dieses Wissens in Prävention, Behandlung und Rehabilitation – stets mit Blick auf Lebensbewältigung und soziale Teilhabe. Damit stellt die Sozialpädiatrie eine interdisziplinäre Schnittstelle innerhalb der Kinder- und Jugendmedizin dar (Schlack et al., 2009).

35.1 Auftakt

Die Geschichte der sozialpädiatrischen Versorgung spiegelt einen gesellschaftlichen Wandel wider, der zu einer zunehmenden Fürsorge und Aufmerksamkeit für die Bedürfnisse und Rechte von Kindern geführt hat. Die Säuglingssterblichkeit aufgrund von Infektionskrankheiten und Mangelernährung betrug in den 1870er-Jahren bis zu 25 %. Lange Zeit wurden Kinder als „kleine Erwachsene" betrachtet und erhielten dementsprechend keine spezifische medizinische Versorgung. Die Aufklärung und die Französische Revolution führten im 19. Jahrhundert zu einer zunehmend fürsorglicheren Einstellung gegenüber Kindern.

Diese Entwicklung wurde durch Fortschritte in der Medizin, insbesondere in der Bekämpfung von Infektionskrankheiten durch Schutzimpfungen, begünstigt. Erst mit der Industrialisierung wurde die Bedeutung ungünstiger Lebensumstände und der sozialen Situationen für die kindliche Gesundheit erkannt. Sozialpolitische Maßnahmen wie die Einführung von Sozialgesetzen oder die Gründung von sozialen Institutionen wurden ergriffen, um Kinder angemessen zu schützen und die Gesundheitsversorgung zu verbessern. Mit der Reichsversicherungsordnung wurde es Kindern aller Bevölkerungsschichten ab dem Jahr 1911 ermöglicht, medizinische Leistungen in Anspruch zu nehmen (Weiss et al., 2004).

Im späten 19. und frühen 20. Jahrhundert wurden an deutschen Universitäten Lehrstühle für Kinderheilkunde eingerichtet und Kinderkrankenhäuser gegründet. Im Nationalsozialismus kam die Bewegung zum Stillstand. Die „Deutsche Vereinigung für Säuglings- und Kleinkinderschutz" wurde verboten. Das Wohlergehen der Kinder wurde zwar wegen ihres „Wertes für das Volksganze" als wichtig angesehen, allerdings wurde vielen Kindern, die nicht den „rassehygienischen" Vorstellungen entsprachen, unermessliches Leid zugefügt.

Im Jahr 1948 wurde die „Deutsche Gesellschaft für Sozialpädiatrie" wieder gegründet, heute die „Deutsche Gesellschaft für Sozialpädiatrie und Jugendmedizin e.V." (DGSPJ). In den Jahren nach dem Zweiten Weltkrieg wiesen Hellbrügge (1964) und Pechstein (1974) nach, dass soziale Einflüsse sowie Umweltbedingungen einen bedeutenden Einfluss auf die Entwicklung von Kindern haben. Die Erkenntnis trug dazu bei, den Einfluss sozialer Faktoren auf die Entstehung von Störungen in der kindlichen Entwicklung stärker zu bewerten. Darüber hinaus gewann die Behandlung von Kindern und Jugendlichen mit Behinderungen als ein Schwerpunkt der Sozialpädiatrie an Bedeutung. Weitere Schwerpunkte sind die Früherkennung, rechtzeitige Diagnosestellung und die Umsetzung von psychologischen und pädagogischen Maßnahmen (Weiss et al., 2004).

Die Sozialpädiatrie als Bereich der Pädiatrie, also der Lehre von den Erkrankungen des kindlichen und des jugendlichen Organismus, betrachtet Gesundheit aus einer biopsychosozialen Perspektive. Es wird davon ausgegangen, dass komplexe gesundheitliche Bedarfslagen eine koordinierte multidisziplinäre Zusammenarbeit vieler Fachdisziplinen des Gesundheits- und Sozialwesens erfordern. Übergeordnetes Ziel ist es, Kindern und Jugendlichen die bestmögliche Teilhabe an der Gesellschaft zu gewährleisten (Deutsche Gesellschaft für Sozialpädiatrie und Jugendmedizin e.V. (DGSPJ), o.J.).Folglich setzt sich die DGSPJ dafür ein, die Gesundheit von Kindern und Jugendlichen mit Gesundheitsproblemen und Entwicklungsstörungen umfassend zu fördern und ihre gesundheitliche Chancengleichheit sicherzustellen. Die Institutionen dafür sind:

- Sozialpädiatrische Zentren sowie stationäre sozialpädiatrische Einrichtungen,
- Öffentlicher Kinder- und Jugendgesundheitsdienst sowie
- Einrichtungen ambulanter und stationärer Rehabilitation für Kinder und Jugendliche“ (DGSPJ, o.J.).

35.2 New Epidemics

Im letzten Jahrhundert hat sich der Aufgabenbereich der gesamten Pädiatrie stark verändert. Ein Grund dafür liegt im medizinischen Fortschritt. Krankheiten, die früher als lebensbedrohlich und unheilbar galten, können heute kontrolliert werden. Ein weiterer Grund sind Veränderungen in den äußeren Lebensbedingungen. Diese sind dafür verantwortlich, dass chronische und verhaltensabhängige Erkrankungen sowie funktionelle und seelische Entwicklungsstörungen zunehmend auftreten. In Deutschland wird dabei von der „neuen Morbidität“ gesprochen. Der Begriff beschreibt eine Schwerpunktverlagerung von akuten, primär körperlichen Störungen zu funktionellen, chronischen und oftmals psychisch verursachten Erkrankungen (Schlack et al., 2009). Kinder und Jugendliche mit komplexen Störungsbildern benötigen grundsätzlich eine interdisziplinäre Betreuung und Behandlung, die weit über die übliche Gesundheitsversorgung hinausgeht. Angemessener als „neue Morbidität“ ist jedoch der englische Begriff „new epidemics“, da die Krankheitsbilder nicht an sich neu sind, aber ihre epidemische Häufung augenfällig ist (Aksu et al., 2015). Im deutschsprachigen Raum wird eine chronische Erkrankung (Kapitel 39) in der Regel als eine körperliche oder psychische Erkrankung mit langanhaltender Dauer definiert. In der Regel sind chronische Erkrankungen nicht oder nur begrenzt heilbar oder führen zu Folgeschäden, die Betroffene dauerhaft beeinträchtigen und oftmals zu einer langfristigen Inanspruchnahme des Gesundheitssystems führen. Dazu zählen onkologische Erkrankungen, Diabetes, chronische Lungenerkrankungen, angeborene Herzfehler, aber auch psychische Erkrankungen wie bestimmte Formen von Depressionen oder Schizophrenie oder sehr seltene Erkrankungen. Wenn die chronische Erkrankung mit Funktionsstörungen in der Mobilität, in kognitiven Funktionen, der Sprache und/oder der Sinnesfunktionen einhergeht, spricht man auch von Behinderung. Die Entstehung von chronischen Erkrankungen kann häufig auf genetische Faktoren zurückgeführt werden. Der Schweregrad und der Verlauf der chronischen Erkrankung werden jedoch durch die psychosozialen Umstände beeinflusst. Chronische Erkrankungen treten dann im Erwachsenenalter häufiger auf als im Kindesalter. Kinder aus sozial schwachen Familien sind nicht nur einer höheren Wahrscheinlichkeit ausgesetzt, chronische Krankheiten über die Lebensspanne zu entwickeln, sondern haben auch mehr Schwierigkeiten, im Falle einer Erkrankung angemessene medizinische Versorgung zu erhalten. Dies kann durch fehlende Ressourcen, einen erschwerten Zugang zu medizinischer Hilfe und mangelnde individuelle und familiäre Fähigkeiten begründet sein (Thyen et al., 2009).

35.3 Das sozialpädiatrische Zentrum (SPZ)

Die Behandlung von gesetzlich krankenversicherten Kindern und Jugendlichen im SPZ ist in § 119 SGB V rechtlich verankert. Demnach ist die Behandlung durch das SPZ „auf diejenigen Kinder auszurichten, die wegen der Art, Schwere oder Dauer ihrer Krankheit oder einer drohenden Krankheit nicht von geeigneten Ärzten oder in geeigneten Frühförderstellen behandelt werden können“ (§ 119 Abs. 2 Satz 1 SGB V). Die Zentren werden von Ärzt:innen geleitet (§ 119 Abs. 1 Satz 1 SGB V).

Im Rahmen des biopsychosozialen Konzepts können im SPZ mehrdimensionale Störungen von einem multiprofessionellen Team behandelt werden. Neben dem medizinischen Dienst sind weitere Berufsgruppen wie Psycholog:innen, Sozialarbeiter:innen, Therapeut:innen und Ernährungsberater:innen vertreten. Die enge Zusammenarbeit der Berufsgruppen, die mit den komplexen Krankheitsbildern vertraut sind, stellt eine wesentliche Voraussetzung für eine gelingende Lebensbewältigung und Partizipation der Patient:innen dar (Schnabel, 2023).

Der Krankheitskatalog des SPZ ist vielfältig. Zu den behandelten Erkrankungen zählen beispielsweise schwere Stoffwechselerkrankungen, chronisches Asthma, therapieresistente Epilepsien sowie kognitive Entwicklungsstörungen, deren Ursache unklar ist. Auch nach einer komplizierten Frühgeburt oder Herzoperation kann eine Behandlung im SPZ erfolgen. Darüber hinaus werden Patient:innen, die von schwerwiegenden Entwicklungsstörungen betroffen sind, behandelt, beispielsweise bei Folgeerscheinungen nach einer Trennung der Eltern, erlebten Traumata oder schweren emotionalen Störungen (Voss, 2022).

Die Erstellung einer umfassenden Diagnose im SPZ erfolgt durch die „Mehrdimensionale Bereichsdiagnostik in der Sozialpädiatrie (MBS)“, welche systematisch die Entwicklung und Intelligenz, körperlich-neurologische Befunde, psychische Befunde und Verhalten, soziale Begleitumstände und Umweltfaktoren sowie die Krankheitsursachen (Ätiologie) erfasst. Dabei soll grundsätzlich die Teilhabe der Patient:innen beachtet werden. Teilhabe bezeichnet in der Lesart der „Internationalen Klassifikation der Funktionsfähigkeit, Behinderung und Gesundheit bei Kindern und Jugendlichen“ (ICF-CY) die Erfassung der Fähigkeit oder der Möglichkeiten eines Menschen, trotz einer Krankheit oder Behinderung aktiv an verschiedenen Lebensbereichen teilzunehmen und integriert zu sein. Zur Erinnerung: Durch die ICF (Kapitel 7.2.5.1) wird das defizitorientierte Vorgehen der ICD-10 ergänzt, indem nicht nur Defizite und Barrieren erfasst, sondern gezielt nach fördernden Faktoren und Ressourcen gesucht wird (Mendes, 2020).

35.4 Gesundheitsfördernde Soziale Arbeit in der sozialpädiatrischen Versorgung

Die relevanten rechtlichen Rahmenbedingungen für die Soziale Arbeit im SPZ sind in §§ 119 und 43a SGB V verankert. Die Aufgaben variieren in Abhängigkeit von der Schwerpunktsetzung der verschiedenen sozialpädiatrischen Zentren sowie von den jeweiligen Zusatzqualifikationen der Fachkräfte. Die Soziale Arbeit ist Teil eines multiprofessionellen Teams im SPZ und der ärztlichen Leitung unterstellt. Die Sozialarbeiter:innen leisten zur MBS hier schwerpunktmäßig den Beitrag zum Verständnis der sozialen Begleitumstände, des psychosozialen Hintergrunds der betreuten Familien sowie der ätiologischen psychosozialen Faktoren. Das Ziel der Sozialen Arbeit besteht in der Unterstützung der Patient:innen bei der Bewältigung ihrer sozialen und seelischen Probleme, die sich durch die Erkrankung, die Behinderung und die Behandlung bei Patient:innen und deren Angehörigen ergeben. Die Fachkräfte arbeiten ressourcenorientiert: Sie stärken und fördern vorhandenes Potenzial. Das Lebensumfeld der Patient:innen und deren Familien und Institutionen wie Kindergärten und Schulen werden basierend auf dem Person-in-Environment-Ansatz in die Behandlung mit einbezogen. Darüber hinaus wird eine bestmögliche Vernetzung aller Beteiligten sowie notwendiger Hilfen angestrebt. Falls notwendig, wird auch aufsuchende Alltagsunterstützung durchgeführt, beispielsweise in Form von Hausbesuchen (DGSJ, 2007).

Intervention Sozialberatung

Zu Beginn des Behandlungsprozesses der Patient:innen im SPZ steht auch die Einschätzung der persönlichen Situation der Patient:innen und ihrer An- und Zugehörigen an. Dafür stellt der medizinische oder psychologische Dienst einen Kontakt zu den Sozialarbeiter:innen im SPZ her. Im nun anstehenden Erstgespräch müssen Vertrauen aufgebaut, Fragen geklärt, Ziele formuliert und der konkrete Auftrag an die Soziale Arbeit abgeklärt werden.

Die Inhalte der Sozialberatung im SPZ umfassen in erster Linie die Klärung von sozialrechtlichen Fragen sowie die Bereitstellung von Informationen zu Themen, die das SGB IX betreffen. Dazu gehören beispielsweise die Beantragung eines Schwerbehindertenausweises oder der Nachteilsausgleich und Beratungen zu Leistungen der Pflegekasse. Weitere Themen können die Vermittlung an Selbsthilfegruppen und die Beratung zu Rehabilitationsmaßnahmen sein, beispielsweise zu geeigneten Kliniken für eine Mutter-Kind-Kur. Des Weiteren bieten Sozialarbeiter:innen Unterstützung bei finanziellen Problemen sowie bei der Unterstützung von Eltern und auch Geschwistern. Bei Bedarf kann für die Angehörigen der Kontakt zu Beratungsstellen, Einrichtungen der Behindertenhilfe, Selbsthilfegruppen oder Jugendämtern aufgenommen werden. Angehörige werden bei der Verarbeitung der Erkrankung des Kindes durch Psychosoziale Beratung begleitet. Sofern Familien bereits von mehreren Fachdiensten betreut werden, besteht die Möglichkeit, dass Sozialarbeiter:innen die verschiedenen Hilfen vernetzen, um ein bestmögliches Behandlungskonzept zu erarbeiten. In der Beratung haben Sozialarbeiter:innen die Aufgabe, beim Auftreten von Krisen zu intervenieren. Krisen können beispielsweise durch psychische Erkrankungen seitens der Eltern, finanzielle Probleme, Überlastung oder Misshandlungsgefahr des Kindes entstehen. Die Informationen, die aus einem oder mehreren Gesprächen mit Patient:innen und ihren Angehörigen gewonnenen werden, werden von Sozialarbeiter:innen schriftlich dokumentiert und dienen der Erstellung einer biopsychosozialen Diagnose. Die Maßnahmen, die sich daraus ergeben, werden mit den anderen Berufsgruppen abgesprochen und im Verlauf der Behandlung weitergeführt und möglicherweise modifiziert (DGSJ, 2007).

36 Behinderung

Im Jahr 2023 waren knapp acht Millionen Menschen, also rund 9,3% der deutschen Bevölkerung offiziell schwerbehindert. Das Verhältnis von Frauen zu Männern ist nahezu ausgeglichen. 91% aller Behinderungen werden durch eine Krankheit verursacht, 3% sind angeboren und rund 1% ist hervorgerufen durch einen Unfall oder eine Berufskrankheit. Die restlichen 5% sind auf andere Ursachen zurückzuführen. Die meisten Behinderungen treten also erst im Laufe des Lebens auf. Nur 3% der Schwerbehinderten sind Kinder und Jugendliche. Die Altersgruppe der 55- bis 74-Jährigen macht mit 45% den größten Anteil aus. Die Schwerbehindertenquote der Menschen über 65 Jahren liegt bei knapp einem Viertel (24,5%) (Destatis, 2024). Behinderung ist ein Phänomen des Alters.

36.1 Auftakt

Insgesamt 58% der schwerbehinderten Menschen sind körperlich beeinträchtigt. Darunter sind folgende Beeinträchtigungen zusammenfasst: Innere Organe, Wirbelsäule oder Rumpf, Hören, Gleichgewichts- oder Sprachstörungen, Verlust der Brust/Brüste, Arme oder Beine sowie das Sehen (**Abbildung 82**). 15% der schwerbehinderten Menschen hatten seelische oder geistige Beeinträchtigungen, 9% weisen zerebrale, also das Gehirn betreffende, Funktionsstörungen auf. Bei 19% der Menschen war die Art der Schwerbehinderung nicht aufgezeigt (Destatis, 2024).

Anfang des 20. Jahrhunderts wurde noch zwischen den „Kriegsbeschädigten" und „anderen behinderten Menschen" unterschieden. Mit dem „Schwerbeschädigtengesetz" von 1922 erhielten Veteranen einen besonderen Anspruch auf Arbeitsplätze. Erst mit der Gesetzesumbenennung 1974 zum Schwerbehindertengesetz wurden Schwerbehindertenausweise ausgestellt (Mürner & Sierck, 2012). Bis 1986 wurde bei der Ausstellung eines Schwerbehindertenausweises noch von der „Minderung der Erwerbsfähigkeit" gesprochen.

Als schwerbehindert gilt man offiziell nur, wenn ein gültiger Schwerbehindertenausweis mit einem Behinderungsgrad von mindestens 50 ausgestellt wurde. 35% der Schwerbehinderten erreichen diesen Behinderungsgrad, während bei 22% der höchste Grad der Behinderung (100) attestiert wird (Destatis, 2024). Auf dem Dokument selbst werden Abkürzungen vermerkt, die Aufschluss über die Art der Behinderung wie Erblindung oder Gehbehinderung geben. Der Schwerbehindertenausweis und die Privilegien, die damit einhergehen, werden durchaus kontrovers diskutiert. Es wird argumentiert, dass die damit verbundenen Nachteilsausgleiche für die Ausweisträger:innen nach dem Gießkannenprinzip ausgeschüttet werden und beispielsweise körperlich beeinträchtigte Menschen, die aber finanziell gut aufgestellt sind, den ÖPNV kostenlos nutzen können. Im Gegensatz dazu gelten alle Schwerbehinderten, die die Beantragung des Ausweises etwa aufgrund der Stigmatisierung scheuen, offiziell nicht als schwerbehindert und erhalten entsprechend auch keinen Anspruch auf Nachteilsausgleiche (Mürner & Sierck, 2012).

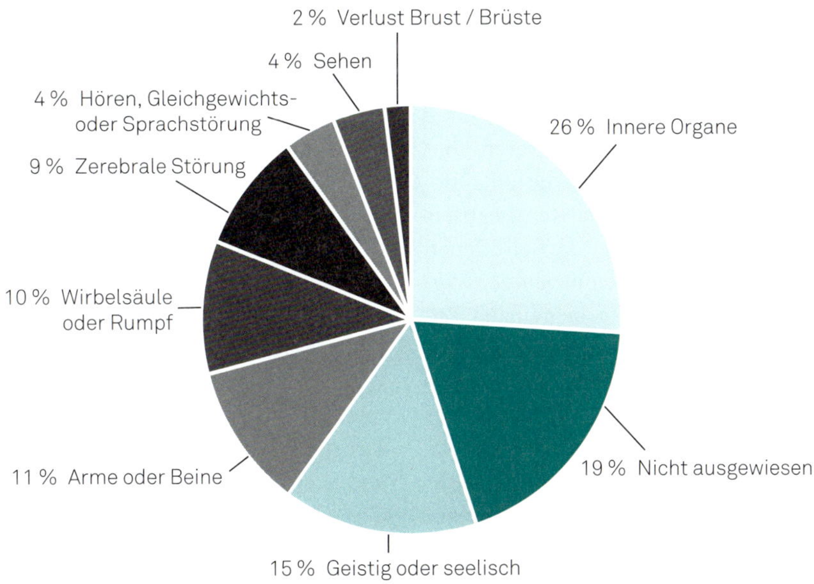

Abbildung 82: Arten der Behinderung (Destatis, 2024)

Die häufig synonyme Verwendung von Begriffen wie Krankheit, Schädigung, Benachteiligung oder Beeinträchtigung für das Wort Behinderung zeigt, wie breit, aber auch wie unterschiedlich Behinderung verstanden wird und wie ungeeignet, weil diffus der Begriff ist (Dederich, 2016). Er birgt das Potenzial, bei jenen, die ihn verwenden, pauschale und stigmatisierende Zuschreibungen hervorzurufen, die dem konkreten Diskurs eher abträglich sind (Schache, 2019). Der deutsche Begriff „Behinderung“ impliziert, dass ein Hindernis jemanden davon abhält, eine Handlung zu vollführen. Der Begriff umfasst also weniger die individuellen Fähigkeiten von Menschen, sondern die Tatsache, dass ihr oder ihm etwas im Wege steht (Wesselmann, 2022). Dies wird an Synonymen wie Erschwernis, Barriere, Einschränkung oder Hemmung sehr deutlich (Dederich, 2016).

Der englische Begriff „Disability“ lässt sich hingegen mit „Beeinträchtigung“ ins Deutsche übersetzen und fokussiert stärker auf Aktivitäten und Handlungen, zu denen Einzelpersonen nicht imstande sind. Folglich wird Behinderung heute eher als ein fluider Begriff verstanden, der in Abhängigkeit vom Kontext unterschiedlich interpretiert werden kann (Jost, 2013; Wesselmann, 2022). Fakt ist, dass Menschen mit Behinderungen eine ausgesprochen heterogene Gruppe darstellen, die nicht nur hinsichtlich ihrer funktionellen Einschränkungen, sondern auch in Bezug auf soziale Ressourcen und Lebenswelten eine große Varianz aufweisen, die ihnen mehr oder weniger Möglichkeiten der Partizipation bieten (Schroeder, 2016).

36.2 Kognitive Beeinträchtigungen

Neben den häufigen körperlichen Beeinträchtigungen können auch kognitive Beeinträchtigungen vorliegen. Diese werden in vier Stufen der Intelligenzminderung unterschieden. Intelligenzminderung wird hier ausschließlich anhand des Intelligenzquotienten (IQ) gemessen und in der ICD-10 (Kapitel 7.2.5.1) beschrieben. Das alleinige Heranziehen des IQ zur Bewertung insbesondere der leichten Intelligenzminderungen wird kritisch diskutiert, da auch zahlreiche weitere Aspekte wie sprachliche, konzentrations- und wahrnehmungsbedingte Aspekte sowie familiäre und weitere soziale Strukturen den Menschen das Lernen erschweren können (Jost, 2013). Besonders für die Etikettierung des immer noch verwendeten Begriffes „geistige Behinderung" zahlen die Betroffenen einen hohen Preis, der ihnen neben der Stigmatisierung nunmehr einen begrenzten Zugang zu Bildungseinrichtungen und weniger Chancen auf dem ersten Arbeitsmarkt ermöglicht (Schallenkammer, 2016). In diesen vier Stufen wird Intelligenzminderung dargestellt:

1. Stufe ICD-10 Code F 70 beschreibt die leichte Intelligenzminderung, auch als Lernbehinderung bezeichnet. Menschen mit einer Lernbehinderung können sich eigenständig versorgen, haben aber Schwierigkeiten, sich schulische Lerninhalte anzueignen. Der IQ liegt bei 50 bis 69.
2. Stufe ICD-10 Code F 71 umfasst die mittelgradige Intelligenzminderung, ab der man auch von kognitiver Beeinträchtigung spricht. Menschen sind in der Lage, zu kommunizieren und eine Ausbildung zu erlernen, bedürfen aber zusätzlicher Unterstützung bei der Arbeits- und Alltagsbewältigung. Der IQ befindet sich zwischen 35 und 49.
3. Stufe ICD-10 Code F 72 bezeichnet die schwere Intelligenzminderung, der IQ liegt zwischen 20 und 34.
4. Stufe ICD-10 Code F 73 umfasst die schwerste Intelligenzminderung, bei der ein IQ unter 20 verzeichnet wird. Die Menschen auf den beiden letzten Stufen bedürfen durchgehender Unterstützung (Jost, 2013).

36.3 Kognitive Beeinträchtigung am Beispiel AD(H)S

Die Neurodiversitätsforschung versteht ADS und ADHS als natürliche Varianten menschlicher Kognition. Aus einer eher defizitorientierten Perspektive wird das Aufmerksamkeits-Defizit-(Hyperaktivitäts-)Syndrom (AD(H)S) jedoch als eine Entwicklungsstörung verstanden, die sich meist bis zum fünften und spätestens bis zum zwölften Lebensjahr bei Kindern manifestiert. Eine Diagnose wird in aller Regel nicht vor dem Schulbeginn gestellt, um Fehldiagnosen bei altersbedingtem Verhalten zu vermeiden. Eine frühere Diagnosestellung wird nur bei sehr stark ausgeprägten Symptomen und benötigten Hilfestellungen empfohlen. Das Störungsbild ist durch Unaufmerksamkeit, Überaktivität und Impulsivität gekennzeichnet. Das Syndrom kommt in zwei Typen vor: erstens der Typ ADS ohne Hyperaktivität und zweitens der Typ ADHS mit Hyperaktivität, beide Typen können auch kombiniert erscheinen.

Kinder mit ADS wirken eher verträumt, unaufmerksam und zerstreut. Typische Symptome sind Konzentrationsschwäche, Vergesslichkeit und leichte Ablenkbarkeit. Kinder mit ADHS zeigen einen hohen Bewegungsdrang und sind häufiger als „Störenfriede" vor allem im Schulunterricht stigmatisiert, da sie „hibbelig" sein und Mitschüler:innen ablenken können. Bei einem Großteil der Betroffenen persistiert die Störung nicht bis ins Erwachsenenalter. Die Ursachen sind ungeklärt und die Forschung zeigt große Überlappungen mit anderen Krankheitsbildern. So haben ca. 70 % der Betroffenen Komorbiditäten, wie Angst-, Schlaf-, Tic- oder Lese-Rechtschreib-Störungen und es wird debattiert, inwiefern ADHS überhaupt als eigenständiges Krankheitsbild klassifiziert werden kann und ob es nicht vielmehr der reaktive Ausdruck von Komorbiditäten auf der Verhaltensebene ist (Jenni, 2021). Ergebnisse der KiGGS-Welle 2 verweisen zudem auf Zusammenhänge zwischen einem niedrigen sozioökonomischen Status und dem Vorkommen der Diagnose ADHS, denn sozial benachteiligte Kinder weisen ein 2,8- bis 4,4-fach erhöhtes ADHS-Risiko auf als Kinder mit hohem SES (Kuntz et al., 2018).

36.4 Kognitive Beeinträchtigung am Beispiel Demenz

Demenz ist eine der häufigsten altersassoziierten Erkrankungen und beschreibt im Gegensatz zum physiologischen altersbedingten kognitiven Abbau eine pathologische Form des kognitiven Abbaus. Die Demenz beginnt schleichend und kann ab einem gewissen Grad nicht mehr ausgeglichen werden. Betroffene haben Schwierigkeiten, sich zurechtzufinden und verständlich auszudrücken. Besonders das Kurzzeitgedächtnis ist funktionell beeinträchtigt. Häufig ist das Auftreten von Demenzerkrankungen auch mit Depressionen und weiteren Einschränkungen der psychischen Gesundheit assoziiert (Georges et al., 2023).

Kognitive Beeinträchtigungen aufgrund altersbedingter Funktionsverluste können mithilfe klinischer Tests von Demenzerkrankungen unterschieden werden. Diese Tests messen unter anderem Aufmerksamkeit und Konzentration, Gedächtnisleistung, sprachliche und kommunikative Fähigkeiten, Zahlenverarbeitung sowie räumlich-konstruktive Leistungen (Calabrese, 2013).

36.5 Modelle von Behinderung

Der gesamte Terminus „Behinderung“ ist nicht klar definiert. In der Folge herrscht Verunsicherung, wie Menschen mit Behinderung korrekt bezeichnet werden können. Das unterscheidet sich je nach der disziplinären Perspektive, und es existieren unterschiedliche Erklärungsansätze (Schache, 2019). Wie sprechen wir eigentlich im Alltag über Behinderung und was sagt das über uns aus? Durch die Dekonstruktion des Begriffes „Behinderung“ werden stigmatisierende und marginalisierende Gesellschaftsprozesse sichtbar, die das Denken der Menschen formen. Dies soll anhand von drei Modellen (**Abbildung 83**) der Behinderung deutlich gemacht werden.

Erstens betrachtet das *Medizinische Modell der Behinderung* den Körper als Objekt und beurteilt ihn hinsichtlich womöglich fehlender Funktionen und Strukturen. Der Körper gilt als heilungs- und behandlungsbedürftig, da er von der anatomischen oder physiologischen Norm abweicht. Dieses Modell ist folglich ausgesprochen defizitorientiert und sucht nach Möglichkeiten, den Körper zu verbessern oder zu reparieren. Diese individualistische Denkweise impliziert, dass die Ursache der Behinderung direkt bei den Betroffenen liegt, oder genauer: in ihrem Körper. Dadurch werden Menschen mit Behinderung in die passive Rolle als Hilfeempfangende versetzt, die sich an die gesellschaftlichen Gegebenheiten anzupassen haben.

Zweitens verortet das *Soziale Modell der Behinderung* die Ursachen von Behinderung in unflexiblen, sozialen Strukturen. Der Begriff der Behinderung wird hier als gesellschaftliche Hürde verstanden, die es Menschen mit körperlichen sowie geistigen Beeinträchtigungen erschwert oder sie sogar hindert, teilzuhaben. Die Überwindung von Behinderung gelingt diesem Modell zufolge nur, indem Barrieren eingeris-

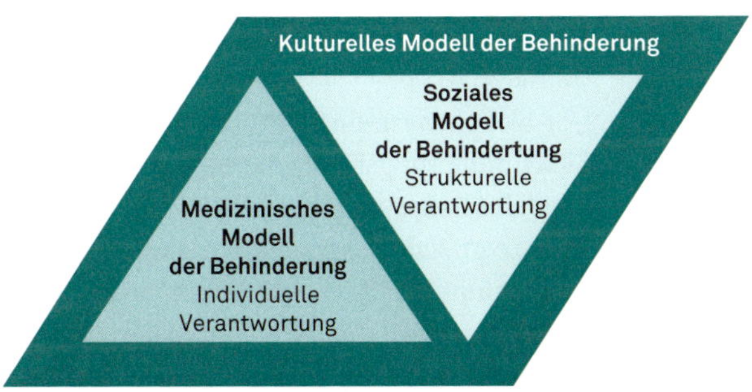

Abbildung 83:
Modelle von Behinderung

Interventionen Empowerment & Powersharing

Empowerment beschreibt den Prozess der Selbstermächtigung marginalisierter Personen oder Gruppen. Diese sollen befähigt werden, auf ihre bestehenden Ressourcen zuzugreifen und selbstständig für ihre Interessen einzustehen – Interessen, die in der Gesellschaft häufig zu wenig berücksichtigt werden. Empowerment ermöglicht diskriminierten Personengruppen einen gleichberechtigten Zugang zu Ressourcen und verbessert so ihre Teilhabechancen (Theunissen, 2016).

Das Aufkeimen des Empowerments von Menschen mit Behinderungen kann auf eine politische Neuausrichtung in Schweden im Jahr 1943 datiert werden. Damals wurde Menschen mit Behinderungen gesetzlich ein möglichst gleichberechtigter Zugang zu Bildung, Arbeit und Wohnformen zugesprochen – analog zu Menschen ohne Behindertenstatus. Dieses Leitkonzept der Normalisierung wurde im Zuge der sozialen Reformbewegungen der 1970er- und 1980er-Jahre auch in Deutschland gefördert, insbesondere durch die Enthospitalisierung von Menschen mit geistiger Behinderung (Seifert & Metzler, 2024).

Während Empowerment deprivilegierte Menschen ermutigt, ihr Stück vom Kuchen einzufordern, ruft das verwandte Konzept des Powersharing privilegierte Menschen dazu auf, ein Stück des Kuchens abzugeben. Dafür sollen sie sich ihrer eigenen und strukturellen Privilegien und gesellschaftlichen Positionierungen bewusst werden und diese kritisch hinterfragen. Powersharing ermutigt Menschen mit Privilegien, Macht und Ressourcen, diese fair und solidarisch mit Menschen zu teilen, die über weniger Privilegien verfügen (Chehata et al., 2023).

sen werden, auch durch Empowerment und Powersharing. Gleichzeitig wird die Perspektive der Betroffenen als handlungsfähige Akteure eingenommen. An diesem Modell wird jedoch kritisiert, dass es den Körper mit seinen funktionellen Einschränkungen komplett ignoriert und dem biomedizinischen Diskurs überlässt.

Im ersten Modell wird der Körper also entpersonalisiert, im zweiten hingegen spielt der Körper praktisch keine Rolle für die Konstruktion von Behinderung. Als Reaktion auf diesen Diskurs wurde das *Kulturelle Modell der Behinderung* entwickelt, welches sowohl die individuellen Erfahrungen von Menschen mit physischen Beeinträchtigungen aber auch den Einfluss diskriminierender Gesellschaftsstrukturen berücksichtigt (Schache, 2019).

36.6 Ableismus

Ableismus ist eine Diskriminierungsform, die Menschen anhand ihrer zugeschriebenen körperlichen und geistigen Fähigkeiten bewertet (Maskos, 2015). Diese Zuschreibungen können jedoch auf gänzlich falschen Annahmen beruhen (Wesselmann, 2022). Ableismus meint, vereinfacht ausgedrückt, Behindertenfeindlichkeit (Maskos, 2015). Während die Benennung von Beeinträchtigungen zunächst neutral sein kann, ist die daraus resultierende Abwertung von Menschen diskriminierend (Wolbring, 2008).

Das dem Ableismus zugrunde liegende Menschenbild basiert nicht auf einer Gleichwertigkeitsannahme, sondern auf einer angenommenen Nützlichkeit von Personen, insbesondere für die Lohnarbeit. Menschen mit Behinderungen wird dabei pauschal eine Unterlegenheit attestiert (Linton, 1998, nach Maskos, 2015). Dieser Logik folgend erhalten Menschen, denen mehr Fähigkeiten zugeschrieben werden, automatisch mehr Anerkennung als jene, denen weniger Fähigkeiten zugeschrieben werden (Maskos, 2015).

Ableismus ist eine kulturell tief verankerte Diskriminierungsform, die selten hinterfragt oder überhaupt erkannt wird (Wolbring, 2008). Dies zeigt sich in subtilen sozialen Praktiken und unhinterfragten Annahmen, mit denen Menschen mit Behinderungen dauerhaft konfrontiert werden. So werden ihnen ganz selbstverständlich bestimmte Kompetenzen abgesprochen. Ableismus thematisiert jedoch nicht nur die Benachteiligung und Abwertung, sondern auch die daraus resultierende Aufwertung nicht-behinderter Menschen (Maskos, 2015).

Ein Beispiel hierfür ist der sogenannte Halo-Effekt: Normschönen, augenscheinlich nicht-behinderten Menschen werden automatisch positive Charaktereigenschaften wie Intelligenz, Professionalität, Kompetenz oder Freundlichkeit zugeschrieben. Die Privilegierung normschöner Menschen – etwa in Bewerbungsgesprächen – ist wissenschaftlich belegt und führt zu systematischer Chancenungleichheit (Damianidou & Georgiadou, 2021).

36.7 Gesellschaftlicher Wandel im Umgang mit Behinderung

Rassenlehre und Euthanasie

Werfen wir einen Blick zurück: Anfang des 20. Jahrhunderts wurden in Deutschland die ersten Wohnheime und Versorgungsanstalten für Menschen mit Behinderung etabliert. Ein Treiber dieser Entwicklung waren die zahlreichen Kriegsverletzten nach dem Ersten Weltkrieg. Häufig wurden sogenannte „Krüppelheime“ errichtet und unter dem Deckmantel der Fürsorge und Nächstenliebe legitimiert. Dahinter standen jedoch auch ökonomische Interessen. So ging es in den Anstalten oftmals darum, Menschen mit Behinderungen durch orthopädische „Entkrüppelungsarbeit“ und seelische Bearbeitung hin zur „höchstmöglichen wirtschaftlichen Selbstständigkeit“ zu erziehen. Mit dem „Krüppelfürsorgegesetz“ wurde 1920 eine offizielle Meldepflicht für Menschen mit körperlichen Beeinträchtigungen eingeführt. Alfred Hoche und Karl Binding veröffentlichten ein Buch, in dem der Wert des Lebens von Menschen mit Behinderungen infrage gestellt wurde und trugen so zur Entwicklung der eugenischen Rassenlehre im aufstrebenden Nationalsozialismus bei (Kapitel 2.6).

Ziel der „Versorgung“ von Menschen mit Behinderungen war es, deren maximale wirtschaftliche „Verwertbarkeit“ herzustellen. Jene, die keinen wirtschaftlichen Beitrag (mehr) leisten konnten, wurden als „hoffnungslose Fälle“ diskreditiert. In Folge wurde mit dem 1933 eingeführten „Gesetz zur Verhütung erbkranken Nachwuchses“ die Zwangssterilisierung von Menschen mit Behinderungen staatlich legitimiert. 1939 erlaubte Hitler mit einer geheimen Unterzeichnung die Tötung von Menschen, deren Leben von den Nationalsozialisten aufgrund von Beeinträchtigungen als „wertlos“ befunden wurde. Dies führte zu schätzungsweise 250.000 Todesopfern. Nach Ende des Zweiten Weltkriegs wurde den rund 400.000 Opfern der Zwangssterilisation kein Anspruch auf Entschädigung zugesprochen, da das Gesetz „zur Verhütung erbkranken Nachwuchses“ erst 2008 als nicht rechtmäßig eingestuft wurde. Zu diesem Zeitpunkt waren die meisten Opfer bereits verstorben, ohne jemals vonseiten des Staats das ihnen zugefügte Unrecht als solches anerkannt bekommen zu haben (Mürner & Sierck, 2012).

Paternalistische (Gesundheits-) Versorgung

Lange dominierten in der traditionellen Behindertenfürsorge noch paternalistische Handlungsmuster, die Menschen mit körperlichen, vor allem aber kognitiven Beeinträchtigungen jegliche Kompetenz hinsichtlich der eigenen Gesundheitsfürsorge absprachen, sodass medizinisches Personal und Betreuungspersonen Entscheidungen für diagnostische oder therapeutische Verfahren ohne die informierte Einwilligung der Betroffenen übernahmen. Die Grundlage für diese Behandlung waren dichotome Vorstellungen von Gesundheit (Kapitel 7), die Menschen mit Behinderungen pauschal in der Kategorie „krank“ verorteten (Walther, 2019). Auch die Wohnsituation von Menschen mit Behinderung entsprach noch lange nach Ende des Kriegs in Deutschland keineswegs einer selbstbestimmten oder bedarfsgerechten Unterkunft. Häufig wurden Menschen mit Beeinträchtigungen noch bis in die 1980er- und 1990er-Jahre in psychiatrischen Kliniken untergebracht, wo sie praktisch keine gesellschaftliche Teilhabe erfuhren, kein Mitspracherecht hatten und in strikte, von der Einrichtung vorgegebene Tagesstrukturen gezwungen wurden (Seifert & Metzler, 2024). Auf diese Weise lebten Menschen mit Behinderung lange in gesundheitsschädlichen Strukturen, die von „Ausgrenzung, Diskriminierung, Stigmatisierung, Gewalt, Herabsetzung und Verletzung" geprägt waren (Walther, 2019, S. 5). Durch die institutionelle Mehrfachbenachteiligung haben Menschen mit Behinderungen einen schlechteren Zugang zu Bildungswesen, Arbeitsmarkt und Gesundheitsversorgung (WHO, 2011). Dies wiederum wirkt sich negativ auf den sozioökonomischen Status (Kapitel 25) aus, der ja nachweislich ein Prädiktor für den Gesundheitszustand der Menschen ist (Lampert et al., 2022; Walther, 2019).

1986 formulierte die WHO in der Ottawa-Charta als Ziel der Gesundheitsförderung die „Gesundheit für alle" (WHO, 1986, S. 1) und legte damit den Grundstein für ein pluralistischeres Gesundheitsverständnis. Pluralismus darf jedoch nicht mit Pauschalität verwechselt werden. Die Individualität bestimmter Personengruppen wird bei der Konzeption von Gesundheitsförderungsmaßnahmen bisher kaum berücksichtigt. Dies liegt auch an der mageren Empirie. Es gibt wenig empirische Befunde, die die individuelle Relevanz und Bedeutung von Gesundheit für Menschen mit kognitiven Einschränkungen aufzeigen. Gesundheitsförderung in der Behindertenarbeit sollte nicht die Rehabilitation oder Normalisierung von beeinträchtigten Menschen zum Ziel haben, sondern sich an ihren Bedarfen orientieren (Walther, 2019).

Wohnsituation von Menschen mit Behinderung

Die Wohn- und Lebensbedingungen von Menschen mit Behinderung sind in Deutschland sehr unterschiedlich. Es gibt keine statistischen Zahlen, die diese repräsentativ abbilden. Darum wurden Daten aus 2014 aus dem Teilbundesland Westfalen-Lippe, in dem ca. 8,3 Millionen Menschen leben, von Dieckmann und Thimm (2024) unter Vorbehalt auf die westdeutschen Bundesländer übertragen. Natürlich ist ein solches Datenexperiment unter Vorbehalt zu betrachten. Demnach lebten im Jahr 2014 56 % der Menschen mit kognitiven Beeinträchtigungen in einer eigenen Wohnung, entweder allein oder mit anderen Menschen zusammen. Die restlichen 44 % lebten in institutionellen Wohnsettings wie Heimen, Wohngruppen oder Pflegeeinrichtungen. Die meisten älteren Menschen ab 50 Jahren mit kognitiven Beeinträchtigungen leben in institutionellen Wohnsettings wie Pflegeheime, Wohnheime oder Komplexeinrichtungen.

36.8 Gesundheitsfördernde Soziale Arbeit für Menschen mit Behinderung

Die Unterstützung und Begleitung von Menschen mit Behinderungen ist der drittgrößte Handlungsbereich der Sozialen Arbeit. Die Behindertenhilfe zählt somit zu ihren zentralen Aufgaben- und Handlungsfeldern, und Menschen mit Behinderungen gehören zu ihrem zentralen Adressatenkreis. Dennoch herrschen oft unterschiedliche Vorstellungen darüber, um welche Personengruppen es sich hierbei genau handelt und weshalb welche Unterstützungsleistungen erbracht werden sollen (Rohrmann, 2018). Um diese Fragen fundiert beantworten zu können, muss zunächst betrachtet werden, was unter dem Begriff der Behinderung überhaupt verstanden wird.

Für das professionelle Handeln in der Sozialen Arbeit ist vor allem die sozialrechtliche Definition maßgeblich, da sie die Grundlage für Leistungsformen und -ansprüche bildet. Gemäß § 2 SGB IX sind Menschen mit Behinderungen „Menschen, die körperliche, seelische, geistige oder Sinnesbeeinträchtigungen haben, die sie in Wechselwirkung mit einstellungs- und umweltbedingten Barrieren an der gleichberechtigten Teilhabe an der Gesellschaft mit hoher Wahrscheinlichkeit länger als sechs Monate hindern können". Im gesellschaftlichen Kontext zeigt sich zudem, dass der Behinderungsbegriff heute längst nicht mehr individuelle Defizite beschreibt, sondern die Wechselwirkung zwischen Beeinträchtigung und gesellschaftlichen Barrieren in den Blick nimmt.

Trotz dieses Perspektivwechsels wird der Begriff der Behinderung in der Forschung weiterhin kritisch hinterfragt – insbesondere individualisierende und defizitorientierte Konzepte geraten in die Kritik. Stattdessen wird gefordert, den Fokus stärker auf Selbstbestimmung und Partizipation der Betroffenen zu richten (Röh, 2025; Waldschmidt, 2023). In diesem Zusammenhang ist die UN-Behindertenrechtskonvention von besonderer Bedeutung: Sie fordert eine gleichberechtigte Teilhabe an sämtlichen Lebensbereichen und gilt als zentrale Leitlinie für die Entwicklung einer inklusiven Gesellschaft.

Die Angebote der Sozialen Arbeit in der Behindertenhilfe sind vielfältig. Sie reichen von individueller Beratung und Begleitung über Krisenintervention bis hin zu präventiven Maßnahmen. Ebenso vielfältig sind die Settings, in denen Sozialarbeitende tätig werden – sowohl stationär als auch ambulant. Dazu gehören u. a.:

- Werkstätten für Menschen mit Behinderung
- Wohnheime und betreute Wohnformen
- Schulen für Menschen mit Behinderung
- Beratungsstellen
- Angebote der Jugendhilfe (seit der Gesetzesreform) (Loeken & Windisch, 2013; Röh, 2018, 2025; Weinbach, 2016)

Im Vordergrund steht häufig die Arbeit nach lebensweltorientierten oder personzentrierten Ansätzen, um die individuellen Bedürfnisse und Ressourcen der Adressat:innen in den Mittelpunkt zu stellen. Sozialarbeitende übernehmen dabei eine vermittelnde, unterstützende und oft auch koordinierende Rolle (Röh, 2018). Zentrales Ziel ist es, Inklusion, Teilhabe und Selbstbestimmung der Betroffenen zu fördern. Um dies zu erreichen, hat Soziale Arbeit die Aufgabe:

- physische, soziale und gesellschaftliche Barrieren abzubauen,
- Zugänge zu Bildung, Arbeit, Wohnen und sozialer Teilhabe zu verbessern,
- Empowerment und Selbstbestimmung zu fördern,
- Lebensbedingungen nachhaltig zu verbessern,
- gesellschaftlichen Wandel hin zu mehr Gleichberechtigung aktiv mitzugestalten (DVSG/DVfR, 2025).

Die Gesundheitsfördernde Soziale Arbeit trägt somit eine zentrale Verantwortung dafür, die individuellen Bedürfnisse von Menschen mit Behinderungen zu erkennen und mit passgenauen Unterstützungsangeboten darauf zu reagieren oder gemeinsam mit allen Beteiligten neue Lösungen durch Social Innovation zu generieren. Sie wirkt unterstützend und vermittelnd, indem sie Barrieren abbaut und Rahmenbedingungen schafft, die eine umfassende Teilhabe ermöglichen. Dadurch verbessert sie einerseits die Lebensqualität der Einzelnen und trägt andererseits zu einer inklusiveren Gesellschaft bei (Ottmann et al., 2023; Steinert et al., 2020).

Intervention Social Innovation

Social Innovation steht für neuartige, gesellschaftliche Lösungsansätze, die soziale Herausforderungen auf innovative Weise bearbeiten und dadurch soziale Bedürfnisse besser erfüllen. Es handelt sich dabei beispielsweise um neuartige soziale Praktiken oder Organisationsmodelle, die nachhaltige und tragfähige Lösungen für aktuelle gesellschaftliche Problematiken liefern. Diese Neuerungen können auf verschiedenen Ebenen stattfinden und somit wirtschaftliche, soziale oder kulturelle Themen betreffen. Dabei können sie sowohl digital, aber auch völlig unabhängig von Technologien entstehen, sie können kommerziell oder gemeinnützig wirksam werden (Bundesministerium für Bildung und Forschung (BMBF), 2021; Die Bundesregierung, 2023).

37 Suchterkrankungen

Im deutschen Sozialgesetzbuch wird Sucht, sofern sie zu einer längerfristigen Einschränkung der gesellschaftlichen Teilhabe führt, als eine Form der „seelischen Behinderung" eingeordnet:

„Sucht ist eine behandlungsbedürftige, psychosoziale und psychiatrisch relevante Krankheit und Behinderung mit chronischen Verläufen. Deren Folge ist das Entstehen einer sozialen, körperlichen und seelischen Beeinträchtigung, die die betroffenen Menschen daran hindern kann, ihren sozialen und gesellschaftlichen Verpflichtungen nachzukommen und am Leben in der Gesellschaft teilzuhaben" (Deutsche Hauptstelle für Suchtfragen, 2014a, nach Laging, 2023, S. 112).

37.1 Auftakt

Das Bundesministerium für Gesundheit (2024a) definiert den Begriff Sucht wie folgt: „Mit dem Begriff Sucht sind nicht nur die Abhängigkeitserkrankungen gemeint, sondern die Gesamtheit von riskanten, missbräuchlichen und abhängigen Verhaltensweisen in Bezug auf Suchtmittel (legale wie illegale) sowie nichtstoffgebundene Verhaltensweisen (wie Glücksspiel und pathologischer Internetgebrauch). [...]. Abhängigkeitserkrankungen sind schwere chronische Krankheiten, die zu erheblichen gesundheitlichen Beeinträchtigungen und vorzeitiger Sterblichkeit führen können."

Dem Tabakatlas des Deutschen Krebsforschungszentrums zufolge ist das Rauchen der größte vermeidbare Risikofaktor für die Entstehung von nicht übertragbaren Krankheiten. Durch das Zigarettenrauchen werden fast alle Organe des menschlichen Körpers geschädigt (Schaller et al., 2020). Daneben zählt der Alkoholkonsum zu den weltweit größten Gesundheitsrisiken (WHO, 2022). Gerade in Deutschland ist der Alkoholkonsum weit verbreitet und gesellschaftlich größtenteils akzeptiert. Die Weltgesundheitsorganisation (WHO) und die Organisation für wirtschaftliche Zusammenarbeit und Entwicklung (OECD) zählen Deutschland zu den Ländern, in denen im Bereich der Alkoholprävention dringender Handlungsbedarf besteht. Die Alkoholprävention in Deutschland ist derzeit auf Verhaltensprävention (Kapitel 9.1) ausgerichtet und weniger auf Verhältnisprävention, also jene Prävention, die gesellschaftliche Rahmenbedingungen schafft, um einen risikoärmeren Alkoholkonsum zu erleichtern, z. B. durch Werbebeschränkungen (Schaller et al., 2022).

Darüber hinaus sind in Deutschland schätzungsweise 1,5 bis 1,9 Millionen Menschen medikamentenabhängig, insbesondere von Medikamenten, die zur Behandlung von Angst- und Schlafstörungen sowie von Anspannung und Unruhe eingesetzt werden. Die Medikamentenabhängigkeit entwickelt sich häufig schleichend und wird oftmals nicht als eigenständige Krankheit erkannt (Bundeszentrale für politische Bildung (bpb), 2022).

Weitere stoffgebundene Abhängigkeiten können von Cannabis und illegalen Drogen wie Kokain oder Amphetaminen bestehen (bpb, 2022). Seit dem 1. April 2024 ist der Konsum von Cannabis für Erwachsene in Deutschland legal. Das Cannabisgesetz CanG „zielt darauf ab, zu einem verbesserten Gesundheitsschutz beizutragen, die cannabisbezogene Aufklärung und Prävention zu stärken, die organisierte Drogenkriminalität einzudämmen sowie den Kinder- und Jugendschutz zu stärken" (BMG, 2024a). Zu den nicht-stoffgebundenen Süchten zählen beispielsweise die Spiel- oder Esssucht sowie Computer- oder Medienabhängigkeit. Letztere ist vor allem bei Jugendlichen in Deutschland weit verbreitet (bpb, 2022).

37.2 Geschichte der Suchthilfe

Die Geschichte der Suchthilfe in Deutschland reicht bis in die Zeit vor dem Ersten Weltkrieg zurück, als sogenannte staatlich organisierte „Trinkerfürsorgestellen" entstanden, um die gesundheitlichen und sozialen Folgen des teilweise epidemischen Alkoholmissbrauchs einzudämmen. Während des Nationalsozialismus erfuhr das in der Weimarer Republik weiterentwickelte Suchthilfesystem einen katastrophalen Zusammenbruch. Die nationalsozialistische Drogenpolitik war repressiv und eugenisch motiviert. Menschen, die drogenabhängig waren, galten den Nationalsozialisten als „asozial" und „Schädigung der Volksgesundheit". Diese Menschen waren drastischen Maßnahmen wie Zwangssterilisation, zwangsweisen Entzugsbehandlungen und Deportation in Konzentrationslager ausgesetzt. Gleichzeitig wurde Methylamphetamin, bekannt als „Pervitin", im militärischen Kontext zur Leistungssteigerung und zum Abbau von Kampfhemmungen insbesondere bei Soldaten eingesetzt (Laging, 2023; Schmidt-Semisch, 2020).

Zwischen dem Ende des Zweiten Weltkrieges und den 1960er-Jahren geschah rechtlich wenig im Bereich der Drogenpolitik. Nach dem wegweisenden Urteil des Bundessozialgerichts von 1968, welches Alkoholismus als eine Krankheit einstufte, die Behandlung erfordert, begann ein Ausbau des deutschen Suchthilfesystems. Gleichzeitig beschleunigten die gesellschaftlichen Umbrüche und die aufkommende Drogenwelle der 1968er-Bewegung den Ausbau der Hilfestrukturen. In den 1970er-Jahren etablierte sich die Suchtprävention als eigenständiges Arbeitsfeld der Suchtkrankenhilfe. In der Praxis setzte man zunächst auf Prävention durch Abschreckung, Strafandrohung und sogenannte „Furchtappelle". In den 1980er-Jahren richtete sich die Prävention nicht mehr pauschal gegen jeglichen Konsum illegaler Drogen, sondern insbesondere auf die Verhinderung von Abhängigkeit. In den 1990er-Jahren entwickelten sich Ansätze der akzeptierenden Drogenarbeit. Sozialarbeiter:innen suchten den Kontakt zu Betroffenen und leisteten niedrigschwellige und suchtbegleitende Unterstützung (Laging, 2023; Schmidt-Semisch, 2020). Ziel war nicht die vollständige Abstinenz, sondern die „Vermeidung oder Verringerung der gesundheitlichen und sozialen Verelendung". Präventionskonzepte zielten nicht mehr nur auf Sucht- und Konsumvermeidung, sondern im Sinne der Salutogenese auf Gesundheitsförderung (Schmidt-Semisch, 2020).

37.3 Komorbidität

Der Begriff der Komorbidität bedeutet, dass mehrere psychische und/oder körperliche Erkrankungen gleichzeitig vorliegen. Menschen mit Abhängigkeitserkrankungen weisen häufig zusätzliche psychische Erkrankungen auf, die sogenannten Doppeldiagnosen. Depressionen, Angststörungen, Persönlichkeitsstörungen oder posttraumatische Belastungsstörungen sind häufige Begleiterkrankungen einer Suchterkrankung. Komorbide Patient:innen sind oft belastenden Multiproblemlagen ausgesetzt, erleben häufig eine erschwerte Behandlung durch eine oftmals geringe Motivation und nicht zuletzt eine durch hohe Abbruch- und Rückfallquoten ungünstige Prognose.

Die sozialarbeiterische Arbeit mit komorbiden Patient:innen ist herausfordernd. Der Behandlungserfolg hängt von einer tragfähigen Beziehung zwischen den Fachkräften und den

Betroffenen ab. Für eine zielgerichtete Hilfeplanung ist zunächst eine genaue Diagnostik erforderlich, die wiederum eine multiprofessionelle Zusammenarbeit und ein gutes Case Management in der Folge erfordert. Neben der Zusammenarbeit in interprofessionellen Teams bestehend aus Psychiater:innen, Psycholog:innen, Pflegefachkräften, Sozialarbeiter:innen und Therapeut:innen sollten weitere Professionen wie Hausärzt:innen oder rechtliche Betreuer:innen in den Behandlungsprozess einbezogen werden. Sozialarbeiter:innen sollten gemeinsam mit den Patient:innen ein individuelles Verständnis der Krankheit entwickeln und ressourcenorientiert arbeiten. Empfohlen ist, kleinschrittig und flexibel zu arbeiten, um eine Überforderung der Patient:innen zu vermeiden. Kleine Fortschritte sollten anerkannt und wertgeschätzt werden, um eine positive therapeutische Beziehung zu fördern. Konflikte und Krisen sind unvermeidlich und bieten Gelegenheiten zur Reflexion und zum persönlichen Wachstum sowohl für die Patient:innen als auch für die Fachkräfte. Kollegiale Fallberatungen und Supervisionen sollten regelmäßig durchgeführt werden. Durch diese professionelle Reflexion kann die Qualität der Behandlung verbessert und die Selbstfürsorge (Kapitel 47) der Fachkräfte gestärkt werden (Deloie & Deimel, 2023).

37.4 Arbeitsfelder der professionellen Suchthilfe

Die professionelle Suchthilfe wird in sechs Aufgabenfeldern (**Abbildung 84**) aktiv.

Niedrigschwellige Angebote sind flexible Hilfsangebote wie Streetwork oder Konsumräume mit Betreuung von Sozialarbeiter:innen. Sie zielen darauf ab, Schäden zu minimieren und das Überleben zu sichern, ohne eine sofortige Abstinenz zu fordern. Diese Angebote können als Einstieg in das Hilfesystem dienen.

Suchtberatungs- und Behandlungsstellen sind zentrale Anlaufpunkte in Kommunen, die Menschen mit Suchterkrankungen betreuen und beraten. Zu ihren Aufgaben gehören die Unterstützung bei der Motivation zur Hilfeannahme, die Erstellung von Hilfeplänen und die Vermittlung von Hilfsangeboten wie Rehabilitationsmaßnahmen. Darüber hinaus bieten sie Unterstützung für Angehörige an, begleiten Menschen mit Suchterkrankungen in der Phase der Substitution psychosozial, unterstützen Selbsthilfegruppen und -projekte und betreiben Fachstellen für Suchtprävention.

Entgiftung oder ein qualifizierter Entzug sind häufig bei einer Abhängigkeit von psychoaktiven Substanzen notwendig, bevor weitere Hilfen greifen können. Beim qualifizierten Entzug werden auftretende Entzugssymptome medikamentös behandelt, während eine psychosoziale Betreuung die Betroffenen während des Entzugsprozesses unterstützt.

Ambulante und stationäre medizinische Rehabilitation hat zum Ziel, Menschen wieder erfolgreich in das Erwerbsleben einzugliedern. Dazu werden verschiedene Programme und Fördermaßnahmen angeboten. Art und Dauer der Behandlung richten sich individuell nach den psychosozialen und medizinischen Bedürfnissen der Einzelnen.

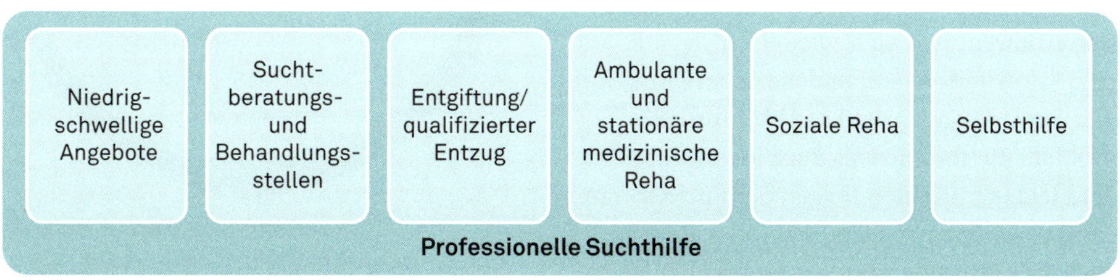

Abbildung 84: Aufgabenfelder der professionellen Suchthilfe

Maßnahmen der sozialen Rehabilitation können von mehrfachgeschädigten, abhängigkeitskranken Menschen in Anspruch genommen werden. Die Maßnahmen umfassen alle Leistungen zur Teilhabe am sozialen Leben wie beispielsweise psychosoziale Betreuung, Wohnungshilfe oder Rehabilitationssport.

Selbsthilfe ergänzt die bereits dargestellten professionellen Hilfsangebote. Sie basiert auf freiwilliger Teilnahme, wird von Betroffenen geleitet und funktioniert ohne externe Zuweisung und Kontrolle. Bekannte Organisationen zur Selbsthilfe bei Suchterkrankungen sind der „Kreuzbund" oder die „Anonymen Alkoholiker" (Laging, 2023).

37.5 Gesundheitsfördernde Soziale Arbeit bei Suchterkrankungen

Die Soziale Arbeit in der Suchthilfe arbeitet in interprofessionellen Teams. Insbesondere in den ambulanten Einrichtungen spielt die Soziale Arbeit eine zentrale Rolle und ist dort mit Abstand am stärksten vertreten. Weitere Disziplinen sind die Psychiatrie, Psychologie und die somatische Medizin. „Allgemein gesprochen ist die Soziale Arbeit in der Suchthilfe zuständig für die Bearbeitung der „sozialen Dimensionen" von Suchtgefährdung, Suchtentwicklung, Rehabilitation und Lebensführung unter den Bedingungen von Sucht" (Laging, 2023, S. 175).

Soziale Faktoren tragen zur Entstehung von Sucht bei und vice versa kann Sucht zu sozialen Problemen und gesellschaftlicher Ausgrenzung führen, was sich wiederum negativ auf den Krankheitsverlauf und die Lebenssituation der Betroffenen auswirkt (**Abbildung 85**). Sowohl die Betroffenen als auch ihr soziales Umfeld leiden unter den Folgen der Suchterkrankung. Zwischen sozialen Faktoren und Sucht bestehen also sehr enge Zusammenhänge, sodass die soziale Dimension im Kontext von Suchterkrankungen als ausgesprochen relevant erachtet wird (Laging, 2023).

Die Deutsche Gesellschaft für Soziale Arbeit in der Suchthilfe e.V. (DGSAS) beschreibt die Zuständigkeiten der Sozialen Arbeit in der Suchthilfe auf den drei Ebenen System, Prozess und Person:

System: Auf der systemischen Ebene soll die Unterstützung und Förderung der sozialen (Re-)Integration in die konkreten sozialen Handlungssysteme der Klient:innen erfolgen. Soziale Handlungssysteme können die Familie und das soziale Nahfeld, aber auch Schule, Arbeitswelt, Hilfesysteme, Kultur, Freizeit, Wohnen und weitere sein.

Prozess: Auf der prozessualen Ebene soll ein individueller Ablauf unter besonderer Berücksichtigung der biopsychosozialen Schwierigkeiten aufgrund der Suchterkrankung der Klient:innen implementiert werden. Methodische Ansätze

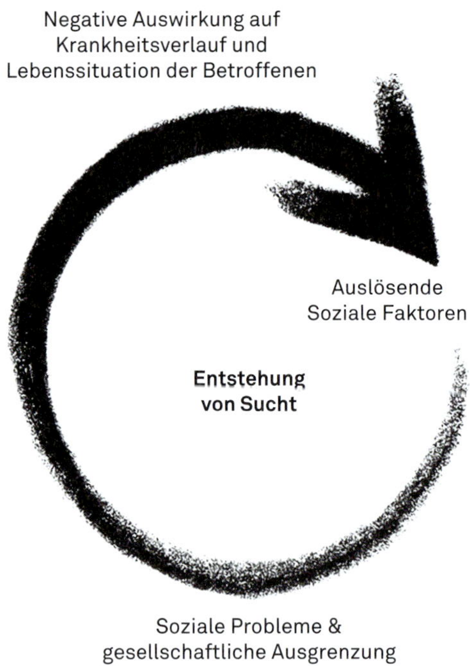
Negative Auswirkung auf Krankheitsverlauf und Lebenssituation der Betroffenen
Auslösende Soziale Faktoren
Entstehung von Sucht
Soziale Probleme & gesellschaftliche Ausgrenzung

Abbildung 85: Entstehung von Sucht

können das Arbeitsbündnis, die Hilfeplanung, aber auch das Casemanagement sein.

Person: Auf der personalen Ebene sollen die suchtspezifischen, individuellen Probleme bei der sozialen Integration erfolgen. Dies kann methodisch zum Beispiel durch Beratung, Begleitung, soziale Gruppenarbeit und soziale (Sucht-)Therapie umgesetzt werden (Deutsche Gesellschaft für Soziale Arbeit in der Suchthilfe e.V. (DG-SAS), 2016).

Intervention Motivierende Gesprächsführung

Fehlende Veränderungsmotivation gilt als wesentliches Krankheitsmerkmal bei Suchterkrankungen. Daher hat sich die motivierende Gesprächsführung als aktive Beratungsmethode, als Schlüsselkompetenz in der Arbeit mit Menschen mit Suchterkrankungen erwiesen (Laging, 2023). „Motivierende Gesprächsführung geht davon aus, dass gewünschte Veränderungsprozesse nicht durch reinen Willen umgesetzt werden können, sondern verschiedene Phasen durchlaufen werden müssen, bevor ein neues Verhalten ein altes weitgehend ersetzt" (Hauprich, 2023, S. 134).

In Anlehnung an das Transtheoretische Modell (TTM) nach Prochaska und DiClemente (1982) durchlaufen Veränderungen grundlegend folgende Phasen:

1. Absichtslosigkeit
2. Absichtsbildung
3. Vorbereitung
4. Handlung
5. Aufrechterhaltung gesunden Verhaltens
6. Rückfall
7. Dauerhaftes Beibehalten gesunden Verhaltens.

Mithilfe von Beratungstechniken und Methoden der Gesprächsführung werden die Adressat:innen durch alle sieben Phasen begleitet, bis eine langfristige Verhaltensänderung erreicht ist. Ziel ist es, die tiefer liegenden Gründe für Verhaltensweisen zu verstehen und gemeinsam mit den Klient:innen die Vor- und Nachteile einer Veränderung wertfrei zu identifizieren. In den Fokus rücken eventuelle Herausforderungen des Veränderungsprozesses. Das verbessert den Umgang mit Ambivalenzen in Entscheidungen der Klient:innen. Dabei soll insbesondere ein Schlaglicht auf Barrieren geworfen werden. Grundlage dieser Beratungsmethode ist eine partnerschaftliche, akzeptierende und empathische Grundhaltung (Hauprich, 2023).

38 Orthopädische Erkrankungen

Orthopädische Erkrankungen umfassen vor allem Leiden, die den Bewegungs- und Stützapparat betreffen. Das Fachgebiet Orthopädie deckt ein breites Spektrum ab – von Wirbelsäulenproblemen und Osteoporose bis hin zu Rückenschmerzen oder Arthrose. Solche Beschwerden entstehen häufig infolge von Unfällen oder Sportverletzungen und können auch chronisch verlaufen. Zudem nimmt die Zahl der Menschen mit Muskel- und Skeletterkrankungen stetig zu. Hauptursache dafür sind Veränderungen in unserer Arbeitswelt: Viele verbringen täglich lange Zeit sitzend im Büro und bewegen sich immer weniger. Kein Wunder, dass Rückenschmerzen heute als Volkskrankheit Nummer eins gelten (Deutscher Verband für Physiotherapie e.V., o.J.).

38.1 Auftakt

Ein großer Teil der älteren Bevölkerung ist von Muskel-Skelett-Erkrankungen betroffen. Diese sind weltweit die Hauptursache von chronischen Schmerzen, körperlichen Funktionseinschränkungen und dem Verlust an Lebensqualität. Laut der Weltgesundheitsorganisation (WHO) wird die Zahl der von Muskel-Skelett-Erkrankungen Betroffenen aufgrund des demografischen Wandels steigen.

Muskel- und Skeletterkrankungen verursachen durch Behandlungskosten sowie durch Frühberentung und Arbeitsunfähigkeit hohe Kosten für das Gesundheitssystem und die Volkswirtschaft. Im Jahr 2023 verursachten Muskel-Skelett-Erkrankungen mit rund 50 Milliarden EUR die vierthöchsten Krankheitskosten in Deutschland (Destatis, 2025). Dies entspricht 10,1% der gesamten Krankheitskosten von 492 Milliarden EUR im Jahr 2023.

38.2 Orthopädische Erkrankungen am Beispiel Rückenschmerzen

Rückenschmerzen gehören in Deutschland und vergleichbaren Industrienationen zu den gravierendsten Gesundheitsproblemen. Sie führen zu einer erheblichen individuellen Krankheitslast. Etwa 55–75% der erwachsenen Bevölkerung sind im Verlauf eines Jahres davon betroffen. Der Begriff „Rückenschmerz“ umfasst eine Vielzahl schmerzhafter Beschwerden im Bereich des Rückens, denen tatsächlich aber nur in den wenigsten Fällen medizinisch eindeutige Ursachen zugewiesen werden können (Fahland et al., 2016). Liegt eine medizinisch eindeutige Ursache vor, spricht man von spezifischen Rückenschmerzen wie beispielsweise infolge eines Bandscheibenvorfalls. Liegt keine eindeutige Ursache vor, spricht man von unspezifischen Rückenschmerzen. Hier kommen neben Lebensstilfaktoren wie Bewegungsmangel auch psychosoziale und arbeitsplatzbezogene Risikofaktoren zum Tragen.

Besonders chronische Rückenschmerzen sind häufig mehr als nur Schmerzen im Rücken. Daher sollen multimodale, biopsychosozial begründete Therapie- und Präventionskonzepte neben physischen, psychischen und verhaltensbezogenen Faktoren auch soziale Determinanten bei der Anamnese miteinbeziehen. Dies meint vor allem also die Lebens- und Arbeitsbedingungen der am häufigsten betroffenen Bevölkerungsgruppe: sozial benachteiligte Menschen (Kuntz et al., 2017).

38.3 Arbeitsbedingte Muskel-Skelett-Erkrankungen

Unter arbeitsbedingten Muskel- und Skeletterkrankungen werden gesundheitliche Probleme der Muskeln, Sehnen, Bänder, Knorpel, Gefäße, Nerven oder anderer Weichteile oder Gelenke des Bewegungsapparates zusammengefasst, die hauptsächlich durch die Arbeit verursacht oder verschlimmert werden. „Arbeitsbedingte Muskel- und Skeletterkrankungen sind meist kumulative Störungen infolge chronischer Arbeitsbelastungen“ (Bundesministerium für Arbeit und Wirtschaft, Wien, 2024). Risikofaktoren für Muskel-Skelett-Erkrankungen am Arbeitsplatz können in drei Kategorien zusammengefasst werden, die häufig in Kombination auftreten:

Physische und biomechanische Risikofaktoren

- Manuelle Handhabung von Lasten, insbesondere beim Beugen und Drehen des Körpers
- Gleichförmig repetitive oder kraftbetonte Bewegungen
- Ungünstige und statische Körperhaltungen und -bewegungen
- Erschütterungen
- Mangelhafte Beleuchtung oder kalte Arbeitsumgebungen
- Schnell getaktete Arbeitsabläufe
- Längeres Sitzen oder Stehen in derselben Position
- Bewegungsarmut.

Organisatorische und psychosoziale Risikofaktoren

- Hohe Arbeitsanforderungen und geringe Autonomie
- Keine Pausen oder keine Möglichkeiten, die Körperhaltung während der Arbeit zu verändern
- Hohe Arbeitsdichte, hohes Arbeitstempo, Zeitdruck
- Lange Arbeitszeiten oder Schichtarbeit
- Mobbing, Belästigung und Diskriminierung am Arbeitsplatz
- Geringe Arbeitszufriedenheit
- Geringe soziale Unterstützung und wenig Information
- Konflikte zwischen Arbeit und Privatleben.

Individuelle Faktoren

- Krankheitsvorgeschichte
- Körperliche Leistungsfähigkeit
- Lebensweise und Gewohnheiten wie Rauchen, fehlende körperliche Bewegung, hoher Body-Mass-Index (Bundesministerium für Arbeit und Wirtschaft, Wien, 2024).

Prävention von arbeitsbedingten Muskel-Skelett-Erkrankungen

Es existieren vielfältige Ansätze, um Muskel-Skelett-Erkrankungen am Arbeitsplatz vorzubeugen. Sowohl Ansätze der Primär-, Sekundär- und Tertiärprävention als auch der Verhaltensprävention und der Verhältnisprävention kommen zum Tragen, gerade auch im Kontext des Betrieblichen Gesundheitsmanagements (Bundesanstalt für Arbeitsschutz und Arbeitsmedizin, o. J.):

- Gesundheitsgerechte, ergonomische Gestaltung der Arbeitsbedingungen
- Durchführung einer komplexen Gefährdungsbeurteilung zur Ermittlung und Bewertung von Belastungen des Muskel-Skelett-Systems sowie die Ableitung geeigneter Maßnahmen

- Kollektive Beratung, Schulung, Unterweisung und Training von Beschäftigten zu riskanten Arbeitsbedingungen
- Individuelle Beratung der Beschäftigten mit Schwerpunkt Muskel-Skelett-System und zur Früherkennung individueller Risikofaktoren wie Ernährung und Bewegung
- Berufsrehabilitative Maßnahmen
- Betriebliche Eingliederungsprogramme, Beschäftigungskonzepte für Ältere und chronisch Kranke
- Gestaltung und Weiterentwicklung partizipativer Sozialbeziehungen im Betrieb, Mitarbeiterführung.

38.4 Gesundheitsfördernde Soziale Arbeit bei orthopädischen Erkrankungen

Nach dem Rehabilitationsbericht der Deutschen Rentenversicherung Bund (2023) wurden im Jahr 2022 insgesamt 922.820 Leistungen zur medizinischen Rehabilitation durch die Deutsche Rentenversicherung durchgeführt. Davon wurden 40 % als orthopädische Rehabilitationsleistungen erbracht und stellen damit die größte Gruppe dar.

Orthopädische Erkrankungen führen zu komplexen Funktionsstörungen. In der orthopädischen Rehabilitation sind die Patient:innen häufig von funktionellen Störungen betroffen, die reversibel sind und keine organische Schädigung beinhalten. Die Rehabilitierenden haben das Anliegen, das höchstmögliche Maß an Aktivität und Teilhabe in ihrem individuellen Kontext zu erreichen.

Ein erfahrenes und kompetentes interprofessionelles Rehabilitationsteam ist in der Lage, die Situation der Rehabilitierenden zu erfassen und gemeinsam mit ihnen individuelle Rehabilitationsziele zu entwickeln, zu verfolgen und zu erreichen. Dadurch soll die Lebensqualität der Rehabilitierenden verbessert und ein selbstbestimmtes Leben ermöglicht werden (Herbold & Greitemann, 2022). Das interprofessionelle Rehabilitationsteam wird zentral für den Erfolg der orthopädischen Rehabilitation. Dazu gehören der ärztliche Dienst, Pflegefachkräfte, Psychotherapeut:innen, Sozialarbeiter:innen, Sport-, Physio- und Ergotherapeut:innen und Ernährungsberater:innen (Herbold & Greitemann, 2022). Die Gesundheitsfördernde Soziale Arbeit ist also ein wesentlicher Bestandteil der medizinischen Rehabilitation. Die Aufgaben des Sozialdienstes in der medizinischen Rehabilitation umfassen die „Identifizierung und Klärung von Bedarfslagen und Kontextfaktoren beruflicher, sozialer, wirtschaftlicher und psychosozialer Art“ (Deutsche Rentenversicherung Bund, 2023, S. 4). Dabei steht die Förderung der individuellen Teilhabe am beruflichen und gesellschaftlichen Leben im Mittelpunkt. Sozialarbeiter:innen unterstützen den Rehabilitationsprozess durch Informationsvermittlung und Beratung. Dabei orientieren sie sich an dem Prinzip der Hilfe zur Selbsthilfe. Die Soziale Arbeit unterstützt Rehabilitierende bei der Antragsstellung, der Durchsetzung von Leistungsansprüchen und der Sicherstellung der Nachsorge. „Grundlegend für die Soziale Arbeit ist hierbei das biopsychosoziale Modell der funktionalen Gesundheit im Sinne der Internationalen Klassifikation der Funktionsfähigkeit, Behinderung und Gesundheit“ (Deutsche Rentenversicherung Bund, 2023, S. 4).

Intervention Social Prescribing

Unter Social Prescribing, im Deutschen „soziale Verschreibung“ oder „soziales Rezept“, versteht man ein innovatives Versorgungskonzept, das ursprünglich in England entwickelt wurde und hauptsächlich in der primären Gesundheitsversorgung Anwendung findet (Drinkwater et al., 2019; Herrmann, 2023) und, Obacht: Social Prescribing ist in Deutschland noch nicht angekommen. Die Zielgruppe von Social Prescribing sind insbesondere ältere, sozial benachteiligte und chronisch Kranke, jene Menschen, die „hard to reach“ sind

(Kutschke et al., 2024). Das Ziel von Social Prescribing besteht darin, psychosoziale Probleme, die im Rahmen einer (haus-)ärztlichen Behandlung auftreten, besser adressieren zu können, indem Patient:innen mit psychosozialen Problemlagen an entsprechende Fachkräfte überwiesen werden (Herrmann, 2023). Mit dieser Fachkraft, dem sogenannten „Link Worker", werden die psychosozialen Bedarfe ermittelt und Lösungsmöglichkeiten erarbeitet. Diese Lösungen können, je nach Problemlage, sehr vielfältig sein: die Vermittlung an Angebote, Vereine oder soziale Projekte in der Umgebung, Unterstützung bei der Inanspruchnahme von Sozialleistungen, Vermittlung von Selbsthilfegruppen, Orientierungshilfe im Gesundheitssystem oder die Kontaktaufnahme mit anderen Akteur:innen im Hilfesystem (Drinkwater et al., 2019). Die Ergebnisse sollen anschließend an den:die überweisende:n Arzt:Ärztin zurückgemeldet werden (Alayli et al., 2024). Social Prescribing setzt die Relevanz der Behandlung einer bestehenden Krankheit mit der Bearbeitung der verknüpften sozialen Probleme gleich (Drinkwater et al., 2019).

Forschungen zeigen, dass vor allem in der hausärztlichen Versorgung psychosoziale Probleme und Belastungen von Patient:innen eine Rolle spielen, die in diesem Versorgungssetting nicht adäquat behandelt werden können (Jobst & Büscher, 2024; Zimmermann et al., 2017). Obwohl bereits seit Langem bekannt ist, dass die sozialen Umstände, in denen eine Person lebt, einen sehr hohen Einfluss auf den Gesundheitszustand und die Krankheitsentstehung und -bewältigung haben, wird dies im biomedizinisch ausgerichteten Gesundheitssystem bisher nur unzureichend berücksichtigt (Herrmann, 2023; Jobst & Büscher, 2024; Lampert et al., 2013). Diese Lücke soll durch Social Prescribing geschlossen werden, indem psychosoziale Fachkräfte wie Sozialarbeiter:innen systematisch in die Überweisung eingebunden werden und den Patient:innen so eine ganzheitliche Versorgung nach dem biopsychosozialen Modell zugutekommt (Drinkwater et al., 2019).
Bekannt ist das Konzept vor allem aus Großbritannien, wo es seit 2019 implementiert wurde und seitdem flächendeckend angewendet wird (Khan & Giurca, 2024). Auch in den Niederlanden wird Social Prescribing unter der Einbindung von Sozialarbeitenden angewendet (Morse et al., 2022). In Deutschland gibt es bisher keine Hinweise auf eine Einführung des Konzepts in der Primärversorgung, die über Modellprojekte hinausgeht, auch wenn dies aus verschiedenen Fachkreisen gefordert und politisch diskutiert wird (Alayli et al., 2024; Golubinski et al., 2020; Herrmann, 2023).

39 Chronische Erkrankungen

Als chronische Krankheiten werden jene Erkrankungen bezeichnet, die je Krankheit mindestens ein halbes Jahr oder ein Jahr andauern und deren Ursache schwer oder gar nicht zu behandeln ist oder bei denen eine vollständige Wiederherstellung der Gesundheit nicht erreicht werden kann. Chronisch kranke Menschen sind meist über einen langen Zeitraum hinweg auf das medizinische Versorgungssystem angewiesen. Deren langfristigen, häufig sogar fortschreitenden Krankheitsverläufen liegen oftmals multifaktorielle Ursachen wie die genetische Veranlagung und der Lebensstil zugrunde.

39.1 Auftakt

Zu den chronischen Erkrankungen zählen beispielsweise Herz-Kreislauf-Erkrankungen wie die koronare Herzkrankheit oder onkologische Erkrankungen, aber auch chronische Lungenerkrankungen wie die chronisch-obstruktive Lungenerkrankung (COPD). Auch Muskel-Skelett-Erkrankungen wie Rheuma, psychische Erkrankungen wie Depressionen, neurologische Erkrankungen wie Morbus Parkinson, Diabetes mellitus und Autoimmunerkrankungen sind chronisch. Die Termini „chronische Erkrankung“ und „Behinderung“ können synonym verwendet werden, wenn sich die Beschwerden und die Einschränkungen stark auf die Funktionsfähigkeit im Berufsleben und auf die Alltagsgestaltung auswirken (Meyer et al., 2022).

39.2 Chronische Erkrankungen am Beispiel der Multiplen Sklerose

Jedes Jahr erkranken in Deutschland etwa acht von 100.000 Menschen an Multipler Sklerose (MS), Frauen sind dreimal häufiger betroffen als Männer. Die Krankheit tritt meist im Alter zwischen 20 und 40 Jahren auf. MS-Patient:innen versterben rund sieben bis 14 Jahre früher als die Allgemeinbevölkerung (Kip et al., 2016). Multiple Sklerose ist eine entzündliche Erkrankung des zentralen Nervensystems, die das Gehirn und das Rückenmark umfasst. Die Erkrankung verläuft meist schubförmig, wobei hier in unterschiedliche Verlaufsformen unterschieden wird.

Die Wahrscheinlichkeit bleibender Funktionseinschränkungen nimmt mit der Krankheitsdauer zu. Multiple Sklerose wird als die Krankheit der 1.000 Gesichter bezeichnet, weil sie sich in Verlauf, Beschwerdebild und Therapieerfolg der Betroffenen massiv unterscheidet (Deutsche Multiple Sklerose Gesellschaft, Bundesverband e. V. (DMSG), o. J.). Zu gesundheitlichen Auswirkungen können unter anderem neuropsychologische Symptome wie Fatigue, Störungen der Kognition oder Depressionen, Spastik, eingeschränkte Mobilität, Schmerzen, dysfunktionale Blasenfunktion, Störungen der Sexualität und viele weitere Symptome gehören (Kip & Zimmermann, 2016).

Wie MS wirklich entsteht, ist immer noch unklar. Das Immunsystem spielt aber eine zentrale Rolle, indem es fälschlicherweise den eigenen Körper angreift und Nervenschäden verursacht. Genetische Veranlagungen und

Umweltfaktoren wie Infektionen mit dem Epstein-Barr-Virus im Kindesalter oder Vitamin-D-Mangel können das Risiko erhöhen. Es gibt keine direkte Vererbung der Krankheit, aber eine erbliche Neigung, sie zu entwickeln. Die MS wird kurzfristig behandelt, indem die akute Entzündungsreaktion eines Schubs gehemmt wird, um das Fortschreiten der Erkrankung aufzuhalten (Schubtherapie). Und die MS wird langfristig behandelt, um das Auftreten der Schübe zu entschleunigen und die beschwerdearme Zeit zu verlängern (verlaufsmodifizierende Therapie) (Gehr et al., 2019).

Multiple Sklerose und Soziale Arbeit

Die Deutsche Multiple Sklerose Gesellschaft (DMSG) ist eine sehr engagierte Fachgesellschaft und bietet als zentrale Aufgabe die Sozialberatung für Betroffene von MS und deren Angehörige an. In den Beratungsstellen sind hauptamtlich Sozialpädagog:innen angestellt. Die Beratung wird persönlich, telefonisch, per Mail und über die kostenlose App „MS Beratung" durchgeführt. Im Fokus stehen hier sozialrechtliche Fragen, medizinisch-rehabilitative Maßnahmen bspw. zu Rehabilitation oder Hilfsmitteln, Wohnfragen oder medizin-therapeutische Fragen. Personen nach der Erstdiagnose einer Multiplen Sklerose, die mitten in der Lebensplanung in ihren Zwanziger- und Dreißigerjahren sind, haben einen umfassenden Informationsbedarf, begleitet von großen Ängsten bezüglich des weiteren Verlaufs. Neu-Erkrankte werden daher schwerpunktmäßig zu den Themen: Verarbeitung der Diagnose, Therapiemöglichkeiten, inhaltliche Fragen zu MS, Auswirkungen auf das Berufsleben und die Lebensplanung beraten.

Betroffene, die bereits länger erkrankt sind, suchen häufig den Kontakt zu Beratungsstellen, wenn sich die Erkrankung verschlechtert und dadurch einschneidende Veränderungen der Lebenssituation auftreten. Dann liegen die Beratungsschwerpunkte vor allem auf den Themen: Alltagsbewältigung, Einschränkung der Arbeitsfähigkeit, Fragen zum Schwerbehindertenausweis, Informationen zu Rehabilitation und Rente, Hilfs- und Heilmittel, medikamentöse und nicht-medikamentöse Therapien, Pflegeversicherung sowie ambulante Hilfen und stationäre Unterbringung. Die DMSG berät die Angehörigen der MS-Betroffenen vor allem zu Unsicherheiten im Umgang mit der erkrankten Person, Überforderungen bei der häuslichen Pflege und problematische Veränderung der psychosozialen und finanziellen Alltagsbewältigung (DMSG, o. J.).

Intervention Patientenedukation

Insbesondere bei chronischen Krankheiten werden die kommunikativen Strategien *Patientenedukation* und *Patientenberatung* eingesetzt, um die Betroffenen bei der eigenverantwortlichen Lebensbewältigung zu unterstützen und ungünstige Krankheitsverläufe abzumildern. Patient:innen sollen einen aktiven Part bei der eigenen Therapie und Versorgung übernehmen, auch, um die Health Literacy (Kapitel 9.3) zu erhöhen.

Die Patientenedukation umfasst die strategische Vermittlung von gesundheits- und krankheitsspezifischem Wissen und entsprechender Gesundheitskompetenz. Dabei kommen strukturierte Schulungsprogramme, Selbstmanagement, Förderung der Gesundheitskompetenz sowie Case Management zum Tragen. Die Patientenberatung hingegen ist eine eher kurzzeitige Maßnahme, um Patient:innen in Problemsituationen zu unterstützen (Schaeffer, 2024).

39.3 Gesundheitsfördernde Soziale Arbeit bei chronischen Erkrankungen

Chronische Erkrankungen gehen nicht nur mit körperlichen und psychischen, sondern auch mit erheblichen sozialen Problemen einher.

Chronische Erkrankungen können das gesamte Lebensführungssystem eines Menschen erheblich destabilisieren. Dadurch können Lebens- und Bewältigungsmuster, soziale Interaktionen mit und die Integration in den Lebenswelten beeinträchtigt werden. Dies kann zu Problemen wie Arbeitsplatzverlust, Wohnungsverlust oder zur Überforderung von An- und Zugehörigen führen, was den Krankheitsverlauf weiter verschlechtern kann. Umgekehrt wird der Verlauf der Krankheit positiv beeinflusst, wenn das Lebensführungssystem durch Unterstützung oder den Erhalt und die Aktivierung von wichtigen Ressourcen gestärkt wird.

Die Soziale Arbeit unterstützt Menschen mit chronischen Erkrankungen dabei, möglichst umfassend an der Gesellschaft teilzuhaben. Dafür begleiten die Sozialarbeitenden die Betroffenen bei der Bewältigung des Lebens nach der Diagnose unter erschwerten Prämissen. Es geht darum, weitere soziale Probleme zu vermeiden und die Funktionalität des Systems der Lebensführung trotz der Erkrankung zu erhalten. Das Lebensführungssystem setzt sich aus den sich gegenseitig beeinflussenden biopsychosozialen Eigenschaften des Menschen und den individuellen Handlungssystemen zusammen. Der Mensch führt sein Leben auf eigene Weise im selbstorganisierten Modus (Fachhochschule Nordschweiz, Hochschule für Soziale Arbeit, o. J.)

Die Soziale Arbeit trägt dazu bei, dass die vorhandenen Fähigkeiten und Ressourcen des Lebensführungssystems aktiviert und gegebenenfalls neue Strategien entwickelt werden. Dies hilft den Betroffenen, ihre Krankheit besser zu bewältigen und die negativen Auswirkungen auf ihr soziales und gesellschaftliches Leben zu mildern. Dies ist insbesondere von Relevanz, wenn das Lebensführungssystem bereits vor der Erkrankung beeinträchtigt war. In diesem Fall können soziale Faktoren als Mitverursacher der Erkrankung in Frage kommen. „In diesem Sinne ist Soziale Arbeit eine „behandelnde Profession“ im Krankheits- und Gesundheitsgeschehen“ (Sommerfeld, 2021, S. 34).

Menschen mit lang andauernden oder chronischen Erkrankungen stehen im Arbeitsleben vor besonderen Herausforderungen und gleichzeitig werden ihre Ideen und ihre Arbeitskraft gesellschaftlich dringend benötigt. In Deutschland müssen jedes Jahr mehrere Hunderttausend Erwerbstätige aufgrund gesundheitlicher Probleme für längere Zeit oder dauerhaft aus dem Erwerbsleben ausscheiden. Für eine langfristige Arbeitsfähigkeit ist der schonende, personalisierte Wiedereinstieg ins Berufsleben entscheidend (Bundesministerium für Arbeit und Soziales (BMAS), 2021). Das betriebliche Eingliederungsmanagement (BEM) und die stufenweise Wiedereingliederung (STW) sind Möglichkeiten, Menschen nach längerer Erkrankung bei der Rückkehr an den Arbeitsplatz zu unterstützen. Das BEM steht als Säule des betrieblichen Gesundheitsmanagements (Kapitel 25.4) Arbeitnehmer:innen zu, die sechs Wochen am Stück oder länger als sechs Wochen innerhalb der letzten zwölf Monate arbeitsunfähig waren.

Die Soziale Arbeit in der medizinischen Rehabilitation unterstützt die Betroffenen bei Bedarf bei der Wiedereingliederung in das Erwerbsleben. Beim ärztlichen Aufnahmegespräch in der medizinischen Rehabilitation wird geprüft, ob eine Wiedereingliederung notwendig ist. Die Entscheidung wird gemeinsam mit den Rehabilitierenden im interprofessionellen Team getroffen und mit den Maßnahmen so früh wie möglich begonnen. Während der Rehabilitation werden die Rehabilitierenden vom Sozialdienst zur beruflichen Wiedereingliederung beraten und informiert. Des Weiteren können Rehabilitierende, die das BEM in Anspruch nehmen wollen, bei der Vorbereitung auf das Gespräch mit dem:der Arbeitgeber:in unterstützt werden (Deutsche Rentenversicherung Bund, 2023).

40 Kardiovaskuläre Erkrankungen

Krankheiten des Kreislaufsystems stellten im Jahr 2022 mit 33,59 % die häufigste Todesursache in Deutschland dar (Statistisches Bundesamt, 2023b). Unter Herz-Kreislauf-Erkrankungen werden die Erkrankungen des Herzens und der Blutgefäße zusammengefasst. Auch hier handelt es sich häufig um chronische Erkrankungen mit oftmals schweren gesundheitlichen Folgen, sofern diese unbehandelt bleiben (Bundesministerium für Bildung und Forschung, o. J.).

40.1 Auftakt

Das Robert Koch-Institut (2023a) zählt die Koronare Herzkrankheit (KHK) und den Herzinfarkt zu den bedeutenden Herz-Kreislauf-Erkrankungen mit einer hohen Relevanz für die öffentliche Gesundheit. Die „Framingham Heart Study" (FHS) hat das Verständnis von kardiovaskulären Risikofaktoren grundlegend geprägt und erweitert. Die mittlerweile generationenübergreifende Kohortenstudie wurde 1948 erstmalig durchgeführt und lieferte neuartige Erkenntnisse, die heute fast schon zum Allgemeinwissen zählen: Nikotinkonsum und erhöhter Blutdruck schaden der Herzgesundheit. Im Rahmen der Studie wurden über 6000 Artikel veröffentlicht, die die Grundlage für die Entwicklung von Präventionsstrategien gebildet haben (National Heart, Lung and Blood Institute, o. J.).

40.2 Risikofaktoren

Die Determinanten Alter, männliches Geschlecht und eine genetische Disposition gelten als nicht beeinflussbare Risikofaktoren (Werner, 2018) von kardiologischen Erkrankungen. Beeinflussbare Risikofaktoren sind kardiometabolische Erkrankungen wie Bluthochdruck, Diabetes, Fettstoffwechselstörungen und Adipositas sowie ein ungesunder Lebensstil einschließlich Rauchen, Bewegungsmangel, ungesunder Ernährung oder Alkoholkonsum (Werner, 2018). Das Global Cardiovascular Risk Consortium hat die Auswirkungen der fünf veränderbaren Risikofaktoren Body-Mass-Index, systolischer Blutdruck, Nicht-HDL-Cholesterin, Nikotinkonsum und Diabetes auf die Häufigkeit von Herz-Kreislauf-Erkrankungen und die Gesamtmortalität untersucht. Dafür wurden Daten von rund anderthalb Millionen Teilnehmer:innen aus 112 Kohortenstudien in 34 Ländern ausgewertet. 57,2 % der weiblichen und 52,6 % der männlichen Fälle von Herz-Kreislauf-Erkrankungen sowie 22,2 % der weiblichen und 19,1 % der männlichen Todesfälle konnten auf die beeinflussbaren Risikofaktoren zurückgeführt werden (**Abbildung 86**). Dreht man diese Erkenntnis auf den Kopf, tritt das immense gesundheitsfördernde Potenzial zutage. Die Ergebnisse zeigen, dass mehr als die Hälfte der Herz-Kreislauf-Erkrankungen vermieden werden könnten und ein großes Potenzial für die Prävention von Herz-Kreislauf-Erkrankungen besteht (Magnussen et al., 2023).

Vera Regitz-Zagrosek, die Pionierin der Gendermedizin (Kapitel 32.3), weist darauf

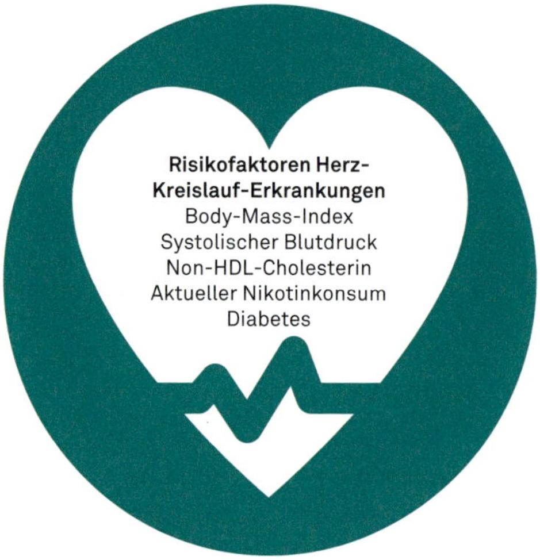
Risikofaktoren Herz-Kreislauf-Erkrankungen
Body-Mass-Index
Systolischer Blutdruck
Non-HDL-Cholesterin
Aktueller Nikotinkonsum
Diabetes

Abbildung 86: Fünf veränderbare Risikofaktoren von Herz-Kreislauf-Erkrankungen

hin, dass geschlechtsspezifische Scores, mit denen das individuelle Risiko für eine Herz-Kreislauf-Erkrankung kalkuliert wird, überholt sind. Regitz-Zagrosek betont die Bedeutung geschlechtsspezifischer Risikofaktoren und -berechnung. Tatsächlich müssen die klassischen Risikofaktoren für Männer und Frauen unterschiedlich gewichtet werden. So stellt Rauchen bei Frauen ein höheres relatives Risiko für die Entwicklung von Herz-Kreislauf-Erkrankungen dar als bei Männern. Zudem wurden für beide Geschlechter neue Risikofaktoren identifiziert:

- Eine frühe Menopause ist ein Risikofaktor für Frauen und Erektionsstörungen ein Risikofaktor für Männer.
- Mentaler Stress und ein niedriger SES stellen für beide Geschlechter ein Risiko dar, allerdings mit unterschiedlichen Auswirkungen, da sie bei den Geschlechtern unterschiedlich stark ausgeprägt sind.

Geschlechtsspezifische Scores konnten sich jedoch bisher noch nicht durchsetzen. Frauen sind sich ihres kardiovaskulären Risikos häufig weniger bewusst als Männer. Wenngleich Herz-Kreislauf-Erkrankungen bei Frauen die häufigste Todesursache darstellen, nehmen sie an, dass Brustkrebs eine größere Gefahr für die Gesundheit ist (Regitz-Zagrosek, 2023). Weil das Risikobewusstsein ein entscheidender Einflussfaktor für die Inanspruchnahme von Präventionsmaßnahmen und eines gesundheitsfördernden Lebensstils ist, wurde 2015 die Berlin Female Risk Evaluation (BEFRI)-Studie mit über eintausend Frauen durchgeführt. Es konnte gezeigt werden, dass über die Hälfte der Teilnehmerinnen ihr kardiovaskuläres Risiko unterschätzen. Klassische kardiovaskuläre Risikofaktoren und frauenspezifische Risikofaktoren korrelieren mit dem Alter und sozialen Risikofaktoren. Frauen mit erhöhtem kardiovaskulärem Risiko sind sich des Risikos weniger bewusst als jene mit geringerem Risiko (Oertelt-Prigione et al., 2015).

40.3 Kardiologische Erkrankungen am Beispiel Koronare Herzkrankheit

Über die Koronararterien (Herzkranzgefäße) wird der Herzmuskel mit sauerstoffreichem Blut versorgt. Wenn diese Gefäße verkalken (Arteriosklerose), spricht man von der Koronaren Herzkrankheit (KHK). Durch diese Ablagerungen (Plaques) können Verengungen oder Verschlüsse entstehen, die den Blutfluss hin zum Herzmuskel beeinträchtigen und eine Angina Pectoris auslösen. Bei einer leichten Arteriosklerose zeigen sich noch keine Symptome. Erst bei zunehmender Arteriosklerose wird von einer stabilen Koronaren Herzkrankheit gesprochen. Die Angina Pectoris gilt als Hauptsymptom der KHK und äußert sich durch anfallsartige starke Brustschmerzen, aber auch Atemnot oder Übelkeit bei Frauen (Kapitel 32.3). Das Engegefühl muss nicht nur im Brustbereich fühlbar sein, sondern kann auch in den Armen, der Schulter, dem Rücken oder im oberen Bauch oder im Bereich des Kiefers auftreten. Durchblutungsstörungen der Herzkranzgefäße können familiär gehäuft auftreten und damit vererbt werden.

Das Risiko, an der Koronaren Herzkrankheit zu erkranken, steigt für Frauen nach der Menopause ab dem 55. Lebensjahr, während das Risiko für Männer bereits ab dem 45. Lebensjahr erhöht ist. Zu den möglichen Folgeerkrankungen zählen Herzschwäche, Herzrhythmusstörungen, aber auch der akute Herzinfarkt, dann, wenn sich ein Koronargefäß vollständig verschließt. Mithin können über die Hälfte aller weiblichen Todesfälle auf kardiovaskuläre Erkrankungen zurückgeführt werden.

Die Koronare Herzkrankheit wird konservativ durch eine medikamentöse Behandlung der Risikofaktoren wie Bluthochdruck, Diabetes mellitus oder Stoffwechselstörungen sowie mit präventiven Maßnahmen wie einer Raucherentwöhnung und einer Ernährungsumstellung therapiert. Die interventionelle Therapie umfasst die Herzkatheteruntersuchung, die minimalinvasiv über ein Gefäß am Handgelenk oder an der Leiste durchgeführt wird. Dabei wird das verengte Gefäß mit einem Ballon geweitet und ggf. mit einem Stent stabilisiert, also mit einer kleinen, röhrenförmigen Stütze aus Metall, die mit einem Medikament beschichtet ist und das Herzkranzgefäß im Bereich der Engstelle stabilisiert und weitet. Auch eine Bypass-Operation kann vorgenommen werden, hier werden die Verengungen mit körpereigenen Gefäßen zum Beispiel aus dem Bein oder dem Unterarm überbrückt (Jacobs et al., 2022).

40.4 Gesundheitsfördernde Soziale Arbeit bei kardiovaskulären Erkrankungen

Die Klinische Sozialarbeit unterstützt kardiovaskulär erkrankte Menschen bereits in der Akutversorgung bei der Vorbereitung und Planung einer Anschlussheilbehandlung (AHB) beispielsweise nach einer Bypass-Operation. Die Einleitung des AHB-Verfahrens erfolgt durch den ärztlichen Dienst und den Sozialdienst im Akutkrankenhaus (Triebel, 2021). In der kardiovaskulären Rehabilitation (KardReha) engagiert sich die Soziale Arbeit in der Funktionseinheit „Sozialdienst“ und unterstützt Rehabilitierende bei der Rückkehr in den Alltag und den Beruf. Hier werden postakute kardiovaskuläre Patient:innen durch ein multidisziplinäres Team unterstützt, eine höchstmögliche physische und psychische Gesundheit sowie die berufliche und soziale Integration wiederzuerlangen und beizubehalten. Studien zeigen, dass eine KardReha die Sterblichkeit und die Hospitalisationsrate nach einem akuten Koronarsyndrom und einer Bypass-Operation signifikant senkt. Frauen, Menschen im höheren Alter, Patient:innen mit Verständigungsproblemen oder Migrationshintergrund nehmen die Maßnahme überdurchschnittlich häufig *nicht* in Anspruch (Gielen et al., 2022). In Deutschland wird eine KardReha meistens im Rahmen einer AHB nach einem akuten Ereignis durchgeführt (Schwaab, 2022).

Die Anschlussheilbehandlung (AHB) stellt eine Leistung zur medizinischen Rehabilitation dar, welche nach einem Krankenhausaufenthalt unter bestimmten Voraussetzungen in Anspruch genommen werden kann. Die Besonderheit einer AHB besteht darin, dass durch ein schnelles Verfahren eine zeitnahe Rehabilitation ermöglicht wird. Die Maßnahme kann ambulant, teilstationär oder stationär durchgeführt werden. Idealerweise beginnt die Maßnahme direkt im Anschluss an den Krankenhausaufenthalt oder innerhalb von zwei Wochen (Triebel, 2021). Gemäß § 8 SGB IX haben Patient:innen das Recht, zwischen verschiedenen Optionen hinsichtlich Art und Ort der AHB zu wählen. Eine AHB dauert üblicherweise drei Wochen, bei Bedarf kann die Maßnahme nach Absprache mit dem ärztlichen Dienst jedoch verlängert werden. Die Kosten werden von den zuständigen Sozialversicherungsträgern übernommen, in der Regel von der Rentenversicherung für Erwerbstätige und von der Krankenversicherung für Berentete. Patient:innen, die bereits im Krankengeldbezug sind und die Zeitspanne von sechs Wochen der Lohnfortzahlung überschritten haben, können unter bestimmten Voraussetzungen während der AHB das Übergangsgeld erhalten. Zu den sozialmedizinischen Voraussetzungen für eine AHB gehören die Rehabilitationsbedürftigkeit, Rehabilitationsfähigkeit, eine positive Rehabilitationsprognose und das Rehabilitationsziel Teilhabe am beruflichen sowie gesellschaftlichen Leben (Triebel, 2021).

Intervention Case Management

Das Case Management ist eine bedarfsorientierte Vorgehensweise in Sozial- und Gesundheitsdiensten, mit der einzelfallbezogen die benötigte Unterstützung, Behandlung, Förderung und Versorgung von Menschen gesteuert und koordiniert wird. Das Ziel ist es dabei, Versorgungsprozesse über Sektorengrenzen und fachliche Zuständigkeiten hinaus zu organisieren und in Einklang zu bringen. Dies ist insbesondere bei langfristigen Behandlungsprozessen von Vorteil, an denen mehrere Fachkräfte und Disziplinen beteiligt sind, beispielsweise aufgrund komplexer Problematiken. Im Case Management wird somit eine zielgerichtete Zusammenarbeit organisiert. Dieses Vorgehen soll eine individuell angepasste, qualitative und effiziente Versorgung sicherstellen, die direkt an den individuellen Bedarf angepasst ist (Wendt, 2024). Die fünf grundlegenden Elemente des Case Managements sind:

1. Beziehung aufbauen
2. Situation klären und Bedarfe einschätzen
3. Hilfe planen
4. Hilfe koordinieren und umsetzen
5. Intervention evaluieren (Kreft & Mielenz, 2017).

41 Onkologische Erkrankungen

„Krebs bezeichnet in der Medizin eine bösartige Gewebeneubildung, eine sogenannte Neoplasie oder ein Malignom. Die Tumorzellen in einer Krebsgeschwulst vermehren sich unkontrolliert, sie wachsen in Nachbargewebe ein, zerstören gesundes Gewebe und bilden Tochtergeschwülste, sogenannte Metastasen. Sie reagieren nicht mehr auf Signale, die das Wachstum in gesunden Geweben steuern, und entziehen sich auch der Kontrolle durch das Immunsystem“ (Deutsches Krebsforschungszentrum (DKFZ), o. J.).

41.1 Auftakt

Nach Angaben des Zentrums für Krebsregisterdaten am Robert Koch-Institut werden jährlich über eine halbe Million Menschen mit einer Krebserkrankung diagnostiziert. Männer sind etwas häufiger betroffen als Frauen. Bei den Frauen war die häufigste Krebsart der Brustkrebs mit 30,5 %, gefolgt von Darmkrebs (10,5 %) und Lungenkrebs (9,8 %). Bei den Männern war die häufigste Krebsart Prostatakrebs (25,1 %), gefolgt von Lungenkrebs (13 %) und Darmkrebs (11,7 %) (Robert-Koch-Institut (RKI), 2025).

Bei vielen Krebserkrankungen ist die Ursache nicht bekannt oder aber nicht beeinflussbar. Zu den nicht vermeidbaren Risikofaktoren zählen die genetische Veranlagung und das Alter. Die WHO schätzt aber, dass weltweit 30–50 % der Krebserkrankungen durch Prävention verhindert werden könnten. Tabakkonsum stellt einen bedeutenden Risikofaktor dar, auf den 19 % der Krebserkrankungen zurückgeführt werden. Weitere bekannte Risikofaktoren sind Bewegungsmangel, Übergewicht, Alkoholkonsum und eine unausgewogene Ernährung. Vereinzelt haben in Deutschland auch Schadstoffe, verunreinigte Lebensmittel und Belastungen am Arbeitsplatz wie beispielsweise Asbest einen Einfluss auf die Entstehung von Krebserkrankungen. Auch chronische Infektionen und medizinische Verfahren mit Strahlenbelastung wie beispielsweise die Computertomographie (CT) oder das Röntgen stellen Risikofaktoren dar (Ronckers et al., 2023).

Je früher eine Krebserkrankung entdeckt wird, desto besser sind die Heilungschancen. Um die Krebssterblichkeit zu senken, gibt es in Deutschland ein gesetzliches Krebsfrüherkennungsprogramm. Das Programm umfasst zurzeit die Untersuchung von fünf Krebsarten: Brust-, Darm-, Gebärmutterhals-, Haut- und Prostatakrebs. Die Teilnahme ist freiwillig und wird ab einem gewissen Alter von der Krankenkasse übernommen (DKFZ, 2024).

41.2 Onkologische Erkrankungen am Beispiel Hautkrebs

Unter dem Oberbegriff Hautkrebs werden zahlreiche Krebserkrankungen der Haut zusammengefasst. Das umgangssprachlich als schwarzer Hautkrebs bezeichnete maligne Melanom verantwortet über 90 % der Sterbefälle wegen Hauttumoren (Mehnert-Theuerkauf & Koch, 2016). Das Risiko, am schwarzen Hautkrebs zu erkranken, liegt in Deutschland bei etwa 2%. Die Inzidenz von Hautkrebs zeigt seit mehreren Jahrzehnten eine kontinuierliche Zunahme. In Deutschland ist die Zahl der Fälle von schwarzem Hautkrebs von 1970 bis 2015 um das Fünffache gestiegen. Ein erheblicher Anstieg der Fälle wird seit 2008 verzeichnet, als das Hautkrebsscreening eingeführt wurde. Insgesamt steht der Anstieg auch mit längeren Aufenthalten in der Sonne in Verbindung. Die Häufigkeit von hellem Hautkrebs ist deutlich höher als die von schwarzem Hautkrebs. Schätzungen auf Basis von sechs Krebsregistern zeigen, dass in Deutschland jährlich etwa 213.000 Menschen von hellem Hautkrebs betroffen sind. (ONKO Internetportal, 2020). Zu den Risikofaktoren gehören intensive UV-Bestrahlung durch Sonne oder regelmäßige Besuche im Solarium, häufige Sonnenbrände im Kindes- und Jugendalter, viele Pigmentmale und ein geschwächtes Immunsystem. Auch die genetische Veranlagung wie heller Hauttyp, rötliche oder blonde Haare, Neigung zu Sommersprossen sowie eine familiäre Häufung an Hautkrebsfällen erhöhen das Risiko. Zur Bekämpfung des Hautkrebses gibt es zahlreiche Therapiemöglichkeiten. Hautkrebs, aber auch die Wächterlymphknoten, können operativ entfernt und Haut transplantiert werden. Bei der Strahlentherapie werden die Tumorzellen durch Bestrahlung in etlichen Sitzungen abgetötet. Spezielle Antikörper, sogenannte Checkpoint-Hemmer, kommen bei der Immuntherapie zum Einsatz. Sie bringen das Immunsystem dazu, verstärkt auf Krebszellen zu reagieren und diese selbst anzugreifen. Bei der zielgerichteten Krebstherapie werden Tumorzellen durch gezieltes Eingreifen in den Stoffwechsel der Tumorzellen mit Medikamenten angegriffen. Auch die Chemotherapie kommt zum Einsatz, hier wird die Vermehrung der Krebszellen durch Medikamente, sogenannte Zytostatika, gehemmt (Deutsche Krebshilfe & Deutsche Krebsgesellschaft, o. J.).

2021 wurde die Leitlinie zur Prävention von Hautkrebs aktualisiert. Erstmals wurden hier Klimaveränderungen (Teil 2: Globale Metaebene Planetare Gesundheit) und berufliche Exposition im Kontext des Hautkrebses aufgegriffen. Die Klimakrise hat auch Einfluss auf die UV-Strahlenbelastung. Beispielsweise hat die abnehmende Bewölkung in Deutschland die jährliche Sonnenscheindauer und damit einhergehend die UV-Bestrahlungsstärke erhöht. Die Auswirkungen dieser Veränderungen auf die Hautkrebsrate sind noch nicht vollständig geklärt. Dennoch wird in der Leitlinie die Notwendigkeit betont, diese Entwicklungen zeitig zu erkennen, um präventive Maßnahmen gegen Hautkrebs zu ergreifen. Zum Schutz vor UV-Strahlung und Hitze muss dies in städtebaulichen Konzepten berücksichtigt werden. Dazu zählen bautechnische Maßnahmen und Bepflanzungen, die Schatten bieten. Oberflächen mit geringem Rückstrahlvermögen und Begrünung von unbebauten Flächen werden empfohlen, um die UV-Belastung zu reduzieren (Starostzik, 2021).

Erwerbstätige, die ihren Beruf größtenteils im Freien ausführen, sind einer drei- bis fünfmal höheren UV-Strahlenbelastung ausgesetzt als jene, die im Innenraum tätig sind. Hier kann eine Krebserkrankung als Berufskrankheit anerkannt werden. Dadurch können Entschädigungen, Rehabilitationsmaßnahmen, Therapien und gegebenenfalls die Rente über die Berufsgenossenschaft finanziert werden. Arbeitgeber:innen sind verpflichtet, ihre Beschäftigten vor einer zu hohen UV-Strahlung durch die Sonne zu schützen bzw. die UV-Strahlung durch Schutzmaßnahmen so gering wie möglich zu halten. Dies wird bisher unzureichend umgesetzt (Deutsche Krebshilfe & Deutsche Krebsgesellschaft, o. J.).

41.3 Gesundheitsfördernde Soziale Arbeit bei onkologischen Erkrankungen

Eine Krebserkrankung stellt nicht nur eine enorme psychosoziale Belastung für Erkrankte und das Umfeld dar, sie kann auch mit erheblichen Kosten einhergehen. Zuzahlungen für notwendige Medikamente, Heil- und Hilfsmittel, Fahrten zur Bestrahlung oder auch Haushaltshilfen belasten das Konto schnell. Wenn die Lohnfortzahlung ausfällt und das Krankengeld ab dem 43. Tag einsetzt oder Arbeitslosengeld I oder II, Erwerbsminderungsrente oder ergänzende SGB XII Leistungen bezogen werden, sinkt gleichzeitig das Einkommen.

Patient:innen, die sich aufgrund von ökonomischen Zwängen gegen eine Rehabilitation entscheiden, gehen ein gesundheitliches Risiko ein. Krebs kann Menschen in die Armut führen. (Deutsche Krebshilfe & Haus der Krebs-Selbsthilfe – Bundesverband e. V., 2020). Sozialarbeiter:innen sind heute beispielsweise in Krebsberatungsstellen, Sozialdiensten von Akut- und Rehabilitationskliniken, Patienten- und Pflegeberatungsstellen, spezialisierten ambulanten Palliativdiensten oder ambulanten und stationären Hospizdiensten aktiv und damit in allen Phasen der Erkrankungen relevante Ansprechpartner:innen für onkologisch Erkrankte (Schneider & Walther, 2021).

Bereits zu Beginn des 20. Jahrhunderts erkannten Fürsorger:innen wie Alice Salomon die besonderen Bedürfnisse von Menschen, die an Krebs erkrankt sind, und ihren Angehörigen. Schon im Jahr 1906 wurde die erste Fürsorgestelle für Krebskranke an der Charité in Berlin gegründet. In den 1980er-Jahren wurde das Angebot für Krebspatient:innen deutlich ausdifferenziert und psychosoziale sowie psychoonkologische Angebote hielten Einzug in die Onkologie. Seit den 2000er-Jahren wurde die Soziale Arbeit in verschiedenen Versorgungssettings strukturell verankert (Schneider & Walther, 2021). 2015 wurde die Arbeitsgemeinschaft Soziale Arbeit in der Onkologie (ASO) der Deutschen Krebsgesellschaft gegründet (Arbeitsgemeinschaft Soziale Arbeit in der Onkologie, o. J.). 2018 wurde der Expertenstandard „Psychosoziale Erstberatung onkologischer Patient:innen durch Soziale Arbeit in der stationären Versorgung" (PEOPSA) erarbeitet. Des Weiteren kann die Fachweiterbildung „Soziale Arbeit in der Onkologie" absolviert werden. Als Zugangsvoraussetzung wird ein Berufsabschluss als Sozialarbeiter:in/Sozialpädagog:in (Bachelor, Diplom oder Master) und eine mindestens zweijährige Berufserfahrung in einem Handlungsfeld der Sozialen Arbeit gefordert (DVSG, o. J.). Die Fachweiterbildung umfasst sechs Module mit insgesamt 140 Unterrichtseinheiten zu den Themen: Biopsychosoziale Theoriebezüge, Versorgungs- und Beratungsstrukturen, Angebote, Akteur:innen, Methoden und Standards, spezielle Personengruppen und Bedarfe, sozialrechtliche Fragestellungen und Kollegiale Beratung.

Konkrete Handlungsansätze für die Soziale Arbeit in der Onkologie sind die psychosoziale Erstberatung im Rahmen der Zertifizierung der onkologischen Zentren, die Psychosoziale Beratung in weiteren Settings, Unterstützung der Durchsetzung sozialrechtlicher Ansprüche, eine alltagsbezogene Krisenintervention, die palliative Begleitung, Information, Gesundheitsförderung, Gesundheitsedukation und Empowerment, das Entlassmanagement sowie die Förderung und Unterstützung von Selbsthilfeinitiativen (Schneider & Walther, 2021).

Intervention Entlassmanagement

Das Entlassmanagement zielt darauf ab, die Teilhabe von Patient:innen an der Gesellschaft sicherzustellen. Synonyme für das Entlassmanagement sind Entlassungsplanung, Entlassungsvorbereitung, Überleitungsmanagement oder Pflegeüberleitung (DVSG, 2022). Die Überleitung von der stationären Akutversorgung in eine nachfolgende medizinische, rehabilitative oder pflegerische Versorgung stellt eine besonders kritische Phase für Patient:innen in der Gesundheitsversorgung dar. Krankenhäuser sind gemäß § 39 Absatz 1a SGB V verpflichtet, ein effektives Entlassmanagement zu gewährleisten (BMG, 2024). Dabei sollen eine kontinuierliche Versorgung und Entlastung der Patient:innen und ihrer An- und Zugehörigen gewährleistet werden. Hierfür soll vor allem der sogenannte „Drehtüreffekt" durch eine gute Kommunikation zwischen allen beteiligten Versorgungsbereichen vermieden werden (Deutsche Krankenhausgesellschaft (DKG), o. J.). Unter dem Drehtüreffekt versteht man im Gesundheitswesen wiederholte Krankenhauseinweisungen aufgrund der gleichen Diagnose. Das Entlassmanagement findet insbesondere in Krankenhäusern und Rehabilitationseinrichtungen statt und liegt in der Verantwortung der Sozialarbeiter:innen, aber auch weiterer Disziplinen wie die Pflege. „Dort, wo Soziale Arbeit als Profession vorhanden ist, ergänzt sie die ärztliche, pflegerische und therapeutische Versorgung durch verschiedene, spezifische Interventionen, die vorrangig auf intrapersonelle und soziale Probleme der Patient:innen im Zusammenhang mit ihren Erkrankungen, den Auswirkungen oder dem Aufenthalt im Krankenhaus oder der Rehabilitationsklinik gerichtet sind" (DVSG, 2022, S. 10).

Zu den Aufgaben des Entlassmanagements gehören:

- Informationen über Versorgungsmöglichkeiten
- Unterstützung bei der Beantragung sowie Durchsetzung von Leistungsansprüchen
- Kontaktaufbau zu Beratungsstrukturen sowie
- Beratung beispielsweise zu ambulanter, teilstationärer und/oder stationärer Pflege, Anschlussrehabilitation, beruflicher Reintegration, Haushaltshilfe, Hausnotruf, finanziellen Hilfen und vielem mehr.

Für eine gelingende Entlassungsplanung benötigt der Sozialdienst eine systematische Vernetzung mit der ambulanten Beratungsinfrastruktur, Leistungserbringern, Leistungsträgern u. v. m. Die Kooperationseinrichtungen sind vielfältig und reichen von Rehabilitationsträgern, ambulanten Diensten, stationären Pflegeeinrichtungen über sozialpsychiatrische Dienste, gesetzliche Betreuer:innen bis hin zu Einrichtungen der Wohnungslosenhilfe oder Palliativnetzwerken (DVSG, 2022).

42 Neurologische Erkrankungen

Neurologische Erkrankungen umfassen entweder das zentrale Nervensystem (ZNS: Gehirn und Rückenmark) oder das periphere Nervensystem (PNS: Nerven, die das zentrale Nervensystem mit dem Körper verbinden, beispielsweise Beispiel zu Muskeln oder Haut).

42.1 Auftakt

Bei neurologischen Erkrankungen handelt es sich häufig um sehr komplexe und teilweise noch nicht vollständig erforschte Krankheiten wie die Multiple Sklerose (Kapitel 39.2), Morbus Parkinson, Schlaganfall, Alzheimer-Demenz, Restless-Legs-Syndrom, aber auch Depressionen, Migräne oder Polyneuropathie.

In der EU waren 2017 knapp 60 % der europäischen Bevölkerung von mindestens einer neurologischen Erkrankung betroffen. Diese stellen die dritthäufigste Ursache für Behinderung und vorzeitigen Tod in der Europäischen Union dar. Schlaganfall, Demenzerkrankungen und Kopfschmerzen sind die häufigsten drei Ursachen für verlorene gesunde Lebensjahre. Die Prävalenz und Belastung neurologischer Erkrankungen werden mit der fortschreitenden Überalterung der europäischen Bevölkerung aller Wahrscheinlichkeit nach zunehmen (Deutscher Verband für Physiotherapie e.V. (ZVK), o.J.).

42.2 Neurologische Erkrankungen am Beispiel Schlaganfall

Mit dem bildhaften Begriff „Schlaganfall“ (Stroke) wird der schlagartige Ausfall von Gehirnfunktionen beschrieben. Genau genommen ist der Schlaganfall ein Oberbegriff für die akute Schädigung von Hirnarealen, die entweder infolge eines Gefäßverschlusses (ischämischer Infarkt, Hirninfarkt) oder durch eine Hirnblutung (hämorrhagischer Infarkt) entstehen (Robert Koch-Institut, 2023b). Ischämische Infarkte betreffen neun von zehn Schlaganfällen. Dabei treten Durchblutungsstörungen aufgrund einer Verengung oder eines Verschlusses der hirnversorgenden Blutgefäße auf. Eine seltenere Ursache ist der hämorrhagische Infarkt, wobei kleinere, häufig geschädigte Gefäße reißen und dadurch Blut in das Hirngewebe gelangt und dort Nervenzellen zerstört (Berlit, o.J.). Schlaganfallsymptome können, oftmals nur einseitige, Seh- oder Sprachstörungen, Lähmungen oder Gefühlsstörungen im Gesicht oder an den Armen und Beinen sein. Wesentliche Risikofaktoren für das Auftreten eines Schlaganfalls sind Bluthochdruck, Diabetes, Rauchen und Fettstoffwechselstörungen. Folgerichtig kann die Gefahr eines Schlaganfalls durch Präventionsmaßnahmen reduziert werden, wie z.B. regelmäßige ärztliche Check-ups inklusive Kontrolle der Laborwerte und des Blutdrucks sowie EKG, medikamentöse Behandlung (Blutdrucksenker oder Blutverdünner), Bewegung, zuckerreduzierte Ernährung mit wenig rotem, verarbeitetem Fleisch, mehr gesunden Fetten, Milch- und Vollkornprodukten, Nüssen, Gemüse, Obst und Fisch sowie der Verzicht auf Nikotin und Alkohol gesenkt werden. Der Verlauf und die Heilungschancen hängen davon ab, wie schnell und erfolgreich der Schlaganfall behandelt werden kann.

Bei einem Hirninfarkt muss das verschlossene Gefäß so schnell wie möglich medikamentös oder mechanisch wieder eröffnet werden. Bei einer Hirnblutung hingegen muss die Blutung gestillt und das Blut entfernt werden. Spezialstationen für Schlaganfall-Patient:innen, die sogenannten Stroke-Units, sind darauf ausgerichtet, die Diagnostik und entsprechende Behandlung besonders schnell durchzuführen. Durch die Einrichtung dieser Stationen sowie dank mobiler Stroke-Units konnte die Sterblichkeitsrate bei Schlaganfällen und die Rate schwerer Behinderungen (Kapitel 36) als Folgen des Schlaganfalls deutlich gesenkt werden (Berlit, o.J.). Nach der Akutversorgung auf der Stroke-Unit beginnt die interprofessionelle Schlaganfall-Nachsorge. Die Schlaganfall-Nachsorge umfasst die anschließende Diagnostik, Therapie und Sekundärprävention mit dem Ziel der selbstbestimmten Alltagsbewältigung. Dafür ist die bestmögliche Wiederherstellung der verloren gegangenen oder gestörten Funktionen wie Sprach- und Sprechstörungen oder kognitiven Beeinträchtigungen notwendig. Je nach Ausmaß der Folgen erfolgt die Nachsorge in Rehabilitationskliniken, in Pflegeeinrichtungen oder zu Hause (Büdingen, 2023).

Das **Phasenmodell der neurologischen Behandlung und Rehabilitation** beschreibt die sechs Phasen der neurologischen Akutbehandlung und Rehabilitation: Nach der *Akutversorgung* folgt die *Frührehabilitation*. Hier dient der Barthel-Index der Frührehabilitation als Instrument, um den Pflege- und Überwachungsbedarf festzustellen und Schlaganfall-Patient:innen den korrekten neurologischen Phasen (mit entsprechenden Beeinträchtigungen) zuzuordnen. Auf der Grundlage des Indexes entscheiden die Leistungsträger über die Bewilligung entsprechender Maßnahmen. Im Barthel-Index der Frührehabilitation werden ausschließlich Minuspunkte vergeben (Rollnik, 2011). Nach der Frührehabilitation folgt die *weiterführende Rehabilitation*, die *Anschlussrehabilitation*, die *Nachsorge und berufliche Rehabilitation* sowie die *aktivierende Langzeitpflege* bei etwaiger Pflegebedürftigkeit. Die Kostenträger variieren je nach Phase (Bundesarbeitsgemeinschaft für Rehabilitation e.V. (BAR), 2016). An der neurologischen Rehabilitation sind Fachkräfte aus der Neurologie, Psychiatrie, Physiotherapie, Logopädie, Sozialen Arbeit, aber auch spezialisierte Stroke Nurses und Schlaganfall-Lotsen sowie weitere Professionen beteiligt (Büdingen, 2023).

42.3 Gesundheitsfördernde Soziale Arbeit bei neurologischen Erkrankungen

Die Teilhabe neurologischer Patient:innen muss nach der Erkrankung wiederhergestellt werden. Dafür wird die Anwendung der ICF (Kapitel 7.2.5.1) für die Klinische Sozialarbeit empfohlen, auch, um die psychosoziale Perspektive in interprofessionellen Teams zu stärken. So können die Folgen neurologischer Erkrankungen besser dargestellt und der Einfluss auf die Gesundheit der Betroffenen besser analysiert werden (Dettmers, 2019). Im Jahr 2014 wurde eine Studie durchgeführt, welche die soziale Teilhabe innerhalb der individuellen Netzwerke untersuchte. Es konnte aufgezeigt werden, dass eine Vielzahl von Angeboten zur Unterstützung von Schlaganfall-Patient:innen und deren An- und Zugehörigen im Gesundheitswesen vorgehalten werden, die Leistungen jedoch nicht gut koordiniert werden. Wenig überraschend beeinträchtigen die Ökonomisierung des Gesundheitswesens und Personalkürzungen die Betreuung, und durch den Fachkräftemangel werden die Bedürfnisse der Betroffenen und An- und Zugehörigen nicht ausreichend abgedeckt. Empfohlen wird eine engere Zusammenarbeit und Standardisierung zwischen den Berufsgruppen, wobei die Klinische Sozialarbeit Koordinationsaufgaben zur Förderung der sozialen Teilhabe übernehmen kann. Die ICF kann als Kommunikationsmittel genutzt werden und sollte durch die Sozialleistungsträger stärker abgefragt werden (Dettmers, 2014). Tatsächlich findet die ICF noch zu selten Anwendung. Hierzu werden Schulungen empfohlen, wie auch die Etablierung von ICF-Beauftragten, einer ICF-basierten Dokumentation und die Nutzung der ICF für die Prozesssteuerung (Deutsche Vereinigung für Rehabilitation (DVfR), 2014). Tatsächlich stagniert die ICF in der Version von 2005, dabei böte sie als interdisziplinäres Tool gerade für die Soziale Arbeit eine Anschlussfähigkeit im interdisziplinären Team, sowohl in einer gemeinsamen Sprache als auch strukturgebend für Fallkonferenzen.

Intervention Lebensbewältigung

Die Lebensbewältigung wurde als mithin zentrales Konzept der Sozialen Arbeit von Lothar Böhnisch (2018, 2023) entwickelt, um theoretische, empirische und praktische Zugänge zu den alltäglichen Herausforderungen der Sozialen Arbeit zu schaffen. Das Ziel dabei ist es, die subjektive Handlungsfähigkeit der Menschen zu stärken, um insbesondere kritische Lebenssituationen, aber auch den eigenen Alltag bewältigen zu können. Dabei werden soziale, politische und individuelle Faktoren berücksichtigt, da diese das Bewältigungshandeln beeinflussen.

Menschen werden beispielsweise nach einem Schlaganfall dabei unterstützt, ihren Alltag und darüberhinausgehende Belastungen zu bewältigen, um eine individuell gelingende Lebensführung zu ermöglichen. Die Soziale Arbeit nutzt dieses Konzept, um Menschen in Krisen zu begleiten und passgenaue Hilfen anbieten zu können. Anders als in anderen Konzepten wird in der Lebensbewältigung auch sozial abweichendes oder selbstdestruktives Verhalten als Bewältigungsversuch wertgeschätzt.

43 Psychische Erkrankungen

Psychische Erkrankungen gehören mithin zu den sogenannten Volkskrankheiten. Bei 40,4 % der Erwachsenen wurde im Jahr 2024 eine psychische Störung diagnostiziert (RKI, 2024). Zu den häufigsten Störungsbildern gehören Angststörungen, affektive Störungen (darunter Depressionen) und Störungen durch den Konsum von Alkohol und Medikamenten.

43.1 Auftakt

Frauen, junge Menschen und Menschen mit niedrigem sozioökonomischem Status sind häufiger von psychischen Erkrankungen betroffen. Wenn Menschen von einer schweren psychischen Erkrankung betroffen sind, haben sie auch eine geringere Lebenserwartung, denn Psyche und Körper beeinflussen sich gegenseitig (Deutsche Gesellschaft für Psychiatrie und Psychotherapie, Psychosomatik und Nervenheilkunde e. V. (DGPPN), 2018).

Der Versuch, psychische Erkrankungen zu definieren, ist eine Herausforderung. Ab welchem Momentum sind Menschen psychisch nicht mehr gesund, sondern krank? Was ist die Norm? Und wenn heute über 40 % der Erwachsenen mit einer psychischen Erkrankung diagnostiziert sind – hat sich die Norm nicht längst verschoben?

Psychische Störungen werden momentan im „Diagnostic and Statistical Manual of Mental Disorders, Fifth Edition“ (DSM-5) und in der „International Classification of Diseases, 10th Revision“ (ICD-10 bzw. ICD-11) klassifiziert. Die Verwendung dieser Klassifikationssysteme ist für alle Einrichtungen verbindlich. Gemäß der Definition der DSM-5 versteht man unter psychischen Störungen klinisch bedeutsame Störungen der Kognitionen, der Emotionsregulation oder des Verhaltens. Psychische Störungen gehen mit einem Leiden, einer Beeinträchtigung oder mit einem hohen Suizidrisiko einher. Die betroffene Person muss eine verhaltensbezogene, psychische, entwicklungsbezogene oder biologische Funktionsstörung zeigen. Ausdrücklich gehört beispielsweise die Trauerreaktion bei Verlust eines nahestehenden Menschen oder normabweichendes Verhalten (sic!) ob politischer, religiöser oder sexueller Art nicht dazu. (Wittchen et al., 2020).

43.2 Psychische Erkrankungen am Beispiel Depression

Die Depression ist eine psychische Erkrankung, von der in Deutschland etwa fünf Prozent der Bevölkerung betroffen sind. Zu den Hauptsymptomen gehören nach ICD-10 „depressive Stimmung, Interessenverlust, Freudlosigkeit, Antriebsmangel und eine hohe Ermüdung“. Häufige zusätzliche Symptome können nach der ICD-10 auch Schuldgefühle, Schlafstörungen oder Suizidgedanken sein. Es können körperliche Symptome wie Schmerzen oder Atembeschwerden auftreten. Die schlimmste Folge einer Depression ist der Suizid. Etwa fünf bis zehn Prozent der Patient:innen, die unter wiederkehrenden schweren depressiven Episoden leiden, sterben dadurch (Voderholzer, o. J.).

Die Ursache einer Depression ist häufig nicht eindeutig, biologische, psychische und soziale Faktoren wirken zusammen. Auch belastende Ereignisse können in Kombination mit einer geringen Resilienz einen Auslöser darstellen (Voderholzer, o. J.). Viele Studien belegen, dass soziale Aspekte, wie soziale Ungleichheit, Armut, Arbeitslosigkeit oder Traumatisierung das Risiko erhöhen, eine Depression zu entwickeln (Brieger, 2022) – hier drängt sich wieder in den Vordergrund: der soziale Gradient (Kapitel 4.2).

Die Behandlung der Depression findet ambulant, teilstationär oder stationär statt und ist abhängig von der Art, Schwere und Phase der Erkrankung. Dabei kann entweder eine Psychotherapie, der Einsatz von Antidepressiva oder eine Kombination zur Therapie eingesetzt werden (Voderholzer, o. J.). Insbesondere beim chronischen Verlauf oder bei Therapieresistenz kommt die psychosoziale Therapie zum Einsatz.

„Gerade bei chronischen Depressionen sollte eine Hinterfragung erfolgen, ob die Chronizität tatsächlich nur auf unzureichende medikamentöse oder psychotherapeutische Behandlung fußt oder ob nicht vielmehr das Nichtberücksichtigen (psycho)sozialer Faktoren ein Grund ist, der zur Chronifizierung geführt hat.“ (Brieger, 2022, S. 614)

Für eine systemische Behandlung der chronischen Depression ist ein integrativer Behandlungs- und Rehabilitationsansatz erforderlich, der Angebote außerhalb des SGB V (Krankenversicherung) in den Fokus rückt. Hier steht die Förderung gesellschaftlicher Teilhabe sowie der Wandel von einer defizitären Sicht hin zum Empowerment im Mittelpunkt. Dieser Ansatz findet in der Versorgung jedoch nur unzureichend Berücksichtigung (Brieger, 2022).

Bereits in den 1970er-Jahren entwickelten Luc Ciompi, ein schweizer Psychiater, und Kolleg:innen (1977, nach Brieger, 2022, S. 615), die Achsen der Rehabilitation (**Abbildung 87**), die bis heute relevant für die Rehabilitation von psychischen Erkrankungen sind und den Fokus auf soziale Aspekte legen.

43.3 Wie kam die soziale Perspektive in die Psychiatrie?

Soziale Aspekte wurden schon in der Zeit der Aufklärung in die Behandlung psychischer Erkrankungen integriert. Man versuchte beispielsweise, den Krankheitsverlauf durch

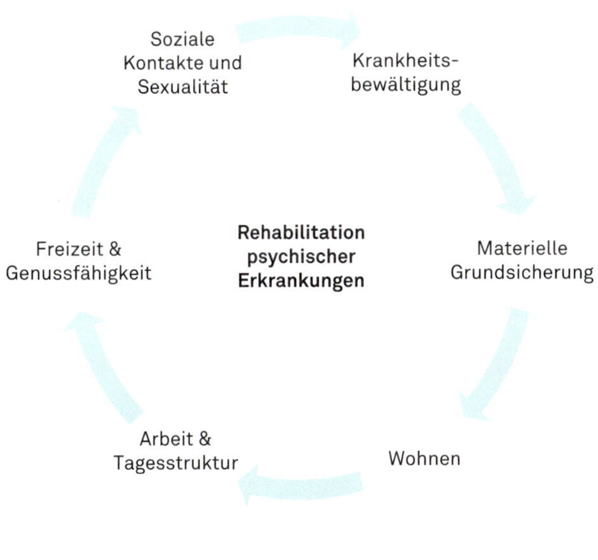
Soziale Kontakte und Sexualität
Krankheitsbewältigung
Materielle Grundsicherung
Wohnen
Arbeit & Tagesstruktur
Freizeit & Genussfähigkeit
Rehabilitation psychischer Erkrankungen

Abbildung 87: Rehabilitation psychischer Erkrankungen

milieutherapeutische Ansätze wie eine heimatferne Unterbringung der Patient:innen oder strukturierte Tagesabläufe zu beeinflussen (Walther, 2023).

Im 19. Jahrhundert lassen sich vereinzelte Initiativen der „Offenen Fürsorge für Geisteskranke“, aber auch die Berücksichtigung sozialmedizinischer Aspekte in der Wissenschaft beobachten. Dennoch war es bis zur Mitte des 20. Jahrhunderts üblich, Menschen mit psychischen Erkrankungen in separaten Einrichtungen wie Armen- und Arbeitshäusern, sogenannten Irrenanstalten oder Heil -und Pflegeanstalten unterzubringen (Röh & Schreieder, 2022). Im Nationalsozialismus (Kapitel 6.1) führte ein erbbiologisch und sozialdarwinistisch geprägtes Verständnis von psychischen Erkrankungen zu einer grundlegenden Veränderung in der Psychiatrie. Psychische Erkrankungen wurden als anormal, unheilbar und vererbbar stigmatisiert. In der Konsequenz wurden Menschen mit psychischen Erkrankungen ausgegrenzt, diffamiert und systematisch ermordet (Röh & Schreieder, 2022).

Erst in den 1960er-Jahren begann in Deutschland die historische Aufarbeitung und führte zu einer langsamen Reformierung der Psychiatrie, in deren Zuge sich auch die Soziale Arbeit im psychiatrischen Bereich professionalisiert (Walther, 2023). 1963 legten die „Rodewischer Thesen“ den Grundstein für eine umfassende Reform der Psychiatrie in der DDR und führten zum Aufbau der beruflichen und sozialen Rehabilitation für Menschen mit psychischen Erkrankungen. Diese Thesen wurden in Westdeutschland aufgegriffen und führten 1970 zu einer ersten systematischen Untersuchung der Versorgungssituation von psychisch erkrankten Menschen. Im Zuge der Entwicklung der Sozialpsychiatrie wurde der sozialen Dimension von Gesundheit und Krankheit zunehmend Anerkennung zugesprochen. „Damit rückt auch die Gesellschaft in den Fokus der Sozialpsychiatrie, die krank machende Strukturen und Prozesse analysiert, Teilhabebehinderung und Teilhabeverbesserung thematisiert und gesundheitsfördernde Strukturen fördert“ (Walther, 2023, S. 31, 32). Im Jahr 2009 wurde die UN-Behindertenrechtskonvention von der Bundesregierung ratifiziert, also in nationales Recht übertragen. Dadurch kam es in Deutschland zu weitreichenden Reformen wie die Neufassung der Legaldefinition von Behinderung (§ 2 SGB IX) oder des SGB IX durch das Bundesteilhabegesetz und weitreichenden Impulsen im Kontext von Inklusion, Teilhabe, Partizipation und Selbstbestimmung. Dabei nimmt die Soziale Arbeit in der Versorgung von Menschen mit psychischen Erkrankungen eine entscheidende Rolle im stationären, aber besonders im ambulanten Bereich ein (Walther, 2023). Die Versorgungslandschaft im psychiatrischen Bereich bietet vielfältige Einsatzmöglichkeiten für Sozialarbeiter:innen beispielsweise in psychiatrischen Abteilungen, psychosomatischen Kliniken, Tageskliniken, in der mobilen stationsäquivalenten Behandlung (StäB), in psychiatrischen Institutsambulanzen, der ambulanten psychiatrischen Pflege, in der besonderen Versorgung (früher Integrierte Versorgung), Beratungsstellen oder im Sozialpsychiatrischen Dienst (SPDi), um nur eine Auswahl zu nennen. Teil der Aufgabe für Sozialarbeitende kann auch die Begleitung von EX-IN-Genesungsbegleiter:innen sein. Sie sind jene qualifizierten Expert:innen, die die eigenen Erfahrungen der Bewältigung psychischer Erkrankungen mit in die Gesundheitsversorgung bringen. Für Sozialarbeiter:innen ist es wichtig, sich im Hilfesystem gut auszukennen, um Menschen mit psychischen Erkrankungen und An- und Zugehörige kompetent beraten zu können, passende Leistungen zu vermitteln und durchzusetzen (Eichenbrenner & Ruhl, 2023).

43.4 Gesundheitsfördernde Soziale Arbeit im Sozialpsychiatrischen Dienst (SPDi)

Der Sozialpsychiatrische Dienst (SPDi) ist Teil des öffentlichen Gesundheitsdienstes (Kapitel 16.3). Sowohl in der Allgemeinbevölkerung als auch in Fachkreisen ist der SPDi immer noch ziemlich unbekannt. In der BRD ist er aus den Reformbewegungen seit den 1960er-Jahren hervorgegangen, in der DDR gab es ein vergleichbares ambulantes Angebot, die „Nervenärztlichen Beratungsstellen". Der SPDi arbeitet vorrangig multiprofessionell in einem Team aus Ärzt:innen, Sozialarbeiter:innen, Psycholog:innen und Verwaltungsangestellten. Er richtet sich grundlegend an Menschen mit psychischen Erkrankungen, die krankheitsbedingt noch nicht die Angebote des Regelversorgungssystems in Anspruch nehmen können (Albers et al., 2020). Die Dienstleistungen des SPDi, hier insbesondere die Beratung und Begleitung, unterscheiden sich von anderen Angeboten des psychiatrischen Versorgungssystems vor allem, weil sie kostenfrei, niedrigschwellig, ohne Zugangsvoraussetzungen und auf Wunsch auch anonym erfolgen, wobei das soziale Umfeld der Patient:innen mit einbezogen werden kann. Über diese Dienstleistungen wird auch das Gefährdungspotenzial infolge der psychischen Erkrankung geklärt und gegebenenfalls geeignete Maßnahmen ergriffen, um diese abzuwehren.

Menschen mit schweren psychischen Erkrankungen haben häufig einen komplexen Hilfebedarf und benötigen daher Unterstützung aus verschiedenen Leistungsbereichen. Aufgabe des SPDi ist es, den Bedarf zu erfassen und einen auf die Lebenswelt der Betroffenen abgestimmten Hilfeplan zu entwickeln. In einem Erstkontakt geht es zunächst um die Klärung der sozialen Bedarfslage und der psychischen Erkrankung. Das Beratungsangebot umfasst die Aufklärung über das bestehende Krankheitsbild, sozialrechtliche Beratung, kurzfristige Unterstützung bei der Klärung behördlicher Angelegenheiten und die Vermittlung in Hilfesysteme. Erfolgt die Kontaktaufnahme durch Dritte, nimmt der SPDi aktiv Kontakt zu den Betroffenen auf. Dies ist ein Alleinstellungsmerkmal des SPDi. In diesem Fall steht zunächst der Beziehungsaufbau im Vordergrund. Zeigen die Patient:innen keine Krankheits- oder Behandlungseinsicht, begleitet der SPDi sie, oftmals auch aufsuchend, bei alltäglichen Handlungen wie Terminvereinbarungen und beobachtet dabei den Zustand und die Reaktionen der Patient:innen. Gegebenenfalls kann auch eine rechtliche Betreuung angeregt werden (Albers et al., 2020).

Zugang zu Psychotherapie

Menschen mit niedrigerem sozioökonomischem Status weisen öfter psychische Erkrankungen auf als Menschen mit mittlerem oder hohem SES (Jacobi et al., 2016). Demzufolge sind sie auch vermehrt auf Psychotherapieplätze angewiesen. Menschen mit niedrigerem SES erhalten seltener (4,1 %) ein Therapieplatzangebot im Gegensatz zu Menschen mit mittlerem oder hohem SES, dies gilt umso mehr für Praxen in Gegenden, wo Menschen mit einer stabilen finanziellen Basis leben. Menschen mit niedrigem SES sind demnach zweifach benachteiligt: Sie haben ein erhöhtes Risiko für psychische Erkrankungen und werden bei der Vergabe von Therapieplätzen benachteiligt, sodass auch die Behandlungschancen geringer sind (Niemeyer & Knaevelsrud, 2023). Sozialarbeiter:innen sollten daher Klient:innen mit einem niedrigen SES gezielt bei der Therapieplatzsuche unterstützen und Psychotherapeut:innen für diese klassistische Diskriminierung sensibilisieren.

Krisenintervention

Wenn sich die psychosoziale Problemlage zuspitzt und sich die betroffene Person in einer akuten Notlage befindet, hat der SPDi vorrangig die Aufgabe, „die Krise zu entschärfen, eine Eskalation zu vermeiden [und] konstruktive Lösungen anzubahnen“ (Albers et al., 2020). Die Krisenintervention zeichnet aus, dass Helfende im Zweifelsfall auch ohne Rücksprache mit dem oder der Betroffenen zeitlich begrenzt eingreifen, wenn ihnen begründet Entscheidungen abgenommen werden müssen oder wenn die Gefahr einer Selbst- oder Fremdgefährdung besteht (Kreft & Mielenz, 2017). Dabei sind Zwangseinweisungen vorrangig zu vermeiden und ambulante Maßnahmen den stationären Maßnahmen vorzuziehen. Bei akuter Selbst- und Fremdgefährdung hat der SPDi die Aufgabe, nach Prüfung auch gegen den Willen der Betroffenen, eine stationäre Unterbringung zu veranlassen. Dies erfordert hohe fachliche Kompetenz, ethisch fundiertes Handeln, Respekt und eine ausgeprägte Gesprächsbereitschaft des multiprofessionellen SPDi-Teams, auch im Bereitschaftsdienstes (Albers et al., 2020, S. 133).

44 Kritische Lebensereignisse

Kritische Lebensereignisse sind einschneidende Erfahrungen, Krisen oder Wendepunkte im Leben, die den Alltag tiefgreifend verändern. Sie werden von den Betroffenen als belastend, herausfordernd oder überwältigend wahrgenommen und erfordern häufig Neuorientierung und Anpassung.

44.1 Auftakt

Um kritische Lebensereignisse von alltäglichen Belastungen abgrenzen zu können, stellt sich zunächst die Frage, was „Alltag" bedeutet. Psychologisch betrachtet, bezeichnet Alltag eine gewohnte Lebenssituation, die Stabilität und Sicherheit vermittelt. Alltag umfasst ein Gefüge aus Menschen, Orten und Dingen, welches unsere Umwelt prägt und uns vertraut ist. Diese Vertrautheit führt zu vorhersehbaren Ereignissen und Handlungsroutinen, die wenig Planung und Reflexion erfordern. So entsteht eine Struktur, die den Menschen entlastet und Orientierung gibt, auch in einer dynamisch wandelnden Umwelt (Filipp & Aymanns, 2018). In diesem Alltag erleben Menschen täglich verschiedene Belastungen wie Auseinandersetzungen oder Arbeitsdruck (Bak, 2023), sogenannter Alltagsstress.

Kritische Lebensereignisse gehen in ihrer Intensität weit über das hinaus, was alltagssprachlich unter „Stress" verstanden wird (Kapitel 7.2.3). Bei einem kritischen Lebensereignis gerät das Person-in-Environment-Gefüge aus dem Gleichgewicht. Betroffene fühlen sich von ihrem bisherigen Selbstverständnis entfremdet. Frühere Denk- und Handlungsmuster reichen nicht mehr aus, um die veränderte Realität zu bewältigen. Die bisherige Balance zwischen dem Menschen und der Umwelt ist verloren gegangen, was zu einem Gefühl der Orientierungslosigkeit und Unsicherheit führen kann. Neue Anpassungsprozesse werden notwendig, um mit der neu erlebten Welt und den veränderten eigenen Lebensbedingungen umzugehen.

Alltagsstress und kritische Lebensereignisse können aber nicht getrennt voneinander gedacht werden, sondern bedingen sich gegenseitig. So gehen kritischen Lebensereignissen häufig viele kleine Alltagsbelastungen voraus, die die Resilienz der Betroffenen verringern können (Filipp & Aymanns, 2018).

44.2 Drei Typen kritischer Lebensereignisse

Die Art und Weise, wie ein Ereignis erlebt und verarbeitet wird, ist immer individuell und der Terminus „kritisch" immer auch sehr subjektiv. „Ein und dasselbe Ereignis bedeutet für einzelne Menschen, in einzelnen Lebensaltern, unter unterschiedlichen Lebensumständen und auch zu einzelnen historischen Zeitpunkten höchst Unterschiedliches" (Filipp & Aymanns, 2018, S. 42). Es können drei Typen kritischer Lebensereignisse unterschieden werden.

Altersgebundene Lebensereignisse beschreiben Ereignisse, die in bestimmten Lebensphasen mit hoher Wahrscheinlichkeit eintreten und daher als statistisch „normal" gelten. Dazu zählen beispielsweise der Schulabschluss, die Geburt eines Kindes oder der Renteneintritt. Der Zeitpunkt dieser Ereignisse ist in der Regel vorhersehbar, weshalb sich die Betroffenen darauf vorbereiten können. In manchen Fällen sind die Ereignisse auch mit bestimmten Ritualen verbunden wie traditionelle Feiern. Diese Rituale können den Umgang mit der Situation erleichtern und dazu beitragen, dass die mit dem Ereignis verbundenen Herausforderungen weniger kritisch erlebt werden.

Epochalnormierte Lebensereignisse sind Ereignisse, die nicht allein, sondern kollektiv erlebt werden, wie beispielsweise Pandemien, Kriege oder Naturkatastrophen. Ihr kollektiver Charakter kann als Ressource wirken, da die Betroffenen sich mit anderen austauschen können, die ähnliche Erfahrungen machen und gegenseitige Unterstützung leisten können.

Non-normative Lebensereignisse sind Ereignisse, die selten und unvorhersehbar sind. Sie werden als besonders folgenschwer und belastend empfunden. Sie treffen Betroffene meistens unvorbereitet, ohne dass eine Möglichkeit besteht, sich darauf einzustellen oder eine passende Reaktion zu finden. Im Gegensatz zu kollektiv erlebten Ereignissen fehlt zudem oft der Trost, die Situation mit anderen teilen zu können. Beispiele für solche Erlebnisse sind eine unerwartete Schwangerschaft, ein Unfall, das plötzliche Auftreten einer unheilbaren Erkrankung oder Missbrauchserfahrungen (Bak, 2023).

Kritische Lebensereignisse müssen nicht zwangsläufig durch äußere, sichtbare Veränderungen hervorgerufen werden. Sie können ebenso aus inneren Konflikten entstehen, wenn tief verankerte Überzeugungen und Annahmen über die Welt oder die eigene Person erschüttert werden, wenn Gerechtigkeit, Sicherheit, Vertrauenswürdigkeit oder der Selbstwert infrage gestellt sind.

Die Reaktion des menschlichen Organismus auf belastende Lebensereignisse umfasst ein außerordentlich komplexes Wechselspiel zwischen Emotionen, Verhalten, Nervensystem, endokrinem System und Immunreaktion. Nach dem Vulnerabilitäts-Stress-Modell hängt das Ausmaß der Belastung durch ein kritisches Lebensereignis (hier: major stressors) davon ab, wie vulnerabel beziehungsweise wie resilient die betroffene Person ist und ob sie über Bewältigungsstrategien verfügt (Roch & Hampel, 2019). Aus der Perspektive der positiven Psychologie werden kritische Lebensereignisse nicht mehr unbedingt als Bedrohung für die Gesundheit gesehen, sondern eher als besondere Wendepunkte im Lebenslauf, die sich vom Alltag unterscheiden. Der Fokus liegt eher darauf, wie Menschen auf kritische Lebensereignisse reagieren, welche Anpassungsprozesse dadurch in Gang gesetzt werden und welche Veränderungen bei den Betroffenen in ihrer jeweiligen Lebenssituation entstehen können. Kritische Lebensereignisse müssen nicht ausschließlich als Belastung verstanden werden, sondern können auch als Momentum für Wachstum und persönliche Entwicklung betrachtet werden (Filipp & Aymanns, 2018).

44.3 Ungleich verteiltes Auftreten von kritischen Lebensereignissen

Heute gilt es in der Lebensereignisforschung als gesichert, dass kritische Lebensereignisse in der Bevölkerung keineswegs zufällig verteilt sind. Auf der Systemebene nehmen soziale, politische und ökonomische Veränderungen eine zentrale Bedeutung ein. Wirtschaftliche Notlagen können beispielsweise den Verlust des Arbeitsplatzes bedingen, während Kriege zu Traumata, existenziellen Bedrohungen oder Heimatverlust führen können. Auch individuelle Lebensumstände und Biografien beeinflussen die Wahrscheinlichkeit, ein kritisches Lebensereignis zu erleben. Zusätzlich spielen soziale Merkmale wie Alter, Geschlecht und der sozioökonomische Status eine entscheidende Rolle.

Die Determinante Alter (Kapitel 2.4 und 31) prägt sowohl die Art als auch die Häufigkeit kritischer Lebensereignisse:

- Jugendliche und junge Erwachsene durchlaufen häufig Übergänge (Transitionen), die für ihre weitere Entwicklung prägend sind.
- Im mittleren Erwachsenenalter treten vermehrt Verlusterfahrungen wie der Tod der Eltern auf.
- Im höheren Alter dominieren Ereignisse wie Krankheiten oder Pflegebedürftigkeit.

Geschlechtsspezifisch zeigen Studien, dass Frauen häufiger über Ereignisse berichten, die ihr nahes soziales Umfeld betreffen, während Männer eher berufsbezogene Ereignisse angeben. Zudem berichten Frauen insgesamt häufiger von kritischen Lebensereignissen als Männer. Diese geschlechtsspezifischen Unterschiede spiegeln sich in stereotypischen Rollenbildern wider und könnten auch damit zusammenhängen, dass Frauen und Männer belastende Situationen unterschiedlich wahrnehmen und unterschiedlich darüber berichten.

Ein weiterer Einflussfaktor ist der sozioökonomische Status (SES). Menschen mit niedrigem SES erleben häufiger Ereignisse wie Arbeitslosigkeit, bedingt durch Einkommensarmut, geringere Bildung und unsichere berufliche Verhältnisse. Sie sind zudem stärker sozialen Stressoren wie Diskriminierung und Gewalt ausgesetzt. Chronischer Stress und kumulative Belastungen beeinträchtigen langfristig die psychische und körperliche Gesundheit. Gleichzeitig fehlen oft die Ressourcen, um Belastungen zu bewältigen, wodurch gesundheitsschädigendes Verhalten begünstigt wird. Diese Risiken können sich intergenerational übertragen und so die Lebensumstände nachfolgender Generationen belasten. Auch belastende Arbeitsbedingungen wie fehlende Kontrolle und mangelnde Anerkennung erhöhen das Krankheitsrisiko. Der SES beeinflusst somit sowohl die Häufigkeit des Auftretens von kritischen Lebensereignissen als auch die Bewältigung und trägt damit zu gesundheitlichen Ungleichheiten bei (Filipp & Aymanns, 2018).

44.4 Gesundheitsfördernde Soziale Arbeit bei kritischen Lebensereignissen

Adressat:innen der Sozialen Arbeit sind häufig von kritischen Lebensereignissen betroffen, ja, der Umgang mit kritischen Lebenskonstellationen wird in der Sozialen Arbeit von Böhnisch (2018, 2023) gar als „Alltagsgeschäft" bezeichnet.

Beispielhaft soll die Tragweite eines kritischen Lebensereignisses am Tod einer nahestehenden Person verdeutlicht werden. Mit dem Versterben geht auch der Verlust einer engen Beziehung einher, Anerkennung und emotionale Sicherheit durch die verstorbene Person fallen weg. Die vertraute Quelle von Stabilität und sozialer Zugehörigkeit fehlt. Dies kann zu einem emotionalen Ungleichgewicht führen und den trauernden, hinterbliebenen Menschen handlungsunfähig machen. Der Verlust kann zu einem Gefühl der Isolation führen, da unterstützende soziale Netzwerke dies oft nicht ausreichend kompensieren können.

Die hinterbliebene Person steht vor der Herausforderung, neue Wege zu finden, um Gleichgewicht und Handlungsfähigkeit wiederherzustellen – sei es durch die Entwicklung von Bewältigungsstrategien, die Auseinandersetzung mit der eigenen Trauer oder den Aufbau neuer sozialer Beziehungen. Hier kann die Soziale Arbeit tätig werden und den Bewältigungsprozess begleiten.

Böhnisch (2023) versteht die Bewältigung kritischer Lebensereignisse im Rahmen seiner Theorie der Lebensbewältigung als „das Streben nach psychosozialer Handlungsfähigkeit". In der Sozialen Arbeit ist es oft bereits ein großer Erfolg, wenn Klient:innen trotz schwieriger Lebensumstände die einfache Handlungsfähigkeit wiedererlangen – also wieder in der Lage sind, den Alltag sozial verträglich und subjektiv befriedigend zu bewältigen.

Intervention Psychosoziale Diagnostik

Aus systemischer Perspektive zählt bereits die Beobachtung eines Systems als Intervention, erzeugt sie doch bereits eine Resonanz (Schmitt et al., 2022). Folglich soll die Psychosoziale Diagnostik mindestens als Voraussetzung für eine Intervention und in der Systematik als solche geltend aufgeführt werden.

Die Psychosoziale Diagnostik verfolgt das Ziel, die heterogenen Lebenssituationen, Lebensweisen und Lebenskrisen von Menschen in ihrem biologischen, psychischen und sozialen Kontext zu betrachten und zu verstehen. Dies geschieht in der Annahme, dass Gesundheit, Krankheit und Beeinträchtigung in der individuellen Lebensgeschichte sowie in sozialen und kulturellen Umfeldern verwurzelt sind. Daher muss auch eine Diagnostik dieser Bereiche möglichst nah an der Lebenswelt und den subjektiven Erfahrungen einer Person ansetzen, um sowohl individuelle Sichtweisen als auch strukturelle Einflüsse berücksichtigen zu können. Innerhalb des Prozesses werden Informationen zur Biografie und zur Lebenswelt der jeweiligen Person gesammelt, um die Intervention derart gestalten zu können, dass sie an die individuellen Bedingungen, der Lebensgeschichte und der sozialen Realität der Person anknüpfen. So wird die Passgenauigkeit und Wirksamkeit der indizierten Hilfen gewährleistet.

Die Psychosoziale Diagnostik verbindet die Dimensionen des Physischen, Sozialen, Psychischen sowie die alltägliche Lebenssituation und identifiziert sowohl Probleme als auch Ressourcen, um Interventionen genau und fachlich fundiert zu begründen. Die Methodik ist dabei multidimensional und interdisziplinär, um den vielfältigen Bedarfen der Zielgruppen gerecht zu werden. Dabei werden verschiedene Einflüsse wie persönliche, interpersonale, institutionelle und kulturelle Faktoren berücksichtigt.

Die Psychosoziale Diagnostik kombiniert somit die klassische Diagnostik wie Krankheitsdiagnostik und fallverstehende diagnostische Ansätze, die vermehrt den lebensweltlichen und biografischen Kontext berücksichtigen. Zentrale Elemente innerhalb der Psychosozialen Diagnostik sind eine umfassende Orientierung noch vor dem Beginn des eigentlichen Hilfeprozesses, die Risikoerfassung und die Zuweisung passender Unterstützungsangebote. Die gesamte Diagnostik findet als dialogisch kommunikativer Prozess statt, in dem Lebensgeschichten und eigene Deutungen der Betroffenen einbezogen werden und bei dem gezielt auf komplexe Problemsituationen eingegangen wird.

Zum Ende der Psychosozialen Diagnostik werden alle Informationen strukturiert zusammengeführt, um daraus fundierte Interventionspläne entwickeln zu können. Auch sozialstrukturelle Einflüsse finden in der Psychosozialen Diagnostik Berücksichtigung. Hierzu zählen beispielsweise Faktoren wie Armut, Diskriminierungserfahrungen oder soziale Isolation. Im gesamten Prozess sollen dabei allerdings nicht nur Probleme sichtbar gemacht werden, sondern insbesondere auch Ressourcen, um eine ausgewogene Analyse zu ermöglichen und mit den folgenden Interventionen an diesen ansetzen zu können. Die Psychosoziale Diagnostik und die Intervention sind untrennbar miteinander verbunden. Dieses Vorgehen definiert den gesamten Hilfeprozess. Dabei ist sie nicht als ein lineares, zu einem frühen Zeitpunkt (vor der Hilfe) abgeschlossenes Konstrukt zu verstehen, sondern vielmehr als ein zirkulärer Prozess aus Hilfe und Neubetrachtung, in dem während des Hilfeprozesses immer wieder Anpassungen vorgenommen werden. Das Ziel ist dabei stets die Unterstützung der Lebensbewältigung von Menschen in herausfordernden sozialen Situationen (Gahleitner & Pauls, 2017).

45 Unfallversorgung

Laut Schätzungen der Weltgesundheitsorganisation werden 72 % der Todesfälle durch Verletzungen auf Unfälle zurückgeführt. Diese Verletzungen entstehen nicht nur unabsichtlich, sondern können auch absichtlich herbeigeführt werden, durch Gewalt oder durch bewusste Selbstverletzung.

45.1 Auftakt

Unfallverletzungen gehören insbesondere bei Kindern und Jugendlichen zu den häufigsten Gesundheitsproblemen. Das RKI erhebt im Gesundheitsmonitoring regelmäßig Daten zum Unfallgeschehen in Deutschland und leitet Präventionspotenziale ab.

In Deutschland werden jährlich mindestens 1,88 Millionen Kinder unter 15 Jahren wegen Unfallverletzungen medizinisch versorgt. Verletzungen sind der häufigste Anlass für Krankenhausaufenthalte und der zweithäufigste Grund für Arztbesuche bei Kindern und Jugendlichen im Alter von einem bis 17 Jahren. Jungen sind häufiger betroffen als Mädchen. Darüber hinaus sind Unfälle in Deutschland die häufigsten Todesursachen bei Kindern ab einem Jahr. Kleinkinder verunglücken oft im häuslichen Umfeld oder in der Freizeit, während Kinder mit zunehmender Mobilität vermehrt in Betreuungseinrichtungen, auf Spielplätzen und im Verkehr verunglücken. Viele dieser Unfälle könnten durch angemessenes Verhalten und den Einsatz von präventiven Maßnahmen vermieden werden (BMG, 2024b). Tatsächlich ist die Prävention von Unfällen von bedeutender gesundheitspolitischer Bedeutung, denn sie verursachen einen hohen volkswirtschaftlichen, aber auch einen volksgesundheitlichen Schaden durch verlorene Lebensjahre bedingt durch vorzeitigen Tod. Unfälle sind die zweithäufigste Ursache für eine ambulante oder stationäre Behandlung. Auf den Unfall folgt in vielen Fällen eine vorübergehende oder dauernde Behinderung. (Spitzer & Höllwarth, 2020).

45.2 Unfallversorgung am Beispiel Polytrauma

Der Terminus Polytrauma wird verwendet, wenn eine Kombination von verschiedenen Verletzungen vorliegt, von denen mindestens eine oder die Kombination lebensbedrohlich ist. Beispielsweise können bei Verkehrsunfällen Knochenbrüche, innere Organverletzungen und Kopf- oder Hirnverletzungen auftreten. Langfristige Auswirkungen eines Polytraumas können Funktionsstörungen, Gedächtnisschwierigkeiten, Einschränkungen im Sozialleben, aber auch Angstreaktionen sein. Eine vollständige Genesung ist von verschiedenen Faktoren wie Alter, Vorerkrankungen oder Schwere der Verletzungen abhängig. Schwerverletzte Patient:innen sollen erfolgreich therapiert und rehabilitiert werden, damit sie sich schnell wieder in das Berufsleben und den Alltag integrieren. Der Ablauf der Versorgung nach einem Polytrauma kann beispielhaft an den folgenden vier Schritten aufgezeigt werden:

1. **Notfallversorgung am Unfallort**
   - Erstversorgung durch Laien oder den Rettungsdienst am Unfallort
   - Lebensrettende Sofortmaßnahmen an der Unfallstelle durch strukturierte Handlungsabläufe wie Blutstillung, Sicherung der Atemwege, Stabilisierung der Vitalfunktionen
   - Schnellstmögliche Einlieferung in das Traumazentrum eines Krankenhauses.
2. **Schockraum im Traumazentrum**
   - Ankunft im Traumazentrum, durchschnittlich nach weniger als einer Stunde nach dem Unfallgeschehen
   - Sofortige Diagnostik und Behandlung nach Übergabe durch den Rettungsdienst durch das interdisziplinäre Team (Anästhesie, Unfallchirurgie, Viszeralchirurgie)
   - Fokus auf lebensbedrohlichen Verletzungen.
3. **Erste OP-Phase**
   - Sofortige chirurgische Versorgung lebensbedrohlicher Verletzungen
4. **Weiterbehandlung und Rehabilitation**
   - Intensivmedizinische Behandlung, Stabilisierung und ggf. weitere Operationen
   - Therapeutische Maßnahmen wie Physio- und/oder Ergotherapie, psychosoziale Betreuung und letztendlich berufliche und soziale Wiedereingliederung (Grützner & Gather, o.J.).

45.3 Gesetzliche Unfallversicherung

Die Unfallversicherung ist ein Teil der Sozialversicherung (Kapitel 17.3) in Deutschland und eine Pflichtversicherung auf der Grundlage des SGB VII. Ziele der Unfallversicherung sind die Prävention von Arbeitsunfällen und Berufskrankheiten sowie arbeitsbedingten Gesundheitsgefahren, die Wiederherstellung der Gesundheit und der Leistungsfähigkeit der Versicherten sowie sie oder ihre Hinterbliebenen durch monetäre Leistungen zu entschädigen. Zu den Versicherten gehören vor allem Arbeitnehmer:innen und Auszubildende. Aber auch Personengruppen wie Studierende im Setting der Hochschule oder häusliche Pflegepersonen sind unfallversichert. Der Versicherungsschutz wird immer im Einzelfall vom Sozialversicherungsträger geprüft. Die Beiträge werden durch den Arbeitgeber oder bei öffentlichen Einrichtungen durch den Staat getragen. Träger der Unfallversicherung sind die Versicherungsträger der öffentlichen Hand (Unfallkassen, Landesunfallkassen, Gemeindeunfallversicherungsverbände), gewerblichen Berufsgenossenschaften oder landwirtschaftliche Berufsgenossenschaft (BMAS, o.J.). Zu ihren Leistungen gehören Heilbehandlungsmaßnahmen, medizinische Rehabilitation, Leistungen zur Teilhabe am Arbeitsleben, Geldleistungen an Versicherte und Hinterbliebenenleistungen.

BG-Kliniken (Klinikverbund der Gesetzlichen Unfallversicherungen)

Die Gesetzliche Unfallversicherung betreibt in Deutschland 13 BG (Berufsgenossenschaft)-Kliniken, die darauf spezialisiert sind, Menschen nach Arbeits- oder Wegeunfällen, aber auch mit Berufskrankheiten medizinisch zu versorgen und zu rehabilitieren. Im Rahmen der integrierten Rehabilitation soll in den BG-Kliniken eine nahtlose Versorgung ohne Sektorengrenzen vom Unfall bis zur Wiedereingliederung ins Berufsleben sichergestellt werden (BG Kliniken – Klinikverbund der Gesetzlichen Unfallversicherung gGmbH, o.J.).

In den BG-Kliniken begleitet ein Team aus dem Rehabilitationsmanagement und der Berufshilfe die Patient:innen entlang des Rehabilitationsplans, der gemeinsam mit allen Beteiligten erstellt wird:

„Ziel des Reha-Managements ist es, bei schwierigen Fallkonstellationen durch Koordination und Vernetzung aller notwendigen Maßnahmen die Gesundheitsschäden, die Versicherte durch einen Arbeits- oder Wegeunfall erlitten haben, zu beseitigen oder zu bessern, eine Verschlimmerung zu verhüten oder deren Folgen zu mildern und eine zeitnahe und dauerhafte berufliche und soziale Wiedereingliederung sowie eine selbstbestimmte Lebensführung zu erreichen." (Deutsche Gesetzliche Unfallversicherung Spitzenverband, o. J.)

Betroffene müssen nach einer Erstversorgung an sogenannte „Durchgangs-Ärzt:innen" überwiesen werden, speziell qualifizierten Mediziner:innen, die von den Unfallversicherungsträgern für die Behandlung von Arbeitsunfällen beauftragt sind. Sie müssen Fachärzt:innen für „Orthopädie und Unfallchirurgie" oder „Spezielle Unfallchirurgie" sein und Erfahrung bei der Behandlung Schwer-Unfallverletzter nachweisen. (Allgemeine Ortskrankenkasse (AOK)-Bundesverband, o. J.).

Psychosoziale Akuthilfen

Die Notfallversorgung und Gefahrenabwehr umfassen heute mehr als nur die medizinische Behandlung. Auch die psychosoziale Notfallversorgung (PSNV) gewinnt an Bedeutung. Notfälle betreffen nicht nur die direkt verletzten Personen, sondern auch deren An- und Zugehörige, Zeug:innen und am Unfall beteiligte Personen. Daher wird die psychosoziale Komponente eines Unfallgeschehens berücksichtigt und durch Kriseninterventionsteams (KIT) und Notfallseelsorger:innen als Teil der Notfallversorgung abgedeckt. Die PSNV wird auf Einsatzkräfte (PSNV-E) und auf Betroffene (PSNV-B) zugeschnitten. Einsatzkräfte stärken gezielt ihre Resilienz und werden vorab auf belastende Einsätze vorbereitet (Primärprävention), erhalten Unterstützung bei belastenden Einsatzerfahrungen, wie Peer-Systeme zur Reduzierung langfristiger Folgen wie Traumafolgestörungen (Sekundärprävention) sowie professionelle Unterstützung bei schwerwiegenden psychosozialen Problemen wie Traumatisierungen (Tertiärprävention). Für die von Unfällen betroffenen Personen kann die „Psychische Erste Hilfe" durch die Einsatzkräfte angefordert werden, die durch das Kriseninterventionsteam (KIT) und die Seelsorge angeboten wird. Das KIT bietet akute psychosoziale Unterstützung bei belastenden Ereignissen, insbesondere bei plötzlichem Tod oder schwerwiegenden Unfällen. Das Team ist ehrenamtlich tätig, der Einsatz auf die ersten 24 bis 48 Stunden nach dem Ereignis eingegrenzt. Das KIT ist bei bestehenden psychiatrischen Erkrankungen oder akuter Selbst- bzw. Fremdgefährdung nicht zuständig. Die wichtigen Einsätze der Kriseninterventionsteams finden außerhalb der Öffentlichkeit statt, etwa bei natürlichen Todesfällen im häuslichen Umfeld, Suiziden, Unfällen oder selten bei Gewalttaten. Sie unterstützen auch Hinterbliebene nach dem Überbringen von Todesnachrichten durch die Polizei. Die Teams arbeiten eng mit Rettungsdiensten, Polizei und Feuerwehr oder Schulkriseninterventionsteams zusammen (Hoppe, 2022).

45.4 Gesundheitsfördernde Soziale Arbeit in der Unfallversorgung

Arbeit mit An- und Zugehörigen

Die An- und Zugehörigenarbeit kann als eine Kernkompetenz der Klinischen Sozialarbeit bezeichnet werden. Eine respektvolle Zusammenarbeit mit den Zugehörigen unter der Prämisse des Person-in-Environment-Ansatzes ist Voraussetzung für die Verbesserung der Lebenssituation der Betroffenen. In der Praxis ist die Zugehörigenarbeit bisher selten institutionell und konzeptionell verankert. Dabei stärkt sie die Unterstützungsbereitschaft des Umfelds zugunsten der „eigentlich" Betroffenen. Gleichzeitig werden die Zugehörigen bei der Bewältigung ihrer eigenen Belastungen als eine eigene Zielgruppe wahrgenommen. Krisen und Belastungen verursachen Stress. Menschen versuchen, funktionsfähig zu bleiben, ihren Selbstwert zu schützen, ihre Bindungsbedürfnisse zu erfüllen und Frustration zu bewältigen. Gute Zugehörigenarbeit hilft, diese Belastungen zu verringern, indem sie sich auf Bewältigungsverhalten, Bindungsbedürfnisse und Selbstwertschutz konzentriert. Gemeinsam kann mit den Betroffenen an den Problemstellungen, die sich bei der Alltagsbewältigung nach einem Unfallgeschehen zeigen, gearbeitet werden. Wichtige theoretische Grundlagen sind die Lebensweltorientierung und der Lebensbewältigungsansatz. Beide Konzepte verbinden sozialwissenschaftliche Erkenntnisse zu Krisen mit psychodynamischen Diagnosen, um die Anpassungs- und Bewältigungsstrategien der Menschen besser zu verstehen (Kröger et al., 2024).

Intervention Einzelfallhilfe

Die Einzelfallhilfe oder Einzelfallarbeit gilt als die älteste sozialarbeiterische Methode und geht grundsätzlich davon aus, dass durch eine professionelle Beziehung zwischen Sozialarbeitenden und Klient:innen Veränderung durch professionelle Unterstützung möglich ist (Deutscher Verein für öffentliche und private Fürsorge, 2017).

Diese klassische Intervention der Sozialen Arbeit ist eng mit dem abgeleiteten Case Management verwandt. Sie richtet sich direkt an das Individuum und setzt an dessen Bedarfen und Problemen an. In der lebensweltlichen Lesart nimmt die Einzelfallhilfe dafür auch das soziale Umfeld in den Blick. Dabei liegt ein besonderes Augenmerk auf der Stabilisierung von partnerschaftlichen und familiären Bindungen, informellen Netzwerken und dem Aufbau gänzlich neuer Bindungen. Als methodisches Vorgehen bietet sich das dreistufige Lewinsche Lernmodell an. Die Schritte sind Unfreezing (Auftauen), Changing (Verhalten verändern) und Refreezing (neue Verhaltensweisen beibehalten) (Wendt, 2017).

46 Geriatrische Erkrankungen

Die Altersmedizin (Geriatrie) ist die Krankheitslehre des alternden Menschen und paradoxerweise in Deutschland noch ein verhältnismäßig junges Fach. Wenngleich erste geriatrische Abteilungen bereits nach dem Zweiten Weltkrieg entstanden, befindet sich das Forschungsfeld Geriatrie in Deutschland noch immer in den Anfängen.

46.1 Auftakt

Der demografische Wandel, die zunehmende Komplexität in Diagnostik und Behandlung, verknappte Ressourcen oder sinkende familiäre Unterstützung im Alter geben der Disziplin aber Rückenwind, sodass immer mehr Lehrstühle entstehen. Das Ziel der Geriatrie ist es, überhaupt erst einmal geriatrische Patient:innen in der Gesundheitsversorgung zu identifizieren, um dann ein höchstmögliches Maß an Autonomie und Teilhabe wiederherzustellen. Dafür sorgt die Behandlung eines multiprofessionellen Teams, das dem funktionellen Abbau und der Beeinträchtigung des gesamten Organismus entgegenwirkt (Deutsche Gesellschaft für Geriatrie (DGG) e. V., o. J.). Dabei konzentriert sich die Geriatrie am biopsychosozialen Modell und stark an der funktionalen Beschreibung der Gesundheit (Thiem et al., 2024).

Geriatrische Patient:innen werden durch ein höheres Lebensalter, meist über 70 Jahre, sowie eine geriatrietypische Multimorbidität charakterisiert. Unter Multimorbidität versteht man das gleichzeitige Vorliegen von zwei oder mehreren chronischen Erkrankungen (Scherer et al., 2023). Geriatrietypisch können Gesundheitsprobleme wie eine eingeschränkte Mobilität, kognitive Beeinträchtigungen, Inkontinenz, Osteoporose, Depressionen oder Mangelernährung sein. Hier soll noch einmal betont werden, dass natürliche Alterungsprozesse und deren Begleiterkrankungen nicht automatisch einen Grund liefern, Patient:innen als geriatrisch einzustufen. Wenn aber mehrere, in der Regel chronische Erkrankungen gleichzeitig vorkommen und Funktionen eingeschränkt sind, dann kann durchaus ein geriatrischer Handlungsbedarf gegeben sein (Thiem et al., 2024). Geriatrische Erkrankungen betreffen Frauen häufiger als Männer und Menschen mit niedrigem sozioökonomischen Status häufiger als Menschen mit höherem sozioökonomischen Status (Scherer et al., 2023).

46.2 Akutgeriatrie

In der Akutgeriatrie werden geriatrische Patient:innen behandelt, die rehabilitationsbedürftig und rehabilitationsfähig sind, akutmedizinischen Versorgungsbedarf haben und/oder aufgrund der Schwere ihrer Erkrankung noch intensiv betreut werden müssen. Patient:innen kommen in der Regel über die hausärztliche Versorgung, die Notaufnahme oder werden innerhalb der Klinik auf die Akutgeriatrie verlegt.

Die Akutgeriatrie verfolgt das Ziel, die akute oder chronische Erkrankung zu therapieren und die individuelle Funktionalität und Selbstständigkeit wieder herzustellen. Folglich zeichnet sich das spannende Handlungsfeld für die Klinische Sozialarbeit durch ein geriatrisches Assessment, die frührehabilitative Therapie und die interprofessionelle Zusammenarbeit aus.

Ein engagiertes Team von Beschäftigten aus den Bereichen Ärztlicher Dienst, Pflege, Physio-, Ergo-, Logo- und Ernährungstherapie, Psychologie und dem Sozialdienst diagnostizieren eigenständig, gestalten die Therapieplanung mit und bringen sich aktiv in die Behandlung ein. In der Regel findet einmal in der Woche eine Teamsitzung mit allen beteiligten Professionen statt. Hier werden der Funktionsstatus vor der aktuellen Erkrankung, die aktuelle Erkrankung und Begleiterkrankungen, Funktionsdefizite und die aktuelle soziale Situation der geriatrischen Patient:innen besprochen. Auf dieser Basis können anschließend adäquate Ziele und Therapiemaßnahmen abgeleitet werden (Wirth & Bauer, 2024).

46.3 Geriatrische Erkrankungen am Beispiel Demenz

In der Geriatrie werden Demenztests wie der orientierende Mini-Mental-Status-Test (MMST) standardisiert durchgeführt, um die Hirnleistung der Patient:innen zu überprüfen. Der MMST definiert anhand eines Gesamtscores von 30 Punkten mit leicht verständlichen Fragen zu Orientierung, Merkfähigkeit, Aufmerksamkeit und Richtigkeit, Erinnerungsfähigkeit und Sprache/Bild schnell den kognitiven Status der Patient:innen.

Demenz ist ein Oberbegriff für eine Gruppe neurologischer Erkrankungen, die durch einen fortschreitenden Abbau kognitiver Fähigkeiten gekennzeichnet sind. Die Störungen gehen über die normalen altersbedingten Veränderungen hinaus und beeinträchtigen die Fähigkeit, den Alltag selbstständig zu bewältigen. Ursache sind meist chronisch fortschreitende Veränderungen oder Schädigungen des Gehirns, die zu einem Verlust von Nervenzellen und deren Verbindungen führen. Die häufigste Form ist die Alzheimer-Demenz, gefolgt von vaskulärer Demenz, Lewy-Körper-Demenz und frontotemporaler Demenz.

Rund 10 % der über 70-Jährigen sind demenzerkrankt (Kapitel 36.4). Typischerweise treten Störungen in mehreren kognitiven Bereichen auf: Das Gedächtnis ist beeinträchtigt (zuerst das Kurz- und Arbeitsgedächtnis), die Aufmerksamkeit vermindert und Planen, Probleme lösen und Entscheidungen treffen werden zunehmend erschwert. Zusätzlich sind Kommunikation und Verhalten verändert durch ggf. Wortfindungsstörungen, Einschränkungen der Orientierung, Wesensveränderungen, Depression, Angst und bei Lewy-Körper-Demenz treten auch Halluzinationen auf (Kaufmann-Mall, 2016).

Damit geht der Verlust der Selbstständigkeit und der Teilhabe einher. Durch zunehmende kognitive Einschränkungen benötigen demenzerkrankte Menschen Hilfe bei der Alltagsbewältigung und werden nach zehn bis zwanzig Jahren inkontinent, bewusstseinseingetrübt und pflegebedürftig (Guignard & Meerwein, 2017).

46.4 Gesundheitsfördernde Soziale Arbeit bei geriatrischen Erkrankungen

Geriatrische Patient:innen befinden sich aufgrund der Multimorbidität in einer besonderen Lebenssituation mit einem erhöhten Bedarf an gesundheitlicher, pflegerischer und sozialer Versorgung. Soziale Arbeit in der Geriatrie nimmt als Teil des interprofessionellen Teams einen systemischen Blick auf diese spezielle Lebenssituation ein. Während die Soziale Arbeit auf anderen somatischen Stationen im Akutkrankenhaus durch eine schnelle Organisation der Anschlussversorgung geprägt ist, stellt sich die Soziale Arbeit auf der geriatrischen Station als vielfältiger und zeitlich entzerrter dar. Soziale Arbeit in der Geriatrie ist aktiv in die interprofessionelle Behandlung eingebunden und übernimmt viel Verantwortung, was die berufliche Identität und Zufriedenheit der Fachkräfte stärkt.

Die Beratung von geriatrischen Patient:innen und ihren An- und Zugehörigen durch den Sozialdienst, das „Außenministerium der Geriatrie", umfasst juristische Fragen zu Ansprüchen auf SGB-Leistungen wie die Kranken- und Pflegeversicherung, Sozialhilfe, Schwerbehindertenrecht oder Leistungen nach dem Landesblindengesetz. Zudem kann es notwendig sein, eine rechtliche Betreuung nach dem BGB einzurichten, wofür ein Antrag beim zuständigen Amtsgericht gestellt werden muss. Ein weiterer Themenbereich ist die Unterstützung beim schriftlichen Aufsetzen rechtsverbindlicher Verfügungen oder Vollmachten wie Patientenverfügung oder Vorsorgevollmacht. Zudem leistet die Soziale Arbeit psychosoziale Beratung, insbesondere bei der Krankheitsbewältigung und in Krisensituationen. Darüber hinaus ist die Soziale Arbeit im Entlassmanagement engagiert. Um die Ressourcen und funktionalen Defizite der geriatrischen Patient:innen zu verstehen und Hilfebedarfe ableiten zu können, nehmen die Sozialarbeiter:innen an den Teambesprechungen teil und informieren sich über die Dokumentation. Wenn eine Entlassung in das häusliche Setting möglich ist, müssen womöglich ein ambulanter Pflegedienst oder Schulungen für pflegende Zugehörige zu Medikamentengabe, Verbandswechsel oder zur Inkontinenzversorgung organisiert werden. Auch die Organisation des Hausnotrufs, Essen auf Rädern, einer Tagespflege oder einer stationären Pflegeeinrichtung gehören mit in das Portfolio (Vogel, 2020). Interessierten Sozialarbeiter:innen sei der 72-stündige, zertifizierte Zercur Geriatrie® Basislehrgang des Bundesverbandes Geriatrie empfohlen. Hier wird den Teilnehmenden geriatrisches Wissen zu Ethik, Palliativmedizin, Case Management, Demenz, Depression, Inkontinenz, Ernährung und Mobilität vermittelt.

Intervention Klientenzentrierte Beratung

Die klientenzentrierte Beratung geht auf Carl Rogers, einen Mitbegründer der Humanistischen Psychologie, zurück und findet auch in der Geriatrie Anwendung. Professionelle können durch eine empathische, wertschätzende und kongruente Haltung die Rahmenbedingungen für ein solches förderliches Klima schaffen. Die klientenzentrierte Ausprägung der Humanistischen Beratung und Therapie geht davon aus, dass so die vorhandenen Potenziale geweckt und innerhalb eines entsprechenden dialogischen Beziehungsrahmens durch Empathie, Wertschätzung und kongruentes Verhalten der Professionellen gehoben werden können. Der Schlüssel ist hier, dass Patient:innen das Vertrauen in die eigenen Möglichkeiten zurückgewinnen. Zur Umsetzung der klientenzentrierten Beratung haben sich Methoden wie das „Spiegeln" bewährt, wobei Gefühle, Einstellungen oder Ziele der Klient:innen von der beratenden Person verbalisiert wiedergegeben werden. Eine weitere Technik ist das aktive Zuhören, das Wahrnehmen mit allen Sinnen, oder der Perspektivwechsel durch zirkuläre Fragen (Schmitt et al., 2022; Stimmer, 2020).

47 Gesundheitsförderung in eigener Sache: Selbstfürsorge

Der Beitrag der Gesundheitsfördernden Sozialen Arbeit zur gesundheitlichen und sozialen Chancengerechtigkeit und zur sozialen Kohäsion (**Abbildung 88**) ist enorm. Enorm hoch ist jedoch auch die Gefahr, bei diesem steten Druck, außerordentlichem persönlichen Engagement und permanenter Transformationsbereitschaft die eigene Gesundheit hintanzustellen.

47.1 Auftakt

Die Gesundheitsfördernde Soziale Arbeit hat ihren Platz im engen Kontakt mit Menschen, deren Schicksalen und teils herausfordernden Lebenssituationen. Das erfordert einen adäquaten und professionellen Umgang. Das Berufsfeld steht nicht nur sich selbst, sondern in hohem Maße auch seinen Adressat:innen gegenüber in der Verantwortung, nachhaltig mit den eigenen Ressourcen umzugehen. Die „Balance zwischen Engagement und Regeneration" ermöglicht es erst, die eigene Gesundheit und berufliche Leistungsfähigkeit dauerhaft aufrechtzuerhalten (Groen et al., 2024, S. 15).

Das Gesundheits- und Sozialwesen ist in Deutschland die Branche mit dem höchsten Anteil von Mitarbeitenden mit psychischen Erkrankungen. Besonders klientenorientierte oder erzieherische Tätigkeiten, „bei denen ständig eine helfende oder beratende Haltung gegenüber anderen Menschen gefordert ist", erhöhen bei den Mitarbeitenden das Risiko, an Burnout zu erkranken (Meyer et al., 2023, S. 499). Folglich ist die Soziale Arbeit besonders von berufsbezogenem Stress betroffen, was durch zahlreiche Studien empirisch belegt ist. Rund ein Viertel der Sozialarbeiter:innen fühlt sich ständig oder häufig durch die Arbeit belastet. Von diesen geht nur die Hälfte davon aus, dass sie in ihrer aktuellen Tätigkeit bis zum Rentenalter durchhalten wird (Dahl & Dlugosch, 2020).

In einer Sekundärdatenanalyse einer 2018 durchgeführten Befragung mit 20.012 Teilnehmenden der deutschen Erwerbstätigen sämtlicher Berufsgruppen wurde die berufliche Erschöpfung von Sozialarbeiter:innen mit anderen Berufsgruppen verglichen. 41 % der befragten Sozialarbeiter:innen (inkl. Sozialpädagog:innen und Helfer:innen) gaben an, emotional erschöpft zu sein, dies sind 15 % mehr Beschäftigte als in allen anderen Berufsgruppen.

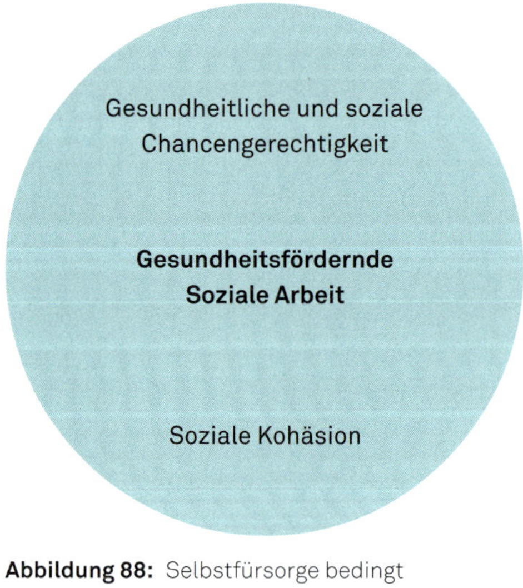

Abbildung 88: Selbstfürsorge bedingt die Gesundheitsfördernde Soziale Arbeit

25 % gaben an, aufgrund ihrer Arbeit nicht nur emotional, sondern auch körperlich erschöpft zu sein, auch dies ist verglichen mit anderen Berufen (17 %) ein signifikant höherer Wert (Hollederer, 2023). Wenn körperliche und emotionale Erschöpfung zusammen auftreten, erhöht sich das Burnout-Risiko (Bressi & Vaden, 2017; Cohen-Serrins, 2023). Insbesondere für psychosoziale Berufe wie die Soziale Arbeit ist die Selbstfürsorge ein notwendiges Fundament für ein gesundes Berufsleben und eine lebenslange Lernbereitschaft.

47.2 Entwicklung der Selbstfürsorge

Ursprünglich lag der Fokus der Selbstfürsorge auf den Patient:innen und deren Souveränität, für die sich die soziale Reform- und Selbsthilfebewegung der 1970er-Jahre engagierte. Das Ziel war ein selbstbewussterer Umgang von Patient:innen mit der eigenen Gesundheit und mehr Selbstbestimmung in der Beziehung zum medizinischen Fachpersonal. In der ersten Hälfte des 20. Jahrhunderts war das Gesundheitssystem (und die Gesellschaft!) vor allem eins: paternalistisch. Die Selbstbestimmung von Patient:innen spielte nur geringfügig eine Rolle. Diese Machtasymmetrie geriet mit der sozialen Reformbewegung jedoch unter Rechtfertigungsdruck, da sich gesellschaftliche Vorstellungen von Krankheit und Gesundheit wandelten und in Industrienationen deutlich mehr chronische als akut-infektiöse Erkrankungen auftraten (Kickbusch, 1989; Martínez et al., 2021). Diese chronischen Krankheiten wirkten sich langfristig auf die Alltagsbewältigung der Betroffenen aus. In der Folge sollte ihnen ein selbstbestimmterer Umgang mit der eigenen chronischen Erkrankung ermöglicht werden (Martínez et al., 2021; Schaeffer & Haslbeck, 2023). Ebenso erlangte das Prinzip der Autonomie durch die Frauenbewegung einen höheren gesellschaftlichen Stellenwert und beförderte indirekt die Entstehung von Selbsthilfegruppen. So ebnete die Selbsthilfebewegung den Weg für die Idee der Selbstfürsorge (Martínez et al., 2021).

In Deutschland ist die Selbstfürsorge im Präventionsleitfaden des GKV-Spitzenverbandes als Teil der Primärprävention im Handlungsfeld Stress- und Ressourcenmanagement vermerkt. „Zum […] Stress- und Ressourcenmanagement zählt auch die langfristige Pflege persönlicher Beziehungen, Selbstfürsorge und Achtsamkeit […], im Privatbereich und am Arbeitsplatz" (GKV-Spitzenverband, 2023, S. 89). Als Maßnahme der Ressourcen- und Resilienzförderung soll sie stress-induzierten Belastungen vorbeugen (GKV-Spitzenverband, 2023). Unternehmen sind gesetzlich verpflichtet, den Arbeitsschutz sicherzustellen, um zum Wohlergehen und zur Sicherheit der Belegschaft beizutragen (Groen et al., 2024; Martínez et al., 2021). Zudem sind Betriebe seit 2013 dazu verpflichtet, eine Gefährdungsbeurteilung durchzuführen, um psychische Belastungen zu erkennen und ihnen entgegenzuwirken (Liel, 2021).

Behandelnde, die Patient:innen zur Selbstfürsorge anregen, können dadurch einen positiven Einfluss auf deren Wohlbefinden ausüben und Komorbiditäten, Sterberaten und Gesundheitskosten senken (Riegel et al., 2021). Selbstfürsorge minimiert das Risiko von Burnout, Stress und eingeschränkter professioneller Kompetenz und trägt zu einer gesunden Berufshaltung und einem professionellen Arbeitsklima bei. Selbstfürsorge stärkt die Resilienz und erhöht die Arbeitseffektivität (Martínez et al., 2021).

Selbstfürsorge kann „als bewusste persönliche oder berufliche Maßnahme zur Stressreduzierung verstanden werden" (Miller et al., 2017, nach Cohen-Serrins, 2023, S. 2). Sie ist häufig Bestandteil von Alltagshandlungen wie dem täglichen Zähneputzen, dem Gespräch mit einem Freund oder aber auch der Auseinandersetzung mit den Vorgesetzten. Auf eine festgelegte wissenschaftliche Begriffsdefinition kann noch nicht verwiesen werden, da sich Konzepte je nach Bezugsdisziplin teils stark unterscheiden (Martínez et al., 2021). Dahl und Dlugosch

(2020, S. 29) fassten unterschiedliche Definitionen von Selbstfürsorge für psychosoziale Fachkräfte aus dem deutschen Sprachraum folgendermaßen zusammen: „Selbstfürsorge heißt, sich selbst liebevoll und wertschätzend zu begegnen, das eigene Befinden und die eigenen Bedürfnisse ernst zu nehmen und aktiv zum eigenen Wohlergehen beizutragen."

Martínez et al. (2021) verglichen 31 internationale Definitionen von Selbstfürsorge im Kontext der Pflegewissenschaften, denn Pflegende werden sicher zur Selbstfürsorge angeleitet. Drei wiederkehrende Kernattribute der untersuchten Konzepte waren Bewusstsein, Selbstkontrolle und Eigenständigkeit (**Abbildung 89**).

Das *Bewusstsein* für die eigene körperliche und psychische Verfassung wird durch die Selbstbeobachtung und Wahrnehmung des eigenen Befindens erlangt. Das Bewusstsein für das eigene Befinden wiederum ist Voraussetzung für die Änderung von Handlungsmustern. Die bewusste und aktive Änderung des eigenen Handelns wird als *Selbstkontrolle* bezeichnet. Der Selbstkontrollprozess verläuft über drei Phasen:

1. Identifikation eines dauerhaften Ziels
2. Auswahl von Strategien
3. Implementierung der Strategien

Eigenständigkeit erfordert Resilienz und Ausdauer und beschreibt mitunter, wie verlässlich eine Person sich selbst steuern kann.

Die Selbstfürsorge wird durch persönliche und systembezogene Faktoren beeinflusst. Persönliche Einflussgrößen sind Handlungsfähigkeit, Selbstwirksamkeit, Kognition und ein auslösendes Ereignis. Systembezogene Faktoren sind kulturelle Einflüsse, soziale Unterstützung und der Zugang zu Ressourcen. Auf Grundlage dieser Kernattribute und Einflussgrößen kann Selbstfürsorge als „Fähigkeit, mithilfe von Bewusstsein, Selbstkontrolle und Eigenständigkeit für sich zu sorgen, um optimales Wohlbefinden und Gesundheit zu erreichen, zu fördern und zu erhalten" definiert werden (eigene Übersetzung, Martínez et al., 2021, S. 422).

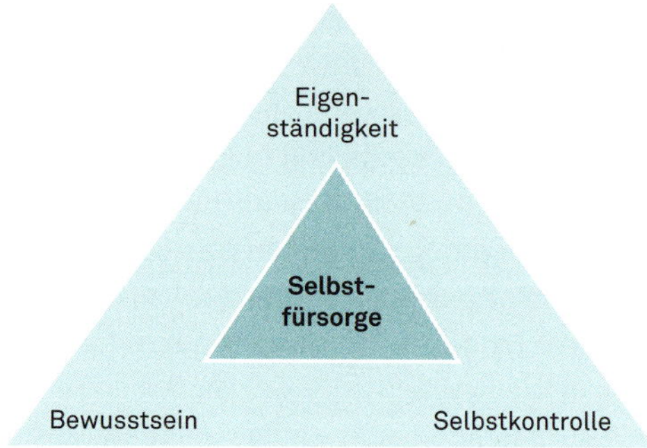

Abbildung 89: Attribute der Selbstfürsorge

Analog zum Begriff „Bewusstsein" kann auch „Achtsamkeit" verwendet werden. Im Gegensatz zur Selbstfürsorge ist dieser Begriff durch einen Bewusstseinszustand geprägt, in dem man sich des Erlebens und Wahrnehmens des gegenwärtigen Moments bewusst wird, ohne diesen zu bewerten oder beeinflussen zu wollen. Durch achtsames Innehalten wird Raum für die Wahrnehmung der eigenen Bedürfnisse geschaffen. Im Gegensatz dazu ist der Begriff „Selbstfürsorge" durch das Element des aktiven Tuns geprägt. Eine achtsame Wahrnehmung des Moments stellt jedoch die Weichen für ein sinnvolles Handeln und wirkt blindem und potenziell nicht zielführendem Aktionismus entgegen, sodass Achtsamkeit als Katalysator für Selbstfürsorge betrachtet werden kann (Dahl & Dlugosch, 2020).

47.3 Selbstfürsorge am Beispiel Burnout

Burnout tritt als Folge einer Fehlbelastung auf und wenn Herausforderungen nicht mehr erfolgreich bewältigt werden können. Diesen Herausforderungen liegt eine stressbedingte Überlastung zugrunde, die Gefühle von Kontrollverlust und Hilflosigkeit bewirkt. Bislang wird Burnout häufig noch der ICD-10-Klassifikation Z 73 zugeordnet, konkret den Schwierigkeiten bei der Lebensbewältigung, und beschreibt somit einen Zustand psychischer und physischer Erschöpfung (Meyer et al., 2023). Die neuere ICD-11-Klassifikation der WHO nimmt Burnout als eigenständige Diagnose „QD85" auf und beschreibt das Burnout-Syndrom als unbewältigten chronischen Stress am Arbeitsplatz, der durch drei Gefühlsdimensionen gekennzeichnet ist:

1. Erschöpfung
2. Zynismus und innere Distanzierung zur Arbeit und
3. Leistungsabfall (Groen et al., 2024).

Bemerkenswerterweise bezogen sich erste Definitionen von Burnout vorwiegend auf „helfende" Berufe, was Matthias Burisch (2014, S. 9) so erklärt: „Wer psychisch davon lebt, bei anderen bestimmte Resonanzen hervorzurufen – im Wesentlichen Anerkennung und Zuneigung –, lebt sicher riskanter als etwa der Techniker, dem es primär um die Kontrolle der dinglichen Umwelt geht [...], denn emotionale Reaktionen bei Klienten lassen sich nun einmal nicht kontrollieren."

Leistungsdruck am Arbeitsplatz ist meistens dadurch gekennzeichnet, dass Beschäftigte sowohl fachliche Ziele und Erwartungen erfüllen und gleichzeitig effizient und ökonomisch arbeiten müssen.

Wenn der Leistungsdruck hoch ist, kann es zur sogenannten „interessierten Selbstgefährdung" kommen. Dabei versuchen Beschäftigte zulasten der eigenen Gesundheit den hohen Ansprüchen der Arbeitgebenden zu entsprechen. Für die kurzfristige Zielerreichung werden mehr Ressourcen aufgebracht, es wird intensiver gearbeitet, auf Pausen verzichtet, länger oder von zu Hause aus oder trotz Krankheit gearbeitet (Präsentismus), um den Anforderungen zu entsprechen.

Mittel- bis langfristig ist dies jedoch aufgrund der fehlenden Regeneration gesundheitsschädlich. Reichen diese Strategien nicht mehr aus, um die Anforderungen zu erfüllen, wird stattdessen auf Strategien umgeschwenkt, die vermeiden sollen, dass Kolleg:innen oder Vorgesetzte bemerken, dass die Anforderungen nicht mehr erfüllt werden können. Folglich werden fachliche Ziele den ökonomischen untergeordnet, sodass sich die Qualität aufgrund von Zeitdruck verschlechtert. Beide Strategien lösen psychischen Stress aus, der sowohl die Betroffenen als auch die Arbeitsqualität langfristig beeinträchtigt (Krause et al., 2023).

47.4 Verhältnis- und Verhaltensprävention in eigener Sache

Verhältnisprävention

In der Sozialen Arbeit können vorrangig die Arbeitsbedingungen für die Entstehung von Burnout verantwortlich gemacht werden. Das Berufsfeld der Sozialen Arbeit stellt hohe Anforderungen an die Profession. Sozialarbeitende müssen sowohl die Interessen ihrer Adressat:innen, die der Gesellschaft, aber auch jene der eigenen Profession vertreten (Tripelmandat). Sozialarbeitende sind auch Vorbilder beispielsweise im Bereich der Kinder- und Jugendarbeit und tragen die Verantwortung, authentisch eine gesundheitsförderliche Lebens- und Arbeitsweise vorzuleben (Liel, 2021). Der Handlungsspielraum hingegen ist aufgrund der geringen Ressourcen Zeit, Geld und Personal eingeschränkt. Rund 75 % der Sozialarbeiter:innen sind mit ihrer Bezahlung nicht zufrieden. Folglich ist es nicht verwunderlich, dass etwa ein Viertel darüber nachdenkt, den Arbeitsplatz zu wechseln (Groen et al., 2024).

In Kombination mit den hohen Anforderungen und der vergleichsweise geringen Wertschätzung und gesellschaftlichen Anerkennung steigt das Risiko für berufliche Gratifikationskrisen und Burnout (Groen et al., 2024; Liel, 2021; Seidler et al., 2014). Eine Gratifikationskrise tritt dann auf, wenn ein unverhältnismäßig hoher Arbeitsaufwand für eine vergleichsweise geringe Belohnung (Gratifikation) geleistet werden muss. Diese Belohnung kann sich in Einkommen, beruflichem Status oder entgegengebrachter Wertschätzung äußern (Groen et al., 2024).

Ironischerweise nimmt Selbstfürsorge in der Sozialen Arbeit eine bedeutende Rolle ein, jedoch lediglich in Bezug auf die Adressat:innen. Der Transfer hin zur Selbstfürsorge der Sozialarbeitenden ist in vielen beruflichen Kontexten keine Selbstverständlichkeit (Liel, 2021).

Zur Verbesserung der Verhältnisse wird geraten, auf Organisationsebene Change Projekte zu initiieren (Riegel et al., 2021). Interventionen müssen professionsspezifisch angepasst und können nicht pauschal auf alle Berufsgruppen im Gesundheits- und Sozialwesen übertragen werden (Cohen-Serrins, 2023a). Für die Soziale Arbeit ist es notwendig, sichere Arbeitsumfelder zu schaffen, indem Unterstützung auf kollegialer und führender Ebene und fortlaufende Supervisionen zur Verfügung gestellt werden (Bressi & Vaden, 2017). Dazu gehört auch die Klärung rechtlicher Fragen, mit denen Sozialarbeitende häufig konfrontiert sind.

Verhaltensprävention

Insbesondere persönliche Eigenschaften wie Unsicherheit, Ängstlichkeit, eine pessimistische Einstellung, Perfektionismus, ein geringes Selbstwertgefühl, Schuldgefühle oder mangelnde Konflikt- und Beziehungsfähigkeit können dazu führen, dass Sozialarbeitende sich suboptimaler Handlungsstrategien bedienen. Zu diesen gehört die „Ansteckung" durch die Gefühle der Klientel, welche durch eine zu geringe Distanz zum Fall gekennzeichnet ist, eine „zu starke Involviertheit", die vor allem dann auftritt, wenn Klient:innen große Ähnlichkeit mit den Sozialarbeitenden haben, und die „Konfliktvermeidung", die Klient:innen etwa vor unangenehmen Wahrheiten verschonen soll, indem die Sozialarbeitenden ihnen Informationen vorenthalten. Als „Helfersyndrom" bezeichnet man eine Art Sucht, von anderen gebraucht zu werden, welche sich dadurch auszeichnet, dass Betroffene sich selbst vernachlässigen und der Konfrontation mit eigenen Gefühlen und Problemen durch die Auseinandersetzung mit denen anderer aus dem Weg gehen (Liel, 2021). Das Helfersyndrom kann zu Burnout und Depression führen (AOK, 2023).

Wer beruflichen Stress erlebt, sollte laut dem deutschen Präventionsleitfaden Angebote zur individuellen Selbstfürsorge wahrnehmen (GKV-Spitzenverband, 2023; Martínez et al., 2021). Angebote zielen nicht nur auf Stressreduktion ab, sondern verhelfen bestenfalls zur emotionalen Regulationskompetenz: die eigene Verletzlichkeit verstehen, fehlendes Wissen aushalten und die Identitätskrisen im Arbeitskontext bewältigen können. Interventionen sollten zur Selbsterkundung anregen und das Sinnerleben sowie die emotionalen Arbeitsanforderungen involvieren (Bressi & Vaden, 2017). Evidenzbasierte Verfahren der individuellen Selbstfürsorge sind Achtsamkeitspraktiken, Meditation, körperliche Aktivität, Verbesserung der Schlafhygiene sowie Entspannungsverfahren (Cohen-Serrins, 2023a). Bressi und Vaden (2017) plädieren für eine moderne Wissensvermittlung schon im Studium, indem Selbstfürsorge als eines von vielen Stresspräventionsinstrumenten vermittelt wird.

Oft wird empfohlen, das persönliche vom professionellen Selbst zu trennen, um sich vor Belastungen des Berufsalltags zu schützen. Diese Herangehensweise ist jedoch nicht hilfreich im Umgang mit belastenden Situationen, sie führt zu Abschirmung und Empathieverlust. Klüger erscheint es, sich mit multiplen, authentischen Selbstkonzepten im Job auseinanderzusetzen (Bressi & Vaden, 2017).

Um der interessierten Selbstgefährdung entgegenzuwirken, muss in erster Instanz aber der Arbeitsplatz „ressourcenreich" gestaltet werden. Die Arbeit sollte Raum bieten, Schwierigkeiten anzusprechen und die Planung auf langfristige Ziele ausgerichtet sein, auch wenn dies kurzfristig gesehen einen Mehraufwand bedeutet. Die arbeitsbezogene Selbstfürsorge fungiert dabei als Gegenpol zur interessierten Selbstgefährdung, bei der ein kurzfristiger Nutzen auf Kosten langfristiger Gesundheitsrisiken erzielt wird.

Der arbeitsplatzbezogenen Selbstfürsorge ist die Förderung individueller Regeneration gegenüberzustellen, die am besten in einem ressourcenreichen Arbeitsumfeld etabliert werden kann. Eine individuelle Selbstfürsorge zeigt sich dadurch, dass man Pausen einhält, die Arbeitszeit eingrenzt, Freizeit gezielt abschirmt und bei Krankheit nicht arbeitet. Dies ist zwar ein individueller Aushandlungsprozess, kann in einem ressourcenorientierten Team aber auch durch Kolleg:innen unterstützt werden.

Die Selbstfürsorge in Teams bedarf einer offenen Problemkultur mit langfristigen Lösungsansätzen, Fokussierung und Planung; sie lebt vom aktiven Beitrag aller Mitarbeitenden. Sie ist aber vor allem eine Management- und Führungsaufgabe. Verantwortliche müssen Sorge dafür tragen, dass Schwierigkeiten und herausfordernde Situationen regelmäßig sanktionsfrei reflektiert, diskutiert und gemeinsam künftige Lösungen für angesprochene Herausforderungen eruiert werden können. Wenn Stressoren thematisiert und gemeinsam bewältigt werden, erfahren alle Teammitglieder Sicherheit, was zur Stärkung der Teamresilienz beiträgt (Krause et al., 2023).

Die gesundheitsfördernde Ausrichtung der Sozialen Arbeit spielt eine zentrale Rolle für gesellschaftlichen Zusammenhalt sowie für gerechte gesundheitliche und soziale Teilhabechancen. Um diesem Anspruch gerecht zu werden, ist eine stärkere Verankerung von Gesundheitsförderung innerhalb der eigenen Profession notwendig.

48 Ausklang

Unser Leben und unsere Gesundheit werden mithin von kaum mehr zu überschauenden globalen Dynamiken und Turbulenzen determiniert. Gesundheit kann als ein filigranes Zusammenspiel des psychosozialen Befindens und der physischen Funktionen, der Frage, wie wir den Alltag bewältigen und an der Gesellschaft teilnehmen können, dem persönlichen Erleben von Sinn und der Lebensqualität verstanden werden. Die fragile Gesundheit eines Menschen wird durch die Klimakrise und eine Erde, die sich in einer dynaxen Polykrise befindet, permanent erschüttert. Diese Erschütterungen führen auch zu feinen Rissen im sozialen Zusammenhalt, gefährden unsere Demokratie und damit auch die soziale und gesundheitliche Chancengerechtigkeit aller Menschen. Die vorangegangenen rund 400 Seiten sind ein Versuch, die komplexen Einflüsse von der Gesundheit unseres Planeten bis zur Gesundheit des einzelnen Menschen zu entwirren und sichtbar, vor allem aber verständlich zu machen. In dieser Gemengelage hat die Gesundheitsfördernde Soziale Arbeit das Potenzial, Menschen in vulnerablen Lebenslagen zu ihrem Recht auf Gesundheit zu verhelfen und soziale Ungleichheit abzubauen. Dies wurde in einer Definition und im Modell Gesundheitsfördernde Soziale Arbeit (MoGS) auf den Punkt gebracht und in zehn Aufträgen für die Disziplin ausformuliert.

Das ist aber nicht genug! Um in einer beschleunigten Welt performant zugunsten der sozialen und gesundheitlichen Chancengerechtigkeit und der sozialen Kohäsion mitgestalten zu können, muss die Gesundheitsfördernde Soziale Arbeit auch ihre eigene Weiterentwicklung beschleunigen:

Transformation kompetent mitgestalten

Angesichts einer unsicheren Welt im unablässigen Wandel inmitten der Klimakrise ist das Wissen um Transformation und die Frage, wie wir mit diesen gravierenden Veränderungen kompetent umgehen können und die Welt zugunsten der Gesellschaft demokratisch mitgestalten, entscheidend für die Disziplin. Veränderung kann über die gezielte Entwicklung von sozialen Innovationen durch Ko-Kreation angestoßen werden. Social Innovation umfasst das Wissen, partizipativ neue Ideen zu entwickeln, in die Versorgung zu bringen, Organisationen zu verändern und neue, agile Organisationen zu gründen. Die Gesellschaft braucht mutige Change Agents, die Lebenswelten klima- und gesundheitsförderlich mitgestalten und für Perspektivenvielfalt sorgen.

Outcomes der Sozialen Arbeit evidenzbasiert validieren

Die Disziplin muss die disziplinspezifischen Interventionen kritisch validieren und weiterentwickeln. Dafür müssen die gesundheitsfördernden Outcomes der Sozialen Arbeit quantitativ und qualitativ erforscht und gleichsam in die akademische Lehre und die Praxis und wieder zurück translatiert werden. Die Gesundheitsfördernde Soziale Arbeit kann eine gerechte Gesundheitsversorgung stabilisieren und mit wirksamen, evidenzbasierten Interventionen direkt und indirekt zum Outcome Gesundheit der Menschen und zum Forschungsstand beitragen. Dafür muss sie aber messbar sein. Gleichzeitig lautet der Auftrag, Promotionsstellen zu schaffen, um die nächste Generation von Professor:innen in der eigenen Disziplin auszubilden.

Viel lauter werden!

Die Soziale Arbeit ist noch viel zu leise. Der Hebel zur Veränderung liegt vor allem in der politischen Mitgestaltung, von der kommunalen Ebene bis hoch in das EU-Parlament und die WHO. Sozialarbeitende bringen dank ihrer breit aufgestellten Ausbildung, das systemische Denken und das beständige kommunikative Training alles mit, was es für die politische Mitgestaltung braucht. Vor allem aber haben sie als Adokat:innen jene Menschen im Blick, die von anderen Professionen mitunter übersehen werden und können sich für die Partizipation vulnerabler Gruppen einsetzen. Die Gesundheitsfördernde Soziale Arbeit soll sich laut für die soziale Teilhabe und Partizipation von Menschen mit Erkrankungen, Behinderungen oder in belastenden Lebenslagen einsetzen und die Politik mitgestalten.

Literatur

Achtelik, K. (10. Mai 2019). Eingeschränkte Entscheidungsfreiheit. *Aus Politik und Zeitgeschichte.* https://www.bpb.de/shop/zeitschriften/apuz/290800/eingeschraenkte-entscheidungsfreiheit/

Aksu, F., Brockmann, K., Deneke, C. & Schlack, H.G. (2015). Soziale Faktoren und „neue Morbidität" bei Kindern und Jugendlichen. In G.F. Hoffmann, M.J. Lentze, J. Spranger & F. Zepp (Hrsg.), *Pädiatrie* (S. 1–19). Springer Berlin Heidelberg. https://doi.org/10.1007/978-3-642-54671-6_18-1

Alayli, A., Gurtoviy, Judith, Ollmann, D. & Rasch, L. (2024). Soziale Unterstützung und Prävention auf Rezept: Social Prescribing als mögliches Modell für Deutschland? *Forum sozialarbeit + gesundheit, 4*, 25–30.

Albers, M., Dippel, A., Elgeti, H., Fröhmel, A., Gagel, D., Haase, K., Lindstedt, L., Petzold, K. & Tinnemann, P. (2020). *Der Sozialpsychiatrische Dienst: Lehrbuch für den öffentlichen Gesundheitsdienst.* https://akademie-oeffentliches-gesundheitswesen.github.io/SpDi/screen-pdf/spdi_v1.pdf

Albisser Schleger, H., Mertz, M., Meyer-Zehnder, B. & Reiter-Theil, S. (2019). *Klinische Ethik - METAP.* Springer Berlin Heidelberg. https://doi.org/10.1007/978-3-662-58217-6

Alcazar, J., Aagaard, P., Haddock, B., Kamper, R.S., Hansen, S.K., Prescott, E., Alegre, L.M., Frandsen, U. & Suetta, C. (2020). Age- and Sex-Specific Changes in Lower-Limb Muscle Power Throughout the Lifespan. The journals of gerontology. *Series A, Biological sciences and medical sciences, 75*(7), 1369–1378. https://doi.org/10.1093/gerona/glaa013

Altgeld, T. & Klärs, G. (2024). Geschlechtergerechte Gesundheitsförderung und Gender Mainstreaming. In Bundeszentrale für gesundheitliche Aufklärung (BZgA) (Hrsg.). *Leitbegriffe der Gesundheitsförderung und Prävention. Glossar zu Konzepten, Strategien und Methoden.* https://leitbegriffe.bioeg.de/alphabetisches-verzeichnis/geschlechtergerechte-gesundheitsfoerderung-und-gender-mainstreaming/

Allgemeine Ortskrankenkasse (AOK). (2023). *Was ist das Helfersyndrom.* AOK. https://www.aok.de/pk/magazin/koerper-psyche/psychologie/woran-erkennt-man-das-helfersyndrom/

Allgemeine Ortskrankenkasse (AOK)-Bundesverband (Hrsg.). (o. J.). *Durchgangsarzt, D-Arzt*. https://www.aok.de/pp/lexikon/durchgangsarzt-d-arzt/

Arain, M., Haque, M., Johal, L., Mathur, P., Nel, W., Rais, A., Sandhu, R. & Sharma, S. (2013). Maturation of the adolescent brain. *Neuropsychiatric disease and treatment, 9*, 449–461.

Arbeitsgemeinschaft Soziale Arbeit in der Onkologie (Hrsg.). (o. J.). *Soziale Arbeit in der Onkologie*. https://www.aso-ag.eu

Bak, P. M. (2023). *Gesundheitspsychologie*. Springer Berlin Heidelberg. https://doi.org/10.1007/978-3-662-67181-8

Bau, N., Khanna, G., Low, C., Shah, M., Sharmin, S. & Voena, A. (2022). Women's well-being during a pandemic and its containment. *Journal of development economics, 156*, 102839. https://doi.org/10.1016/j.jdeveco.2022.102839

Beauchamp, T. L. (2021). Der ‚Vier-Prinzipien'-Ansatz in der Medizinethik. In N. Biller-Andorno, S. Monteverde, T. Krones & T. Eichinger (Hrsg.), *Grundlagentexte zur Angewandten Ethik. Medizinethik* (S. 71–89). Springer VS. https://doi.org/10.1007/978-3-658-27696-6_4

Bereswill, M. & Ehlert, G. (2022). Geschlecht. In G. Ehlert, H. Funk & G. Stecklina (Hrsg.), *Grundbegriffe Soziale Arbeit und Geschlecht* (S. 214–217). Beltz Juventa.

Bergemann, L. (2022). Menschenrechte als Ausgangspunkt normativer Ethikperspektiven im Pflege- und Gesundheitswesen. In A. Riedel & S. Lehmeyer (Hrsg.), *Ethik im Gesundheitswesen* (S. 199–219). Springer. https://doi.org/10.1007/978-3-662-58680-8_18

Berger, R., Brunck, A., Filsinger, B., Fügenschuh, S., Mader, S., Mitschdörfer, B. & Reuschel, E. (o. J.). *Frühgeburt: Was Sie als werdende Eltern wissen sollten*. https://register.awmf.org/assets/guidelines/015-025p_S2k_Praevention-Therapie_Fruehgeburt_2022-08.pdf

Berlit, P. (o. J.). *Schlaganfall*. https://hirnstiftung.org/alle-erkrankungen/schlaganfall/

Berufsverband der Frauenärzte e. V. & Deutsche Gesellschaft für Gynäkologie und Geburtshilfe (Hrsg.). (2021). *Schwangerschaft*. https://www.frauenaerzte-im-netz.de/schwangerschaft-geburt/schwangerschaft/

BG Kliniken – Klinikverbund der gesetzlichen Unfallversicherung gGmbH (Hrsg.). (o. J.). *Unser Auftrag*. https://www.bg-kliniken.de/ueber-uns/

Bidegain, N., Scuro, L. & Trigo, I. V. (2021). Women's economic autonomy during the COVID-19 pandemic. In Economic Commission for Latin America and the Caribbean (Hrsg.), *CEPAL Review* (S. 209–220).

Böhnisch, L. (2018). Lebensbewältigung. In G. Graßhoff, A. Renker & A. Schröer (Hrsg.), *Soziale Arbeit. Eine Elementare Einführung*. (S. 317–326). Springer Fachmedien Wiesbaden. https://doi.org/10.1007/978-3-658-15666-4_21

Böhnisch, L. (2023). *Lebensbewältigung: Ein Konzept für die Soziale Arbeit*. Beltz Juventa.

Boyd, K., Winslow, V., Borson, S., Lindau, S. T. & Makelarski, J. A. (2022). Caregiving in a Pandemic: Health-Related Socioeconomic Vulnerabilities Among Women Caregivers Early in the COVID-19 Pandemic. *Annals of family medicine, 20*(5), 406–413. https://doi.org/10.1370/afm.2845

Bressi, S. K. & Vaden, E. R. (2017). Reconsidering Self Care. *Clinical Social Work Journal, 45*(1), 33–38. https://doi.org/10.1007/s10615-016-0575-4

Brieger, P. (2022). Die sozialen Aspekte der Depression: Integrierte Versorgung therapieresistenter PatientInnen außerhalb des SGB V. In M. Bauer, A. Berghöfer, E.-L. Brakemeier & M. Adli (Hrsg.), *Therapieresistenz bei Depressionen und bipolaren Störungen* (S. 613–625). Springer. https://doi.org/10.1007/978-3-662-65734-8_32

Brukamp, K. (2016). Epigenetik: Biologische, medizinische, soziale und ethische Herausforderungen. In R. Heil, S.B. Seitz, H. König & J. Robienski (Hrsg.), *Epigenetik* (S. 89–100). Springer Fachmedien Wiesbaden. https://doi.org/10.1007/978-3-658-10037-7_7

Bucksch, J. (2024). *Bewegungsverhalten von älteren Kindern und Jugendlichen in Deutschland – Ergebnisse der HBSC-Studie 2022 und Zeitverläufe seit 2009/10*. Vorab-Onlinepublikation.

Büdingen, H.-J. von. (2023, 10. Mai). *Schlaganfall-Nachsorge*. https://schlaganfallbegleitung.de/nachsorge/schlaganfallnachsorge#:~:text=Bei%20einem%20Schlaganfall%20hat%20der,und%20Sprachtherapie%20versorgt%20werden%20kann.

Bundesanstalt für Arbeitsschutz und Arbeitsmedizin (Hrsg.). (o. J.). *Gesundheit und körperliche Belastung: Arbeitsbedingte Muskel-Skelett-Erkrankungen*. https://www.baua.de/DE/Themen/Praevention/Koerperliche-Gesundheit/Gesundheit-und-koerperliche-Belastung/_functions/BereichsPublikationssuche_Formular.html?queryResultId=null&pageNo=0

Bundesarbeitsgemeinschaft für Rehabilitation e.V. (BAR). (Hrsg.). (2016). *20 Jahre Neurologisches Phasenmodell: BAR-Symposium 2015*. https://www.bar-frankfurt.de/fileadmin/dateiliste/_publikationen/bar_report/pdfs/Tagungsbericht_20_Jahre_Neurologisches_Phasenmodell.pdf

Bundesministerium für Arbeit und Soziales (BMAS) (Hrsg.). (o.J.). *Überblick zur Unfallversicherung*. https://www.bmas.de/DE/Soziales/Gesetzliche-Unfallversicherung/Unfallversicherung-im-Ueberblick/unfallversicherung-im-ueberblick.html

Bundesministerium für Arbeit und Soziales (BMAS) (Hrsg.). (2021). *Schritt für Schritt zurück in den Job: Betriebliche Eingliederung nach längerer Krankheit – was Sie wissen müssen*. https://www.bmas.de/SharedDocs/Downloads/DE/Publikationen/a748-betriebliche-eingliederung.pdf?__blob=publicationFile&v=5

Bundesministerium für Arbeit und Wirtschaft, Wien (Hrsg.). (2024). *Muskel-Skelett-Erkrankungen*. https://www.gesundearbeit.at/gesundheit/fuer-eine-bessere-praevention-von-arbeitsbedingten-muskel-skelet

Bundesministerium für Bildung und Forschung (BMBF). (Hrsg.). (o.J.). *Herz-Kreislauf-Erkrankungen*. https://www.gesundheitsforschung-bmbf.de/de/herz-kreislauf-erkrankungen-6297.php#:~:text=Unter%20dem%20Begriff%20Herz%2DKreislauf,sie%20nicht%20konsequent%20behandelt%20werden

Bundesministerium für Bildung und Forschung (BMBF). (2021). *Ressortkonzept zu Sozialen Innovationen*. https://www.publikationen-bundesregierung.de/pp-de/publikationssuche/ressortkonzept-zu-sozialen-innovationen-1954492

Bundesministerium für Familie, Senioren, Frauen und Jugend (BMFSFJ) (Hrsg.). (2020). *Hilfsangebote für Schwangere in psychosozialen Konflikten: Informationen für Jugendämter*. https://www.bmfsfj.de/resource/blob/94006/416648b0a8cda939c33a02bef836285f/hilfsangebote-fuer-schwangere-in-psychosozialen-konflikten-informationen-fuer-jugendaemter-data.pdf

Bundesministerium für Umwelt, Naturschutz, nukleare Sicherheit und Verbraucherschutz (BMUV). (2023). *Radon*. https://www.bmuv.de/themen/strahlenschutz/ionisierende-strahlung/radon

Bundesministerium für Gesundheit (Hrsg.). (2024). *Entlassmanagement*. https://www.bundesgesundheitsministerium.de/service/begriffe-von-a-z/e/entlassmanagement

Bundesministerium für Gesundheit (BMG). (Hrsg.). (2024a). *Fragen und Antworten zum Cannabisgesetz*. https://www.bundesgesundheitsministerium.de/themen/cannabis/faq-cannabisgesetz

Bundesministerium für Gesundheit (BMG). (Hrsg.). (2024b). *Prävention von Kinderunfällen*. https://www.bundesgesundheitsministerium.de/themen/praevention/kindergesundheit/praevention-von-kinderunfaellen

Die Bundesregierung. (2023). *Nationale Strategie für Soziale Innovationen und Gemeinwohlorientierte Unternehmen*. https://sigu-plattform.de/nationale-strategie-sigu/

Bundesministerium für Gesundheit (Hrsg.). (2017). *Nationales Gesundheitsziel: Gesund rund um die Geburt*. https://www.bundesgesundheitsministerium.de/fileadmin/Dateien/5_Publikationen/Gesundheit/Broschueren/Nationales_Gesundheitsziel_Gesundheit_rund_um_die_Geburt.pdf

Bundeszentrale für politische Bildung (bpb). (Hrsg.). (2022). *Süchte*. https://www.bpb.de/kurz-knapp/zahlen-und-fakten/soziale-situation-in-deutschland/61826/suechte/

Burger, J. (3. November 2022). Alter, was geht? *ZEIT*, S. 44–49.

Burisch, M. (2014). *Das Burnout-Syndrom*. Springer. https://doi.org/10.1007/978-3-642-36255-2

Busch, U. (2023). Ungewollte Schwangerschaft. Dimensionen des Erlebens und Aspekte der Beratung. In M. Matzner & A. Eickhorst (Hrsg.), *Handbuch Soziale Arbeit mit Müttern* (S. 209–227). Beltz Juventa.

Calabrese, P. (2013). Neuropsychometrische Diagnostik von Demenzen – Tests und Screeningverfahren zur Einschätzung der kognitiven Leistungsfähigkeit. *Der Klinikarzt, 42*(05/06), 220–225. https://doi.org/10.1055/s-0033-1347102

Carlberg, C. & Molnár, F. (2023). *Epigenetik des Menschen*. Springer International Publishing. https://doi.org/10.1007/978-3-031-33289-0

Chehata, Y., Dib, J., Harrach-Lasfaghi, A., Himmen, T., Sinoplu, A. & Wenzler, N. (2023). *Empowerment, Resilienz und Powersharing in der Migrationsgesellschaft: Theorien – Praktiken – Akteur*innen. Diversität in der Sozialen Arbeit*. Beltz Juventa.

Cohen-Serrins, J. (2023). Der COVID-19-Leitfaden für die Selbstfürsorge: Ein Rahmen für Kliniker zur Kategorisierung und Anwendung von Selbstfürsorgestrategien und -praktiken. In C. Tosone (Hrsg.), *COVID-19: Gemeinsames Trauma, gemeinsame Resilienz: Soziale Arbeit während der Pandemie*

(S. 387–399). Springer Nature Switzerland; Springer. https://doi.org/10.1007/978-3-031-16508-5_37

Dahl, C. & Dlugosch, G. E. (2020). Besser leben! Ein Seminar zur Stärkung der Selbstfürsorge von psychosozialen Fachkräften. *Prävention und Gesundheitsförderung, 15*(1), 27–35. https://doi.org/10.1007/s11553-019-00735-2

Dai, C.-L., Sharma, M., Chen, C.-C. & Lockley, H. (2020). Physical activity interventions targeting perceived body image among adolescent girls. *Journal of Physical Education and Sport, 20*(06).

Damianidou, E. & Georgiadou, A. (2021). „LOOK at YOU!“: Disembodiment between ugly bodies and able minds. *Gender, Work & Organization, 28*(5), 1823–1839. https://doi.org/10.1111/gwao.12648

Dederich, M. (2016). Behinderung. In M. Dederich, I. Beck, U. Bleidick & G. Antor (Hrsg.), *Handlexikon der Behindertenpädagogik: Schlüsselbegriffe aus Theorie und Praxis* (S. 107–110). Verlag W. Kohlhammer.

Deloie, D. & Deimel, D. (2023). Lernfall Alkoholabhängigkeit. In J. Bischkopf, D. Deimel, C. Walther, R.-B. Zimmermann & A. Ahrndt (Hrsg.), *UTB: Bd. 5946. Soziale Arbeit in Psychiatrie und Suchthilfe: Fallbuch* (S. 41–58). Psychiatrie Verlag.

Destatis. (2024, 19. Juli). *7,9 Millionen schwerbehinderte Menschen leben in Deutschland: 9,3 % der Gesamtbevölkerung haben eine schwere Behinderung.* Pressemitteilung Nr. 281 [Pressemitteilung]. https://www.destatis.de/DE/Presse/Pressemitteilungen/2024/07/PD24_281_227.html

Destatis. (2025). *Kreislauferkrankungen sowie psychische und Verhaltensstörungen verursachen zusammen 26,0 % der Krankheitskosten im Jahr 2023.* https://www.destatis.de/DE/Presse/Pressemitteilungen/2025/08/PD25_293_236.html

Dettmers, S. (2014). *Soziale Teilhabe bei Menschen nach einem Schlaganfall: Eine explorative qualitative Analyse sozialer Netzwerke.* Budrich UniPress. https://doi.org/10.2307/j.ctvdf071c

Dettmers, S. (2019). Klinische Sozialarbeit in der neurologischen Rehabilitation: aktueller Stand und fachliche Perspektiven. *Neurologie & Rehabilitation, 2,* Artikel 25. https://doi.org/10.14624/NR1903008

Deutsche Gesellschaft für Geriatrie e. V. (DGG). (Hrsg.). (o. J.). *Was ist Geriatrie?* https://www.dggeriatrie.de/ueber-uns/was-ist-geriatrie

Deutsche Gesellschaft für Psychiatrie und Psychotherapie, Psychosomatik und Nervenheilkunde e. V. (DGPPN). (Hrsg.). (2018). *Psychische Erkrankungen in Deutschland: Schwerpunkt Versorgung: Eine Publikation der DGPPN.* https://www.dgppn.de/_Resources/Persistent/f80fb3f112b4eda48f6c5f3c68d23632a03ba599/DGPPN_Dossier%20web.pdf

Deutsche Gesellschaft für Soziale Arbeit in der Suchthilfe e. V. (DG-SAS). (2016). *Kompetenzprofil der Sozialen Arbeit in der Suchthilfe und Suchtprävention.* https://www.konturen.de/neue-buecher/kompetenzprofil-der-sozialen-arbeit-in-der-suchthilfe-und-suchtpraevention/

Deutsche Gesellschaft für Sozialpädiatrie und Jugendmedizin e. V. (DGSPJ). (o. J.). *Die DGSPJ.* https://www.dgspj.de

Deutsche Gesetzliche Unfallversicherung Spitzenverband (Hrsg.). (o. J.). *Reha-Manager/Berufshelfer.* https://www.dguv.de/de/reha_leistung/teilhabe/reha-manager/index.jsp

Deutsche Krankenhausgesellschaft (DKG). (Hrsg.). (o. J.). *Was passiert nach dem Krankenhausaufenthalt?* https://www.dkgev.de/themen/versorgung-struktur/entlassmanagement/

Deutsche Krebshilfe & Deutsche Krebsgesellschaft (Hrsg.). (o. J.). *Hautkrebs: Antworten. Hilfen. Perspektiven.* https://www.krebshilfe.de/informieren/ueber-krebs/infothek/infomaterial-kategorie/fuer-betroffene/#infomaterial172

Deutsche Krebshilfe & Haus der Krebs-Selbsthilfe – Bundesverband e. V. (Hrsg.). (2020). *Krebs und Armut: Positionspapier der Deutschen Krebshilfe und des Hauses der Krebs-Selbsthilfe – Bundesverband e. V.* https://www.krebshilfe.de/fileadmin/Downloads/PDFs/Stellungnahmen/Deutsche_Krebshilfe_-_Positionspapier_Krebs_und_Armut.pdf

Deutsche Multiple Sklerose Gesellschaft, Bundesverband e. V. (DMSG). (o. J.). *Was ist Multiple Sklerose (MS)?* https://www.dmsg.de/multiple-sklerose/was-ist-ms

Deutsche Rentenversicherung Bund (Hrsg.). (2023). *Soziale Arbeit in der medizinischen Rehabilitation: Praxisempfehlungen für die Soziale Arbeit in der medizinischen Rehabilitation.* https://www.deutsche-rentenversicherung.de/SharedDocs/Downloads/DE/Experten/infos_reha_einrichtungen/konzepte_systemfragen/konzepte/Praxisempfehlungen_Soziale_Arbeit.html

Deutsche Vereinigung für Rehabilitation (DVfR) (Hrsg.). (2014). *Nutzung der ICF im deutschen Rehabilitationssystem.* https://www.dvfr.de/fileadmin/user_upload/DVfR/Downloads/Stellungnahmen/StN_F%c3%b6rderung_der_Nutzung_der_ICF_Stand_9_10_14.pdf

Deutsche Vereinigung für Soziale Arbeit im Gesundheitswesen e.V. (DVSG). (o.J.). *Fachweiterbildung Soziale Arbeit in der Onkologie.* https://dvsg.org/service/alle-news/details/fachweiterbildung-soziale-arbeit-in-der-onkologie/

Deutsche Vereinigung für Soziale Arbeit im Gesundheitswesen e.V. (DVSG). (2022). *Entlassmanagement durch Soziale Arbeit: in Krankenhäusern und Rehabilitationskliniken.* https://dvsg.org/fileadmin/user_upload/DVSG/Veroeffentlichungen/Positionen/DVSG-Positionspapier-Entlassungsmanagement-2022-05.pdf

Deutsche Vereinigung für Soziale Arbeit im Gesundheitswesen e.V. (DVSG) & Deutsche Vereinigung für Rehabilitation e.V. (DVfR). (2025). *Reha-Kompetenzen für die Soziale Arbeit. Gemeinsames Positionspapier der DVfR und der DVSG.* https://dvsg.org/fileadmin/user_upload/DVSG/Veroeffentlichungen/Positionen/2025-03-03_Positionspapier_Reha-Kompetenzen_f%C3%BCr_die_Soziale_Arbeit_final.pdf

Deutscher Ethikrat. (2025, 9. April). *Öffentliche Tagung: Wie kann Solidarität gelingen?* [Pressemitteilung]. https://www.ethikrat.org/presse/mitteilungen/oeffentliche-tagung-wie-kann-solidaritaet-gelingen/

Deutscher Verband für Physiotherapie e.V. (ZVK). (Hrsg.). (o.J.). *Neurologische Erkrankungen.* https://www.physio-deutschland.de/patienten-interessierte/krankheitsbilder/neurologische-erkrankungen.html#:~:text=Neurologische%20Erkrankungen%20sind%20Erkrankungen%2C%20die,Beispiel%20zu%20Muskeln%20oder%20Haut).

Deutscher Verband für Physiotherapie e.V. (ZVK). (Hrsg.). (o.J.). *Orthopädische Erkrankungen.* https://www.physio-deutschland.de/patienten-interessierte/krankheitsbilder/orthopaedische-erkrankungen.html

Deutscher Verein für öffentliche und private Fürsorge (Hrsg.). (2017). *Fachlexikon der sozialen Arbeit.* Nomos.

Deutsches Krebsforschungszentrum (DKFZ). (Hrsg.). (o.J.). *Was ist Krebs?* https://www.dkfz.de/de/aktuelles/was-ist-krebs.html

Deutsches Krebsforschungszentrum (DKFZ). (Hrsg.). (2024). *Krebsvorsorge und Krebsfrüherkennung: Das gesetzliche Krebsfrüherkennungsprogramm.* https://www.krebsinformationsdienst.de/vorbeugung/frueherkennung/index.php

Di Lego, V. (2023). Uncovering the gender health data gap. *Cadernos de saude publica, 39*(7), e00065423. https://doi.org/10.1590/0102-311xen065423

Dieckmann, F. & Thimm, A. (2024). Wohnen mit Unterstützung als Gegenstand der Teilhabeforschung. In F. Dieckmann, T. Heddergott & A. Thimm (Hrsg.), *Beiträge zur Teilhabeforschung. Unterstütztes Wohnen und Teilhabe* (S. 9–32). Springer Fachmedien Wiesbaden. https://doi.org/10.1007/978-3-658-40448-2_2

Drinkwater, C., Wildman, J. & Moffatt, S. (2019, 19. März). Social Prescribing. *BMJ, 28*, 364:l1285. https://doi.org/10.1136/bmj.l1285

Duden (Hrsg.). (o.J.). *Geschlecht.* https://www.duden.de/rechtschreibung/Geschlecht

Eichenbrenner, I. & Ruhl, I. (2023). Das psychiatrische Hilfesystem. In J. Bischkopf, D. Deimel, C. Walther & R.-B. Zimmermann (Hrsg.), *Fachwissen. Soziale Arbeit in der Psychiatrie: Lehrbuch* (S. 134–160). Psychiatrie Verlag.

Fachhochschule Nordschweiz, Hochschule für Soziale Arbeit (Hrsg.). (o.J.). *Integration und Lebensführung.* https://www.soziale-diagnostik.ch/konzepte/integration-und-lebensfuehrung/

Fahland, A.R., Kohlmann, T. & Schmidt, C.O. (2016). Vom akuten zum chronischen Schmerz. In H.-R. Casser, M. Hasenbring, A. Becker & R. Baron (Hrsg.), *Rückenschmerzen und Nackenschmerzen* (S. 3–10). Springer. https://doi.org/10.1007/978-3-642-29775-5_1

Falcon, J. & Joye, D. (2023). Social Mobility. In F. Maggino (Hrsg.), *Encyclopedia of Quality of Life and Well-Being Research* (S. 6621–6626). Springer International Publishing. https://doi.org/10.1007/978-3-031-17299-1_2775

Fereidooni, R., Mootz, J., Sabaei, R., Khoshnood, K., Heydari, S.T., Moradian, M.J., Taherifard, E., Nasirian, M. & Molavi Vardanjani, H. (2023). The COVID-19 Pandemic, Socioeconomic Effects, and Intimate Partner Violence Against Women: A Population-Based Cohort Study in 2020, Iran. *American journal of public health, 113*(2), 228–237. https://doi.org/10.2105/AJPH. 2022.306839

Ferrauti, A. (Hrsg.). (2020). *Trainingswissenschaft für die Sportpraxis.* Springer. https://doi.org/10.1007/978-3-662-58227-5

Ferrauti, A. & Hottenrott, L. (2020). Training im mittleren und höheren Lebensalter. In A. Ferrauti (Hrsg.), *Trainingswissenschaft für die Sportpraxis* (S. 547–578). Springer Berlin Heidelberg. https://doi.org/10.1007/978-3-662-58227-5_11

Ferrauti, A. & Remmert, H. (2020). Grundlagenwissen zum sportlichen Training. In A. Ferrauti (Hrsg.), *Trainingswissenschaft für die Sportpraxis*

(S. 21–65). Springer. https://doi.org/10.1007/978-3-662-58227-5_2

Filipp, S.-H. & Aymanns, P. (2018). *Kritische Lebensereignisse und Lebenskrisen: Vom Umgang mit den Schattenseiten des Lebens*. Verlag W. Kohlhammer. https://doi.org/10.17433/978-3-17-032919-5

Fraser, B.J., Blizzard, L., Rovio, S.P., Heinonen, O.J., Niinikoski, H., Viikari, J.S.A., Rönnemaa, T., Jula, A., Raitakari, O.T., Magnussen, C.G. & Pahkala, K. (2023). Tracking of Cardiorespiratory Fitness and Physical Activity from Youth to Young Adulthood: Findings from the Prospective Special Turku Coronary Risk Factor Intervention Project (STRIP). *The journal of pediatrics: X, 9*, 100085.

Frommert, D., Hagen, C. & Himmelreicher, R. (2019). Alterseinkünfte und soziale Ungleichheit. In J. Pundt & M. Cacace (Hrsg.), *Diversität und gesundheitliche Chancengleichheit* (S. 29–60). Apollon University Press.

Fuchs, J., Busch, M.A., Gößwald, A., Hölling, H., Kuhnert, R. & Scheidt-Nave, C. (2013). Körperliche und geistige Funktionsfähigkeit bei Personen im Alter von 65 bis 79 Jahren in Deutschland: Ergebnisse der Studie zur Gesundheit Erwachsener in Deutschland (DEGS1). *Bundesgesundheitsblatt - Gesundheitsforschung - Gesundheitsschutz, 56*(5–6), 723–732. https://doi.org/10.1007/s00103-013-1684-7

Fuchs, J., Gaertner, B. & Prütz, F. (2022). *Einschränkungen bei Alltagsaktivitäten und Unterstützungsbedarfe - Auswertungen der Studie GEDA 2019/2020-EHIS*. Vorab-Onlinepublikation.

Fündling, C. (2016). Epigenetik und Persönlichkeitsschutz. In R. Heil, S.B. Seitz, H. König & J. Robienski (Hrsg.), *Epigenetik* (S. 163–177). Springer Fachmedien Wiesbaden. https://doi.org/10.1007/978-3-658-10037-7_12

Gaertner, B., Scheidt-Nave, C., Koschollek, C. & Fuchs, J. (2023). *Gesundheitliche Lage älterer und hochaltriger Menschen in Deutschland: Ergebnisse der Studie Gesundheit 65+*. Vorab-Onlinepublikation.

Gahleitner, S. & Pauls, H. (2017). Psychosoziale Diagnostik. In Deutscher Verein für öffentliche und private Fürsorge (Hrsg.), *Fachlexikon der sozialen Arbeit* (S. 682–683). Nomos.

Gaidzik, P.W. (2007). Zwangsunterbringung und Zwangsbehandlung: Rechtlicher Kontext. In C. Hick (Hrsg.), *Springer-Lehrbuch. Klinische Ethik* (S. 178–182). Springer.

Gassner, U.M., Hayek, J. von Manzei, A. & Steger, F. (Hrsg.). (2018). *Gesundheitsforschung. Interdisziplinäre Perspektiven: Bd. 1. Geschlecht und Gesundheit*. Nomos Verlagsgesellschaft mbH & Co. KG.

Gehr, S., Kaiser, T., Kreutz, R., Ludwig, W.-D. & Paul, F. (2019). Suggestions for improving the design of clinical trials in multiple sclerosis-results of a systematic analysis of completed phase III trials. *The EPMA journal, 10*(4), 425–436. https://doi.org/10.1007/s13167-019-00192-z

Georges, D., Rakusa, E., Holtz, A.-V., Fink, A. & Doblhammer, G. (2023). *Demenzerkrankungen in Deutschland: Epidemiologie, Trends und Herausforderungen*. Vorab-Onlinepublikation.

Geyer, S. & Eberhard, S. (2021). *Später krank und länger gesund? Die Morbiditätskompression und ihre Alternativen*. Hogrefe.

Gielen, S., Rauch, B. & Schwaab, B. (2022). Kardiovaskuläre Prävention. In N. Marx & E. Erdmann (Hrsg.), *Klinische Kardiologie* (S. 1–16). Springer.

Gierke, U. von (2017). Ethikkommitees im Klinikalltag sichtbar machen. *Deutsches Ärzteblatt*, 114(17), 836. https://www.aerzteblatt.de/archiv/188222/Ethikkomitees-Im-Klinikalltag-sichtbar-machen

Gesetzliche Krankenversicherung (GKV)-Spitzenverband (Hrsg.). (2023). *Leitfaden Prävention: Handlungsfelder und Kriterien nach § 20 Abs. 2 SGB V zur Umsetzung der §§ 20, 20a und 20b SGB V vom 21. Juni 2000 in der Fassung vom 4. Dezember 2023*. https://www.gkv-spitzenverband.de/krankenversicherung/praevention_selbsthilfe_beratung/praevention_und_bgf/leitfaden_praevention/leitfaden_praevention.jsp

Golubinski, V., Wild, E.-M., Winter, V. & Schreyögg, J. (2020). Once is rarely enough: can social prescribing faciliate adherence to non clinical community and voluntary sector health services: Empirical Evidence from Germany. *BMC public health, 20*(1), 1827. https://doi.org/10.1186/s12889-020-09927-4

Graw, J. (2020). *Genetik*. Springer. https://doi.org/10.1007/978-3-662-60909-5

Greß, S., Schnee, M. & Jesberger, C. (2022). *Gesundheitsökonomie*. Nomos Verlagsgesellschaft mbH & Co. KG. https://doi.org/10.5771/9783748923831

Groen, G., Weidtmann, K., Vaudt, S. & Ansen, H. (2024). *Selbstfürsorge in psychosozialen Berufen. UTB: Bd. 6221*. Psychiatrie Verlag; UTB. https://doi.org/10.36198/9783838562216

Grützner, P.A. & Gather, A. (o.J.). *Schwerverletztenversorgung*. Orthinform.

Gualdi-Russo, E., Rinaldo, N., Masotti, S., Bramanti, B. & Zaccagni, L. (2022). Sex Differences in Body

Image Perception and Ideals: Analysis of Possible Determinants. *International journal of environmental research and public health, 19*(5). https://doi.org/10.3390/ijerph19052745

Guignard, E. & Meerwein, P. (2017). *Krankheitslehre für die Medizinische Praxisassistenz* (14. Auflage). Hogrefe.

Hanakam, F. & Ferrauti, A. (2020). Ausdauertraining. In A. Ferrauti (Hrsg.), *Trainingswissenschaft für die Sportpraxis* (S. 345–404). Springer. https://doi.org/10.1007/978-3-662-58227-5_7

Hartig, W., Druml, W., Fürst, P., Biesalski, H.-K. & Weimann, A. (Hrsg.). (2004). *Ernährungs- und Infusionstherapie: Standards für Klinik, Intensivstation und Ambulanz*. Thieme. https://doi.org/10.1055/b-002-13405

Hauprich, K. (2023). Lernfall Schizophrenie bei Wohnungslosigkeit. In J. Bischkopf, D. Deimel, C. Walther, R.-B. Zimmermann & A. Ahrndt (Hrsg.), *Soziale Arbeit in Psychiatrie und Suchthilfe: Fallbuch. UTB: Bd. 5946* (S. 127–138). Psychiatrie Verlag.

Hecht, S. (2020). Bewegungsbezogene Gesundheitskompetenz (bGK). *PADUA, 15*(1), 8–14. https://doi.org/10.1024/1861-6186/a000529

Heidemann, C., Scheidt-Nave, C., Beyer, A.-K., Baumert, J., Thamm, R., Maier, B., Neuhauser, H., Fuchs, J., Kuhnert, R. & Hapke, U. (2021). Gesundheitliche Lage von Erwachsenen in Deutschland – Ergebnisse zu ausgewählten Indikatoren der Studie GEDA 2019/2020-EHIS. *Journal of health monitoring, 6*(3), 3–27.

Hellbrügge, T. (1964): *Kindliche Entwicklung und Sozialumwelt*. München

Herbold, D. & Greitemann, B. (2022). Orthopädische Rehabilitation. In T. Meyer, J. Bengel & M. A. Wirtz (Hrsg.), *Lehrbuch Rehabilitationswissenschaften* (S. 672–684). Hogrefe AG.

Herrmann, W. J. (2023). Social Prescribing als Modell für Deutschland. *Monitor Versorgungsforschung, 2023*(3).

Hoffmann, B. & Gaede-Illig, C. (2025). Clinical Reasoning: theoriegeleitete praktische Umsetzung. In C. Lücking & C. Gaede-Illig (Hrsg.), *Therapiewissenschaften: Konzepte und Methoden für Health Professionals* (S. 135–176). Hogrefe AG.

Hollederer, A. (2023). Wer leidet in der Sozialen Arbeit an Erschöpfung? *Soziale Passagen, 15*(1), 233–250. https://doi.org/10.1007/s12592-023-00463-7

Hoppe, S. (2022). Notfälle aus Perspektive der Psychosozialen Akuthilfen – Die Arbeit von Kriseninterventionsteams. *Bundesgesundheitsblatt, Gesundheitsforschung, Gesundheitsschutz, 65*(10), 1016–1022. https://doi.org/10.1007/s00103-022-03561-8

Huber, M., Knottnerus, J. A. Green, L., van der Horst, H., Jadad, A. R., Kromhout, D., Leonard, B., Lorig, K., Loureiro, M. I., van der Meer, J. W. M., Schnabel, P., Smith, R., van Weel, C. & Smid, H. (2011). How should we define health? *BMJ, 343*, d4163.

Imboden, C., Claussen, M. C., Seifritz, E. & Gerber, M. (2022). Die Bedeutung von körperlicher Aktivität für die psychische Gesundheit. *Praxis, 110*(4), 186–191. https://doi.org/10.1024/1661-8157/a003831

International Association of Schools of Social Work (IASSW). (2018). *Erklärung zu ethischen Grundsätzen der globalen Sozialarbeit*. https://www.iassw-aiets.org//wp-content/uploads/2023/06/Global-Social-Work-Statement-of-Ethical-Principles-IASSW-27-April-2018-01-English.pdf

Jacobi, F., Höfler, M., Strehle, J., Mack, S., Gerschler, A., Scholl, L., Busch, M. A., Maske, U., Hapke, U., Gaebel, W., Maier, W., Wagner, M., Zielasek, J. & Wittchen, H.-U. (2016). Erratum zu: Psychische Störungen in der Allgemeinbevölkerung. Studie zur Gesundheit Erwachsener in Deutschland und ihr Zusatzmodul „Psychische Gesundheit" (DEGS1-MH). *Der Nervenarzt, 87*(1), 88–90.

Jacobs, S., Starck, C. T. & Hohendanner, F. (2022). *Koronare Herzkrankheit (KHK): Symptome, Ursachen und Therapie*. https://www.dhzb.de/ratgeber/koronare-herzkrankheit

Jenni, O. (2021). *Die kindliche Entwicklung verstehen*. Springer. https://doi.org/10.1007/978-3-662-62448-7

Jessen, F. (2025). A Surprising Decline in the Incidence of Dementia. *Deutsches Arzteblatt international, 122*(14), 371–372. https://doi.org/10.3238/arztebl.m2025.0100

Jobst, D. & Büscher, I. (2024). Hausarztmedizin und Sizialarbeit gemeinsam, aber wie? Ergebnisse aus zwei qualitativen Befragungen. *Zeitschrift für Allgemeinmedizin, 100*(12), 91–96. https://doi.org/10.1007/s44266-023-00163-8

Jones, R. M., Somerville, L. H., Li, J., Ruberry, E. J., Powers, A., Mehta, N., Dyke, J. & Casey, B. J. (2014). Adolescent-specific patterns of behavior and neural activity during social reinforcement learning. *Cognitive, affective & behavioral neuroscience, 14*(2), 683–697. https://doi.org/10.3758/s13415-014-0257-z

Jost, A. (2013). Gesundheit und Soziale Arbeit: *Ein Lehrbuch mit Beispielen aus allen Lebensphasen (On-*

line-Ausg). EBL-Schweitzer: Band 11. Kohlhammer. https://doi.org/10.17433/978-3-17-026437-3

Kaufmann-Mall, K. (2016). *Psychologie und Psychiatrie kompakt: Basiswissen für Pflege- und Gesundheitsberufe.* Hogrefe Verlag.

Khalaf, A.M., Alubied, A.A., Khalaf, A.M. & Rifaey, A.A. (2023). The Impact of Social Media on the Mental Health of Adolescents and Young Adults: A Systematic Review. *Cureus, 15*(8), e42990. https://doi.org/10.7759/cureus.42990

Khan, H. & Giurca, B.C. (2024). *Social Prescribing around the World: A World Map of Global Developments in Social Prescribing Across Different Health System Contexts.* WHO.

Kickbusch, I. (1989). Self-care in health promotion. *Social Science & Medicine, 29*(2), 125–130. https://doi.org/10.1016/0277-9536(89)90160-3

Kip, M. & Zimmermann, A. (2016). Krankheitsbild Multiple Sklerose. In M. Kip, T. Schönfelder & H.-H. Bless (Hrsg.), *Weissbuch Multiple Sklerose: Versorgungssituation in Deutschland* (S. 1–12). Springer.

Kip, M., Zimmermann, A. & Bleß, H.-H. (2016). Epidemiologie der Multiplen Sklerose. In M. Kip, T. Schönfelder & H.-H. Bless (Hrsg.), *Weissbuch Multiple Sklerose: Versorgungssituation in Deutschland* (S. 13–22). Springer.

Kische, H. & Haring, R. (2022). Geschlecht und Gesundheit – Grundlagen einer geschlechtssensiblen Medizin und Gesundheitsvorsorge. In R. Haring (Hrsg.), *Gesundheitswissenschaften* (S. 573–585). Springer. https://doi.org/10.1007/978-3-662-65219-0_47

Kolip, P. (2019). Gesundheit und Geschlecht: Ein Überblick. *Public Health Forum, 27*(2), 94–97. https://doi.org/10.1515/pubhef-2019-0002

Krause, A., Baeriswyl, S., Baumgartner, M., Dorsemagen, C., Kaufmann, M. & Mustafić, M. (2023). Gesundheitsförderliche Handlungsregulation in der neuen Arbeitswelt: Von interessierter Selbstgefährdung zu Selbstsorge und Teamresilienz. In B. Badura, A. Ducki, J. Baumgardt, M. Meyer & H. Schröder (Hrsg.), *Fehlzeiten-Report. Fehlzeiten-Report 2023* (S. 317–331). Springer Berlin Heidelberg. https://doi.org/10.1007/978-3-662-67514-4_20

Kreft, D. & Mielenz, I. (Hrsg.). (2017). *Edition Sozial. Wörterbuch Soziale Arbeit: Aufgaben, Praxisfelder, Begriffe und Methoden der Sozialarbeit und Sozialpädagogik.* Beltz Juventa.

Kröger, C., Hahn, G. & Große, L. (2024). Angehörigenarbeit. In D. Röh, S.B. Gahleitner, J. Gebrande, K. Giertz, S.K. Sozialarbeit, C. Kröger & E. Wunderer (Hrsg.), *Handbuch Klinische Sozialarbeit* (S. 275–285). Beltz Juventa.

Krolzik-Matthei, K. (2016). Selbstbestimmung und das Recht auf Abtreibung. In M. Katzer (Hrsg.), *Geschlechtliche, sexuelle und reproduktive Selbstbestimmung: Praxisorientierte Zugänge.* Psychosozial-Verlag.

Kuntz, B., Hoebel, J., Fuchs, J., Neuhauser, H. & Lampert, T. (2017). Soziale Ungleichheit und chronische Rückenschmerzen bei Erwachsenen in Deutschland. *Bundesgesundheitsblatt, Gesundheitsforschung, Gesundheitsschutz, 60*(7), 783–791. https://doi.org/10.1007/s00103-017-2568-z

Kuntz, B., Rattay, P., Poethko-Müller, C., Thamm, R., Hölling, H. & Lampert, T. (2018). Soziale Unterschiede im Gesundheitszustand von Kindern und Jugendlichen in Deutschland – Querschnittergebnisse aus KiGGS Welle 2. *Journal of health monitoring, 3*, 19–36.

Kutschke, G., Kutschke, L., Sauder, L., James, A., Woelwer, S. & Gehr, S. (2024). Interdisziplinäre Empfehlungen für die Entwicklung von Gesundheitskiosken als niedrigschwellige, kommunale Versorgungsstrukturen. *Das Gesundheitswesen, 87*(01), 47–53.

Laging, M. (2023). *Soziale Arbeit in der Suchthilfe.* Kohlhammer Verlag. https://doi.org/10.17433/978-3-17-043004-4

Lampert, T., Hoebel, J., Kuntz, B. & Waldhauer, J. (2022). Soziale Ungleichheit und Gesundheit. In R. Haring (Hrsg.), *Gesundheitswissenschaften* (S. 159–168). Springer. https://doi.org/10.1007/978-3-662-65219-0_14

Lampert, T., Kroll, L.E., Müters, S. & Stolzenberg, H. (2013). Messung des sozioökonomischen Status in der Studie zur Gesundheit Erwachsener in Deutschland (DEGS1). *Bundesgesundheitsblatt – Gesundheitsforschung – Gesundheitsschutz, 56*(5–6), 631–636. https://doi.org/10.1007/s00103-012-1663-4

Lang, F.R., Martin, M. & Pinquart, M. (2012). *Entwicklungspsychologie – Erwachsenenalter. Psychlehrbuch plus.* Hogrefe Verlag.

Liel, K. (2021). Die Gesundheit von SozialarbeiterInnen – zwischen Selbstfürsorge und gesunden Organisationen. In S. Dettmers & J. Bischkopf (Hrsg.), *Handbuch gesundheitsbezogene Soziale Arbeit* (S. 256–262). Ernst Reinhardt Verlag.

Lindholm, M.E., Marabita, F., Gomez-Cabrero, D., Rundqvist, H., Ekström, T.J., Tegnér, J. & Sundberg, C.J. (2014). An integrative analysis reveals coordinated reprogramming of the epigenome and the transcriptome in human skeletal muscle after training. *Epigenetics, 9*(12), 1557–1569. https://doi.org/10.4161/15592294.2014.982445

Loeken, H. & Windisch, M. (2013). *Behinderung und Soziale Arbeit. Beruflicher Wandel – Arbeitsfelder – Kompetenzen.* Kohlhammer. https://doi.org/10.17433/978-3-17-024019-3

Magnussen, C., Ojeda, F. M., Leong, D. P., Alegre-Diaz, J., Amouyel, P., Aviles-Santa, L., Bacquer, D. de, Ballantyne, C. M., Bernabé-Ortiz, A., Bobak, M., Brenner, H., Carrillo-Larco, R. M., Lemos, J. de, Dobson, A., Dörr, M., Donfrancesco, C., Drygas, W., Dullaart, R. P., Engström, G.,... Blankenberg, S. (2023). Global Effect of Modifiable Risk Factors on Cardiovascular Disease and Mortality. *The New England journal of medicine, 389*(14), 1273–1285.

Martínez, N., Connelly, C. D., Pérez, A. & Calero, P. (2021). Self-care: A concept analysis. *International journal of nursing sciences, 8*(4), 418–425. https://doi.org/10.1016/j.ijnss.2021.08.007

Maskos, R. (2015). Ableism und das Ideal des autonomen Fähig-Seins in der kapitalistischen Gesellschaft. *Zeitschrift für Inklusion*, 2. https://www.inklusion-online.net/index.php/inklusion-online/article/view/277

Mehnert-Theuerkauf, A. & Koch, U. (Hrsg.). (2016). *Handbuch Psychoonkologie.* Hogrefe.

Mendes, U. (2020). Mehrdimensionale Bereichsdiagnostik und Behandlung in der Sozialpädiatrie (MBS) – ein ICF-Update. *Kinderärztliche Praxis, 91*, 446–450. https://www.kinderaerztliche-praxis.de/a/serie-ueber-den-zentralen-qualitaetsarbeitskreis-teil-mehrdimensionale-bereichsdiagnostik-und-behandlung-in-der-sozial-paediatrie-mbs-ein-icf-update-2273952

Meyer, M., Meinicke, M. & Schenkel, A. (2023). Krankheitsbedingte Fehlzeiten in der deutschen Wirtschaft im Jahr 2022. In B. Badura, A. Ducki, J. Baumgardt, M. Meyer & H. Schröder (Hrsg.), *Fehlzeiten-Report. Fehlzeiten-Report 2023* (S. 435–520). Springer. https://doi.org/10.1007/978-3-662-67514-4_29

Meyer, T., Bengel, J. & Wirtz, M. A. (2022). Definitionen der Rehabilitation und zentrale Begriffe. In T. Meyer, J. Bengel & M. A. Wirtz (Hrsg.), *Lehrbuch Rehabilitationswissenschaften* (S. 28–41). Hogrefe AG.

Monteverde, S., Krones, T., Biller-Andorno, N. & Eichinger, T. (2021). Medizinethik – Eine Einführung. In N. Biller-Andorno, S. Monteverde, T. Krones & T. Eichinger (Hrsg.), *Grundlagentexte zur Angewandten Ethik. Medizinethik* (S. 1–27). Springer VS. https://doi.org/10.1007/978-3-658-27696-6_1

Morse, D. F., Sandhu, S., Mulligan, K., Tierney, S., Polley, M., Chiva Giurca, B., Slade, S., Dias, S., Mahtani, K. R., Wells, L., Wang, H., Zhao, B., Figueiredo, C. E. M. de, Meijs, J. J., Nam, H. K., Lee, K. H., Wallace, C., Elliott, M., Mendive, J. M.,... Husk, K. (2. Mai 2022). Global developments in social prescribing. *BMJ global health, 7*(5).

Mueller, K. (2013). *Alternde Bevölkerung und gesundheitliche Versorgung: Zehn Herausforderungen und ihre Konsequenzen für Prävention, Rehabilitation und das Versorgungsmanagement in Deutschland und der Schweiz.* Verlag Hans Huber.

Mürner, C. & Sierck, U. (2012). *Behinderung: Chronik eines Jahrhunderts.* Beltz Juventa.

National Heart, Lung and Blood Institute (Hrsg.). (o. J.). *Framingham Heart Study (FHS).* https://www.nhlbi.nih.gov/science/framingham-heart-study-fhs

Neitzke, G. (2023). Ethik in der Palliativmedizin: Ethikberatung im Gesundheitswesen. In M. Thöns & T. Sitte (Hrsg.), *Repetitorium Palliativmedizin* (S. 267–268). Springer. https://doi.org/10.1007/978-3-662-66468-1_13

Niemeyer, H. & Knaevelsrud, C. (2023). Socioeconomic status and access to psychotherapy. *Journal of clinical psychology, 79*(4), 937–953. https://doi.org/10.1002/jclp.23449

Nikolaus, T. (2013a). Gebrechlichkeit (Frailty). In A. Zeyfang, U. Hagg-Grün & T. Nikolaus (Hrsg.), *Springer-Lehrbuch. Basiswissen Medizin des Alterns und des alten Menschen* (S. 1–32). Springer. https://doi.org/10.1007/978-3-642-28905-7_1

Nikolaus, T. (2013b). Gesundes Altwerden. In A. Zeyfang, U. Hagg-Grün & T. Nikolaus (Hrsg.), *Springer-Lehrbuch. Basiswissen Medizin des Alterns und des alten Menschen* (S. 59–76). Springer. https://doi.org/10.1007/978-3-642-28905-7_4

Notz, G. (2022). Abtreibung. In G. Ehlert, H. Funk & G. Stecklina (Hrsg.), *Grundbegriffe Soziale Arbeit und Geschlecht* (S. 18–20). Beltz Juventa.

Nationale Präventionskonferenz (NPK) (Hrsg.). (2018). *Bundesrahmenempfehlungen: nach § 20d Abs. 3 SGB V.* https://www.npk-info.de/fileadmin/user_upload/ueber_die_npk/downloads/1_bundesrahmenempfehlung/bundesrahmenempfehlung_BRE_praevention_barrierefrei.pdf

Oertelt-Prigione, S., Seeland, U., Kendel, F., Rücke, M., Flöel, A., Gaissmaier, W., Heim, C., Schnabel, R., Stangl, V. & Regitz-Zagrosek, V. (2015). Cardiovascular risk factor distribution and subjective risk estimation in urban women--the BEFRI study: a randomized cross-sectional study. *BMC medicine, 13*, 52. https://doi.org/10.1186/s12916-015-0304-9

ONKO Internetportal. (2020). *Was ist Hautkrebs?* https://www.krebsgesellschaft.de/onko-internetportal/basis-informationen-krebs/krebsarten/hautkrebs/malignes-melanom-schwarzer-hautkrebs/definition-und-haeufigke.html

Ottmann, S., Helten, A.-K. & König, J. (2023). Wirkung und Wirksamkeit in der Eingliederungshilfe - ein Vorgehen für die Praxis. *Forschung Entwicklung Transfer - Nürnberger Hochschulschriften, 64*. https://kidoks.bsz-bw.de/frontdoor/deliver/index/docId/3739/file/64_Ottmann_Helten_Koenig.pdf

Pantel, J. (2021). Gesundheitliche Risiken von Einsamkeit und sozialer Isolation im Alter. *Geriatrie-Report, 16*(1), 6–8. https://doi.org/10.1007/s42090-020-1225-0

Paul, H. & Finne, E. (2025). *Erklärungs- und Veränderungsmodelle 2: Theoriebasierte Interventionsplanung*. Bundesinstitut für öffentliche Gesundheit. https://leitbegriffe.bioeg.de/alphabetisches-verzeichnis/erklaerungs-und-veraenderungsmodelle-2-theoriebasierte-interventionsplanung/

Pechstein, J. (1974). *Umweltabhängigkeit der frühkindlichen zentralnervösen Entwicklung*. Stuttgart

Perko, G. & Czollek, L.C. (2022). *Lehrbuch Gender, Queer und Diversity: Grundlagen, Methoden und Praxisfelder*. Juventa Verlag.

Petereit, J. (2021). Ethikberatung im Gesundheitswesen: Ein Handlungsfeld für gesundheitsbezogene Soziale Arbeit! *Forum sozialarbeit + gesundheit, 4*, 16–20.

Pinquart, M., Schwarzer, G. & Zimmermann, P. (2018). *Entwicklungspsychologie - Kindes- und Jugendalter*. Hogrefe. https://doi.org/10.1026/02861-000

Plett, K. (2021). *Geschlechterrecht*. transcript Verlag.

Prochaska, J.O. & DiClemente, C.C. (1982). Transtheoretical therapy: Toward a more integrative model of change. *Psychotherapy (Chicago, Ill.), 19*(3), 276–288. https://doi.org/10.1037/h0088437

Rabe, M. (2017). *Ethik in der Pflegeausbildung: Beiträge zur Theorie und Didaktik*. Hogrefe.

Rademaker, A.L. & Makowsky, K. (2023). Gesundheitsfördernde Soziale Arbeit mit Müttern am Beispiel des Eintritts in die Mutterrolle. In M. Matzner & A. Eickhorst (Hrsg.), *Handbuch Soziale Arbeit mit Müttern*. Beltz Juventa.

Raeder, C., Vuong, J.-L. & Ferrauti, A. (2020). Krafttraining. In A. Ferrauti (Hrsg.), *Trainingswissenschaft für die Sportpraxis* (S. 187–252). Springer. https://doi.org/10.1007/978-3-662-58227-5_4

Ramos, R.G. & Olden, K. (2008). Gene-environment interactions in the development of complex disease phenotypes. *International journal of environmental research and public health, 5*(1), 4–11. https://doi.org/10.3390/ijerph5010004

Rasenack, R. & Zink, M. (2011). *Alkohol und Tabak in der Schwangerschaft. Alkohol und Tabak*. Vorab-Onlinepublikation. University Medical Center Freiburg.

Regitz-Zagrosek, V. (2023). *Gendermedizin in der klinischen Praxis: Für Innere Medizin und Neurologie*. Springer. https://doi.org/10.1007/978-3-662-67090-3

Richter-Werling, M. (2023). Seelische Gesundheit bei Jugendlichen im Schulalter. Herausforderungen und Lösungsansätze aus der Praxis. In P. Mantell, C. Schwegler & C. Woopen (Hrsg.), *Psychische Erkrankungen als gesellschaftliche Aufgabe* (S. 65–76). Springer. https://doi.org/10.1007/978-3-662-65515-3_6

Riegel, B., Dunbar, S.B., Fitzsimons, D., Freedland, K.E., Lee, C.S., Middleton, S., Stromberg, A., Vellone, E., Webber, D.E. & Jaarsma, T. (2021). Self-care research: Where are we now? Where are we going? *International Journal of Nursing Studies, 116*, 1–7. https://doi.org/10.1016/j.ijnurstu.2019.103402

Robert Koch-Institut (RKI) & Deutsche Aidshilfe. (2023). *Sexuelle Gesundheit und HIV/STI in trans und nicht-binären Communitys*. https://www.rki.de/DE/Themen/Infektionskrankheiten/Infektionskrankheiten-A-Z/H/HIV-AIDS/Studien/TASG-Ergebnisse.html

Robert Koch-Institut (RKI) (Hrsg.). (2020). *Gesundheitliche Lage der Frauen in Deutschland*. https://www.rki.de/DE/Themen/Gesundheit-und-Gesellschaft/Gesundheitsberichterstattung/Berichte/Frauenbericht/GBE-Broschuere.pdf?__blob=publicationFile&v=2

Robert Koch-Institut (RKI) (Hrsg.). (2023a). *Herz-Kreislauf-Erkrankungen*. https://www.rki.de/DE/Themen/Nichtuebertragbare-Krankheiten/Koerperliche-Gesundheit/Herz-Kreislauf/herz-kreislauf-erkrankungen.html?templateQueryString=Herz-Kreislauf

Robert Koch-Institut (RKI) (Hrsg.). (2023b). *Schlaganfall*. https://www.rki.de/DE/Themen/Nichtuebertragbare-Krankheiten/Nichtuebertragbare-Krankheiten-A-Z/S/Schlaganfall/Schlaganfall_inhalt.html

Robert Koch-Institut (RKI) (Hrsg.). (2024). *Unfälle und Verletzungen*. https://www.rki.de/DE/Themen/Nichtuebertragbare-Krankheiten/Lebensweise-und-Gesundheit/Unfaelle/unfaelle-verletzungen.html

Robert Koch Institut (RKI). (2025). *Krebs in Deutschland für 2021 - 2023*. https://www.krebsdaten.de/Krebs/DE/Content/Publikationen/Krebs_in_Deutschland/krebs_in_deutschland_2025.pdf?__blob=publicationFile

Roch, S. & Hampel, P. (2019). *Modelle von Gesundheit und Krankheit*. Springer VS. https://doi.org/10.1007/978-3-662-58314-2_23

Röh, D. (2018). *Soziale Arbeit in der Behindertenhilfe*. UTB GMBH. https://doi.org/10.36198/9783838548760

Röh, D. (2025). *Soziale Arbeit im Kontext von Rehabilitation und Teilhabe*. UTB. https://doi.org/10.36198/9783838563947

Röh, D. & Schreieder, E. (2022). *Sozialpsychiatrie als Handlungsfeld der Sozialen Arbeit*. Verlag W. Kohlhammer. https://doi.org/10.17433/978-3-17-036898-9

Rohrmann, A. (2018). Behinderung. In G. Graßhoff, A. Renker & W. Schröer (Hrsg.), *Soziale Arbeit* (S. 55–68). Springer Fachmedien Wiesbaden. https://doi.org/10.1007/978-3-658-15666-4_5

Rollnik, J. D. (2011). Neurologische und neurochirurgische Frührehabilitation. In H. Burchardi, R. Larsen, G. Marx, E. Muhl & J. Schölmerich (Hrsg.), *Die Intensivmedizin* (S. 713–723). Springer. https://doi.org/10.1007/978-3-642-16929-8_57

Ronckers, C., Spix, C., Trübenbach, C., Katalinic, A., Christ, M., Cicero, A., Folkerts, J., Hansmann, J., Kranzhöfer, K., Kunz, B., Manegold, K., Meyer zum Büschenfelde, U., Penzkofer, A., Vollmer, G., Weg-Remers, S., Barnes, B., Buttmann-Schweiger, N., Dahm, S., Franke, M.,... Wienecke, A. (2023). *Krebs in Deutschland für 2019/2020*. https://edoc.rki.de/bitstream/handle/176904/11128/JHealthMonit_2023_02_Krebs_Kinder.pdf?sequence=1&isAllowed=y

Salami, V. U., Okoduwa, S. I. R., Chris, A. O., Ayilara, S. I. & Okoduwa, U. J. (2021). Opinion Review of Socioeconomic Impact of COVID-2019 on Women's Health. *Frontiers in global women's health, 2,* 647421. https://doi.org/10.3389/fgwh.2021.647421

Sanzari, C. M., Gorrell, S., Anderson, L. M., Reilly, E. E., Niemiec, M. A., Orloff, N. C., Anderson, D. A. & Hormes, J. M. (2023). The impact of social media use on body image and disordered eating behaviors: Content matters more than duration of exposure. *Eating behaviors, 49*, 101722. https://doi.org/10.1016/j.eatbeh.2023.101722

Schache, S. (2019). Körper, Leib, Behinderung. In K. Walther & K. Römisch (Hrsg.), *Gesundheit inklusive* (S. 19–33). Springer Fachmedien Wiesbaden. https://doi.org/10.1007/978-3-658-21248-3_2

Schaeffer, D. (2024). Patientenberatung/Patientenedukation. In Bundeszentrale für gesundheitliche Aufklärung (Hrsg.), *Leitbegriffe der Gesundheitsförderung und Prävention. Glossar zu Konzepten, Strategien und Methoden*. BZgA.

Schaeffer, D. & Haslbeck, J. (2023). Bewältigung chronischer Krankheit. In M. Richter & K. Hurrelmann (Hrsg.), *Soziologie von Gesundheit und Krankheit* (S. 261–280). Springer VS. https://doi.org/10.1007/978-3-658-42103-8_16

Schallenkammer, N. (2016). *Autonome Lebenspraxis im Kontext Betreutes Wohnen und Geistige Behinderung: Ein Beitrag zum Professionalisierungs- und Selbstbestimmungsdiskurs*. Beltz Juventa.

Schaller, K., Kahnert, S., Garcia-Verdugo, R., Treede, I., Graen, L. & Ouédraogo, N. (2022). *Alkoholatlas Deutschland 2022*. Pabst Science Publishers.

Schaller, K., Kahnert, S., Graen, L., Mons, U. & Ouédraogo, N. (2020). *Tabakatlas Deutschland 2020*. https://www.dkfz.de/de/tabakkontrolle/download/Publikationen/sonstVeroeffentlichungen/Tabakatlas-Deutschland-2020.pdf

Scherer, M., Lühmann, D., Muche-Borowski, C., Schäfer, I. & Hansen, H. (2023). *Multimorbidität – Living guideline: S3-Leitlinie*. https://register.awmf.org/assets/guidelines/053-047m_S3_Multimorbiditaet_2024-11-abgelaufen.pdf

Schlack, H., Thyen, U. & von Kries, R. (Hrsg.). (2009). *Sozialpädiatrie: Gesundheitswissenschaft und pädiatrischer Alltag*. Springer.

Schmidt-Semisch, H. (2020). *Von der Abstinenz zur Akzeptanz: Wegmarken der deutschen Drogenpolitik und Suchthilfe*. https://www.bpb.de/shop/zeitschriften/apuz/rausch-und-drogen-2020/321820/von-der-abstinenz-zur-akzeptanz/

Schmitt, S., Mulot, R. & Denef, C. (Hrsg.). (2022). *Fachlexikon der Sozialen Arbeit* (9. Auflage). Nomos.

Schnabel, D. (2023). Behandlung von komplex chronisch kranken Kindern und Jugendlichen im Sozialpädiatrischen Zentrum (SPZ). *Monatsschrift Kinderheilkunde, 171*(12), 1062–1070. https://doi.org/10.1007/s00112-023-01865-w

Schneider, S. & Walther, J. (2021). Soziale Arbeit in der Onkologie. In S. Dettmers & J. Bischkopf (Hrsg.), *Handbuch gesundheitsbezogene Soziale Arbeit* (212–221). Ernst Reinhardt Verlag.

Schochow, M., Schnell, D. & Steger, F. (2019). Implementation of Clinical Ethics Consultation in German Hospitals. *Science and engineering ethics, 25*(4), 985–991. https://doi.org/10.1007/s11948-015-9709-2

Schroeder, J. (2016). Benachteiligung. In M. Dederich, I. Beck, U. Bleidick & G. Antor (Hrsg.), *Handlexikon der Behindertenpädagogik: Schlüsselbegriffe aus Theorie und Praxis* (S. 110–113). Verlag W. Kohlhammer.

Schroeter, K. & Künemund, H. (2020). ‚Alter' als Soziale Konstruktion – eine soziologische Einführung. In K. Aner & U. Karl (Hrsg.), *Handbuch Soziale Arbeit und Alter* (S. 545–555). Springer VA. https://doi.org/10.1007/978-3-658-26624-0_49

Schuol, S. (2016). Widerlegt die Epigenetik den Gendeterminismus? In R. Heil, S.B. Seitz, H. König & J. Robienski (Hrsg.), *Epigenetik* (S. 45–58). Springer Fachmedien Wiesbaden. https://doi.org/10.1007/978-3-658-10037-7_4

Schwaab, B. (2022). Kardiologische Rehabilitation. In T. Meyer, J. Bengel & M. A. Wirtz (Hrsg.), *Lehrbuch Rehabilitationswissenschaften* (S. 714–725). Hogrefe AG. https://doi.org/10.1055/a-1746-4855

Schwegler, J. S. & Lucius, R. (2022). *Der Mensch – Anatomie und Physiologie*. Georg Thieme Verlag. https://doi.org/10.1055/b000000421

Scobel, G. (11. Januar 2024). *Transgender – Leben im falschen Körper*. ZDF. https://www.3sat.de/wissen/scobel/scobel-transgender--leben-im-falschen-koerper-100.html

Seidler, A., Thinschmidt, M., Deckert, S., Then, F., Hegewald, J., Nieuwenhuijsen, K. & Riedel-Heller, S. G. (2014). The role of psychosocial working conditions on burnout and its core component emotional exhaustion – a systematic review. *Journal of occupational medicine and toxicology, 9*(1), 10. https://doi.org/10.1186/1745-6673-9-10

Seifert, M. & Metzler, H. (2024). Entwicklung und Stand der Forschung zum unterstützten Wohnen von Menschen mit intellektuellen Beeinträchtigungen in Deutschland. In F. Dieckmann, T. Hedergott & A. Thimm (Hrsg.), *Beiträge zur Teilhabeforschung. Unterstütztes Wohnen und Teilhabe* (S. 33–114). Springer Fachmedien Wiesbaden. https://doi.org/10.1007/978-3-658-40448-2_3

Sevecke, K., Wenter, A., Haid-Stecher, N., Fuchs, M. & Böge, I. (2022). Die psychische Gesundheit unserer Kinder und Jugendlichen und deren Behandlungsmöglichkeiten im Drei-Länder-Vergleich (Ö, D, CH) unter Berücksichtigung der Veränderungen durch die COVID-19-Pandemie. *Neuropsychiatrie : Klinik, Diagnostik, Therapie und Rehabilitation, 36*(4), 192–201. https://doi.org/10.1007/s40211-022-00438-9

Shur, N. F., Creedon, L., Skirrow, S., Atherton, P. J., MacDonald, I. A., Lund, J. & Greenhaff, P. L. (2021). Age-related changes in muscle architecture and metabolism in humans: The likely contribution of physical inactivity to age-related functional decline. *Ageing research reviews, 68*, 101344. https://doi.org/10.1016/j.arr.2021.101344

Simon, A. (2022). Ethikberatung im Gesundheitswesen. In A. Riedel & S. Lehmeyer (Hrsg.), *Ethik im Gesundheitswesen* (S. 877–886). Springer. https://doi.org/10.1007/978-3-662-58680-8_66

Sipilä, S., Törmäkangas, T., Sillanpää, E., Aukee, P., Kujala, U. M., Kovanen, V. & Laakkonen, E. K. (2020). Muscle and bone mass in middle-aged women: role of menopausal status and physical activity. *Journal of cachexia, sarcopenia and muscle, 11*(3), 698–709. https://doi.org/10.1002/jcsm.12547

Slater, A. & Tiggemann, M. (2011). Gender differences in adolescent sport participation, teasing, self-objectification and body image concerns. *Journal of adolescence, 34*(3), 455–463. https://doi.org/10.1016/j.adolescence.2010.06.007

Sommerfeld, P. (2021). Integration und Lebensführung – Theorie gesundheitsbezogener Sozialer Arbeit. In S. Dettmers & J. Bischkopf (Hrsg.), *Handbuch gesundheitsbezogene Soziale Arbeit* (S. 28–38). Ernst Reinhardt Verlag.

Sozialbericht (Hrsg.). (2024). *Sozialbericht 2024: Ein Datenreport für Deutschland*. bpb. https://www.bpb.de/system/files/dokument_pdf/Sozialbericht_2024_bf.pdf

Spitzer, P. & Höllwarth, M. E. (2020). Unfälle und Unfallverhütung. In G. F. Hoffmann, M. J. Lentze, J. Spranger, F. Zepp & R. Berner (Hrsg.), *Springer Reference Medizin. Pädiatrie: Grundlagen und Praxis* (S. 243–253). Springer.

Starostzik, C. (2021). Umfangreiche Überarbeitung der Leitlinie zur Prävention von Hautkrebs. *hautnah dermatologie, 37*(5), 58–61. https://doi.org/10.1007/s15012-021-6732-7

Statistisches Bundesamt. (o. J. a). *Bevölkerung: Geburten.* https://www.destatis.de/DE/Themen/Gesellschaft-Umwelt/Bevoelkerung/Geburten/_inhalt.html

Statistisches Bundesamt (Hrsg.). (o. J. b). *Sterbefälle und Lebenserwartung: Entwicklung der Lebenserwartung in Deutschland.* https://www.destatis.de/DE/Themen/Gesellschaft-Umwelt/Bevoelkerung/Sterbefaelle-Lebenserwartung/sterbetafel.html

Statistisches Bundesamt. (2023a). *Fast ein Drittel aller Geburten im Jahr 2021 durch Kaiserschnitt.* https://www.destatis.de/DE/Presse/Pressemitteilungen/2023/02/PD23_N009_231.html#:~:text=WIESBADEN%20%E2%80%93%20Rund%20237%20000%20Frauen,bundesweit%20bei%2030%2C9%20%25

Statistisches Bundesamt (Hrsg.). (2023b). *Gestorbene: Deutschland, Jahre, Todesursachen, Geschlecht.* https://www-genesis.destatis.de/genesis/online?sequenz=tabelleErgebnis&selectionname=23211-0002#abreadcrumb

Steinert, T., Jäger, S. & Herpetz, S. (2020). *Wirksamkeit verschiedener Formen unterstützten Wohnens für Menschen mit seelischer Behinderung im Rahmen der Eingliederungshilfe in Baden-Württemberg (WieWohnen BW). Abschlussbericht 2020.* Kommunalverband für Jugend und Soziales Baden-Württemberg. https://www.kvjs.de/fileadmin/dateien/Forschung/Aktuelle_Vorhaben/Unterstuetztes_Wohnen/Forschungsbericht_WieWohnen.pdf

Stimmer, F. (2020). *Grundlagen des methodischen Handelns in der Sozialen Arbeit* (4. Aufl.). Verlag W. Kohlhammer. https://doi.org/10.17433/978-3-17-035929-1

Theunissen, G. (2016). Empowerment. In M. Dederich, I. Beck, U. Bleidick & G. Antor (Hrsg.), *Handlexikon der Behindertenpädagogik: Schlüsselbegriffe aus Theorie und Praxis* (S. 114–116). Verlag W. Kohlhammer.

Thiem, U., Denkinger, M., Kumlehn, B. & Polidori, M. C. (2024). Das umfassende geriatrische Assessment oder Comprehensive Geriatric Assessment (CGA): Konzept und Evidenz. In J. M. Bauer, C. Becker, M. Denkinger & R. Wirth (Hrsg.), *Geriatrie: Das gesamte Spektrum der Altersmedizin für Klinik und Praxis* (S. 38–53). W. Kohlhammer GmbH.

Thürnau, A. (2021). *Kinder psychisch kranker Eltern in der Kita: Erkennen – verstehen – stärken.* Herder. https://doi.org/10.5771/9783451821912

Thyen, U., Szczepanski, R., Krötz, V. & Kuske, Michaela. (2009). Chronische Gesundheitsstörungen. In H. Schlack, U. Thyen & R. von Kries (Hrsg.), *Sozialpädiatrie: Gesundheitswissenschaft und pädiatrischer Alltag* (S. 191–231). Springer.

Triebel, S. (2021). *Anschlussheilbehandlung.* https://www.qualitaetskliniken.de/reha-haeufige-fragen/anschlussheilbehandlung/

van der Zwan, J. E., Vente, W. de, Huizink, A. C., Bögels, S. M. & Bruin, E. I. de (2015). Physical activity, mindfulness meditation, or heart rate variability biofeedback for stress reduction: a randomized controlled trial. *Applied psychophysiology and biofeedback, 40*(4), 257–268. https://doi.org/10.1007/s10484-015-9293-x

Voderholzer, U. (o. J.). *Was ist eine Depression?* https://www.neurologen-und-psychiater-im-netz.org/psychiatrie-psychosomatik-psychotherapie/stoerungen-erkrankungen/depressionen/

Vogel, W. (2020). Soziale Arbeit in der Geriatrie. In K. Aner & U. Karl (Hrsg.), *Handbuch Soziale Arbeit und Alter* (S. 179–186). Springer VS. https://doi.org/10.1007/978-3-658-26624-0_14

Voss, H. von (2022). Sozialpädiatrische Zentren in Deutschland als Unikat kinder- und jugendärztlicher Versorgung. *Kinderärztliche Praxis, 93*, 132–135. https://www.kinderaerztliche-praxis.de/a/ein-update-sozialpaediatrische-zentren-in-deutschland-als-unikat-kinder-und-jugendaerztlicher-versorgung-2418923

Waldschmidt, A. (2023). *Forschung zum Thema Behinderung. Überblick, aktuelle Debatten und Perspektiven.* bpb. https://www.bpb.de/themen/inklusion-teilhabe/behinderungen/522341/forschung-zum-thema-behinderung/

Wälte, D. & Lübeck, A. (2021). Was ist psychosoziale Beratung? In D. Wälte & M. Borg-Laufs (Hrsg.), *Psychosoziale Beratung. Grundlagen, Diagnostik, Intervention* (S. 25–31). Kohlhammer.

Walther, C. (2023). Soziale Arbeit und Psychiatrie. In J. Bischkopf, D. Deimel, C. Walther & R.-B. Zimmermann (Hrsg.), *Fachwissen. Soziale Arbeit in der Psychiatrie: Lehrbuch* (S. 16–39). Psychiatrie Verlag.

Walther, K. (2019). Gesundheit inklusive: Gesundheitsförderung in der Behindertenarbeit. In K. Walther & K. Römisch (Hrsg.), *Gesundheit inklusive* (S. 3–15). Springer Fachmedien Wiesbaden. https://doi.org/10.1007/978-3-658-21248-3

Weinbach, H. (2016). *Soziale Arbeit mit Menschen mit Behinderungen: Das Konzept der Lebensweltorientierung in der Behindertenhilfe*. Beltz Juventa.

Weiss, H., Neuhäuser, G. & Sohns, A. (2004). *Soziale Arbeit in der Frühförderung und Sozialpädiatrie. UTB: Bd. 2548*. Ernst Reinhardt Verlag. https://doi.org/10.36198/9783838525488

Wendt, P.-U. (2017). Lehrbuch Methoden der Sozialen Arbeit (2., überarbeitete Auflage). *Studienmodule Soziale Arbeit*. Beltz Juventa.

Wendt, W. R. (2024). *Case Management im Sozial- und Gesundheitswesen. Eine Einführung*. (8. Auflage). Lambertus.

Werner, N. (2018). Prävention von Herz-Kreislauf-Erkrankungen. In K. Hurrelmann, M. Richter, T. Klotz, S. Stock, T. Altgeld, O. von dem Knesebeck, V. Ottova, U. Ravens-Sieberer, W. Süss & A. Trojan (Hrsg.), *Referenzwerk Prävention und Gesundheitsförderung: Grundlagen, Konzepte und Umsetzungsstrategien* (S. 127–138). Hogrefe AG.

Wesselmann, C. (2022). Konstruktionen von (Nicht-)Behinderung. In B. Konz & A. Schröter (Hrsg.), *Dis/Ability in der Migrationsgesellschaft. Betrachtungen an der Intersektion von Behinderung, Kultur und Religion in Bildungskontexten* (S. 66–79). Verlag Julius Klinkhardt.

Wiedemann, A., Marcher, A., Wegner-Siegmundt, C., Di Giulio, P. & Luy, M. (2014). *Der Gesundheits-Survey der Klosterstudie: Daten- und Methodenbericht zur Welle 1*. Vienna Institute of Demography.

Wiegmann, S., Felsenberg, D., Armbrecht, G. & Dietzel, R. (2021). Longitudinal changes in muscle power compared to muscle strength and mass. *Journal of Musculoskeletal & Neuronal Interactions, 21*(1), 13–25.

Wiesemann, C. (2024). Drei Jahrzehnte Ethikberatung für Politik und Gesellschaft – Erfahrungen und Einsichten. *Ethik in der Medizin, 36*(2), 183–189. https://doi.org/10.1007/s00481-024-00795-9

Winkler, T. (2020, 18. Oktober). *So können wir unsere Gene beeinflussen*. ARD. https://www.youtube.com/watch?v=RW8KaKfFW5k

Wirth, R. & Bauer, J. M. (2024). Prinzipien der geriatrischen Akutbehandlung. In J. M. Bauer, C. Becker, M. Denkinger & R. Wirth (Hrsg.), *Geriatrie: Das gesamte Spektrum der Altersmedizin für Klinik und Praxis* (S. 110–112). W. Kohlhammer GmbH.

Wissenschaftliches Institut der AOK (Wido). (2022, 28. September). *Koronare Herzkrankheit: Deutschlands Osten überdurchschnittlich betroffen* [Pressemitteilung]. https://www.wido.de/fileadmin/Dateien/Dokumente/News/Pressemitteilungen/2022/wido_pm_gesundheitsatlas_khk_0922.pdf

Wittchen, H.-U., Knappe, S. & Hoyer, J. (2020). Was ist Klinische Psychologie? Definitionen, Konzepte und Modelle. In J. Hoyer & S. Knappe (Hrsg.), *Klinische Psychologie & Psychotherapie* (S. 3–27). Springer. https://doi.org/10.1007/978-3-662-61814-1_1

Wolbring, G. (2008). The Politics of Ableism. *Development, 51*(2), 252–258. https://doi.org/10.1057/dev.2008.17

Wolf, K. (2015). *Sozialpädagogische Interventionen in Familien* (2. Auflage). Beltz.

World Health Organization (WHO). (1986). *Ottawa Charter for Health Promotion*. https://iris.who.int/bitstream/handle/10665/349652/WHO-EURO-1986-4044-43803-61677-eng.pdf?sequence=1&isAllowed=y

World Health Organization (WHO). (2011). *World report on disability*. WHO. https://www.who.int/teams/noncommunicable-diseases/sensory-functions-disability-and-rehabilitation/world-report-on-disability

World Health Organization (WHO). (2020). *WHO guidelines on physical activity and sedentary behaviour*. https://iris.who.int/server/api/core/bitstreams/faa83413-d89e-4be9-bb01-b24671aef7ca/content

World Health Organization (WHO). (2022). *Alcohol*. https://www.who.int/news-room/fact-sheets/detail/alcohol#:~:text=Worldwide%2C%203%20million%20deaths%20every,adjusted%20life%20years%20(DALYs)

Yeo, K.-J. & Yap, C.-K. (2023). Helping undergraduate students cope with stress: The role of psychosocial resources as resilience factors. *The Social Science Journal, 60*(1), 120–142. https://doi.org/10.1080/03623319.2020.1728501

Zentrale Ethikkommission (ZEKO). (2006). Stellungnahme der Zentralen Kommission zur Wahrung ethischer Grundsätze in der Medizin und ihren Grenzgebieten (Zentrale Ethikkommission) bei der Bundesärztekammer zur: Ethikberatung in der klinischen Medizin. *Deutsches Ärzteblatt, 103*(24), 1703–1707. https://doi.org/10.1515/9783110186406.435

Zentrum für Krebsregisterdaten (ZKfD) & Robert Koch-Institut (RKI). (2023). *Krebserkrankungen im erwerbsfähigen Alter in Deutschland*. https://www.krebsdaten.de/Krebs/DE/Content/Publikationen/Kurzbeitraege/Archiv2023/2023_4_erwerbstaetige.html

Zhu, X. & Zheng, H. (2021). Factors influencing peak bone mass gain. *Frontiers of medicine, 15*(1), 53–69. https://doi.org/10.1007/s11684-020-0748-y

Zimmermann, T., Mews, C., Kloppe, T., Tetzlaff, B., Hadwiger, M., Knesebeck, O. von dem & Scherer, M. (2017). Soziale Probleme in der hausärztlichen Versorgung – Häufigkeit, Reaktionen, Handlungsoptionen und erwünschter Unterstützungsbedarf aus der Sicht von Hausärztinnen und Hausärzten. *Zeitschrift fur Evidenz, Fortbildung und Qualität im Gesundheitswesen,* 131–132, S. 81–89. https://doi.org/10.1016/j.zefq.2018.01.008

Anhang

Danksagung

Der Einfluss der Sozialen Arbeit auf die Gesundheit der Menschen ist enorm. Ich habe versucht, jenes Buch zu schreiben, das mir persönlich im Studium und im Beruf gefehlt hat, um die großen, eben dynaxen Zusammenhänge verstehen zu können. Mein Ziel war es, entlang eines neuen Modells die immensen Einflüsse auf die Gesundheit so verquickt und umfassend wie möglich zwischen zwei Buchdeckel zu quetschen und gleichzeitig den gesundheitsfördernden Beitrag unserer Disziplin herauszuarbeiten. Ich wünsche mir sehr, dass es Spaß bereitet, in diesem Kompendium zu schmökern und es neugierig macht, um sich anschließend mit dem einen oder anderen gesundheitswissenschaftlichen Aspekt vertiefter zu beschäftigten.

Mein Sohn, damals vier Jahre alt, hat einmal offensichtlich genervt auf einer Tour festgestellt: „*Beim Wandern sind immer Steine im Weg!*“ Auf der vierjährigen Wanderung bis zur Fertigstellung des Manuskriptes haben mir viele Menschen geholfen, 42 schwere Brocken und viele kleine Kiesel aus dem Weg zu hieven. Allen voran meine umsichtige Lektorin Barbara Müller, die von Anfang an meine Ideen unterstützt hat und den Hogrefe Verlag tatsächlich überzeugen konnte, eine ganz neue Zielgruppe zu erobern. Und ja, es wird weitergehen: Gemeinsam mit weiteren Kolleginnen und Kollegen werden wir gezielt Themen aus diesem Kompendium in den kommenden Jahren in der neuen Reihe Gesundheitsfördernde Soziale Arbeit vertiefen.

Dieses Buch wäre ohne die wissenschaftliche Recherche meiner klugen Mitarbeiterinnen im GEHR LAB kaum möglich gewesen, deren Namen Sie sich unbedingt schon einmal merken sollten! Allen voran danke ich Alice James für eine herausragende wissenschaftliche Mitarbeit und den großen Spaß am gemeinsamen Diskurs von Herzen. Catharina Himmelskamp hat exzellente Exzerpte mit dem Fokus Klinische Sozialarbeit beigetragen und Annalena Hartmann ihr Herzensthema Klimawandel eingebracht. Marie-Charlotte Schirmer hat bei der wissenschaftlichen Recherche unterstützt und Dana Hansel wertvolle Anmerkungen beigesteuert. Lena Sauder konnte ihr Wissen zu Social Prescribing einbringen und Vanessa Goltz hat mir mit einem finalen Fact Check auf den letzten Metern über die Ziellinie geholfen. Ich danke Christiane Eickhoff für ihre Anmerkungen aus einer pharmazeutischen Perspektive und bin erleichtert, dass Stefan Woelwer meine krakelige Modellskizze in ein echtes Design übersetzt hat. Nadine Christ, Sven Stadtmüller und Melanie Misamer haben mich über den Schreibprozess hinweg angefeuert, während Oliver Kestel so einige Paragraphen geschärft hat. Ich danke Craig Curtis Garner, der so viel Drive und Innovation aus Stanford an die Charité gebracht hat und mich auch Jahre nach der Doktorarbeit prägt sowie meinem strategischen Partner in Crime, Jens Steinbrink, für unser zuverlässig neurodiverses Ideen-Ping-Pong. Offenkundig bin ich sehr dankbar, dass ich mich im Nukleus der Charité wissenschaftlich entwickeln durfte. Und ich schulde unseren Studierenden am Gesundheitscampus Göttingen großen Dank für den nicht abreißenden Strom kluger Fragen und den beständigen Wunsch *to crossreference*.

Strenggenommen gehört das Folgende nicht in die Danksagung eines Fachbuches. Aber ich mache es trotzdem, denn wenn ein Projekt wie dieses Kompendium in das Privatleben hinein wuchert, dann muss auch das Private ins Buch. Ich danke meinen liebevollen Eltern, die mir in meiner Heimat Potsdam vorgelebt haben, eine Haltung einzunehmen. Ich danke Daniel, Paulina, Jakob und Friede für ein Zuhause voller Liebe, Musik und Quatsch. Ich sage Nadja Danke für die ehrlichste, no-people-pleasing-Freundschaft, die ich mir wünschen könnte und grüße meinen Freund Francis, der mir jeden Tag vorlebt, was es bedeutet, wirklich mutig zu sein.

Glossar

Absolute Armut
Wenn ein Mensch seine wirtschaftlichen und sozialen Grundbedürfnisse nicht befriedigen kann, spricht man von absoluter Armut. Diese gilt in Deutschland im Gegensatz zur → relativen Armut eher als selten.

Adhärenz
Korrekte und regelmäßige Anwendung einer verordneten Arzneimitteltherapie durch Patient:innen.

Agency
Die Handlungsfähigkeit einer Person, die von verfügbaren Ressourcen und der subjektiv wahrgenommenen Entscheidungsmacht abhängt. Sie wird beeinflusst durch gesellschaftliche Normen, persönliche Erfahrungen und die soziale Stellung.

Akutversorgung
Beschreibt die zeitnahe Gesundheitsversorgung zur bestmöglichen Stabilisierung plötzlich auftretender Erkrankungen wie Herzinfarkt oder Schlaganfall.

Allostatische Last
Abnutzung von Körper und Psyche durch chronischen Stress.

Alltagsbewältigung
Daily Functioning wird im Modell Gesundheitsfördernde Soziale Arbeit auf der Personalen Mikroebene Individuelle Gesundheit verortet. Die Komponente entsteht durch das Zusammenspiel der Aspekte Selbstfürsorge, Erkennen eigener Grenzen, Gesundheitskompetenz, gutes Zeit- und Geldmanagement, Arbeitsfähigkeit und die Fähigkeit, nach Hilfe fragen zu können.

Ambiguitätstoleranz
Menschliche Fähigkeit, Unsicherheiten, Mehrdeutigkeiten oder Widersprüchlichkeiten zu tolerieren und besonnen handlungsfähig zu bleiben.

Ambulant vor stationär
Grundsatz der Gesundheitsversorgung, Menschen, nur wenn nötig, in Krankenhäuser oder Pflegeeinrichtungen aufzunehmen. Wenn Bedürfnisse von Patient:innen auch von zu Hause aus erfüllt werden können, wird dies ermöglicht.

Analyseebenen
Das Modell Gesundheitsfördernde Soziale Arbeit basiert auf den vier theoretischen Analyseebenen Globale Metaebene, Planetare Gesundheit, Nationale Makroebene, Öffentliche Gesundheit, Kommunale Mesoebene, Gesunde Lebenswelten und Personale Mikroebene Individuelle Gesundheit.

Anthropozän
Das aktuelle geologische Zeitalter, in dem der Mensch messbaren geophysikalischen Einfluss auf das Erdsystem ausübt.

Arbeits- und Gesundheitsschutz (AUG)
AUG ist die erste Säule des betriebliches Gesundheitsmanagements und gesetzlich vorgeschrieben. Sowohl Arbeitgebende als auch Arbeitnehmende sind hierzu verpflichtet.

Autochthone Bevölkerung
Alteingesessene Bevölkerung.

BANI
Akronym für Brittle (Brüchig), Anxious (Ängstlich), Non-linear und Incomprehensible (Unverständlich).

Betriebliches Eingliederungsmanagement (BEM)
BEM ist die zweite Säule des Betrieblichen Gesundheitsmanagements und nur für den Arbeitgebenden verpflichtend einzuhalten. Es kann von den Arbeitnehmenden freiwillig in Anspruch genommen werden. BEM steht allen Beschäftigten zu, die sechs Wochen am Stück oder länger als sechs Wochen innerhalb der letzten 12 Monate arbeitsunfähig waren. Sehr bekannt ist das Hamburger Modell.

Betriebliche Gesundheitsförderung (BFG)
BGF ist die dritte Säule des Betrieblichen Gesundheitsmanagements und für Arbeitgebende und die Arbeitnehmenden freiwillig. Es umfasst verhältnispräventive Maßnahmen wie flexible Arbeitszeitmodelle und verhaltenspräventive Maßnahmen wie Kooperationen mit Sportstudios.

Betriebliches Gesundheitsmanagement
BGM ist ein umfassendes Konzept zur systematischen und nachhaltigen Verbesserung der Gesundheit am Arbeitsplatz mit den drei Säulen Arbeits- und Gesundheitsschutz (AUG), betriebliches Eingliederungsmanagement (BEM) und Betriebliche Gesundheitsförderung (BGF).

Biopsychosoziales Modell
Das biopsychosoziale Modell zeigt auf, dass Gesundheit und Krankheit nicht nur rein körperliche Ursachen haben, sondern dass Körper, Psyche und soziales Umfeld gemeinsam die Gesundheit beeinflussen.
Georg L. Engel hat im Jahr 1977 angestoßen, die Gesundheit des Menschen als eine Melange aus biomedizinischen, psychologischen und sozialen Faktoren zu verstehen. Diese Faktoren beeinflussen sich gegenseitig.

BIPAM
Bundesinstitut für Prävention und Aufklärung in der Medizin.

BRICS- Staaten
Die BRICS-Staaten sind schnell wachsende Volkswirtschaften, zu deren Gründungsstaaten Brasilien, Russland, Indien, China und Südafrika zählen. Mittlerweile werden sie durch Ägypten, Äthiopien, Iran, die Vereinigten Arabischen Emirate und Indonesien ergänzt.

Case Management
Im Fallmanagement geht es um die Koordinierung beteiligter Organisationen, Professionen und allgemeinen Rahmenbedingungen in einer Versorgungssituation, um die individuellen Bedarfe und Wünsche der zu versorgenden Person optimal berücksichtigen zu können.

Change Management
Das Veränderungsmanagement hat die Aufgabe, durch gezielte Maßnahmen und Tätigkeiten die Prozesse, Strukturen und Strategien innerhalb von Organisationen von einem Ausgangs- hin zu einem definierten Zielzustand zu verändern.

Clinical Reasoning
Die „klinische Argumentation" ist eine zentrale Kompetenz von Fachkräften im Gesundheitswesen und umfasst Denk- und Entscheidungsprozesse sowie deren Reflexion bei der Erstellung von Diagnosen und Interventionen.

Clinical Social Work
Die Klinische Sozialarbeit ist ein Fachbereich der Sozialen Arbeit, der sich auf die Bewertung, Diagnose, Behandlung und Prävention im psychosozialen Kontext von Personen konzentriert. Klient:innen werden beraten und unterstützt, um Bewältigungsstrategien für belastende Alltagssituationen zu entwickeln.

Determinanten der Gesundheit

Das 1991 von Dahlgren und Whitehead entwickelte Modell beinhaltet unterschiedlich stark beeinflussbare biopsychosoziale und gesamtgesellschaftliche Faktoren, die den Gesundheitszustand bestimmter Bevölkerungsgruppen und Individuen maßgeblich mitbestimmen können.

Digitale Determinante der Gesundheit

Alle digitalen Aspekte, die Gesundheit oder das Wohlbefinden direkt oder indirekt beeinflussen können.

Diagnosis Related Group (DRG)

Die Abrechnung nach „Diagnosebezogene Fallgruppen" ist ein pauschalierendes System, das stationäre Krankenhausbehandlungen in ähnliche Fallgruppen klassifiziert und so pauschal abrechenbar macht.

Dynaxität, dynax

Kaum mehr zu überschauende Gemengelage aus Dynamik und Komplexität der Polykrise.

Entlassmanagement

Das Entlassmanagement stellt die lückenlose Versorgung von Patient:innen bei Entlassung oder Verlegung aus einer stationären Einrichtung (z.B. Krankenhaus) sicher. Dabei spielen Kommunikation und Abstimmung mit Zu- und Angehörigen, ambulanten Pflegediensten oder Rehabilitationseinrichtungen eine wichtige Rolle.

Epidemiologie

Die Epidemiologie ist eine wissenschaftliche Fachdisziplin, die sich mit den Ursachen, dem Auftreten und der Verbreitung von Krankheiten in der Gesamtbevölkerung oder bestimmten Bevölkerungsgruppen beschäftigt.

Evidenz

Eine Evidenz ist der wissenschaftliche Nachweis bzw. die Bestätigung einer zuvor nur vermuteten, aber noch nicht bewiesenen Annahme. Sie ermöglicht die Unterscheidung zwischen Fakten und Mutmaßungen.

Exazerbation

Krankheitsschub.

Gerechte Gesundheit

Gerechte Gesundheit ist eine Initiative der Presseagentur Gesundheit, die sich mit der Thematik der Finanzierung des medizinischen Fortschritts für alle beschäftigt und dadurch zur öffentlichen Debatte beiträgt. Sie bemüht sich dabei um die ausgewogene Darstellung der Positionen aller Beteiligten (z.B. Patient:innen, Gesundheitspersonal, Krankenkassen etc.).

Gesunde Lebenswelten

Lebenswelten wie Quartiere, Bildungseinrichtungen, Betriebe oder Pflegeeinrichtungen haben einen enormen Einfluss auf die Bevölkerungsgesundheit und die individuelle Gesundheit. Die Gesunden Lebenswelten werden im Modell Gesundheitsfördernde Soziale Arbeit auf der Kommunalen Metaebene verortet.

Gesundheit

Gesundheit und Krankheit sind als Outcomes von Interventionen beispielsweise in klinischen Studien oder durch patientenbezogene Endpunkte (PROMs) systematisch mess- und damit auch vergleichbar.

Gesundheitliche und soziale Chancengerechtigkeit

Unabhängig von Herkunft, Geschlecht, Religion, Weltanschauung, Behinderung, Alter und sexueller Orientierung müssen jedem Menschen die gleichen gesundheitlichen und sozialen Chancen für eine individuell gewählte Lebensführung offenstehen.

Gesundheitsfördernde Soziale Arbeit

Die Gesundheitsfördernde Soziale Arbeit trägt mit wirksamen Interventionen direkt und indirekt zum Outcome Gesundheit auf diesen vier Analyseebenen bei:

1. Globale Metaebene Planetare Gesundheit
2. Nationale Makroebene Öffentliche Gesundheit

3. Kommunale Mesoebene Gesunde Lebenswelten sowie
4. Personale Mikroebene Individuelle Gesundheit mit den Komponenten Psychosoziale Gesundheit, Körperliche Funktionen, Alltagsbewältigung, Partizipation, Sinnerleben und Lebensqualität.

Damit einhergehend entwickelt die mutige und demokratieschützende Disziplin Transformationskompetenz und übernimmt Verantwortung für die gesundheitliche und soziale Chancengerechtigkeit und die soziale Kohäsion der Gesellschaft.

Gesundheitsförderung
Die Gesundheitsförderung verfolgt das Ziel, gesundheitliche Ressourcen zu stärken. Es gibt Überschneidungen zur Krankheitsprävention, beide Strategien verfolgen das gleiche Ziel: den Gesundheitsgewinn. Dabei setzt man in der Gesundheitsförderung auf die Förderung gesunder Lebensbedingungen und in der Krankheitsprävention auf das Zurückdrängen von Krankheitsrisiken und die Vermeidung von Gesundheitsverlust. Die Komplementärstrategien Gesundheitsförderung und Krankheitsprävention zielen auf gesundheitsförderliche Veränderungen im Verhalten und in den Verhältnissen ab.

Gesundheitswissenschaften
Gesundheitswissenschaften sind ein interdisziplinäres Forschungsfeld, das sich unter anderem mit dem Einfluss verschiedener Faktoren auf die Gesundheit, dem Vorkommen von Krankheiten in bestimmten Bevölkerungsgruppen sowie der Versorgungsqualität des Gesundheitswesens beschäftigt.

Health in All Policies (HiAP)
Gesundheit in allen Politikbereichen ist ein politisches Konzept mit dem Ziel, die öffentliche Gesundheit nicht nur über Maßnahmen im Gesundheitswesen, sondern auch in anderen Sektoren wie z. B. Transport, Arbeit und Bildung zu fördern, indem wichtige Gesundheitsaspekte von Anfang an berücksichtigt werden.

Health Literacy
Gesundheitskompetenz ist die Fähigkeit, gesundheitsbezogene Informationen und Empfehlungen (wie z. B. regelmäßige Vorsorgeuntersuchungen) zu verstehen und korrekt umzusetzen.

Health-related Quality of Life (HRQOL)
Gesundheitsbezogene Lebensqualität beschreibt die subjektive Einschätzung von Menschen bezüglich ihres körperlichen, psychischen und sozialen Wohlbefindens.

Human Development Index (HDI)
Der Index für menschliche Entwicklung bemisst die Entwicklung eines Landes anhand von Gesundheit, Bildung und Lebensstandard.

ICD
ICD und ICF sind zwei komplementäre Klassifikationen der Weltgesundheitsorganisation (WHO): Die ICD (International Classification of Diseases) klassifiziert Krankheiten und Diagnosen und ist die Grundlage der Fallpauschalen (DRG). Wenngleich die ICD-11 international bereits seit 2022 gültig ist, gilt in Deutschland noch immer die ICD-10-GM.

ICF
Die ICF (International Classification of Functioning, Disability and Health) beschreibt die Folgen einer Krankheit, um ein umfassenderes Bild der Gesundheit zu erstellen.

IGH-Gutachten
Wegweisendes Rechtsgutachten des Internationalen Gerichtshof, das Staaten zum Klimaschutz verpflichtet (2025).

Individuelle Gesundheit
Auf der Personalen Mikroebene wird die Individuelle Gesundheit des Menschen anhand der sechs, sich gegenseitig beeinflussenden Komponenten Psychosoziale Gesundheit, Körperliche Gesundheit, Alltagsbewältigung, Partizipation, Sinnerleben und Lebensqualität definiert.

Dieses mehrdimensionale Verständnis von Gesundheit orientiert sich an der Idee der Positiven Gesundheit von Huber et al. (2011). Die Individuelle Gesundheit wird im Modell Gesundheitsfördernde Soziale Arbeit auf der kleinsten Ebene, der Personalen Mikroebene Mensch, verortet.

Inzidenz
Die Inzidenz beschreibt die Häufigkeit des Neuauftretens von Krankheitsfällen in einer gefährdeten Population zu einer bestimmten Zeit. Sie bezieht sich nur auf die Risikogruppe (z. B. nur Menschen mit einer Prostata können an Prostatakrebs erkranken).

Klinische Studie
Klinische Studien sind systematische Datenerhebungen mit dem Ziel, wissenschaftliche Fragen zu beantworten.

Ko-Kreation
Partizipativer Prozess zur Entwicklung von Social Innovation, politischen Prozessen, Strukturen etc.

Kommerzielle Determinante der Gesundheit
Systeme, Praktiken und Wege, über die kommerzielle Anbietende Gesundheit und Chancengleichheit sowohl positiv als auch negativ beeinflussen.

Komorbidität
Wenn mehrere psychische und/oder körperliche Erkrankungen gleichzeitig vorliegen, spricht man von Komorbidität.

Körperliche Funktionen
Bodily Functioning wird im Modell Gesundheitsfördernde Soziale Arbeit auf der Personalen Mikroebene Individuelle Gesundheit verortet. Die Komponente umfasst die Aspekte: sich gesund fühlen, Fitness, keine Beschwerden und/oder Schmerzen, Schlafen, Essen, Sexualität, Kondition sowie Bewegung.

Kuration
Die Kuration ist die Heilung, also die vollständige oder teilweise Wiederherstellung des Gesundheitszustandes durch eine Behandlung.

Lebensqualität
Quality of Life wird im Modell Gesundheitsfördernde Soziale Arbeit auf der Personalen Mikroebene Individuelle Gesundheit verortet. Die Komponente stellt die Aspekte Genießen, Glücklich sein, Wohlbefinden, Lebensstabilität, Sicherheitsgefühl, Intimität, Wohnsituation sowie ausreichende finanzielle Ressourcen in den Kontext von Gesundheit. Lebensqualität ist messbar.

Letalität
Die Letalität einer Krankheit beschreibt, wie tödlich diese ist, also wie viele Menschen, die diese Krankheit bekommen, daran versterben.

Morbidität
Die Morbidität ist die relative Häufigkeit einer Krankheit innerhalb einer Bevölkerungsgruppe in einem bestimmten Zeitraum und zeigt die Anzahl von Erkrankten im Verhältnis zur Gesamtbevölkerung.

Mortalität
Die Mortalität beschreibt die Sterblichkeit einer Bevölkerungsgruppe innerhalb eines bestimmten Zeitraums und bildet die Anzahl der Todesfälle im Verhältnis zur Gesamtbevölkerung ab.

Multimorbidität
Unter Multimorbidität versteht man das gleichzeitige Vorliegen von zwei oder mehreren chronischen Erkrankungen bei derselben Person. Sie tritt mit dem Alter häufiger auf.

Öffentliche Gesundheit
Public Health ist die Wissenschaft und die Praxis der Verhinderung von Krankheit, der Verlängerung des Lebens und der Förderung der Gesundheit durch organisierte gesellschaftliche Anstrengungen auf der Basis des demokrati-

schen Sozialstaates und des darin eingebetteten Gesundheitssystems. Hier werden einerseits Lösungen für die dynaxen Herausforderungen der Polykrise gefunden und andererseits wirken diese strukturell durch Gesetze, Vorgaben oder Leitlinien auf die Kommunale Mesoebene Gesunde Lebenswelten und die Personale Mikroebene Individuelle Gesundheit ein. Die Öffentliche Gesundheit wird im Modell Gesundheitsfördernde Soziale Arbeit auf der Nationalen Makroebene verortet.

One Health-Approach

Der One Health-Ansatz ist ein ganzheitliches Konzept, das die Abhängigkeit der Gesundheit des Menschen von den Tieren und der Umwelt zeigt und deshalb einen gesundheitsförderlichen Umgang mit Tieren und der Umwelt fordert.

Ottawa-Charta

Ein auf der ersten WHO-Konferenz zur Gesundheitsförderung im Jahr 1986 veröffentlichtes, grundlegendes Papier zur Entwicklung der gesundheitsfördernden Gesamtpolitik.

Palliation

Die Palliation ist eine medizinische Behandlungsform, die vor allem bei unheilbaren Krankheiten Anwendung findet und nicht mehr auf Heilung ausgerichtet ist, sondern darauf, die verbleibende Lebenszeit von Patient:innen z. B. durch Schmerzmittelgabe so erträglich wie möglich zu gestalten.

Partizipation

Partizipation wird im Modell Gesundheitsfördernde Soziale Arbeit auf der Personalen Mikroebene Individuelle Gesundheit verortet. Die Komponente stellt die soziale und gesundheitliche Teilhabe und Teilgabe in den Mittelpunkt und basiert auf den Aspekten: soziale Beziehungen, ernstgenommen werden, gemeinsam schöne Sachen erleben, Unterstützung durch Andere, dazugehören, Aktivitäten und Interesse am Gesellschaftsleben.

Pathogenese

Die Pathogenese (griechisch: Krankheitsentstehung) beschreibt die Ursachen und alle beteiligten Faktoren, die zur Entstehung und dem Verlauf von Krankheiten beitragen.

Patient-reported Outcome Measures (PROM)

Patientenberichtete Ergebnisse sind ein immer häufiger genutztes Maß für den Therapieerfolg, der anhand der subjektiven Wahrnehmung von Patient:innen gemessen wird. Diese kann im Gegensatz zu objektiven Werten oder der professionellen Einschätzung von Fachpersonal stehen.

Patient-reported Experience Measures (PREM)

Patientenberichtete Erfahrungen während des Behandlungsprozesses.

Physische Gesundheit

Physische Gesundheit wird im Modell Gesundheitsfördernde Soziale Arbeit auf der Personalen Mikroebene Individuelle Gesundheit verortet. Die Komponente ist sowohl objektiv messbar als auch subjektiv erlebbar und beruht auf den Aspekten: sich gesund fühlen, Fitness, keine Beschwerden und/oder Schmerzen, schlafen, essen, Sexualität, Kondition und Bewegung.

Planetare Gesundheit

Unter „Planetary Health" als globales, wissenschaftliches Konzept und Antwort auf die menschengemachte Klimakrise versteht man die Gesunderhaltung der Erde als Voraussetzung für die Gesunderhaltung der Menschen. Die Planetare Gesundheit wird im Modell Gesundheitsfördernde Soziale Arbeit auf der Globalen Metaebene verortet.

Prävalenz

Die Prävalenz ist das Produkt von Inzidenz und Krankheitsdauer. Sie beschreibt also den Anteil der Bevölkerung, der zu einer bestimmten Zeit an einer Krankheit leidet und bezieht sich im Gegensatz zur Inzidenz auf die Gesamtbevölkerung statt nur auf eine gefährdete Population.

Prävention
Prävention ist die Krankheitsvorbeugung und versucht über gezielte Maßnahmen und Aktivitäten, Risiken zu verringern und das Auftreten von Krankheiten zu verzögern oder gänzlich zu vermeiden.

Primärprävention
Die Primärprävention hat hauptsächlich zum Ziel, Risikofaktoren für bestimmte Krankheiten zu verringern und so die Wahrscheinlichkeit des Auftretens bestimmter Krankheiten zu reduzieren. Dazu gehören z. B. Vorsorgeuntersuchungen und Schutzimpfungen sowie Zähneputzen und gesunde Ernährung.

Psychosoziale Gesundheit
Mental Well-Being wird im Modell Gesundheitsfördernde Soziale Arbeit auf der Personalen Mikroebene Individuelle Gesundheit verortet. Die Komponente Psychosoziale Gesundheit basiert auf den Aspekten Gedächtnis, Konzentration, Kommunikation, Frohmut, Selbstakzeptanz, konstruktiver Umgang mit Veränderungen und Gefühl von Kontrolle.

Public Health
Public Health – häufig als Gesundheitswissenschaften übersetzt – ist ein wissenschaftliches Fachgebiet, das sich aus soziologischer, medizinischer und politischer Perspektive mit der Gesundheit der Bevölkerung sowie den Möglichkeiten der Gesundheitsförderung und Prävention beschäftigt.

Quality Adjusted Life Year (QUALY)
Unter dem Begriff „Quality Adjusted Life Year“ versteht man ein Lebensjahr bei vollständiger Gesundheit, das beispielsweise in der Gesamtbevölkerung durch eine gesundheitspolitische Maßnahme in vollständigem Gesundheitszustand hinzugewonnen oder verloren gehen kann.

Quartärprävention
Die Quartärprävention kann mit dem Leitsatz „so viel wie nötig und so wenig wie möglich“ umschrieben werden und soll Überversorgung vermeiden.

Rehabilitation
Die Rehabilitation dient der bestmöglichen Wiederherstellung des Gesundheitszustandes, der beruflichen Wiederbefähigung und sozialen Wiedereingliederung nach traumatischen Ereignissen wie Unfällen, Schlaganfällen oder Operationen und überschneidet sich teilweise mit der Kuration. Sie schließt direkt an die Akutversorgung an.

Rekonvaleszenz
Genesungsphase nach einer Erkrankung.

Relative Armut
Die Relative Armut beschreibt Armut im Verhältnis zum jeweiligen gesellschaftlichen Umfeld eines Menschen. Bezogen auf Deutschland umfasst dies alle Menschen, die die Armutsgefährdungsschwelle von 60 % des Medianeinkommens unterschreiten.

Resilienz
Resiliente Menschen besitzen die Fähigkeit, Krisen gut zu bewältigen und können gut mit Stress umgehen. Resilienz kann als eine Art psychischen Schutzschilds angesehen werden, der beispielsweise durch sozialen Rückhalt oder optimistisches, lösungsorientiertes Denken gestärkt wird.

Salutogenese-Modell
Das Salutogenese-Modell von Aaron Antonovsky beschreibt die Entstehung von Gesundheit auf einem Kontinuum, auf dem Gesundheit und Krankheit sich an gegenüberliegenden Enden befinden. Je nach Verfügbarkeit gesundheitsförderlicher Ressourcen oder krankheitsbegünstigender Risikofaktoren kann sich der Regler in die eine oder andere Richtung bewegen.

Sustainable Development Goals (SDG)

Die 17 nachhaltigen Entwicklungsziele (SDG) der Vereinten Nationen sind Teil der Agenda 2030 und wurden von allen UN-Mitgliedsstaaten unterzeichnet. Das SDG 3 setzt Maßstäbe für Gesundheit und Wohlergehen der Menschen.

Sekundärprävention

Die Sekundärprävention beschäftigt sich mit der Verhinderung/Verzögerung eines Krankheitsausbruchs (z.B. Herzinfarkt) bei bereits vorhandenen Risikofaktoren wie z.B. Bluthochdruck und beinhaltet auch die Krankheitsfrüherkennung. Maßnahmen werden gezielter eingesetzt als in der Primärprävention.

Setting- Ansatz

Gestaltung gesunder Lebenswelten wie Schulen, Betriebe oder Pflegeeinrichtungen.

Sinnerleben

Meaningfulness wird im Modell Gesundheitsfördernde Soziale Arbeit auf der Personalen Mikroebene Individuelle Gesundheit verortet. Die Komponente fokussiert auf die Aspekte sinnvolles Leben, Lebenslust, Zielverfolgung, Vertrauen, Akzeptieren, Dankbarkeit und Weiterlernen.

Social Entrepreneurship

Soziales Unternehmertum handelt im Sinne des Wohls der Gesellschaft und versucht, gesellschaftliche Probleme durch innovatives, pragmatisches und langfristiges Denken und Handeln zu lösen.

Social Innovation

Soziale Innovation verfolgt die Entwicklung und Umsetzung neuer Prozesse, Konzepte und Strategien mit dem Ziel, das gesellschaftliche Wohlergehen zu verbessern.

Social Prescribing

Social Prescribing basiert auf einem biopsychosozialen Gesundheitsverständnis und zielt darauf ab, soziale Determinanten, die die Gesundheit einer Person belasten, in der hausärztlichen Versorgung besser zu adressieren. Dies geschieht, indem niedergelassene Ärzt:innen ihre Patient:innen an psychosoziale Fachkräfte wie Sozialarbeiter:innen überweisen, die mit den Patient:innen Lösungswege aus der Belastung heraus erarbeiten. Social Prescribing ist eine innovative Ergänzung der primären Gesundheitsversorgung und wird in Deutschland bereits diskutiert, bislang jedoch nicht eingesetzt.

Sozialarbeitswissenschaft

Die Wissenschaft der Sozialen Arbeit ist eine anwendungsorientierte Fachdisziplin aus dem Bereich der Humanwissenschaften und beschäftigt sich mit der Untersuchung sozialer Sachverhalte, daraus resultierender Probleme und potenzieller Lösungsansätze.

Soziale Kipppunkte

Momente, in denen sich das gesellschaftliche Mindset plötzlich verändert. Eine engagierte Minderheit, die eine kritische Masse erreicht, kann eine große Transformation auslösen.

Soziale Kohäsion

„Gesellschaftlicher Zusammenhalt" als Kitt für den demokratischen Sozialstaat entsteht, wenn eine Gesellschaft Chancenungerechtigkeit und Spaltungen überwindet. Dies gelingt, indem Ungleichheiten und Ausgrenzungen überwunden und das Wohlergehen der Bevölkerung gesichert werden.

Soziale Ungleichheit

Soziale Ungleichheit ist ein andauernder Zustand gesellschaftlich erzeugten ungleichen Zugangs zu Ressourcen für verschiedene Populationen, was je nach sozialem Hintergrund langfristig zu unterschiedlichen Verwirklichungschancen führt.

Sozialer Gradient

Bezeichnung für die lineare Beziehung zwischen dem sozialen Status und den allgemeinen

Lebensbedingungen und Lebenschancen. Je geringer der soziale Status, desto höher Morbidität und Mortalität.

Sozialkapital

Immaterieller Wert der Ressourcen, die aus sozialen Netzwerken, Vertrauen, Normen und Beziehungen entstehen und auf die soziale Kohäsion einzahlen.

Statistische Signifikanz

Die statistische Signifikanz ermöglicht die Einordnung der Aussagekraft von Forschungsergebnissen und kann durch den p-Wert berechnet werden.

Teilhabe

Teilhabe bezieht sich im Gegensatz zu Partizipation weniger auf die tatsächliche Nutzung gesellschaftlicher Angebote, als auf die Möglichkeiten und Rahmenbedingungen. Teilhabemöglichkeiten sind also Voraussetzungen für Partizipation.

Tertiärprävention

Tertiärprävention versucht, gesundheitsschädliche Folgen einer bereits aufgetretenen Erkrankung zu begrenzen sowie eine Verschlimmerung oder einen Rückfall zu verhindern. Sie überlappt sich teilweise mit der Rehabilitation.

Transformationskompetenz

Notwendige Kompetenz von Menschen, Organisationen und Gesellschaften, tiefgreifende und umfassende Veränderungen der Polykrise zu erkennen und aktiv strategisch mitzugestalten.

Translation Research

Translation Research bezeichnet die Übertragung von Forschungsergebnissen aus der Grundlagenforschung in die Versorgung und umgekehrt und trägt maßgeblich zum medizinischen Fortschritt und der Gesundheitsversorgung bei.

VUCA

Akronym für Volatility (Schwankung, Unbeständigkeit), Uncertainty (Ungewissheit), Complexity (Komplexität) und Ambiguity (Ambiguität).

WASH

Wasser, Sanitär und Hygiene.

WHO

World Health Organization; Weltgesundheitsorganisation.

Zoonosen

Infektionskrankheiten, die vom Tier auf den Menschen übertragen werden.

Literatur

Huber, M., Knottnerus, J. A., Green, L., van der Horst, H., Jadad, A. R., Kromhout, D., Leonard, B., Lorig, K., Loureiro, M. I., van der Meer, J. W. M., Schnabel, P., Smith, R., van Weel, C. & Smid, H. (2011). How should we define health? *BMJ (Clinical research ed.), 343*, d4163.

Autorin und Mitarbeitende

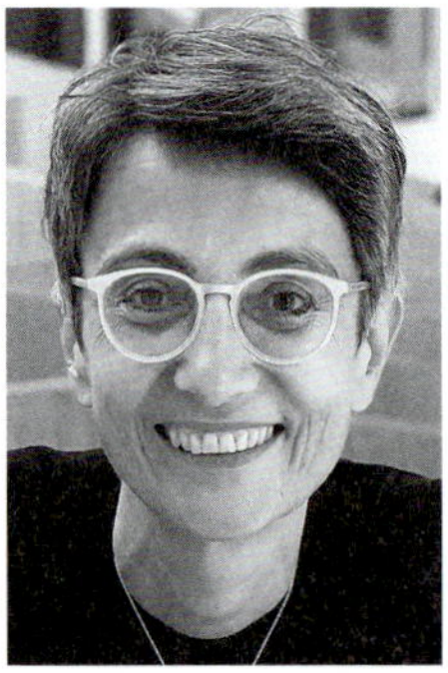

Prof. Dr. Sinje Gehr ist Professorin für Soziale Arbeit im Gesundheitswesen und lehrt in den Studiengängen B.A. „Soziale Arbeit im Gesundheitswesen“ und M.A. „Gesundheit und Innovation in der Sozialen Arbeit“ am Gesundheitscampus Göttingen (HAWK & Universitätsmedizin Göttingen).

Ihre akademische Laufbahn begann sie mit einem Studium an der ASH Berlin, welches sie als staatlich anerkannte Diplom-Sozialarbeiterin/Sozialpädagogin abschloss. Berufsbegleitend erlangte sie einen Masterabschluss in der Fachrichtung Sozialmanagement und promovierte bei Prof. Dr. Craig Curtis Garner im Fach Medizinwissenschaften zu „Change Drivers within the translational ecosystem for the benefit of society“ an der Charité Universitätsmedizin Berlin.

Sinje Gehr blickt auf eine 25jährige Berufserfahrung im Gesundheitswesen zurück. Sie war als Leiterin Marketing und Öffentlichkeitsarbeit sowie als Projektmanagerin bei der CURA Unternehmensgruppe, einer bundesweiten Betreiberin von stationären Pflegeeinrichtungen, ambulanten Diensten und Rehakliniken, tätig. Anschließend leitete sie als Strategin und Projektmanagerin zahlreiche Projekte in Krankenversorgung, Wissenschaft und Lehre an der Charité Universitätsmedizin Berlin, darunter den Strategieprozess „Charité 2030 – Wir denken Gesundheit neu“ und die Präventionsstrategie.

Sinje Gehr ist Klinische Ethikberaterin im Gesundheitswesen und Systemische Coachin. Die promovierte Medizinwissenschaftlerin forscht mit ihrem Team zur Gesundheitsfördernden Sozialen Arbeit im GEHR LAB und zur KI-basierten Unterstützung der Mental Health Literacy von jungen Erwachsenen.

Wissenschaftliche Mitarbeiterin

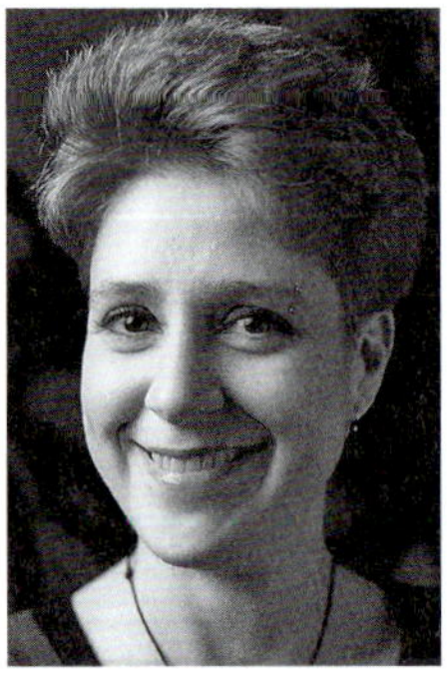

Alice James ist wissenschaftliche Mitarbeiterin im GEHR LAB am Gesundheitscampus Göttingen. Sie hat einen Bachelor in den Angewandten Therapiewissenschaften am Gesundheitscampus Göttingen, ein Kooperationsprojekt der Universitätsmedizin Göttingen & HAWK Hochschule für angewandte Wissenschaft und Kunst Hildesheim, Holzminden, Göttingen absolviert und ist staatlich examinierte Physiotherapeutin. Anschließend hat sie einen Masterabschluss in Public Health an der Hochschule Fulda erlangt. Sie lehrt im interprofessionellen Curriculum zu den Themen Schreibdidaktik, soziale und gesundheitliche Ungleichheit, Gesundheitsförderung & Prävention. Ihre Forschungsschwerpunkte liegen darüber hinaus in der Ethik sowie in nachhaltigen und sozialen Transformationen.

Mitarbeitende

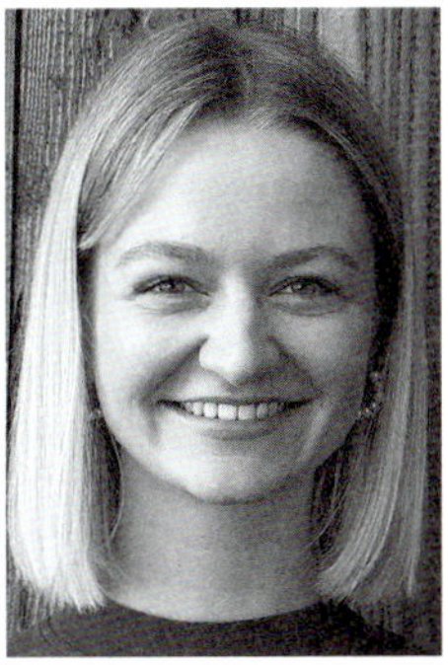

Catharina Himmelskamp, B.A. Soziale Arbeit im Gesundheitswesen, MSc. Public Health (i.A.)

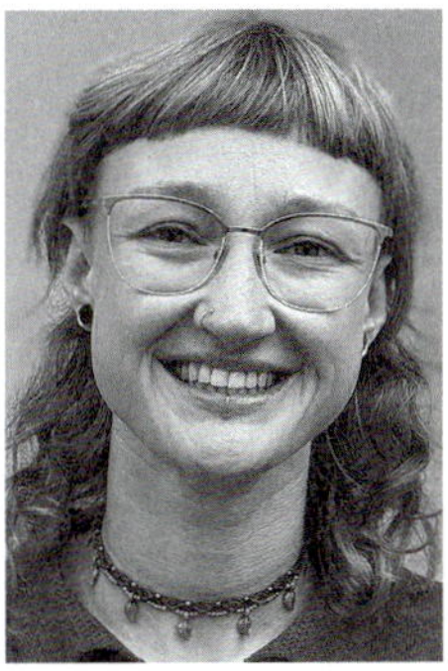

Annalena Hartmann, B.A. Soziale Arbeit im Gesundheitswesen, MSc. Public Health (i.A.)

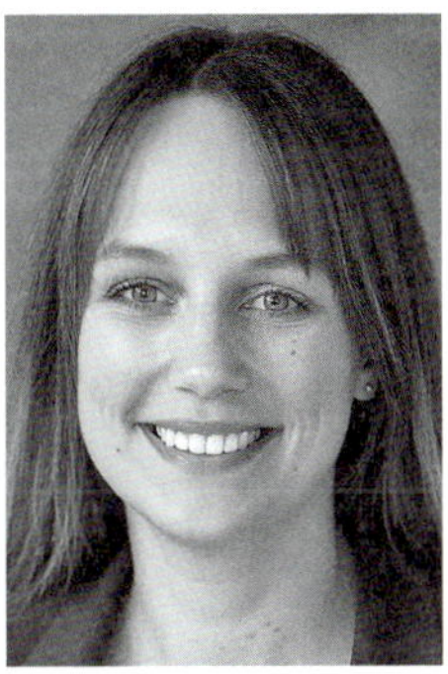

Vanessa Goltz, B.A. Soziale Arbeit, M.A. Gesundheit und Innovation in der Sozialen Arbeit

Sachwortverzeichnis

A

B

C

D

E

F

G

H

I

J

K

L

M

P

Q

R

S

T

Z